体重管好　健康更好

国人体重管理百科

主　　编　陈　伟
本册主编　张　鹏　罗樱樱

人民卫生出版社
·北　京·

图书在版编目（CIP）数据

体重管好　健康更好：国人体重管理百科 / 陈伟主编. -- 北京：人民卫生出版社，2025. 11. -- ISBN 978-7-117-38903-7

Ⅰ. R161

中国国家版本馆 CIP 数据核字第 2025JH3323 号

人卫智网	www.ipmph.com	医学教育、学术、考试、健康，购书智慧智能综合服务平台
人卫官网	www.pmph.com	人卫官方资讯发布平台

体重管好　健康更好——国人体重管理百科

Tizhong Guanhao Jiankang Genghao: Guoren Tizhong Guanli Baike

主　　编：陈　伟
本册主编：张　鹏　罗樱樱
出版发行：人民卫生出版社（中继线 010-59780011）
地　　址：北京市朝阳区潘家园南里 19 号
邮　　编：100021
E - mail：pmph @ pmph.com
购书热线：010-59787592　010-59787584　010-65264830
印　　刷：天津市光明印务有限公司
经　　销：新华书店
开　　本：710 × 1000　1/16　　总印张：77
总 字 数：1036 千字
版　　次：2025 年 11 月第 1 版
印　　次：2025 年 12 月第 1 次印刷
标准书号：ISBN 978-7-117-38903-7
总 定 价：199.00 元
打击盗版举报电话：010-59787491　E-mail：WQ @ pmph.com
质量问题联系电话：010-59787234　E-mail：zhiliang @ pmph.com
数字融合服务电话：4001118166　E-mail：zengzhi @ pmph.com

医学专家指导委员会

（按姓氏笔画排序）

本册编委会

序言

健康是民族昌盛与国家富强的基石，亦是人民幸福生活的根本保障。党的十八大以来，“健康中国”战略全面实施，国民健康素养显著提升。然而，随着经济快速发展与生活方式剧变，超重与肥胖已成为威胁全民健康的“无声海啸”。2024 年，国家卫生健康委员会等 16 个部门联合启动“体重管理年”活动，重点从肥胖防控转变为体重管理，既是对“健康中国”战略的精准践行，亦是对国民健康需求的深切回应。

体重管理行动能否取得成功，关键在于全社会对体重管理的科学认识。在此背景下，《体重管好 健康更好——国人体重管理百科》犹如“及时雨”，这部由北京协和医院陈伟教授领衔、180 余位跨领域专家历时一年编纂的著作，以“医、食、管”三维体系为核心，构建了覆盖全生命周期的科学体重管理框架。作为响应国家号召的全民体重管理百科丛书，不仅是医学与科学智慧的集成，更是健康科普传播的利器。其三大核心价值尤为瞩目：**科学性**——基于循证医学最新证据与国际国内前沿研究；**普惠性**——1 000 余个图文问答覆盖从儿童到老年人生命全周期人群；**文化性**——将健康理念根植于中华文化与生活方式之中。

第一册“医”以临床医学管理为锚点，依据最新国际诊断标准，将肥胖置于“慢性代谢性疾病”大背景下，深入浅出地揭示遗传、环境与行为多因素交织的复杂本质。创新性提出“三级干预”理念，从生活方式重塑到精准医疗干预，从代谢手术到终身管理，为肥胖防

治提供了闭环解决方案。尤其针对儿童肥胖这一公共卫生难题，书中构建了“家庭－学校－社区－医疗”四级联动模式，为阻断代际传递的肥胖危机注入科学动能。

第二册“食”彰显了东方饮食智慧与现代营养学的深度融合，立足我国膳食结构，首创“能量平衡阶梯模型”。通过挖掘八大菜系的健康密码，将传统文化与现代科学无缝衔接。更值得称道的是“场景化饮食管理”设计：职场人群的“智慧餐盒”、银发族的“适老化食谱”、学生群体的“营养课间餐”，无不体现“因人、因时、因地”的科学理念，让减重实践扎根于生活沃土。

第三册“管”构建了“认知－行动－维持”的行为管理闭环。针对国人“反弹式减肥”的普遍困境，引入神经网络行为学理论，设计“21 天习惯养成量表”等工具，将抽象理论转化为可操作路径。在运动领域，突破传统健身房局限，开发“地铁微运动”“工位拉伸术”等场景化方案，让科学锻炼触手可及。尤为暖心的是“心理能量加油站”章节，运用认知行为疗法破解情绪性进食、体像焦虑等心理障碍，真正实现身心共治。

我十分赞赏本书的两大突破：**一是学科融合创新**——将临床医学、营养学、运动科学、心理学等 17 个科学领域的知识熔铸一炉，构建“大健康”理论体系；**二是问题导向实践**——直击代餐乱象、药物滥用、久坐职业病等社会痛点，提供“从诊断到长期维持管理”的全周期方案。

当前，“体重管理年”活动正掀起全民健康热潮。本书的出版，为这场变革提供了理论武器与实践指南。医疗机构可将其作为标准化诊疗参考，教育部门可依托其构建校园健康课程，社区可运用“工具包”开展健康促进。更重要的是，每个家庭和个人都能从中找到适配方案，实现“知信行效”的统一。

展望未来，本书的普及将推动三大变革：从“以治病为中心”转向“以健康为中心”的观念革新；从“个体减重”转向“全民共治”的治理升级；从“短期干预”迈向“终身管理”的行为进化。这既是“健康中国”战略的必由之路，更是民族复兴征程中不可或缺的健康基石。

谨以此序，致敬所有参编专家的智慧与心血，致敬每一位追求健康的国人。愿这部百科丛书，成为国人迈向“健康体重”、构建“健康中国”的启明星！

陈君石

2025 年 6 月

前言

近年来，肥胖及相关慢性疾病已从个体健康问题逐步演变为威胁国民健康的重大公共卫生问题。2024 年 6 月，国家卫生健康委员会等 16 个部门联合印发《“体重管理年”活动实施方案》，启动为期三年的全民科学体重管理行动。这一政策既是“健康中国”战略的深化实践，亦是应对慢性病负担、提升全民健康素养的关键性举措。然而，当前公众对体重管理的认知存在诸多误区：一方面，盲目节食、迷信偏方、药物滥用等现象屡见不鲜；另一方面，对不良生活习惯的忽视、对体重管理复杂性的估计不足，导致“溜溜球式减肥”成为常态。体重管理绝非简单的体重数字增减，而是与心脑血管疾病、糖尿病、肿瘤等重大慢性病防控紧密相连，更关乎个人生命质量与社会可持续发展。

为响应新时代的迫切需求，受中国医疗保健国际交流促进会、中国肥胖联盟的委托，我非常荣幸联合全国 180 余位临床医学、营养学、运动科学、心理学等多学科领域的权威专家，历时一年完成了这一跨学科的百科丛书。本书以“医、食、管”三维健康体系为核心框架，系统构建了覆盖全人群、全生命周期的体重管理解决方案，为国人提供科学、实用、可持续的健康转型指南，希望本书能够成为广大医务人员对“体重管理年”献上的礼物。

本书的三个分册内容既独立成章，又环环相扣。

第一册“医”：以医学视角重塑公众对肥胖的认知。将肥胖定义为“慢性代谢性疾病”，深入剖析遗传易感性、环境致胖因素与行为

模式的交互作用，并创新性地提出以医疗机构为核心的“三级干预”策略，即从生活方式重塑、精准药物干预到代谢手术实施及并发症处理，乃至终身体重管理，形成闭环解决方案。

第二册“食”：聚焦营养科学，构建从理论到实践的食管体重系统。解析能量平衡原理、个体化饮食模式选择及食疗新技术追寻，帮助读者规避减重误区，实现安全高效的健康饮食转型。针对外卖一族、熬夜一党、出差人群的现实场景进行剖析，提供实用的解决方案。

第三册“管”：以行为科学为基石，构建“认知－行动－维持”的终身管理闭环。针对国人“知易行难”的痛点，引入神经网络行为学理论，设计“21 天习惯养成量表”“运动达人塑形方案”等工具，将抽象理论转化为可执行、爱坚持的生活路径。特设“心理能量加油站”，运用认知行为疗法破解情绪性进食、体像焦虑等心理障碍，实现身心共治。

作为长期致力于健康体重管理的临床工作者，我深知体重管理的艰难之处。其不仅是生理问题，更涉及心理、社会等多重维度的困扰。为此，全书谨以《肥胖症诊疗指南（2024 年版）》《中国超重／肥胖医学营养治疗指南（2021）》等最新循证医学证据为基石，确保内容的科学严谨。同时，从国人最常提出的体重困扰中提取 1 000 个高频真实痛点，以“问题导向”的编排方式，图文并茂地给出关键知识信息，让读者快速定位需求，获取个性化建议，让科学管理方案触手可及。

本书的诞生，凝聚了社会各界的智慧与心血，在此，我谨代表编委会向中国肥胖联盟的主审专家及所有参编专家致以最深切的敬意，是你们的专业精神与无私投入，才让这套健康体重管理的跨学科丛书成功面世；感谢国家卫生健康委员会等部门的健康政策引

领，为健康科普注入了时代动能；感谢广大关注健康体重的读者的信任，你们的健康需求始终是我们前行之动力。

健康体重，绝非一蹴而就的数字游戏，而是需要终身践行的生活方式。希望本书能成为每位读者的“健康伙伴”，助力减重路上少走弯路，在科学管理中重获身心自由。让我们携手翻开体重管理百科，共同翻新国民轻盈生活，为“健康中国，健康体重”写下生动注脚！

陈　伟

2025 年 6 月

目录

第一章

肥胖已悄悄来到我身边——认识肥胖

一、肥胖是一种病——肥胖是一种慢性、高复发的复杂性疾病

1. 为什么说胖是一种病 003
2. 如何判断自己胖不胖 004
3. 除了体重，还有哪些指标可以判断是否肥胖 005
4. 人是如何变胖的 006
5. 如何判断单纯性肥胖和继发性肥胖 007
6. 如何判断体型是“苹果型”还是“梨型” 008
7. 肥胖除了影响外表形象，还有哪些影响 009
8. 肥胖会影响生活吗 010
9. 肥胖会威胁健康吗 011
10. 肥胖会影响心理健康吗 012

二、肥胖的病因——肥胖会“爱”上哪些人 013

1. 胖是一种自我选择吗 014
2. 肥胖因何而来 015
3. 真的存在“易胖体质”吗 016
4. 真的存在“易瘦体质”吗 017

5. 哪些基因会让人悄然而胖 018
6. 胖会遗传吗 019
7. 全家都胖是基因的问题吗 020
8. 为什么吃了很多还是很饿 021
9. 大脑损伤如何让人变胖 022
10. 饱腹感信号“罢工”会发生什么 023
11. 为什么我不饿却总想吃东西？ 024
12. 身体会“记得”我胖过吗 025
13. 什么是代谢 026
14. 能量代谢与肥胖有什么关系 027
15. “喝凉水都会胖”是为什么 028
16. 代谢损伤会让人越来越胖吗 029
17. 代谢损伤了还可以恢复吗 030
18. 肠道菌群对肥胖有什么影响 031
19. 肠道菌群失调会让人更容易发胖吗 032
20. 为什么我吃得“不多”还会胖 033
21. 为什么吃饭速度快容易发胖 034
22. 生活压力大，也是长胖的原因吗 035
23. 熬夜“缺觉”，真的会让人变胖吗 036
24. 戒不掉“外卖”快餐，也会胖吗 037
25. 久坐，也是一种致胖因素吗 038
26. 心情不好想以“吃”消愁，怎么却更愁了 039
27. 住在城市会比住在农村更容易发胖吗 040
28. 南方人普遍比北方人瘦吗 041
29. 肥胖也有“季节性”吗 042
30. “致胖环境”真的存在吗 043
31. 美食广告是如何助力“肥胖成真”的 044

32. 塑料污染会让人发胖吗 045
33. 人到中年，一定“难逃”肥胖吗 046
34. 为什么说胖是“社会病” 047
35. 让人变胖的生理因素，你存在几项 048
36. 让人变胖的心理因素，你存在几项 049
37. 让人变胖的社会因素，你存在几项 050

三、超重/肥胖的共病——悄悄到来的并发症已威胁健康

1. 肥胖真的是“百病之源”吗 052
2. 与体重正常人群相比，肥胖人群更容易生病吗 053
3. 肥胖会让人离心脑血管疾病越来越近吗 054
4. 肥胖人群比体重正常人群的血液更黏稠吗 055
5. 如果血管中堆积大量脂肪会怎么样 056
6. 血管斑块想“出去走走”，会发生什么 057
7. 肥胖会增加患动脉粥样硬化的风险吗 058
8. 当肥胖影响血管健康时，身体会发出哪些“警报” 059
9. 如果心脏周围堆积大量脂肪，会发生什么 060
10. 肥胖会增加冠心病的患病风险吗 061
11. 肥胖会增加心力衰竭的发病风险吗 062
12. 当肥胖影响心脏功能时，身体会发出哪些“警报” 063
13. 如果大脑周围堆积大量脂肪，会发生什么 064
14. 肥胖人群更容易发生脑卒中吗 065
15. 当肥胖影响大脑功能时，身体会发出哪些“警报” 066
16. 肥胖会让血压升高吗 067
17. 当肥胖导致血压升高时，身体会发出哪些“警报” 068
18. 肥胖会导致血脂升高吗 069

19. 当肥胖导致血脂升高时，身体会发出哪些“警报” 070
20. 肥胖会导致血糖升高吗 071
21. 血管里充满血糖，会发生什么 072
22. 血糖流过微血管，会对身体造成哪些损害 073
23. 当肥胖导致血糖升高时，身体会发出哪些“警报” 074
24. 肥胖人群一定会患糖尿病吗 075
25. 肥胖会导致尿酸升高吗 076
26. 当肥胖导致痛风时，身体会发出哪些“警报” 077
27. 肥胖和肿瘤相关吗 078
28. 为什么肥胖人群容易患结直肠癌 079
29. 为什么肥胖人群容易患胃癌 080
30. 为什么肥胖人群容易患食管癌 081
31. 为什么肥胖人群容易患肝癌 082
32. 为什么肥胖女性容易患子宫内膜癌 083
33. 为什么肥胖女性容易患卵巢癌 084
34. 为什么肥胖女性容易患乳腺癌 085
35. 为什么肥胖男性容易患前列腺癌 086
36. 肥胖会降低免疫力吗 087
37. 自身免疫性疾病和肥胖有关吗 088
38. 当肥胖影响免疫系统时，身体会发出哪些“警报” 089
39. 肥胖会影响肠道健康吗 090
40. 肥胖人群常伴有消化不良，可能是胆囊损伤吗 091
41. 肥胖会增加脂肪肝的患病风险吗 092
42. 为什么肥胖人群睡觉容易打鼾 093
43. 肥胖会增加多囊卵巢综合征的患病风险吗 094
44. 肥胖会加重关节负担吗 095
45. 肥胖会导致哪些心理疾病 096

46. 肥胖如何影响记忆力 097
47. 肥胖会导致寿命缩短吗 098

四、寻求专业解决方案——肥胖人群最需要医生指引“知、信、行”

1. 什么是医学减重 100
2. 谁最需要接受医学减重 101
3. 什么是医学减重“5A”模式 102
4. 第1个A：评估身体状况——医生会给我做哪些检查 103
5. 第2个A：量身定制方案——医生会给我哪些实用建议 104
6. 第3个A：达成共识——要和医生达成什么“减重契约” 105
7. 第4个A：提供帮助——医生能给我哪些具体帮助 106
8. 第5个A：定期随访——减重成功后还要定期复查吗 107
9. 医学减重有哪些益处 108
10. 医学减重“三级火箭”如何让身体重回“轻盈” 109
11. 生活方式管理适合所有人吗 110
12. 药物治疗适合哪些肥胖人群 111
13. 哪些肥胖人群需要手术治疗 112
14. 医学减重目标应该如何制定 113
15. 医学减重的三大核心原则是什么 114
16. 知：知胖懂胖，减重才能不掉队 115
17. 知：减重必须掌握的知识有哪些 116
18. 知：哪里可以学习科学的减重知识 117
19. 信：为什么减重前需要做健康检查 118
20. 信：体重管理“三信”原则，你做到了几点 119
21. 行：为什么减重方案需要量身定制 120
22. 行：执行力为何如此重要 121

23. 正确认识自己的健康体重目标，才能达成所愿 122

第二章
千人千胖，胖有万型——科学减重从诊断开始

一、去哪里诊断——这些地方可以诊断肥胖症

1. 正确诊断肥胖症，应该去哪里 125
2. 去医院诊断肥胖症，挂什么科 126
3. 其他疾病治疗过程中发现体重超标，怎么办 127

二、诊断前准备——知己知彼

1. 去医院就诊前，我要提前准备什么 129
2. 诊断肥胖症需要几步 130
3. 诊断第一步：看哪些身体指标 131
4. 为什么医生要测量这么多数据 132
5. 体质指数指标有哪些局限 133
6. 为什么要查内脏脂肪面积 134
7. 为什么要查体脂率 135
8. 为什么要查肌肉量 136
9. 为什么要查身体骨量 137
10. 为什么要查身体水分含量 138
11. 为什么要查心血管功能 139
12. 为什么要查脂代谢指标 140
13. 为什么要查肝功能 141
14. 为什么要查糖代谢指标 142

15. 为什么要查肾功能 143
16. 为什么要做睡眠呼吸监测 144
17. 为什么要筛查癌症标志物 145
18. 诊断第二步：如何根据肥胖程度预估健康伤害 146
19. 根据代谢状态，如何对肥胖进行分型 147
20. 有“健康的胖人”吗 148
21. 代谢不健康肥胖症会造成什么健康隐患 149
22. 肌少症性肥胖对健康危害更大吗 150
23. 不同的“饥饿”会引发不同的肥胖吗 151
24. 中医如何对肥胖进行分类 152
25. 评估肥胖并发症要做哪些检查 153
26. 诊断第三步：评估身体功能和心理影响也很重要吗 154
27. 内外兼修：如何进行心肺耐力评估 155
28. 内外兼修：如何进行心理状态评估 156

三、诊断检查——透视身体

1. 快速自查：如何准确测量身高 158
2. 快速自查：如何准确测量体重 159
3. 快速自查：如何准确测量腰围 160
4. 快速自查：如何准确测量臀围 161
5. 快速了解身体“密码”的利器有哪些 162

四、诊断结果——读懂你的身体

1. 我的体质指数（BMI）达标了吗 165
2. 我的腰围达标了吗 166

3. 我的腰臀比达标了吗 167
4. 我的腰高比达标了吗 168
5. 我的内脏脂肪面积达标了吗 169
6. 我的体脂率达标了吗 170
7. 我的肌肉量达标了吗 171
8. 我的身体骨量达标了吗 172
9. 我的水分含量达标了吗 173
10. 手把手教你看心脏功能指标 174
11. 手把手教你看脂代谢指标 175
12. 手把手教你看肝功能指标 176
13. 手把手教你看糖代谢指标 177
14. 手把手教你看肾功能指标 178
15. 手把手教你看心肺耐力指标 179
16. 手把手教你看心理状况 180
17. 知己知彼，轻装上阵 181

第三章
肥胖的治疗——医学减重，不走弯路

一、治疗前的准备工作——坚定减重，你准备好了吗

1. 为什么接受医学减重治疗十分重要 184
2. 科学减重可以给生活带来哪些改变 185
3. 如何找到专业靠谱的医学减重机构 186
4. 治疗前，需要做哪些准备工作 187
5. 你经历过几次减重“轮回” 188

6. 每次减重失败原因是什么 189
7. 体重反弹情况很常见吗 190
8. 为什么体重会反弹 191
9. 体重反弹对身体有什么影响 192
10. 体重反弹就是减重失败吗 193
11. 如何避免体重反弹 194
12. 为什么要找一个必须减重的理由 195
13. 为什么要向家人和朋友“官宣”减重之旅 196
14. 失去了减重的信心，怎么办 197
15. 寻找一起减重的伙伴很重要吗 198
16. 接受治疗前，哪些减重“陷阱”需要谨慎识别 199
17. 只要“掉秤”了，就算是瘦了吗 200
18. 为什么我减得比别人慢 201
19. 明星减重法，我也能行吗 202
20. 为什么开始运动后体重不降反增 203
21. 运动强度越大，瘦身越快吗 204
22. “局部减脂”真的能只瘦局部吗 205
23. 拔罐可以减重吗 206
24. 催吐和泻药可以减少吸收吗 207
25. 严格节食能一直“笑”到最后吗 208
26. 吃饭速度会影响体重吗 209
27. 多吃辣椒和黑巧克力能减重吗 210
28. 水果和果汁一样吗 211
29. 裹保鲜膜真的能减重吗 212
30. “0 糖、0 脂、0 卡”饮食可以无节制地享用吗 213
31. 排“宿便”真的可以减重吗 214
32. 月经期减重可以事半功倍吗 215

33. 减重治疗前，需要准备哪些就诊清单 216
34. 为什么说检查报告是不能遗忘的“重要文件” 217
35. 如何整理饮食习惯清单 218
36. 如何整理运动习惯清单 219
37. 如何整理日常用药清单 220

二、处方药治疗方案——减重药物不乱用，有效安全最重要

1. 减重药物在肥胖症治疗中起什么作用 222
2. 哪些肥胖人群适合使用减重药物 223
3. 使用减重药物之前需要注意什么 224
4. 减重药物有哪些种类 225
5. 优先选择处方药还是非处方药 226
6. 非处方药安全吗 227
7. 脂肪酶抑制剂适用于哪些人群 228
8. 中药如何减重 229
9. 如何理性看待代餐产品或保健品 230
10. 如何选择适合的减重处方药 231
11. 什么是 GLP-1RA 232
12. GLP-1RA 有哪些种类 233
13. 减重药物有哪些给药方式 234
14. 使用针剂减重药物时需要注意哪些问题 235
15. GLP-1RA 主要作用于身体的哪些部位 236
16. GLP-1RA 如何降低体重 237
17. GLP-1RA 通常可以减掉多少体重 238
18. GLP-1RA 可以协助重塑饮食习惯吗 239
19. GLP-1RA 对代谢有益处吗 240

20. GLP-1RA 对心血管系统有益处吗 241
21. 不同剂量的 GLP-1RA 有什么区别 242
22. 如何正确使用 GLP-1RA 243
23. 使用 GLP-1RA 期间漏针了怎么办 244
24. 使用 GLP-1RA 后，还需要控制饮食吗 245
25. 使用 GLP-1RA 期间，如何搭配饮食 246
26. 使用 GLP-1RA 期间，如何运动 247
27. 使用 GLP-1RA 期间，需要进行心理支持吗 248
28. 使用 GLP-1RA 多久开始出现体重下降 249
29. 不同体重者，使用 GLP-1RA 的效果一样吗 250
30. GLP-1RA 会减肉不减脂吗 251
31. 使用 GLP-1RA 后出现肠胃不适怎么办 252
32. 使用 GLP-1RA 后出现便秘怎么办 253
33. 使用 GLP-1RA 还可能出现哪些不良反应 254
34. 如何减少 GLP-1RA 的不良反应 255
35. 什么是 GIP/GLP-1RA 256
36. GIP/GLP-1RA 是如何降低体重的 257
37. 减重药物需要长期使用吗 258
38. 使用减重药物瘦下来后，如何“稳住”体重 259
39. 哪些人群不适合使用减重药物 260

三、精准肥胖代谢外科手术——减重的终极选择

1. 哪些人群不可以进行减重手术 262
2. 减重手术如何实现体重减轻 263
3. 减重手术有哪些并发症或风险 264
4. “抽脂手术”属于减重手术吗 265

5. 减重手术减得快吗 266
6. 最常见的减重手术有哪几种 267
7. 袖状胃切除手术和胃旁路手术有什么区别 268
8. 人们常说的“缩胃”手术是什么 269
9. “缩胃”手术会切掉多少胃 270
10. “缩胃”手术有哪些风险 271
11. “缩胃”手术后影响胃功能吗 272
12. “缩胃”手术后，胃还会“扩大”回原来的大小吗 273
13. 有“可逆”的减重手术吗 274
14. 胃水球手术适合所有肥胖人群吗 275
15. 减重手术前需要做哪些准备 276
16. 减重手术前为什么需要先用药物治疗减重 277
17. 减重手术前要做哪些检查 278
18. 减重手术前为什么要进行心理评估 279
19. 减重手术需要全身麻醉吗 280
20. 减重手术后什么时候可以出院 281
21. 减重手术后家属需要注意什么 282
22. 减重手术后如何正确安排饮食 283
23. 减重手术后如何补充营养素 284
24. 减重手术后如何安排运动 285
25. 减重手术后还需要使用减重药物吗 286
26. 减重手术后会反弹吗 287
27. 减重手术后减重不足怎么办 288
28. 减重手术后多久可以做身体塑形手术 289
29. 减重手术后多久复查 290
30. 减重手术后需要长期避孕吗 291
31. 减重手术后需要做哪些检查 292

32. 减重手术能治愈肥胖并发症吗 293

四、专业团队管理——多学科协作，助力长期管理，减重更安心

1. 有哪些医生会为患者减重“出谋划策” 295
2. 医学减重为什么需要多学科协作（MDT）管理？ 296
3. 内分泌科医生能为你做什么 297
4. 代谢外科医生能为你做什么 298
5. 营养科医生能为你做什么 299
6. 心理医生能为你做什么 300
7. 运动医学科医生能为你做什么 301
8. 还有哪些专科医生能助力长期体重管理？ 302
9. 减重外科护理人员能为你做什么 303
10. 个案管理师能为你做什么 304
11. 中医科医生能为你做什么 305
12. 医学减重，伴你一路轻盈——MDT 助力前行 306

第四章
肥胖的长期管理——减重是贯穿一生的马拉松

一、设定目标——长期管理的第一步是目标管理

1. 肥胖为什么需要长期管理 309
2. 长期管理要监测哪些代谢指标 310
3. 我的目标体重怎么算 311
4. 理想的减重目标应包括哪些元素 312
5. 减重目标是一成不变的吗 313

6. 没有达成减重目标，就没有意义吗 314
7. 减重目标中的短期目标和长期目标有什么区别 315
8. 制定短期目标有什么作用 316
9. 如何制定短期目标 317
10. 没有并发症或并发症少的肥胖人群，如何制定短期目标 318
11. 合并症较多的肥胖人群，如何制定短期目标 319
12. 制定长期目标有什么作用 320
13. 如何制定长期目标 321
14. 如何制定体重维持目标 322
15. 定好长期管理目标后，还需要注意哪些问题 323
16. 减重是越早越好吗 324
17. 减重是越快越好吗 325
18. 减重是越多越好吗 326
19. 仅改变生活方式，能减重多少 327
20. 为什么只改变短期生活方式易反弹 328
21. 即使选对减重方式，也会出现体重停滞现象吗 329
22. 为什么会出现减重“平台期” 330
23. 如何判断是不是处于减重“平台期” 331
24. 减重“平台期”会自己消失吗 332
25. 遇到减重“平台期”如何调整 333
26. 过不去减重“平台期”的坎，会发生什么 334
27. 涨了 3～5 斤就是体重反弹了吗 335
28. 减重过程中如何发现身体的不良信号 336
29. 减重中的二十六宗罪之胃肠道功能紊乱 337
30. 减重中的二十六宗罪之便秘 338
31. 减重中的二十六宗罪之胆石症或胆囊炎 339
32. 减重中的二十六宗罪之急性胰腺炎 340

33. 减重中的二十六宗罪之口腔异味 341
34. 减重中的二十六宗罪之电解质失调 342
35. 减重中的二十六宗罪之低血糖 343
36. 减重中的二十六宗罪之糖尿病酮症酸中毒 344
37. 减重中的二十六宗罪之甲状腺功能异常 345
38. 减重中的二十六宗罪之营养不良 346
39. 减重中的二十六宗罪之贫血 347
40. 减重中的二十六宗罪之皮肤松弛 348
41. 减重中的二十六宗罪之脱发 349
42. 减重中的二十六宗罪之认知功能下降 350
43. 减重中的二十六宗罪之抑郁 / 焦虑 351
44. 减重中的二十六宗罪之失眠 352
45. 减重中的二十六宗罪之体像障碍 353
46. 减重中的二十六宗罪之进食障碍 354
47. 减重中的二十六宗罪之免疫力下降 355
48. 减重中的二十六宗罪之月经不调 356
49. 减重中的二十六宗罪之直立性低血压 357
50. 减重中的二十六宗罪之运动损伤 358
51. 减重中的二十六宗罪之身体疲倦 359
52. 减重中的二十六宗罪之泌尿系统结石 360
53. 减重中的二十六宗罪之肾功能负担 361
54. 减重中的二十六宗罪之骨质疏松 362

二、医食动行显神通，四方联动降体重

1. 长期体重管理要做到哪几点 364
2. 长期体重管理需要控制饮食吗 365

3. 如何科学调整饮食 366
4. 长期管理需要配合运动吗 367
5. 如何制定长期可行的运动计划 368
6. 长期管理需要改变行为习惯吗 369
7. 哪些行为习惯需要注意调整 370
8. 长期管理为什么需要心理管理 371
9. 出现哪些心理状况需要寻求帮助 372
10. 可以长期使用药物进行体重管理吗 373
11. 为什么要定期去医院复查 374
12. 长期管理还需要注意哪些生活中的小细节 375

三、预期获益——健康体重不反弹

1. 长期体重管理能带来什么“功效” 377
2. 减重 2%～5%，身体会发生什么变化 378
3. 减重 5%～10%，身体会发生什么变化 379
4. 减重 10%～15%，身体会发生什么变化 380
5. 减重超过 15%，身体会发生什么变化 381
6. 长期管理可以减少体重反弹吗 382
7. 减重长跑并不难——目标明确，每天都在变好 383

结语 384

第一章

肥胖已悄悄来到我身边
——认识肥胖

一、肥胖是一种病——肥胖是一种慢性、高复发的复杂性疾病

1. 为什么说胖是一种病

“胖”是一种病，你别不相信！

早在 1948 年，世界卫生组织（World Health Organization，WHO）就将“肥胖症”列入疾病分类名单，1997 年更是首次将“肥胖”定义为疾病。肥胖症是一种由遗传、环境等多种因素相互作用引起的慢性代谢性疾病，以体内脂肪过度蓄积和异常分布为特征。

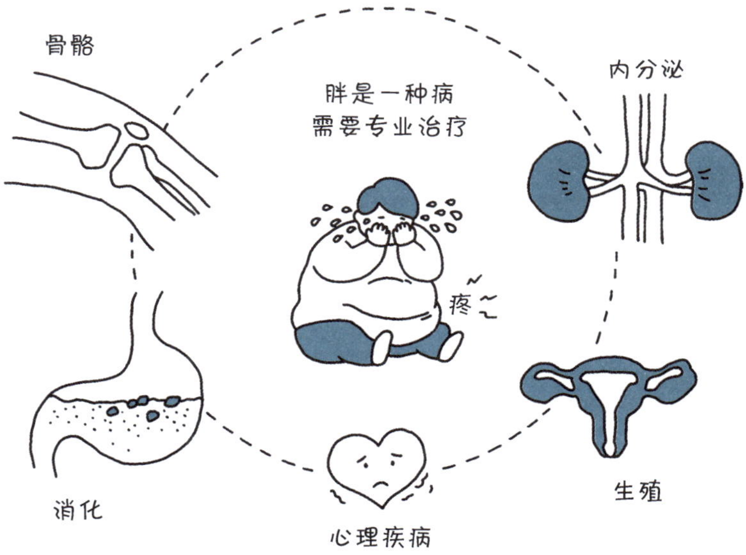

肥胖会造成一系列健康问题，如影响消化、内分泌、骨骼和生殖健康等，抑郁和焦虑等心理问题也可能偷偷找上门来。WHO 认定，肥胖症已成为全球人群患病率最高的慢性病。面对肥胖症，应该像对待其他慢性疾病一样，寻求专业人员的医疗支持与帮助。

2. 如何判断自己胖不胖

了解自己的健康状况，从计算体质指数（body mass index，BMI）开始，判断是否达到超重或肥胖。当然，还需要根据自己的实际情况，结合更多维度来判断。

体质指数（BMI）计算公式为：BMI = 体重（kg）/ 身高（m）^{2}

我国 18 岁及以上成人 BMI 评判标准如下：

类别	体质指数（kg/m^2）
体重过低	<18.5
体重正常	18.5~23.9
超重	24.0~27.9
肥胖	≥28.0

中国成人（18岁及以上）体重判定准标

举例：一位女性身高 160cm，体重 65kg，则其 BMI=65kg/（1.6m）^{2}=25.4kg/m^2，对照上图，可以判断为超重。

3. 除了体重，还有哪些指标可以判断是否肥胖

虽然 BMI 计算方便，但也存在一定的局限性，受年龄、性别、种族等因素影响。因此，更多其他衡量和判断脂肪组织量与分布的方法也应运而生。

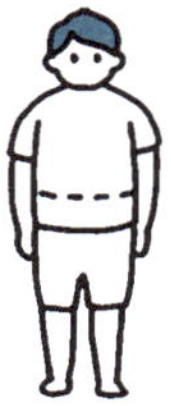

（1）腰围：WHO 规定，亚太地区男性腰围≥90cm，女性腰围≥80cm（我国女性腰围≥85cm），即为中心性肥胖。

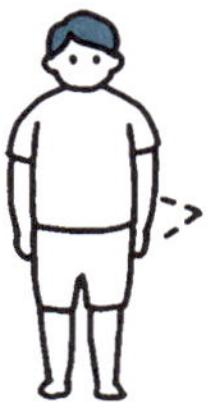

（2）腰臀比（waist-to-hip ratio，WHR）：指腰部周径的长度和臀部最大周径的比值。男性腰臀比 > 0.9，女性腰臀比 > 0.85，即为中心性肥胖。

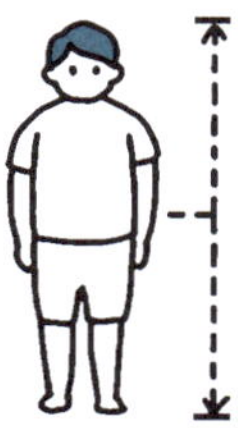

（3）腰高比（waist-to-height ratio，WHtR）：指在肚脐以上 1cm 测量腰部周长，与身高的比值。当 WHtR > 0.5，需要关注中心性肥胖相关的健康风险。

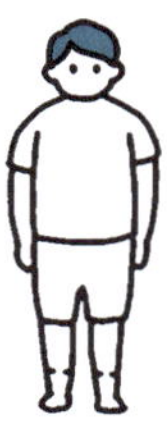

（4）体脂率：指人体内脂肪重量占总体重的比例。成年男性的体脂率应为 10%～20%，成年女性的体脂率为 15%～25%。

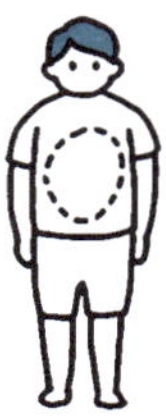

（5）内脏脂肪面积（visceral fat area，VFA）：指腹部内脏器官周围的脂肪面积，是中心性肥胖的诊断标准。如果 VFA > 100cm^2，表明内脏脂肪增加；VFA > 150cm^2，表示内脏脂肪面积显著增加。

4. 人是如何变胖的

俗话说，“一口吃不成一个胖子”，肥胖是一个渐进式过程，受遗传因素、环境因素、内分泌代谢异常、肠道菌群等多种因素相互影响。其基本机制是能量摄入超过能量消耗。当嘴里“大快朵颐”，身体却“彻底躺平”的时候，多余的能量就转化为脂肪并形成脂肪分子，输送到全身脂肪细胞中。

如果持续过度摄入能量，脂肪细胞体积就会不断变大，人自然也就“胖”了。

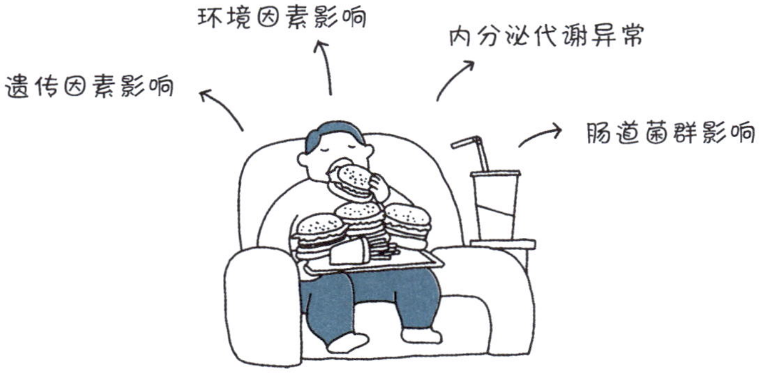

嘴里“大快朵颐”，身体“彻底躺平”→“胖”

5. 如何判断单纯性肥胖和继发性肥胖

肥胖可分为单纯性肥胖和继发性肥胖两大类。单纯性肥胖，医学上也称为原发性肥胖，可能与遗传、饮食、运动和生活习惯有关。继发性肥胖，是指由于其他健康问题所导致的肥胖，也就是说，继发性肥胖是有因可查的肥胖。

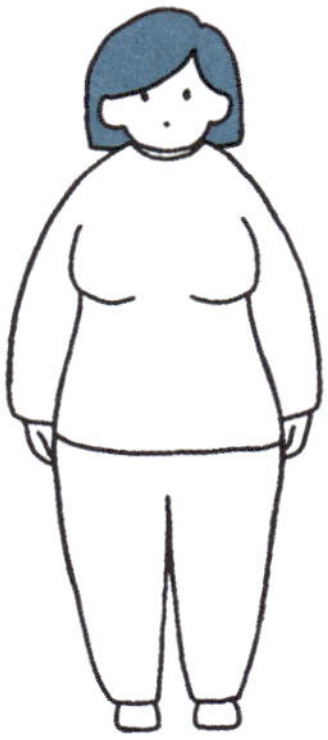

单纯性肥胖

（1）单纯性肥胖：是指并非由于其他疾病或医疗原因，仅仅是能量摄入 > 能量消耗所导致的肥胖，95% 以上的肥胖者都属于此类。

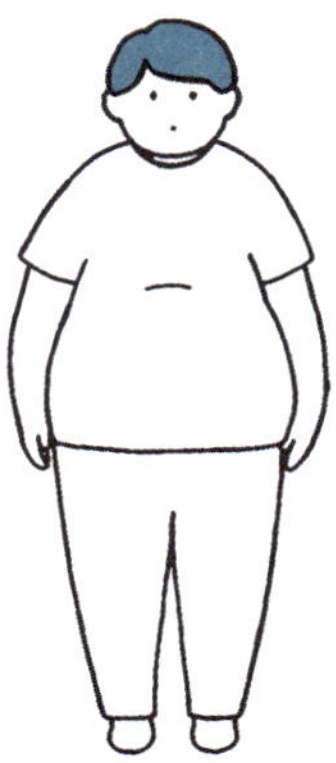

继发性肥胖

（2）继发性肥胖：是指肥胖者同时还患有其他疾病，被称为原发性疾病，而且肥胖是由原发性疾病引起。主要病因有下丘脑 – 垂体的炎症、肿瘤、创伤等。有的时候，当原发性疾病治愈后，继发性肥胖也会明显减轻。

6. 如何判断体型是“苹果型”还是“梨型”

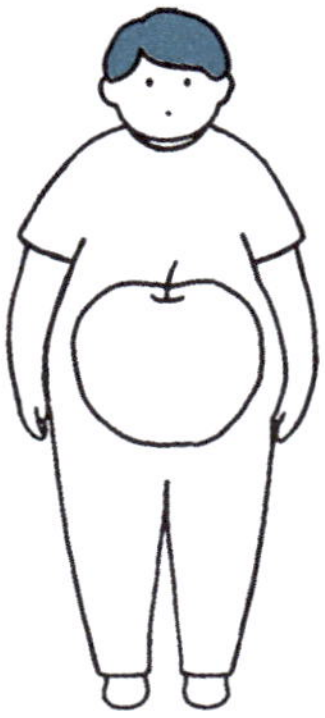

苹果型身材（腹型肥胖）

苹果型身材，即腹型肥胖，指脂肪较多堆积在腹部，腰部和上半身相对较大，而臀部较小。这种身材看起来像是一个苹果，故有此称。

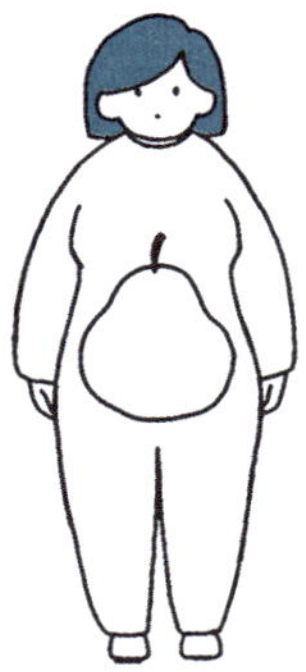

梨型身材（全身性肥胖）

梨型身材，即全身性肥胖，指脂肪更多堆积于臀部，有一个“大突出”，整体看起来上窄下宽，像是一个梨，因此被形象命名。

一般而言，男性肥胖者苹果型身材多于女性，“大腹便便”多用于形容男士；女性肥胖者多为梨型身材，“肥臀”多用于形容女士。但无论“苹果型”还是“梨型”，如果过于肥胖都会影响健康，尤其是“苹果型”身材。

7. 肥胖除了影响外表形象，还有哪些影响

肥胖不仅会影响外表，还会从多个层面给我们的生活造成影响。

（1）日常生活：虽然胖有胖的美，但多多少少还是会影响身体活动能力。

（2）生理角度：胖是心血管疾病、2 型糖尿病、血脂异常和某些癌症的“好朋友”，还会导致睡眠呼吸暂停综合征等睡眠障碍，生活品质直线下滑。

（3）心理健康：肥胖人群更容易遭受社会偏见和歧视，产生自卑感、焦虑和抑郁情绪，甚至影响社交能力和人际关系。

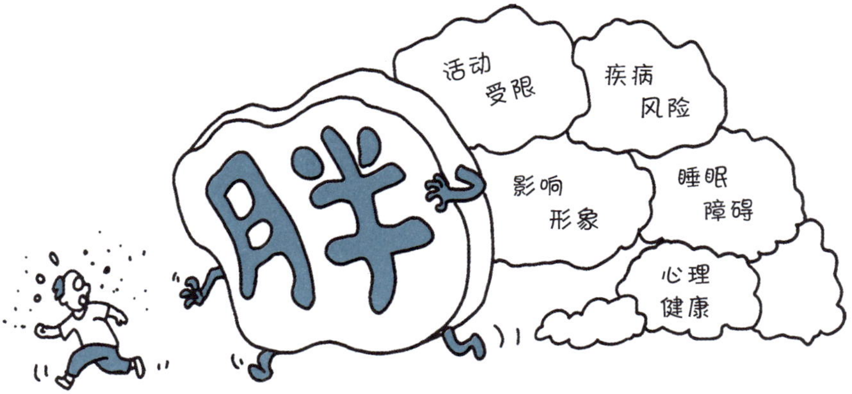

所以，肥胖不仅是体重问题，而是一种复杂的疾病状况，需要进行长期综合管理。

8. 肥胖会影响生活吗

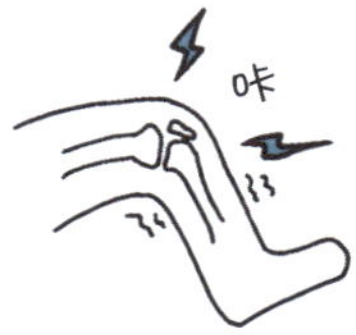

关节疼痛：早晨起床或天气变化时，关节感到僵硬疼痛，影响日常活动，如上下楼梯或做家务。

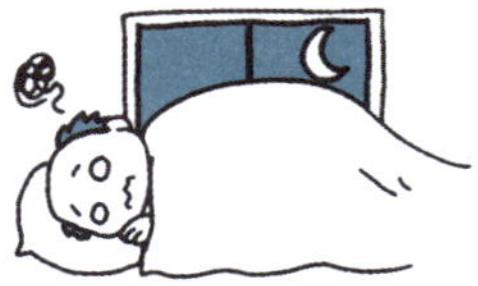

失眠：晚上难以入睡，第二天精神不佳，注意力下降，工作效率“断崖式下跌”，甚至产生情绪波动。

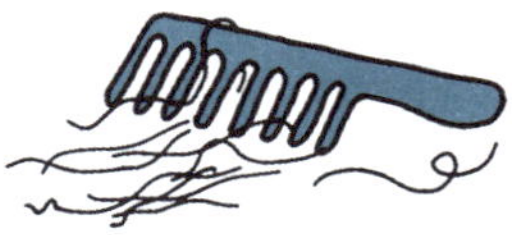

脱发：不知不觉发量减少，一地青丝满满心痛。

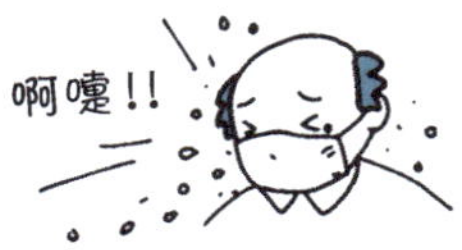

免疫力下降：喜提逢病必“中”，特别容易感染疾病，如感冒、肺炎，严重影响生活。

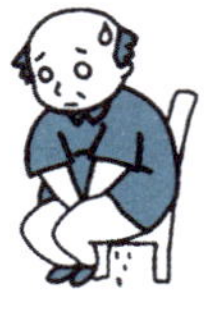

尿失禁：控制不住小便的尴尬。社交场合“步步惊心”，生怕小便失控。

9. 肥胖会威胁健康吗

如果说肥胖给日常生活带来的是困扰，那么对健康就属于威胁了！

肥胖症与心血管疾病	肥胖既是心血管疾病的独立危险因素，又会加重心脑血管损害。
肥胖与代谢性疾病	肥胖是糖尿病、脂代谢异常、痛风等多种代谢性疾病的高危因素。
肥胖症与生殖系统疾病	肥胖影响女性生殖能力，使排卵周期改变、月经失调、排卵障碍、影响生育能力；也可导致男性生殖功能下降，表现为精子数量和精液质量下降、附睾中精子运动功能下降。
肥胖症与肿瘤	国际癌症研究机构（International Agency for Research on Cancer，IARC）发现肥胖与 13 种癌症发生有关联，其中包括：食管（腺）癌、胃贲门癌、结肠癌、肝癌、胆囊癌、胰腺癌、绝经后乳腺癌、子宫内膜癌、卵巢癌、肾癌、脑膜癌、甲状腺癌和多发性骨髓瘤。
肥胖症与肾脏病	肥胖等造成肾血管周围的脂质堆积，可引起肾血流速度变慢，增加钠的重吸收。细胞内脂质堆积可影响肾小球系膜细胞收缩功能，从而引起肾小球结构损伤和功能障碍。

10. 肥胖会影响心理健康吗

肥胖不仅会导致各种疾病，造成很多生活不便，还会对人的心理健康产生潜在危害。

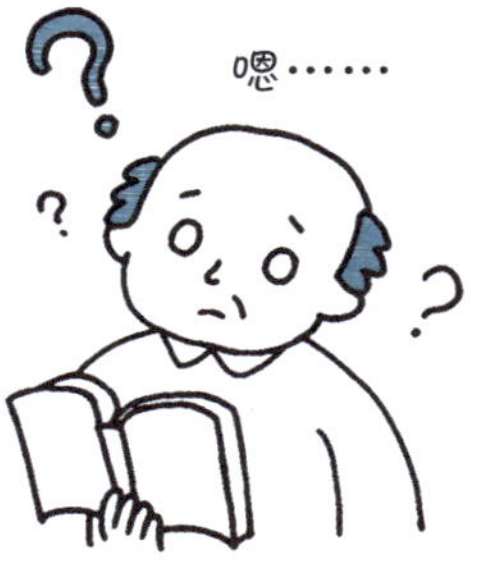

与抑郁、焦虑、睡眠障碍等相关

流行病学调查表明：精神症状与女性肥胖及腹部脂肪分布相关；中年男性腰臀比（WHR）与抑郁、焦虑、睡眠障碍等相关。

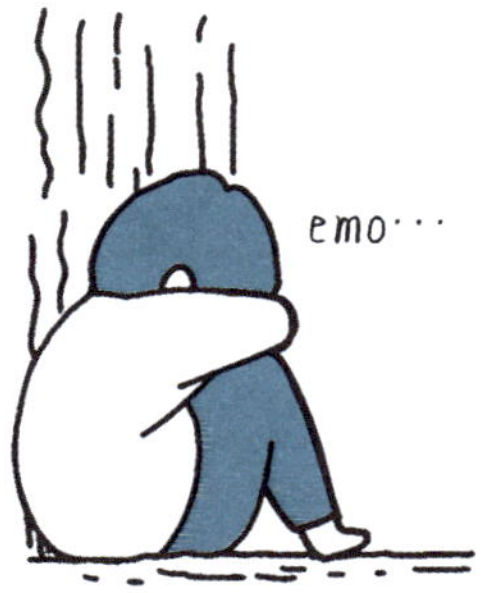

易形成“自卑、退缩、依赖”的心理和行为障碍

超重、肥胖儿童普遍存在心理健康问题。与正常体重的青少年相比，肥胖青少年显得体态臃肿、动作笨拙，运动中更易出汗、疲劳、气喘吁吁，安静时则易嗜睡。因为活动不灵活，在集体活动中经常受同学的排斥、嘲笑，为保护自尊心而极少参加各项活动或拒绝参加，久而久之形成自卑、退缩、依赖的心理和行为上的障碍。

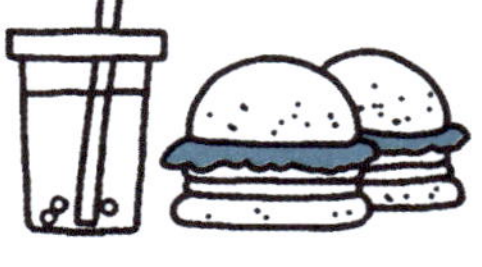

引起“情绪化进食”等行为

心理障碍会引起进食行为的异常，在压力存在的情况下，人们更倾向于通过进食来缓解情绪，尤其容易选择高糖、高脂的食物，加上身体活动缺乏，更容易引发肥胖。

二、肥胖的病因——肥胖会“爱”上哪些人

1. 胖是一种自我选择吗

有人认为肥胖是个人选择，肥胖者就是没有自制力、懒惰等，这其实是一种误解。事实上，尽管个体行为在体重管理中起一定作用，但将肥胖仅归咎于“自我选择”，则忽视了生物学限制与社会结构性障碍。

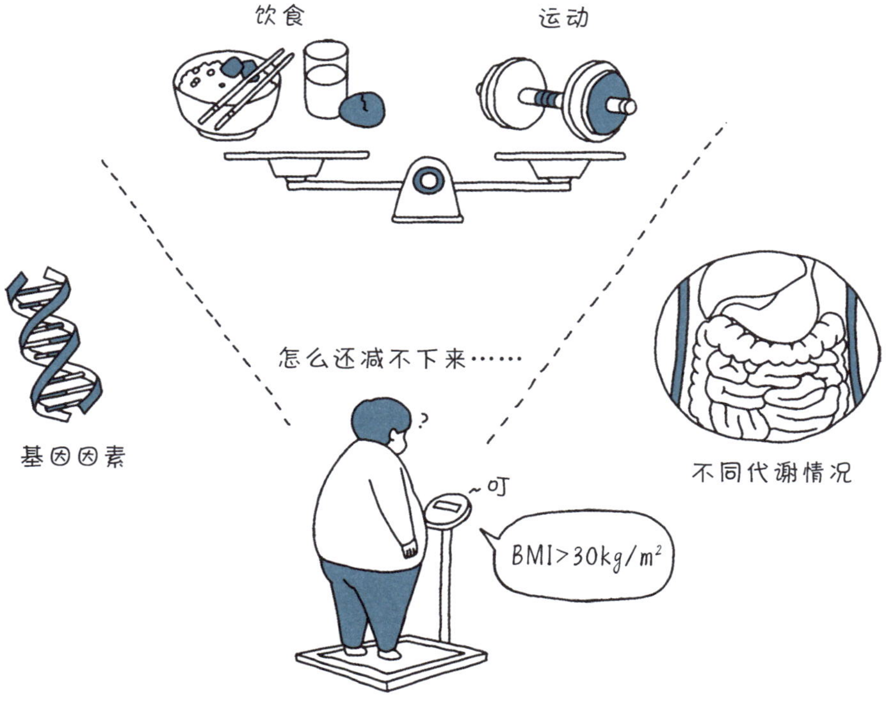

肥胖受多种因素影响

肥胖并非简单的“意志力薄弱”，也不是一种自我选择。体重管理涉及多种因素的共同作用。科学干预需从多层面入手，包括改善公共健康环境、提供个性化医疗支持及减少社会污名化，而非单纯强调个人行为责任。

2. 肥胖因何而来

肥胖是一种复杂成因的慢性疾病，受遗传与生理、环境、心理与行为、疾病与药物等多重因素的综合影响。

（1）遗传与生理：一些特定基因（如 *FTO*、*MC4R* 等）可影响食欲控制、能量代谢及脂肪储存模式；激素失调（如瘦素抵抗、胰岛素抵抗）也会导致饥饿感增强、代谢率下降。

（2）环境："致胖环境"（如高能量食品泛滥、久坐生活方式等）显著增加肥胖风险；低收入群体可能因经济限制被迫选择廉价的高能量密度食物；城市规划与社会文化也可能进一步限制健康行为的选择空间。

（3）心理与行为：压力、抑郁等心理状态可能引发情绪性进食；儿童期肥胖多与家庭喂养模式相关。

（4）疾病与药物：某些疾病（如甲状腺功能减退、多囊卵巢综合征等）及药物（如抗抑郁药、糖皮质激素等）也可导致体重增加。

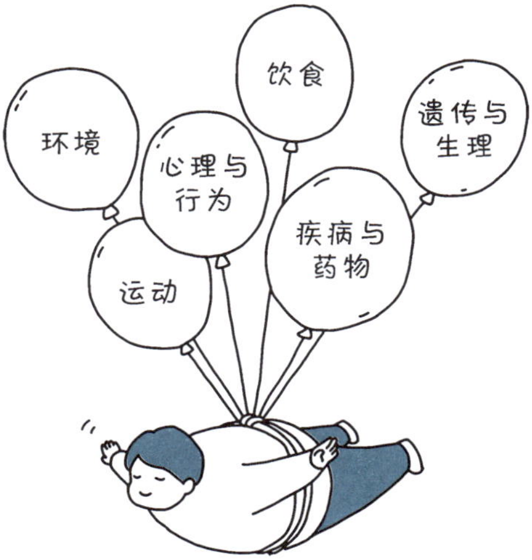

3. 真的存在“易胖体质”吗

“易胖体质”确实存在，与遗传、代谢及内分泌等多种因素相关。

研究发现，基因对肥胖风险的贡献度高达 40%～70%，例如，*FTO* 基因突变可降低饱腹感、增加进食倾向。基础代谢率（basal metabolism rate，BMR）的个体差异显著，部分人群静息能量消耗低，更易蓄积脂肪。内分泌层面，瘦素抵抗可导致能量摄入调节失效，多囊卵巢综合征等疾病伴随的胰岛素抵抗也会促进脂肪合成。

此外，肠道菌群的差异影响能量提取效率，拟杆菌门 / 厚壁菌门比例失衡者的食物利用率更高。表观遗传学机制也参与其中，孕期营养不良可能导致子代出现“节俭基因型”，在食物充足时更易发胖。

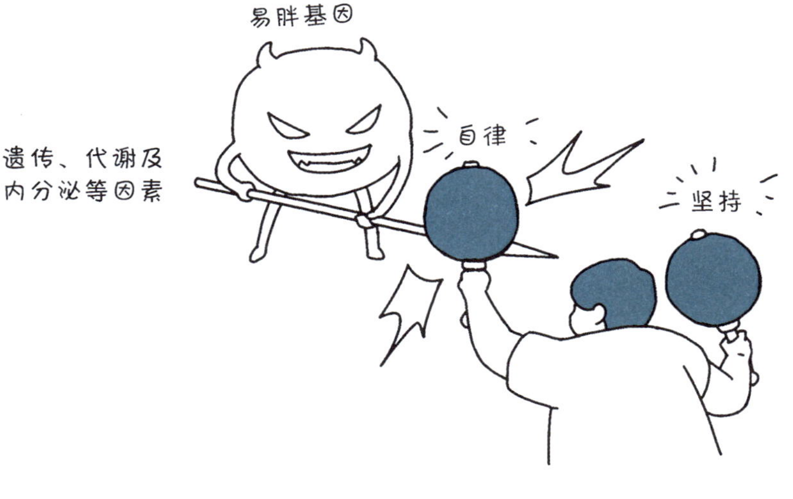

4. 真的存在“易瘦体质”吗

我们身边也会有这么一类人，他们好像怎么吃都不胖。由于某些遗传因素，这类人基础代谢率较高，身体组成中肌肉比例可能较大，这使得其即使吃得多一些，也没那么容易积累脂肪。此外，基因还可能影响“易瘦体质”人群对食物的偏好、食欲调节机制以及身体如何处理摄入的能量，这些都是不易发胖的原因。

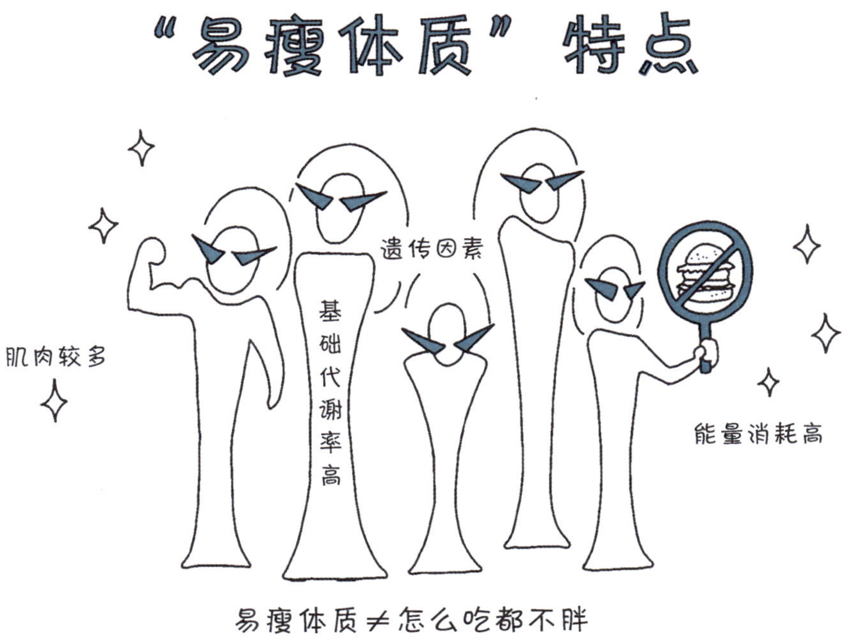

但需要注意的是，并不存在绝对的、“怎么吃都不胖”的人，长期摄入高能量密度食物也会发胖，所谓“易瘦体质”只是相对而言。

5. 哪些基因会让人悄然而胖

从医学遗传学角度，多个基因已被证实与肥胖风险相关，主要通过调控食欲、脂肪代谢及能量平衡发挥作用。

（1）肥胖相关基因（*FTO* 基因）：全基因组关联研究（genome-wide association study，GWAS）发现，脂肪量和 *FTO* 基因的 rs9939609 位点强相关，可削弱下丘脑对瘦素信号的响应，增加高能量食物偏好。

（2）黑素皮质素受体 4 基因（*MC4R* 基因）：约 5% 的早发性肥胖与此基因突变相关。*MC4R* 基因参与下丘脑能量调节环路，突变会导致受体功能缺陷，引起食欲亢进且饱腹感延迟。

（3）瘦素及瘦素受体基因（*LEP/LEPR* 基因）：罕见突变会引发先天性瘦素缺乏或抵抗，因无法感知脂肪储存信号而持续饥饿，幼年即出现严重肥胖。

（4）β3- 肾上腺素能受体基因（*ADRB3* 基因）：突变会使棕色脂肪组织产热能力下降，基础代谢率降低。

需要注意的是，单一基因作用有限，肥胖发生是多基因与环境交互作用的结果。

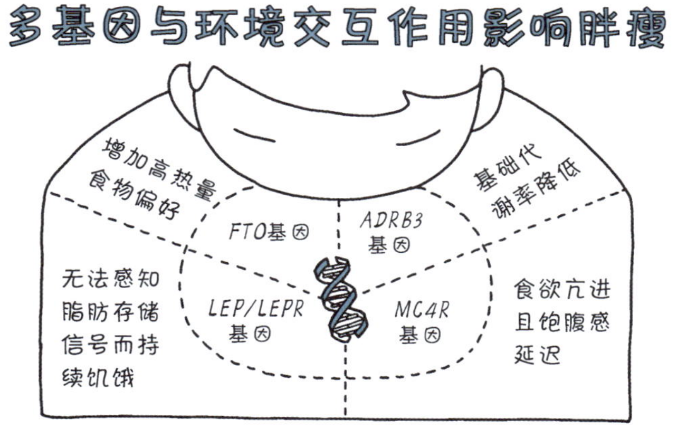

6. 胖会遗传吗

多项研究表明，单纯性肥胖具有遗传倾向，肥胖者的基因可能存在多种变化或缺陷。双亲均为肥胖者，子女肥胖概率为 70%～80%；双亲之一（特别是母亲）为肥胖者，子女肥胖概率为 40%。

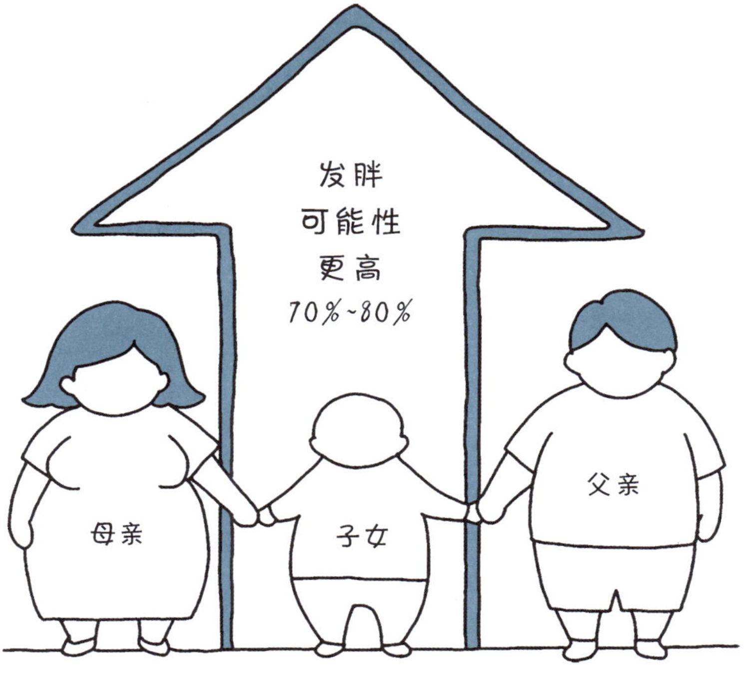

我们都知道，遗传变异是非常缓慢的过程，但在 20 世纪后期，肥胖已成为全球最受关注的疾病之一。肥胖症发生率的快速增长从另一个角度说明，其并不受遗传基因的主要影响，而是由生活环境转变所致。

7. 全家都胖是基因的问题吗

全家普遍肥胖确实可能与遗传因素有关，但更重要的是家族共有的饮食模式可能塑造了相似的肠道菌群（如厚壁菌门富集），从而增强能量提取效率，促进肥胖。高热量饮食偏好、久坐习惯等都是“胖”家庭的共同行为，会放大遗传易感性。例如，携带 *FTO* 基因风险型者在高脂饮食下更易发胖。

另外，对体重的认知偏差（如“以胖为福”）也可能降低体重管理的意愿。所以，家族性肥胖多为基因 - 环境交互作用的结果，而非单一基因“故障”。即使存在遗传倾向，通过早期行为干预（如儿童期饮食结构调整）仍可有效控制体重。

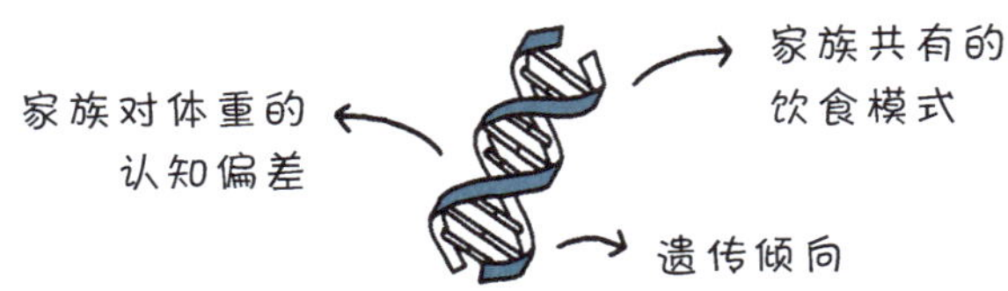

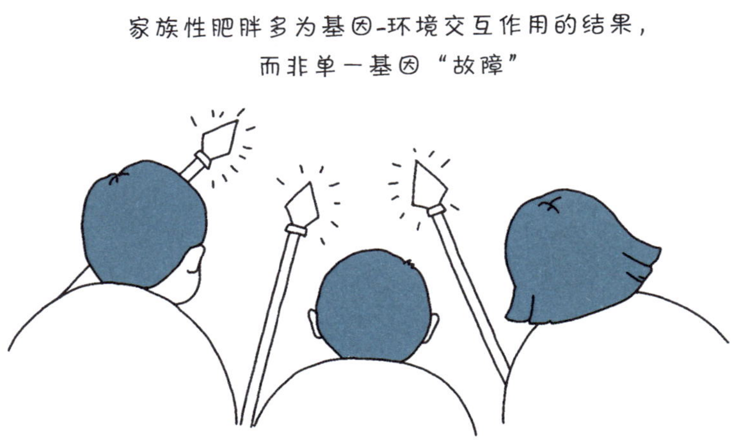

8. 为什么吃了很多还是很饿

“吃了很多仍感到饥饿”可能与多种生理及病理机制有关，甚至出现“越吃越饿”的情况！

（1）生理性饥饿调节失衡：高血糖指数（GI）的食物（如精致糖）会刺激胰岛素快速分泌，导致血糖波动异常，即使能量充足仍产生饥饿感；脂肪细胞分泌的瘦素（leptin）无法有效抑制下丘脑食欲，常见于中心性肥胖人群。此外，胃饥饿素（ghrelin）升高、胰岛素抵抗、食物营养密度不足也可能造成“吃了很多还是很饿”的现象。

（2）病理性因素：某些疾病（如糖尿病前期、2 型糖尿病、甲状腺功能亢进等）也会引发多食。

（3）行为与心理因素：进食速度过快、情绪性进食、习惯性过量饮食都可能导致“吃得多但仍然饥饿”。

因此，持续饥饿感需要警惕代谢性疾病或激素异常，单纯“吃得多”可能掩盖潜在的健康问题，建议结合医学检查与生活方式干预同步进行。

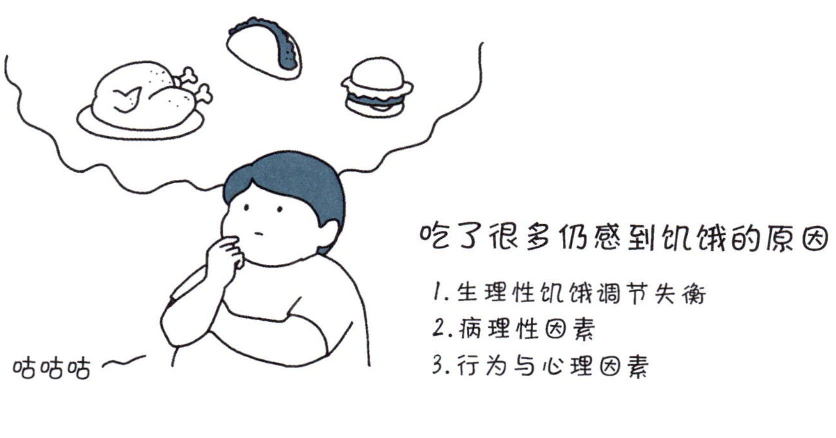

9. 大脑损伤如何让人变胖

中枢神经系统的下丘脑是调节食欲和能量平衡的关键区域，大脑损伤时可以从很多途径导致肥胖。

（1）饱腹感抑制机制失调：大脑损伤可能影响参与调节饱腹感的神经元功能，导致饱腹信号减弱，使人感到更饿，从而增加食物摄入量。

（2）食欲控制失调：大脑中的多巴胺系统在控制食欲方面发挥重要作用。大脑损伤可能破坏多巴胺神经元的正常功能，导致食欲控制失调，更容易过度进食。

（3）饮食偏好改变：大脑损伤还可能影响人们对食物的偏好，更倾向于选择高能量、高脂肪食物，从而导致能量摄入增加。

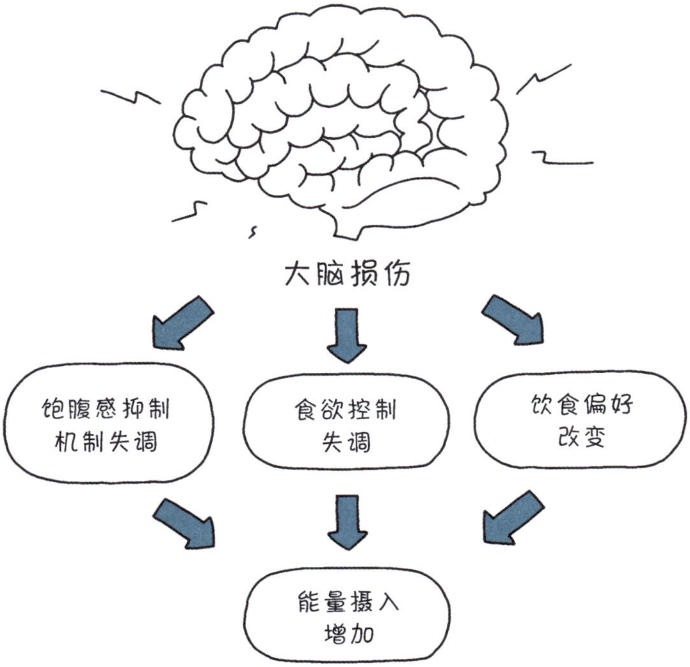

10. 饱腹感信号“罢工”会发生什么

饱腹感是人体的“饮食刹车”系统，告诉大脑“我已经吃饱了，不需要再吃更多食物了”。

饱腹感的产生涉及多个复杂的生理和神经机制，包括胃部扩张、激素信号和神经系统信号。当食物进入胃部时，胃壁会因为食物体积而扩张，激活牵张感受器，向大脑发送饱腹信号。同时，瘦素、胰岛素和胰高血糖素样肽-1（GLP-1）等多种激素在餐后分泌，作用于下丘脑，增强饱腹感。此外，胃肠道中的神经末梢会检测到食物的存在，并将信号传递给大脑，特别是下丘脑，调节食欲和饱腹感。

当这些信号出现问题时，饱腹感信号“罢工”，无法正确感知是否已经摄入了足够的食物，最终导致过量进食、饮食失控。长期如此还会导致代谢紊乱，如胰岛素抵抗、高血糖、高血脂等，进一步增加肥胖和相关代谢性疾病的发生风险，形成恶性循环。

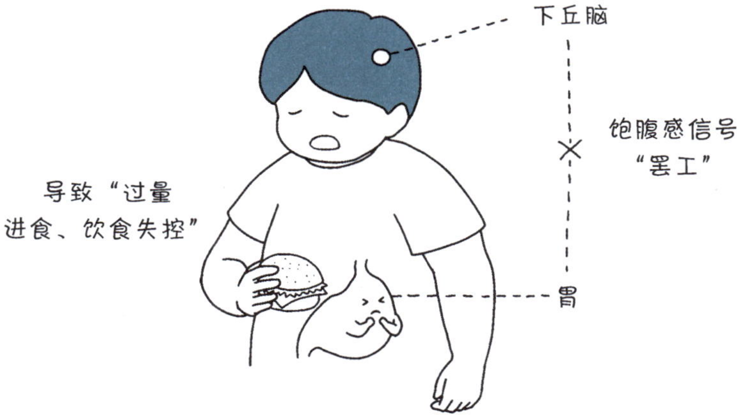

11. 为什么我不饿却总想吃东西？

“肚子不饿，嘴却很馋”，这背后可能和食欲控制“阀门”失调有关。食欲的产生涉及多个生理和神经信号的相互作用，如胃肠道信号、饥饿感激素信号、饱腹感激素信号、血糖水平和神经信号等。当食欲控制“阀门”出现问题时，会通过瘦素抵抗、胃饥饿素水平升高、激素分泌失调、神经信号传导障碍等方式，使人不由自主产生“吃”的意愿，从而过量进食，增加肥胖风险。

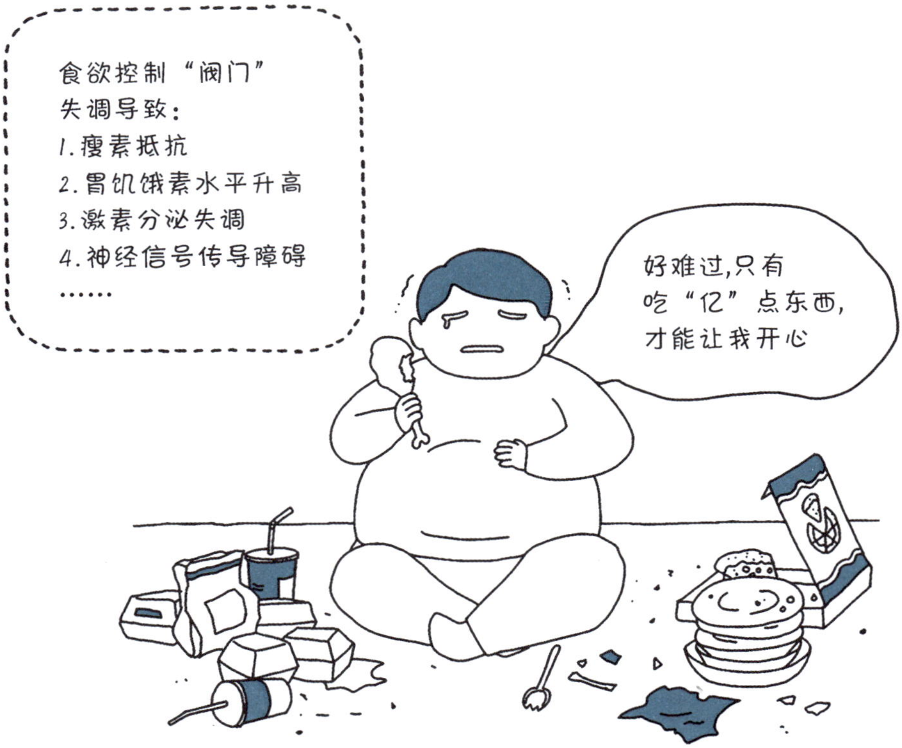

12. 身体会“记得”我胖过吗

你的身体可能真的“记得”自己胖过。

超重和肥胖过程中，脂肪组织中的免疫细胞数量、比例和表型均发生变化，并在减重后持续存在，这种现象被称为“肥胖记忆”。

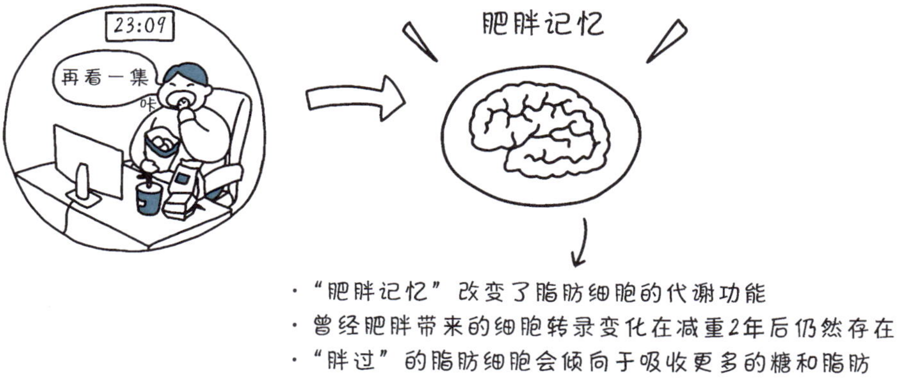

“肥胖记忆”不仅改变了脂肪细胞的代谢功能，也为体重反弹埋下了伏笔。研究人员分析了一批成功减重者的脂肪组织，发现曾经肥胖带来的细胞转录变化在减重 2 年后仍然存在。此外，小鼠实验中发现，“胖过”的脂肪细胞会倾向于吸收更多的糖和脂肪，一旦接触高脂食物，就会让小鼠以更快的速度“复胖”。身体对肥胖确实有“记忆”，因此，在达到减重目标之后，仍需要通过医学减重方式维持健康状态。

13. 什么是代谢

代谢是身体将食物转化为能量并维持生命活动的过程，包含两部分。

（1）能量代谢：将食物中的营养物质（如碳水化合物、脂肪和蛋白质）转化为能量，供日常活动使用。

（2）合成代谢：利用食物中的营养物质合成身体所需的物质，如蛋白质、脂肪等，用于修复细胞、促进生长。

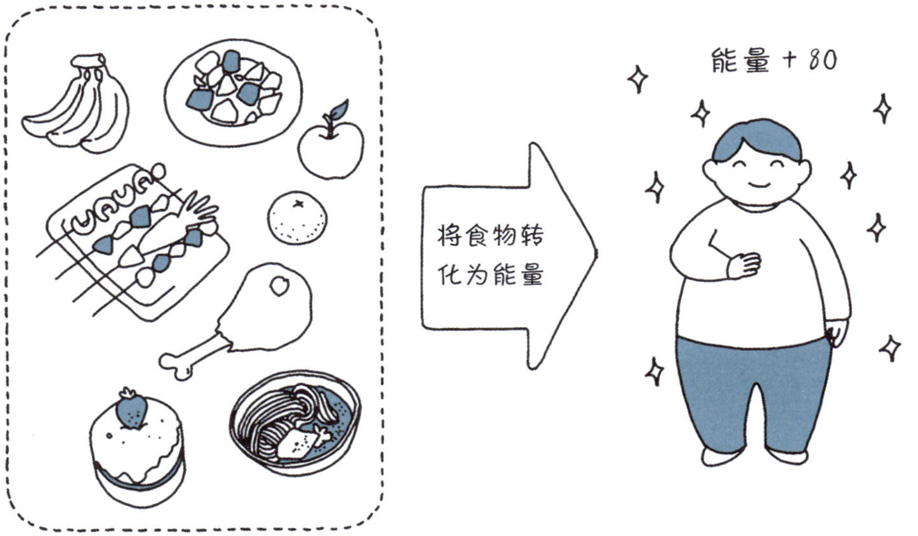

简单来说，就是吃的东西变成活动的能量，以及身体如何用剩余的“材料”来维护自己。

14. 能量代谢与肥胖有什么关系

能量代谢是维持生命活动的基础，与肥胖的发生直接相关。当能量代谢受损，尤其是线粒体功能出现障碍时，会造成能量合成减少，进而导致肥胖。

人体的“能量消耗”有三个主要部分。

（1）基础代谢率（BMR）：安静状态下为了维持基本生命活动（如呼吸、心跳等）所需的能量消耗，占总能量代谢的 60%～70%。如果存在线粒体功能障碍，可能导致能量合成减少，从而降低 BMR。

（2）食物热效应（thermic effect of food，TEF）：指消化、吸收和代谢食物时所消耗的能量，占总能量代谢的 10% 左右。

（3）身体活动热消耗（thermic effect of activity，TEA）：包括所有非睡眠状态下的活动消耗，如运动、日常活动等，占总能量代谢的 20%～30%。

当以上三方面的能量消耗之和等于能量摄入时，体重保持稳定；如果能量摄入持续超过能量消耗，多余的能量将以脂肪形式储存，导致体重增加，最终可能发展为肥胖。

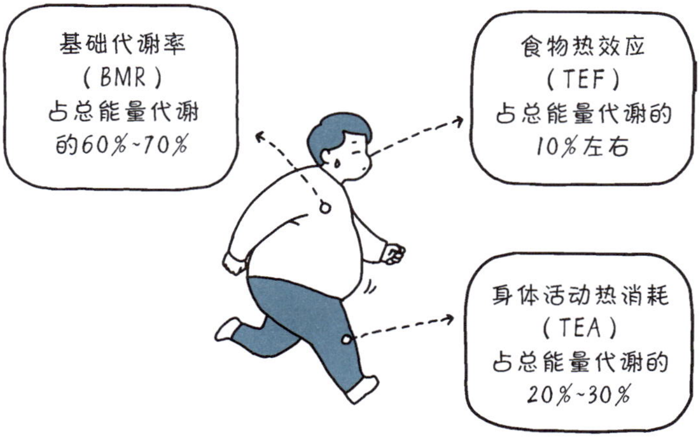

15. “喝凉水都会胖”是为什么

“喝凉水都胖”的现象，本质是能量代谢失衡的表现，并非单纯能量摄入问题。

（1）代谢效率异常：基础代谢率（BMR）低下，如遗传、年龄增长或肌肉量减少可导致静息能量消耗降低，相同能量摄入下更易储存脂肪；此外，甲状腺功能减退也会直接抑制代谢速率，并伴随水肿、乏力，以脂肪与水分潴留为主。

（2）胰岛素抵抗：胰岛素敏感性下降（常见于内脏肥胖、多囊卵巢综合征），迫使胰腺过量分泌胰岛素，促进葡萄糖转化为脂肪，同时抑制脂肪分解，形成“易胖难瘦”的恶性循环。

（3）激素失调：脂肪细胞释放的瘦素无法有效抑制食欲，大脑误判为“能量不足”而持续饥饿；长期压力或睡眠不足激活下丘脑－垂体－肾上腺轴，促进内脏脂肪堆积。

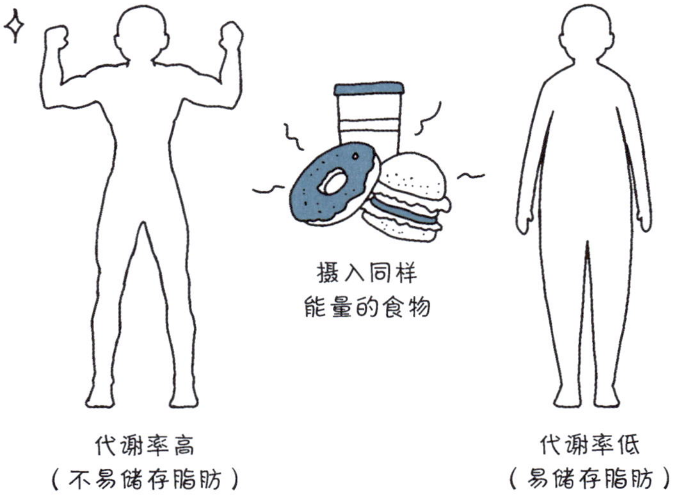

16. 代谢损伤会让人越来越胖吗

代谢损伤(metabolic dysfunction)是因为代谢紊乱导致的细胞或组织功能障碍，即能量代谢关键路径的慢性紊乱，确实会通过多重机制加剧肥胖。

(1)基础代谢率(BMR)下降：长期低能量饮食或快速减重可触发“代谢适应”，导致静息能量消耗减少，且肌肉流失进一步降低 BMR。

(2)瘦素抵抗与食欲失控：脂肪组织释放的瘦素在代谢损伤情况下，无法有效穿透血脑屏障或激活下丘脑的神经元，使得饱腹信号失灵，引发神经性贪食或情绪性进食。

(3)肠道菌群 - 代谢轴紊乱：厚壁菌门 / 拟杆菌门比例失衡，促进脂多糖入血，加剧胰岛素抵抗与慢性低度炎症，形成“肥胖 - 代谢损伤”恶性循环。

(4)药物副作用：使用抗抑郁或抗焦虑药物时，会产生食欲增加或降低代谢的副作用。

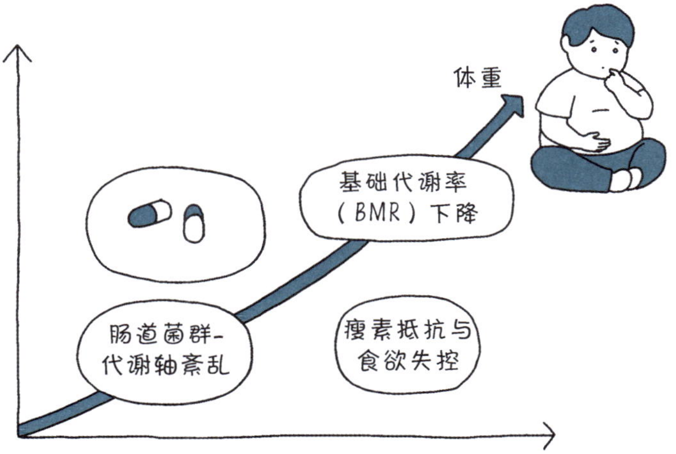

代谢损伤，会通过多重机制加剧肥胖

17. 代谢损伤了还可以恢复吗

长期节食或极端减重导致的代谢率下降等代谢损伤通常是可以恢复的。代谢率就像“弹簧”，具有适应性，压低了还能再弹回来。长期低能量摄入会触发身体的“节能模式”——减少甲状腺激素、降低基础代谢率、分解肌肉（肌肉是耗能组织）。通过逐步恢复必要的能量摄入、增加蛋白质摄入和抗阻训练重建肌肉等科学干预方式，代谢率可以逐渐恢复。

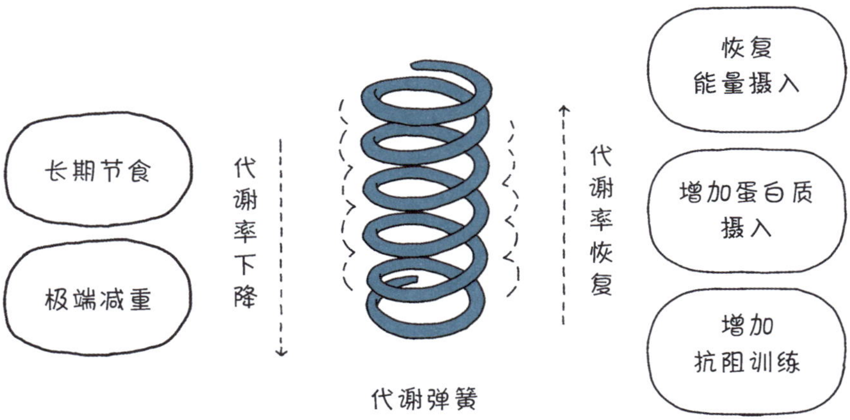

18. 肠道菌群对肥胖有什么影响

肠道菌群(gut microbiota)是寄居在人体肠道内的微生物群落，主要由细菌组成，在人体健康和疾病的发生发展中发挥重要作用。

① 种类

肠道菌群包含 500～1 000 种不同细菌，其中厚壁菌门、拟杆菌门、放线菌门、变形菌门和疣微菌门是主要的菌门。

② 分类

有益菌(共生菌群)，如双歧杆菌和乳酸杆菌等，可以帮助人体合成维生素、参与食物的消化、促进肠道蠕动、抑制致病菌群生长等；有害菌，如某些大肠杆菌和难辨梭菌等，数量一旦失控大量繁殖，会引发多种疾病，产生致癌物等有害物质，或影响免疫系统的功能；中性菌，如肠球菌等，正常情况下对健康有益，一旦增殖失控，或从肠道转移到身体其他部位，则可能引发许多问题。

③ 功能

参与人体的营养吸收和代谢过程，帮助分解复杂碳水化合物、合成维生素 K 和部分 B 族维生素等；通过促进肠免疫系统发育、诱导 T 细胞分化等多种途径，调节机体免疫功能；阻止肠道潜在病原体定植，防御外源性感染。

19. 肠道菌群失调会让人更容易发胖吗

肠道菌群与人体的代谢过程密切相关，其失调可能导致多种代谢问题，增加肥胖风险。

（1）能量摄取与储存：参与食物的消化和能量的摄取。例如，厚壁菌门（firmicutes）能更有效地从食物中提取能量，并促进脂肪储存。

（2）代谢产物的影响：通过发酵食物残渣产生短链脂肪酸（short-chain fatty acid，SCFA），可以调节宿主的代谢和炎症反应。

（3）炎症和免疫反应：可能引发或加剧宿主的炎症和免疫反应。例如，高脂饮食可以增加肠道通透性，使更多的脂多糖（LPS）进入血液，引发慢性炎症，促进脂肪堆积和胰岛素抵抗。

（4）影响食欲：通过影响肠道和大脑之间的交流，调节食欲，可能影响胃肠道激素的分泌，从而影响食欲和食物摄入量。

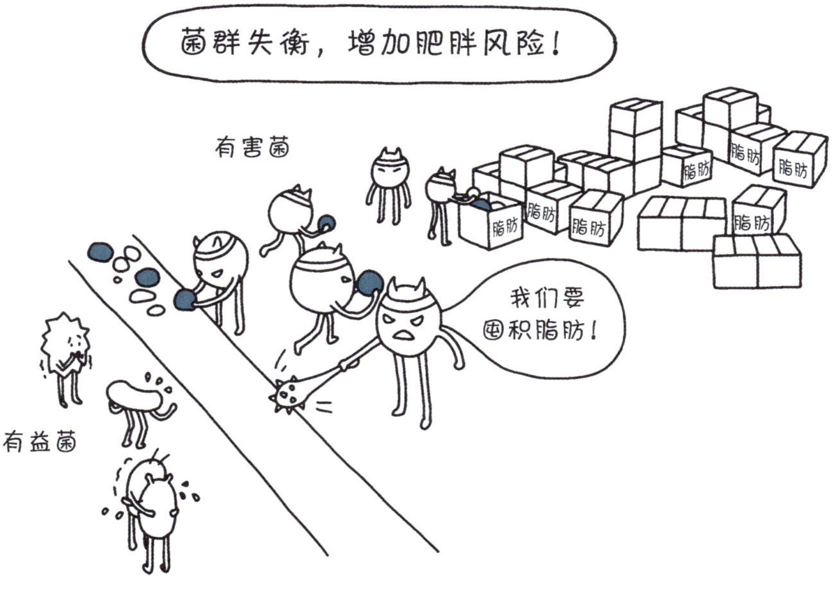

菌群失衡，增加肥胖风险！
有害菌
我们要囤积脂肪！
有益菌
脂肪

20. 为什么我吃得“不多”还会胖

自我感觉“吃得不多却发胖”的现象，往往隐藏着复杂的代谢与行为机制。

主观认知的“食量少”可能存在能量误判。一些高能量密度食物（如坚果、酱料）或隐形能量食物（如含糖饮料、酒精），虽体积小却提供了超额能量，经常容易被忽略。

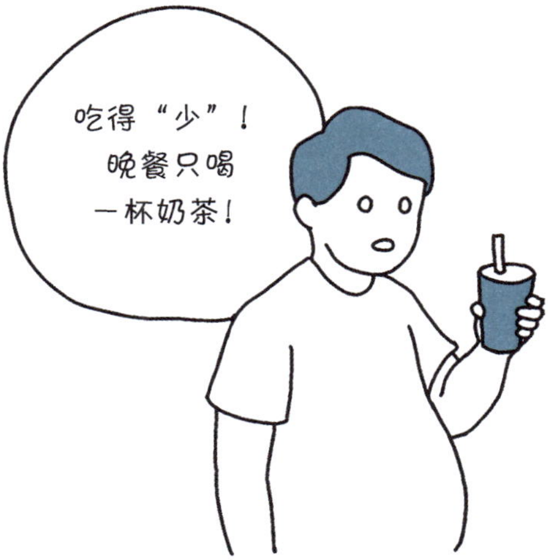

体积虽“小”，但能量却高！

此外，代谢效率低下是关键内因——肌肉流失、甲状腺功能减退或年龄增长等导致基础代谢率（BMR）下降；胰岛素抵抗则迫使葡萄糖优先转化为脂肪储存，同时抑制脂肪分解，形成“能量过剩却代谢停滞”的恶性循环。这些因素都会导致“看起来吃得不多，却仍然会发胖”的现象。

21. 为什么吃饭速度快容易发胖

进食过快时，容易刺激胃部，分泌更多的胃酸，使食欲增加，导致进食增加。另外，大脑产生饱腹感需要一定的时间，如果进食过快，等机体意识到吃饱时已经摄入了过多的食物，导致能量过高，造成体重进一步增加。

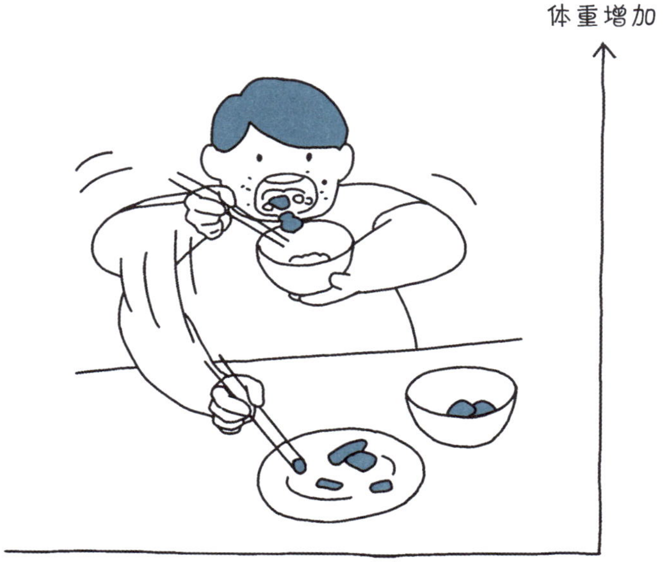

进食过快，易刺激胃部，分泌更多胃酸，导致进食增加

22. 生活压力大，也是长胖的原因吗

“压力”确实可能是变胖的一个原因。

当我们感受到压力时，身体会释放皮质醇激素，这种激素可以帮助我们应对紧急情况。但长期处于高压状态下，皮质醇水平持续升高可能增加食欲，尤其容易选择高糖、高脂肪食物。

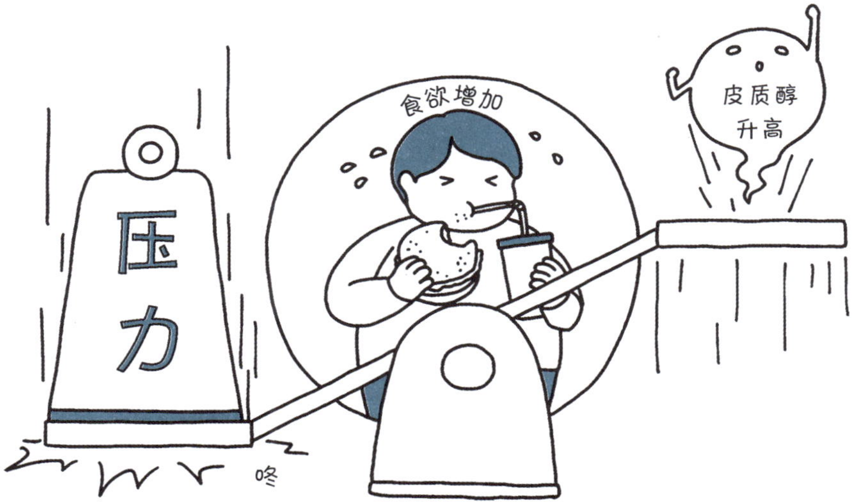

“压力”，可能是变胖的其中一个原因！

研究发现，压力之下摄入高脂食物会增加中央杏仁核中一种抗焦虑肽（NPY）的表达，能够帮助人们减压。而 NPY 还有调节食欲的作用，会让我们吃得更多，能量消耗减少，造成肥胖。此外，压力还可能影响睡眠质量和运动习惯，进一步影响体重。

因此，管理好压力不仅对心理健康有益，对保持体型也非常重要。

23. 熬夜“缺觉”，真的会让人变胖吗

“缺觉”在现代社会很常见，是重要的代谢压力的因素，与体重增加和肥胖有关。睡眠不足和昼夜节律失调会扰乱瘦素（抑制食欲）和胃饥饿素（促进食欲）的平衡，导致摄入增加，同时降低基础代谢率，减少脂肪氧化。

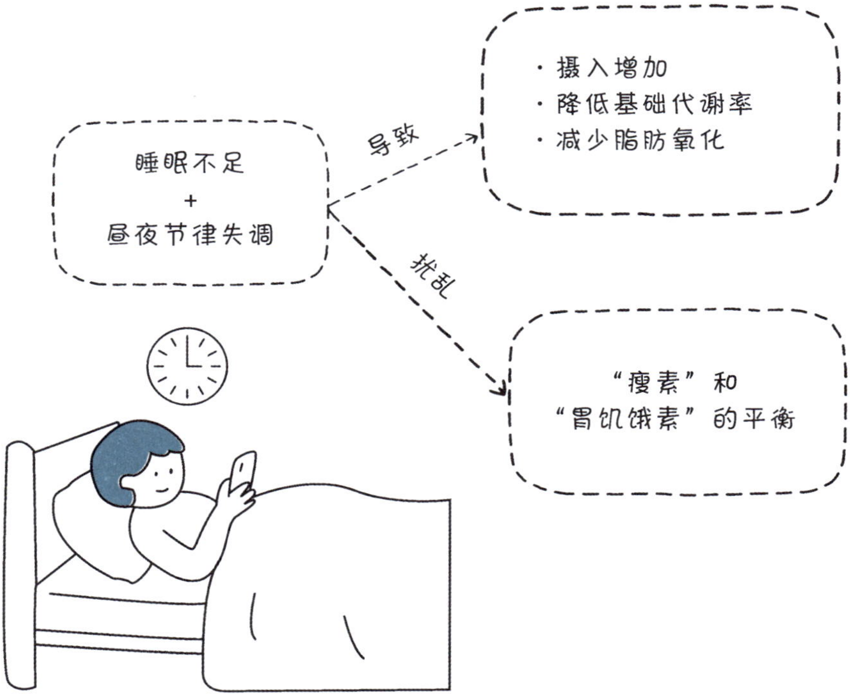

长期缺觉还会引发胰岛素抵抗，促进脂肪储存。研究显示，夜间睡眠不足会增加 24 小时能量消耗，对健康年轻人来说，可能导致每天总能量消耗只增加 4%～5%（约 100kcal），但同时也使每天能量摄入平均增加 253～385kcal。所以，熬夜得不偿失。

24. 戒不掉“外卖”快餐，也会胖吗

外卖对体重是有影响的。

首先，很多外卖为了味道好，会放比较多的油、盐和糖，能量较高；其次，外卖的蔬菜量通常不够，膳食纤维少了就容易让人感觉饿得快，又忍不住再吃。

长期如此，不仅体重可能上升，还可能因为摄入过多的不健康脂肪和添加剂而对整体健康不利。

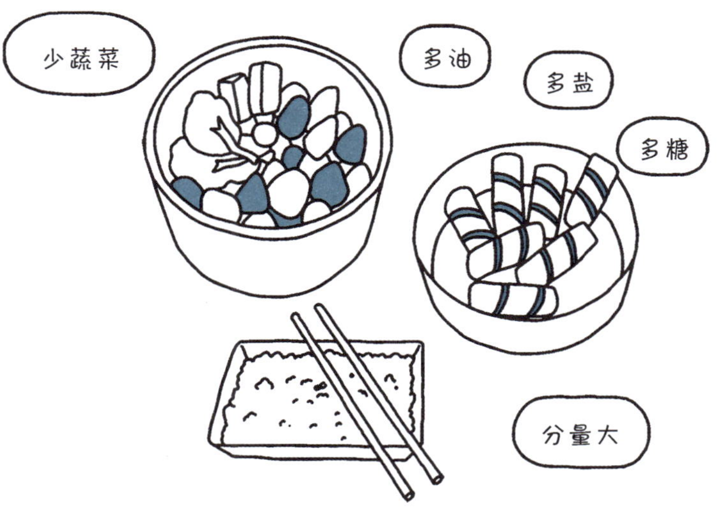

长期吃多油、多盐、多糖的外卖，易导致体重增加！

25. 久坐，也是一种致胖因素吗

长时间坐着不动，身体的代谢率就会下降，占 20%～30% 的能量消耗就会减少。如果每天吃的量不变，或者同时吃很多，多余的能量就会被存储为脂肪。而久坐会降低身体的整体活动水平，使得全部肌肉得不到锻炼，更容易堆积脂肪。

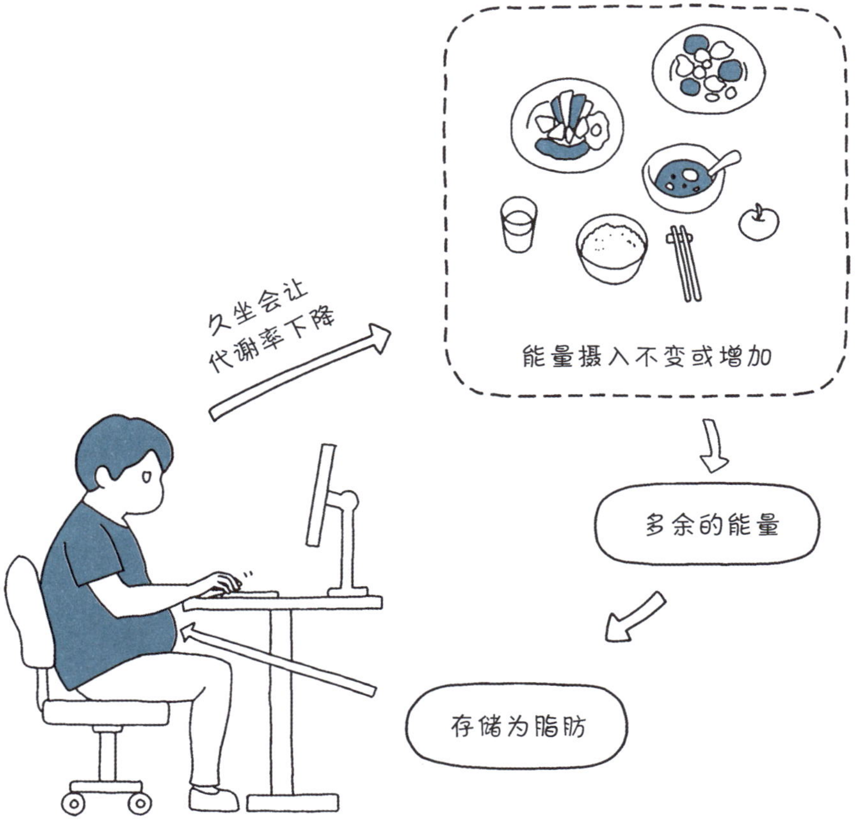

久坐，也是一种致胖因素！

26. 心情不好想以“吃”消愁，怎么却更愁了

饥饿时想进食，口渴时想喝水，是人类与生俱来的天性。但人们并非总是只因饥饿而吃东西，有时候还想通过食物来寻求安慰、释放压力或奖励自己。

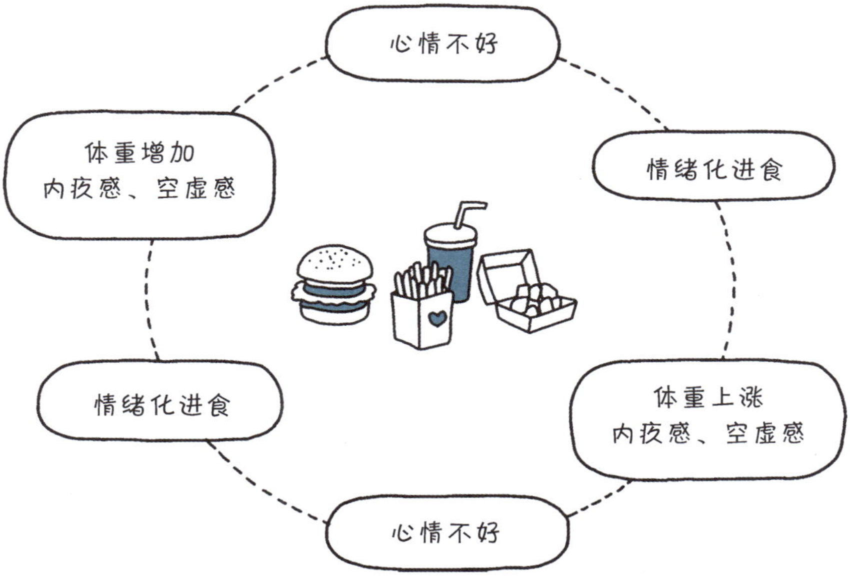

以“吃”消愁，当心“愁上加愁”！

情绪化进食是指通过吃东西的方式来抑制或缓解负面情绪。进食者往往不顾饱腹感，只因情绪而暴饮暴食。此时，高能量的食品、甜品和其他令人欣慰但不健康的食物，如炸薯条、糖果、披萨、蛋糕等，几乎成了情绪化进食者的第一选择，吃了确实能让人短暂地开心起来。可快乐过后则是体重增加和放纵所带来的内疚感和空虚感。这样一来，本来是因为愁才吃的，结果反而愁上加愁了。所以，虽然食物能起到暂时安慰人的作用，但如果总想靠它来解决问题，那“愁”可能会更多。

27. 住在城市会比住在农村更容易发胖吗

很多人都认为生活在城市可能比农村更容易发胖。因为住在城市的人们，往往更依赖汽车或公共交通工具出行，日常锻炼比较少。再加上城市快餐文化盛行，高能量食物唾手可得，很容易就吃多了。

但最近一项发表在《柳叶刀》杂志的研究，通过对 2004—2018 年六次健康调查数据进行分析，给出了不同的结果。

在城市地区，肥胖增长的速度明显放缓，甚至在某些群体出现了停滞迹象。然而，在农村地区，肥胖率仍在稳步上升，尤其是农村女性，这一现象尤为突出。到 2018 年，农村女性平均体质指数（BMI）已经超过了城市女性，而农村男性平均 BMI 虽然仍低于城市男性，但差距正在缩小。这种城乡分化趋势可能与经济发展水平、生活方式变化以及健康意识的差异有关。

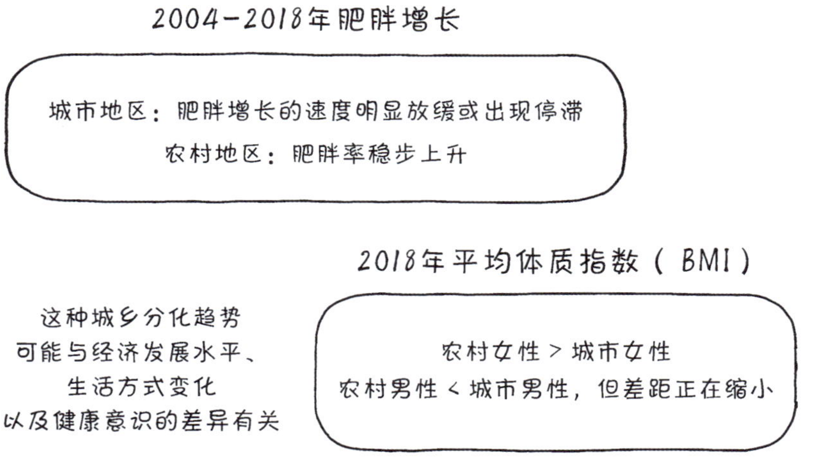

28. 南方人普遍比北方人瘦吗

不知何时开始，一说起南方人和北方人的体型，大家都会想到“南瘦北胖”。研究显示，我国北方居民的平均体质指数（BMI）比南方居民高 2kg/m^2，肥胖率也相差约 3 倍。这可能是源于南北方的气候、饮食习惯和生活方式差异。

南方因为气候温暖湿润，人体代谢相对活跃，户外活动也比较频繁，饮食上偏清淡，如粤菜以蒸煮为主，少油少盐；而北方天气寒冷干燥，为了御寒，饮食中高能量的食物更多，如油炸、面食这些能提供高能量的食物很受欢迎，而且北方冬季长，室外活动受限，这些都可能导致其能量消耗不如南方人多。

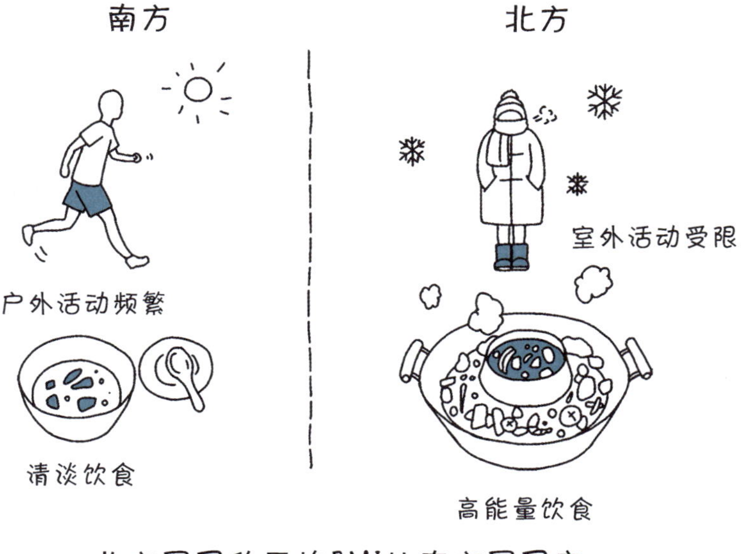

北方居民的平均BMI比南方居民高

29. 肥胖也有“季节性”吗

肥胖其实并没有“季节性”，但确实会受到季节变化的一些影响。

比如，在不同季节，人们的饮食习惯和运动量可能会有所不同。冬天人们会吃得更多，尤其是高能量食物，而且因为天气冷，户外活动减少，这就导致体重上升。夏天则相反，大家会更倾向于吃一些轻食，天气暖和也更容易出门运动，这样就有助于控制体重。

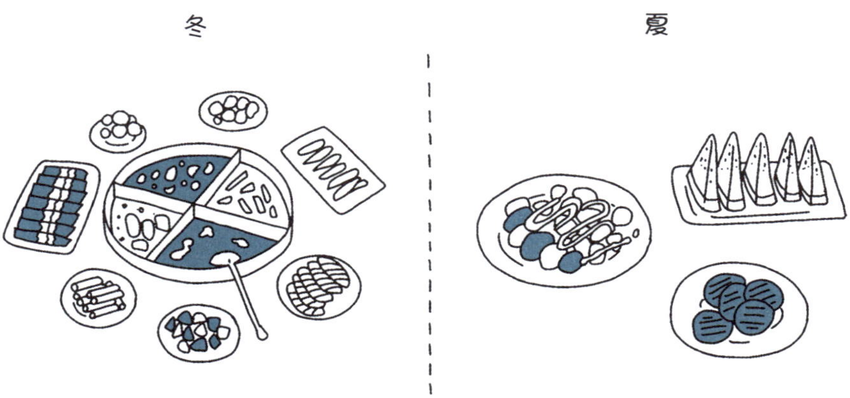

季节变化间接影响生活方式，从而影响体重！

因此，虽然没有将肥胖真的按季节来划分，但季节的变化确实间接地影响着我们的生活方式，从而影响体重管理。

30. “致胖环境”真的存在吗

除了基因遗传、不良饮食习惯和缺乏运动等因素，环境污染物暴露也是诱导并促进肥胖和机体脂质代谢紊乱的重要原因。这些具有促进人体或动物产生更多脂肪组织、引起脂肪细胞体积增大，改变食欲和饱腹感的调节功能，放缓新陈代谢，从而引发肥胖的化学物质称为环境诱胖剂（obesogens）。

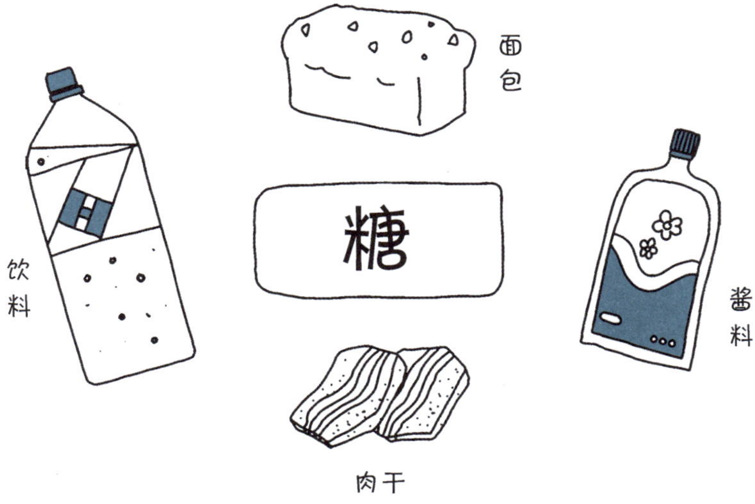

加工食品中隐藏的“糖”，会让人摄入更多的能量！

现在很多加工食品，不仅是饮料，就连面包、酱料，甚至一些咸味小吃里都可能含有大量的糖。这些隐藏的糖分不仅会让人不自觉地摄入过多能量，还会让人越来越渴望甜食，从而形成一种恶性循环，最终影响体重。

31. 美食广告是如何助力“肥胖成真”的

美食广告常展示诱人的食物，如油滋滋的炸鸡、芝士满满的披萨，配合垂涎欲滴的声音和画面，轻易就能勾起食欲。即使不饿，也让人想尝一口。

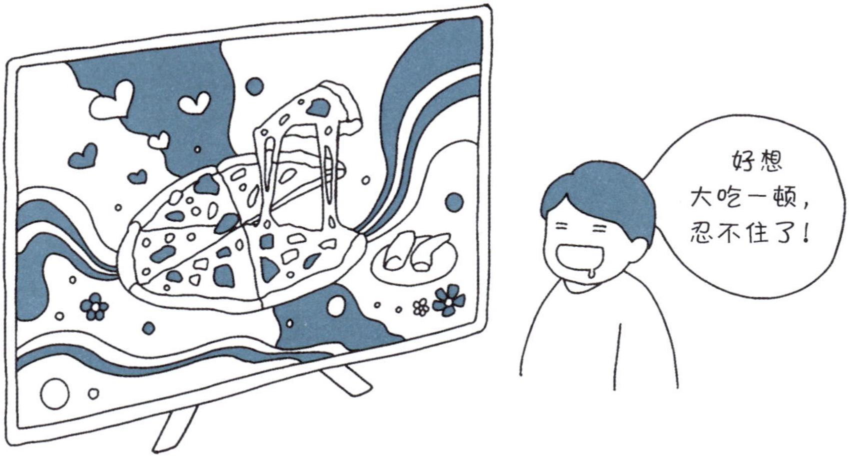

美食“广告”，会影响吃的行动，从而影响体重！

这些广告多数不会提醒常吃高能量食物会导致体重增加，反而会传递享受美食是生活必需的观念。不知不觉中，人们会因难以抵挡诱惑而摄入过多能量，导致体重上升。

下次看到这些广告的时候，记得提醒自己，欣赏就好，不必每次都付诸行动。

32. 塑料污染会让人发胖吗

塑料污染本身不会直接导致人发胖，但某些塑料制品中含有扰乱代谢的化学物，即代谢干扰物(metabolism disrupting chemical，MDCs)，如双酚 A 和邻苯二甲酸酯，会破坏代谢功能或促进肥胖。

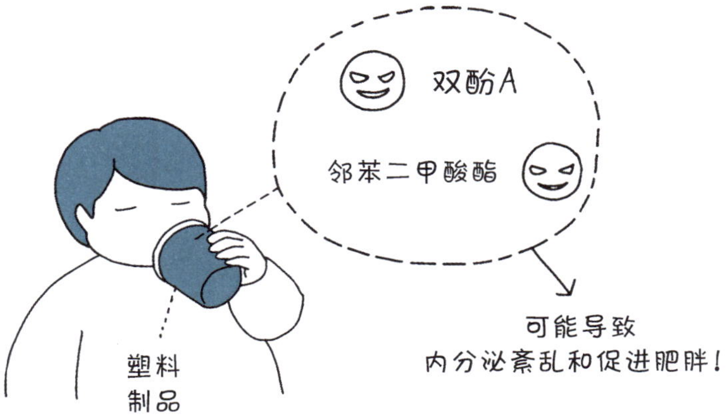

一项来自挪威科技大学的研究，工作人员使用非靶高分辨率质谱仪分析了 34 种日常塑料消费品中存在的化学物质。结果显示，这些产品中发现 5.5 万多种不同化学成分，并初步鉴定了 629 种物质，其中 11 种是 MDCs。而这些物质会导致小鼠脂肪细胞数量增加，且体积增大。

此外，外卖盒、饮料杯等食物包装，会将大量微塑料送入我们的口中。微塑料对人的影响往往是“温水煮青蛙式”的，容易被忽视，但对健康的危害却是日积月累的。研究显示，每人每周可能通过外卖容器摄入 12～203 种微塑料，从而改变我们的肠道菌群和代谢物，并成为肥胖的潜在危险因素。

33. 人到中年，一定“难逃”肥胖吗

有人认为，中年发福是逃不掉的，因为人到了一定的年纪，机体能量代谢能力就会下降。实际上，并非如此。

《科学》杂志发表了一篇研究人体代谢在整个生命历程中变化的文章，颠覆了上述传统认知。研究结果显示，在 20～60 岁这一时期，能量消耗是最稳定的，也就是说，中年人的发福似乎与代谢率下降没有直接关系。

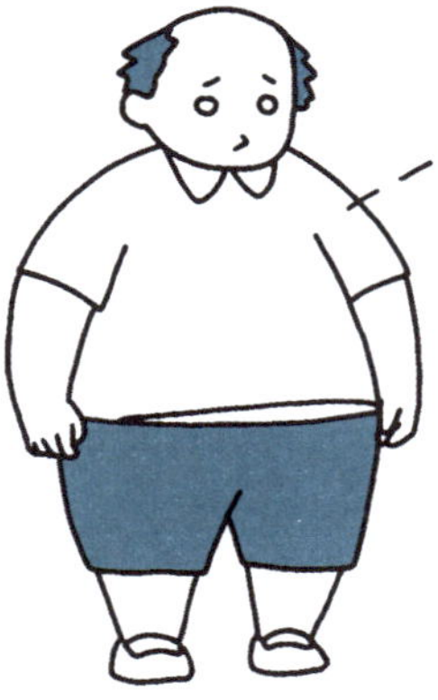

中年发福主要与肌肉流失、活动量下降及激素变化有关。对于中年人来说，工作的繁忙和快节奏让其常常忽视了饮食的规律和健康的生活方式。有时工作压力大，忙得连吃饭的时间都没有；有时闲下来，又恨不得把美食全部消灭。这样不规律的三餐和暴饮暴食，让我们的代谢系统不堪重负。所以，中年发福并非不可避免，通过有效的饮食安排，配合积极的体育锻炼，发福并不是必然发生的事情。

34. 为什么说胖是“社会病”

肥胖被称为“社会病”，是因为它与现代社会的生活方式息息相关。

（1）饮食习惯不健康：现代社会中，快餐和加工食品的摄入过多。这些食品通常为高能量、高脂肪、高糖分、高盐分，容易导致能量过剩。

（2）运动量减少：很多人在工作和娱乐时都是久坐不动的，缺乏足够的身体活动，使得能量消耗不足。

（3）广告营销影响：高能量食物的广告无处不在，容易让人产生食欲。而健康食物往往价格更高，且不易获得。

（4）压力大：人们常常通过进食来缓解压力，这种情绪性进食也会导致能量摄入过多。

因此，肥胖不只是个人问题，与我们的生活环境和社会文化都有关系。

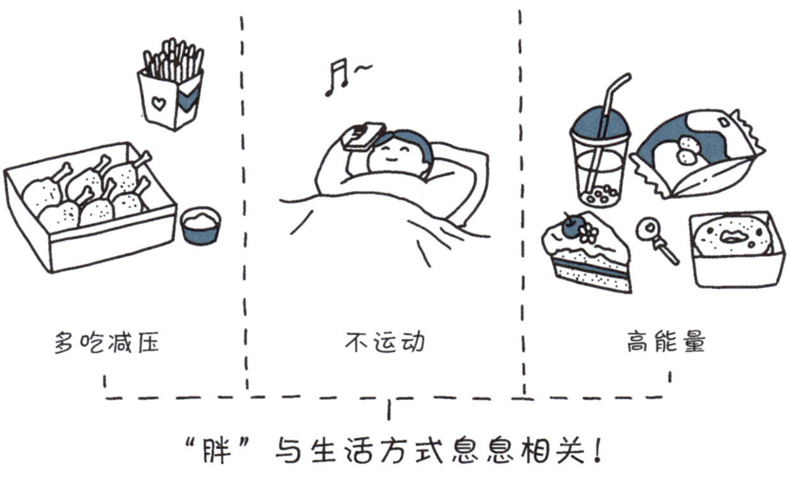

35. 让人变胖的生理因素，你存在几项

生理因素指人体内部生物机制相关的因素，这些因素直接影响到我们的健康状态和身体功能。

（1）激素变化失衡：人体内各种激素（如胰岛素、皮质醇、甲状腺激素等）的平衡，对调节食欲、新陈代谢和脂肪存储至关重要。激素失衡就可能导致体重增加。

（2）不良生活方式：包括饮食、运动、睡眠等。例如，过量摄入高能量食物，尤其是高糖、高脂肪、低膳食纤维的食物，而缺少相应的身体活动，会导致能量过剩并转化为脂肪储存。睡眠不足或睡眠质量差也可导致食欲增加和代谢减慢。

（3）药物副作用：某些药物（如抗精神病药、抗抑郁药、激素类药物等）可能影响体重，通常是通过增加食欲或减少能量代谢来实现的。

（4）疾病影响：除了内分泌失调，其他疾病如多囊卵巢综合征、库欣综合征等也容易导致体重增加。

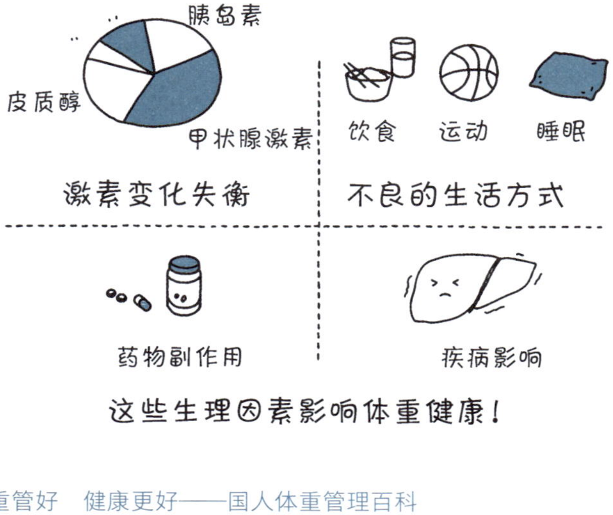

36. 让人变胖的心理因素，你存在几项

心理因素涉及我们的思想、情感和行为模式，这些因素可以影响个体的饮食选择、运动习惯以及对体重管理的态度。主要的心理因素如下。

情绪性进食

当人们感到压力、焦虑、沮丧或孤独时，可能会通过进食来寻求慰藉，特别是高糖、高脂肪食物。

认知偏差

对体重和体型的不正确认识可能导致不健康的饮食习惯或过度限制饮食。

自我效能感

指对自己能否成功完成某项任务的信心。在体重管理中，自我效能感低的人更难坚持健康的饮食和运动计划。

心理障碍

如抑郁症、焦虑症等心理健康问题不仅会影响情绪，还可能干扰日常生活习惯。

37. 让人变胖的社会因素，你存在几项

社会因素指的是我们所处的社会环境和文化背景，这些因素通过影响行为模式、价值观念和生活方式，间接影响体重。重要的社会因素如下。

（1）社会环境：缺乏社会支持的人更容易陷入不良的生活习惯。长时间、高压力的工作环境和缺乏休息机会都会影响饮食选择和身体活动水平。

（2）地理环境：城市居民更容易接触到快餐店和便利店，而农村地区可能缺乏足够的体育设施和健康食品供应。生活在食品安全和获取受限地区的人可能不得不依赖加工食品和高能量食物。

（3）文化环境：在某些文化中，较丰满的体型被视为健康和富裕的象征，这可能影响人们对体重管理的态度。

（4）环境干扰物：多种环境干扰物已被证明对肥胖可能有促进作用，会加速脂肪合成，瘦肉精、水果催熟剂等就属于此类物质。

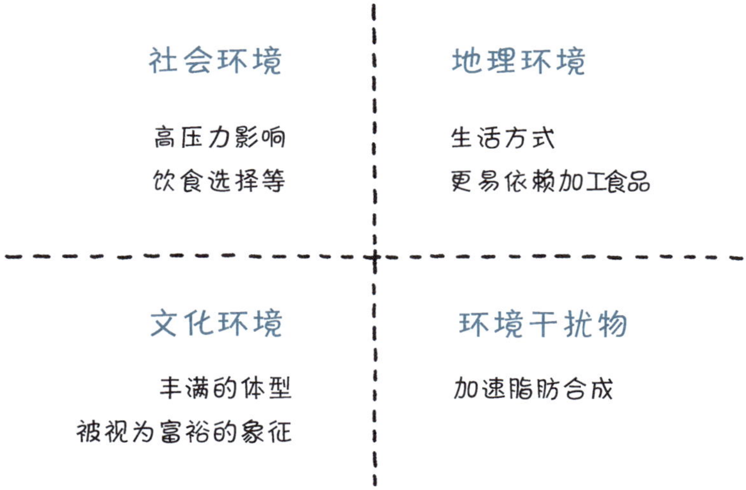

三、超重/肥胖的共病——悄悄到来的并发症已威胁健康

1. 肥胖真的是“百病之源”吗

肥胖几乎是健康的第一“杀手”，人体的骨骼、肌肉、心脑血管、内脏器官都有可能受到肥胖的影响，而且很多肥胖人群在心理上也承受着巨大压力。

世界各国的流行病学调查均显示，肥胖是心脑血管疾病、糖尿病和肿瘤等绝大多数慢性病的重要危险因素，甚至与各种慢性病都具有共同的病理生理基础。

目前，肥胖已经成为我国第六大致死致残主要危险因素，并已经证实其与超过 229 种疾病风险存在相关性，是实实在在的“百病之源”。

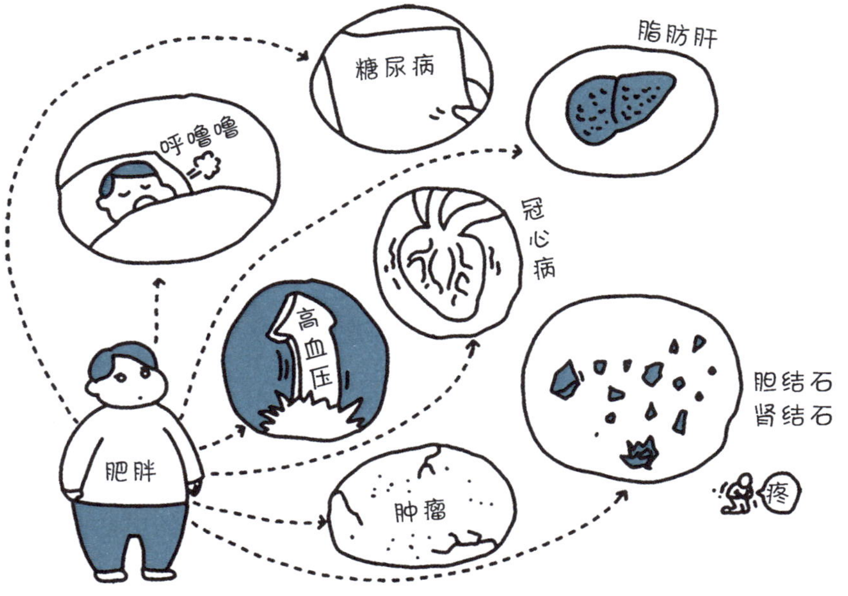

肥胖，与超过229种疾病相关！

2. 与体重正常人群相比，肥胖人群更容易生病吗

一项发表在《柳叶刀 - 糖尿病与内分泌学》的研究指出，肥胖与 21 种主要疾病有关，且这些疾病之间相互关联。

肥胖人群发生复杂多发病的风险是体重正常人群的约 12.4 倍。而且肥胖越严重，今后患病的风险越高。

一项涉及 1 580 万名成年人的大型横断面研究结果显示，肥胖人群合并并发症的比例和数量显著高于体重正常人群。肥胖人群中有 89.3% 合并至少 1 种并发症，其中 25.8% 有一种并发症，30.6% 有 2 种并发症，22.8% 有 3 种并发症，8.4% 有 4 种并发症，1.7% 有 5～8 种并发症。

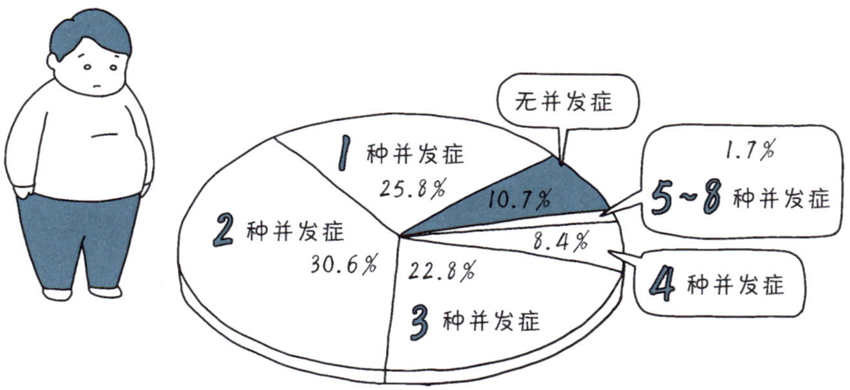

肥胖越严重，患病风险越高！

3. 肥胖会让人离心脑血管疾病越来越近吗

流行病学资料显示，肥胖既是心血管疾病的危险因素，又促进多重心血管代谢危险因素的聚集，加重心脑血管损害。具体来说，肥胖者体内过多的脂肪，特别是内脏脂肪，可以引发动脉粥样硬化，这也是心血管疾病的一个主要诱因。它会导致血管变窄，血液流动发生“拥堵”，增加心脏病和脑卒中的发生风险。这种情况下，为心脏肌肉供血的血管受损，可能导致心肌梗死。

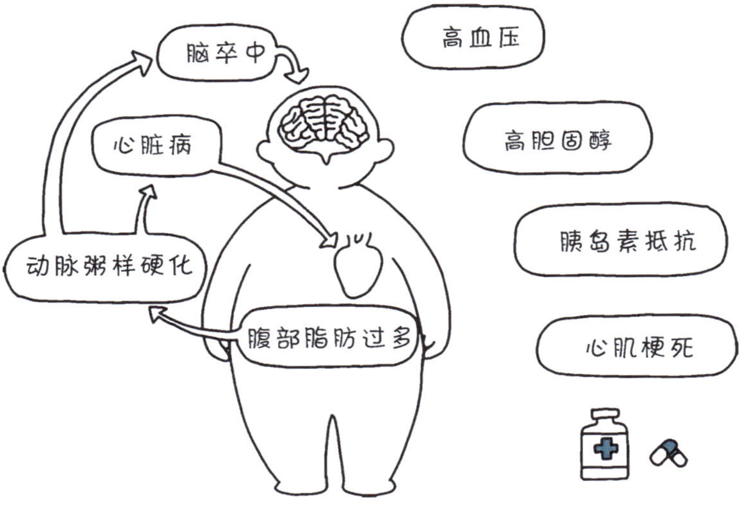

肥胖是心血管疾病的危险因素！

此外，心力衰竭、心房颤动、脑卒中等严重心脑血管疾病的发生也与肥胖有关。我国 24 万名成年人的横断面调查资料显示，肥胖者中 90% 以上有高血压及糖脂代谢紊乱；腹型肥胖者发生高血压的风险是腰围正常者的 4 倍多。

4. 肥胖人群比体重正常人群的血液更黏稠吗

肥胖人群的血液确实更“黏稠”“油腻”。这是因为肥胖人群血液中的胆固醇和甘油三酯水平通常更高，这些脂质就像是血液中的“小船”，当它们数量增多时，血液就会变得黏稠、油腻，流动起来也就更费劲了。另外，肥胖人群体内存在更多的炎症因子，也加剧了这种现象，让血液循环变得更加困难。

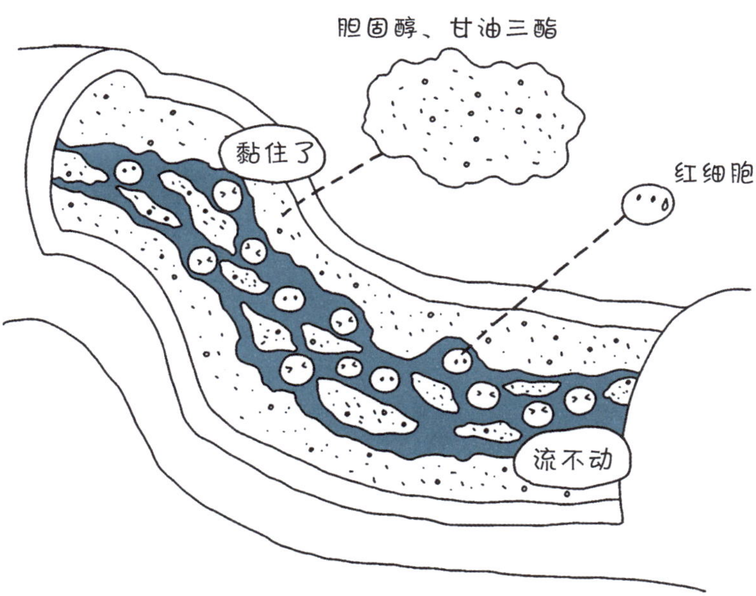

肥胖人群的血液更“黏稠”“油腻”！

5. 如果血管中堆积大量脂肪会怎么样

脂肪存在于血管中，并不是简单地堆积，而是不断损伤血管内皮细胞，最终引发级联反应所导致。

简单来说，受损的内皮细胞会在细胞表面分泌一种黏附性的糖蛋白，并让血管通透性增加，促使低密度脂蛋白（low density lipoprotein，LDL）聚集于血管内膜发生氧化作用，引起血管炎症反应，巨噬细胞将这些氧化的脂蛋白颗粒吞噬，最后形成泡沫细胞。死亡的泡沫细胞加上结缔组织的增生和修补，会堆积在血管内膜层与中层，逐渐形成脂肪斑块；随着脂肪斑块的持续累积，动脉管径越来越狭窄，如果患者又长期缺乏运动，肌肉层变得僵化且没有弹性，长久如此血管容易硬化、因斑块累积变得狭窄，甚至造成血管阻塞。

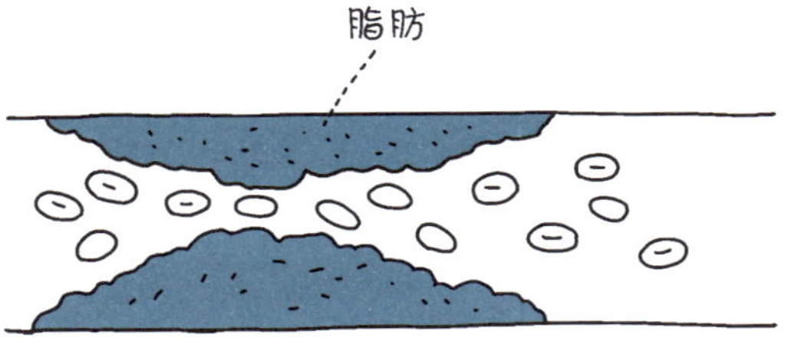

脂肪在血管里持续累积，易产生硬化、血管阻塞现象

6. 血管斑块想“出去走走”，会发生什么

动脉斑块即动脉粥样硬化斑块，是动脉血管壁内形成的一种沉积物，其主要成分为胆固醇、脂质和钙等。动脉斑块的形成通常与动脉内皮层损伤有关。内皮层损伤会导致低密度脂蛋白胆固醇渗透至动脉壁内，在损伤部位引起炎症反应，吸引免疫细胞聚集。这一系列过程最终会导致动脉斑块的形成。

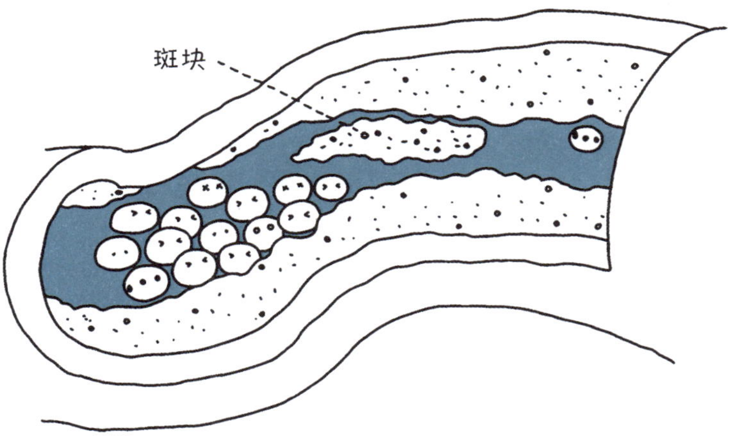

脱落斑块易形成“血栓”，造成血管堵塞

通常情况下，血管内的斑块是不会掉下来的。在某些特殊情况诱导下，血管内的斑块会发生脱落。主要原因是斑块表面覆盖着由血管内皮和血管纤维组织形成的一个所谓“纤维帽”的结构。一旦血管发生较为严重的病变，引起纤维帽破裂，就会导致粥样硬化斑块内的成分进入血液，进而引起血栓形成，造成血管堵塞，形成如心肌梗死、脑梗死等急性事件。

7. 肥胖会增加患动脉粥样硬化的风险吗

在动脉粥样硬化性心血管疾病（atherosclerotic cardiovascular disease，ASCVD）中，肥胖不仅作为风险因素参与其中，还通过内脏脂肪和心外膜脂肪的沉积，显著加速动脉粥样硬化进展。

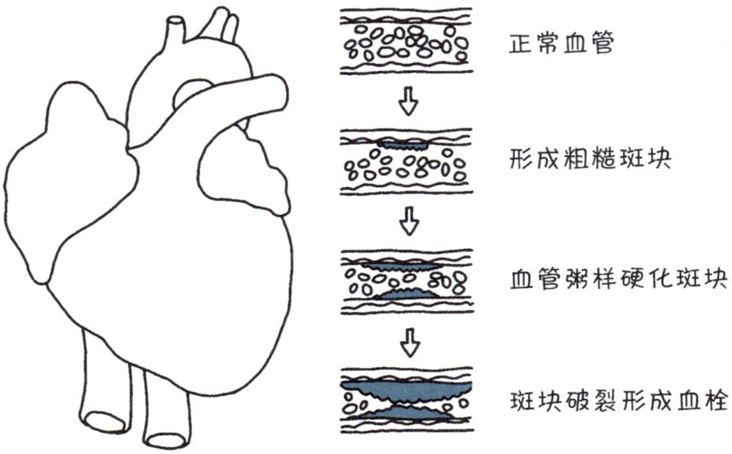

肥胖，显著加速动脉粥样硬化进展！

流行病学研究表明，肥胖与冠状动脉粥样硬化性心脏病（简称冠心病）的发病风险增高相关，中心性脂肪沉积越多，患冠心病和心血管死亡的风险就越大，心包膜和心外膜的异位脂肪沉积可能会进一步增加冠状动脉粥样硬化的负担。此外，肥胖与许多心血管疾病风险因素（如高血压、糖尿病、血脂异常）有因果关系。与正常体重者相比，肥胖人群发生冠状动脉粥样硬化的风险增加 50%。

8. 当肥胖影响血管健康时，身体会发出哪些“警报”

当血管堵塞或发生动脉粥样硬化时，身体会发出以下警示信号。

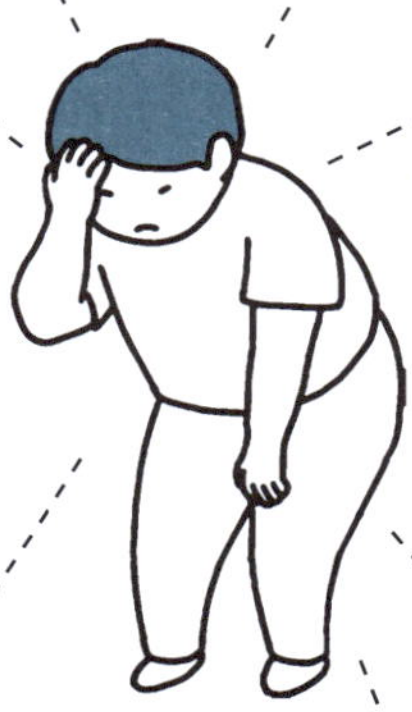

突发胸闷：长时间坐着或卧床后站起活动时，突然感觉胸闷气紧，甚至晕倒。

胸痛：冠状动脉若发生堵塞、狭窄，心脏供血受限，可能产生胸痛。

一侧肢体无力：如果突然出现一侧肢体无力，可能是脑动脉或颈动脉发生了堵塞，导致脑卒中。

腿部抽搐：频繁腿部抽筋，尤其在夜间，可能是血管健康状况不佳的信号，与血管功能异常有关。

间歇性跛行：行走时腿疼，休息后缓解，再次行走时疼痛又现，若忽视下肢动脉堵塞，病情可能进一步恶化。

类似惊恐发作：突发心跳加速、呼吸急促，可能是血栓堵塞肺动脉，导致肺循环压力增大，右心负荷加重。

头痛：头痛可能是持续性的，也可能是间歇性的，位置通常在后脑或单侧疼痛。

眩晕与平衡问题：可能感到头晕、失去平衡或“站不稳”，由于大脑供氧不足，导致平衡感受影响。

9. 如果心脏周围堆积大量脂肪，会发生什么

多余的脂肪囤积在心脏上，会出现以下变化。

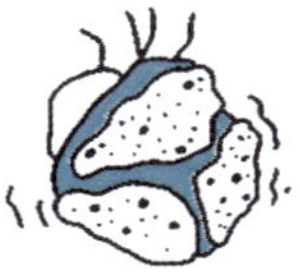

负荷加重

心脏负荷加重：心脏提供同样的血液供应全身，需要更强的收缩力才能完成，就像负重爬山。

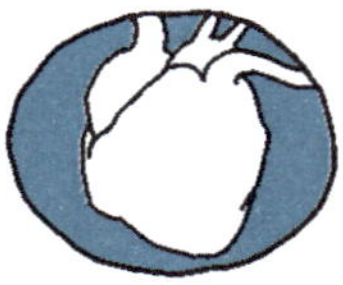

心肌肥厚

心脏结构变化：心肌可能会增厚，以适应额外的工作量，也称为心肌肥厚。

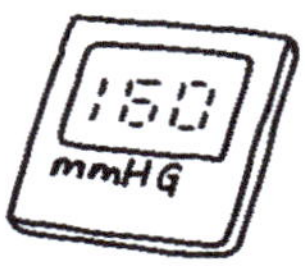

高血压

血压升高：为了推动血液通过狭窄的血管，心脏需要施加更大的力量，从而导致血压升高。

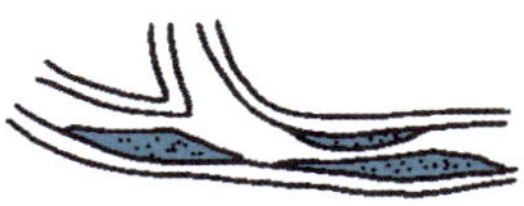

血管狭窄

血液循环影响：脂肪沉积可能导致冠脉系统狭窄，影响心脏供血，进而导致冠心病。

10. 肥胖会增加冠心病的患病风险吗

肥胖会造成血液中出现越来越多的脂肪，也造成血管中越来越多的脂肪沉积。

肥胖人群常伴有血清总胆固醇、低密度脂蛋白胆固醇、甘油三酯水平升高，高密度脂蛋白胆固醇水平降低，这些都容易导致冠状动脉粥样硬化发生，从而引起冠心病。体质指数（BMI）每增大 5kg/m^2，冠心病患病风险增加 24%～39%。

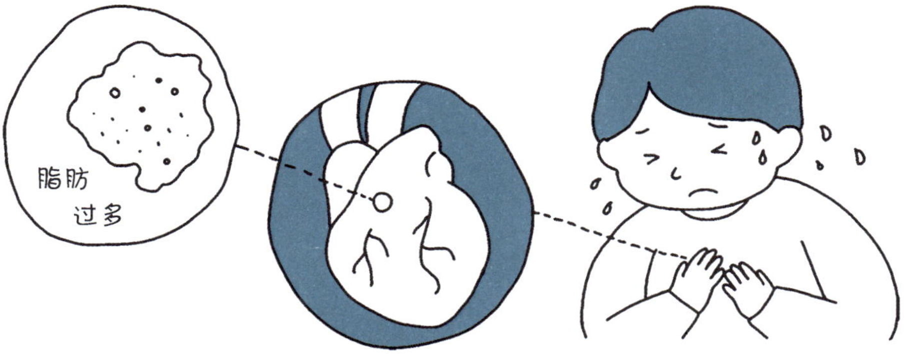

肥胖，增加冠心病风险！

11. 肥胖会增加心力衰竭的发病风险吗

肥胖是心力衰竭的独立危险因素之一，肥胖人群心力衰竭发病率显著高于体重正常人群。研究显示，与体重正常人群相比，超重和肥胖人群的体质指数（BMI）水平与整体心力衰竭的发病风险呈剂量依赖性正相关，BMI 每增加 $1kg/m^2$，心力衰竭整体发病风险显著增加 29%。

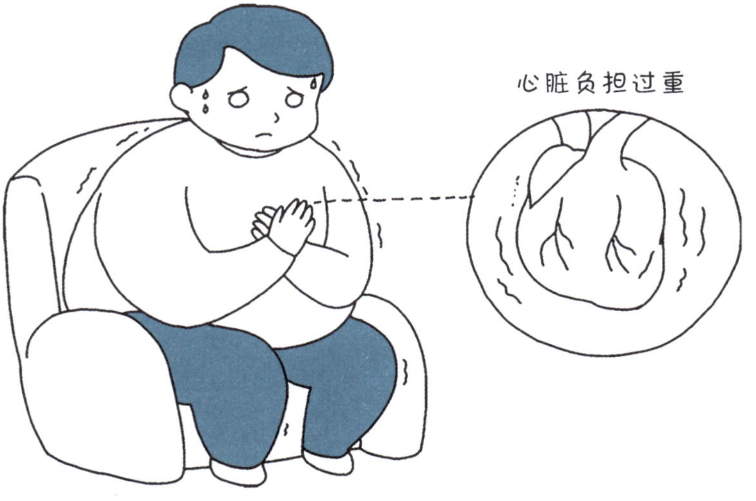

肥胖，心力衰竭的独立危险因素之一！

这是因为肥胖会给心脏带来额外的负担，长期如此可能导致心脏功能受损。具体来说，肥胖会使心脏更努力地工作以泵出血液，才能满足身体的需求，这种持续的过度负荷会逐渐削弱心脏功能，最终可能导致心力衰竭。此外，肥胖还常伴有高血压、糖尿病等疾病，这些疾病也会进一步增加心脏负担，加速心力衰竭进展。

12. 当肥胖影响心脏功能时，身体会发出哪些“警报”

当肥胖影响心脏功能时，应注意以下预警信号。

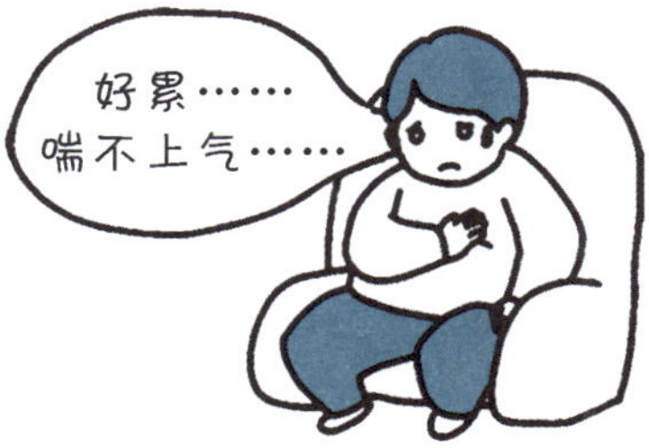

胸痛或不适：感觉胸部有压迫感、疼痛或不适，像是胸口压大石。

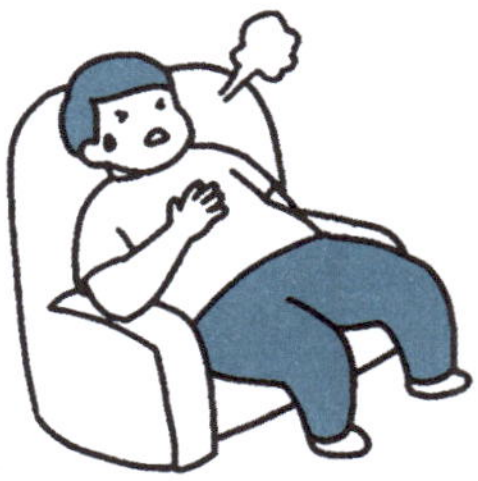

呼吸困难：即使在安静状态下也可能感到呼吸困难，好像跑了好几圈的感觉。

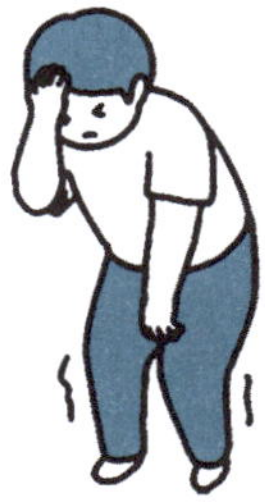

疲劳：突然感到异常疲劳，“仿佛身体被掏空”。

出现上述任何一种症状，都可能是心脏在发出求救信号，应立即就医！

13. 如果大脑周围堆积大量脂肪，会发生什么

当大脑被脂肪“包围”后，就像是被一层厚厚的油脂覆盖，可能影响大脑的正常运转。

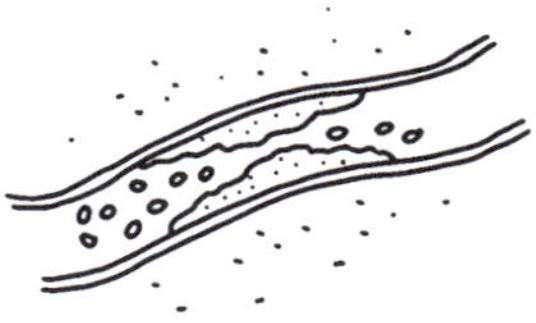

血管受压：大脑中的血管可能受到周围脂肪的拥堵，影响血液流动，导致大脑供氧和营养不足。

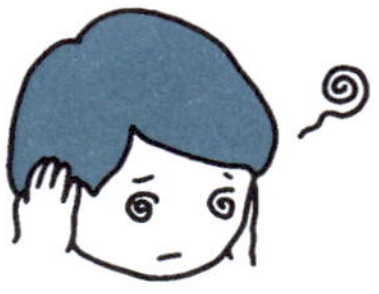

炎症反应：脂肪沉积还可能引发炎症反应，进一步损害大脑健康。

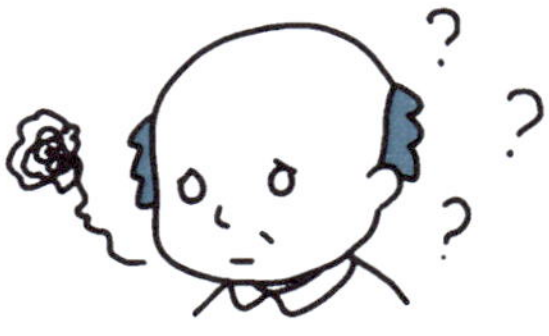

认知功能下降：可能加重记忆力下降、注意力不集中等认知功能问题。

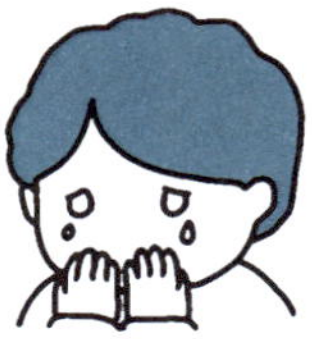

情绪波动：还可能影响情绪调节，导致出现情绪波动、抑郁等症状。

14. 肥胖人群更容易发生脑卒中吗

脑卒中与肥胖的关系存在“肥胖悖论”。即伴有肥胖的脑卒中患者，其死亡率低于正常体重或低体重患者。多项研究提示，低体重的脑卒中患者近期及远期预后均较差，而肥胖对脑卒中患者结局影响的研究结果却存在差异。部分研究显示，肥胖患者脑卒中后死亡率更低，临床预后也有更好的倾向；但也有研究显示，肥胖与脑卒中结局并无明显关联，甚至可导致预后不良。

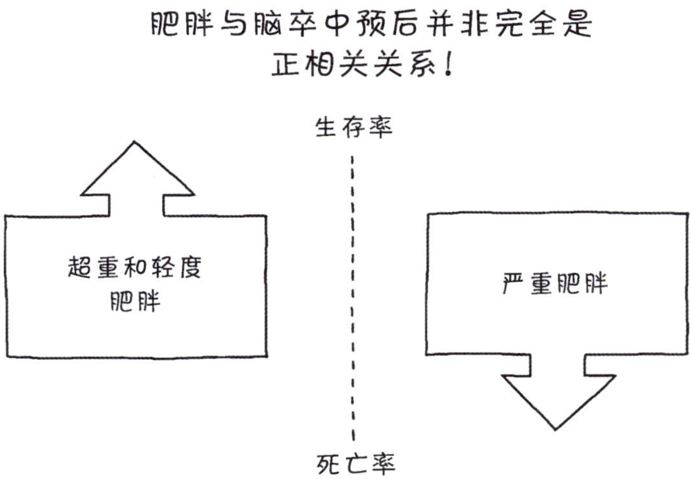

中国国家卒中登记数据库的数据分析显示，超重和轻度肥胖是脑卒中预后良好的影响因素，但严重肥胖（BMI≥32.5kg/m^2）与较高的 3 个月死亡率相关，提示肥胖与脑卒中预后并非完全是正相关的关系。

15. 当肥胖影响大脑功能时，身体会发出哪些“警报”

当肥胖影响到大脑，应注意以下预警信号。

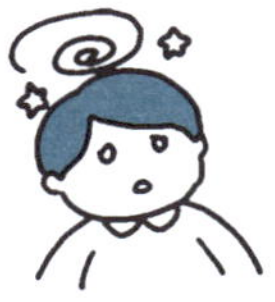

面部不对称：想笑的时候，发现一侧面部下垂或表情不对称。

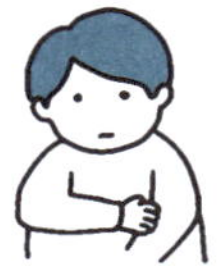

手臂无力：抬起双手时，一侧手臂下垂或无力。

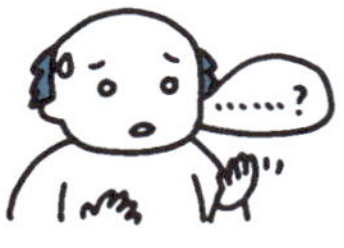

说话不清：说话含糊不清，或理解他人言语有困难。

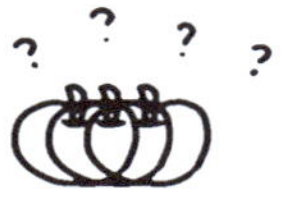

视力问题：突然出现视力模糊或双眼视物重影。

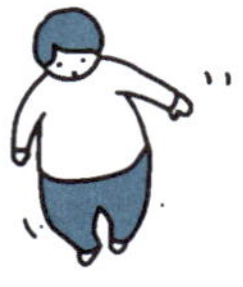

行走困难：走路摇晃不稳或失去平衡。

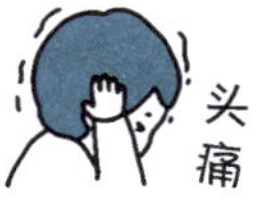

头痛：突发剧烈头痛，且疼痛性质不同寻常。

出现上述任何一种症状，都可能是大脑在发出求救信号，应立即就医！

16. 肥胖会让血压升高吗

肥胖人群常合并高血压。肥胖致高血压的病理生理机制主要涉及心输出量增加、血浆容量扩张和钠潴留（盐敏感）、交感神经系统激活、肾素－血管紧张素－醛固酮系统激活等。

脂肪附着在血管壁上，使血管弹性减弱，加上血脂和血液黏度升高，会导致动脉粥样硬化，易对心脏和肺功能造成损害，并对心脏的射血造成压力，进而导致血压升高。研究显示，肥胖人群高血压的发病风险是体重正常人群的 1.16～1.28 倍。

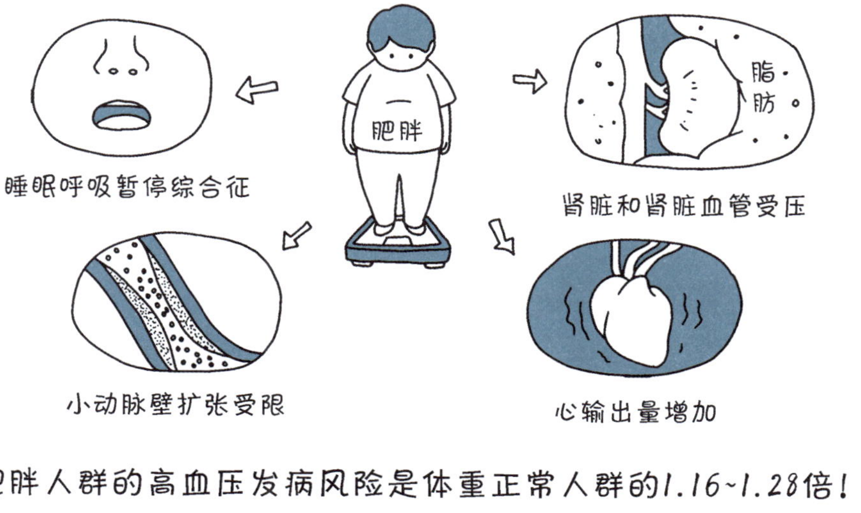

17. 当肥胖导致血压升高时，身体会发出哪些“警报”

当肥胖导致血压升高时，身体可能发出以下“求救”信号。

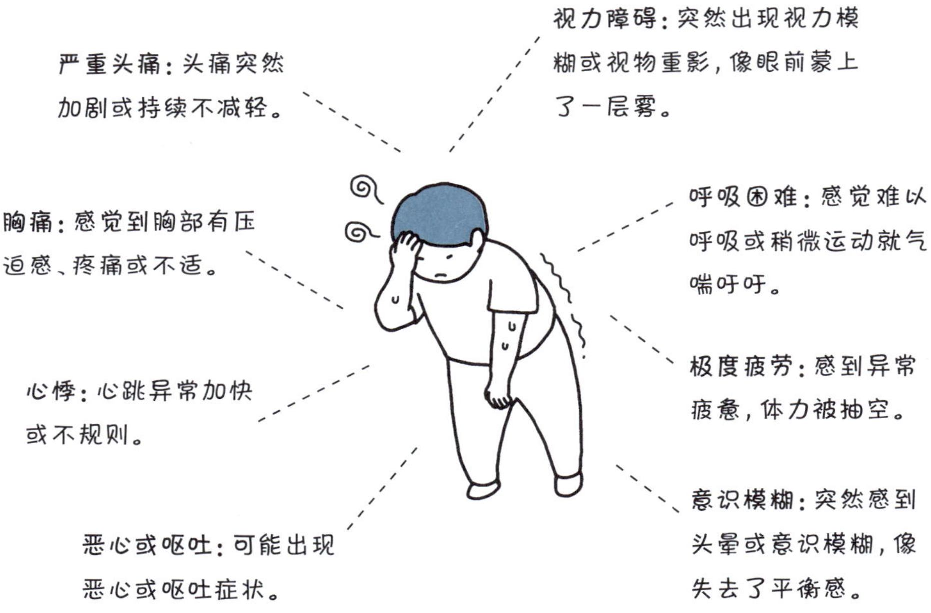

18. 肥胖会导致血脂升高吗

肥胖可以通过多种机制导致血脂升高，40%～60% 的肥胖人群合并高血脂。

肥胖人群通常存在胰岛素抵抗，这不仅影响血糖调节，还会导致肝脏合成更多的甘油三酯（TG）和低密度脂蛋白胆固醇（LDL–C），同时阻挡高密度脂蛋白胆固醇（HDL–C）的合成之路。

脂肪组织功能异常会导致大量游离脂肪酸（FFA）进入血液循环，增加肝脏的脂质合成，血液中甘油三酯（TG）水平升高。

肥胖状态下的炎症反应产生多种促炎因子，这些因子也会干扰正常的脂质代谢，促进肝脏合成更多的甘油三酯（TG）和低密度脂蛋白胆固醇（LDL–C）。

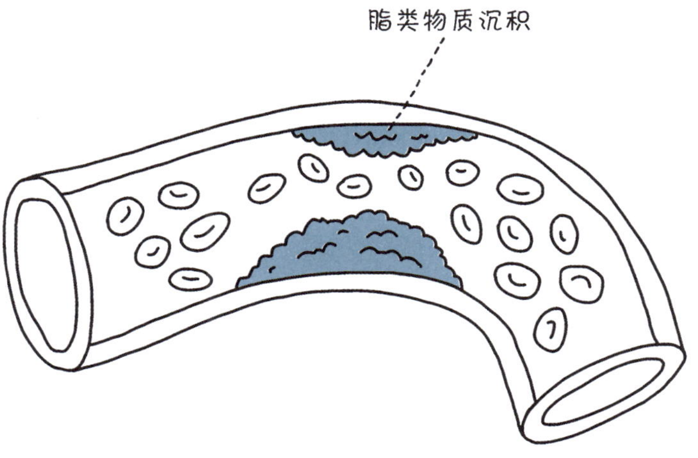

肥胖，可通过多种机制导致血脂升高！

19. 当肥胖导致血脂升高时，身体会发出哪些“警报”

当肥胖导致血脂升高时，身体可能会发出以下“求救”信号。

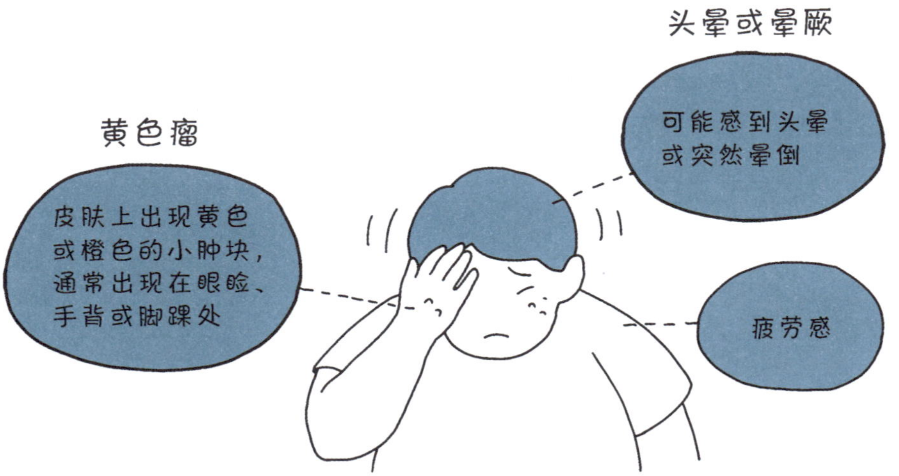
头晕或晕厥
可能感到头晕
或突然晕倒
黄色瘤
皮肤上出现黄色
或橙色的小肿块，
通常出现在眼睑、
手背或脚踝处
疲劳感

血脂升高时身体会发出“警报”！

20. 肥胖会导致血糖升高吗

肥胖会通过以下方式导致血糖失控。

- 胰岛素抵抗：肥胖可能导致身体对胰岛素的敏感性下降，也就是常说的胰岛素抵抗，这是 2 型糖尿病的重要特征。
- 影响脂肪细胞：脂肪细胞不仅能储存脂肪，还可分泌多种激素和炎症因子，这些物质可能影响血糖调节机制。
- 炎症状态：肥胖会引发一种低度的代谢炎症状态，可能加剧胰岛素抵抗，进一步加剧 2 型糖尿病的发展。

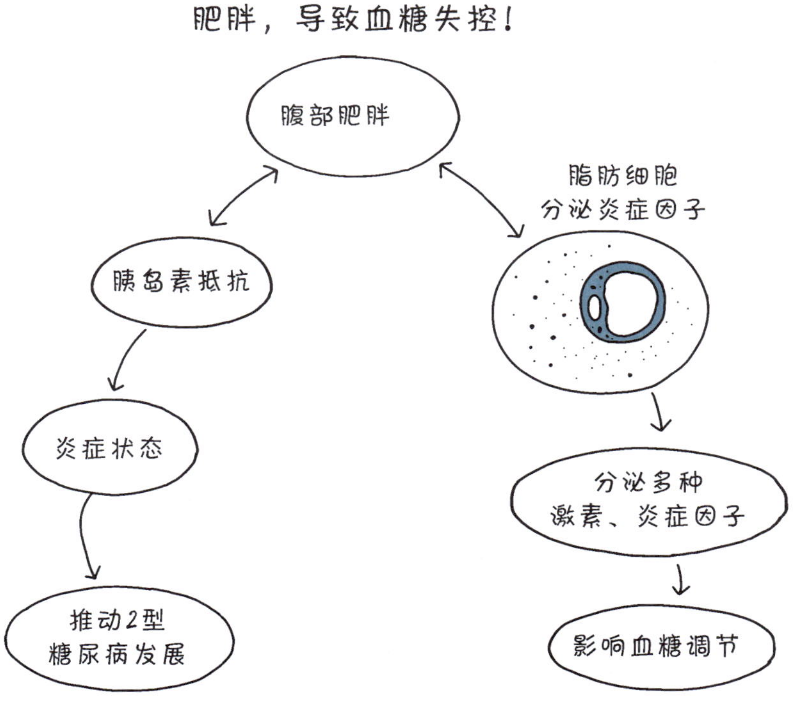

21. 血管里充满血糖，会发生什么

血糖水平过高，会对血管造成以下影响。

- 动脉硬化：高血糖水平是动脉硬化的“加速器”，会导致血管壁增厚，血管逐渐变得僵硬。
- 斑块形成：高血糖会促进血管内膜下的脂质沉积，形成斑块，这些斑块可能逐渐增大，堵塞血管。
- 血栓形成：高血糖还会增加血小板聚集，容易形成血栓，进一步堵塞血管。
- 血液循环障碍：血管病变会影响血液循环，尤其是影响心脏和大脑的血液供应，增加心脏病和脑卒中的发生风险。

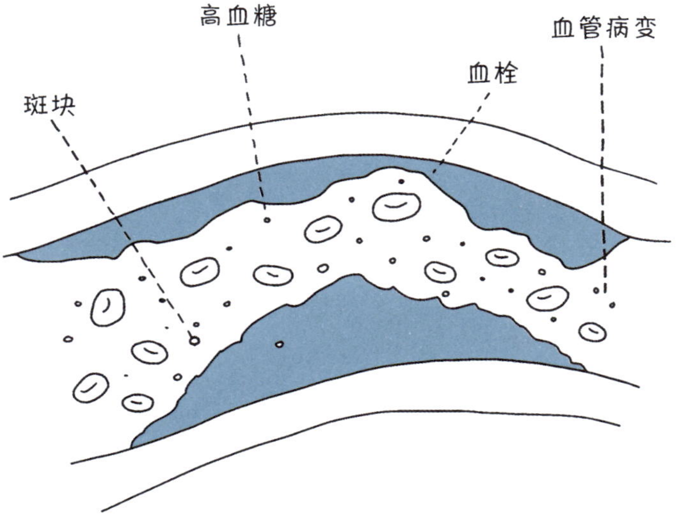

22. 血糖流过微血管，会对身体造成哪些损害

微血管中的高血糖会对身体造成一系列影响。

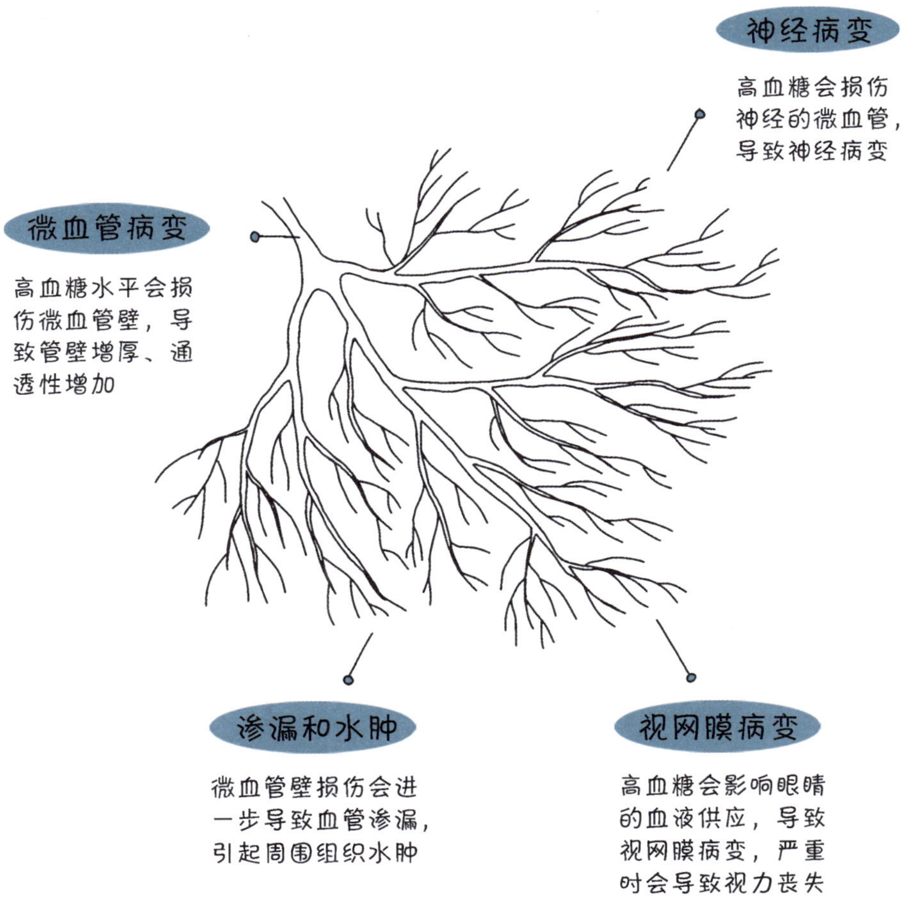

23. 当肥胖导致血糖升高时，身体会发出哪些“警报”

当肥胖导致血糖升高时，身体可能会发出以下“求救”信号。

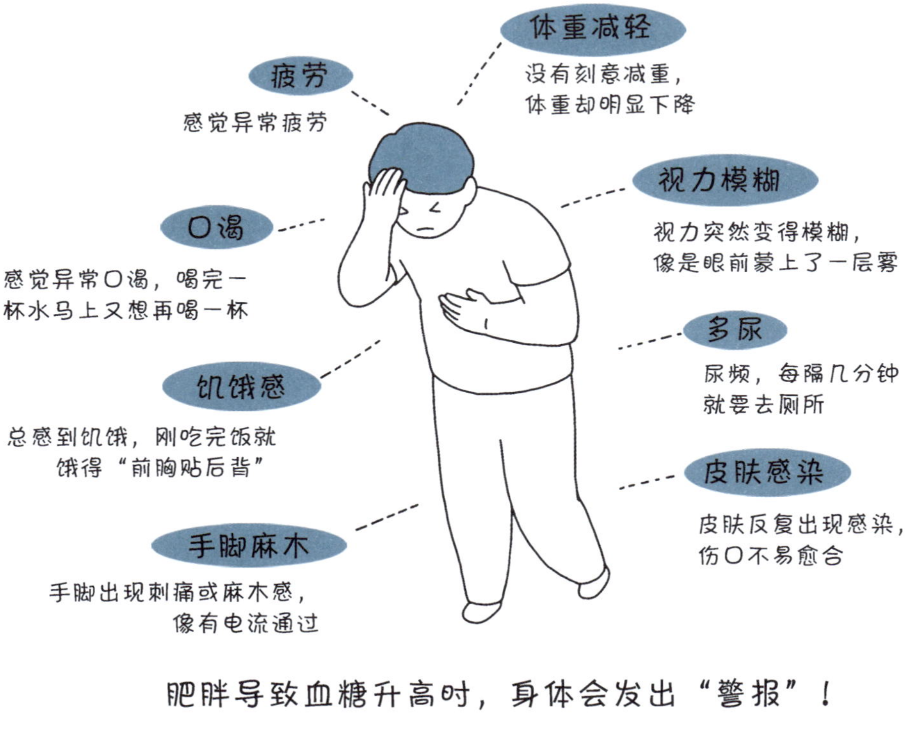

24. 肥胖人群一定会患糖尿病吗

肥胖和糖尿病虽然不是绝对的“双生子”，但它们之间的关系确实非常紧密。

超重和肥胖是糖尿病前期和 2 型糖尿病的重要原因。肥胖程度越高，发生糖尿病前期和 2 型糖尿病的风险越大。在肥胖人群中，糖尿病前期和 2 型糖尿病的患病率分别为 43.1% 和 23.0%。与体重正常的 2 型糖尿病患者相比，超重和肥胖的 2 型糖尿病患者心血管危险因素更难控制，且更易发生代谢相关脂肪性肝病、心血管疾病、慢性肾病等疾病。

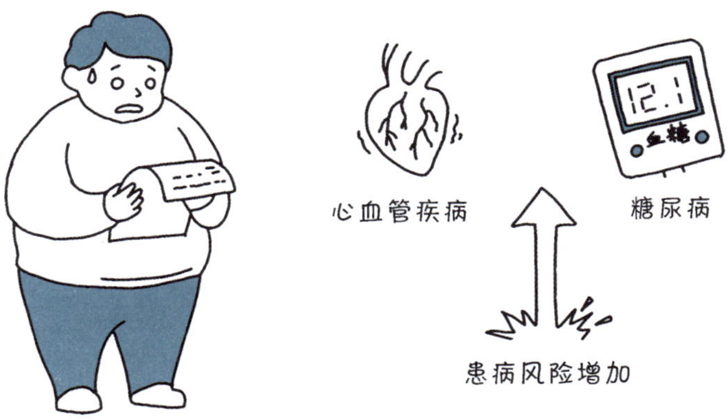

超重和肥胖是糖尿病前期和2型糖尿病的重要原因
肥胖程度越高，发生糖尿病前期和2型糖尿病的风险越大

25. 肥胖会导致尿酸升高吗

体重增加时，身体会开始生产更多的“麻烦制造者”——嘌呤。这些嘌呤最终会被转化成尿酸，使血液中尿酸水平升高。同时，胰岛素的工作也会变得艰难起来，因为存在胰岛素抵抗，身体无法顺利地引导尿酸排出体外。此外，肥胖还会引发“慢性低度炎症”现象，干扰尿酸的正常代谢，使尿酸清除更加困难。

研究显示，随着肥胖人群体质指数(BMI)的增高，发生高尿酸血症以及非酒精性脂肪性肝炎的可能性升高，肥胖人群中60%~70%合并高尿酸血症；血清尿酸的增高也会促进肥胖者非酒精性脂肪性肝炎的发展。

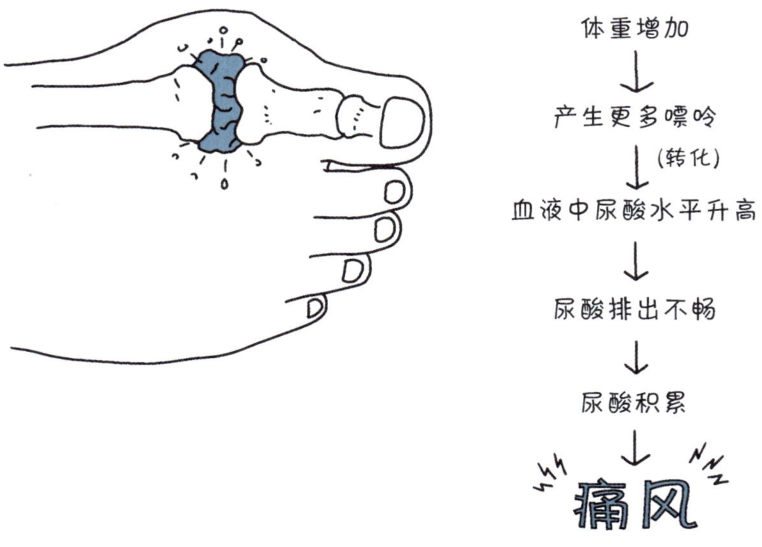

26. 当肥胖导致痛风时，身体会发出哪些“警报”

当肥胖合并痛风时，身体可能会发出以下“求救”信号。

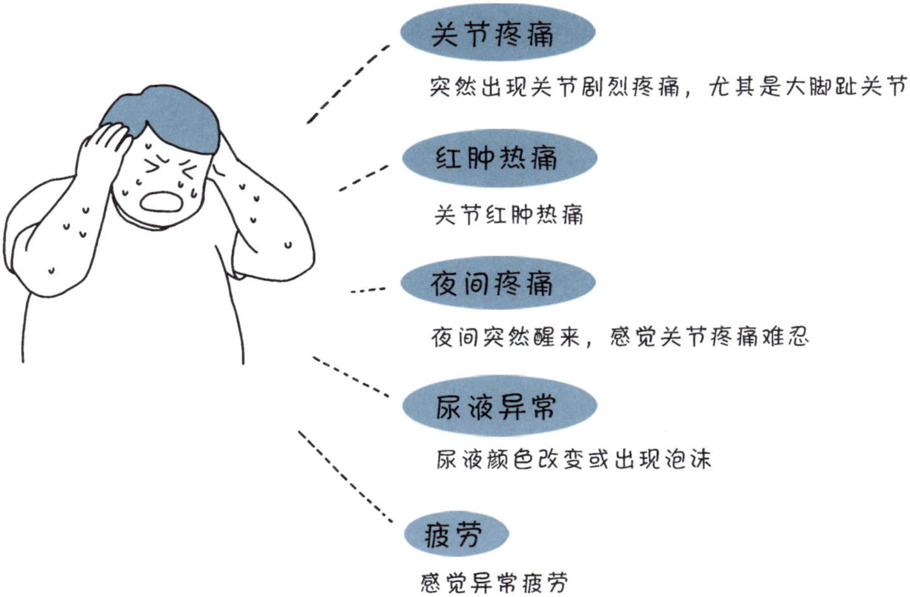

27. 肥胖和肿瘤相关吗

肥胖已被证实与多种肿瘤的发生、发展有关，特别是体质指数（BMI）异常增高与结直肠癌、食管腺癌、肾癌和胰腺癌的发生风险呈强相关性。

这是由于脂肪细胞释放游离脂肪酸和生长因子（如瘦素）为肿瘤提供营养供给；肥胖人群体内慢性炎症因子（如 IL-6、TNF-α）水平升高，可促进肿瘤的生长和扩散；胰岛素抵抗不但影响血糖和脂肪的代谢，而且为肿瘤提供了生长所需的环境。此外，雌激素水平升高，尤其是脂肪组织合成的雌激素，与乳腺癌、子宫内膜癌等密切相关。

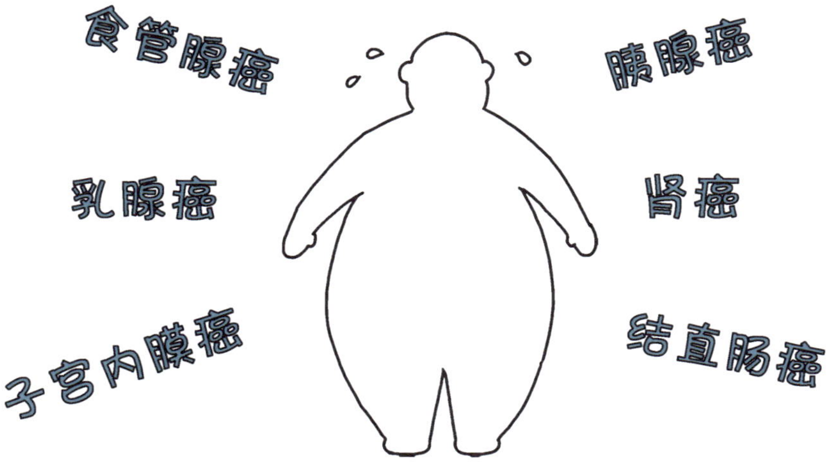

经证实，肥胖与多种肿瘤的发生、发展有关

28. 为什么肥胖人群容易患结直肠癌

结直肠癌是胃肠道常见的恶性肿瘤，是发达国家第二大常见死亡病因，危险因素包括肥胖、高血糖、高胰岛素血症、不良生活习惯等。

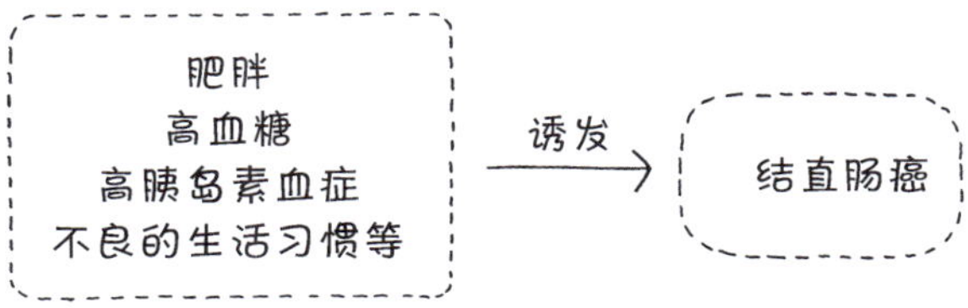

肥胖是结直肠癌的危险因素，尤其在男性和有结直肠癌家族史的人群中发病率更高。这主要源于以下两个因素。

- 激素失衡：内脏脂肪分泌的炎症因子，刺激肠道黏膜异常增生。

- 代谢压力：高胰岛素水平促进细胞增殖，抑制凋亡，增加癌变风险。

数据显示，BMI≥30kg/m^2 的肥胖者患结直肠癌的相对危险为体重正常者的 1.19 倍；中心性肥胖人群患结直肠癌的相对危险为正常人的 1.45 倍。BMI 每增加 2kg/m^2，患结直肠癌的危险性增加 7%。

29. 为什么肥胖人群容易患胃癌

胃癌是源于胃黏膜上皮细胞的恶性肿瘤。肥胖与胃癌的关联主要源于饮食模式和代谢异常。

- 胃部负担：长期高脂、高盐饮食增加胃酸分泌，损伤胃黏膜，诱发慢性胃炎甚至癌变。

- 炎症环境：脂肪组织释放的炎症因子（如 CRP）可以削弱胃黏膜的修复能力。

研究显示，肥胖者患胃癌的风险比体重正常人群高 3.13 倍。

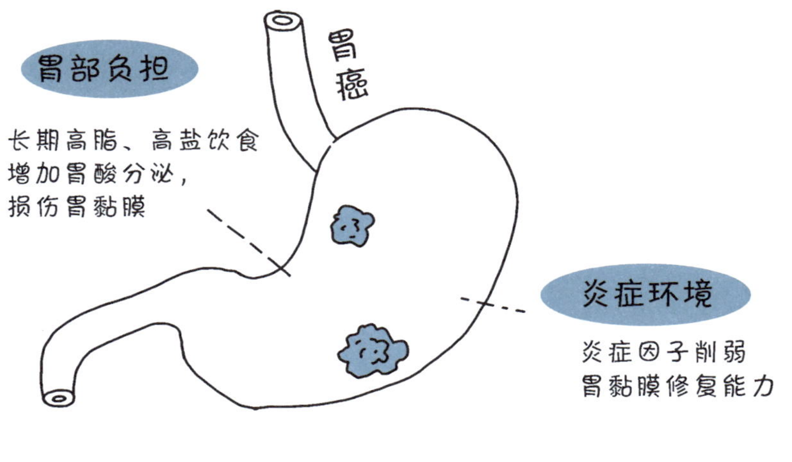

30. 为什么肥胖人群容易患食管癌

食管癌是发生在食管上皮组织的恶性肿瘤，腹部脂肪堆积是食管癌的“隐形推手”。

- 胃酸反流：腹压增高迫使胃酸逆流至食管，引起经常性的反流性食管炎。
- 炎症性连锁反应：反流性食管炎导致食管黏膜反复损伤－修复，增加食管癌风险。

研究显示，肥胖者患食管癌的风险比体重正常人群高 3.61 倍。

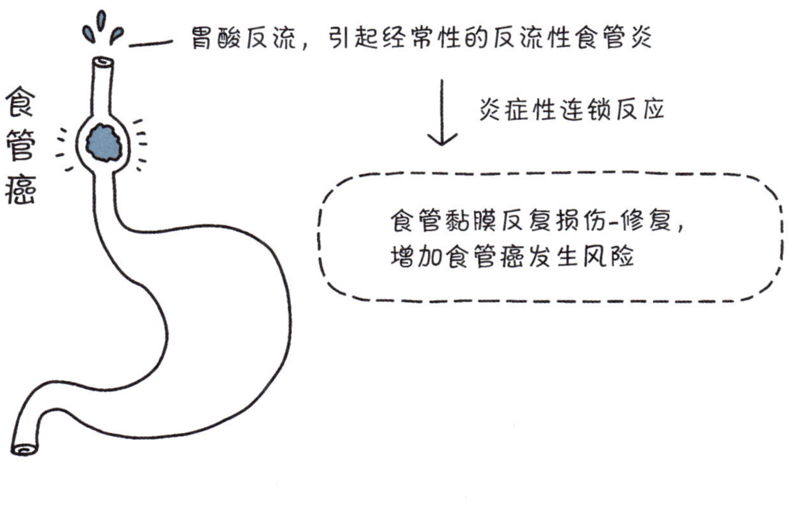

31. 为什么肥胖人群容易患肝癌

原发性肝癌是我国常见的恶性肿瘤之一。肝脏负责处理各种化学物质，帮助身体排毒解毒。

肥胖会让肝脏健康受到威胁。当体内脂肪过多时，不仅会增加腹部的压力，还会导致肝脏积累过多的脂肪，进而损害肝细胞。这种损伤可以促进肝细胞的异常增生，增加患肝硬化、肝癌的风险。研究显示，体质指数（BMI）每增加 $5kg/m^2$，患肝癌的风险相应升高 18%。

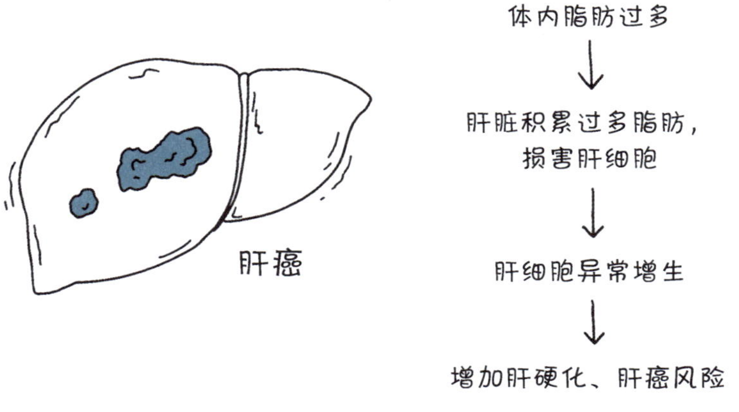

32. 为什么肥胖女性容易患子宫内膜癌

子宫内膜癌是指原发于子宫内膜的上皮性恶性肿瘤，为女性生殖道常见的三大肿瘤之一。雌激素是子宫内膜癌的“导火索”，而肥胖则是“助燃剂”。当激素失衡时，脂肪细胞将雄激素转化为雌激素，刺激子宫内膜过度增生。而肥胖女性常伴随排卵障碍，缺乏孕酮来平衡雌激素的促增生作用。

研究发现，子宫内膜癌的发病率随体质指数（BMI）的增加而显著增加。BMI为25～29kg/m^{2}的女性，患子宫内膜癌的相对危险是正常女性的2倍多；BMI＞29kg/m^{2}的女性，患子宫内膜癌的相对危险是正常女性的3倍以上。

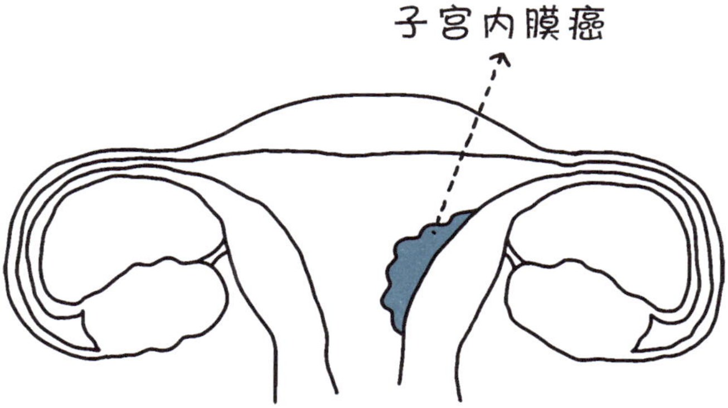

子宫内膜癌的发病率会随着体质指数（BMI）的增加而显著增加

33. 为什么肥胖女性容易患卵巢癌

卵巢癌是一种起源于卵巢的恶性肿瘤。虽然肥胖对卵巢的影响可能没有对其他器官那么强烈和直接，但研究表明，肥胖也会增加卵巢癌的患病风险。激素失衡后，可能刺激卵巢细胞发生变异，由肥胖引发的炎症环境又可能促进肿瘤的发展。

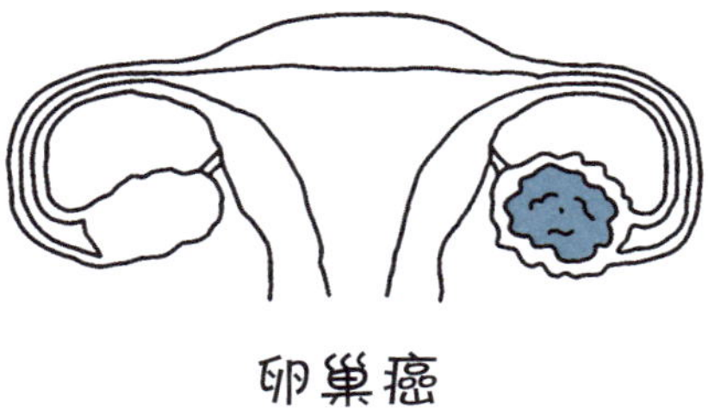

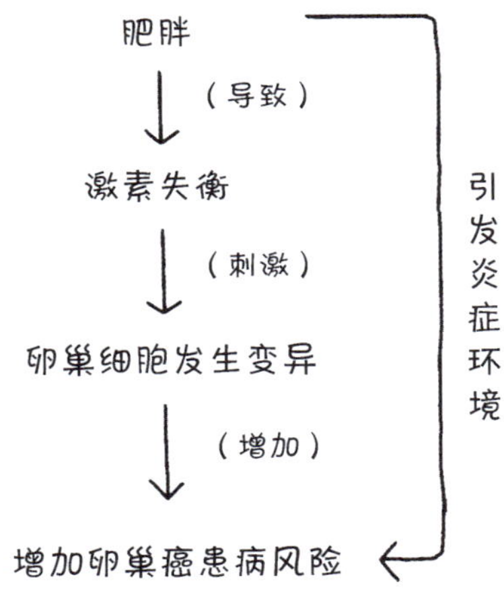

34. 为什么肥胖女性容易患乳腺癌

乳腺癌是发生在乳房腺上皮组织的恶性肿瘤。肥胖人群由于脂肪组织中合成雌激素增多，血浆中游离的雌激素增加，高胰岛素血症促进乳腺上皮细胞内雌激素的合成，从而引发癌肿生长。此外，肥胖女性由于皮下脂肪层增厚，更难发现乳腺中的异常肿块，往往导致乳腺肿块发现较晚。研究显示，BMI 每增加 $1kg/m^2$，乳腺癌的患病率升高 3.1%。

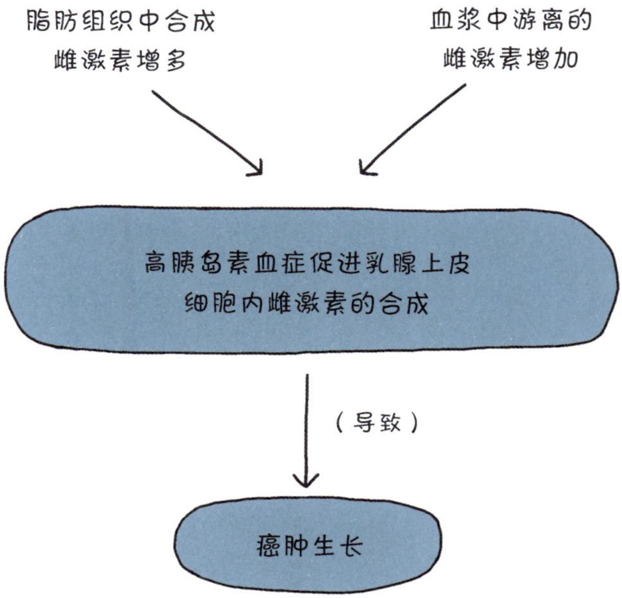

35. 为什么肥胖男性容易患前列腺癌

前列腺癌是一种进展过程较为缓慢的癌症。肥胖男性更易发生侵袭性和致死性前列腺癌。但肥胖和前列腺癌的关系较为复杂，二者之间的关系尚无定论。

数据显示，体质指数（BMI）≥30kg/m^2 的男性患前列腺癌的相对危险比体重正常男性高 40%，有研究认为这与体内睾酮总量或生物活性睾酮的提高及血浆中低水平的性激素结合球蛋白有关。

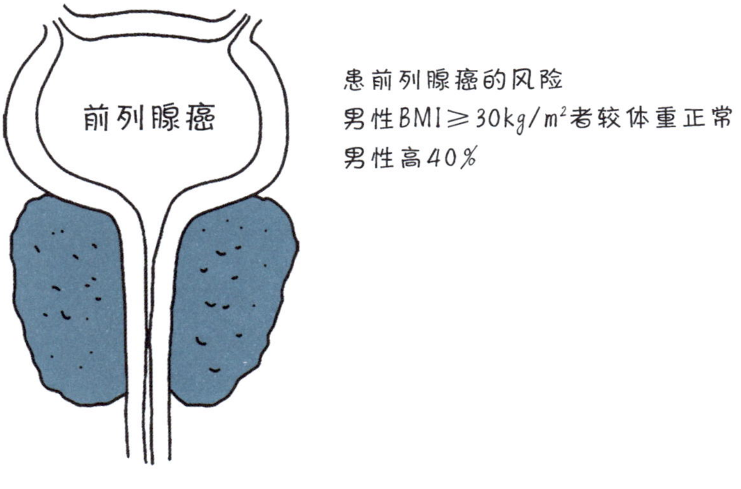

36. 肥胖会降低免疫力吗

过多的体脂肪会使身体处于一种慢性低度炎症状态，这就好比给免疫系统踩了刹车，使其反应迟钝。随着体内炎症介质的增加，会干扰正常的免疫功能，使身体更容易受感染和其他疾病的影响。但不必过于担心，通过健康的饮食与规律的身体活动来管理体重，加上对症治疗，可以明显改善这种情况。

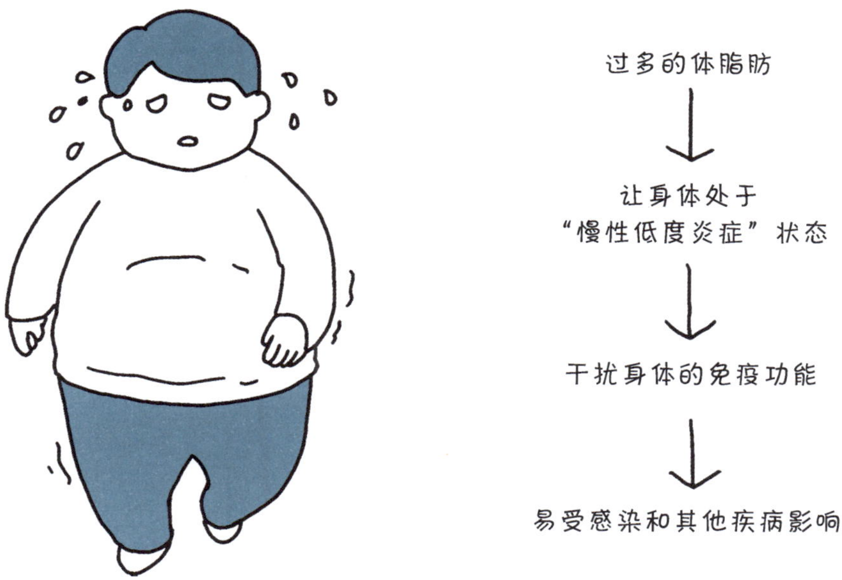

37. 自身免疫性疾病和肥胖有关吗

自身免疫性疾病是免疫系统错误地攻击自身组织，从而引发的慢性疾病。

正常情况下，免疫系统会保护身体免受外来病原体（如细菌、病毒和寄生虫）的侵害。发生自身免疫性疾病时，免疫系统无法区分自身组织和外来物质，从而对自身组织发起攻击。

这类疾病与肥胖的关联机制主要涉及慢性炎症和代谢紊乱。首先，肥胖者脂肪组织过度增生会引发缺氧和细胞应激，促使脂肪细胞及浸润的巨噬细胞大量分泌促炎因子（如 TNF-A、IL-6），打破免疫耐受，并激活攻击自身组织的 T/B 细胞；其次，脂肪因子失衡（如瘦素升高、脂联素降低），通过促进细胞分化加剧免疫攻击；此外，肥胖相关的胰岛素抵抗和高血糖可改变 T 细胞代谢途径，增强其促炎功能。肥胖导致的自身免疫性疾病包括湿疹、银屑病、类风湿关节炎、哮喘等。

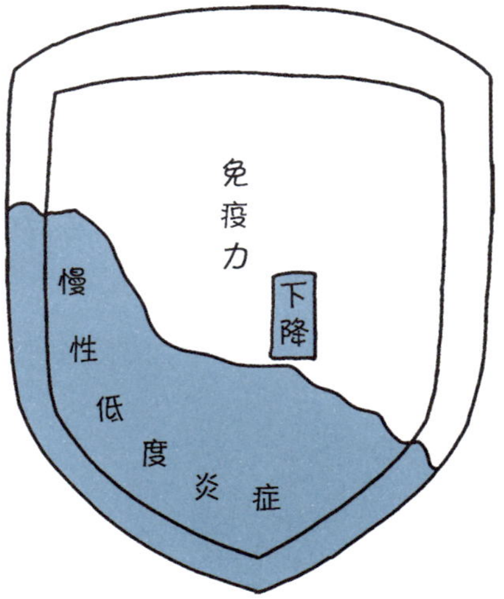

38. 当肥胖影响免疫系统时，身体会发出哪些“警报”

肥胖对免疫系统的负面影响可通过以下身体“警报”识别，需提高警惕并及时干预。

慢性低度炎症表现

不明原因关节疼痛、皮肤红斑或反复皮疹、持续疲劳

反复感染或感染迁延不愈

感冒频率增加、伤口愈合缓慢、尿路/呼吸道感染反复

自身免疫性疾病早期征象

晨僵、异常口渴/多尿、光敏性皮疹

代谢紊乱信号

餐后嗜睡、黑棘皮病(颈部/腋下皮肤发黑)、血糖波动

肠道功能异常

腹胀、腹泻便秘交替、食物过敏或不耐受

39. 肥胖会影响肠道健康吗

肥胖会通过多种机制显著影响肠道健康，导致肠道菌群失衡、屏障功能受损及炎症反应加剧。

肠道菌群失衡导致菌群结构改变，如肥胖人群肠道内厚壁菌门比例升高，拟杆菌门则减少，这种失衡能促进能量吸收并储存脂肪。

肥胖相关炎症因子（如 TNF-α）抑制肠道上皮细胞间紧密连接蛋白的表达，导致肠道通透性增加。

此外，肠道菌群失衡会导致促炎因子释放，进一步损伤肠道黏膜。长期肠道屏障破坏，可诱发针对自身抗原的免疫反应，增加炎症性肠病（inflammatory bowel disease，IBD）等疾病风险。

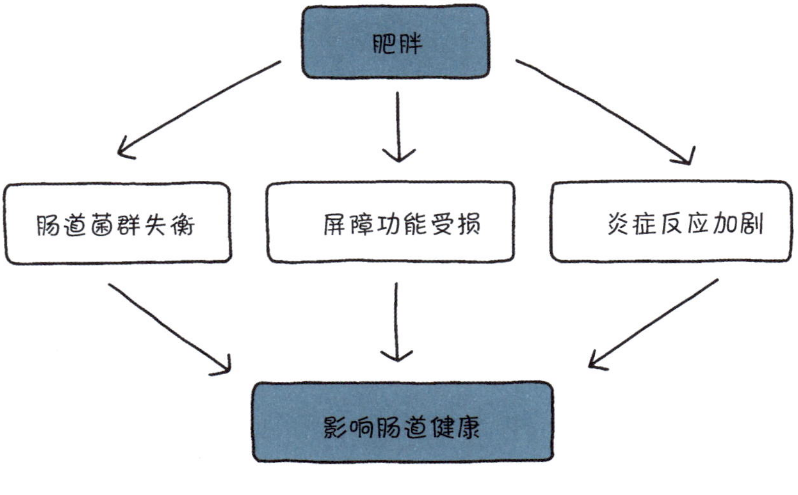

40. 肥胖人群常伴有消化不良，可能是胆囊损伤吗

肥胖可显著增加胆囊损伤风险，进而引发消化不良。肥胖者肝脏胆固醇合成增加，导致胆汁中胆固醇过度饱和，同时内脏脂肪堆积，压迫胆道系统，造成胆汁淤积，二者共同促进胆结石形成。胆结石可阻塞胆囊管，影响胆汁规律释放。当脂肪消化发生障碍时，胆汁排泄不足，食物中的脂肪无法被充分乳化，就会出现餐后腹胀、腹泻或脂肪泻等症状。

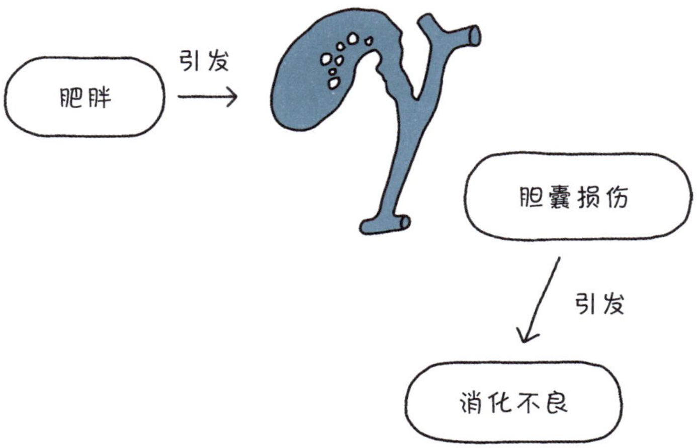

41. 肥胖会增加脂肪肝的患病风险吗

脂肪肝包括酒精性脂肪肝和非酒精性脂肪性肝病(non-alcoholic fatty liver disease, NAFLD)。NAFLD是一系列临床病理综合征，包括单纯性脂肪肝(simple steatosis of liver, NAFL)、脂肪性肝炎(steato-hepatitis, NASH)、肝纤维化和肝硬化，病理表现包括肝细胞脂肪变性、肝细胞损伤、肝脏炎症和纤维化等。超重和肥胖是NAFLD的重要病因和危险因素，其主要机制是脂肪酸在肝细胞内异位蓄积，引起局部炎症，从而导致肝细胞坏死。流行病学研究结果显示，超重人群中NAFLD、NAFL和NASH的患病率分别为70.0%、42.5%和33.5%，肥胖人群中NAFLD、NAFL和NASH的患病率分别为75.3%、43.1%和33.7%。

久坐少动的生活方式、高能量高脂肪的膳食结构、工作压力伴随嗜酒等不良嗜好，导致非酒精性脂肪性肝病的发病率不断上升。

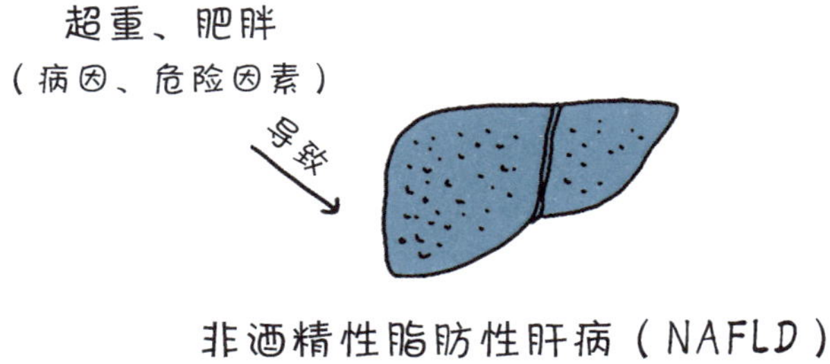

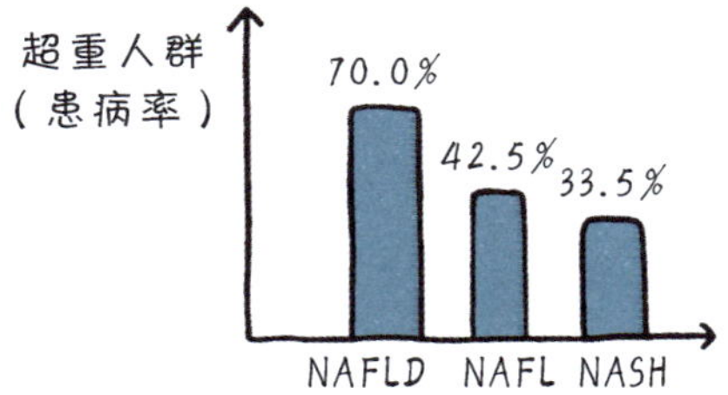

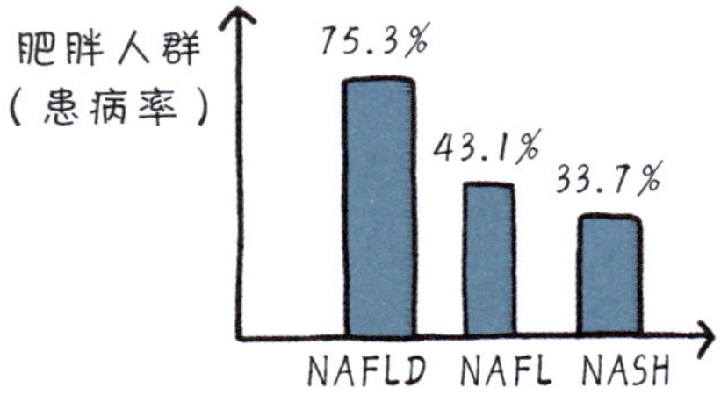

42. 为什么肥胖人群睡觉容易打鼾

阻塞性睡眠呼吸暂停综合征（obstructive sleep apnea syndrome，OSAS）是指在睡眠期间反复发作的上呼吸道阻塞 / 塌陷，从而引起的夜间通气障碍。除年龄因素外，肥胖，尤其是中心性肥胖是 OSAS 的重要危险因素。在 BMI＞$30kg/m^2$ 的肥胖者中，OSAS 患病率高达 40%，属于“重灾区”。

肥胖人群的颈部脂肪通常比较多，久而久之会压迫上呼吸道，气道容易缩小和塌陷。而胸腹部的脂肪沉积又会引起呼吸负荷增加，胸廓顺应性下降，膈肌上抬，呼吸率下降，睡觉时就会引起打鼾，甚至发生睡眠呼吸暂停。而睡眠呼吸暂停综合征本身又会导致大脑缺氧、代谢紊乱，加剧肥胖，形成恶性循环。

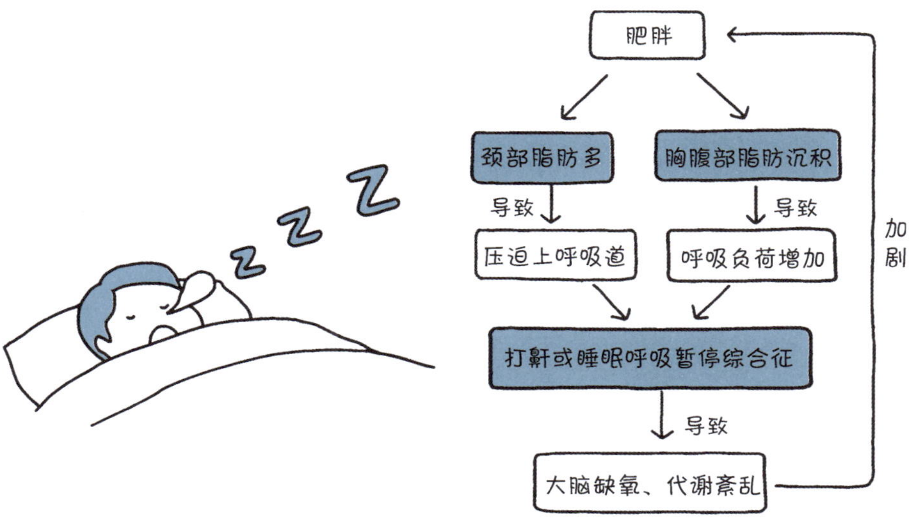

43. 肥胖会增加多囊卵巢综合征的患病风险吗

肥胖可以引起内分泌系统变化，损害女性生殖健康，和许多妇科疾病密切相关，包括多囊卵巢综合征、不孕、月经失调等。多囊卵巢综合征（polycystic ovary syndrome，PCOS）是育龄女性最常见的代谢性生殖内分泌疾病，我国育龄女性患病率为 7.8%～15%，以多毛、肥胖、月经稀少，甚至闭经、不育为临床特征。

肥胖人群的脂肪组织多，会造成胰岛素敏感性下降，产生胰岛素抵抗。久而久之，胰岛素运用乏力，就会产生高胰岛素血症。这些病理生理改变，最终会影响卵巢功能，导致卵巢激素分泌功能紊乱，引起多囊卵巢综合征。数据显示，30%～75% 的多囊卵巢综合征患者超重或肥胖。

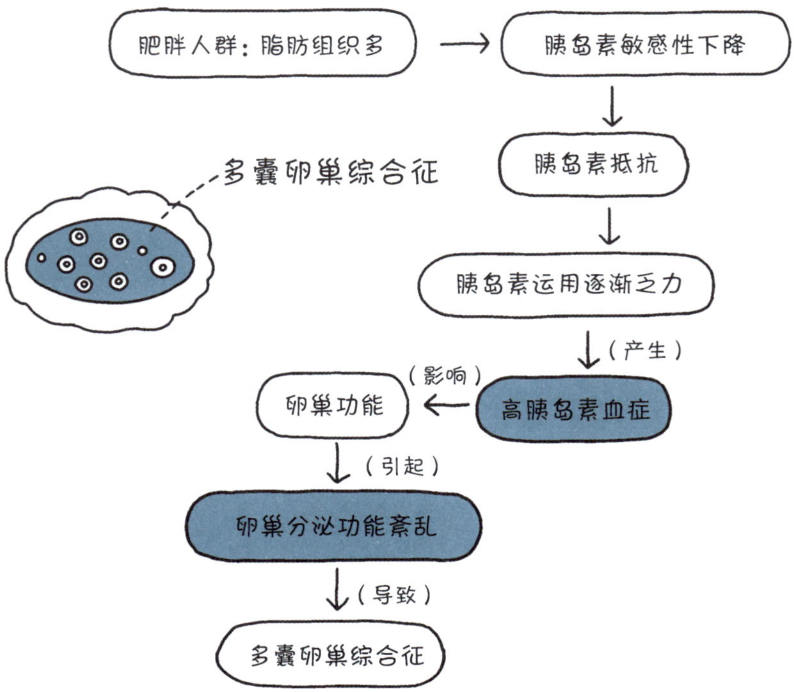

44. 肥胖会加重关节负担吗

研究显示，BMI > 27kg/m^2 时，每增加 1kg/m^2，骨关节炎患病率升高 15%；BMI≥30kg/m^2 人群，膝关节的骨性关节炎发病率比 BMI < 25kg/m^2 人群高 7 倍。

肥胖增加关节负荷，使关节表面压力分布不均衡，导致软骨损伤加重，进而引发或加重骨关节炎。人体的各个承重关节都是骨关节炎的重灾区，如髋、膝、足踝、腰椎等。

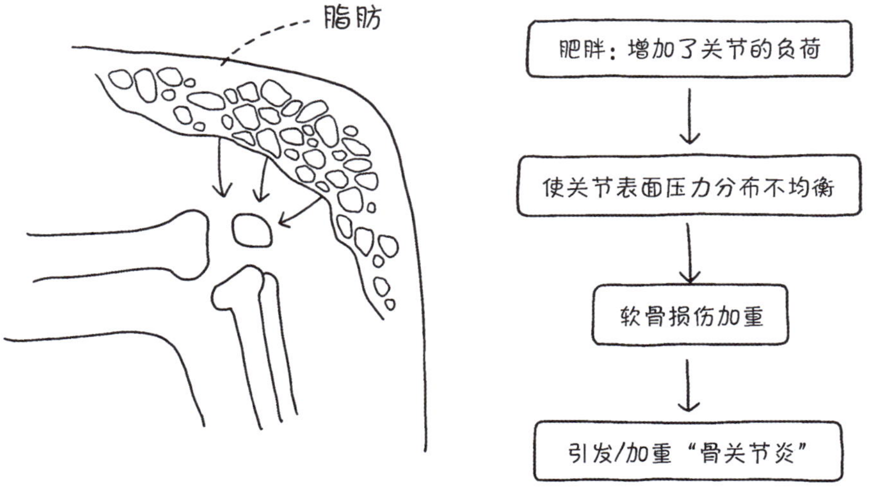

45. 肥胖会导致哪些心理疾病

“心宽体胖”有时并不存在，有的人胖了心情反而会变差。

研究证明，肥胖和精神、心理健康状况密切相关，是精神、心理健康状况恶化的危险因素，二者相互影响。肥胖引起的焦虑是最常见的行为特征，且肥胖人群患抑郁症的风险显著增加。同时，肥胖患者中，饮食行为紊乱非常普遍，会显著增加进食障碍的风险，如暴食症与大量暴饮暴食有关，并伴有失控感，是最常见的一种进食障碍。此外，双相情感障碍者也与肥胖密切相关。

与正常体重人群相比，肥胖人群更容易感到沮丧，因为身体形象的问题觉得自卑，影响自信，有时社会上的偏见和歧视也会加重这种负面情绪。

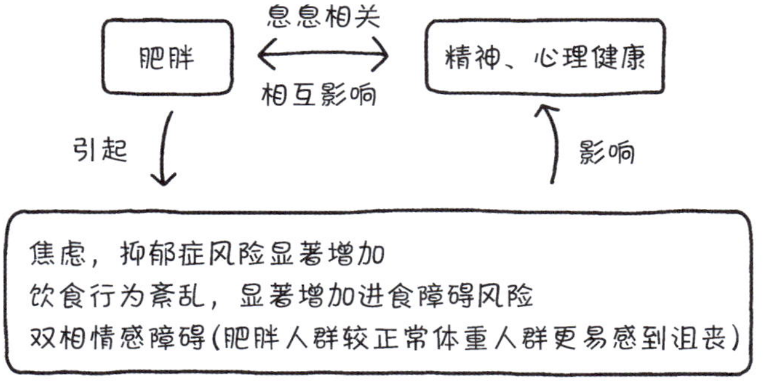

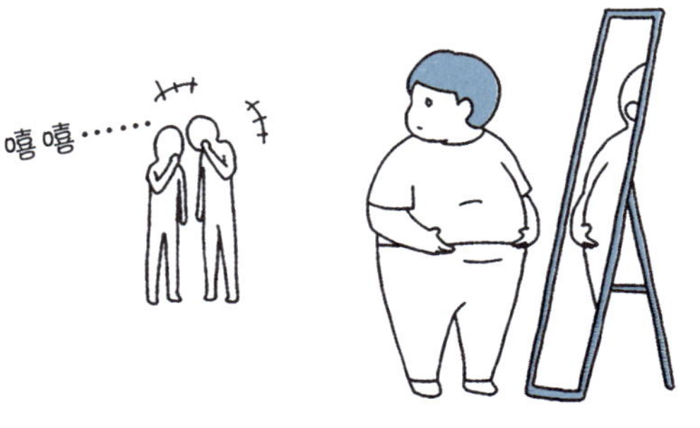

46. 肥胖如何影响记忆力

肥胖也会影响大脑供血，脑流量减少会导致大脑处于缺氧状态，直接损害大脑的生理功能，使人记忆力下降。此外，过多的脂肪细胞释放出的化学物质，可能影响神经元之间的连接，进而影响记忆力。

研究显示，肥胖人群存在不同程度和类型的认知功能受损，如执行功能、短时记忆，并会加速认知功能衰退。当然，这种现象并非绝对，也可能是心理作用，觉得自己胖了之后，就自然而然地认为“我可能变笨拙了”。

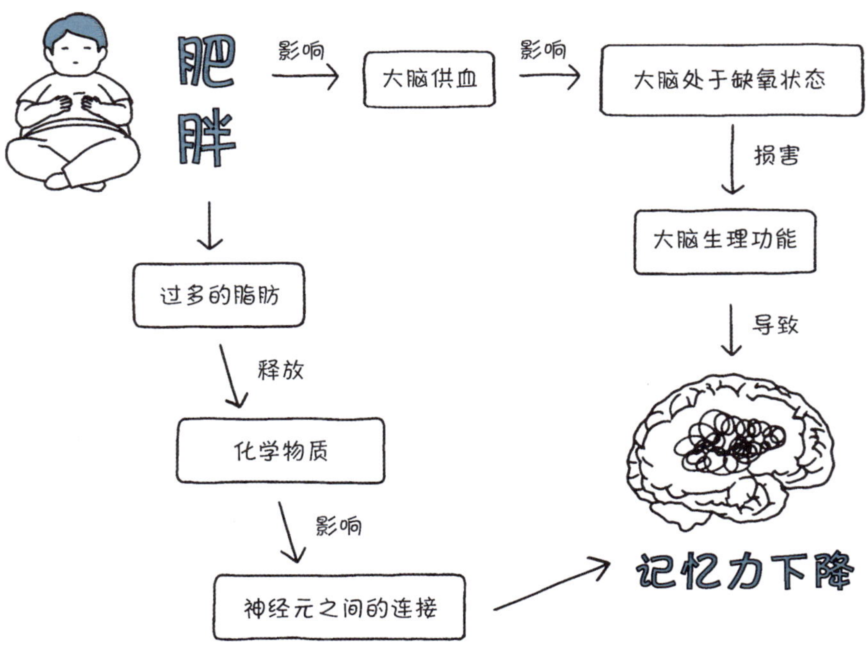

47. 肥胖会导致寿命缩短吗

肥胖确实可能会让人“短寿”!

较大的体重给身体增加额外负担，长期可能会引发各种健康问题，如心血管疾病、糖尿病等。不要因为肥胖不是直接死亡原因就不放在心上。有研究表明，45 岁以上人群体重超过正常范围 10%，BMI 每增加 0.5kg/m^2，寿命就会相应减少 29 天。

虽然寿命的长短并不代表生命质量的高低，但长寿确实是评价生命健康状况的重要指标。

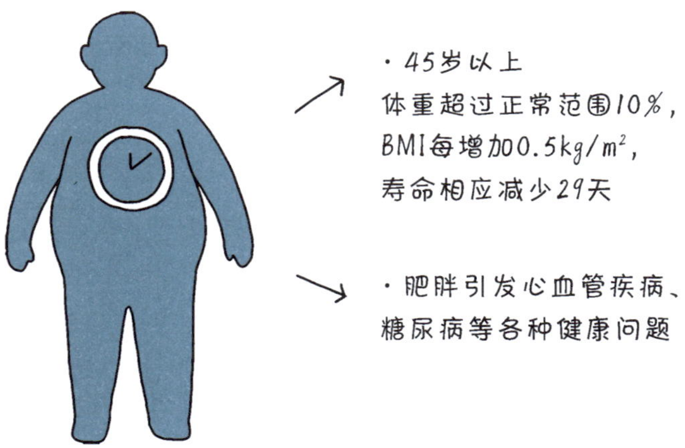

四、寻求专业解决方案——肥胖人群最需要医生指引“知、信、行”

1. 什么是医学减重

医学减重是 2015 年国内首次提出的理念，是指由专业医生对不同类型、不同病因的肥胖者，从医学、营养及运动评估、生活方式调查、疾病史调查等方面入手，综合考虑其健康状况、生活方式、减重目标、心理状态等，为肥胖者量身定制科学、安全、有效的个体化健康减重方案，俗称“在医学的监督下实现‘安全有效’的减重”。

【医学减重：在医学的监督下实现“安全有效”的减重】

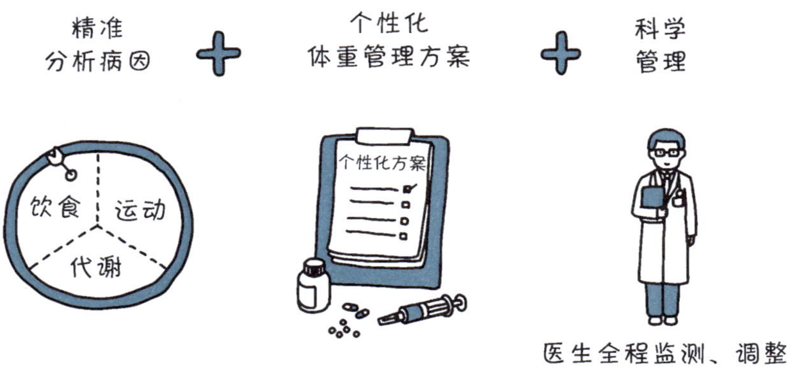

对于想减重的人来说至关重要，简单概括就是精准、个性化、科学，其核心是精准分析肥胖原因（如饮食、代谢问题等），制定个性化方案，并由医生全程监测调整，避免盲目尝试偏方，保障减重过程安全有效。

医学减重的目标不止减重，还要关注健康！医学减重如同量身定制的地图和指南针，为人们的减重之旅保驾护航。

2. 谁最需要接受医学减重

虽然几乎任何存在体重问题的人都可以在医学减重中获益，但以下几类人群最需要进行专业的医学减重。

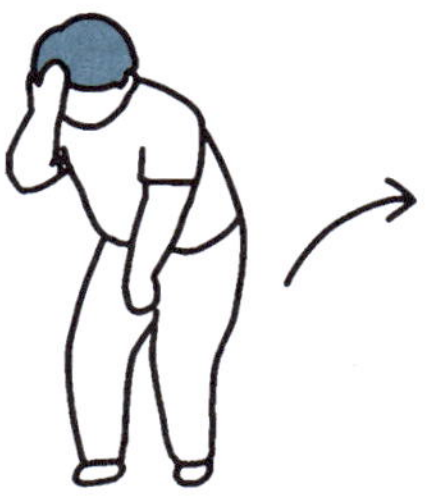

体质指数（BMI）超标或有并发疾病，甚至威胁到生命安全的肥胖人群：已经受到疾病威胁的肥胖人群，如患糖尿病、高血压、冠心病的肥胖人群，以及因重度肥胖而出现肥厚型心肌病、重度骨关节炎、子宫内膜癌、阻塞性睡眠呼吸暂停综合征等疾病的肥胖者。

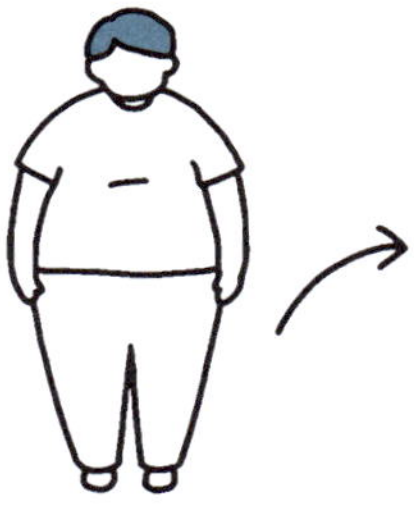

反复减重失败者：如单纯靠节食或锻炼无法实现减重，或反复反弹的人群。

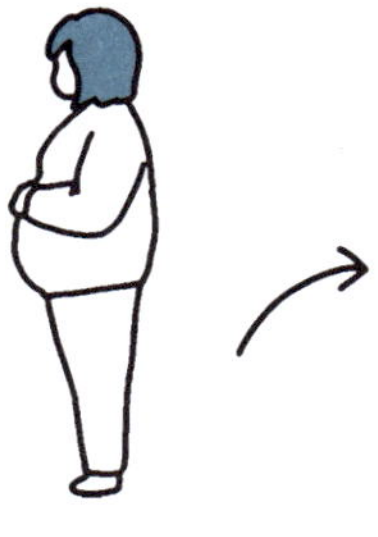

特殊生理 / 心理状态人群：如围孕期女性、青少年肥胖、老年人肥胖、情绪性进食者。

3. 什么是医学减重“5A”模式

“5A”模式，作为一套结构化的动机性访谈工具，其起源可追溯至戒烟干预领域，现已广泛应用于包括肥胖在内的多种慢性疾病的治疗。核心流程涵盖五个关键步骤，即评估（assess）、建议（advise）、达成共识（agree）、帮助（assist）、随访（arrange）。

经过科学研究验证，“5A”模式显著增强了肥胖人群主动改变行为的意愿与动力，不仅促进了肥胖者深度参与治疗过程，还构建了更加和谐融洽的医患关系，从而有力提升整体治疗效果。在沟通和随访过程中，每个“A”都可能出现，而每次多个“A”也许就能增加一些肥胖人群的减重动力。

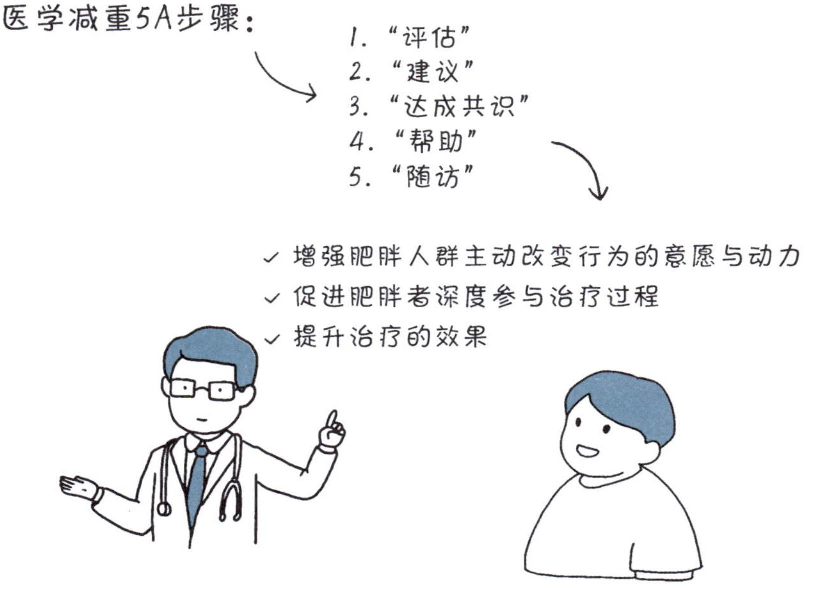

4. 第 1 个 A：评估身体状况——医生会给我做哪些检查

第 1 个 A 是 assess（评估），包括以下内容。

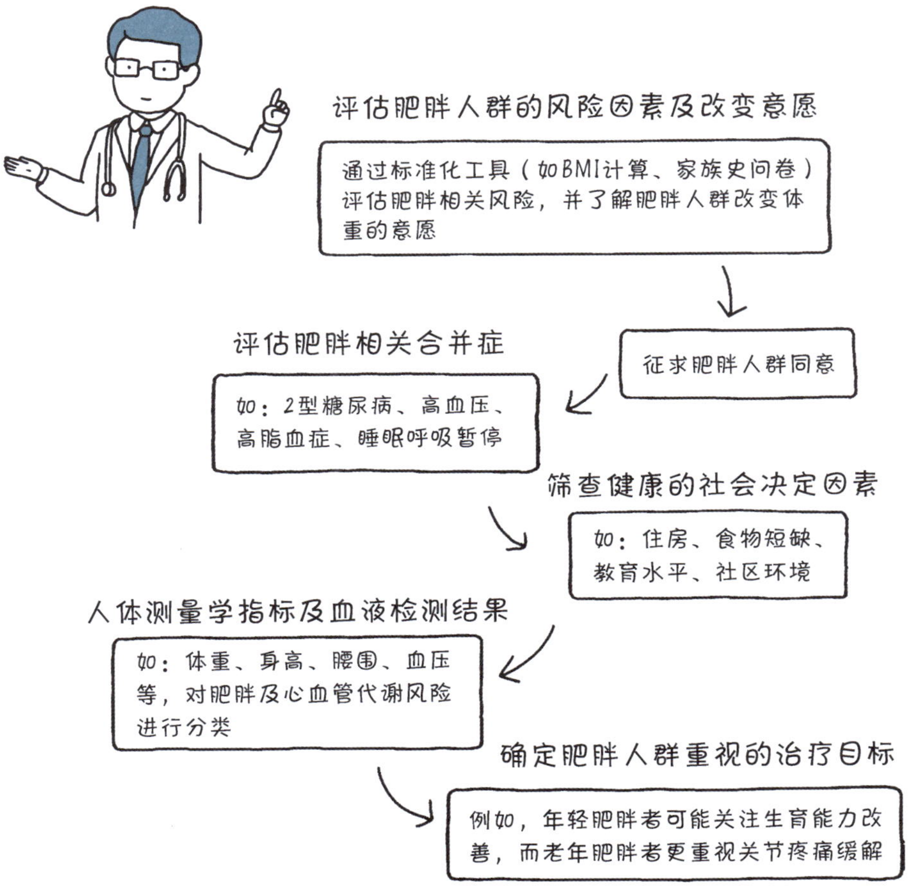

一系列检查就像给身体做了“全盘扫描”，能够找到导致肥胖的真正元凶。

5. 第 2 个 A：量身定制方案——医生会给我哪些实用建议

第 2 个 A 是 advise（建议），包括以下内容。

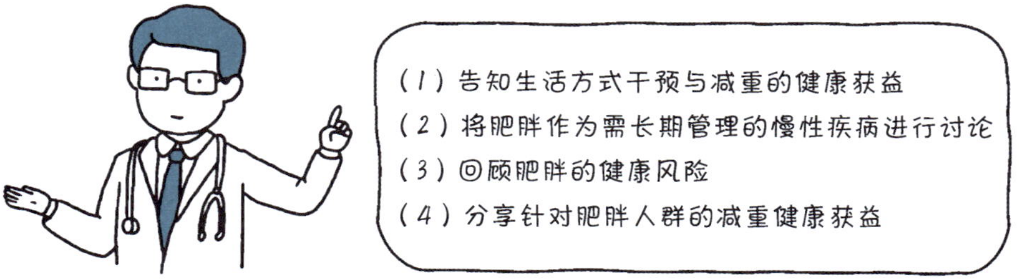

在深入了解患者的基本情况后，医生会基于个体特征，提供具体的临床管理建议，并分享个性化健康减重的好处。针对肥胖并发症，给出不同的治疗建议。

6. 第 3 个 A：达成共识——要和医生达成什么“减重契约”

第 3 个 A 是 agree（达成共识），这是“5A”模式中的关键步骤。

- 制定量化的、可实现的治疗目标，并且和医生达成共识。
- 共同制定具体、可测量、可实现、相关且有时限的减重与行为改变目标（如饮食、身体活动、睡眠及压力管理调整）。
- 根据偏好制定个体化健康饮食方案，结合中等强度身体活动。

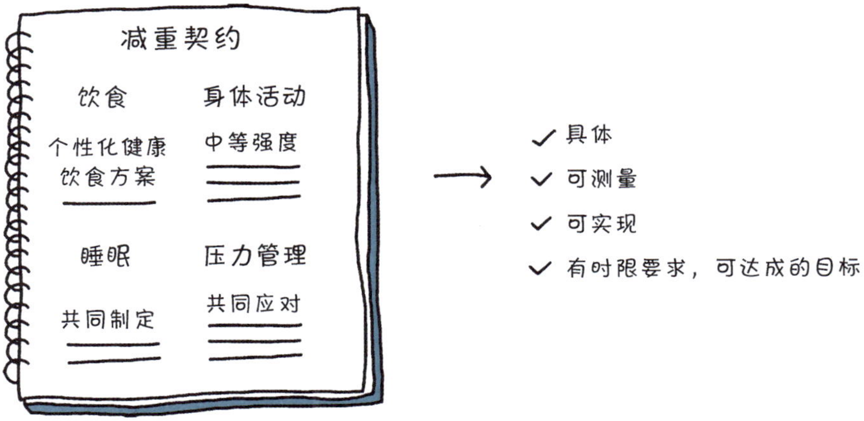

这个阶段需要和医生共同商定一个减重目标，避免“假大空”或无法落地，否则很可能会由于没达到理想的减重预期而产生挫败情绪。此外，医生还会根据患者饮食和运动偏好，制定适合的饮食方案和运动方案。整个过程中，医生都会从整体健康的角度出发，而不是只关心体重是否减轻。

7. 第 4 个 A：提供帮助——医生能给我哪些具体帮助

第 4 个 A 是 assist（帮助），包括以下内容。

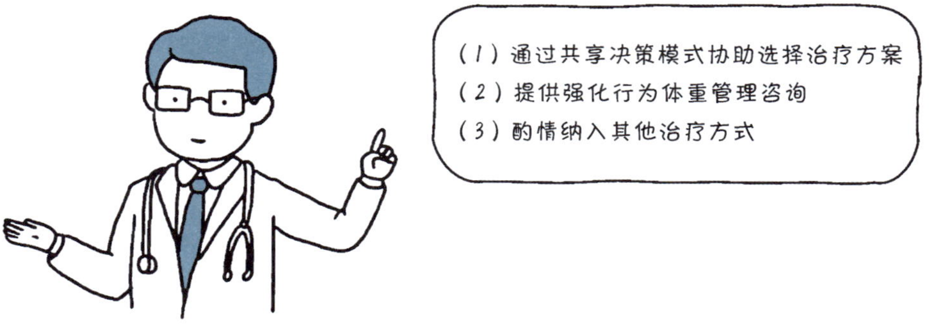
（1）通过共享决策模式协助选择治疗方案
（2）提供强化行为体重管理咨询
（3）酌情纳入其他治疗方式

医生会推荐适合的治疗方案。例如，更严格的生活干预方式，规划每日饮食或锻炼计划。如果体重还是没有明显改变，可以根据实际情况选择其他治疗方法加以辅助，如药物治疗，必要时讨论减重手术的可能性。

8. 第 5 个 A：定期随访——减重成功后还要定期复查吗

第 5 个 A 是 arrange（随访），包括以下内容。

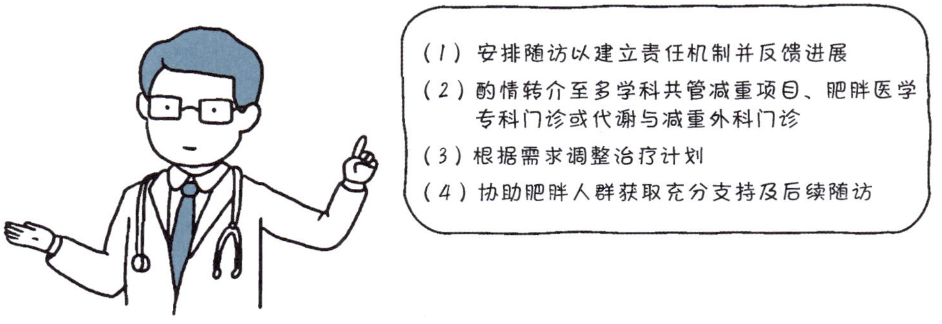

也就是说，医生会持续跟进患者的减重情况，即使减重成功也别掉以轻心，需要定期回医院复查。根据情况选择是否需要其他科室医生来观察患者身体各项指标是否正常。如果发现问题，应及时调整治疗方案。

9. 医学减重有哪些益处

医学减重会帮助肥胖人群在减重道路上扫清“陷阱”，安全、有效、持久地达到减重目标。

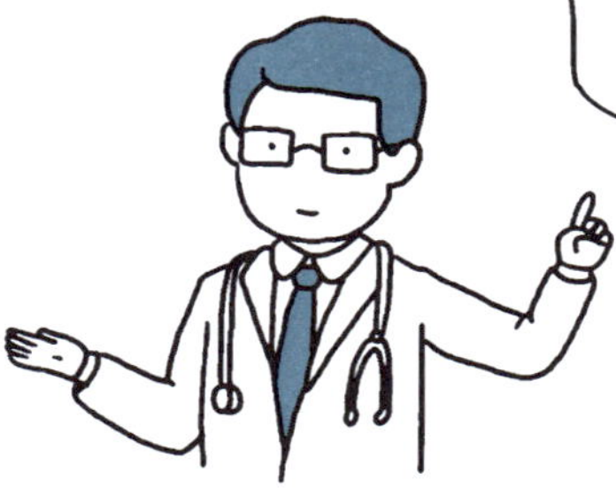

成功率高

避免用错方法导致减重失败带来的挫败感。医学减重基于循证指南，整合多学科干预（如饮食、运动、药物及手术），显著提升减重效率。

安全性高

避免极端节食或药物滥用。通过个体化风险评估（如代谢指标、心血管状态）及定期监测，降低并发症风险，确保减重安全。

整体健康改善

同步管理糖尿病、高血压等肥胖并发症。减重5%～10%可显著改善代谢综合征（如血糖、血脂、血压）、降低2型糖尿病风险，并缓解骨关节炎及睡眠呼吸暂停。

效果持久

医学减重强调行为重塑与长期管理（如定期随访、心理支持），可以帮助患者建立健康习惯、降低反弹风险。

10. 医学减重“三级火箭”如何让身体重回“轻盈”

医学减重治疗好似一枚“三级火箭”，每一个阶段都有特定的作用。

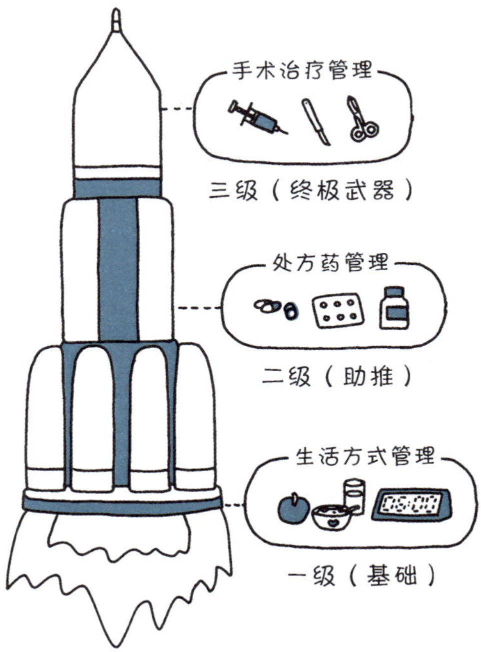

最基础也是最重要的就是日常生活方式管理，包括调整饮食习惯和增加身体活动量。这一步看似简单，却是打下坚实基础的关键。

如果第一步效果不够，就得启动第二级“助推”——处方药管理。医生会根据个体情况开一些帮助控制胃肠道排空或减少脂肪吸收的药物。

最后，针对非常严重的肥胖人群，并已经严重影响到身体健康甚至威胁生命，就需要用到“终极武器”——手术治疗管理。如胃旁路手术或袖状胃手术等，通过改变消化道结构来帮助患者大幅度减重。

生活方式管理、处方药管理和手术治疗管理，这三个阶段各有其针对性，在专业医生的指导下逐步推进，不仅可以更有效地管理体重，还能最大限度保证健康。

11. 生活方式管理适合所有人吗

生活方式管理是指通过调整饮食习惯、运动干预、行为管理、社会心理支持等，来帮助人们长期坚持健康行为的方式，是体重管理的一线也是最基础的治疗方法，也是适用于所有肥胖人群的减重方法。无论是否用药或手术，生活方式干预都贯穿始终。例如，减少高能量食物的摄入，多吃蔬菜水果，每天坚持一定的运动量如快走、游泳或骑自行车等。

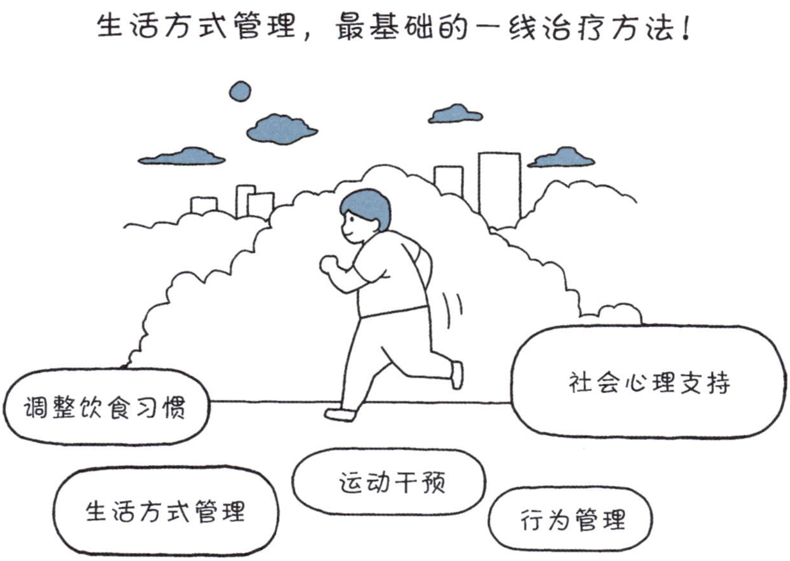

12. 药物治疗适合哪些肥胖人群

药物治疗是针对肥胖人群的有力治疗方案。

对于大多数超重 / 肥胖者(包括腹型肥胖),尤其是既往减重失败或无法维持减重效果的人群,符合适应证的情况下,可以直接采用减重药物治疗。对于肥胖程度较轻,如体质指数(BMI)介于 24~27.9kg/m^2 且无明显合并症的人群,如果尝试生活方式干预 3 个月后,体重减轻小于 5% 或没有达到预期,也可以采用减重药物治疗。药物治疗结合生活方式调整,可以帮助更高效地减重。

注意,药物一定要在医生指导下使用!每个人的身体状况不同,需要专业医生提供个性化的治疗方案。

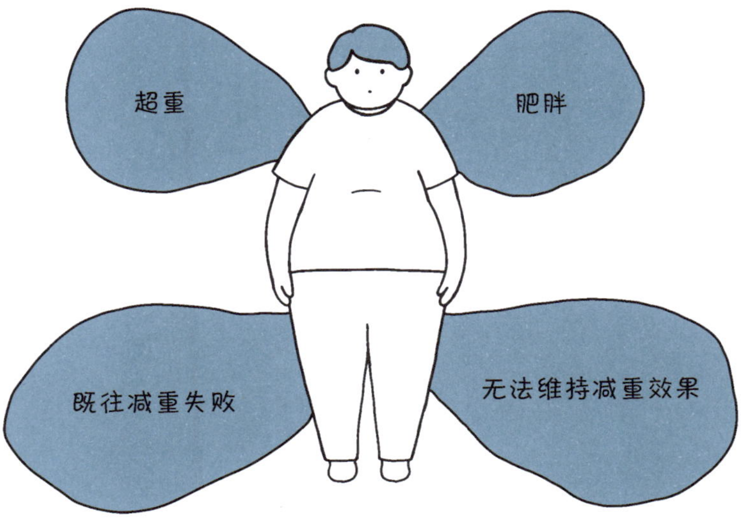

13. 哪些肥胖人群需要手术治疗

减重代谢手术是治疗肥胖的有效手段，包括胃旁路手术、袖状胃手术等。对于体质指数（BMI）≥32.5kg/m^2 的肥胖患者，经过生活方式干预无效，可以考虑选择减重手术；如果 BMI 介于 27.5～32.5kg/m^2，并伴有严重并发症，经医生评估后也可考虑手术治疗。

手术治疗能显著减轻体重，但通常是在前两个治疗阶段无效的情况下才会考虑。

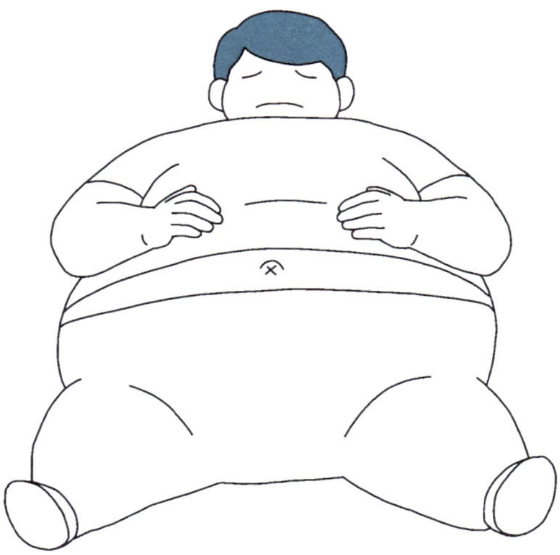

14. 医学减重目标应该如何制定

医学减重目标通常分为三个阶段，每个阶段的目标各有不同，可以根据体重减少的百分比来划分。

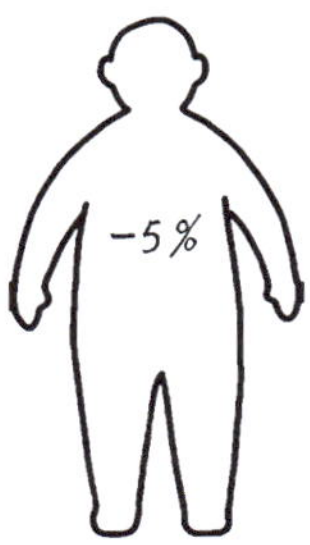

初始减重阶段

（1）初始减重阶段（5%）：目标是实现体重的初步减轻，通常为初始体重的 5%。这个阶段的成功对于提高信心、改善健康指标（如血糖水平、血压等）非常重要，也是建立健康生活习惯的基础。

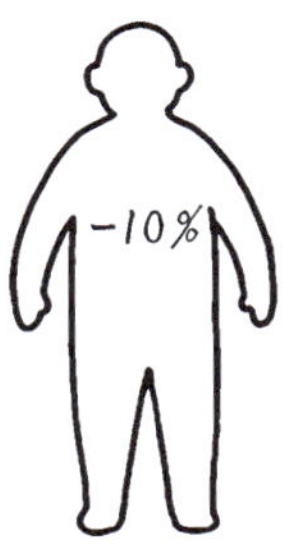

中期减重阶段

（2）中期减重阶段（10%）：当初始体重下降 10% 时，应得到更明显的身体变化和健康改善。例如，睡眠质量提升，体力也可能增强。此时应该继续强化健康的生活习惯，并可能需要对饮食计划或运动方案进行调整，以维持减重进度。

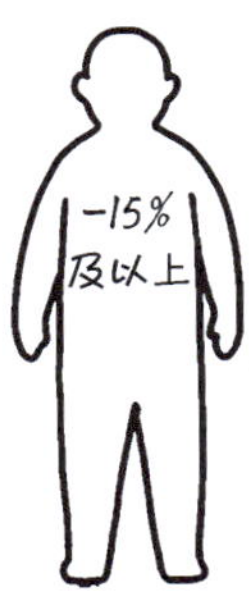

巩固与长期管理阶段

（3）巩固与长期管理阶段（15% 及以上）：初始体重下降 15% 及以上，标志着进入了巩固成果与长期健康管理的阶段。在这个阶段，重点转向如何保持体重，防止体重反弹。这需要长期持续的行为改变、定期的身体活动、健康的饮食习惯以及必要时的专业支持。

15. 医学减重的三大核心原则是什么

医学减重要遵循三大核心原则。

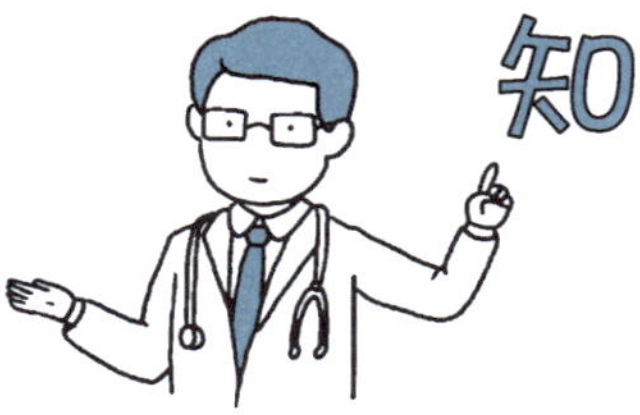

（1）知：了解肥胖成因与科学管理方法。对减重治疗有正确认识，了解肥胖的危害、成因以及可能的治疗方案。包括了解肥胖对健康的长期影响，以及如何通过改变生活方式来预防和治疗肥胖，不偏听、不盲从，知识在手，肥胖即走！

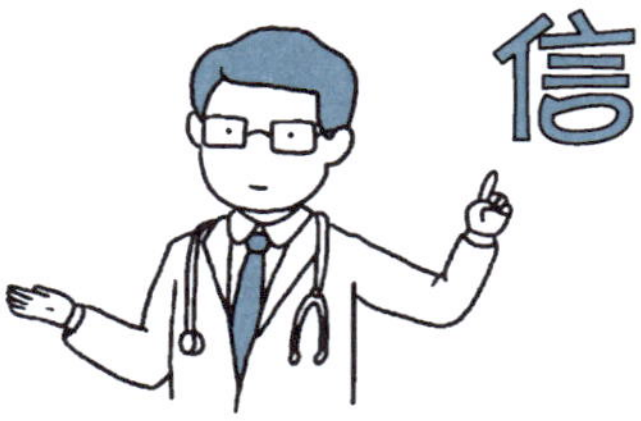

（2）信：信任医生与医学证据。建立积极的态度和信念，相信自己、相信医生、相信临床证据。涉及对治疗计划的信心，以及对健康生活方式的积极接受。信念如磐，稳如泰山，减重路上并不孤单！

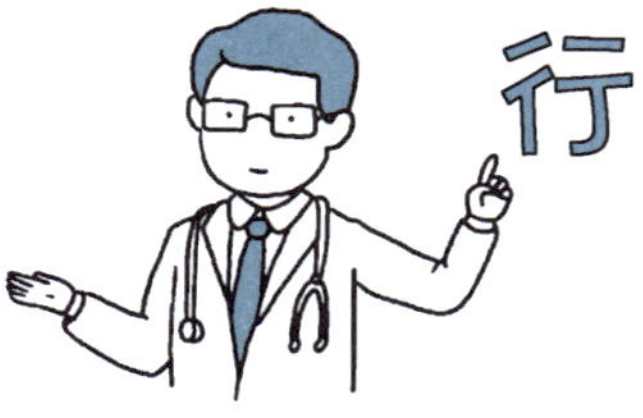

（3）行：将知识和信念转化为实际行动，包括合理饮食、增加身体活动、改善生活习惯等，用最简单明确的生活坚持每一项减重要求。

16. 知：知胖懂胖，减重才能不掉队

全方位了解科学减重知识，可以让我们不偏听、偏信所谓的“偏方”和“捷径”，帮助肥胖人群了解到，体重增加不仅是因为吃得太多或运动太少那么简单。

有时候觉得自己喝凉水都能长胖，这背后可能与代谢有关；总是想吃甜食，其实可能与情绪有关。减重并非只靠自己单干就行，专业的治疗方法往往是成功的关键。不过，在整个过程中，保持一个积极的心态非常重要。接受自己的现状，专注于可以改变的事情，这样一步步来，才能更加有效地实现目标。

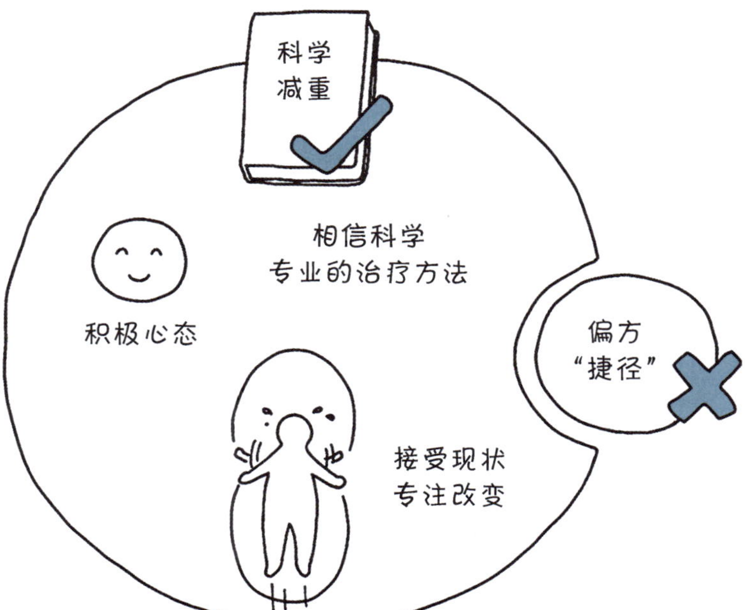

17. 知：减重必须掌握的知识有哪些

减重时，必须掌握的知识大致可归纳为以下三类。

（1）知“因”：肥胖并不是懒惰和贪吃的“专属后果”，而是基因、生理、环境等多因素联合导致。

（2）知“果”：肥胖不只是体重的问题，还关联着多种健康风险，如心脏病、糖尿病、高血压等。

（3）知“法”：均衡饮食、定期运动、充足睡眠是维持健康体重的关键。科学减重没捷径，就像种树需要耐心浇灌。

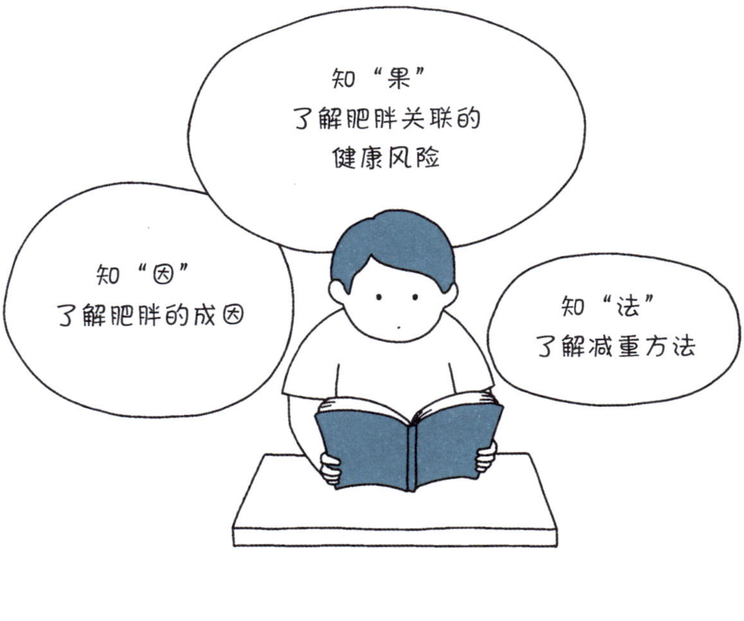
知“果”
了解肥胖关联的
健康风险
知“因”
了解肥胖的成因
知“法”
了解减重方法

18. 知：哪里可以学习科学的减重知识

如果想学习科学的减重知识，可以从以下途径入手。

（1）权威医学机构与指南：国家卫生健康委员会、中华医学会、中国营养学会、中国医师协会、中国医疗保健国际交流促进会等权威机构、学会发布的相关指南，可以了解肥胖的治疗方法、能量平衡与营养搭配原则等。

（2）学术数据库与期刊：中国知网、万方数据、PUBMED 等数据库检索关键词“肥胖”、“OBESITY”等，可获取国内外最新临床研究论文；也可以在学术期刊上了解减重相关研究进展。

（3）医疗机构与专科门诊：三甲医院肥胖门诊或专科的直播课，医生可以根据个人情况给出专业建议，针对具体问题答疑解惑。

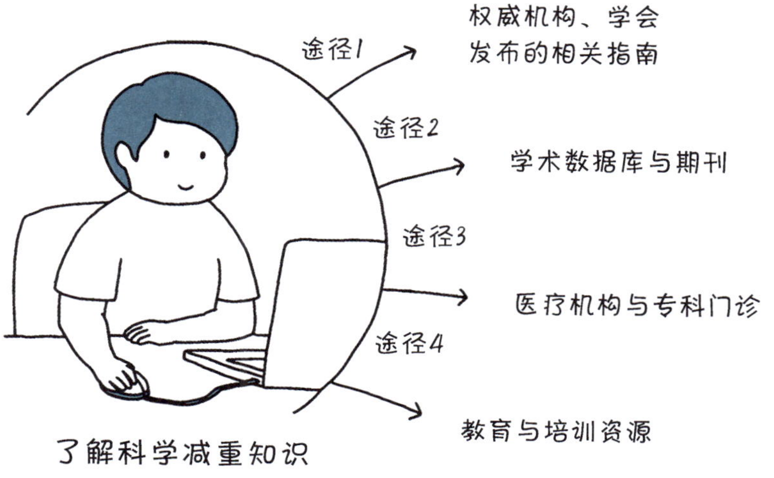

19. 信：为什么减重前需要做健康检查

准备实施医学减重之前，先来一波必需的“全身大扫描”，可以更好地了解自己的身体状况，如身体的各项健康指标是否正常，有没有隐藏的疾病等。通过检查，医生可以评估我们的健康水平，确认是否有任何需要特别关注的地方，这对于制定个性化治疗或健康管理计划非常重要。此外，还能帮助预防可能存在的健康风险，确保在开始任何治疗或改善计划之前，是在一个相对安全的状态下进行的。

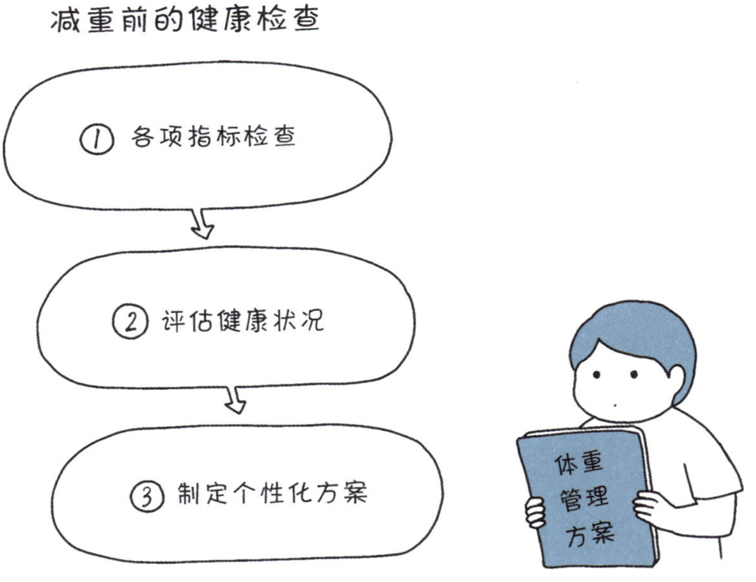

20. 信：体重管理"三信"原则，你做到了几点

"三信"原则指相信医生的专业建议、相信临床证据、相信自己。

（1）相信医生的专业建议：医生会根据临床经验和知识，结合个体化的身体状况，给出最适合的科学减重方案。

（2）相信临床证据：科学验证的方法让我们战斗力飙升，方向明确，动力满满。

（3）相信自己：减重路上难免会有起伏，有时候可能因为一点小挫折就想放弃，但只要专注于那些可以控制的事情，如微调饮食结构、科学增加运动量，总会渐渐看到成果。

这三个"信"每一点都很重要。就像三个轮子，推动我们朝着更健康的生活方式前进。

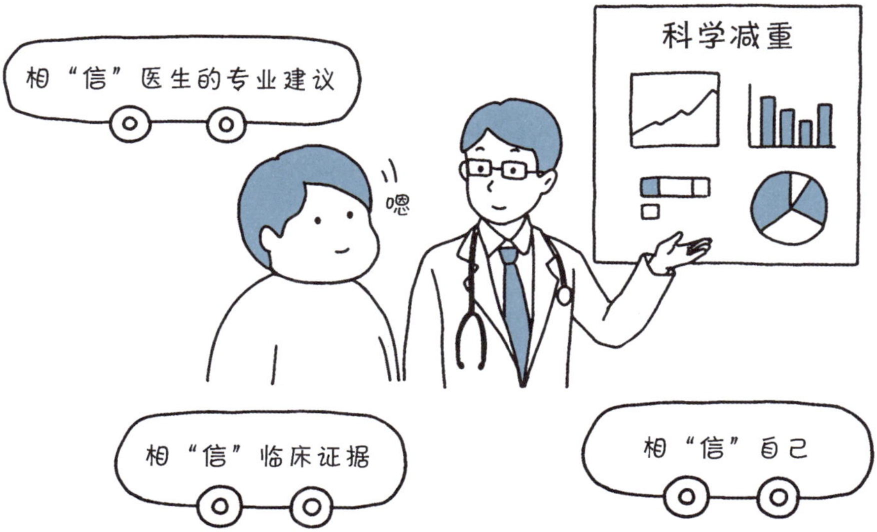

21. 行：为什么减重方案需要量身定制

量身定制的减重方案非常重要。因为每个人的体质、习惯、喜好，甚至心情都是独一无二的。

例如，有些人一遇到压力就想进食，这时候需要及时进行情绪管理；有些人感觉喝水都会长肉，这可能是基础代谢出了问题，需要专业医生诊断并治疗。另外，有些人特别关心减重会不会让皮肤变差，在追求体重下降的同时，也非常在意身体健康和外观变化。

因此，一个真正有效的减重计划应该是个性化的，要考虑到个体差异，这样才能更好地帮助人们实现目标，保持长久效果。避免"一刀切"方式导致减重失败。

毕竟，每个人都是独一无二的，我们的减重计划也应该如此。

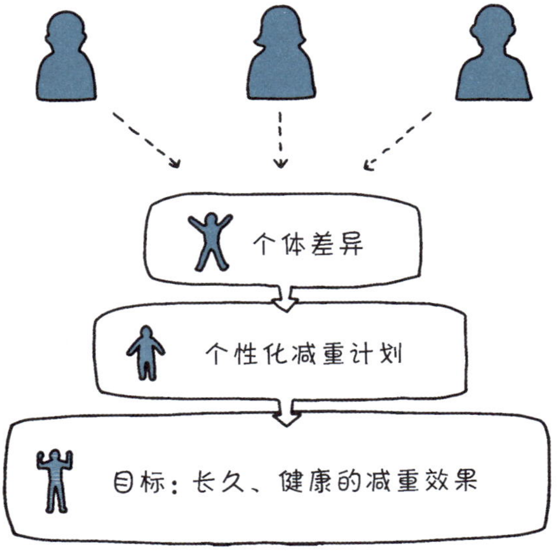

22. 行：执行力为何如此重要

减重的关键不仅在于计划，更在于执行。坚定的信念和持续的行动是减重成功的基石！减重不仅仅是制定一个计划那么简单，更重要的是能够每天都去执行。例如，看到别人吃甜甜圈的时候，像个忍者一样，对高能量食物说“NO”；大家都在赖床的时候，起来坚持锻炼。

减重过程中会遇到很多诱惑，也可能会觉得累，但想要实现目标，就必须每天都朝着正确的方向努力，不给自己找借口，不偷懒，也不给自己安排什么“欺骗餐”。这样，一点一滴积累下来，就会慢慢看到努力的成果了。

减重没有捷径，只有一步一个脚印，量变才会最终产生质变。

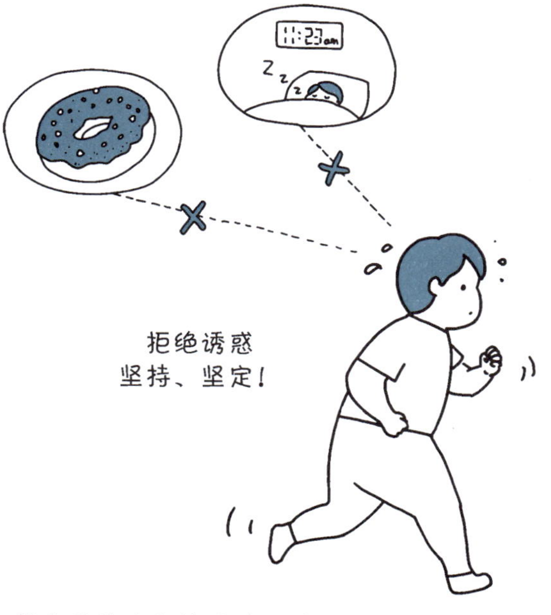

坚定的信念和持续的行动是减重成功的基石！

23. 正确认识自己的健康体重目标，才能达成所愿

明确自己的健康体重目标是减重成功的第一步。

健康体重并非盲目追求的数字，而要根据个人的身高、性别、年龄和身体状况科学设定。设定目标时，要确保目标既具有挑战性，又切实可行。如果减重目标设置得过高，可能让人感到沮丧，最终难以坚持，并可能导致减重过度，影响健康；如果减重目标设置得过低，则可能导致减重幅度不够，身体无法恢复到健康状态。

因此，正确认识并设定适合自己的健康体重目标，才能更有动力地迈向减重之路，最终达到理想体重。

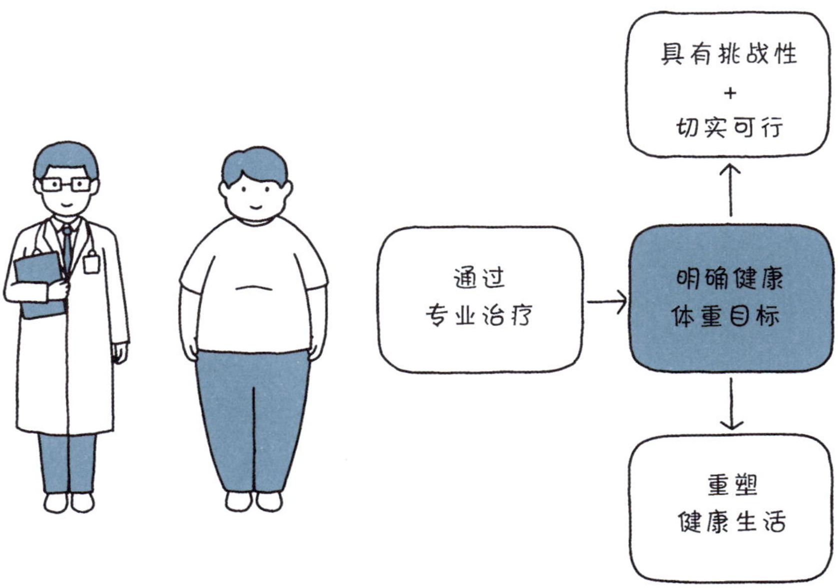

第二章

千人千胖，胖有万型——科学减重从诊断开始

一、去哪里诊断——这些地方可以诊断肥胖症

1. 正确诊断肥胖症，应该去哪里

正确诊断肥胖症，是科学减重的基础。

体重管理中心和体重门诊是专门服务肥胖人群的专业机构。之所以专业，是因为它们通常配备一支多学科的“减重天团”，能够为患者提供综合减重管理方案。包括提供全面的医学评估（如体脂分析、血液检查、代谢率测定等），以及饮食结构调整、运动计划制定、药物和手术的治疗选择。

专业为你“保驾护航”，确保减重过程有效、安全、持久。

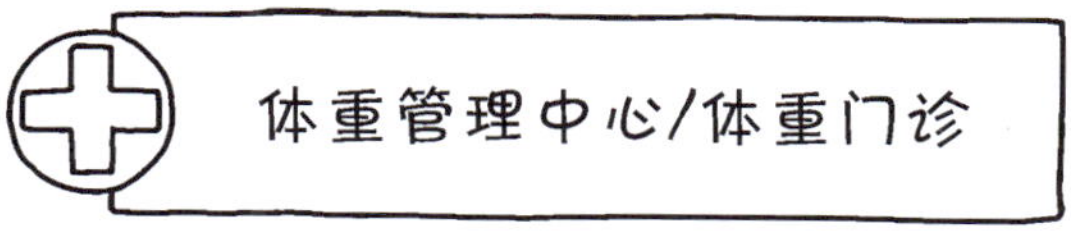

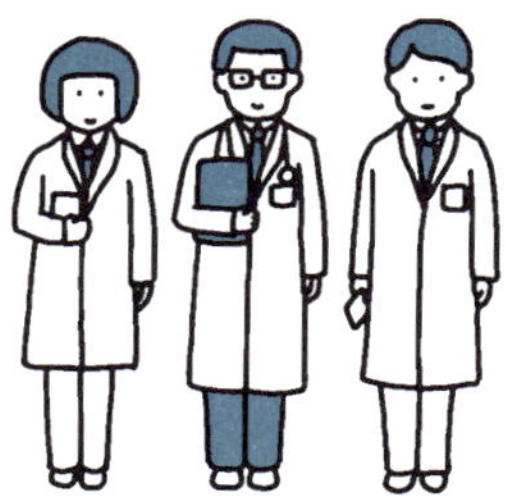

多学科减重专家

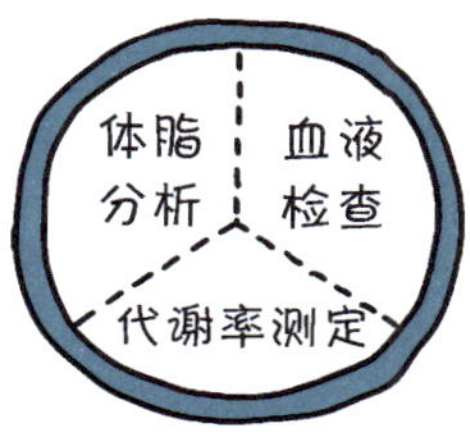

全面的医学评估

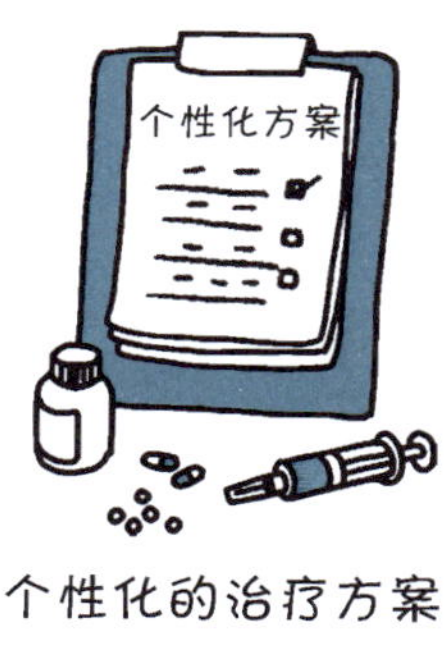

个性化的治疗方案

2. 去医院诊断肥胖症，挂什么科

首次去医院诊断肥胖症时，通常建议选择有体重门诊或综合体重管理中心的医院。如果所在的医院未设立减重专科门诊，可以考虑前往内分泌科、营养科、内科、全科医疗、中医科、康复科、健康管理中心等专业科室进行诊断与治疗。

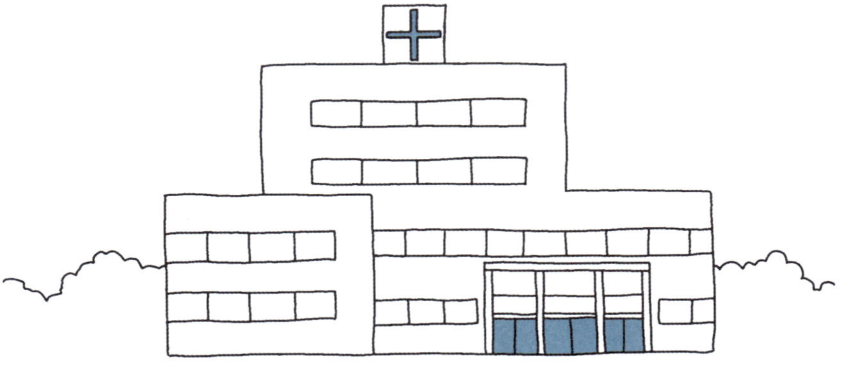

首选：减重门诊、体重管理门诊、综合减重中心。

备选：内分泌科、营养科、内科、全科医疗、中医科、康复科、健康管理中心。

3. 其他疾病治疗过程中发现体重超标，怎么办

如果治疗其他疾病（如心血管疾病、血脂异常、高血压、2 型糖尿病）时，发现体重超标，更需要重视肥胖的诊断与治疗。建议在体重门诊或体重管理中心同步进行肥胖治疗，通过药物、精准营养及多学科支持实现“双目标控制”，避免因体重问题加剧原发病进展。

通常可以先明确体重状况，筛查代谢并发症，评估代谢综合征对原发病的影响。根据个体情况与医生建议，调整治疗方案，优先选用对体重影响小的药物。根据原发病定制个性化饮食和运动处方，整合生活方式干预。必要情况下，可采取多学科综合治疗协作组（multidisciplinary team，MDT）（简称多学科协作）诊疗模式。

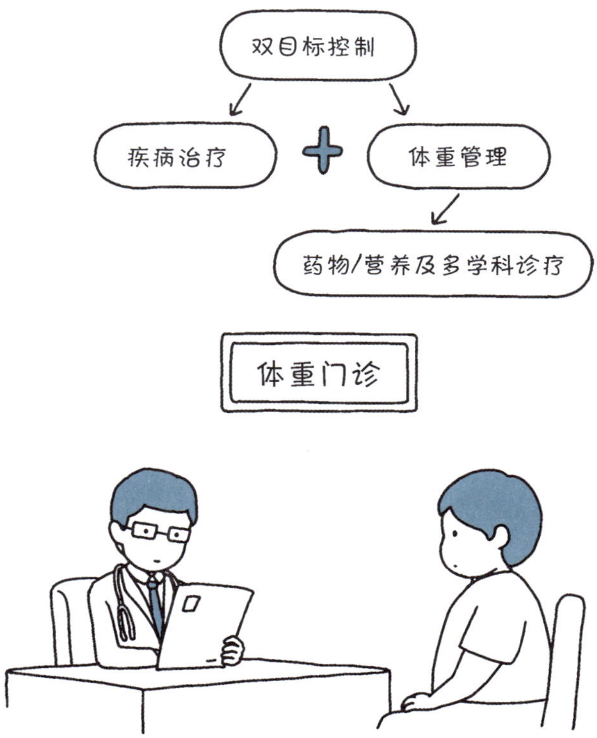

二、诊断前准备——知己知彼

1. 去医院就诊前，我要提前准备什么

去医院就诊前，可以做好以下“减重前奏”，以确保诊断过程顺利，结果准确。

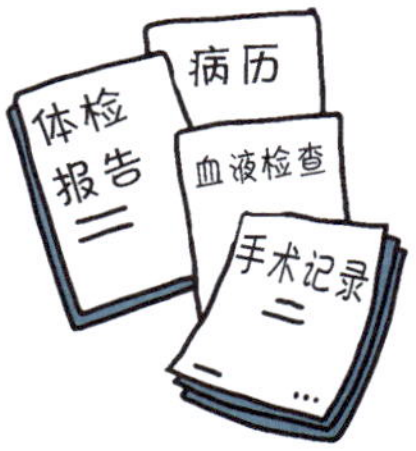

收集相关健康资料：如果有之前的体检报告、血液检查结果等健康资料，可以一并带上，以便医生参考。记录既往病史、家族病史、手术史以及用药物史，有助于医生全面评估健康状况。

记录减重史：如曾经尝试过的所有减重方法、每次尝试减重的效果和减重过程中遇到的主要障碍和挑战等。

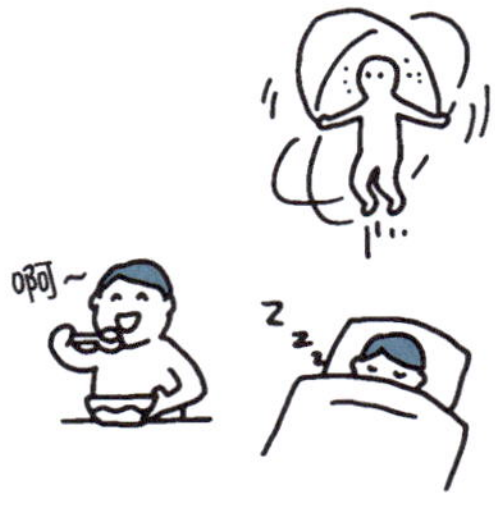

接受个人生活习惯的改变：准备好接受包括饮食、运动、睡眠习惯，以及压力管理和其他不良习惯，如吸烟、饮酒等习惯的改变。

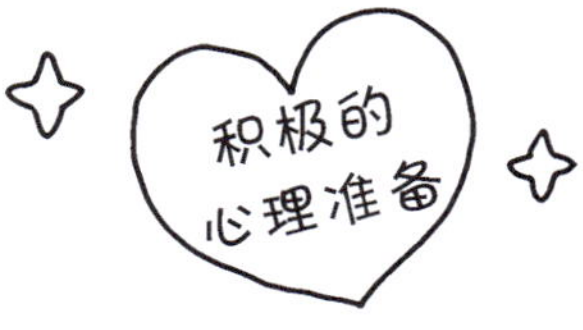

心理准备：准备好接受医生的专业建议，并愿意根据医生的指导进行生活方式调整，保持乐观心态。

2. 诊断肥胖症需要几步

肥胖的诊断通常会遵循系统的“三步走”评估过程，即根据评估需要选择不同的体格检查、实验室检查和影像学检查项目。

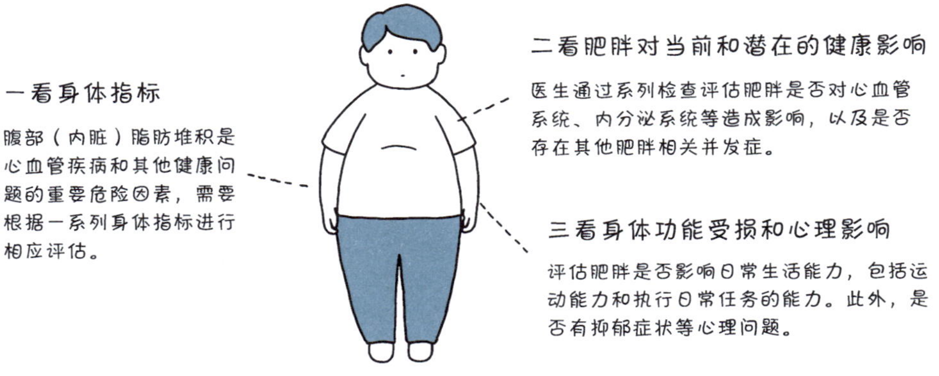
一看身体指标
腹部（内脏）脂肪堆积是心血管疾病和其他健康问题的重要危险因素，需要根据一系列身体指标进行相应评估。
二看肥胖对当前和潜在的健康影响
医生通过系列检查评估肥胖是否对心血管系统、内分泌系统等造成影响，以及是否存在其他肥胖相关并发症。
三看身体功能受损和心理影响
评估肥胖是否影响日常生活能力，包括运动能力和执行日常任务的能力。此外，是否有抑郁症状等心理问题。

通过以上三方面综合评估，医生能够为患者提供全面的综合诊断。

3. 诊断第一步：看哪些身体指标

“身体指标”在肥胖诊断中发挥重要作用，中心脂肪堆积程度是健康状况恶化的重要危险因素，以下身体指标，是医生准确评估肥胖状况的“神助攻”。

（1）身高和体重：最基本的测量项目，通过这两项数据可以计算BMI，这是评估总体肥胖程度的重要指标。

（2）腰围和臀围：评估腹部脂肪积累和脂肪分布的重要指标。

（3）腰臀比（WHR）：用于评估脂肪在身体中的分布情况。

（4）腰高比（WHtR）：用于评估腹部脂肪的积累情况。

（5）体脂率：帮助评估个体的整体脂肪含量。

（6）内脏脂肪面积：中心性肥胖诊断的参考标准，可识别中心性肥胖。

（7）肌肉量：指体内肌肉组织的总量，有助于评估身体成分和代谢健康。

（8）骨量：指骨骼中的矿物质含量，帮助评估骨质疏松风险。

（9）水分含量：体内水分的比例，有助于评估代谢状态、电解质平衡和整体健康状况。

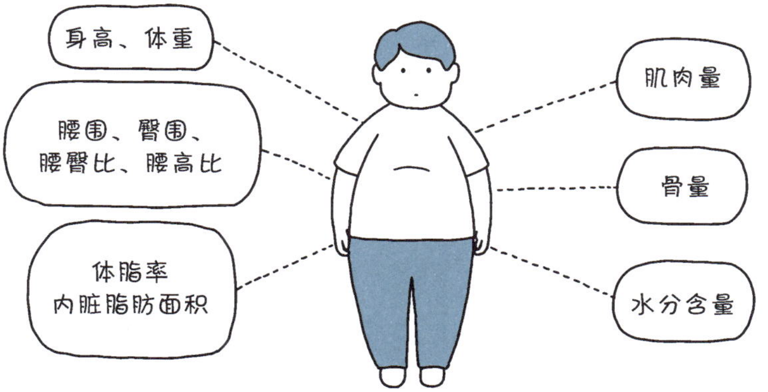

4. 为什么医生要测量这么多数据

身体指标在肥胖诊断中起关键作用，医生可以通过身体指标更准确地判断肥胖程度和分型。

（1）评估肥胖程度：通过体质指数（BMI）评估总体肥胖程度，如体重过轻、正常、超重、轻度肥胖、中度肥胖、重度肥胖、极重度肥胖。

（2）评估肥胖类型：通过腰围和腰臀比评估腹部脂肪积累情况，识别中心性肥胖和外周性肥胖。

（3）评估脂肪分布：通过体脂率评估整体脂肪含量。

上述指标不仅能帮助医生评估肥胖程度和类型，还能识别特定的脂肪分布模式和代谢风险。

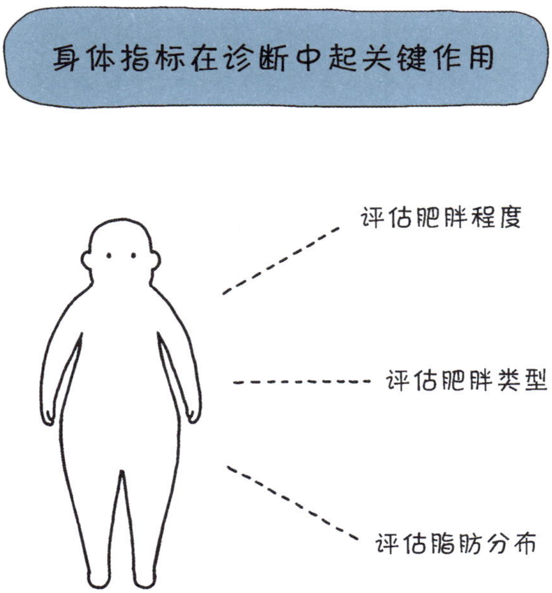

5. 体质指数指标有哪些局限

体质指数（BMI）是最常用、最方便的评估指标，但这个“普适级神器”也存在以下局限性。

局限1

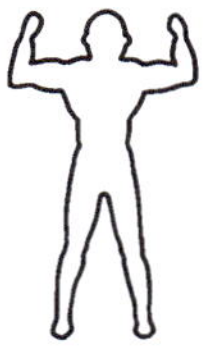

肌肉质量：BMI 不能区分脂肪和肌肉，肌肉发达的人可能会被误判为超重或肥胖。

局限2

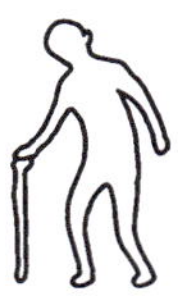

年龄：老年人的脂肪分布通常与年轻人不同，老年人更容易在腹部积累脂肪，而四肢的肌肉量减少。BMI 不能根据年龄进行区分。

局限3

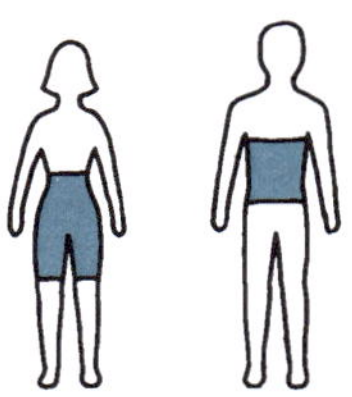

性别：女性的脂肪分布通常与男性不同，女性会在臀部和大腿积累更多脂肪，而男性则在腹部积累更多脂肪。BMI 尚无法体现性别差异。

局限4

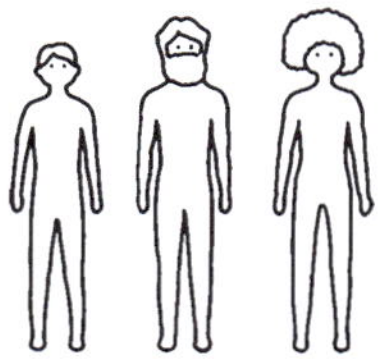

种族差异：不同种族人群通常有不同的 BMI 标准，需要根据具体情况调整。

由于体质指数不能用于完全评估健康风险，医生一般会结合其他指标全面评估健康状况。

6. 为什么要查内脏脂肪面积

内脏脂肪面积（VFA）是评估肥胖和相关健康风险的重要指标，尤其在诊断中心性肥胖时具有重要作用。

内脏脂肪主要分布在腹部，围绕在内脏器官周围。内脏脂肪面积的增加不仅会影响外观，出现“将军肚”。更重要的是它会导致内脏器官功能受损，与多种健康问题相关，如心血管疾病、2 型糖尿病、代谢综合征和癌症等。

通常，内脏脂肪面积 < $100cm^2$ 是正常范围，> $150cm^2$ 则有可能出现高脂血症、高血压等疾病。

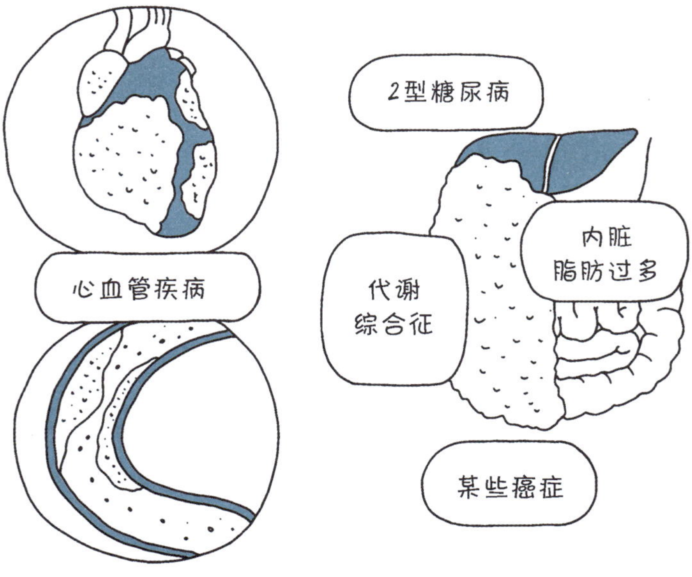

内脏脂肪面积与多种疾病相关

7. 为什么要查体脂率

体脂率是体内脂肪重量占总体重的百分比，是评估肥胖和健康的一个“精准雷达”，对于诊断和评估多种与肥胖相关的疾病风险具有重要意义，如心血管疾病、糖尿病、高血压等。

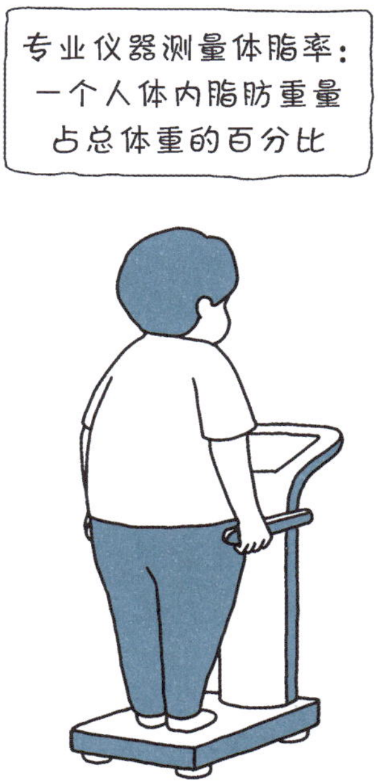
专业仪器测量体脂率：
一个人体内脂肪重量
占总体重的百分比

（1）评估肥胖：体脂率是评价超重和肥胖的重要指标。

（2）预测疾病风险：体脂率升高是高血压、糖尿病、心血管疾病等的重要危险因素，可以预测这些疾病的风险。

（3）反映健康状况：体脂率过高或过低都与健康问题相关。例如，体脂率过高可能导致内脏脂肪堆积，增加多种慢性疾病的患病风险；而体脂率过低可能导致营养不良和功能性失调。

8. 为什么要查肌肉量

肌肉量是肥胖诊断的“pH 试纸”，可以帮助区分不同类型的肥胖，评估肥胖对健康的影响。

肌肉量低同时伴有体脂率增高，被称为肌少症性肥胖。这是一种特殊形式的肥胖，与多种健康风险相关。肌肉量减少会导致身体代谢率下降，使减重更加困难，并且增加患代谢性疾病的风险。

所以，在肥胖的诊断和管理中，考虑肌肉量是非常重要的。

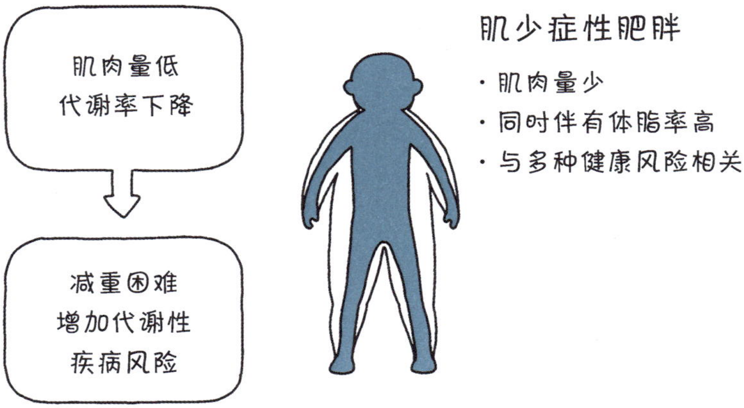

9. 为什么要查身体骨量

在肥胖诊断中，检测骨量能帮助识别与肥胖相关的代谢性疾病，如骨质疏松症。

部分肥胖人群会因为体内脂肪细胞的增加而对骨骼产生额外压力，从而影响骨量。同时，肥胖可能导致炎症和激素水平变化，这些变化也可能影响骨骼健康。此外，肥胖人群减重过程中，如果营养摄入不足，可能影响骨量，增加骨折风险。

因此，检查身体骨量对减重前的评估非常重要。

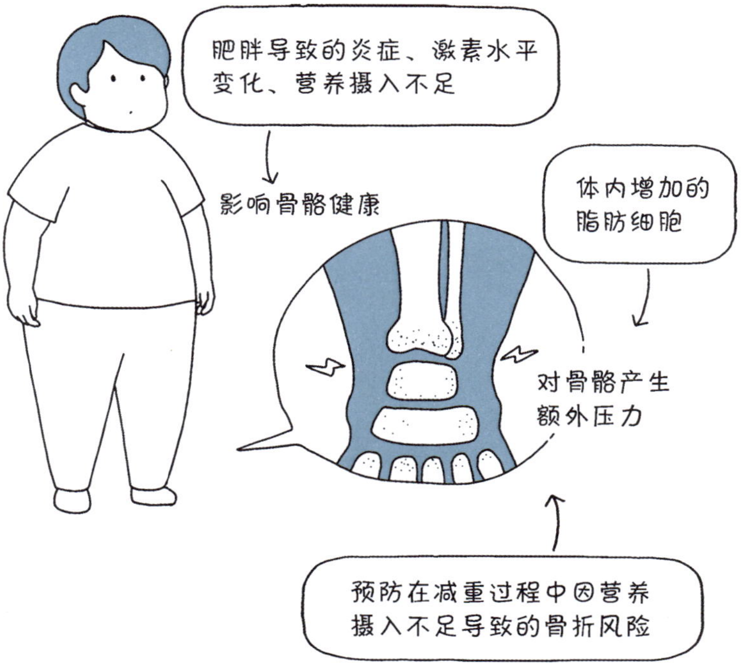

10. 为什么要查身体水分含量

水在人体中含量最高，是维持生命的基础。水分含量在肥胖诊断中可以更好地反映体脂率的情况。

体脂率是指人体内脂肪重量占总体重的百分比，是评估肥胖的重要指标。体内水分多少会影响体重，而体脂率的计算是基于体重的。因此，如果一个人体内水分含量较高，会在一定程度上掩盖体脂率的真实水平，从而影响对肥胖程度的准确评估。而快速减重者更容易出现瘦组织丢失、全身水分减少的情况，也会影响对真实体脂率的判断。

此外，水分含量对评估健康状况也可以起到一定的作用，如营养不良、腹水、肌少症性肥胖等。监测肥胖人群及减重过程中人体水分变化，可以及时调整减重方案，评估减重方案的有效性，及早预测合并症的发生风险。

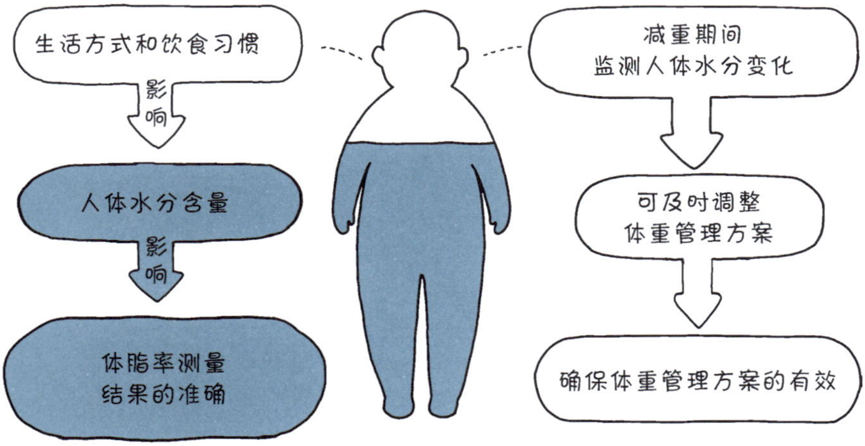

11. 为什么要查心血管功能

心脏是人体的“泵”，负责推动血液在血管中循环，为全身各器官和组织提供氧气和营养物质，同时带走代谢“废物”。任何心脏功能的异常都可能影响全身血液循环，导致严重的健康问题。

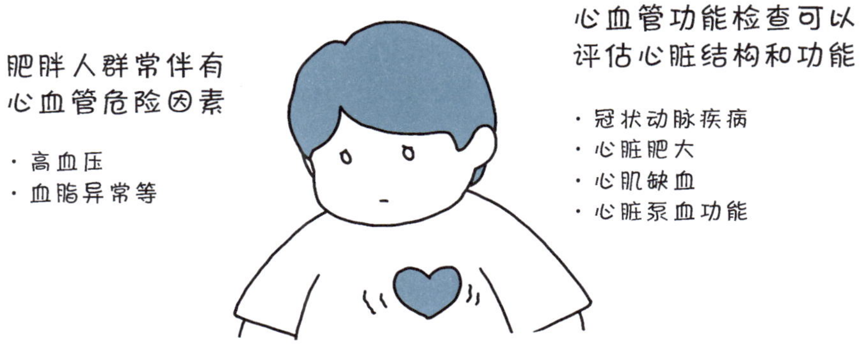

肥胖人群常伴有高血压、血脂异常等心血管危险因素，增加了心血管疾病的发生风险。心血管功能检查可以评估心脏结构和功能，检测是否存在心脏肥大、心肌缺血等心脏病变，以及心脏的泵血功能是否正常。通过检查可以早期发现心脏问题，预防心血管疾病发生。

12. 为什么要查脂代谢指标

脂代谢异常会导致血脂升高，增加动脉粥样硬化风险，进而影响心脏、大脑等重要器官的血液供应。肥胖人群常合并血脂异常，如甘油三酯水平增高、低密度脂蛋白胆固醇和总胆固醇水平升高、高密度脂蛋白胆固醇水平降低等。

评估脂代谢情况，判断是否存在高脂血症，以及脂质在体内的代谢是否正常，对于评估动脉粥样硬化风险和制定相应治疗方案十分重要。

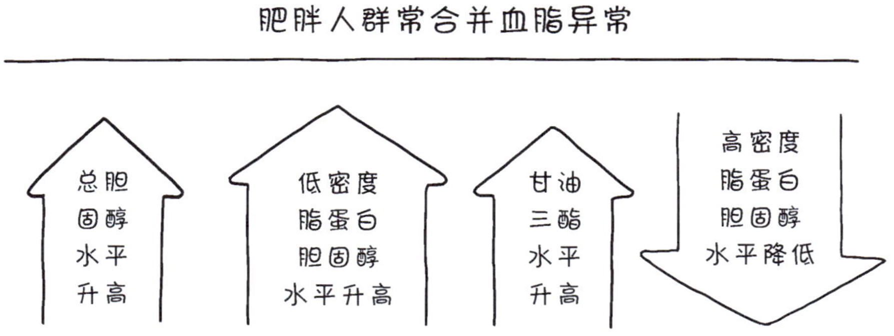

13. 为什么要查肝功能

肝脏是人体重要的代谢器官，负责过滤血液中的毒素、帮助消化食物、储存能量等。肥胖会给肝脏带来额外负担，导致诸多问题。

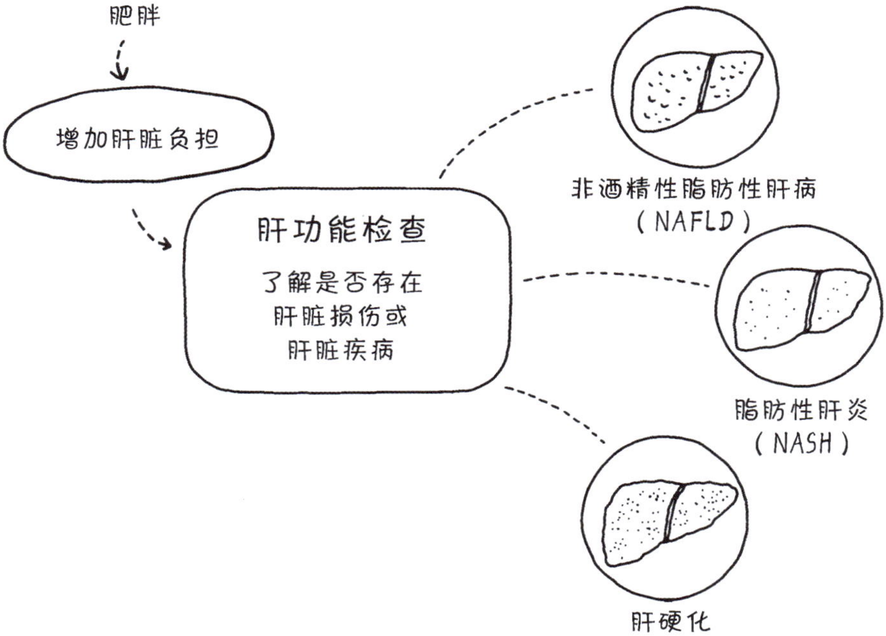

所以，在诊断前给肝脏来一次“体检大考”很重要。通过肝功能检查，医生可以了解是否存在肝脏损伤或肝脏疾病，如非酒精性脂肪性肝病（NAFLD）、脂肪性肝炎（NASH）和肝硬化等。

14. 为什么要查糖代谢指标

减重前，进行糖代谢指标检查十分必要，因为肥胖会对身体处理糖分的方式产生影响。糖代谢异常会导致血糖升高，长期高血糖会损害全身多个器官和组织。肥胖人群通常胰岛素抵抗增加，易致血糖升高。

糖代谢指标检查可以帮助医生评估患者糖代谢状态，判断是否存在胰岛素抵抗、糖尿病前期或糖尿病，对于早期干预和治疗糖尿病、制定合适的减重计划至关重要。

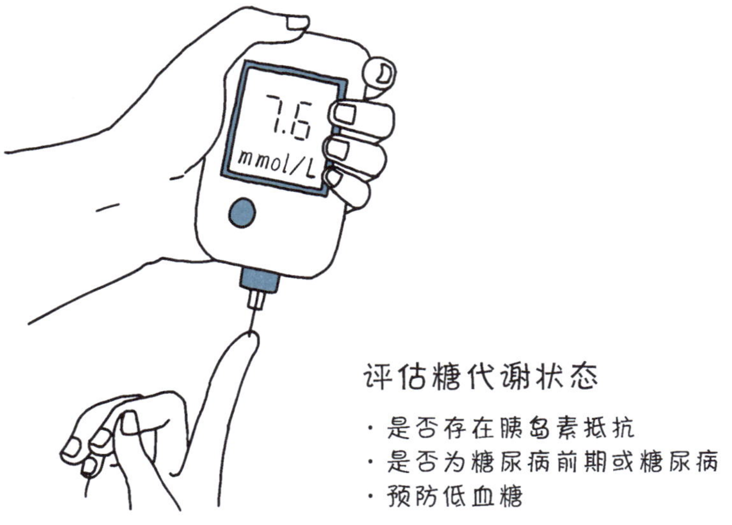

15. 为什么要查肾功能

肾脏是身体的“清洁工”，负责过滤血液中的废物和多余水分，调节血压，以及维持电解质平衡。肥胖会对肾脏造成额外负担。通过肾功能检查，医生可以了解患者肾脏是否健康，是否存在肾脏损伤或肾脏疾病，包括蛋白尿、肾小球病变等。

肾功能检查：了解肾脏是否存在肾脏损伤或肾脏疾病

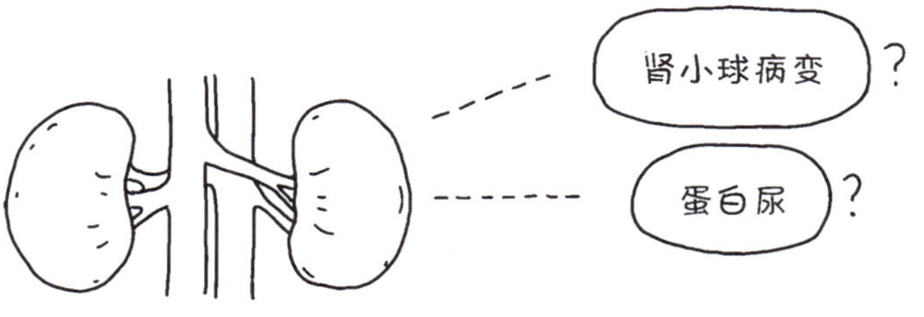

16. 为什么要做睡眠呼吸监测

呼吸系统负责氧气吸入和二氧化碳排出，维持体内气体交换。肥胖与睡眠呼吸障碍有密切关联，因此在肥胖的诊断中也需要进行睡眠呼吸监测。

当体重增加，特别是颈部和上呼吸道周围脂肪堆积时，会导致气道狭窄，从而在睡眠中引发或加重呼吸问题。睡眠呼吸暂停会导致间歇性缺氧，影响全身各器官功能，尤其是心脏和大脑。评估是否存在睡眠呼吸暂停综合征可以帮助医生确定患者病情的严重程度，指导治疗。

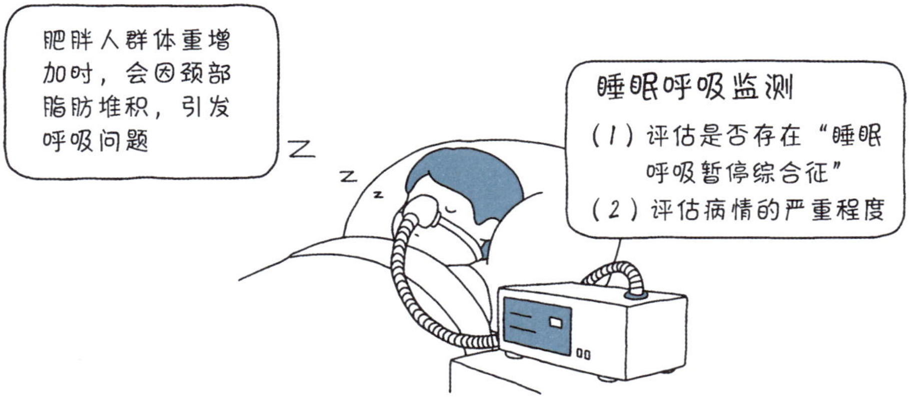

17. 为什么要筛查癌症标志物

不同类型的癌症可能影响不同器官和组织，但所有器官和组织都可能受到癌症的潜在威胁。肥胖与多种癌症风险增加有关。

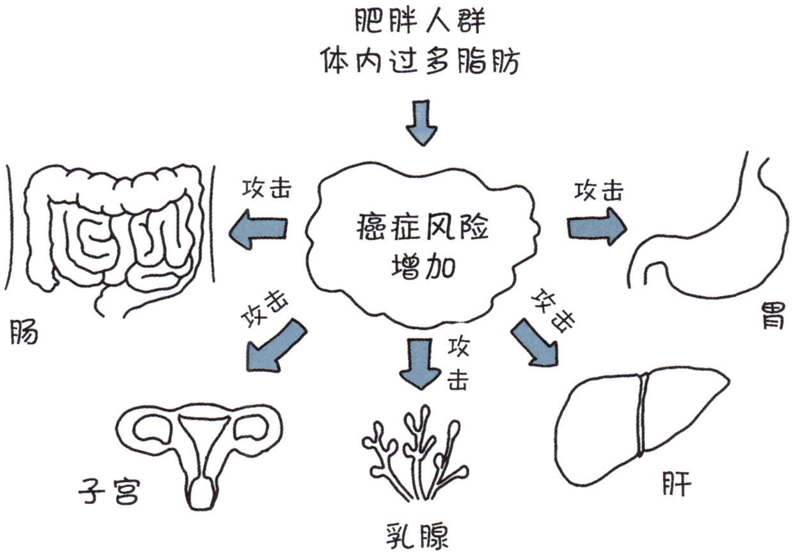

过多的脂肪不仅会影响身材，还会在身体里“搞破坏”，增加癌症的患病风险。特别是一些特定的癌症，如乳腺癌、结直肠癌、子宫内膜癌、肾癌、肝癌等，都和肥胖有扯不清的关系。因此，在诊断肥胖时进行癌症标志物筛查，可以帮助医生及时发现可能存在的癌症风险。

18. 诊断第二步：如何根据肥胖程度预估健康伤害

肥胖容易对健康引发诸多伤害，需要尽早评估，以避免发生严重疾病。

- 当前的健康风险：主要评估代谢状态，如血压、血糖、血脂、炎症标志物等。
- 潜在的疾病风险：如心血管疾病、2 型糖尿病、睡眠呼吸暂停综合征、癌症等并发症。

根据当前和潜在的健康风险，医生会对肥胖进行分期、分型，以便后续给出个性化的治疗建议。

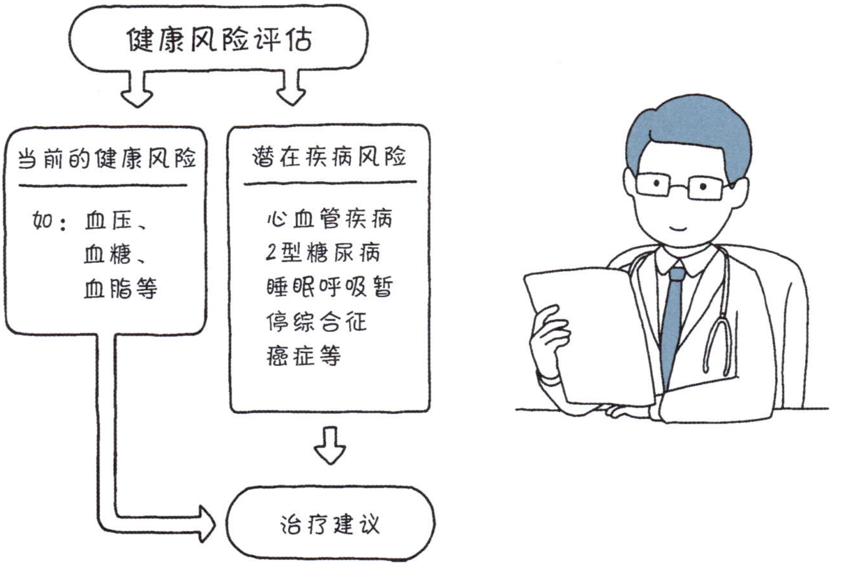

19. 根据代谢状态，如何对肥胖进行分型

根据代谢状态，肥胖可以大致分为 5 种：代谢健康体重正常（metabolically healthy normal weight，MHNW）、代谢不健康体重正常（metabolically unhealthy normal weight，MUNW）、代谢健康肥胖症（metabolically healthy obesity，MHO）、代谢不健康肥胖症（metabolically unhealthy obesity，MUO）和肌少症性肥胖（sarcopenic obesity，SO），不同类型可以反映代谢健康程度以及与肥胖相关的健康风险。

	代谢健康体重正常（MHNW）	代谢不健康体重正常（MUNW）	代谢健康肥胖症（MHO）	代谢不健康肥胖症（MUO）	肌少症性肥胖（SO）
腰围	正常	正常/高	正常	高	高
BMI	正常范围	正常范围	肥胖	肥胖	肥胖
内脏脂肪	正常	高	正常	正常	高
瘦体重	正常	正常	高	正常	低
代谢异常	无	有	无	有	有

超重/肥胖分型	BMI 24~28kg/m²	BMI≥28kg/m²
代谢正常	代谢健康型超重	代谢健康型肥胖
代谢异常	代谢异常型超重	代谢异常型肥胖

20. 有“健康的胖人”吗

健康的胖人通常指代谢健康肥胖症（MHO），但这并不是真的健康，它的存在说明并不是所有肥胖者都会立即被严重的代谢问题“盯上”，但 MHO 人群仍然需要密切关注。

研究显示，MHO 人群即便长期保持“代谢健康”状态，但发生早发心血管疾病的风险仍然增加，尤其是中青年人群。随着时间的推移，MHO 可能会逐渐发展为不健康的肥胖状态。一项随访 10～30 年的研究显示，大多数 MHO 个体都出现了代谢异常，心血管疾病发生风险也随之升高。

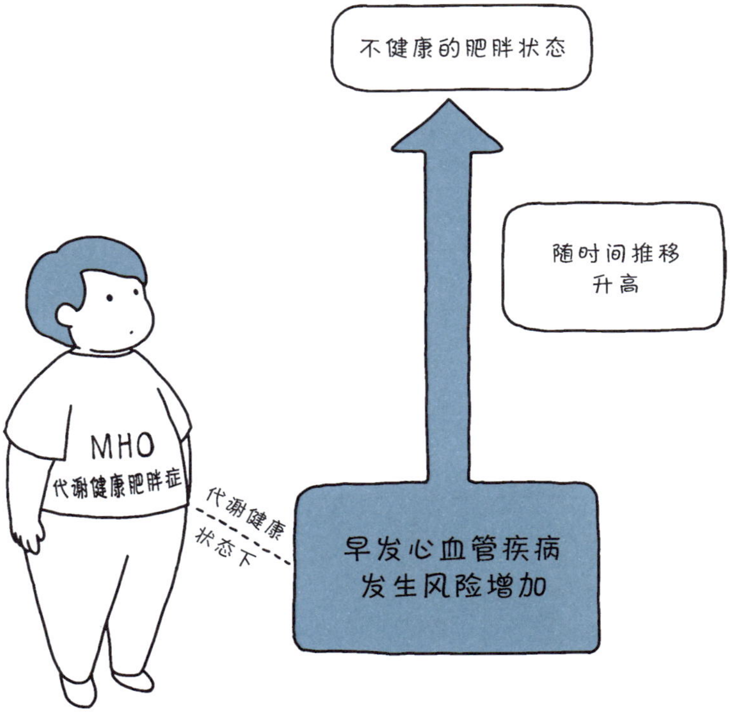

21. 代谢不健康肥胖症会造成什么健康隐患

代谢不健康肥胖症（MUO）可显著增加全身多系统健康风险。其核心危害源于慢性炎症状态与代谢紊乱的协同作用。

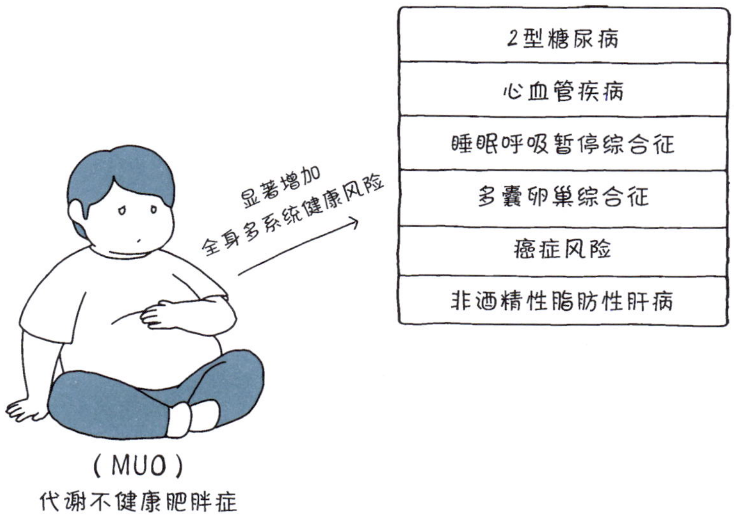

内脏脂肪过度堆积会释放促炎因子（如 TNF-A、IL-6），引发系统性低度炎症，加速动脉粥样硬化进程，使心血管疾病（如心肌梗死、脑卒中）发生风险升高；胰岛素抵抗导致糖代谢失衡，使肥胖者最终发展为 2 型糖尿病。而脂肪异位沉积于肝脏，会引发非酒精性脂肪性肝病（NAFLD），可进展为肝纤维化甚至肝癌。肥胖还可诱发阻塞性睡眠呼吸暂停综合征（OSAS），长期缺氧会加重肺动脉高压与心力衰竭风险。此外，肥胖相关性激素紊乱（如瘦素抵抗、性激素失衡）与乳腺癌、子宫内膜癌等恶性肿瘤风险增加密切相关，而骨关节长期超负荷可加速退行性骨关节炎进展。

肥胖实质上就是全身多器官功能障碍的“导火索”，需早期干预以阻断病理进程。

22. 肌少症性肥胖对健康危害更大吗

Baumgartner 于 2000 年首次提出“肌少症性肥胖”(sarcopenic obesity，简称 SO)这一概念，并将其定义为肌肉减少症与肥胖共存的一种表型。肥胖和肌肉减少症都是常见的慢性疾病，二者并存产生协同效应可导致严重危害。

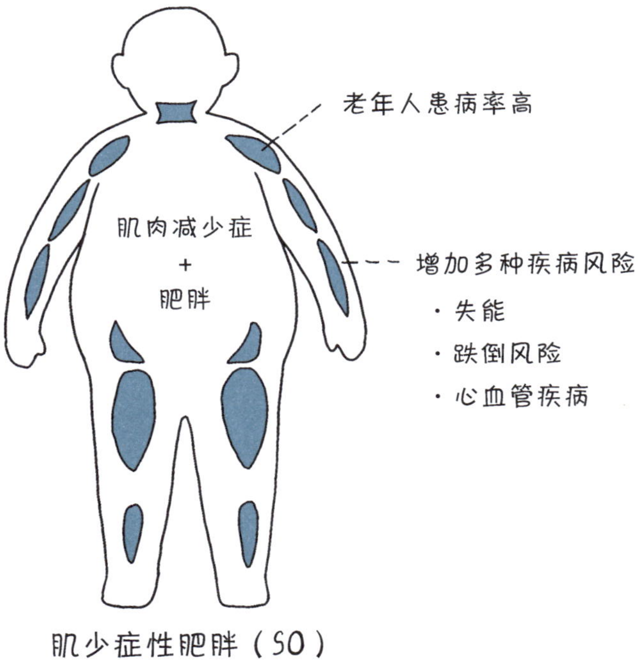

老年人肌少症性肥胖患病率比较高，每 10 位老年人中约有 1 位存在肌少症性肥胖。与单纯性肥胖相比，肌少症性肥胖会造成更多不良影响，增加多种疾病的患病风险、失能和跌倒风险，以及心血管疾病死亡及全因死亡风险，万万不能大意！

23. 不同的“饥饿”会引发不同的肥胖吗

美国梅奥诊所根据病理生理分型，将肥胖分为以下4种饥饿类型。

脑饥饿型

脑饥饿型（总想吃得多）：指自由进食量大于同性别人群进食量的第75百分位数，即女性一餐 > 894kcal，男性一餐 > 1 376kcal。如果发现自己每顿饭的饭量都远超同龄同性别人群，可能是“大脑饥饿”在作祟。

胃肠饥饿型

胃肠饥饿型（吃完就饿）：指胃排空加速，即放射性标记固体餐排空时间小于同性别人群的第25百分位数，即女性 < 101分钟，男性 < 86分钟。如果刚吃完没多久又饿得心慌，胃好像“漏了底”，可能是胃肠动力异常，让饥饿感来得又急又快。

情绪饥饿型

情绪饥饿型（以吃消愁）：指享乐型进食的异常，即焦虑行为问卷评分大于人群第75百分位数，或医院焦虑抑郁量表（hospital anxiety and depression scale，HADS）≥7分。如果焦虑、孤独时总忍不住找零食，可能是你的情绪“饿了”。

低代谢型

低代谢型（喝水都“胖”）：指静息能量消耗（resting energy expenditure，REE）小于人群第25百分位数，即女性 < 96%预测REE、男性 < 94%预测REE。身体进入“省电模式”，消耗能量的能力比较弱。

24. 中医如何对肥胖进行分类

肥胖的中医辨证分型通常包括四种证型。

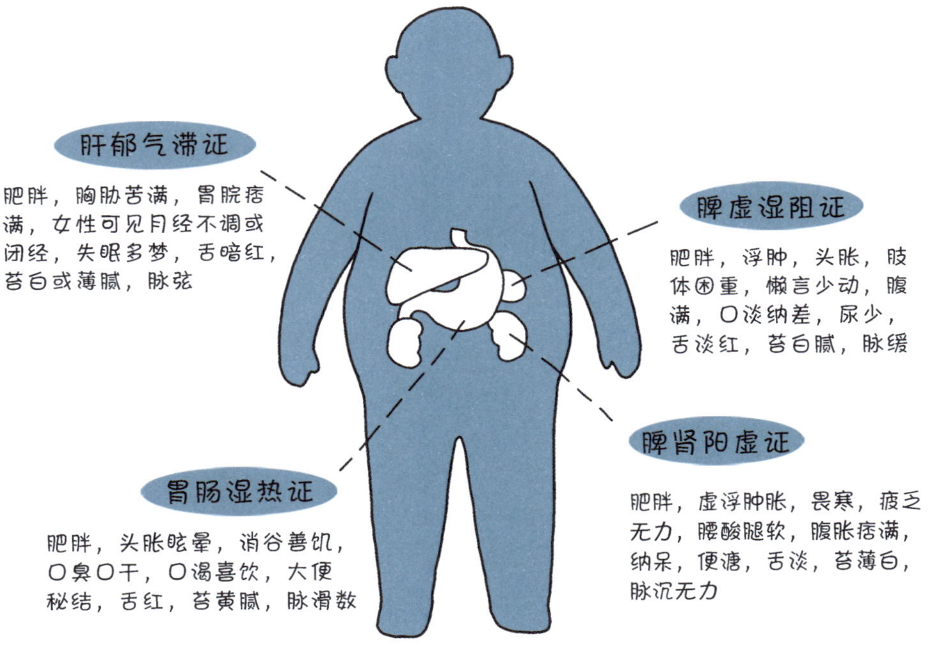

25. 评估肥胖并发症要做哪些检查

当评估肥胖对身体可能造成的影响时，医生通常会推荐一系列检查，具体包括：心血管功能检查、糖代谢评估、脂代谢评估、肝功能检查、肾功能检查、睡眠呼吸暂停检查、关节功能检查和癌症标志物筛查等。

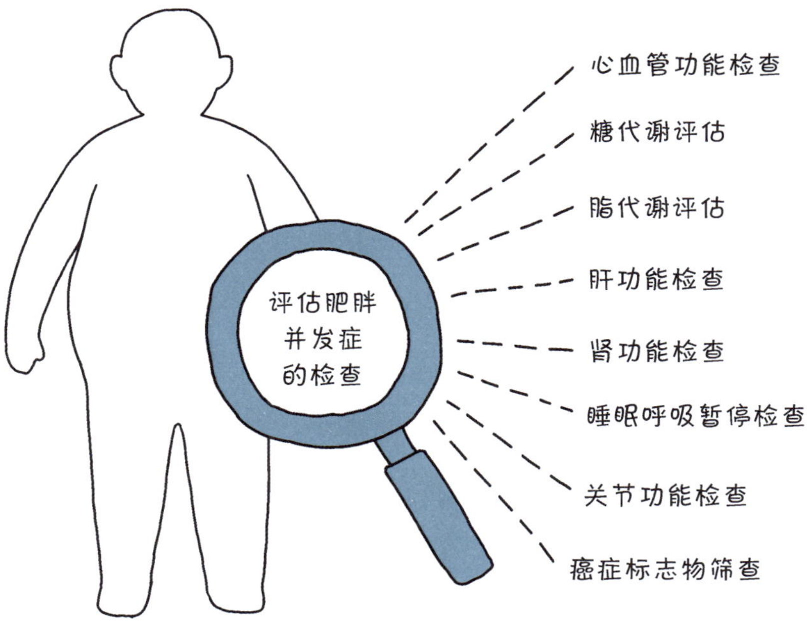

26. 诊断第三步：评估身体功能和心理影响也很重要吗

身体功能和心理状况评估在肥胖诊断中起重要作用，就像“健康侦探”，帮助识别潜在的风险。

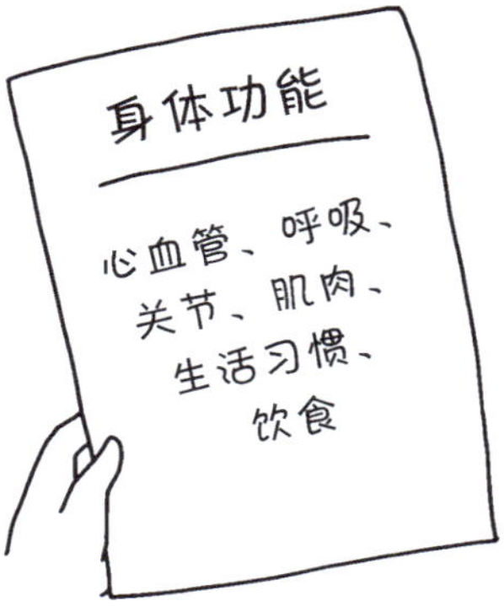

身体功能评估：通过身体功能评估，医生可以了解患者整体健康状况，包括心血管、呼吸、关节和肌肉等方面功能，并识别是否存在心血管疾病、呼吸系统问题、关节和骨骼问题等潜在风险。

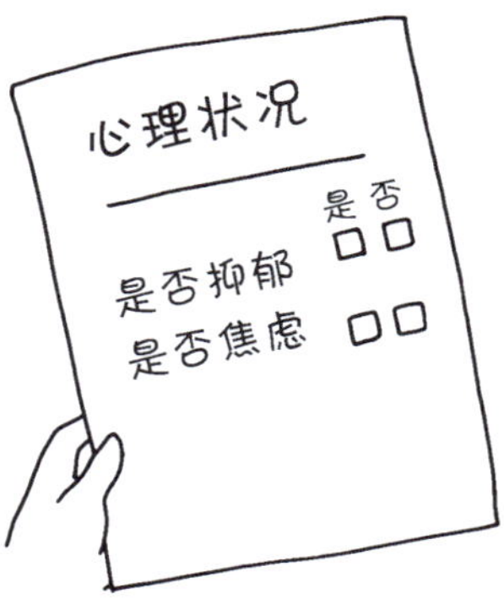

心理状况评估：通过心理状况评估，医生可以了解患者是否存在抑郁、焦虑等心理健康问题。根据患者饮食习惯、运动习惯和生活习惯，帮助识别导致肥胖的行为因素。此外，还可以根据心理评估结果，提供必要的心理支持和行为干预，帮助建立健康的饮食和生活方式。

27. 内外兼修：如何进行心肺耐力评估

肥胖人群体重较大，日常活动消耗更多能量，心肺系统需提供更多氧气，增加了心肺的工作量。心肺功能不佳会限制运动能力，影响日常活动和锻炼效果。通过心肺耐力评估，了解自己的心肺健康状况，为制定运动计划提供依据。

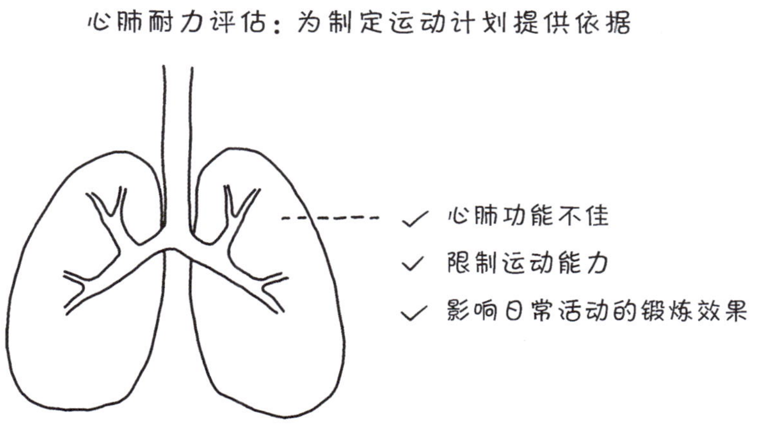

28. 内外兼修：如何进行心理状态评估

肥胖人群常伴有抑郁、焦虑等心理问题，可能影响对肥胖症治疗的依从性和效果。心理状态评估可以及时发现心理障碍，便于医生提供心理支持和干预，帮助改善患者心理状态，提高诊疗的积极性和效果。

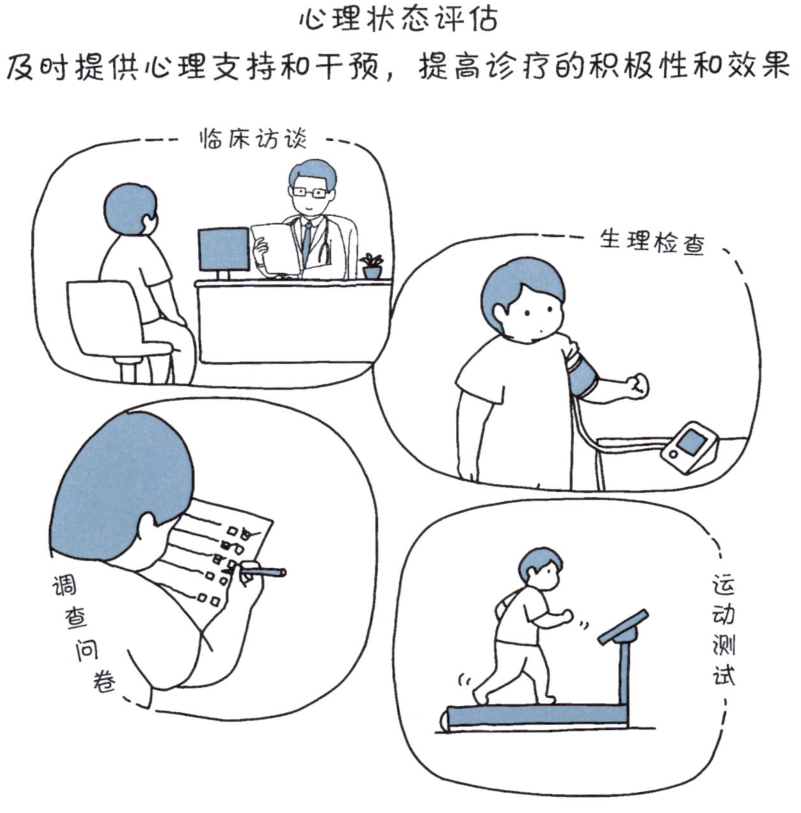

三、诊断检查——透视身体

1. 快速自查：如何准确测量身高

居家测量身高时，要保证三个原则：同一时间点、同一测量尺、同一测量人。具体可参考以下方法。

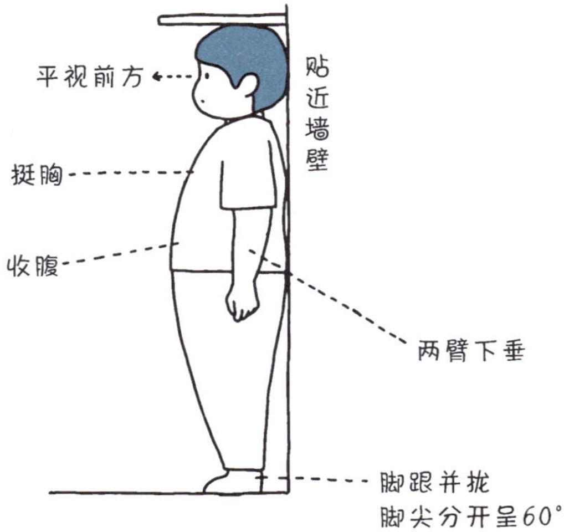

工具 保证无弹性的测量尺与地面垂直。

穿着 脱掉鞋、帽子和外衣，解开发髻。

姿势 保持立正姿势，挺胸收腹，两臂自然下垂，脚跟并拢，脚尖分开呈 60°，双膝并拢挺直，两眼平视正前方；眼眶下缘与耳廓上缘保持一条线；脚跟、臀部和两肩同时接触测量尺，头部保持正立位置。

测量并读数

重复测量 为了确保准确性，可以测量两次取平均值。

2. 快速自查：如何准确测量体重

居家测量体重时，可以参考以下方法。

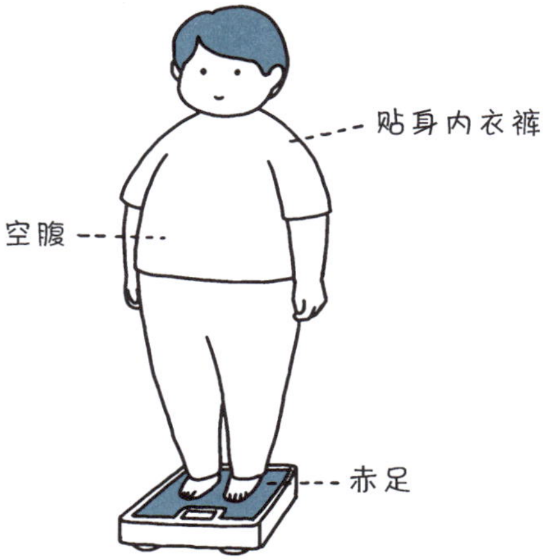

准备 在清晨、空腹、排泄小便完毕后测量。

工具 固定使用一台体重秤，确保体重秤放在平坦坚硬的地面上。

穿着 赤足、脱掉帽子和外衣，穿贴身内衣裤。

姿势 站在体重秤中央，保持身体站直并放松，不要摇晃或接触其他物品。

测量 等待读数稳定后记录体重。

记录 记录每次测量的体重，以便跟踪体重变化。

3. 快速自查：如何准确测量腰围

居家测量腰围时，可以参考以下方法。

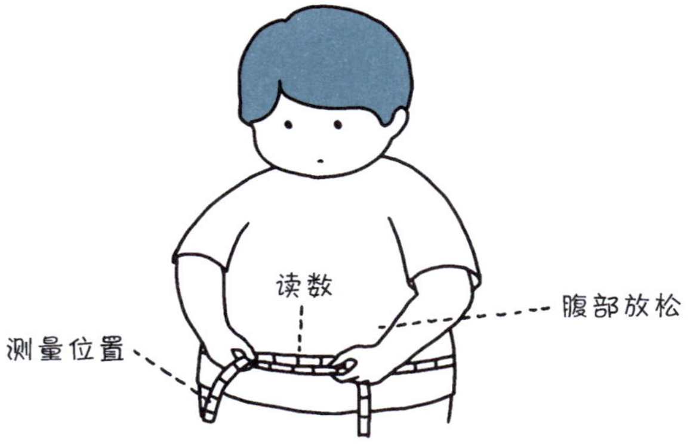

（工具） 使用无弹性的软尺，确保软尺能够紧贴皮肤并且最小刻度为 1mm。

（穿着） 穿轻薄的衣物或脱去上衣。

（姿势） 两眼平视前方，自然均匀呼吸，腹部放松，脚尖分开 25～30cm。

（测量位置） 软尺放在右腋中线髋骨上缘尖端和第 12 肋骨下缘连线的中点，水平方向环绕一圈，紧贴而不压迫皮肤。

（读数） 正常呼吸，测量腰围，读数精确到值 1mm，避免在吸气时测量，因为腹部会膨胀，导致读数不准确。

（记录） 记录测量结果，可以测量两次取平均值。

（注意事项） 避免在饭后立即测量，胃部充盈会影响腰围的读数；保持软尺水平，不要倾斜或扭曲；如果可能，让他人帮助测量，以确保软尺放置正确且读数准确。

4. 快速自查：如何准确测量臀围

居家测量臀围时，可以参考以下方法。

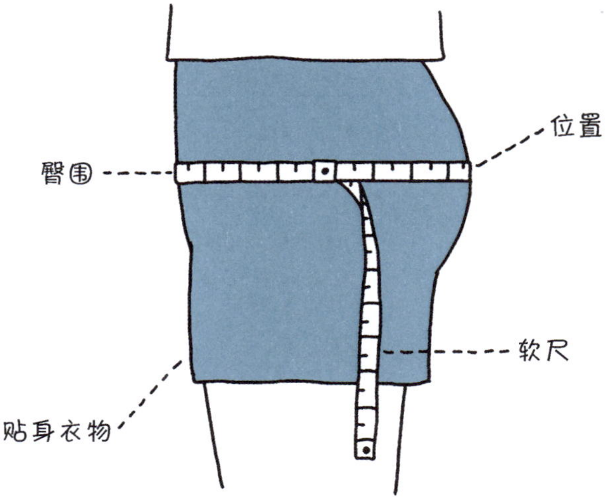

工具　无弹性的软尺。

穿着　贴身衣物。

站立姿势　自然站立，两臂自然下垂，双脚并拢，臀部放松，目视前方。

测量位置　臀围是指耻骨联合和背后臀大肌最凸处的水平周径，即取臀部最高点的水平周长。

测量　将软尺沿臀部向后最凸出的部位，水平绕一周。确保软尺紧贴皮肤，松紧适度。

读数　平静呼吸时读数。

记录　记录软尺长度的准确数值，可以测量两次取平均值。

5. 快速了解身体“密码”的利器有哪些

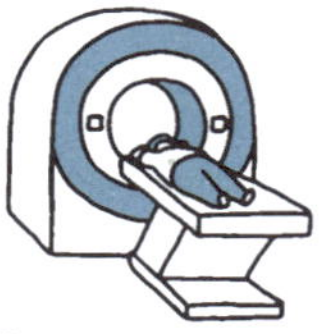

内脏脂肪面积

腹部计算机断层扫描（CT）
磁共振成像（MRI）
生物电阻抗分析（BIA）

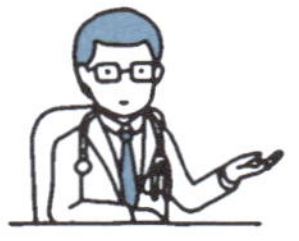

体脂率

BIA
皮褶厚度测量
双能X射线吸收法（DEXA）

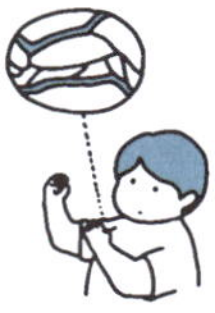

肌肉量

BIA
DEXA
MRI

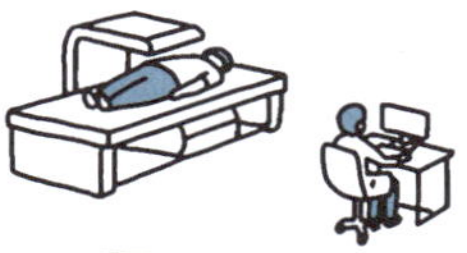

身体骨量

DEXA
定量计算机断层扫描（QCT）

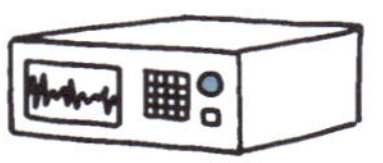

水分含量

BIA
MRI

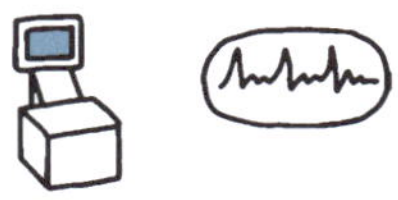

心血管功能

超声心动图
心电图等

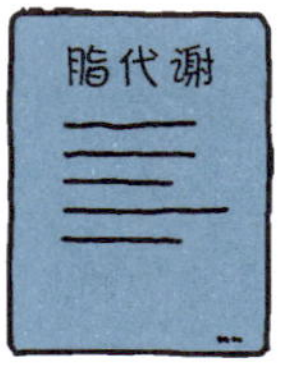

脂代谢指标

总胆固醇（TC）、低密度脂蛋白胆固醇（LDL-C）、
高密度脂蛋白胆固醇（HDL-C）、甘油三酯（TG）等

此外，还有很多健康指标能够快速反映身体健康状况。

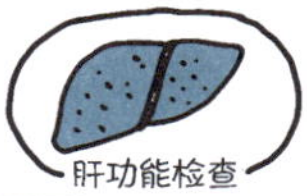

肝功能

谷丙转氨酶（ALT）、谷草转氨酶（AST）、直接胆红素（DBIL）、总胆红素（TBIL）等

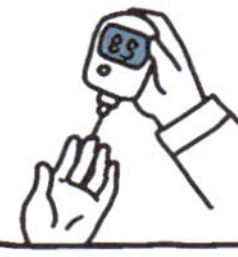

糖代谢指标

空腹血糖、糖化血红蛋白（HbA1c）、口服葡萄糖耐量试验（OGTT）、2小时血糖等

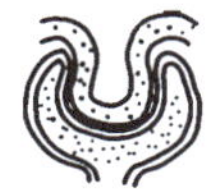

肾功能

血肌酐（Scr）、肾小球滤过率（GFR）等

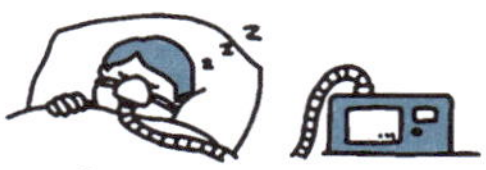

睡眠呼吸监测

多导睡眠监测、睡眠呼吸暂停初筛量表

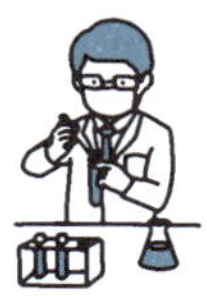

癌症标志物

甲胎蛋白（AF）、癌胚抗原（CEA）、糖类抗原（CA系列）等

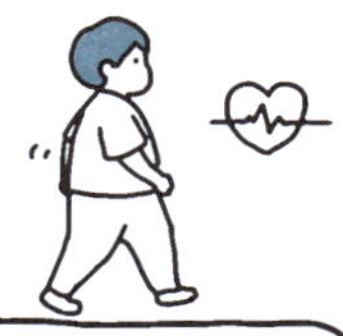

心肺耐力

6分钟步行试验（6MWT）、心肺运动试验（CPET）等

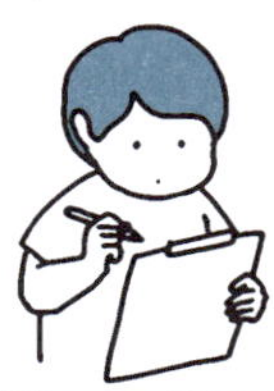

心理状况

9项患者健康问卷（PHQ-9）、7项广泛性焦虑障碍量表（GAD-7）、进食障碍调查量表（EDI）等

四、诊断结果——读懂你的身体

1. 我的体质指数（BMI）达标了吗

体质指数（BMI）是最常用的判断体重是否健康的指标，在我国人群的具体分类如下。

- 体重过轻：BMI＜18.5kg/m^2
- 正常体重：18.5≤BMI＜24kg/m^2
- 超重：24≤BMI＜28kg/m^2
- 肥胖：BMI≥28kg/m^2
- 轻度肥胖：28≤BMI＜32.5kg/m^2
- 中度肥胖：32.5≤BMI＜37.5kg/m^2
- 重度肥胖：37.5≤BMI＜50kg/m^2
- 极重度肥胖：BMI≥50kg/m^2

2. 我的腰围达标了吗

腰围可以体现腹部脂肪的积累情况，也是衡量中心性肥胖最简单、最实用的重要指标。

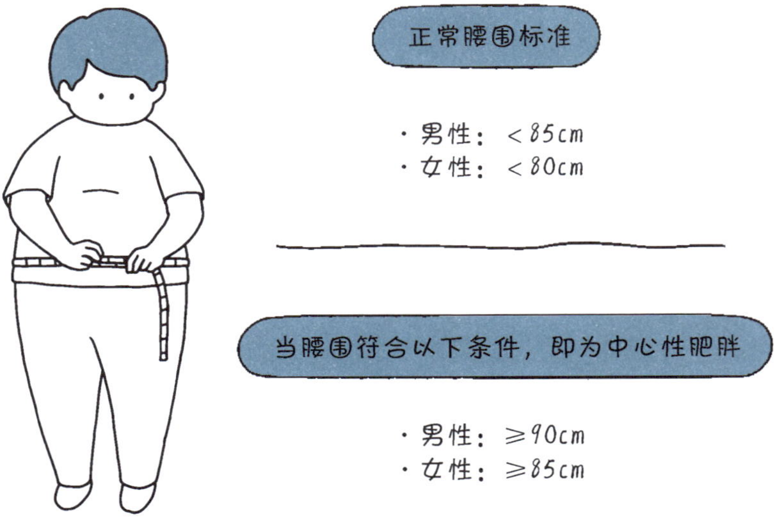

3. 我的腰臀比达标了吗

腰臀比（WHR）是评估中心性肥胖的指标。

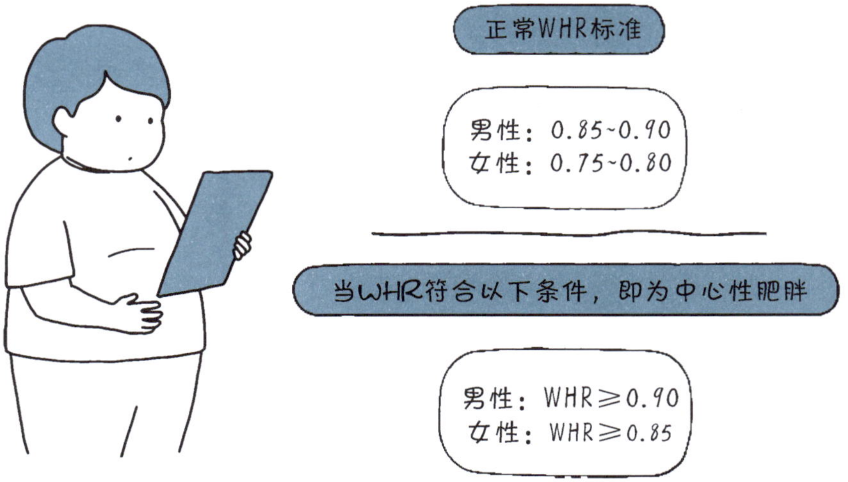

4. 我的腰高比达标了吗

腰高比（WHtR）同样可衡量中心性肥胖。

正常 WHtR < 0.5；当 WHtR≥0.5，即为中心性肥胖。

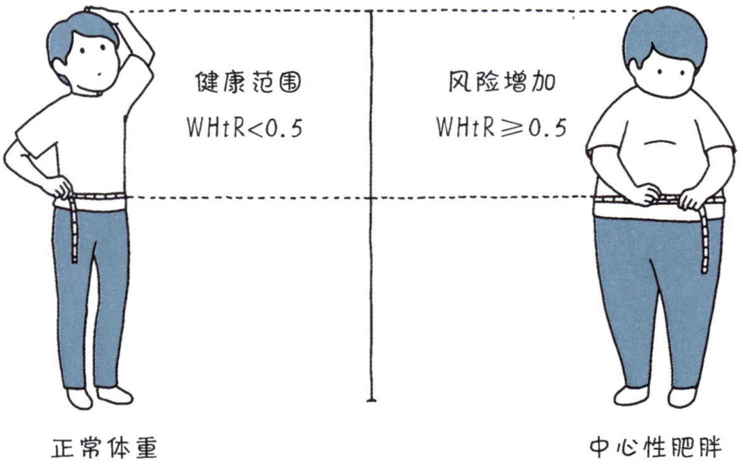

5. 我的内脏脂肪面积达标了吗

内脏脂肪面积(VFA)是中心性肥胖诊断的参考指标。正常 VFA < 80cm^2; 当 VFA≥100cm^2, 即为中心性肥胖。

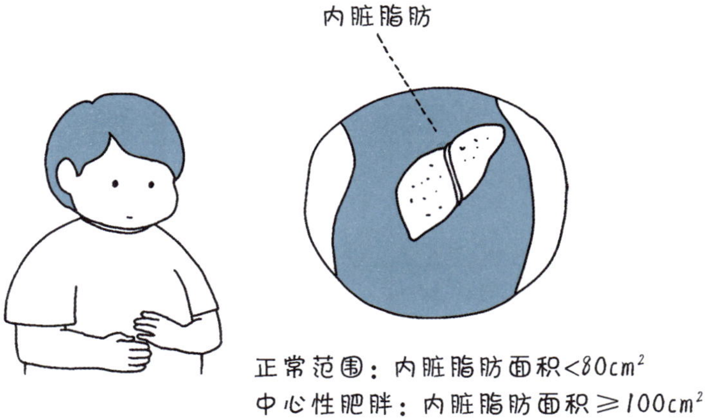

6. 我的体脂率达标了吗

体脂率指人体内脂肪重量在总体重中所占的比例，反映体内脂肪含量的多少。

正常体脂率标准：男性，10%～20%；女性，15%～25%。

当体脂率符合以下条件，即为肥胖：男性体脂率≥25%；女性体脂率≥30%。

体脂率	男性	女性
健康范围	10%~20%	15%~25%
肥胖	≥25%	≥30%

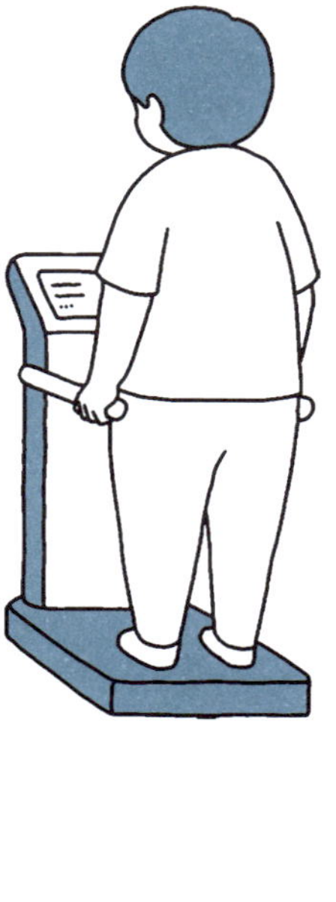

7. 我的肌肉量达标了吗

肌肉量指人体骨骼肌组织的总重量，包括横纹肌和平滑肌，反映营养状况和代谢健康。低肌肉量（如肌肉减少症）与衰老、慢性疾病（如心力衰竭、癌症）及术后恢复不良相关。可以通过四肢骨骼肌指数（appendicular skeletal muscle index，ASMI）评估。

可以使用双能射 X 线吸收法进行测量：

- 男性：ASMI < 7.0kg/m^2
- 女性：ASMI < 5.4kg/m^2

也可使用生物电阻抗分析法测量：

- 男性：ASMI < 7.0kg/m^2
- 女性：ASMI < 5.7kg/m^2

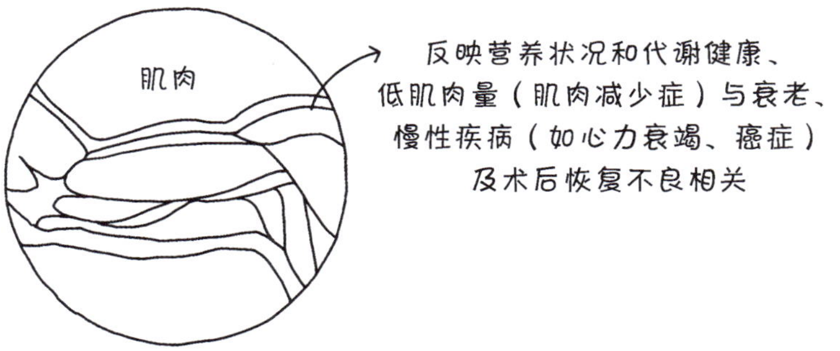

8. 我的身体骨量达标了吗

骨密度(bone mineral density, BMD)指单位体积骨骼中矿物质(如钙、磷)的含量,反映骨骼强度和质量,是诊断骨质疏松症的关键指标。

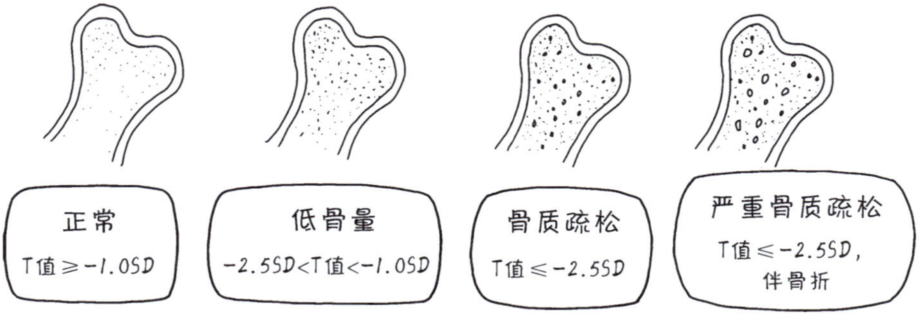

9. 我的水分含量达标了吗

水分是维持生命活动的基础。成年男性体内水分含量占身体质量的60%～70%，女性体内水分含量占身体质量的50%～55%。

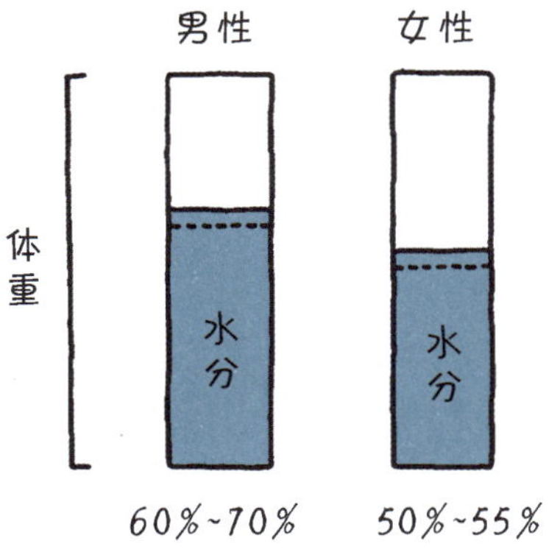

体内水分总量（total body water，TBW）包括细胞内液（intracellular water，ICW）和细胞外液（extracellular water，ECW）。细胞外水分比率（ECW/TBW）能反映水潴留状况。

- 正常范围：0.36～0.39
- 中度水潴留：0.39～0.40
- 重度水潴留：>0.40

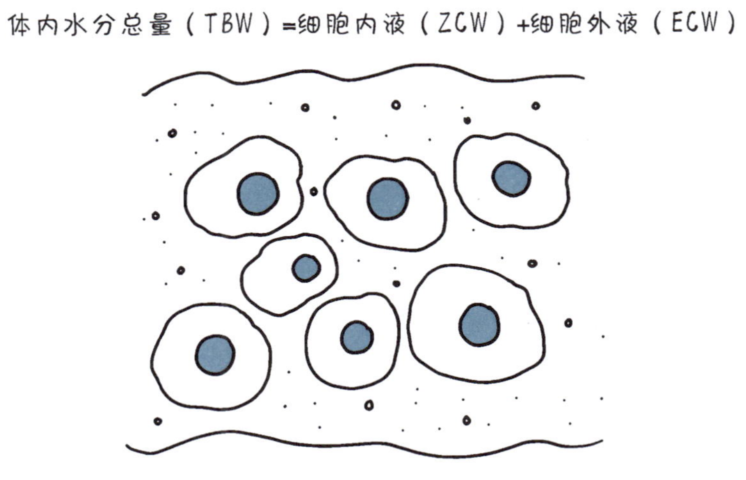

10. 手把手教你看心脏功能指标

心脏功能指标是评估心脏健康状况的重要参数，超声心动图是评估心脏功能的重要工具。目前，有许多评价左心室收缩功能的指标，临床最常用的为左心室射血分数，简便易行，且有较好的预测价值。

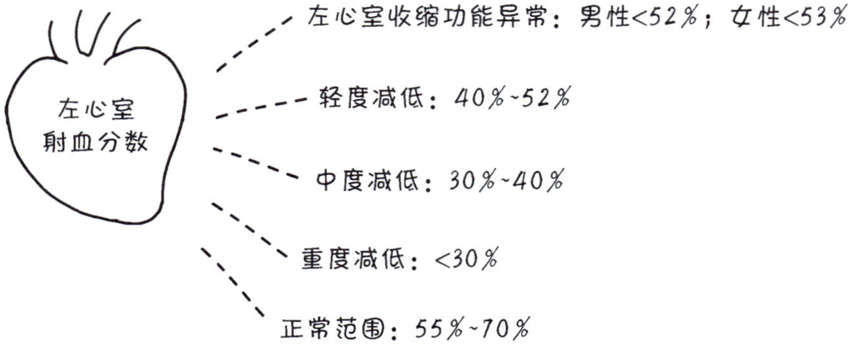

11. 手把手教你看脂代谢指标

脂代谢指标主要包括总胆固醇、甘油三酯、高密度脂蛋白胆固醇、低密度脂蛋白胆固醇等，主要用于评估心血管疾病风险。

脂代谢指标

- **总胆固醇（TC）**
  血液中所有胆固醇的总量，参考水平为<5.2mmol/L
- **低密度脂蛋白胆固醇（LDL-C）**
  携带胆固醇至外周组织的脂蛋白，被称为“坏胆固醇”，理想水平为<2.6mmol/L；参考水平为<3.4mmol/L，升高则增加心脏病和脑卒中风险
- **高密度脂蛋白胆固醇（HDL-C）**
  将外周胆固醇转运至肝脏代谢的脂蛋白，被称为“好胆固醇”，HDL-C<1.0mmol/L 提示降低
- **甘油三酯（TG）**
  血液中甘油与脂肪酸结合的脂肪，参考水平为<1.7mmol/L

12. 手把手教你看肝功能指标

肝功能指标包括谷丙转氨酶、谷草转氨酶、总胆红素、直接胆红素和间接胆红素等，用于评估肝脏的健康状况。

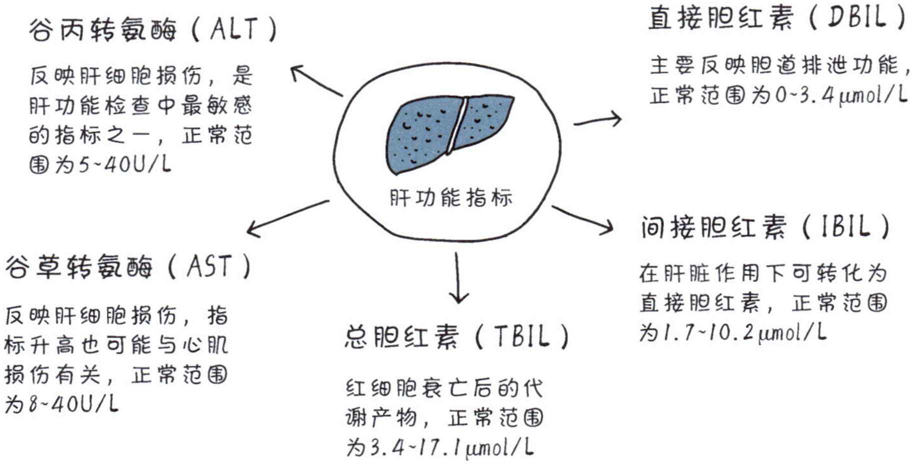

13. 手把手教你看糖代谢指标

糖代谢指标主要包括空腹血糖、糖化血红蛋白以及口服葡萄糖耐量试验等，用于诊断和监测糖尿病及其并发症。

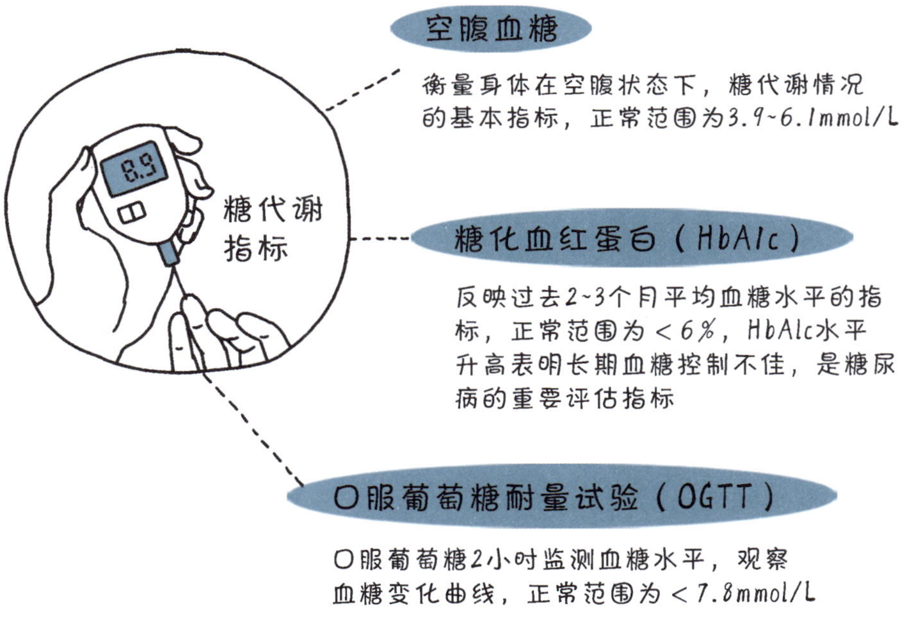

14. 手把手教你看肾功能指标

肾功能指标主要包括血肌酐、尿酸、肾小球滤过率等，用于评估肾脏的功能状态。

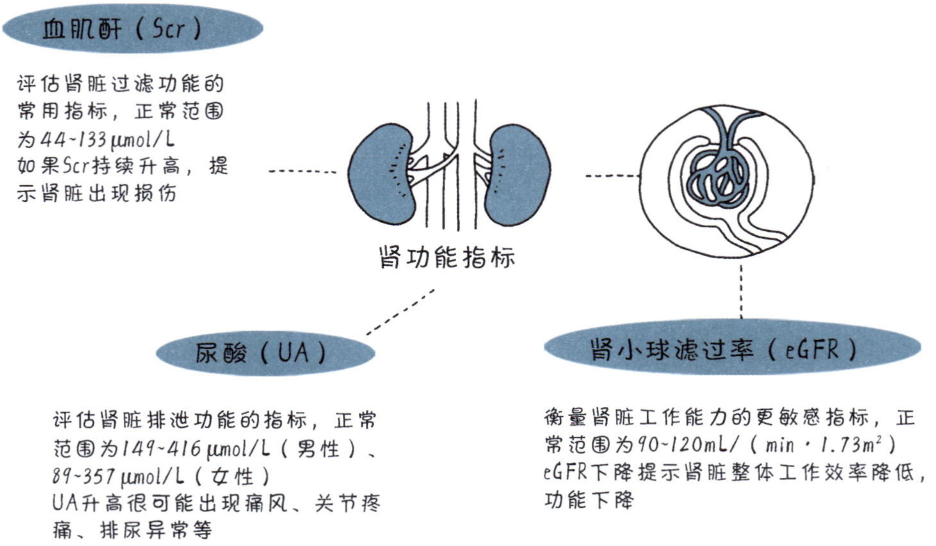

15. 手把手教你看心肺耐力指标

心肺运动试验（cardiopulmonary exercise testing，CPET）是评估心肺功能的金标准，常用指标是最大摄氧量（VO_2max），具体标准为：男性 29.5～42.5mL/（kg•min），女性 22.5～33.5mL/（kg•min）。

6 分钟步行试验（6-minute walk test，6MWT）是一种简单、安全的功能性运动试验，要求在平坦的硬地面上尽快行走，测定 6 分钟步行的最远距离，可以根据此项检查，制定运动方案。

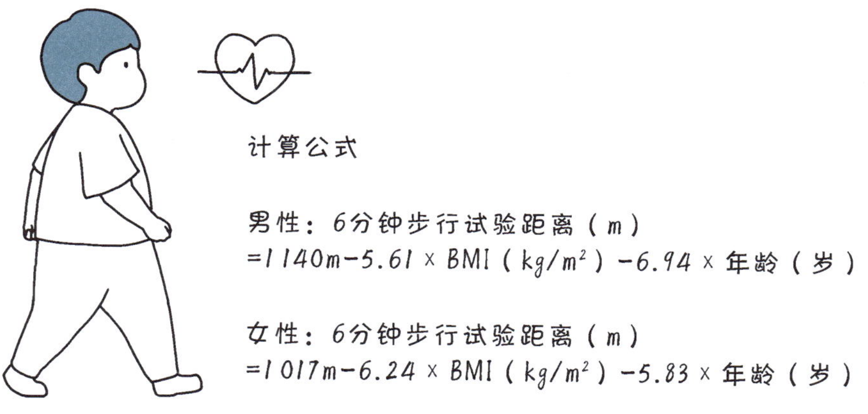

16. 手把手教你看心理状况

心理状况初步筛查量表包括 9 项患者健康问卷(patient health questionnaire-9, PHQ-9)、7 项广泛性焦虑障碍量表(generalized anxiety disorder-7, GAD-7)、进食障碍调查量表(eating disorder inventory, EDI)等。

9 项患者健康问卷(PHQ-9): 用于筛查抑郁及评估抑郁严重度，包括 9 项指标。量表采用 0～3 的 4 级评分，总分范围为 0～27 分。得分越高，抑郁症状越严重。通常，总分≥10 分提示可能存在中度以上抑郁症状，需要进一步关注和评估。

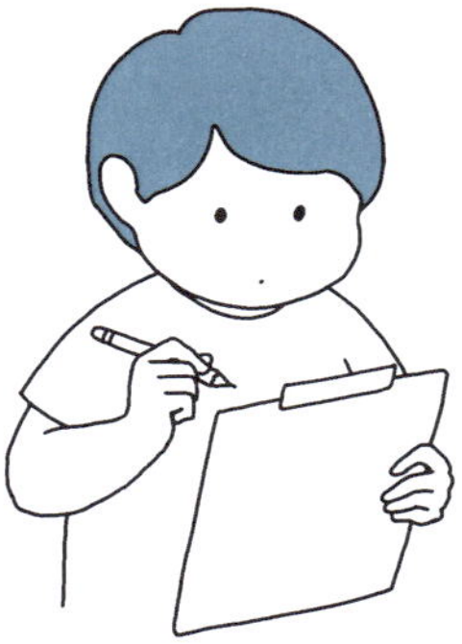

7 项广泛性焦虑障碍量表(GAD-7): 用于筛查和评估广泛性焦虑障碍(GAD)的严重程度，包括 7 项指标。量表采用 0～3 的 4 级评分，总分范围为 0～21 分。得分越高，焦虑症状越严重。通常，总分≥10 分提示可能存在中度以上焦虑症状。

进食障碍调查量表(EDI): 用于评估与进食障碍相关的认知和行为特征，包括 7 项指标。评分标准因不同版本和研究而异，通常每个分量表的得分越高，相关的认知和行为特征越明显，可能存在进食障碍的风险越高。

17. 知己知彼，轻装上阵

医学减重，诊断是关键第一步！别小瞧这一步，它是整个减重旅程的基石。带上健康资料，去体重管理中心或体重门诊，准备好接受全面的身体指标检查，从 BMI 到腰围、体脂率，再到内脏脂肪面积，这些数据会帮你精准定位肥胖程度。

同时，评估肥胖对健康的潜在影响，检查心血管功能、肝功能、糖代谢等指标，关注心理状况。这些检查都是为了给你量身定制最合适的减重方案，让你健康、安全地瘦下来。从诊断开始，这一步走对了，后续减重之路会顺畅很多！

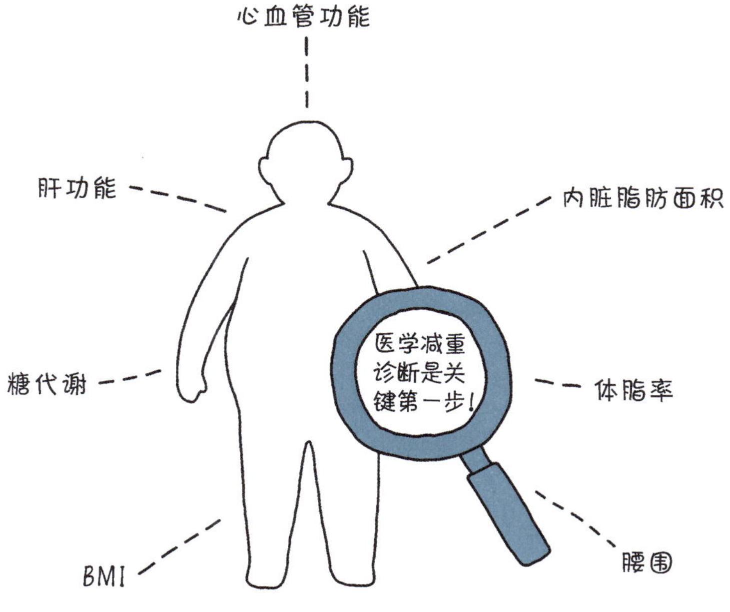

减重前，做好身体检查，让减重之路更顺畅

第三章

肥胖的治疗——医学减重，不走弯路

一、治疗前的准备工作——坚定减重，你准备好了吗

1. 为什么接受医学减重治疗十分重要

“千人千胖”，每个人身体的基础情况不一，在减重路上面对的挑战也各不相同。要想健康、科学地减重，医学减重诊疗就是打开成功大门的“钥匙”。医生或营养专家会细致地评估患者的健康状况、生活习惯和心理状态，量身定制包括饮食、运动、心理支持、行为改变、药物治疗或手术治疗在内的综合管理计划。在专业指导下，避开减重“陷阱”，突破减重路上的重重瓶颈，更安全、健康地实现减重目标。

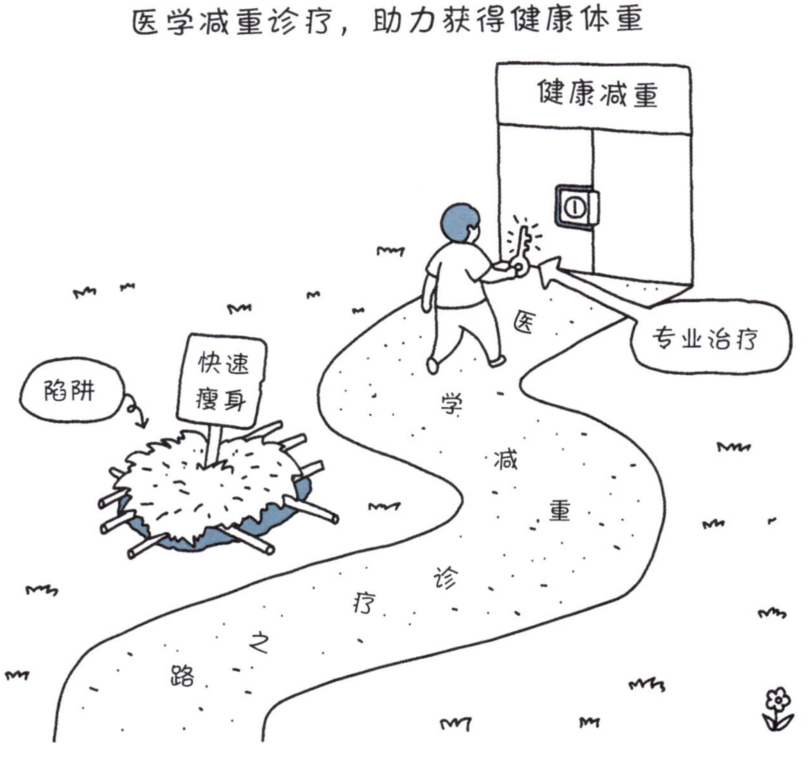

2. 科学减重可以给生活带来哪些改变

科学减重不只是盯着数字“嗖嗖”往下掉，更是生活方式的“全面提升”。

（1）生理层面：科学、系统的减重可以帮助身体重新建立健康的代谢状态，明显改善胰岛素敏感性，促进脂肪消耗，同时降低 2 型糖尿病、心血管疾病等并发症风险，还能减轻关节负荷，提升运动能力，进一步促进日常活动的能量消耗。

（2）神经内分泌层面：瘦素－胰岛素信号通路正常化，促进重建饱腹感机制，增强自主神经系统调节能力，提升昼夜节律的同步性，减少应激性进食行为。

（3）心理社会功能层面：随着体重减轻，对外表形象的满意度提高，社交参与意愿也随之增强。

（4）生活质量：睡眠呼吸暂停综合征得到缓解，深度睡眠时长增加，慢性炎症因子水平下降，帮助提升认知功能，改善记忆力等。

这些改变，让身体从被动应对代谢紊乱的模式，进入主动塑造健康行为的“健康快车道”。无须负重前行，未来一路轻盈。

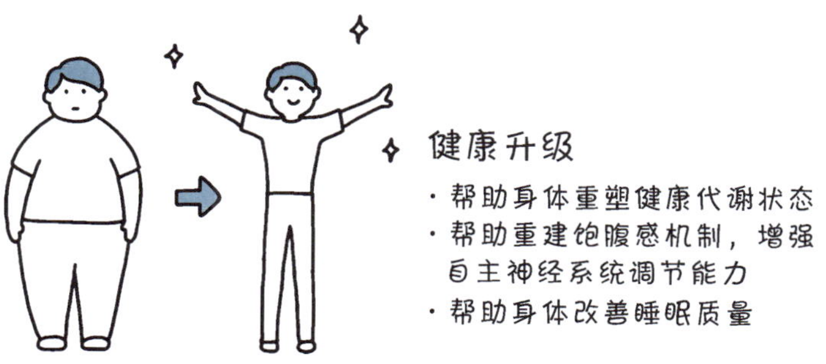
健康升级
· 帮助身体重塑健康代谢状态
· 帮助重建饱腹感机制，增强自主神经系统调节能力
· 帮助身体改善睡眠质量

【科学减重，让身体一路轻盈】

3. 如何找到专业靠谱的医学减重机构

正规医院都可以提供“医学体重管理”服务。除此之外，也可以根据团队、就医环境等进行甄别。我们一起看看怎么挑选和分辨靠谱的减重机构吧！

- 看团队：了解体重管理团队的构成，包括医生、营养师等专业人员的资质背景。
- 选方案：选择提供个性化饮食、运动、心理、药物、手术等全面指导的方案。
- 看环境：实地考察，确认环境干净整洁，符合卫生标准。
- 问后续：确认可否提供长期的支持和随访服务。

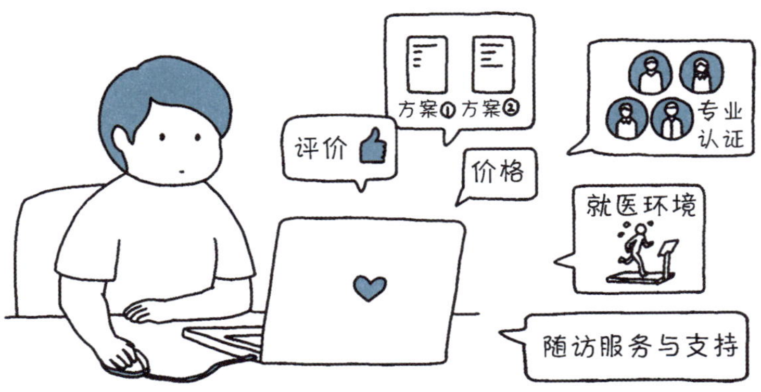

正规的医疗机构，都可提供“医学体重管理”服务

4. 治疗前，需要做哪些准备工作

开始减重之旅前，做好以下准备，能让我们更“丝滑”地达到目标，也能让减重过程更轻松。

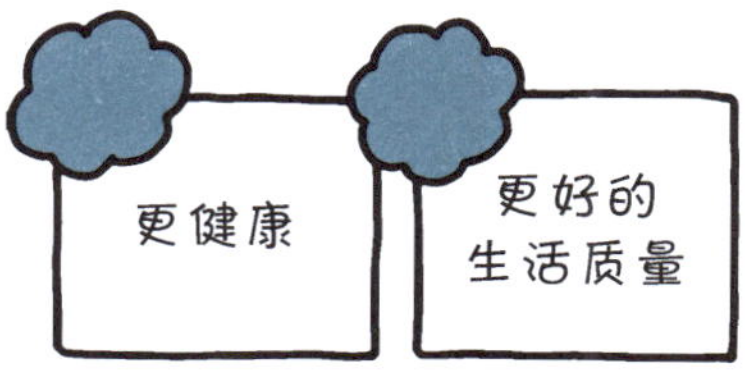

确定减重的目标原因：想清楚减重是为了健康、更好的生活质量，或是改善心理状态。把这些目标理由写下来，放在日常容易看到的地方，时常提醒自己，更容易坚持。

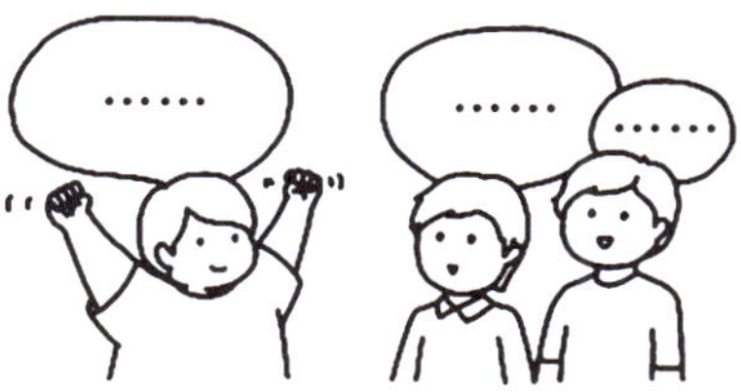

寻求支持：将减重计划告诉家人和朋友，他们的理解和支持会有很大帮助。可以组队做饭、一起锻炼、互相鼓励。加入减重小组也是个不错的选择，和有相同目标的人交流经验，互相取长补短，避免“踩雷”。

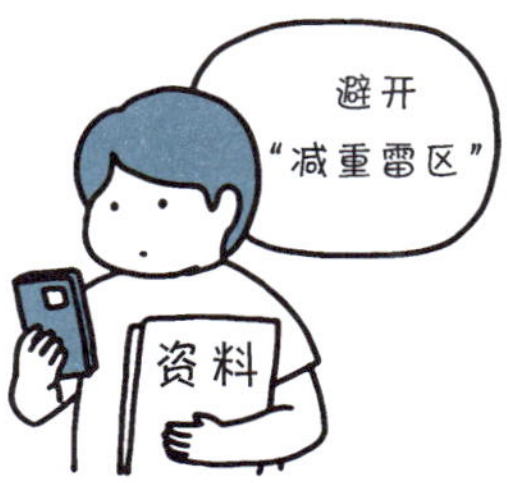

避免减重误区：“一夜暴瘦”不可取，科学饮食＋规律运动才是王道。很多声称能迅速减重的产品和方法并不可靠，减重是个长期的过程，关键是改变生活方式。学会如何维持减重后的体重，防止反弹。

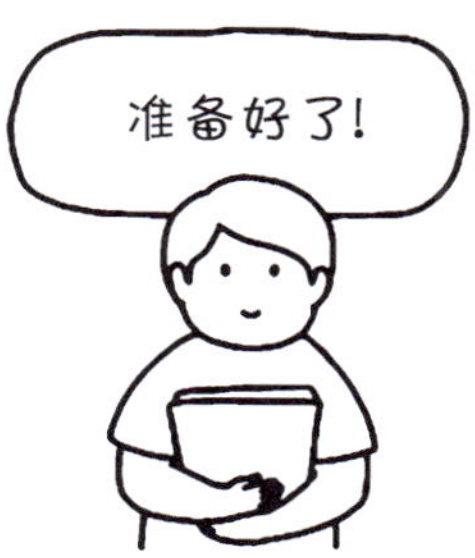

准备就诊资料：就诊时，记得带上之前的检查报告等相关资料，可以帮医生更好地了解情况，制定合适的治疗方案。

5. 你经历过几次减重“轮回”

实际上，大部分肥胖者都曾经非常努力地减过重。研究显示，超过 70% 的体重超标者都至少有过 1 次减重经历，如参加减重项目、制定详细的计划或寻求专业医生的帮助。平均下来，他们至少和肥胖减重大战了 3 个回合。更有超过 20% 的人经历了 5 次或更多的减重尝试。然而，尽管很多人在减重初期取得了成功，但随着时间推移，由于种种原因，体重往往会反弹到接近原来的水平，使他们不得不重新开始新一轮的努力。

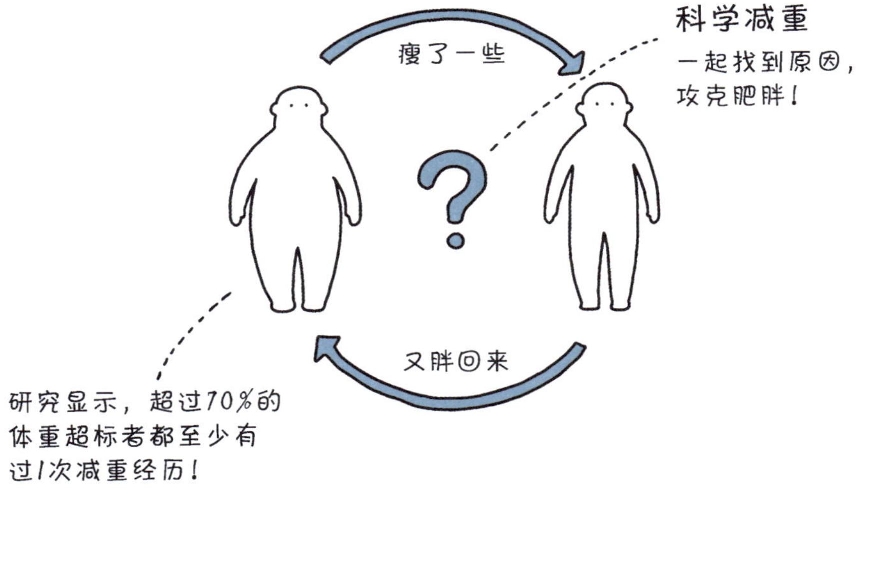

所以，从某种意义上讲，减重确实像是一次“轮回”。失败也好，反弹也罢，最重要的是，可以和医生一起找到原因，并一起改变它！在这场减重的马拉松中，你经历了几次这样的“轮回”呢？

6. 每次减重失败原因是什么

减重听起来简单，但实际操作中可能会遇到各种困难，失败的原因也五花八门。

（1）减重目标太激进：如计划一个月内减掉 20kg，但实际进展没那么快，这是对心态的“大考”，很容易让人放弃。

（2）压力影响体重管理：压力大或心情不好时，化“悲愤”为“食量”，体重随之增长。

（3）运动不规律：运动锻炼三天打鱼两天晒网，效果自然大打折扣。

（4）方法不适合：盲目跟风别人的成功案例，却忽视了自己的身体条件和生活习惯，结果适得其反。

（5）干预方案执行偏差：使用减重药物时，私自停药或调整剂量也会影响减重效果。

减重目标太激进

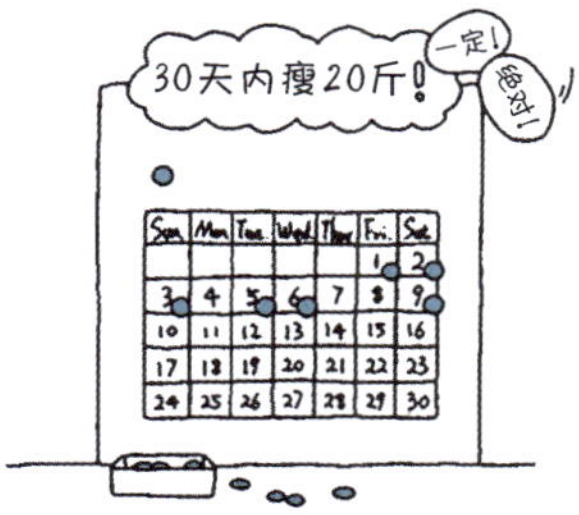
30天内瘦20斤!
一定!
绝对!

压力影响体重管理

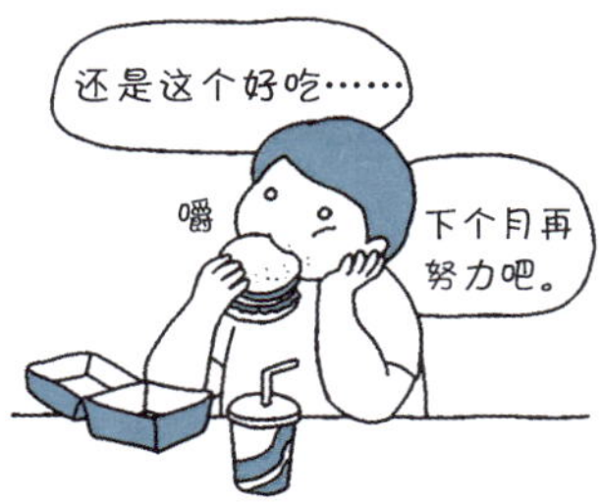
还是这个好吃……
嚼
下个月再努力吧。

运动不规律

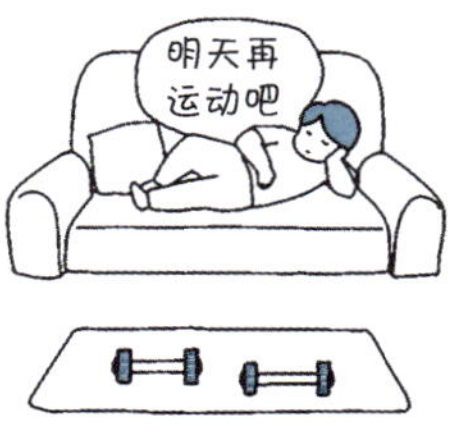
明天再运动吧

方法不适合

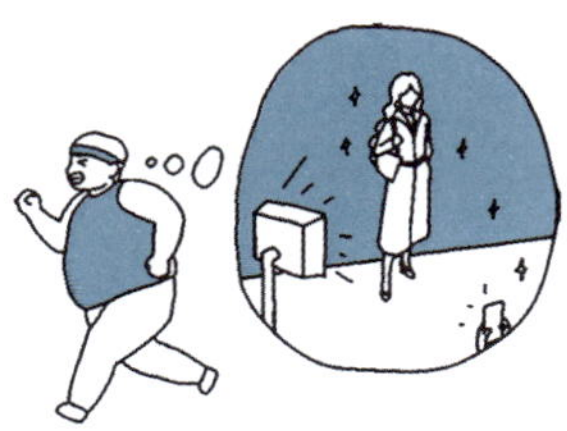

干预方案执行偏差

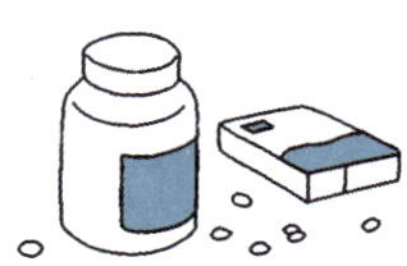

7. 体重反弹情况很常见吗

体重反弹是指在数月或数年内，体重重复增加或减少的循环，也被称为体重变异性或“溜溜球效应”。生理因素使得减重后的体重反弹成为常见现象，这种情况不仅发生在肥胖者身上，任何想减重或控制体重的人，无论年龄大小，都有可能遇到。

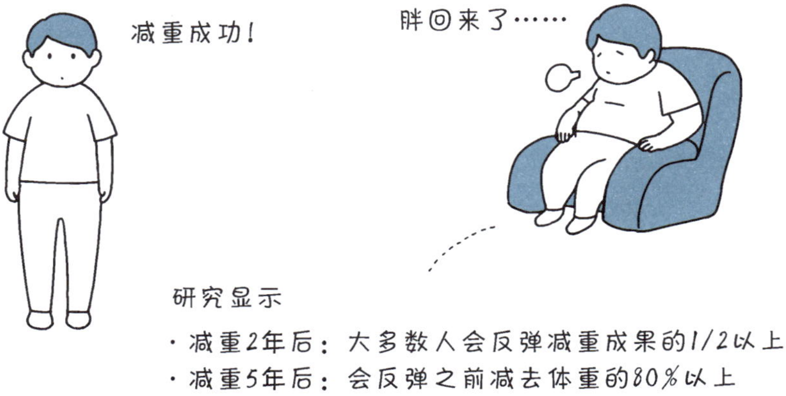

研究显示，仅通过生活方式干预的减重效果难以维持，更容易出现体重反弹。绝大多数肥胖者通过生活方式干预减重后 2 年，会反弹减重成果的一半以上，减重后 5 年会反弹之前减去体重的 80% 以上。遵从医学减重的科学指导，均衡饮食、规律运动、调节生活方式可以有效避免体重反弹。

8. 为什么体重会反弹

肥胖后的生理变化可以形成“代谢记忆”，这是导致体重反弹的重要因素。

（1）人在长胖后，脂肪细胞扩张引发脂肪组织炎症，导致巨噬细胞分泌一些 ECM 修饰酶，促进脂肪细胞生长；即使减重后，残留的巨噬细胞仍然能让脂肪细胞保持再生加速。

（2）肥胖期间脂肪组织的巨噬细胞（ATM）亚群向促炎表型（如 LAM）转化，减重后仍持续存在，形成“免疫记忆”，再次加剧脂质累积倾向。与此同时，减重后能量消耗也全面下降，静息代谢率进入“节能模式”，导致更难形成能量赤字。

（3）脂质代谢异常持续存在，减重后脂质分解能力下滑，促进脂肪重新积累。

（4）食欲调控激素失衡，减重后饱腹激素（如 GLP-1）减少，饥饿激素（胃饥饿素）升高，同时多巴胺和阿片系统驱动的享乐进食增强，双重刺激导致食欲失控。

上述生理机制共同构成了体重反弹的生物学基础，使得长期体重管理面临挑战。

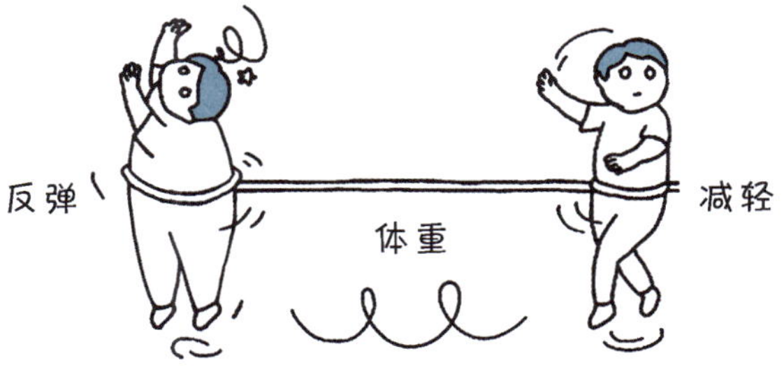

肥胖后的生理变化可形成“代谢记忆”
是体重反弹的重要因素

9. 体重反弹对身体有什么影响

研究表明，体重减轻后再反弹的人，重新获得的体重中脂肪占更高比例，这是减重过程中体重反弹带来危害的主要原因之一。除了肥胖本身，体重反弹也可能导致代谢综合征组分异常、2 型糖尿病、心血管疾病和肿瘤等疾病。

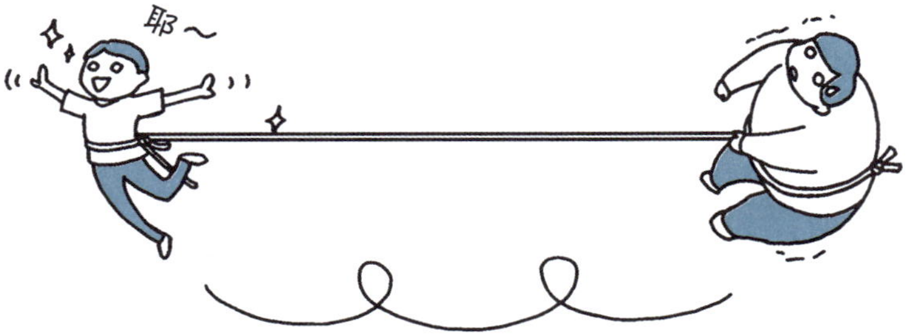

去年身轻如燕　　今年稳如泰山

反复之后

- 身体多发性改变：获得的体重中，脂肪占更高的比例
- 代谢综合征组分异常
- 2型糖尿病
- 心血管疾病

10. 体重反弹就是减重失败吗

体重反弹不等于减重失败。

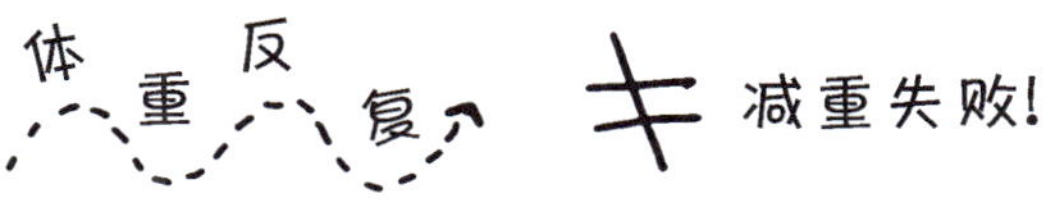

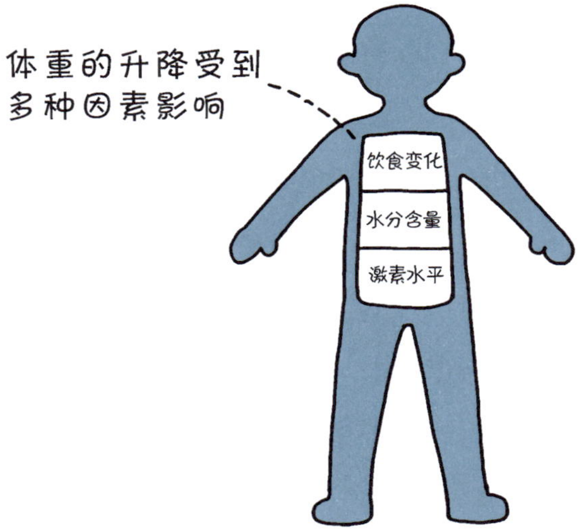

体重的升降会受到多种因素影响，如日常饮食变化、身体水分含量甚至是激素水平的变化。所以，短期内体重秤上的数字起伏，不代表减重“失败”，不用灰心，科学减重会助你渡过难关。

11. 如何避免体重反弹

避免体重反弹是体重管理中的一大挑战，但也有科学策略来应对。

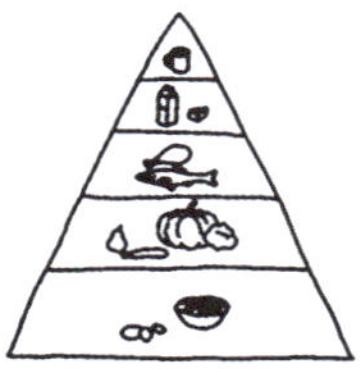

均衡饮食：增加蔬菜、水果、全谷物和优质蛋白质的摄入；减少高糖、高脂肪和高盐食物摄入；控制总能量，避免暴饮暴食。

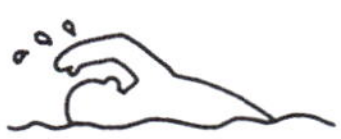

规律运动：每周至少进行 150 分钟中等强度有氧运动（如快走、游泳）；每周进行 2～3 次力量训练，增加肌肉量。

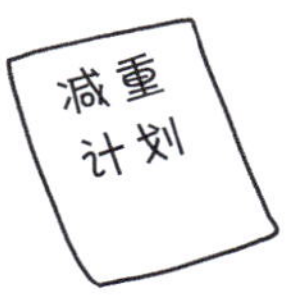

行为干预：设定切实可行的目标，避免急功近利；记录饮食和运动情况，进行自我监控。

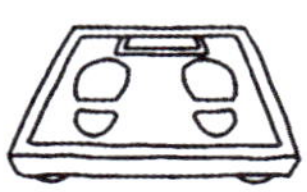

监测体重和体成分：每周至少称重 1～2 次，最好每天固定时间称重，关注体重趋势；使用体脂秤监测体脂率、肌肉量等指标。

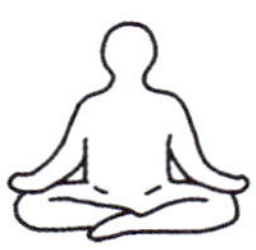

心理调适：做“压力管理大师”，如冥想、深呼吸等；培养健康的兴趣爱好，转移注意力。

12. 为什么要找一个必须减重的理由

在开始减重之旅前，最重要的是找到让你坚定不移的减重理由，才能在减重路上不言放弃。

- 健康原因：预防和控制慢性疾病、改善生活质量、提升自信心和心理健康。
- 生活方式原因：提高活动能力、改善外观。
- 社会原因：扩大社交圈，享受更多生活乐趣。
- 个人目标：实现某些梦想，如可以更轻松地进行喜欢的体育运动、去旅行等。

把这些理由"刻进"日常思维，准备好迎接更好的生活，减重也会变成每天早晨叫醒我们的动力。

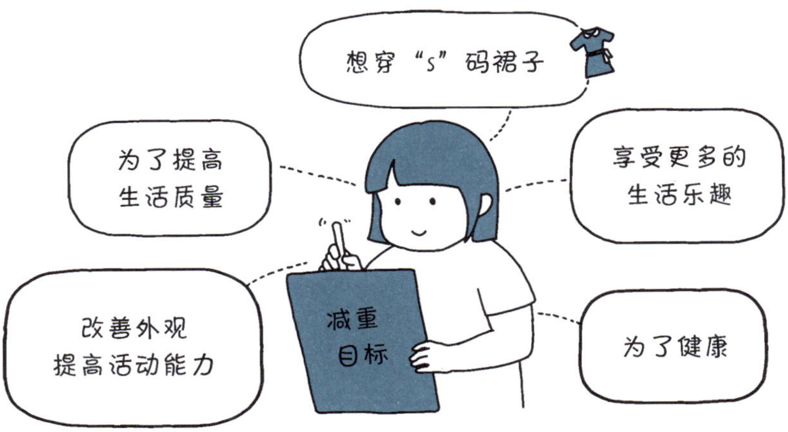
想穿"S"码裙子
为了提高
生活质量
享受更多的
生活乐趣
改善外观
提高活动能力
减重
目标
为了健康

给自己一个坚定不移的减重理由，
让自己更有动力

13. 为什么要向家人和朋友“官宣”减重之旅

向家人和朋友“官宣”，有约束也有动力。可以分享关于肥胖的小知识，同时也提醒大家注意健康。

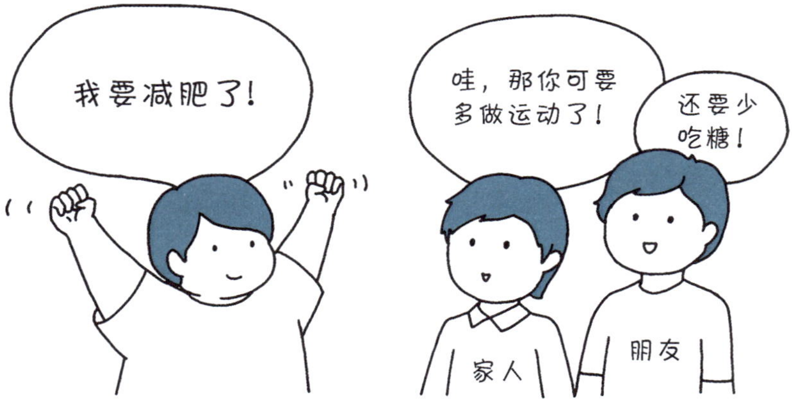
我要减肥了！
哇，那你可要多做运动了！
还要少吃糖！
家人
朋友

向家人/朋友“官宣”减重，不仅多一份支持，也能更好坚持

告诉周围的人自己要减重了，给自己定一个公开的目标，这样更容易坚持下去，不仅能让他们帮忙监督，还能让自己感觉不是一个人在战斗。有时候，家里人的一句鼓励或一句“小心腰围”，就能让人多一份坚持。大家一起努力，乐趣也会更多一些。

所以，不妨大方宣布一下吧，这样不仅能得到支持，说不定还能带动大家一起过上更健康的生活！

14. 失去了减重的信心，怎么办

面对家人的“灵魂拷问”或各种“花式阻挠”减重，一定要坚定信念，因为身体是自己的，“肉”长在自己身上。

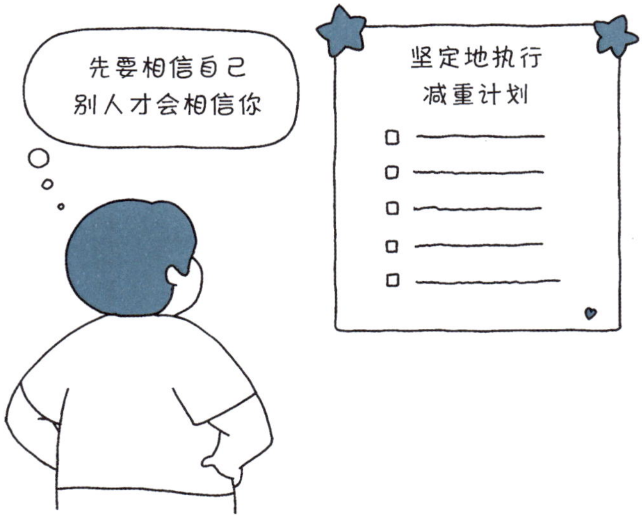
先要相信自己
别人才会相信你
坚定地执行
减重计划

如果体脂过高，或已经达到超重 / 肥胖标准，要坚定信心减重，因为减重才能真正达到身心获益。坚定自己的目标，再设定适合自己的减重方式，更能事半功倍。

15. 寻找一起减重的伙伴很重要吗

减重就像是一场漫长的马拉松，如果有一位得力的“减重小伙伴”，也许就可以不用独自奔跑了。

一起制定减重计划，分享既健康又美味的食谱，甚至一起在健身房里挥汗如雨，或在公园的小径上慢跑。还可以一起设定一些小目标，如谁先跑完 5km，或者谁先减掉 1kg，就给对方一个小奖励，这样的模式会让减重充满动力和欢乐。

而且，减重过程中难免会遇到情绪波动，这时可以共情的朋友就能成为情绪的支持者，一起度过艰难时刻。如果减重搭档是已经成功减重的朋友，他们的成功故事还能成为动力源泉，让你看到减重的成果和希望。

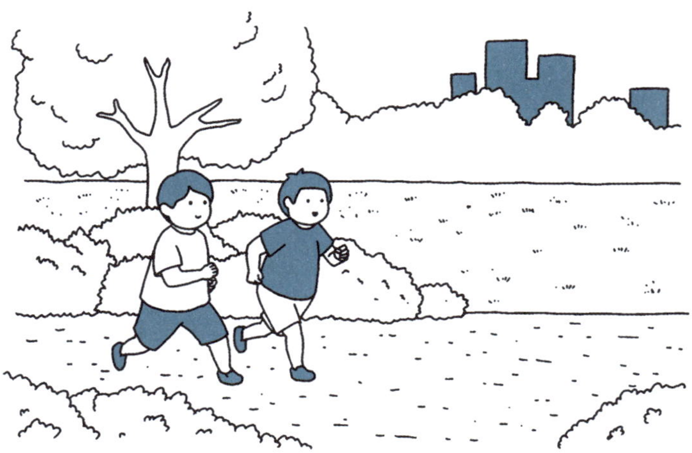

得力的“减重小伙伴”，不仅让减重不孤单，还是减重的动力源泉

16. 接受治疗前，哪些减重“陷阱”需要谨慎识别

接受治疗前，识别和避免减重“陷阱”非常重要，以确保减重过程安全、有效、不“踩雷”。常见的减重“陷阱”可以分为以下两大类。

（1）错误的减重认知：如掉秤就是瘦了、运动力度越大瘦身越快、节食就能减重、月经期放肆饮食也不会增加体重、套用他人的成功减重案例等。

（2）错误的减重方法：许多宣称可以快速减重的饮食方法，如液体断食、单一食物减重法等。

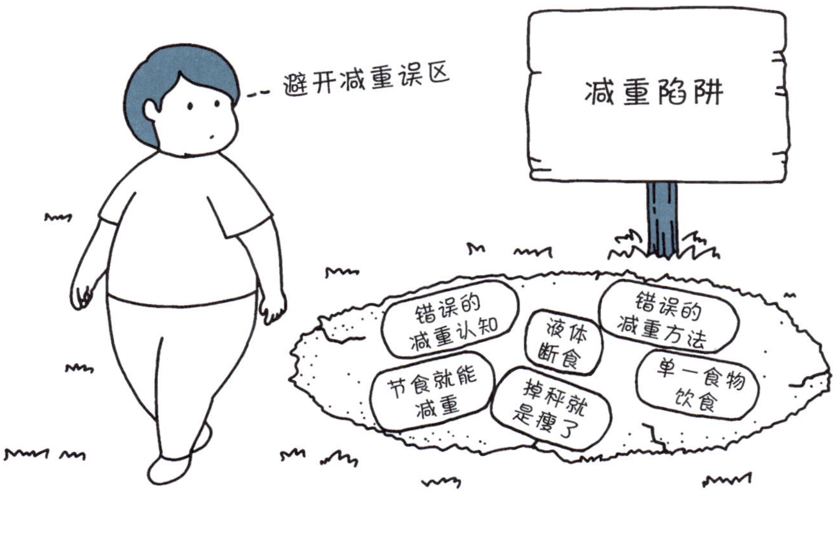

17. 只要“掉秤”了，就算是瘦了吗

我们的身体很复杂，里面住着水分、脂肪、肌肉、骨骼等，它们共同控制体重，其中任何成分的变化都会引起体重的起伏，尤其是水分，占总体重的60%～70%，能瞬间让体重秤上的数字“上蹿下跳”。

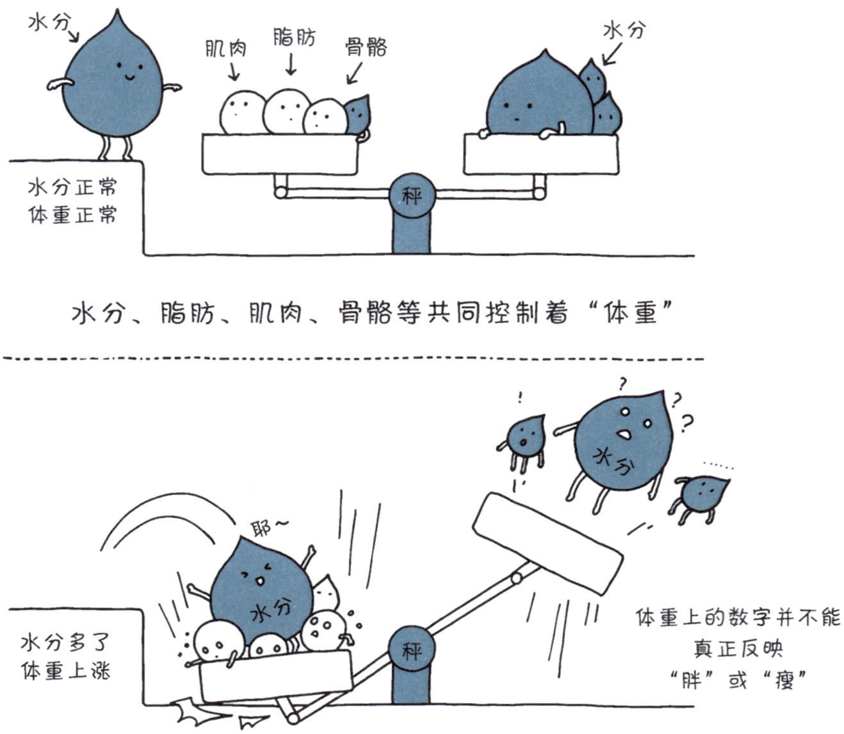

体重秤上的数字，并不能完全反映细微的身体变化，而真正的健康也不只是一个数字那么简单。所以，与其每天对着体重秤发呆，不如关注真正重要的日常健康习惯，不要被体重秤上的数字所绑架！

18. 为什么我减得比别人慢

每个人的初始体重并不一样，在相同时间内使用相似的减重方法，减重速度和减重效果也不一定相同。

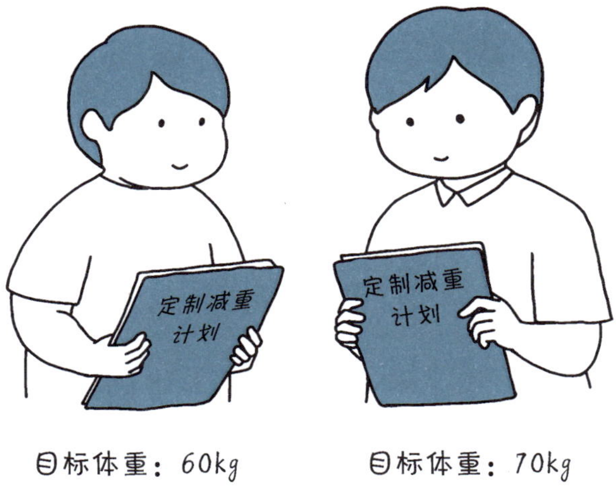

每个人的减重速度、减重效果都不同

减重速度的差异还可能是攀比心理在作怪，对减重效果的过分追求，导致感觉自己比同伴或其他一起减重的人速度慢。

此外，还可能是确实在减重强度和时间上，不如其他人做得到位。例如，几乎不运动，在饮食控制上偷偷放松自己，作息不规律等，都可能导致比别人减得慢。

但总体来说，减重是一个漫长、需要持之以恒的过程，盲目比较减重速度不明智。

19. 明星减重法，我也能行吗

每个人的身体都是独一无二的，就像每一片雪花都有其独特的形状。明星减重法，一周掉 10 斤，听起来很诱人，但我们不能盲目“抄作业”！

明星背后往往有专业的营养师、健身教练和医疗团队量身定制计划，同时，他们的目标可能是为了短时间内达到特定角色的形象要求，所以会采取一些极端的低能量饮食或运动方式。这种方法对普通人来说可能并不适合，甚至会有健康风险。

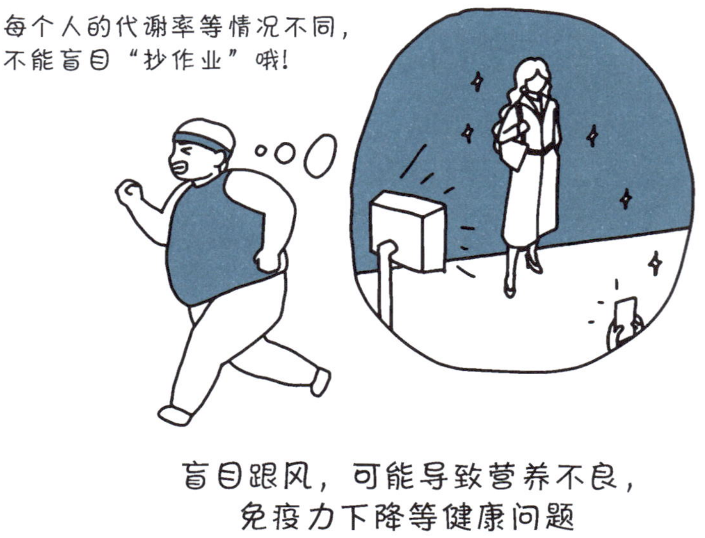
每个人的代谢率等情况不同，
不能盲目“抄作业”哦！
盲目跟风，可能导致营养不良，
免疫力下降等健康问题

每个人的身体状况、代谢率和生活习惯都不同，盲目跟风明星减重法可能会导致营养不良、免疫力下降或经期紊乱等其他健康问题。最好的方法是寻求医疗专业人员的帮助，制定一个完全适合自己的减重计划。

20. 为什么开始运动后体重不降反增

不少人为了降低体重秤上的数字而坚持不懈运动，在健身房挥汗如雨。但第二天上秤后却发现体重没有降低，反而上涨。这可能与以下情况有关。

（1）运动时身体不仅消耗脂肪，还会大量动用骨骼肌和肝脏储存的糖原。由于糖原具有亲水性（1g 糖原结合 3g 水），运动后机体为了补充糖原储备，会增强对糖类的吸收效率。若饮食中摄入过多糖类，加上运动后对糖原合成的促进作用，骨骼肌、肝脏两处的糖原储量很有可能超过运动前，伴随的水分储存会导致体重上升。

（2）相比之前的生活习惯，突然增加了运动量可能会使肌肉量增加，因为肌肉的密度比脂肪的密度大，所以当肌肉增长速率超过脂肪消耗速率时，即使体脂率下降，总体重仍可能呈现上升趋势。

（3）高强度或不熟悉的运动易引发骨骼肌的微损伤，该过程会诱发局部炎症反应，导致受损肌肉组织出现暂时性水肿，造成体重上升。

21. 运动强度越大，瘦身越快吗

运动强度与减重效率之间并不是简单的线性关系，运动强度越大并不代表减重效果越好。实际上，减重效果取决于多种因素，包括运动的类型、持续时间、频率以及个人的基础代谢率、饮食习惯等。

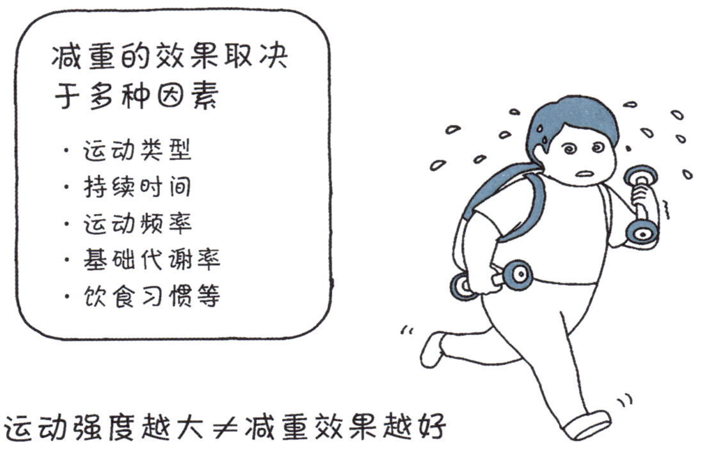

有研究表明，在不限制能量摄入的条件下，剧烈运动可能导致体重不变，甚至不降反升的现象。所以，虽然说运动对减重有帮助，但跑得太多太快、运动后吃很多不健康的食物等也可能导致“白忙一场”。

22. “局部减脂”真的能只瘦局部吗

人体代谢过程中对脂肪的利用是全身性的，所以想凭借运动等方式做到所谓的“局部减脂”几乎是不可能的。但身体脂肪的利用确实可能会因自身脂肪的囤积量而有所不同。例如，腹部脂肪囤积最多，减重时腹部就可能有较多的脂肪被利用。

虽然局部减脂不可行，但局部增肌是可以的。在瘦身时，如果不想手臂的肌肉流失，则增加肱二头肌、肱三头肌与三角肌的训练，可以维持上臂肌肉量。这也就是我们常说的减脂减“全身”、增肌增“局部”。

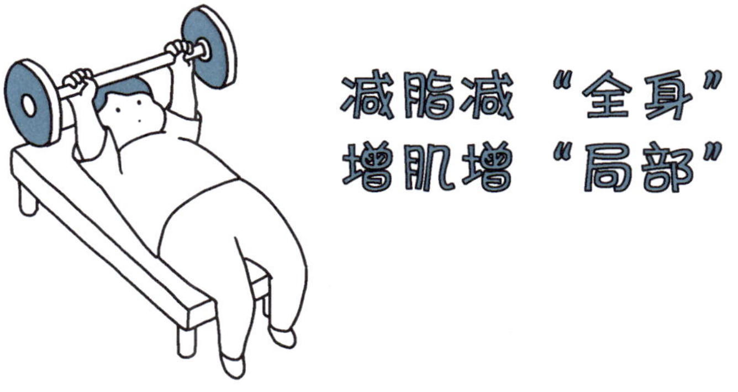

23. 拔罐可以减重吗

拔罐和针灸是两种传统的中医减重疗法，各有千秋，但并非适合每个人。

拔罐通过在皮肤上制造小小的真空，帮助疏通经络，促进血液循环，但具体能不能减重、能减多少，还没有确切的医学证据。而且，如果皮肤比较薄、身上有伤口，或孕妇等特殊人群，则不适合拔罐。

针灸以经络学说为理论基础，已在临床上被证实有一定的减重效果，但也需要配合健康生活方式，否则仅靠针灸治疗肥胖效果十分有限。

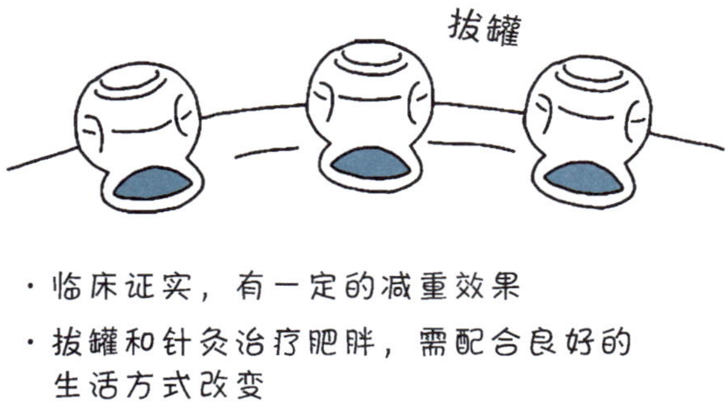

24. 催吐和泻药可以减少吸收吗

催吐和吃泻药确实能通过一些排除机制减少一部分能量摄入，但百害而无一利。这些方法就像用锤子去修手表——可能会弄坏更多的“零件”。

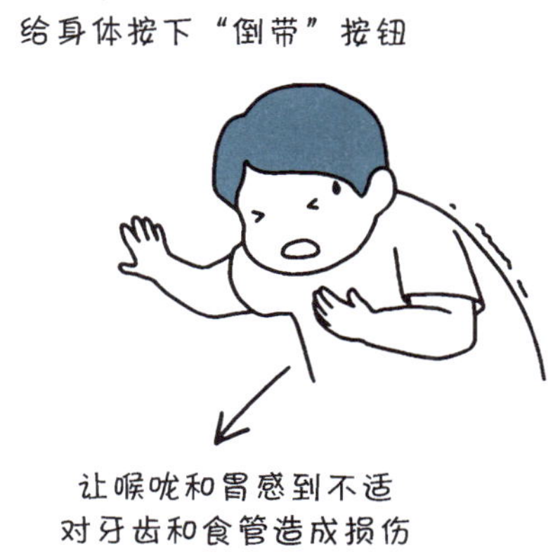

催吐：给身体按下“倒带”按钮。虽可以迅速吐出部分刚吃下去的食物，但不仅会让喉咙和胃感到极度不适，还会对牙齿和食管造成损伤。长期如此，还可能导致厌食症、营养不良等疾病。

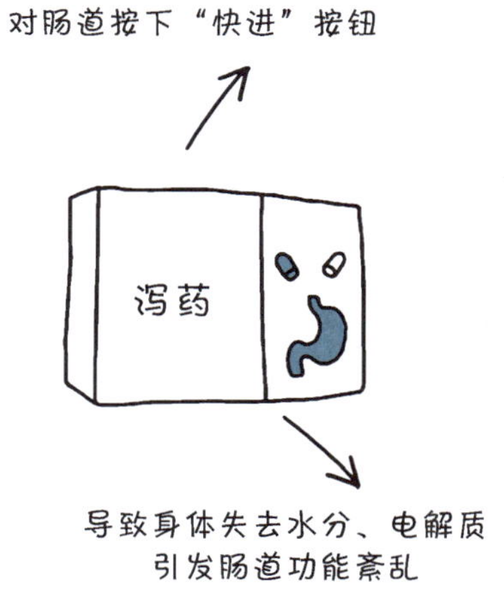

泻药：给肠道按下“快进”按钮。虽然可能会让食物更快地通过消化系统，减少吸收，但这种方法并不会区分哪些是营养物质，哪些是不需要的“废物”，导致身体失去重要的水分和电解质，可能引发胃肠道功能紊乱等疾病。

25. 严格节食能一直“笑”到最后吗

严格节食通常指“辟谷”和“过午不食”，这两种方法在一定程度上可以帮助减少能量摄入，但都不太推荐。

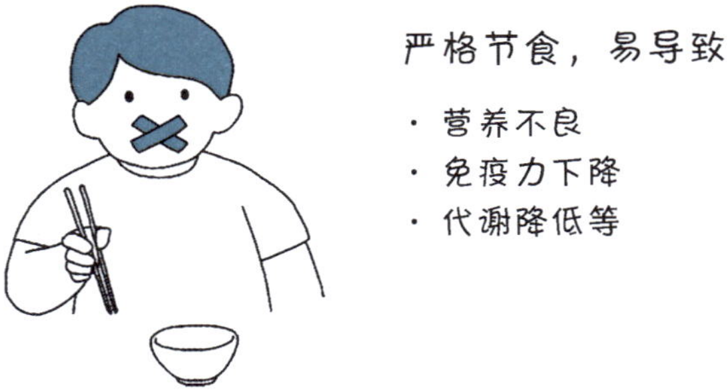

严格节食，易导致
· 营养不良
· 免疫力下降
· 代谢降低等

严格节食，让体重快速下降，也会让体重快速反弹

通过在一段时间内严格限制或避免食物摄入来减重，往往会导致营养不良、免疫力下降以及身体损伤等。体重降得快，但可能回来得更快，当恢复到原来正常的生活状态时，体重就会反弹，甚至给人体带来负面影响，如代谢降低、皮肤松弛、免疫力下降等。

26. 吃饭速度会影响体重吗

吃饭速度确实与体重存在关联性。当吃饭速度太快时，身体会经历两个关键反应：一是胃酸分泌增加，刺激食欲，让人不知不觉吃更多；二是饱腹感信号从肠胃传到大脑需一定的时间，进食过快者往往在感到“饱”之前可能就已经摄入了过多能量。研究显示，随着进食速度增加，超重、肥胖、糖尿病和脂肪肝等患病率也增加。

放慢吃饭速度能让身体更精准地调控食量。充分咀嚼不仅能减少单餐摄入量，还可提升食物热效应（即消化过程消耗的能量）。同时，延长进餐时间可让大脑充分接收饱腹信号，避免“吃撑”。但需要注意，若一餐用时过长，可能因注意力分散导致无意识加餐，反而增加能量摄入。

《中国居民膳食指南（2022）》建议早餐的用餐时间为 15～20 分钟，午餐和晚餐理想的用餐时间以 20～30 分钟为宜。所以，我们在吃饭的时候不必过于追求吃饭速度的快与慢，细嚼慢咽，专注感受食物的味道和质地才是最佳做法。

27. 多吃辣椒和黑巧克力能减重吗

辣椒中的辣椒碱和黑巧克力中的多酚类物质确实与促进能量消耗和新陈代谢有关，但不推荐只靠此种方法来减重。

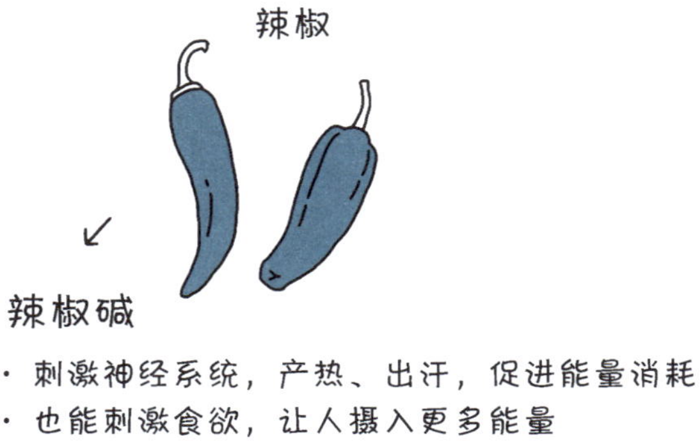

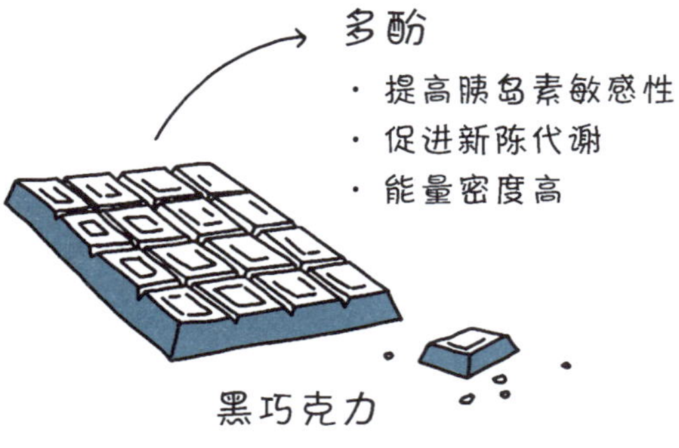

辣椒：辣椒中的辣椒素可以通过刺激神经系统增加产热、出汗，促进能量消耗。但辣椒也能刺激食欲，让人摄入更多重油重盐的食物，且每天大量吃辣椒也不太现实。

黑巧克力：黑巧克力中含有的多酚类物质有一定的提高胰岛素敏感性和促进新陈代谢的作用，但别忘了，黑巧克力的能量密度也很高，不控制摄入量反而会导致体重增加。

28. 水果和果汁一样吗

许多人误将果汁等同于水果，试图用果汁替代水果摄入，但实际上二者不可等同。

（1）营养素缺失：和新鲜水果相比，果汁制作过程中会剥离果肉中的膳食纤维，并通过高速旋转破坏细胞壁结构，导致维生素 C 和抗氧化物质大量流失，部分矿物质也会随果渣被滤除。

（2）吸收速度不同：水果是固体状态，需要咀嚼，胃排空速度慢；果汁是液体状态，不用咀嚼，胃排空速度快，在肠道的吸收速度也快，导致血糖水平上升速度也快得多。

（3）饱腹感不同：喝果汁的速度远远大于吃水果的速度，但喝果汁带来的饱腹感远远小于吃水果所带来的饱腹感。

29. 裹保鲜膜真的能减重吗

从医学角度来看，这种方法主要是造成身体水分流失，而不是真正意义上的脂肪减少。

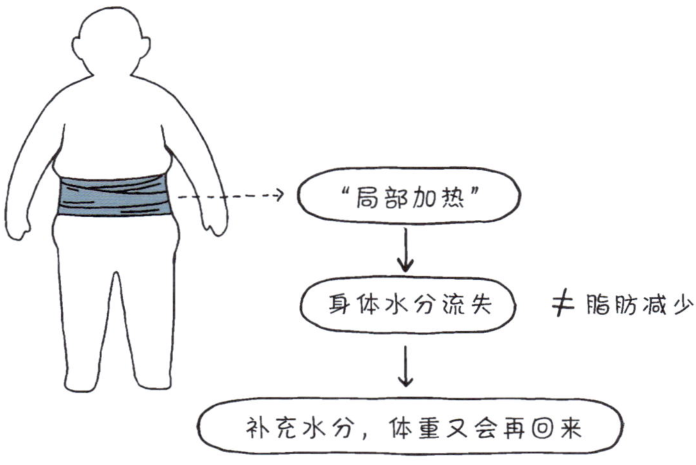

让身体局部“加热”，实际上只是把水分减掉了，而不是脂肪。当拆开保鲜膜时，可能会发现体重秤上的数字下降了，但这只是水分的暂时减少，一旦补充水分，体重很可能又回来了。长时间裹保鲜膜还可能导致皮肤问题，如湿疹或过敏反应。

所以，“裹保鲜膜”并不能真正促进脂肪分解，更像是一种“视觉骗局”。

30. “0 糖、0 脂、0 卡”饮食可以无节制地享用吗

我们首先得弄清楚这些标签的含义。

- 0 糖通常指每 100g 或 100mL 食物中糖含量不超过 0.5g。
- 0 脂通常指每 100g 食物中的脂肪含量小于 0.5g。
- 0 卡通常指每 100g 食物提供的能量小于 17kJ(大约 4kcal)。

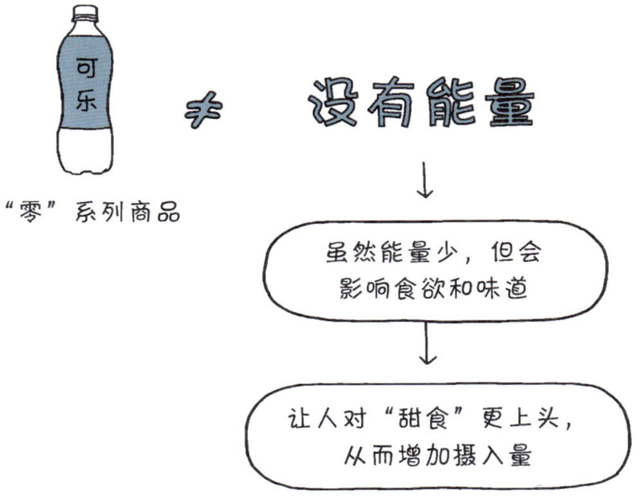

因此，所谓的“零”系列商品，并非没有能量，只是比较少而已。

另外，这类食品中通常含有人工甜味剂，虽然不提供能量，但会影响食欲和味觉，使人对甜食更加“上头”，增加摄入量，对减重不利。

31. 排“宿便”真的可以减重吗

“宿便”这个概念在医学上并不存在。

人体消化系统中，食物经过消化、吸收后，残渣会逐渐形成粪便，这个过程通常需要 12～50 个小时。所谓的“宿便”通常指的是在结肠末端准备排出体外的粪便。部分宣称可以清除“宿便”的产品，往往含有强刺激性的泻药成分，长期服用可能导致肠道功能紊乱，甚至可能引发更严重的健康问题，如结肠黑变病等。

目前还没有证据证明“宿便”会导致肥胖或排“宿便”能减重，所以，想要靠排“宿便”的产品来减重并不靠谱。

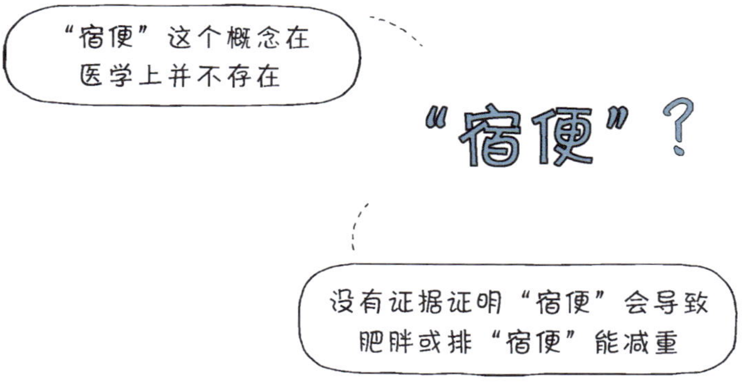

32. 月经期减重可以事半功倍吗

目前，医学上并没有确凿证据表明月经期减重可以事半功倍。一些观点认为，经期新陈代谢加快，但这并不意味着可以无节制地享用食物。事实上，经期体重的轻微波动通常与身体中的水分变化有关，而非脂肪真的减少了。

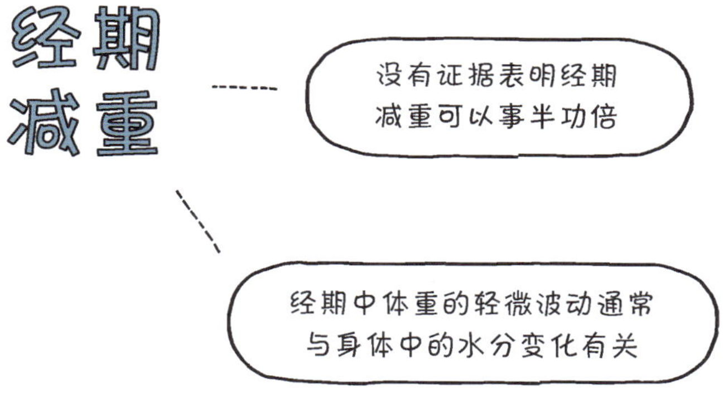

经期女性的免疫力通常会有所下降，在这段时间内，限制饮食和过度运动反而可能对身体健康产生不利影响。

33. 减重治疗前，需要准备哪些就诊清单

准备就诊时，要整理好检查报告“全家福”，从基本体格检查、血液检查、尿液检查、影像学检查到其他特殊检查，以及既往医疗记录，可以帮医生更全面地了解你的身体状况。此外，还需要仔细回想并记录日常饮食习惯和运动频率，帮助医生为你制定个性化的减重计划。

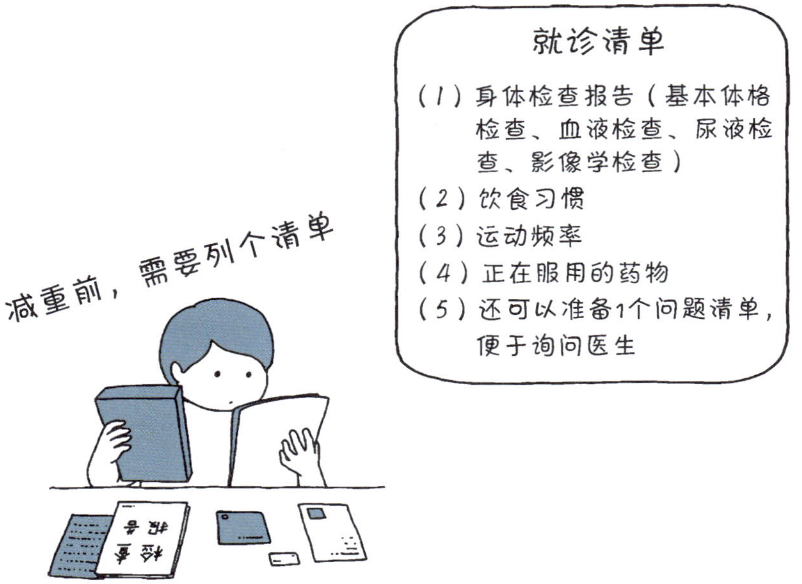
减重前，需要列个清单
就诊清单
（1）身体检查报告（基本体格检查、血液检查、尿液检查、影像学检查）
（2）饮食习惯
（3）运动频率
（4）正在服用的药物
（5）还可以准备1个问题清单，便于询问医生

如果正在服用任何药物，无论是处方药还是维生素补充剂，都要列个清单，确保医生了解你的用药史。

最后，也可以准备一个问题清单，这样在与医生对话时，就能尽量确保所有疑问都得到解答。

34. 为什么说检查报告是不能遗忘的“重要文件”

检查报告被视为就诊时不可或缺的“重要文件”，原因如下。

（1）健康状况的快照：检查报告记录了生理指标，如血糖、血脂、肝肾功能等，这些都是评估健康状态的关键数据，方便医生全面了解身体状况，制定治疗方案。

（2）时间线记录：检查报告不仅显示了当下的健康状况，还能通过对比历史数据，展示健康状况的变化趋势，有助于医生了解病情的发展。

（3）诊断依据：检查报告为医生提供了客观的诊断依据，是制定治疗方案的重要参考。可以帮助医生判断是否患病、疾病的类型以及严重程度。

（4）疗效监测：如果正在接受治疗，检查报告可以用来监测治疗效果，评估是否需要调整治疗方案。

（5）沟通的桥梁：帮助患者和医生更有效地讨论健康状况和治疗计划。

（6）避免重复检查：携带检查报告可以避免重复进行相同的检查，节省时间和医疗资源。

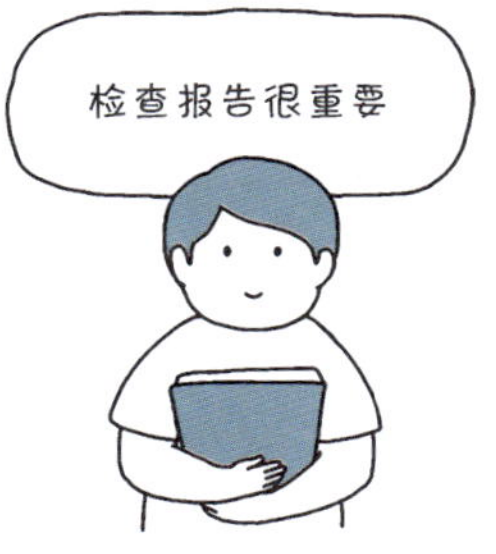

35. 如何整理饮食习惯清单

整理饮食习惯清单是了解和改善饮食模式的重要步骤，可以参考如下关键要素来记录。

饮食习惯清单

食物种类	记录每天摄入的食物类型，包括主食、蛋白质来源（肉类、豆制品等）、蔬菜、水果、乳制品和零食
饮食时间	注意记录每餐和零食的具体时间，有助于发现饮食规律或不合理的地方
饮食份量	估计或测量食物份量，了解是否过量或不足
烹饪方式	记录食物的烹饪方法，如炒、煮、蒸、烤或生食
饥饿感和饱腹感	记录进食前后的饥饿感和饱腹感
饮食情绪	吃东西时的情绪状态，是否因为压力、无聊或悲伤而吃东西
饮料摄入	详细记录所有摄入的饮料，包括水、咖啡、茶、果汁和含糖饮料
食物品牌和加工程度	记录食物是否为加工食品，以及品牌信息，这有助于了解食品添加剂和营养成分
饮食后的生理反应	记录吃完东西后的身体反应，如胃胀、疲劳或精力充沛

记录上述信息时，可以使用纸质日记、电子表格或专门的饮食追踪应用程序。重要的是保持一致，对自己诚实，这样饮食习惯清单才能提供准确的数据。

36. 如何整理运动习惯清单

整理运动习惯清单是跟踪锻炼进度和提高运动效果的好方法，可以参考如下关键要素来记录。

运动类型	参与的运动类型，如有氧运动（跑步、游泳、骑自行车）、力量训练、瑜伽、舞蹈或其他活动
运动频率	每周进行每种运动的频率，例如每周跑步 3 次
运动时长	记录每次运动从开始到结束的持续时间
运动强度	描述运动的强度，可以用容易、适中、困难或基于心率的强度区间来衡量
运动日期和时间	进行运动的具体日期和时间，有助于分析运动模式和一致性
运动感受	记录运动后的感受，比如精力充沛、疲惫或肌肉酸痛
运动中的挑战	记录在运动过程中遇到的任何挑战或困难，如天气、时间管理或身体不适
运动计划	如果有特定的运动计划或训练周期，也可以记录下来

可以使用纸质日记、电子表格、手机应用程序或可穿戴设备来记录。尽量详细记录，并保持记录的一致性。

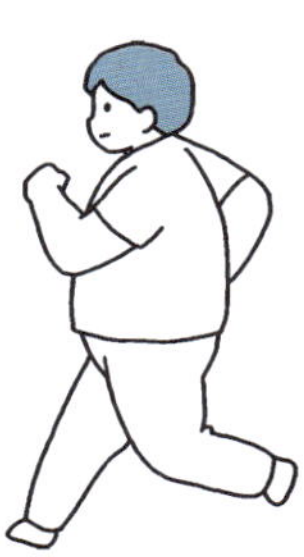

37. 如何整理日常用药清单

整理日常用药清单是一个重要的健康管理步骤，尤其对于有慢性疾病或需要长期服药者来说，可以参考记录以下关键要素。

药物名称	药品的通用名和商品名，确保不会混淆
药物形式	包括片剂、胶囊、液体、喷雾剂等
剂量	详细记录每次服用的剂量
服用频率	注明每天服用的次数，如每天 3 次
服用时间	记录是否需要饭前、饭后或空腹服用
用药原因	简要说明用药的目的或治疗的疾病
药物相互作用	如果正在服用多种药物，记录可能的相互作用
不良反应	已知的药物不良反应，以及在服用过程中是否出现过
药物过敏	如果对某些药物成分过敏，务必在清单中注明

整理用药清单时，可以使用纸质表格、电子表格或专门的应用程序。确保定期更新清单，特别是开始服用新药物、停止服用旧药物或更换剂量时，要记录清晰。

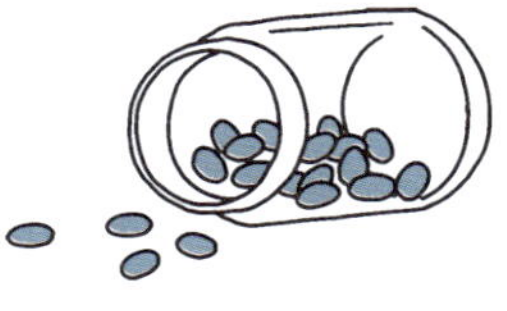

二、处方药治疗方案——减重药物不乱用，有效安全最重要

1. 减重药物在肥胖症治疗中起什么作用

肥胖症治疗中，减重药物是综合管理计划的重要组成部分，难以单纯通过改变生活方式达到减重目标的人，可以通过药物实现体重目标的显著降低，早期应用减重药物可以及时控制体重增长，防止肥胖相关并发症的进一步发展。

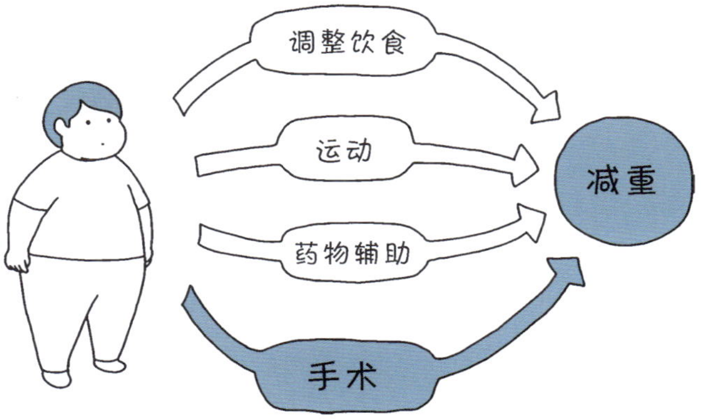

[减重药物，是肥胖症管理计划中的组成部分]

减重药物的出现让医生和体重超标者有了更多选择，能更加个性化地制定减重策略，结合营养指导、运动计划以及心理支持，提高减重成功的可能性，增强对行为治疗的顺应性，改善肥胖并发症，并帮助人们长久地维持一个更健康的生活状态。

目前，现代减重药物经过严格的临床试验和药物警戒体系监管，规范使用下安全性可控。

2. 哪些肥胖人群适合使用减重药物

在我国，减重药物适用于以下人群。

- 超重且伴有至少一种体重相关并发症（如高血糖、高血压、血脂异常、脂肪肝、阻塞性睡眠呼吸暂停综合征、心血管疾病等）。
- 通过生活方式干预无法达到减重目标时，可在生活方式干预的基础上联合应用减重药物治疗。
- 对于部分肥胖程度较轻（如 BMI 为 24～27.9kg/m^2）且无明显并发症人群，在改变生活方式效果不佳时（如 3 个月减重≤5% 或未达 5%～10% 的预期），也可以开始减重药物治疗。
- 有减重需求但难以坚持生活方式改变的人，如果需要额外帮助来控制食欲或增加代谢效率，减重药物也可以提供辅助。

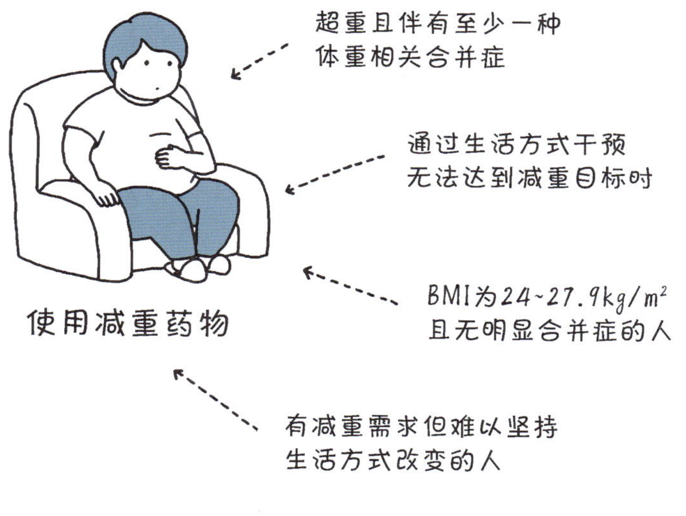

3. 使用减重药物之前需要注意什么

使用减重药物之前，应先和医生详细沟通自己的基本情况，深度了解减重药物。例如，咨询医生，药物是否适合自身健康状况，自己是否存在肥胖并发症，是否正在使用其他药物等。提前了解减重药物的不良反应、药物成本、给药方式和给药频率，以便选择适合自己情况的减重药物。

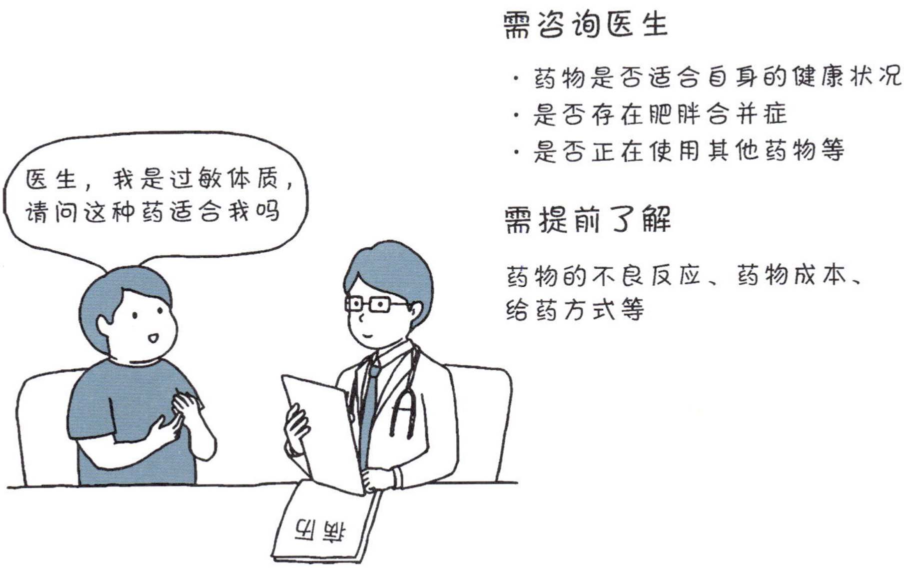

4. 减重药物有哪些种类

目前在我国已获批用于减重的药物主要分为以下三类。

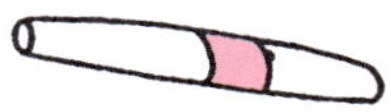

胰高血糖素样肽-1受体激动剂
（用于长期体重管理的司美格鲁肽）

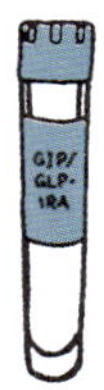

葡萄糖依赖性促胰岛素多肽/胰高糖素样肽-1双受体激动剂

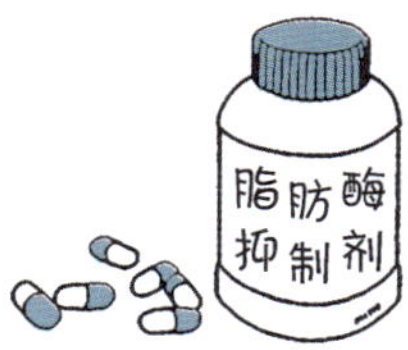

脂肪酶抑制剂

（1）胰高血糖素样肽 -1 受体激动剂（GLP-1RA）：一类新型减重药物，可通过模拟人体内胰高血糖素样肽 -1（GLP-1）激素，增强胰岛素分泌，减缓胃排空，增加饱腹感，从而帮助达到减重效果，并改善多种代谢和心血管参数，如用于长期体重管理的司美格鲁肽。

（2）葡萄糖依赖性促胰岛素多肽 / 胰高血糖素样肽-1 双重受体激动剂（GIP/GLP-1RA）：在 GLP-1RA 的基础上，通过调节食欲来减少食物摄入、降低体重和减少脂肪量。

（3）脂肪酶抑制剂：可通过在胃肠道中抑制脂肪酶的部分活性，减少脂肪的吸收，从而帮助减轻体重。

除了上述在我国获批的减重药物外，全球范围内还有其他类型已获批的减重药物，如氯卡色林，以及组合型药物，如芬特明 - 托吡酯、纳屈酮 - 安非他酮和美曲普汀等，分别通过不同机制，如刺激中枢神经系统、抑制食欲或调节代谢，帮助肥胖人群实现减重目标。

5. 优先选择处方药还是非处方药

我们先来了解一下什么是处方药和非处方药。

- 处方药（prescription drug，Rx）：指必须凭医生开具的处方才能购买和使用的药物。
- 非处方药（over-the-counter drug，OTC）：指无须医生处方即可在药店或超市自行购买和使用的药物。

在减重药物的选择上，建议听从医生的指导。通常优先选用处方药物，可以提供更科学、全面的治疗方案，并且符合长期管理原则。

- 使用周期：非处方药可能被视为短期解决方案，而处方药物倡导长期治疗以实现持久效果。
- 使用动机：非处方药和保健食品可能受到社会追求快速瘦身的需求驱动，处方药物则更注重疾病治疗，而非单纯的体重变化。
- 症状导向：非处方药和保健食品主要针对体重减轻，而处方药物则着眼于治疗肥胖症本身。
- 消除偏见：处方药有助于打破肥胖的刻板印象，促进正确的医疗保健理念，并强调肥胖是一种需要持续管理和治疗的疾病，有助于改善公众对肥胖的认识。

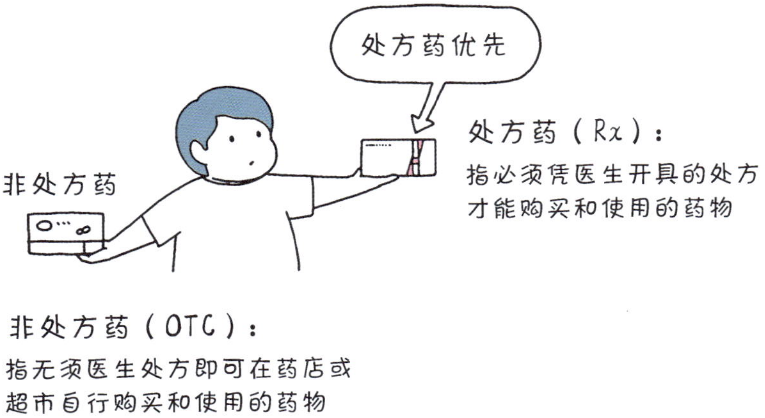

6. 非处方药安全吗

正规减重非处方药在正确使用的前提下通常是安全的，使用时须注意药物的禁忌人群和不良反应。目前我国获批用于治疗肥胖症的减重非处方药是脂肪酶抑制剂。但并非所有超重 / 肥胖患者都适用，如吸收不良综合征、胆汁淤积症、继发性肥胖患者就禁止使用。

脂肪酶抑制剂的主要不良反应为胃肠道反应，如大便紧急感、脂肪（油）性大便、脂肪泻等。如果长期使用，应注意监测药物相关的不良反应。

特别要注意的是，由于此药会干扰抗移植排斥反应的药物，所以器官移植者以及服用环孢霉素的患者也须禁用。

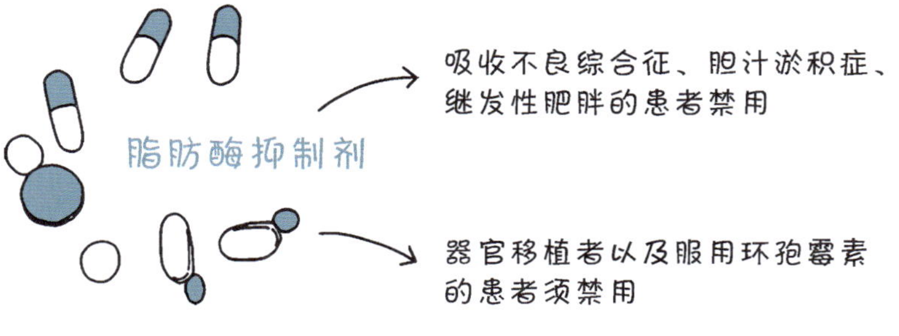

7. 脂肪酶抑制剂适用于哪些人群

脂肪酶抑制剂适用于轻度肥胖和超重（BMI≥24kg/m^2）患者。使用时应配合低脂饮食，并注意补充脂溶性维生素。

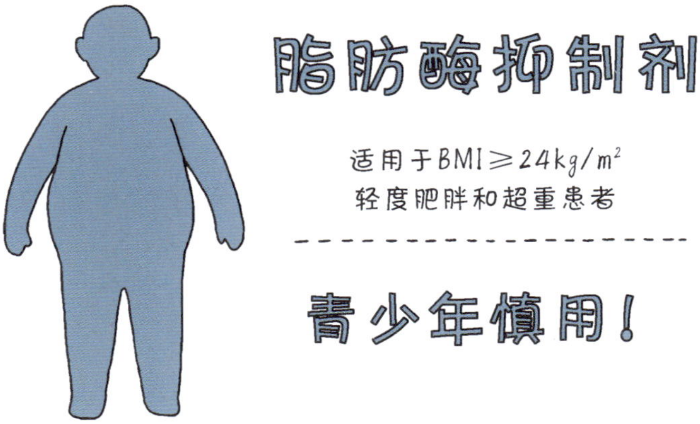

脂肪酶抑制剂可能影响脂溶性维生素的吸收，导致胃肠道不良反应，对儿童及青少年生长发育可能产生影响，且相关研究数据不足，故不推荐18岁以下儿童及青少年使用。

8. 中药如何减重

中药治疗是在生活方式干预的基础上，根据肥胖人群的体质、中医辨证、季节时令、地理环境等因素进行辨证施膳。通过调节脾胃功能、促进能量代谢、利水渗湿等方式辅助减重，效果因人而异，通常作为综合减重方案的一部分。

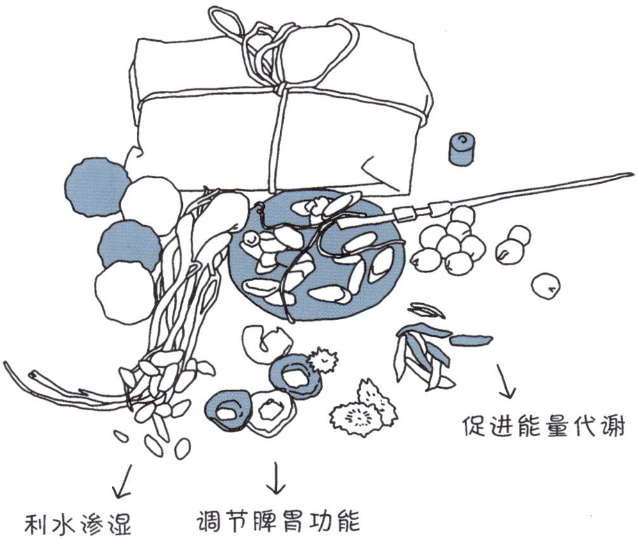

9. 如何理性看待代餐产品或保健品

市面上不乏减重代餐产品和保健品，应辩证地看待。

- 作用：代餐产品和保健品往往以控制能量、增强饱腹感、方便快捷、补充营养为主。
- 局限性：代餐产品和保健品营养不全面，长期使用可能导致依赖；效果有限，部分产品夸大宣传。

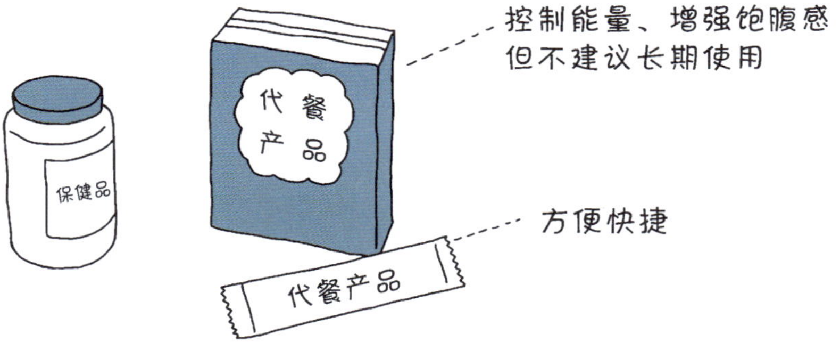

选择正规的代餐产品作为饮食和运动的补充，辅助减重

实际上，不必“一棒子打死”所有代餐产品和保健品，我们可以在咨询医生后，选择正规渠道的正规品牌，作为饮食和运动的补充，辅助减轻体重。必要时补充复合微量营养素，预防因限制饮食所致的营养素缺乏。

10. 如何选择适合的减重处方药

肥胖患者应根据个人具体情况(如体质指数、并发症、药物耐受性等),结合医生的专业意见,选择减重处方药。

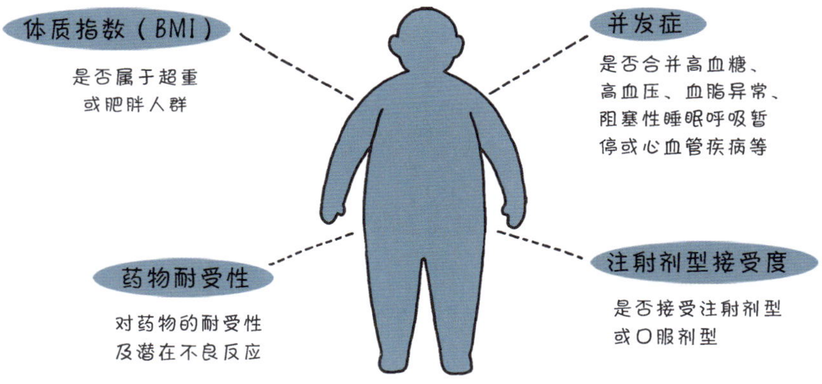

11. 什么是 GLP-1RA

GLP-1RA 的全称是“胰高血糖素样肽 -1 受体激动剂”，是基于人体肠道分泌的胰高血糖素样肽 -1（GLP-1）而设计，主要功能如下。

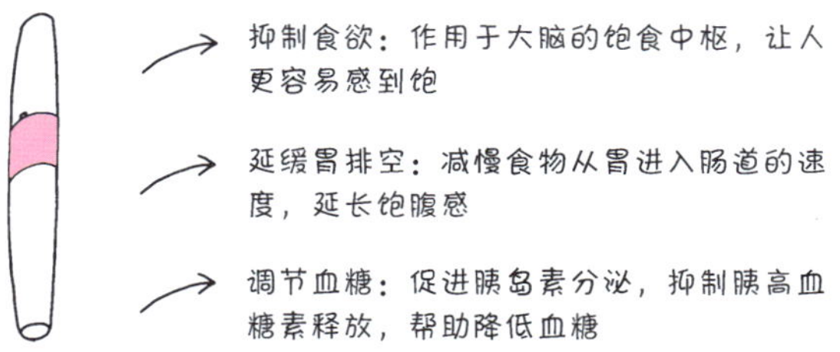

GLP-1RA：
基于人体内由肠道分泌的胰高血糖素样肽-1（GLP-1）的设计

GLP-1RA 通过模仿 GLP-1 的作用，激活其受体，从而发挥减重、改善代谢和降糖的效果。

12. GLP-1RA 有哪些种类

胰高血糖素样肽 -1 受体激动剂（GLP-1RA）根据作用时间可分为长效 GLP-1RA 和短效 GLP-1RA 两类。

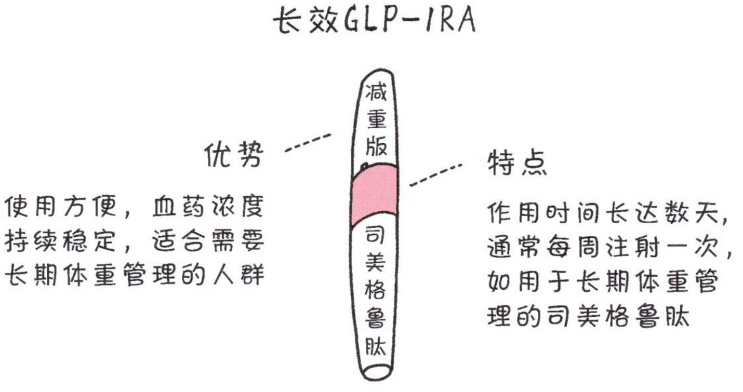

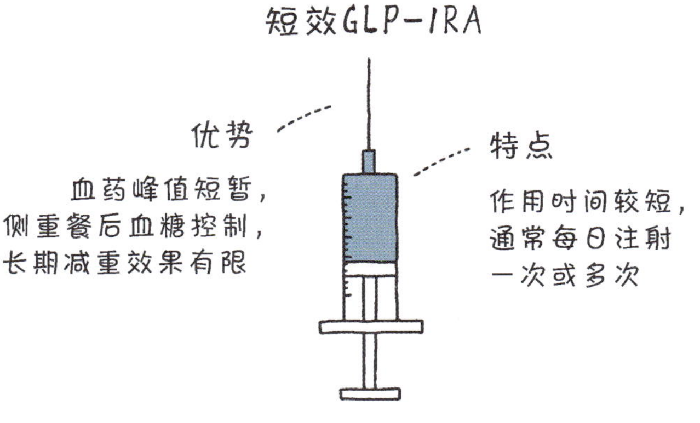

13. 减重药物有哪些给药方式

目前，在我国获批的用于减重的胰高血糖素样肽 -1 受体激动剂(GLP-1RA)的给药方式均为皮下注射，也就是我们常说的打针；另一种口服制剂目前也已经进入临床市场。

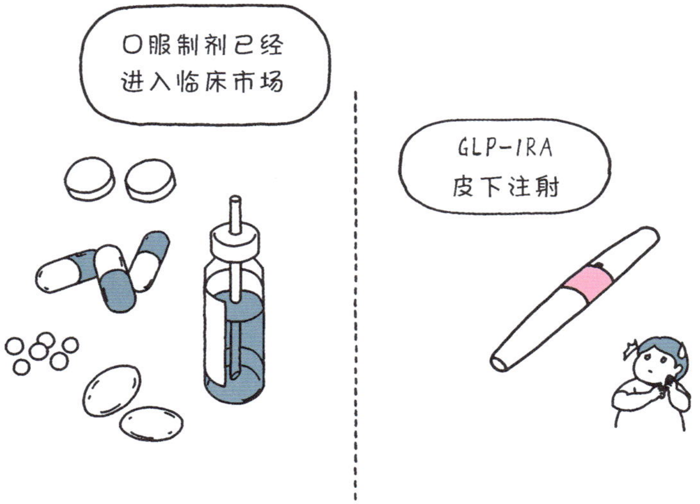

不同给药方式对患者依从性和治疗效果都可能产生不同影响，医生会根据具体情况和药物特性来决定最适合的给药方式。

14. 使用针剂减重药物时需要注意哪些问题

使用针剂减重药物时，需要注意以下问题。

- 避免从非法渠道购买：不要通过非法渠道购买针剂减重药物，以确保药物的安全性。
- 遵从医嘱：针剂减重药物均为处方药，必须在专业医生指导下使用，不建议私自购买和使用。
- 监测体重和健康指标：在使用针剂减重药物期间，应定期监测体重和相关健康指标，以评估药物的效果和安全性。
- 剂量控制：应从小剂量开始使用，逐步增加至治疗剂量，以减少不良反应的发生风险。
- 不良反应：针剂减重药物的不良反应多为胃肠道不适，如恶心、呕吐、便秘等，可随治疗时间的延长逐渐减轻。

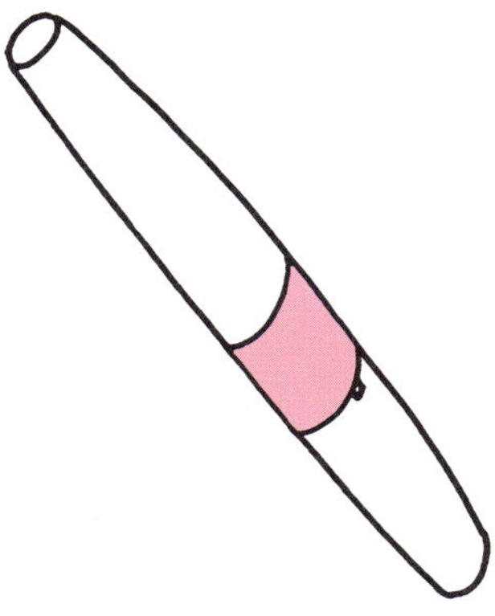

- 生活方式配合：针剂减重药物应与健康生活方式结合使用，包括合理饮食和适量运动，以达到更好的减重效果。
- 长期管理：肥胖是慢性疾病，需要长期管理，针剂减重药物可能需要长期使用，并在医生指导下进行药物调整。
- 药物相互作用：使用针剂减重药物时，需要注意与其他药物的相互作用，特别是在同时使用其他慢性疾病治疗药物时。

15. GLP-1RA 主要作用于身体的哪些部位

胰高血糖素样肽 -1 受体激动剂（GLP-1RA）通过作用于大脑、胃肠道和胰腺三个关键部位发挥减重作用。

（1）大脑：GLP-1RA 能穿过血脑屏障，与大脑中的 GLP-1 受体“手拉手”，增强饱腹感，从而降低食欲。在大脑的特定区域，如外侧隔核（lateral septum，LS），通过激活 GLP-1R 神经元，减少食物摄入，进而导致体重下降。

（2）胃肠道：GLP-1RA 通过减缓胃排空，让食物在胃中停留更久，从而增强饱腹感并减少餐后血糖的波动，有助于减少食物的总摄入量。

（3）胰腺：GLP-1RA 在胰腺的作用主要是刺激胰岛素分泌，同时抑制胰高血糖素的释放，有助于改善血糖控制并降低体重。

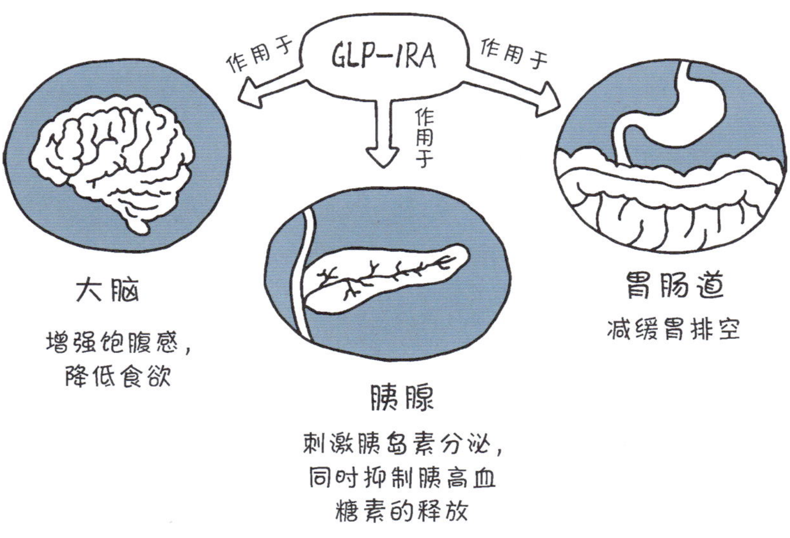

16. GLP-1RA 如何降低体重

GLP-1RA 通过多个靶点协同机制降低体重。其核心作用在于激活 GLP-1 受体，模拟内源性 GLP-1 的生理功能。

通过激活下丘脑摄食中枢的 POMC 神经元，并抑制 NPY/AGRP 神经元的活性，直接抑制食欲并增强饱腹感；同时延缓胃排空速度，延长胃内容物的滞留时间，进一步减少能量摄入。

此外，GLP-1RA 通过促进葡萄糖依赖性胰岛素分泌，抑制胰高血糖素释放，改善胰岛素抵抗，减少脂肪合成并促进糖脂代谢，间接降低体脂蓄积。

长期来看，GLP-1RA 通过调节神经内分泌系统（如降低胃饥饿素水平、提升瘦素敏感性等），重塑能量平衡稳态。

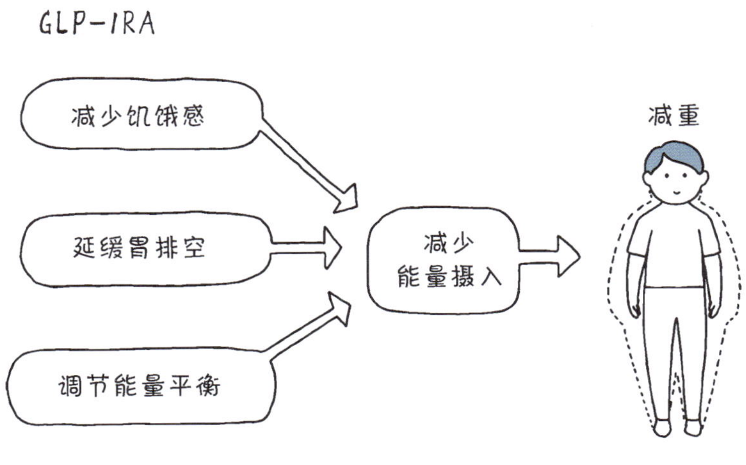

17. GLP-1RA 通常可以减掉多少体重

GLP-1RA 类药物是目前的减重“黑科技”。根据不同研究和临床试验发现，使用 GLP-1RA 类药物可以期望达到的减重区间为体重的 5%～17%，并呈剂量依赖性。例如，持续使用 GLP-1RA（用于长期体重管理的司美格鲁肽）2 年内，超过 1/3 的患者体重减轻超过 20%，平均降幅约达到 17% 并持续至少 2 年。剂量依赖性意味着，减重作用会随剂量增加而增强，医生通常会从低剂量开始让身体适应，再逐渐调整到合适剂量，既能有效减重，又能减少肠胃不适。

需要注意的是，这些数据是基于临床试验得出的，实际减重效果因人而异。

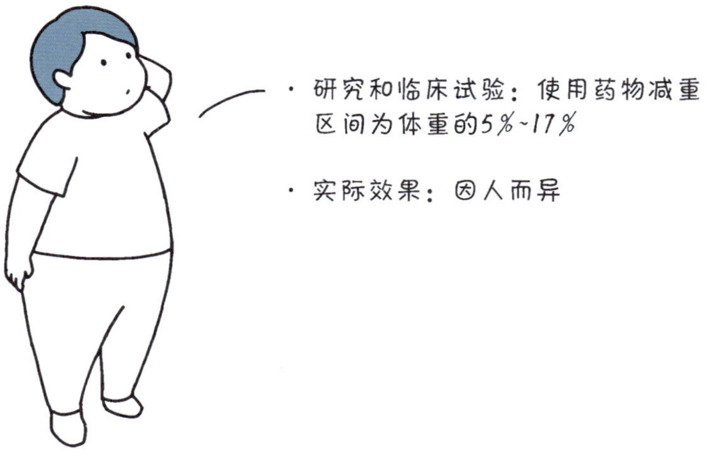
· 研究和临床试验：使用药物减重
区间为体重的5%~17%
· 实际效果：因人而异

18. GLP-1RA 可以协助重塑饮食习惯吗

GLP-1RA 可以通过抑制食欲、延缓胃排空、调节食物选择、促进健康习惯等方式重塑我们的饮食习惯，用药后会减少食物摄入量、降低进食频率，改变对高能量食物的偏好，更加倾向于选择低能量、高膳食纤维食物，如蔬菜、水果和全谷物。

虽然 GLP-1 受体激动剂可以帮助重塑饮食习惯，但其并非独立发挥作用。应该在医生指导下，结合健康的饮食计划和生活方式改变，以达到更好的治疗效果。

GLP-1RA可以协助重塑饮食习惯

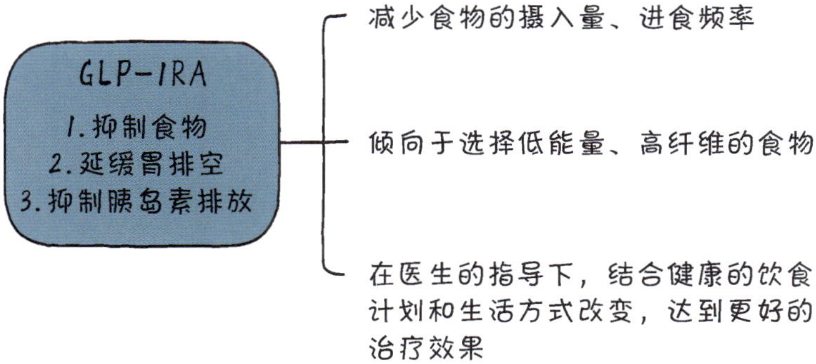

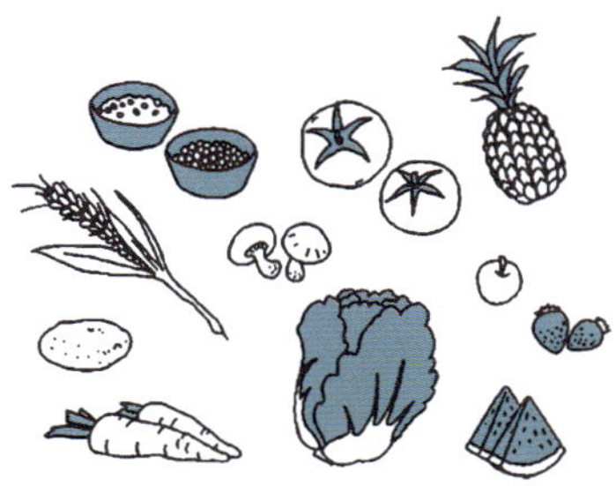

19. GLP-1RA 对代谢有益处吗

GLP-1RA 通过多靶点机制显著改善机体代谢。其核心作用如下。

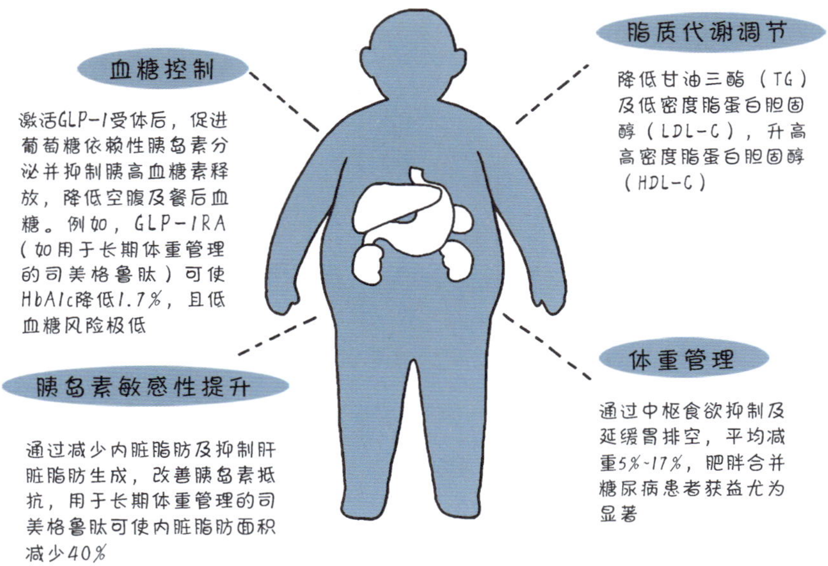

20. GLP-1RA 对心血管系统有益处吗

GLP-1RA 通过改善代谢与保护心血管降低心血管事件风险。如用于长期体重管理的司美格鲁肽，2.4mg 每周一次皮下注射可显著降低主要心血管不良事件发生风险达 20%，同时改善多种心血管疾病风险因素。

（1）降低主要心血管不良事件（major adverse cardiovascular events，MACE）：多项大型试验（如 LEADER、SUSTAIN-6）证实利拉鲁肽与司美格鲁肽可降低 MACE（包括心肌梗死、脑卒中、心血管死亡）风险，尤其在已确诊动脉粥样硬化性心血管疾病（ASCVD）患者中效果显著。

（2）改善心脏代谢负荷：通过减重、降压（收缩压降低 5～10mmHg）及改善血脂谱，减轻心脏后负荷及心肌氧耗。

（3）心力衰竭管理：GLP-1RA 可改善左心室射血分数（left ventricular ejection fraction，LVEF）及纽约心功能分级（New York heart function assessment，NYHA），降低心力衰竭住院风险，尤其在射血分数保留型心力衰竭（heart failure with preserved ejection fraction，HFpEF）患者中潜力显著。

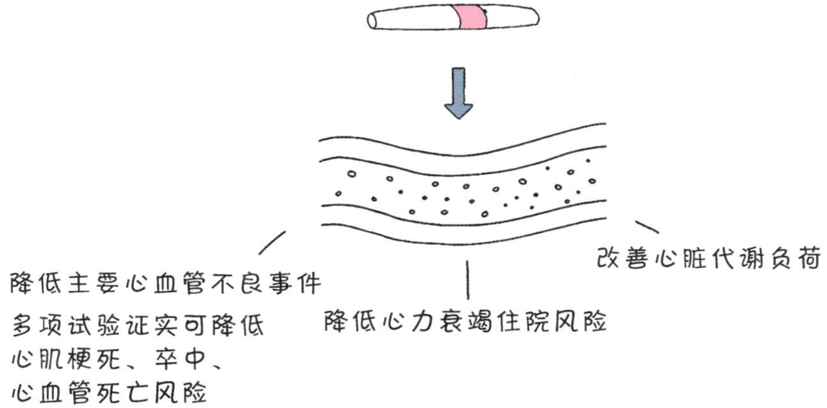

21. 不同剂量的 GLP-1RA 有什么区别

GLP-1RA 作用呈显著的剂量依赖性，不同剂量可以达到不同的减重效果，医生会根据个人情况制定个性化的治疗方案，满足不同人群的个体需求。

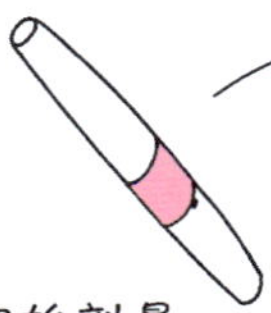

起始剂量

初始治疗

起始剂量通常用于初始治疗，帮助肥胖人群逐渐适应药物感受，减少胃肠道不适等不良反应。

持续控制体重

维持剂量是在肥胖人群适应药物后，用于持续控制体重，达到减重目标并维持减重效果的剂量。

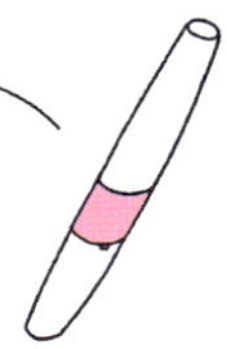

维持剂量

22. 如何正确使用 GLP-1RA

只有正确使用，才能使 GLP-1RA 的减重效果最大化。

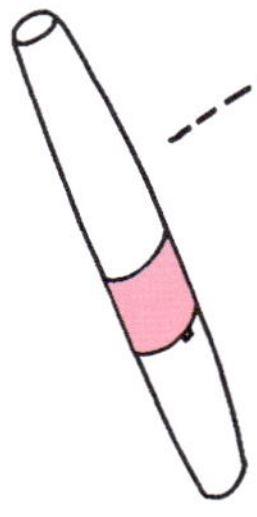

剂量选择

在不同时期，根据医生建议选择不同剂量的 GLP-1RA，分为起始剂量、维持剂量。使用过程中，医生会根据减重效果和身体反应情况调整剂量，不可以自行增减剂量，以免影响疗效或增加不良反应风险。

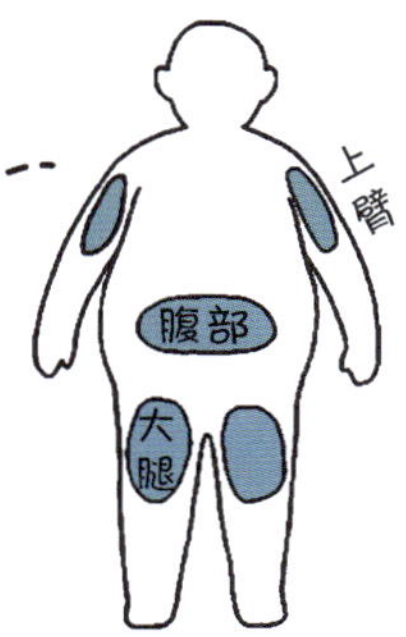

注射方法

通常选择腹部、大腿或上臂的皮下组织进行注射。每周注射时轮换注射部位，避免在同一部位连续注射，以减少脂肪萎缩或增生的风险。

23. 使用 GLP-1RA 期间漏针了怎么办

“一口吃不成一个胖子”，减重也是一个长期坚持的过程。GLP-1RA 虽然只需一周使用一次，可在一天中任意时间注射，无须根据进餐时间给药，但在长达至少 2 年的用药期间，难免由于各种各样的原因出现忘了按时打针的时候。如发生一次遗漏用药的情况不用慌，可在遗漏用药后 5 天内尽快注射；如遗漏用药已超过 5 天，则可以忽略遗漏的剂量，在正常计划用药日接受下一次给药，重要的是要恢复每周一次的规律给药计划。如发生多次遗漏用药，应找医生调整剂量，重新开始给药治疗。

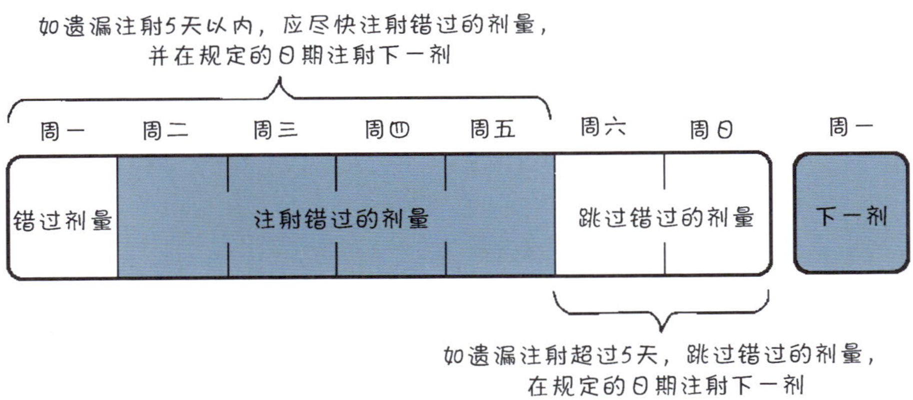

24. 使用 GLP-1RA 后，还需要控制饮食吗

减重药物虽然可以辅助降低食欲，减少体重，但并不是胡吃海喝的“免罪金牌”。即使在使用 GLP-1RA 治疗时，生活方式干预仍然是减重和维持健康的重要组成部分。也就是说，坚持合理的饮食习惯和规律的身体活动必须同时进行，即使药物可以在一定程度上帮助控制体重，健康生活方式干预仍然不可或缺。

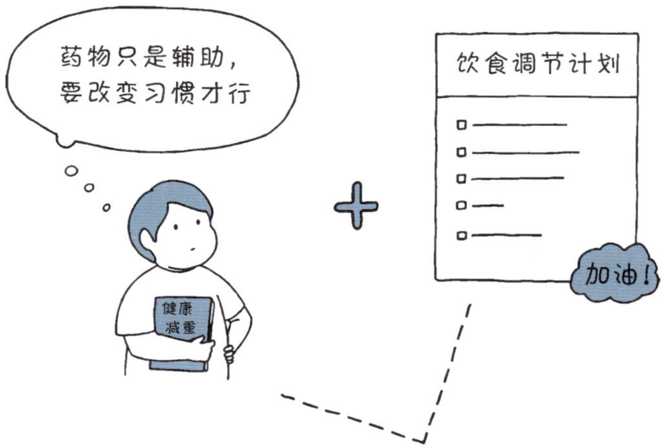

使用GLP-1RA后，生活方式的干预仍然是减重和维持健康的重要组成部分

25. 使用 GLP-1RA 期间，如何搭配饮食

使用 GLP-1RA 时，在控制总能量摄入的基础上，合理、均衡分配各种营养素。

- 饮食中要保持脂肪供能占总能量的 20%～30%，碳水化合物供能占总能量的 50%～60%。
- 用药过程中，可能会因为食欲降低而出现极低能量摄入的情况，这时需要每日按照 1.0～1.5g/kg（bw）补充蛋白质。
- 注意液体补充，不少于 30mL/kg（bw），以避免体液耗竭。
- 食盐每日摄入 5g 以内，合并高血压者可以进一步减少摄入量，同时限制摄入高盐食物（如酱油、盐浸等）、加工食品。
- 减重人群容易出现维生素 D、B 族维生素、维生素 C、铁等营养元素缺乏，应定期监测，适量补充。

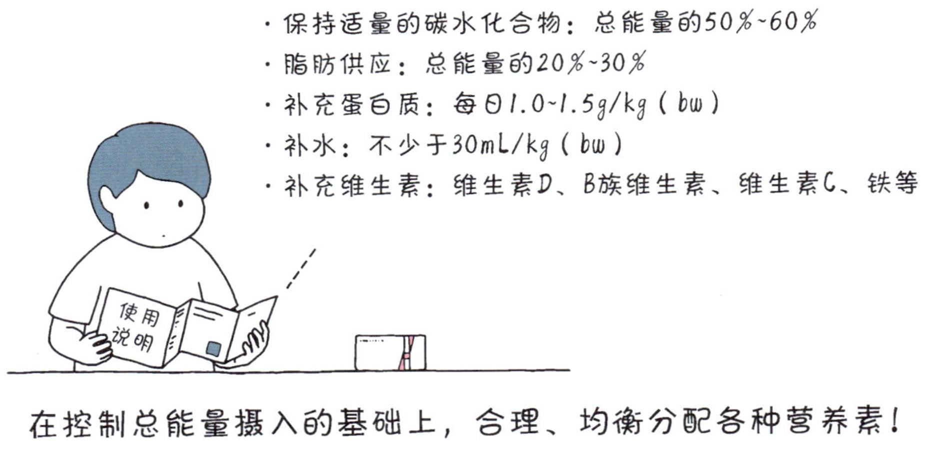

26. 使用 GLP-1RA 期间，如何运动

使用 GLP-1RA 期间应适当运动。推荐每周≥5 天、每天≥30 分钟中等强度运动，总计每周运动时间超过 150 分钟，或者每周≥3 天、每天≥20 分钟高强度运动，每周运动时间超过 75 分钟。每周 2～3 天（非连续）针对大肌群，选择中高等强度的抗阻训练，每次 12～20 分钟，抗阻训练以复合动作（如卧推、硬拉、深蹲）为主。

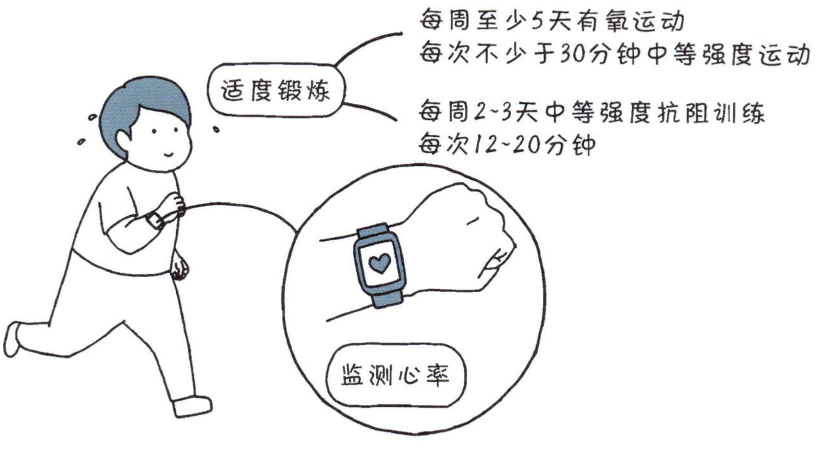

运动时应监测心率。安全心率的计算通常是由最大心率（即 220 减去年龄）估算出来的，建议运动时的心率不要超过最大心率的 80%。如果运动时心率超过安全范围，或出现不舒服的症状（如胸闷、头晕等），可以暂停运动，休息一下，必要时寻求医疗帮助。

27. 使用 GLP-1RA 期间，需要进行心理支持吗

GLP-1RA 需要长期用药，有的人会因为用药恐惧、恐针、畏疼、担心不良反应等原因对药物产生排斥心理，不遵从医嘱按时用药，导致药效无法得到持续发挥。对于这类人群，用药期间，建议接受专业人员的用药指导和心理支持。

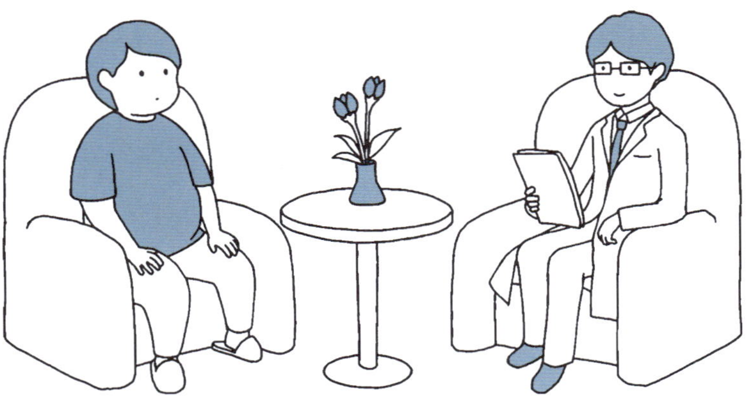

用药期间，建议接受专业人员的用药指导和心理支持

28. 使用 GLP-1RA 多久开始出现体重下降

GLP-1RA 的剂量调整期为 20 周，但并不是所有人都需要这么长时间。

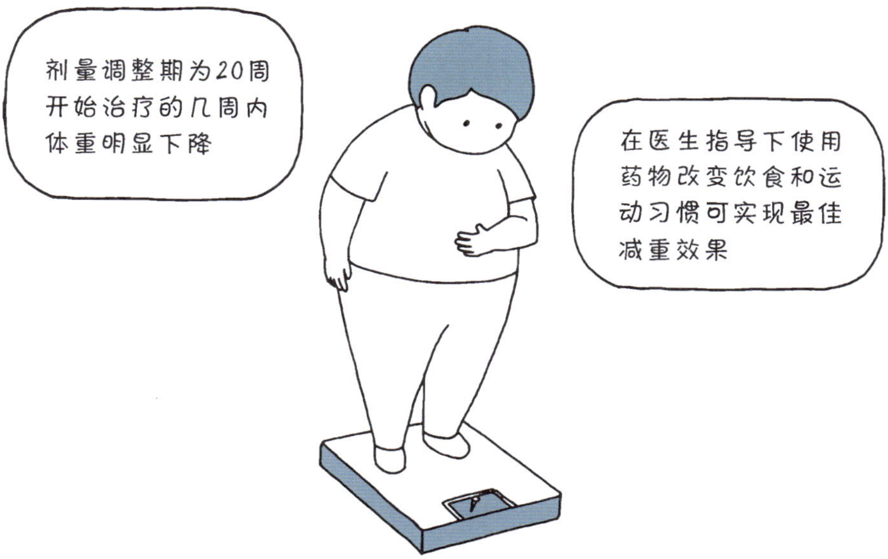
剂量调整期为20周
开始治疗的几周内
体重明显下降
在医生指导下使用
药物改变饮食和运
动习惯可实现最佳
减重效果

根据不同研究和临床试验结果，许多人可能在开始治疗的几周内就开始看到明显的体重变化，并且这种变化会在接下来的几个月内持续。然而，具体的减重速度和程度因人而异，取决于个体的新陈代谢、饮食习惯、生活方式以及药物的具体类型和剂量。重要的是，应在医生指导下使用药物，并结合健康的饮食和定期的体育活动，以实现最佳的减重效果。

29. 不同体重者，使用 GLP-1RA 的效果一样吗

GLP-1RA 用于减重时，不同体重者使用的效果可能有所不同。研究表明，起始体质指数（BMI）较高者，使用 GLP-1RA 减重时，体重下降会更明显。

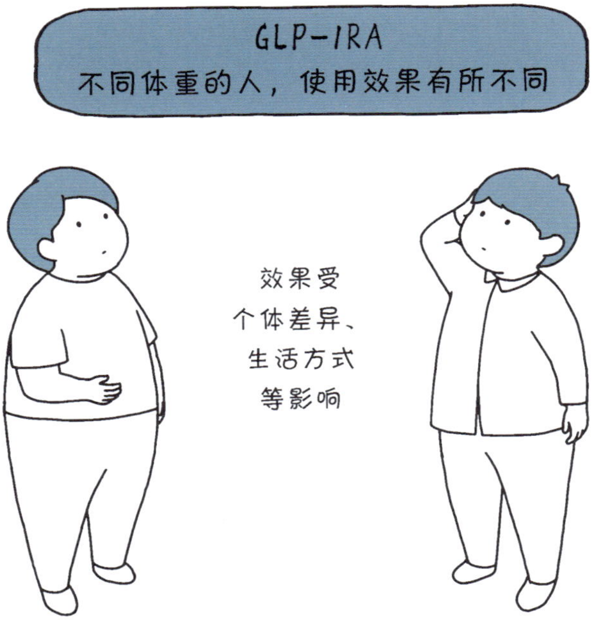
GLP-1RA
不同体重的人，使用效果有所不同
效果受
个体差异、
生活方式
等影响

减重效果会受到个体差异、生活方式、饮食习惯以及是否配合其他干预措施（如饮食控制和运动）的影响。每个人的身体都是独一无二的，就像有的人天生就是吃不胖的体质，有的人则需要更加努力才能保持理想体重。所以，即使是使用同一种 GLP-1RA，不同的人也可能会有不同的反应。

30. GLP-1RA 会减肉不减脂吗

GLP-1RA 减重过程中主要是减少脂肪但并非单纯“减肉”。此类药物通过抑制食欲、延缓胃排空及改善代谢来实现减重，其中脂肪组织（尤其是内脏脂肪）的减少占主导地位，占总减重量的 60%~75%。对于老年人或肌肉量偏低人群，建议监测体成分并适时补充营养（如优质蛋白质或氨基酸），以优化减重效果并维持代谢健康。

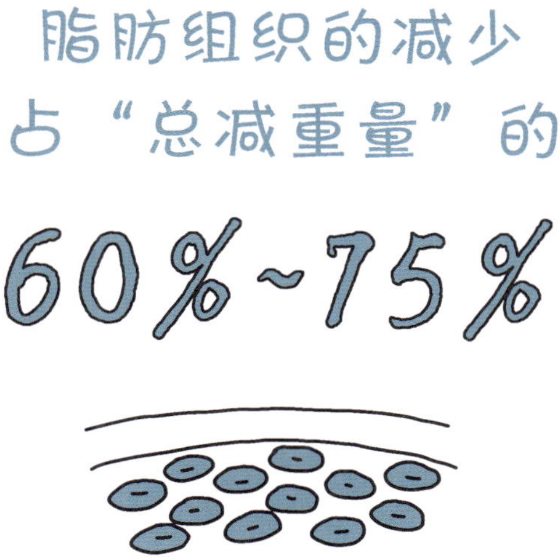

31. 使用 GLP-1RA 后出现肠胃不适怎么办

肠胃不适（如恶心、呕吐、便秘、腹泻）是 GLP-1RA 类药物常见的不良反应，通常随着用药时间延长，症状会逐渐减轻。研究显示，在用药 4～8 周后，大多数患者的肠胃不适症状会显著缓解。

为了避免出现用药后肠胃不适，可以从小剂量开始用药，逐步增加剂量，以帮助身体适应；避免高脂肪或高膳食纤维饮食，选择清淡易消化食物。若症状持续或加重，及时咨询医生调整用药方案。

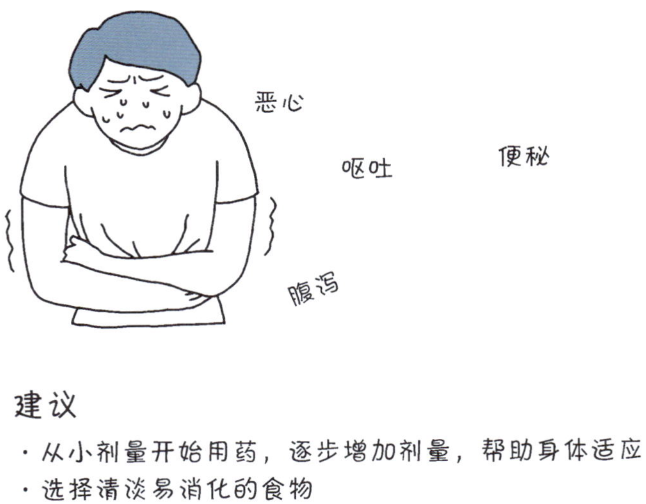

32. 使用 GLP-1RA 后出现便秘怎么办

便秘是 GLP-1RA 类药物常见的不良反应之一，通常与药物延缓胃排空和肠道蠕动减慢有关。研究显示，随着用药时间延长，部分患者的便秘症状会逐渐缓解，因此无须过度担忧，但需密切监测并在医生指导下合理应对。

如果出现用药后便秘，可以试着增加膳食纤维摄入，多吃蔬菜、水果和全谷物；保持充足的水分摄入；适量运动（如步行、瑜伽）也有助于促进肠道蠕动。

如果便秘症状持续或加重，可在医生指导下使用缓泻剂或调整药物剂量。

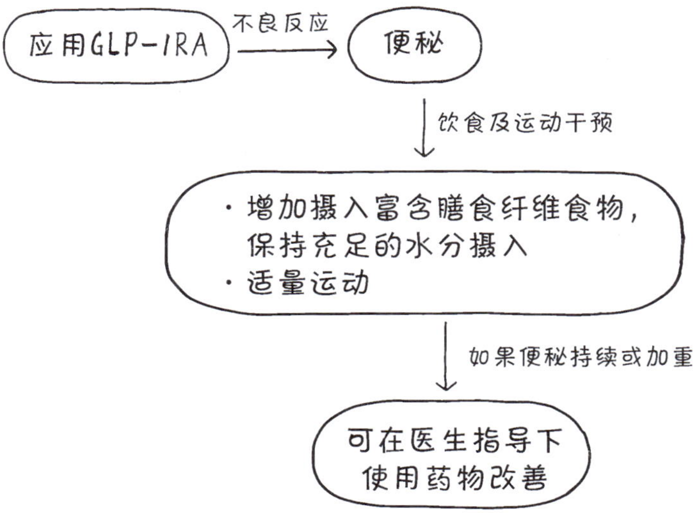

33. 使用 GLP-1RA 还可能出现哪些不良反应

除了胃肠道不适和便秘，使用 GLP-1RA 还可能出现其他不良反应，包括与磺酰脲类降糖药或胰岛素合用时低血糖风险增加，淀粉酶、脂肪酶升高，胆石症发生，心率加快，过敏反应，注射部位反应和超敏反应，急性胰腺炎等，但发生率通常很低，医生会在使用药物前进行评估，并在治疗过程中监测。

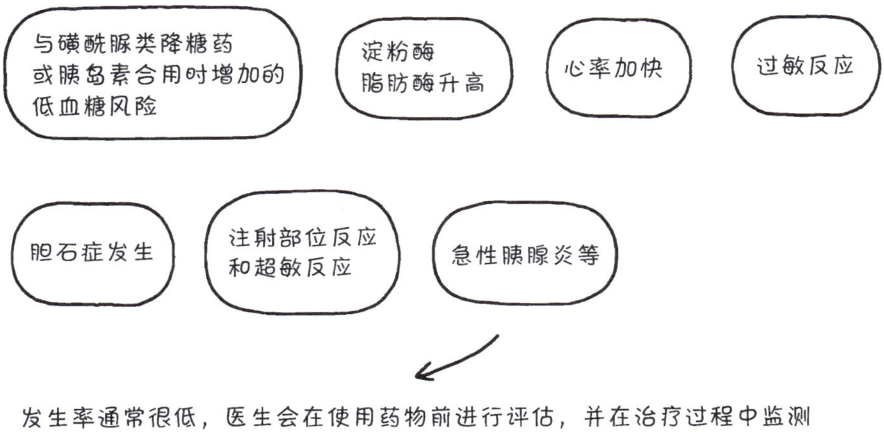

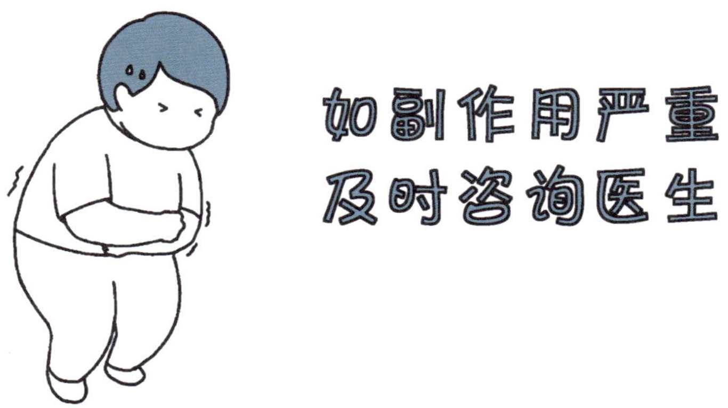

34. 如何减少 GLP-1RA 的不良反应

使用 GLP-1RA 减重时，可以通过以下方法减少不良反应。

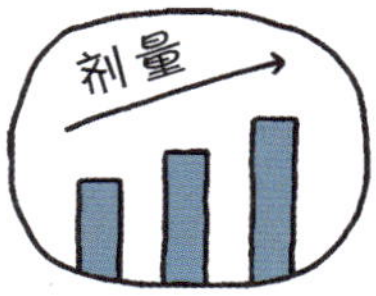

低剂量开始

低剂量开始：开始时使用较低剂量，然后根据自己的耐受性慢慢增加，可以减少恶心、呕吐和腹泻等常见的胃肠道反应。

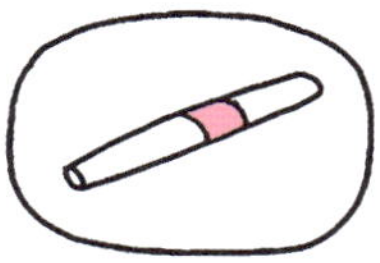

正确注射

正确注射：学习正确的注射方法，“精准打击”，减缓不适。

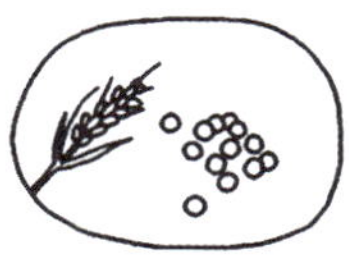

注意饮食

注意饮食：保持充足的水分，选择低血糖指数的食物，如全谷物，多吃富含膳食纤维的食物，可以帮助缓解胃肠道不适。

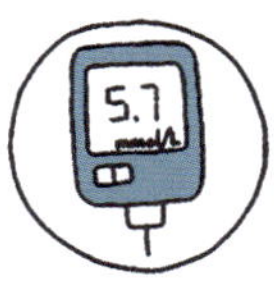

监测血糖

监测血糖：定期检查血糖，可帮助控制糖尿病，同时降低低血糖风险。

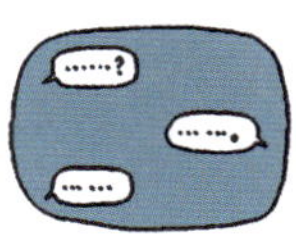

及时沟通

及时沟通：如果不良反应一直无法缓解，应及时咨询医生。

35. 什么是 GIP/GLP-1RA

葡萄糖依赖性促胰岛素多肽 / 胰高血糖素样肽 -1 双重受体激动剂(GIP/GLP-1RA)是一种新型药物，其作用基于两种肠道激素：胰高血糖素样肽 -1(GLP-1)和葡萄糖依赖性促胰岛素多肽(GIP)。GIP 也是由肠道分泌的一种激素，其主要功能是促进胰岛素分泌和脂肪储存。GLP/GIP-1RA 通过同时激活 GLP-1 和 GIP 受体，发挥双重作用，文献报道显示其减重效果更好。

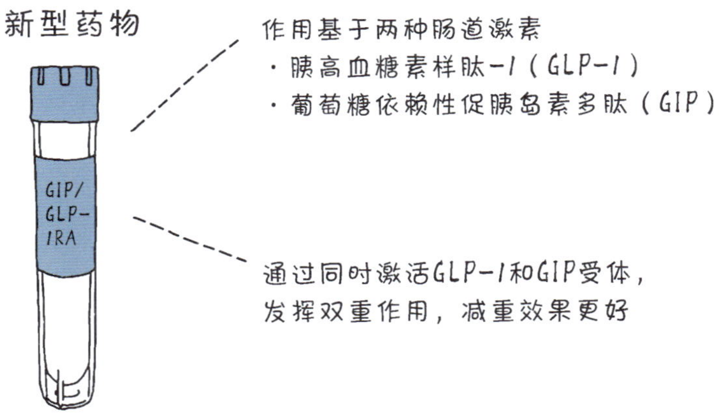

36. GIP/GLP-1RA 是如何降低体重的

GIP/GLP-1RA 通过双重机制降低体重。

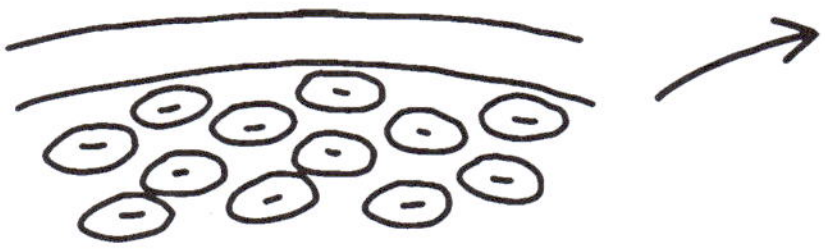

激活 GIP 受体，促进脂肪细胞释放能量，减少脂肪储存，并提高身体对能量的利用效率。

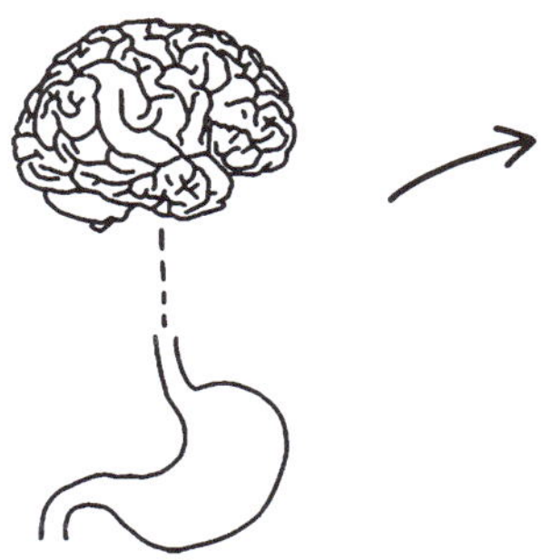

激活 GLP-1 受体，作用于大脑的饱食中枢，同时延缓胃排空，使饱腹感拉满。

37. 减重药物需要长期使用吗

随着医学技术的提升，减重药物已经成为长期体重管理的重要工具。GLP-1RA 类药物，如用于长期体重管理的司美格鲁肽，经过 17 项随机对照临床试验，验证了其减重效果（数据截至 2025 年 6 月），具有较好的安全性，可以用于成人长期治疗方案。目前已有超过 2 500 万人使用司美格鲁肽进行治疗。但是否需要长期使用，取决于每个人的具体情况和药物的效果，需要咨询医生。

是否需要长期用药关键要看几个因素：首先看药物疗效，是否起作用；其次是看使用时的感觉，是否有不舒服；最后还要看是否有其他健康问题。

医生会根据个体的健康状况、既往减重效果，以及个人偏好来决定是否需要长期使用。当然，无论使用哪种药物治疗，都要考虑经济成本。

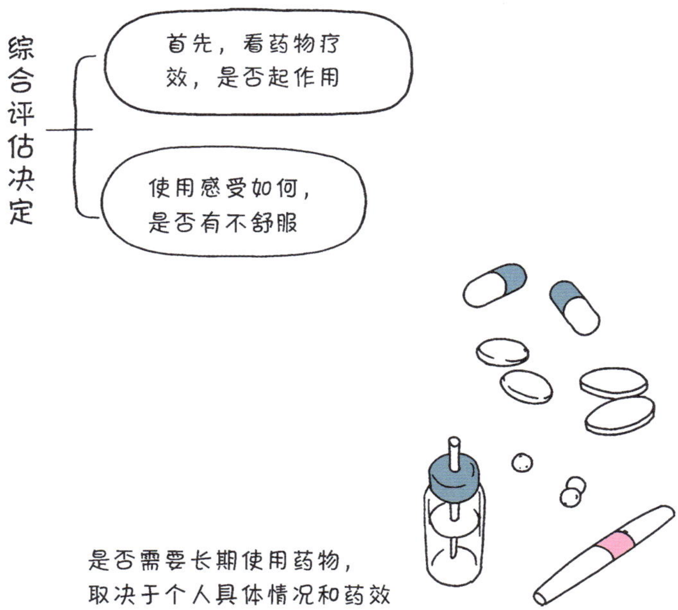

38. 使用减重药物瘦下来后，如何“稳住”体重

通过减重药物成功瘦身后，要想维持减重效果，就得把减重看成一场马拉松。

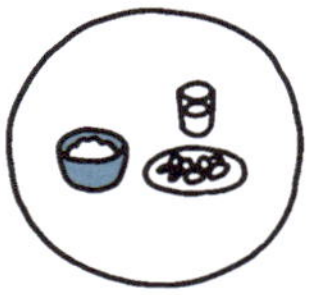

均衡饮食是关键，身体需要适量营养来保持活力。

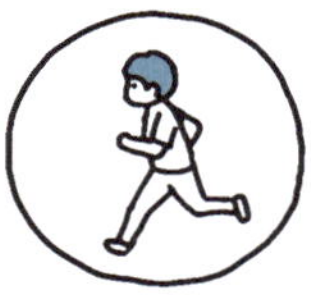

定期锻炼也不可少，这不仅是为了燃烧能量，还能增强肌肉，提升新陈代谢，让身体更健康。

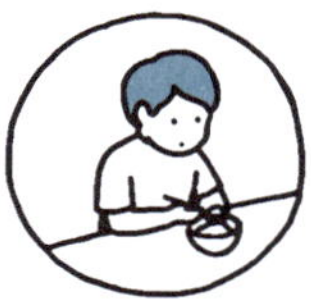

改变生活习惯和行为也很重要，如细嚼慢咽，这样大脑就能及时收到饱腹信号，避免过量进食。

定期监测体重，可以及时发现问题并调整。

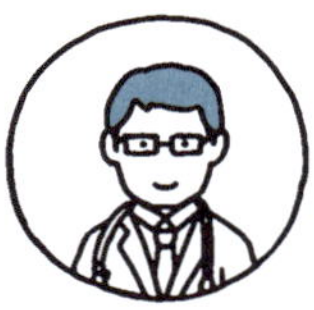

对于那些使用药物瘦下来的人，可能需要在医生指导下，继续用药一段时间来帮助维持体重。

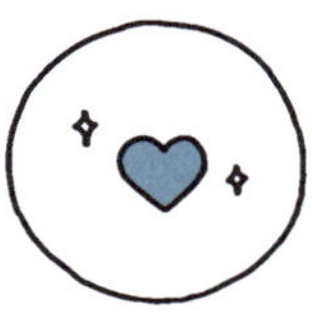

保持积极的心态，找到适合自己的生活方式，这样才能长期坚持下去。记住，减重不是一时的战斗，而是一生的健康旅程。

39. 哪些人群不适合使用减重药物

在使用减重药物之前，应与医生详细讨论自身的健康状况、药物史以及潜在的风险和益处。医生会根据具体情况来判断是否适用减重药物，以下人群应特别注意。

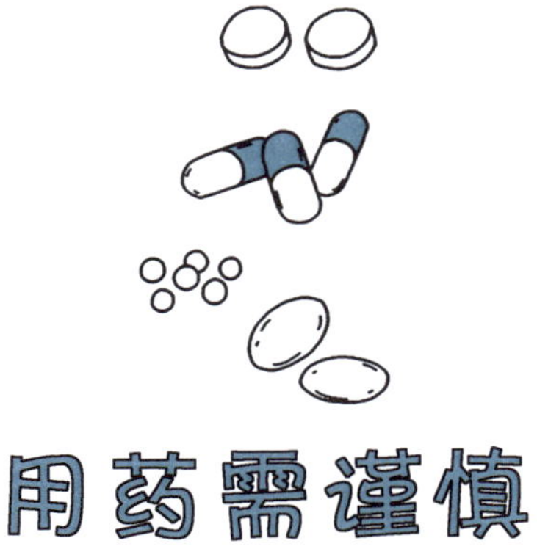

（1）有特定健康问题者：如有甲状腺功能异常，尤其是甲状腺髓样癌高风险患者，可能不适合使用某些减重药物。

（2）哺乳期女性：通常不建议使用。

（3）对药物成分过敏者：对减重药物中的任何成分过敏的人都不应该使用药物。

（4）有精神疾病史：一些减重药物可能影响心理健康，因此有抑郁症、焦虑症等精神疾病史的人在使用前应咨询医生。

（5）有药物滥用史：有药物滥用史的人可能不适合使用某些减重药物，可能增加药物依赖的风险。

三、精准肥胖代谢外科手术——
减重的终极选择

1. 哪些人群不可以进行减重手术

减重手术可通过缩小胃容积和 / 或缩短小肠有效长度，从而限制摄食量和 / 或减少营养吸收，以减轻体重，是应对重度肥胖症的有力方法之一，但并非适用于所有患者，以下人群不能进行减重手术。

- 妊娠期女性：手术可能对胎儿发育产生不良影响。
- 滥用药物或酒精成瘾者：术后难以配合生活方式改变，增加手术风险。

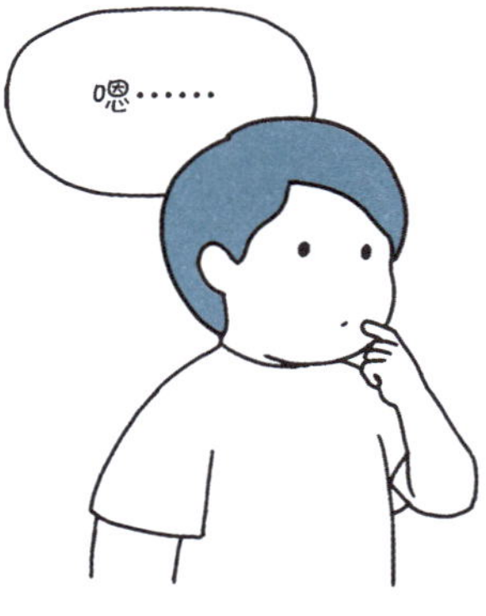

- 患有精神疾病，精神症状未有效控制或稳定期不足 6 个月者：精神症状可能影响术后恢复和依从性。
- 智力障碍或智力不成熟，行为不能自控者：无法配合术后饮食和生活习惯的改变。
- 依从性差者：无法坚持术后严格的饮食和生活方式要求。
- 对手术预期不符合实际者：可能对手术效果抱有不切实际的期望，导致心理落差。

2. 减重手术如何实现体重减轻

减重手术类型不同，实现体重减轻的方式也不一样。

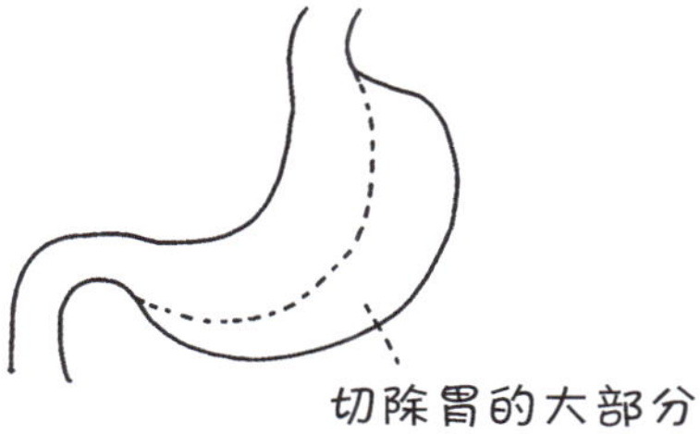

例如，最常用的方法是切除胃的大部分，使胃呈“香蕉状”，从而减少胃的容量和食物摄入量

有的减重手术是通过改变小肠的路径来减少食物的吸收

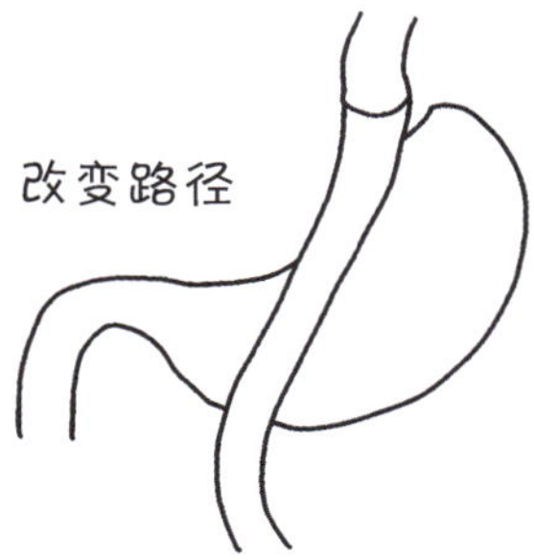

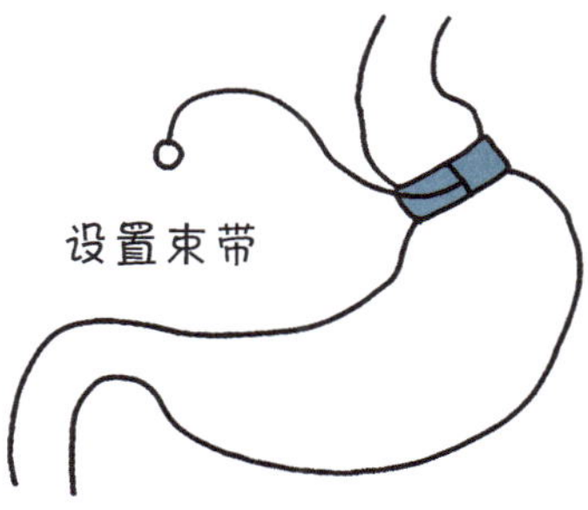

有的手术是在胃的周围放置一条可调节的束带，通过注水调节束带的紧度，从而限制胃的容量和食物的摄入量，但这一方式因副作用较大，现在已经很少应用

3. 减重手术有哪些并发症或风险

手术前，医生会告知患者减重手术后可能出现的并发症或风险，具体如下。

消化道漏 袖状胃切除术后切缘漏的发生率为 0.3%；胃旁路术后吻合口漏的发生率为 1.1%～1.4%。引起消化道漏发生的因素包括病程较长的糖尿病、重度阻塞性睡眠呼吸暂停、低蛋白血症及术中切割损伤、能量器械热损伤、组织缺血等。

出血 出血的发生率为 2%。术后出血可来自胃肠吻合口、肠肠吻合口、胃切缘、肠系膜边缘及腹壁切口等部位，多在术后住院期间发生。

深静脉血栓形成和肺栓塞 发生率分别为 0.2%～3.0% 和 0.1%～2.0%。发生肺血栓栓塞是减重代谢手术后患者死亡的主要原因，约 70% 的静脉血栓栓塞在出院后发生。

脱水 早期容易出现脱水，原因包括消化道解剖结构改变带来的饮水不耐受、伤口疼痛、恶心及对饮食的恐惧心理等。

消化道狭窄与梗阻 胃旁路术后吻合口狭窄的发生率为 3%～6%。

营养不良 不同减重代谢手术方式导致的术后营养不良类型及程度不一，主要包括蛋白质、维生素和矿物质缺乏。

胆石症 发生率为 9.7%～36.7%，是普通人的 5 倍。

吻合口溃疡 胃旁路术后吻合口溃疡的发生率为 4%～7%。其高危因素包括吸烟、使用非甾体抗炎药、幽门螺杆菌感染、胆汁反流、胃酸分泌过多、局部缺血、酗酒和合并糖尿病等。

倾倒综合征 40% 的胃旁路术后肥胖人群都会出现程度不一的倾倒综合征。常在餐后 30～60 分钟发病，但也可能于餐后 90～240 分钟发病。

低血糖 主要发生于胃旁路术后≥1 年的肥胖者，发生率为 0.4%。

食管裂孔疝与胃食管反流 胃旁路术可减少胃食管反流的发生，但袖状胃切除术可诱发新的胃食管反流。

其他 如呼吸衰竭、横纹肌溶解综合征、胰腺炎等。

4. “抽脂手术”属于减重手术吗

“抽脂手术”和减重手术，虽然都和体重有关，但手术目标和作用方式完全不同。

减重手术是通过改变胃或肠道的结构来帮助减少食物的摄入或吸收，目的是帮助患者减轻体重，同时改善与肥胖相关的健康问题，如 2 型糖尿病、非酒精性脂肪性肝病、阻塞性睡眠呼吸暂停、多囊卵巢综合征、高血压等。

抽脂手术通常被归类为美容整形手术。主要通过外科手段，从身体特定部位移除多余的脂肪，改善身体的外观。抽脂手术适合希望改善身体某些部位轮廓的人。

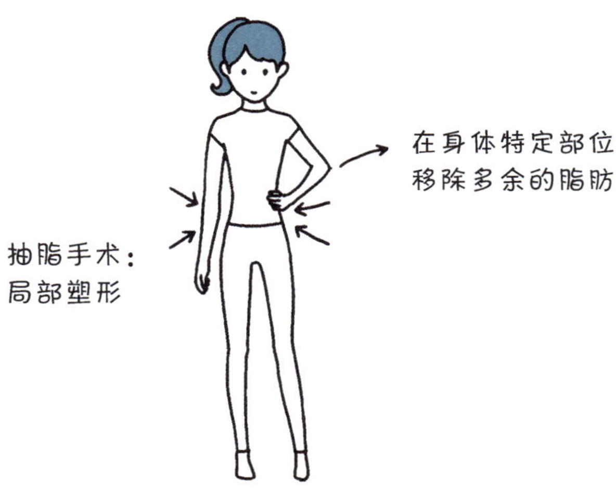

简单来说，减重手术更像是一个“全面减重”方案，而抽脂手术更像是一个“局部塑形”的选择。

5. 减重手术减得快吗

减重手术是有效的体重管理方式，能帮助实现“重量级”转变。不过，每个人的情况不同，手术方式也多种多样，减重的速度和效果也会因人而异。

手术后的前几个月，体重往往会像坐滑梯一样快速下降，但随着时间推移，减重速度会逐渐放慢。通常手术后第一年是“黄金减重期”，理想情况下可以减掉超重部分的 70% 以上。长期来看，手术能帮助维持 15%～20% 的体重减轻。

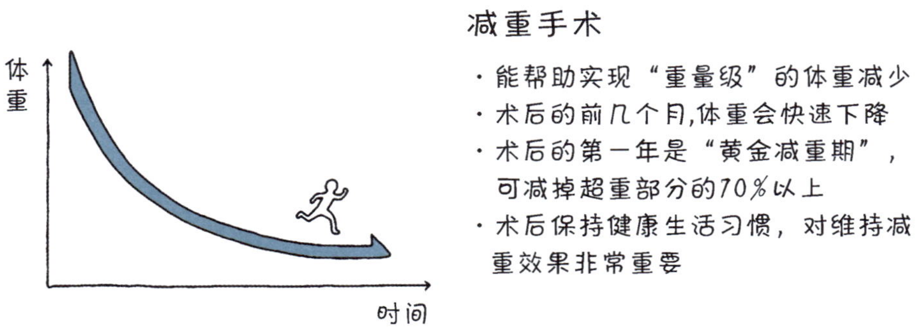

尽管减得很快，但别忘了，手术效果并不是一劳永逸的。术后的生活方式，如饮食习惯和运动量，对维持减重效果非常重要。

6. 最常见的减重手术有哪几种

减重手术种类繁多，根据机制可以大致可以分为以下3类。

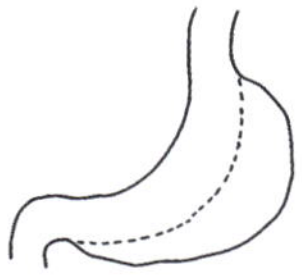

袖状胃切除术

以限制摄入量为主：这类手术通过减小胃的体积来限制食物的摄入量，如袖状胃切除术等。

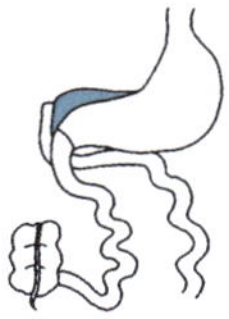

十二指肠转位术

以减少营养吸收为主：通过改变肠道结构，减少食物的吸收，如胆胰分流并十二指肠转位术等。

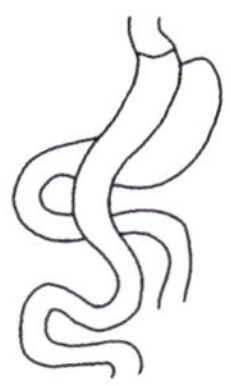

胃旁路术

综合摄入量限制和营养吸收减少：既限制了食物摄入，又减少了营养吸收，如胃旁路术等。

7. 袖状胃切除手术和胃旁路手术有什么区别

袖状胃切除手术和胃旁路手术是两种常见的减重手术，区别主要在于手术方式和作用机制。

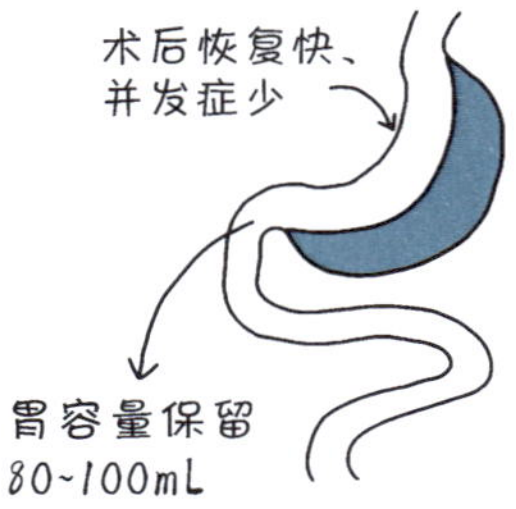

袖状胃切除术

袖状胃切除手术

- 手术原理：切除胃底和大部分胃大弯及部分胃窦，将胃塑形成香蕉状的细长管状结构，仅保留胃容量80～100mL，不改变肠道解剖结构。
- 作用机制：通过缩小胃的容积，限制食物摄入量，同时减少饥饿激素（如胃饥饿素）的分泌，帮助控制食欲。
- 特点：手术相对简单，术后恢复快，长期并发症少，不改变肠道结构，适合大多数肥胖人群，已成为国际主流减重术式，在我国使用率最高。

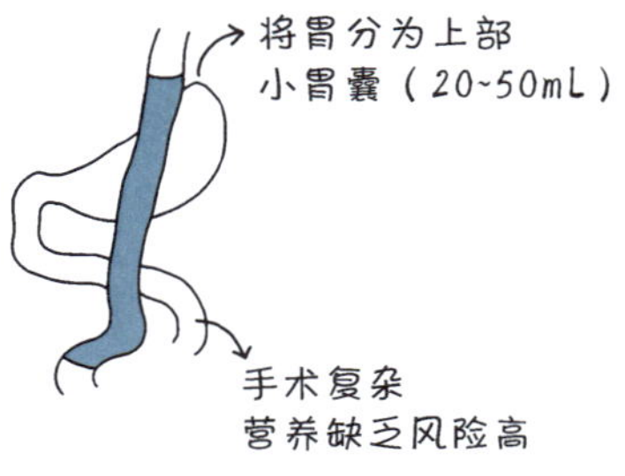

胃旁路术

胃旁路手术

- 手术原理：将胃分为上部小胃囊（20～50mL）与下部大胃，并将小肠重新排列，使食物绕过大部分胃和十二指肠，直接进入空肠。
- 作用机制：既限制食物摄入量，又减少营养吸收，同时通过改变肠道激素（如GLP-1）改善代谢。
- 特点：减重效果更显著，尤其适合伴有重度胃食管反流病或严重代谢综合征，以及极重度肥胖（BMI > $50kg/m^2$）者，但手术复杂，营养缺乏风险较高。

8. 人们常说的“缩胃”手术是什么

“缩胃”手术通常指的就是袖状胃切除术，手术直接缩小了胃的物理体积，因此得名。

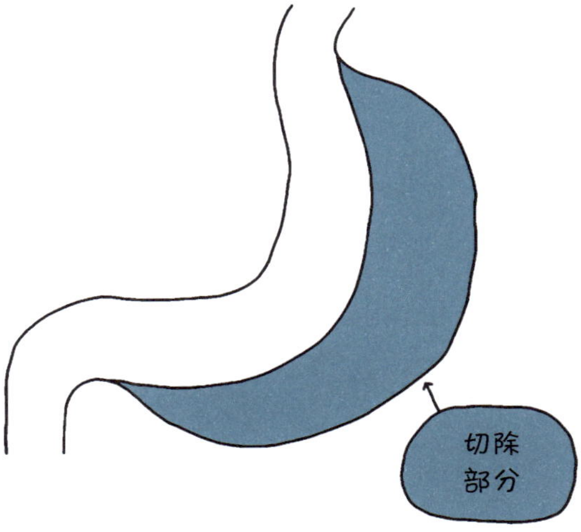

袖状胃切除术平均可减去初始体重的 20%～28%，并改善胰岛素抵抗、血脂异常等代谢问题。“缩胃”并不改变胃肠道解剖结构，操作更简单、并发症风险较低，适合以限制摄入为核心目标的肥胖人群。

9. “缩胃”手术会切掉多少胃

“缩胃”手术（即袖状胃切除术）的核心原理是切除约 80% 的胃组织（包括胃底和胃大弯），将剩余胃部重塑为细长的管状结构，从而显著降低胃的“囤货”能力，使肥胖人群更快产生饱腹感并减少进食量。此外，由于胃底是分泌胃饥饿素（ghrelin）的主要部位，切除后可降低食欲相关的激素水平，进一步抑制饥饿感。

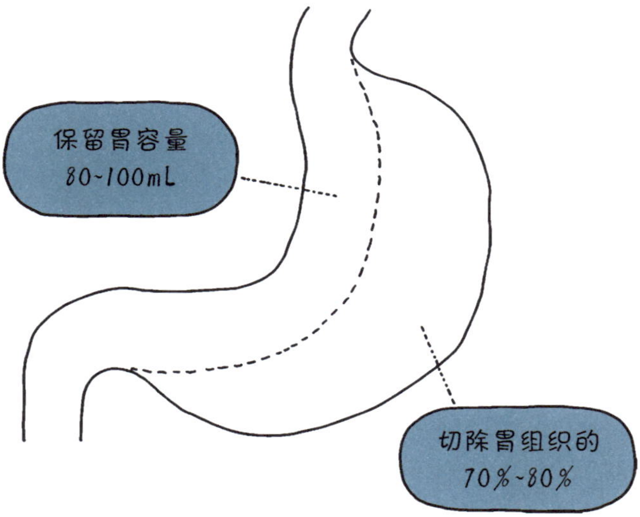

10. “缩胃”手术有哪些风险

“缩胃”手术（即袖状胃切除术）通过减少胃容量实现减重，其潜在风险需全面评估。

短期风险包括术中出血、麻醉并发症及术后胃漏，即胃切缘愈合不良导致胃内容物渗漏至腹腔，可能引发严重感染。此外，胃狭窄可因瘢痕增生导致进食梗阻，需内镜或手术干预，也要警惕肥胖患者术后出现深静脉血栓风险。

长期风险包括因胃容量缩小及贲门功能改变出现胃食管反流，严重者需长期药物治疗或二次手术；营养缺乏（如维生素 B_{12}、铁、钙吸收障碍）需终身补充相关营养素，且快速减重可能诱发胆囊结石。术后部分患者因饮食失控或代谢适应出现体重反弹，心理层面也可能伴随焦虑或进食障碍。

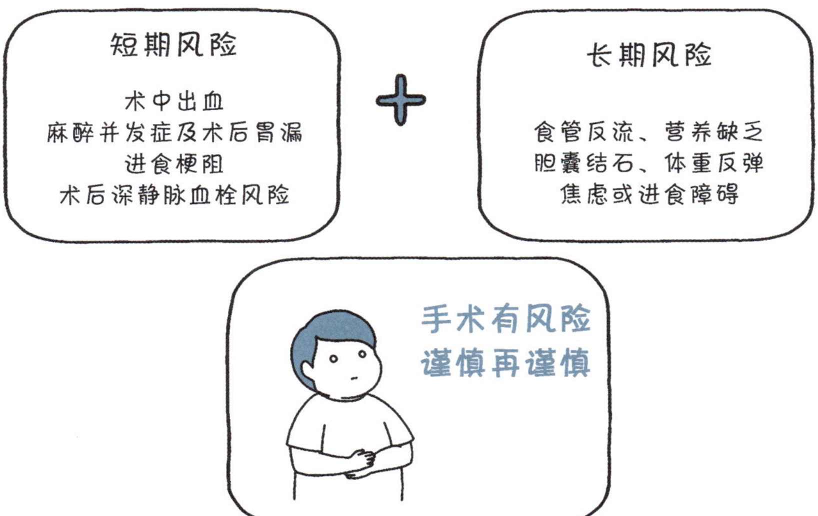

11. “缩胃”手术后影响胃功能吗

“缩胃”手术（即袖状胃切除术）会显著改变胃的解剖和功能。

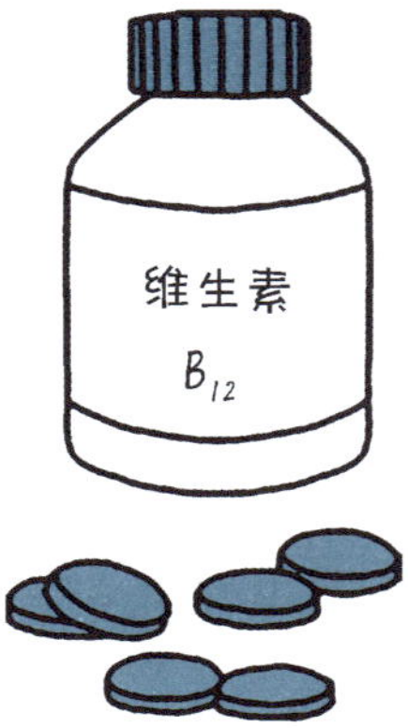

- 胃容量与储存功能下降，过量进食可能会引发恶心或呕吐。
- 胃酸及消化酶分泌减少，胃底是分泌胃酸和胃蛋白酶原的主要区域，术后胃酸分泌量显著降低，可导致蛋白质消化减弱，维生素 B_{12} 吸收障碍。
- 胃排空速度变化导致饱腹感提前。
- 部分患者会出现胃排空延迟或胃食管反流。
- 铁、钙、维生素 D 等营养素吸收可能受到影响，需定期监测并补充。

12.“缩胃”手术后，胃还会“扩大”回原来的大小吗

“缩胃”手术（即袖状胃切除术）是永久性的，被切除的胃组织不可再生。以下两种情况可能会导致胃的功能性扩张。

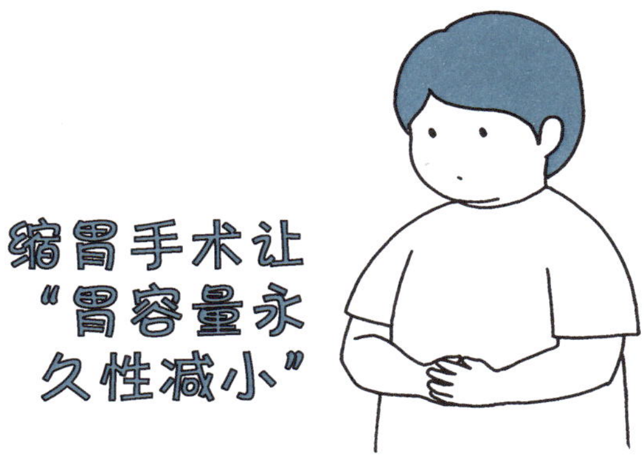

（1）短期术后适应期：术后初期，残留胃部因水肿或瘢痕收缩可能暂时缩小，随着恢复，胃壁肌肉的弹性会使容量略有增加（通常稳定在100～150mL），但不会接近原始胃的大小。

（2）长期饮食失控：若长期暴饮暴食或频繁摄入高能量流质食物、饮料，胃管可能因持续扩张而增大容量。这种扩张并非胃再生，而是胃壁组织被机械性拉伸的结果。

13. 有“可逆”的减重手术吗

目前在医学领域中，部分减重手术具备“可逆性”，即术后可通过移除装置或恢复解剖结构来终止减重效果。

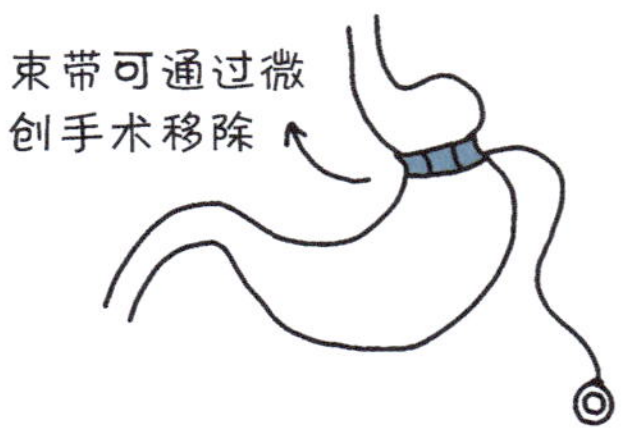

胃束带手术

胃束带手术（laparoscopic adjustable gastric banding，LAGB）

- 手术原理：通过腹腔镜将可调节的硅胶带束在胃上部，形成小胃囊以限制进食量。
- 可逆性：束带可随时通过微创手术移除，胃部解剖结构可逐渐恢复原状。移除后，患者饮食和消化功能基本回归术前状态。
- 风险与限制：长期使用可能引发束带移位、胃食管反流或感染，且减重效果相对较弱（平均减少初始体重的14%～30%）。

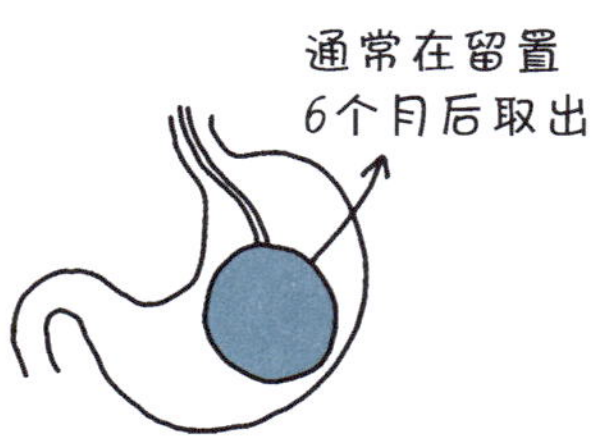

胃内球囊

胃内球囊（intragastric balloon）

- 手术原理：通过内镜将充气球囊置入胃内，占据部分空间以减少食量。
- 可逆性：球囊通常留置 6 个月后取出，胃容量和功能可完全恢复。无永久性结构改变，属于临时性减重措施。
- 风险与限制：可能引发恶心、胃溃疡或球囊破裂，减重效果有限。

14. 胃水球手术适合所有肥胖人群吗

胃水球手术是通过内镜将充水的硅胶球放入胃内，占据部分胃容积，从而减少食物摄入量的减重方法，但它并不适合所有肥胖人群。例如，食管、肠胃功能存在问题的患者不适合使用。当食管太窄或食管动力障碍时，胃水球可能无法顺利通过食管进入胃。当胃壁太薄或有胃溃疡时，可能会引发胃穿孔等。

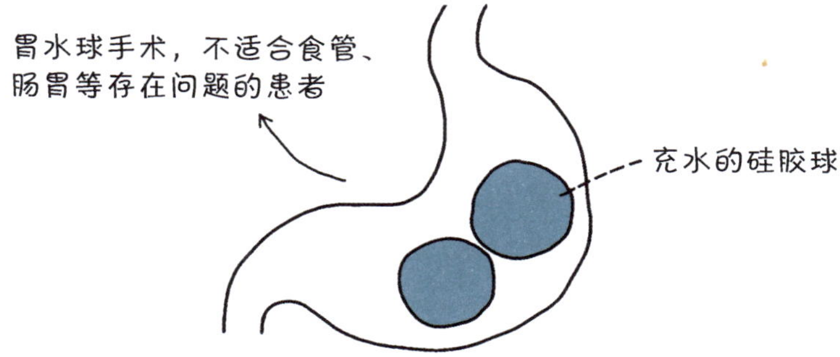

15. 减重手术前需要做哪些准备

减重手术是一个需要深思熟虑的决定，涉及多个步骤和准备工作。

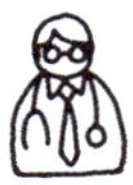

与医生沟通

与医生沟通：与医生进行深入对话，了解手术的潜在益处和风险，以及可能给生活带来的变化。医生会根据个体健康状况和手术适应证给出专业建议。

心理准备

心理准备：与心理咨询师交流，确保对手术结果有合理的预期，对“新胃新生活”有心理准备。

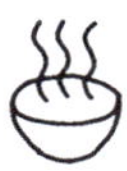

营养咨询

营养咨询：寻求营养师的饮食建议，调整饮食习惯，为手术后的饮食调整做好准备。

戒烟戒酒

戒烟戒酒：对吸烟或饮酒习惯说拜拜，最好在手术前戒掉，这些习惯可能影响手术效果和恢复过程。

健康检查

健康检查：进行健康检查，包括血液检查、胃镜检查等，确保身体状况适合手术。

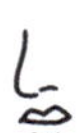

呼吸功能测试

呼吸功能测试：对于体重较重者来说，呼吸功能测试尤为重要，可以评估手术过程中的麻醉风险。

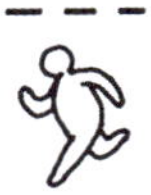

术前减重

术前减重：对于严重肥胖者来说，医生会建议在手术前减掉一部分体重，以降低手术风险。

16. 减重手术前为什么需要先用药物治疗减重

对于严重肥胖者来说，医生通常会建议在手术之前通过药物治疗或改变生活方式，先减掉 5%～10% 的体重，主要和以下原因有关。

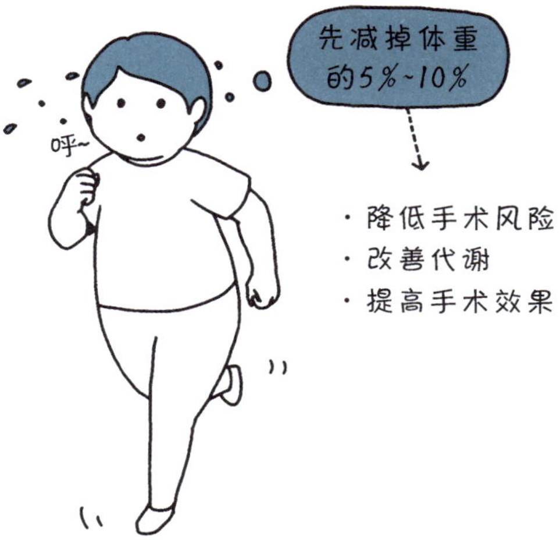

- 降低手术风险：术前减重可以降低手术时的风险，如麻醉时可能遇到的问题，或手术后感染的风险。

- 改善代谢：术前减重可以帮助控制血糖、血脂和血压水平，为手术创造更好的身体条件。

- 提高手术效果：术前减重可以减少腹部脂肪堆积，让医生看得更清楚，改善术野显露，增加手术成功率。

17. 减重手术前要做哪些检查

肥胖症及相关疾病评估

（1）营养筛查：评估营养状况，包括微量元素和维生素水平。

（2）血糖、血脂、血尿酸：检查血糖、血脂和血尿酸水平，评估代谢状况。

（3）血压：测量血压，评估心血管风险。

（4）肝肾功能：检查肝肾功能，确保器官功能正常。

（5）胃镜：检查胃部情况，评估是否有胃部病变。

（6）腹部彩超：检查腹部器官，评估是否有脂肪肝等病变。

手术安全性评估

（1）心血管、肺、肝、肾功能：评估主要脏器功能，确保手术安全。

（2）睡眠呼吸暂停：评估是否存在睡眠呼吸暂停及其程度，必要时进行治疗。

（3）贫血：检查是否存在贫血及其程度，必要时进行纠正。

（4）术前用药情况：了解用药情况，避免药物相互作用。

（5）幽门螺杆菌筛查：检查是否存在幽门螺杆菌感染。

（6）出血及静脉血栓风险：评估出血和静脉血栓的风险，必要时进行预防。

18. 减重手术前为什么要进行心理评估

减重手术前的心理评估是确保手术成功及长期疗效的关键环节。

心理医生可筛查肥胖人群是否存在未控制的精神心理障碍（如抑郁症、焦虑症、暴食症或创伤后应激障碍），这些疾病可能直接影响患者术后饮食依从性及生活方式的改变。

心理评估有助于识别肥胖人群的减重动机与期望合理性：部分肥胖者可能将手术视为“快速通道”，忽视其需长期配合饮食与运动的本质，心理干预可帮助建立科学认知，增强行为改变的持续性。

减重手术伴随显著的体像变化及社会压力，术前心理支持可预防术后体像障碍、自尊心波动或人际适应困难。心理医生可通过认知行为疗法（cognitive behavioral therapy，CBT）或动机访谈（motivational interviewing，MI）提升其心理韧性。

心理评估还能排除手术禁忌证（如未稳定的精神分裂症或物质滥用），确保患者身心状态符合手术条件。

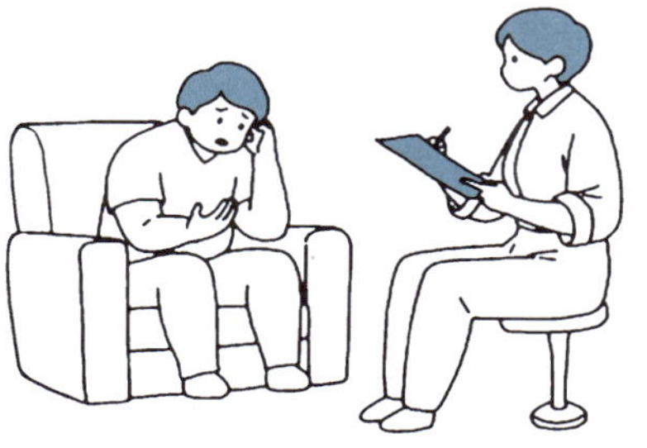

19. 减重手术需要全身麻醉吗

减重手术（如袖状胃切除术、胃旁路术）均需在全身麻醉（简称全麻）状态下进行，其必要性源于手术操作特点和患者安全需求。全麻是指通过静脉药物与吸入麻醉剂的联合使用，使患者进入无意识、无痛觉且肌肉松弛的状态，同时由麻醉师通过气管插管控制呼吸，确保手术全程氧供稳定。

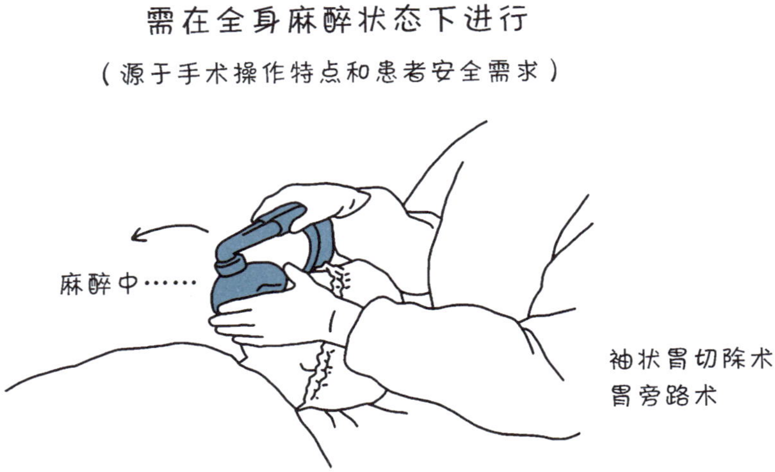

减重手术多采用腹腔镜微创技术，需在腹腔内充入二氧化碳气体以扩大操作空间，而全麻可有效抑制患者因气腹压力引发的疼痛反射，避免术中体动干扰精细操作。此外，肥胖人群常合并睡眠呼吸暂停、心肺功能异常等，全麻允许实时监测生命体征（如血氧、血压、呼气末二氧化碳），并精准调控麻醉深度，降低术中缺氧或循环衰竭风险。尽管全麻存在术后恶心、喉咙痛等短暂不适，但现代麻醉技术已显著提升了麻醉的安全性，术前麻醉评估（如心肺功能评估、气道评估）可进一步优化用药方案。

20. 减重手术后什么时候可以出院

当符合以下情况时，即可出院。

- 能正常进食流食：能正常喝下水、果汁、汤等流食，没有明显的不适或呕吐。
- 疼痛感不明显：术后疼痛得到有效控制，不会因为疼痛而影响日常活动和休息。
- 能自由活动：能自由走动，不会因为手术而受到限制，能够进行一些简单的日常活动。
- 没有早期并发症的迹象：没有出现早期并发症的迹象，如不明原因的心跳加快、发热、白细胞计数异常升高等。

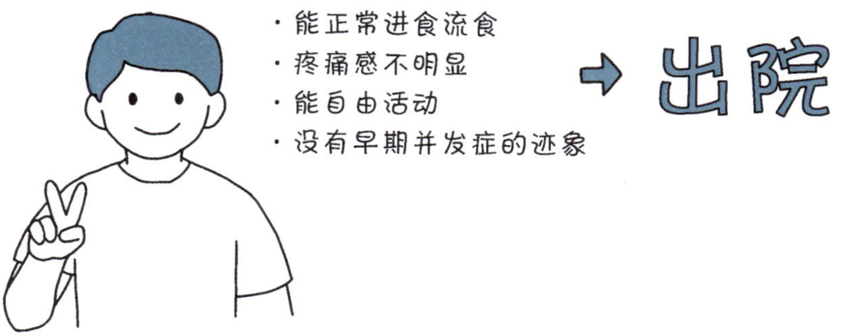

21. 减重手术后家属需要注意什么

减重手术后家人的支持至关重要。

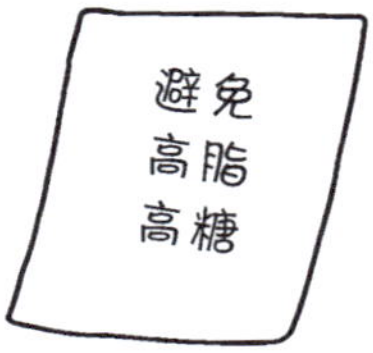

遵循术后
饮食计划

帮助患者遵循术后饮食计划，小口慢喝，从流质饮食逐步过渡到固体食物，避免高糖、高脂食物。

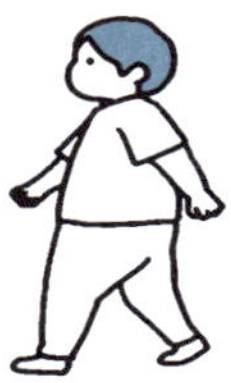

适量运动

鼓励患者适量运动，如步行或轻度有氧运动，促进恢复和减重效果。

关注
心理状态

关注患者心理状态，有时术后可能出现情绪波动或焦虑的心理状态，家人应给予理解和支持。

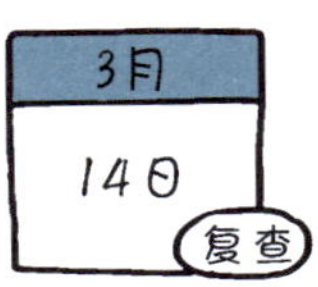

定期检查

协助定期复查，监测营养状况（如维生素和矿物质水平）及术后恢复情况。

22. 减重手术后如何正确安排饮食

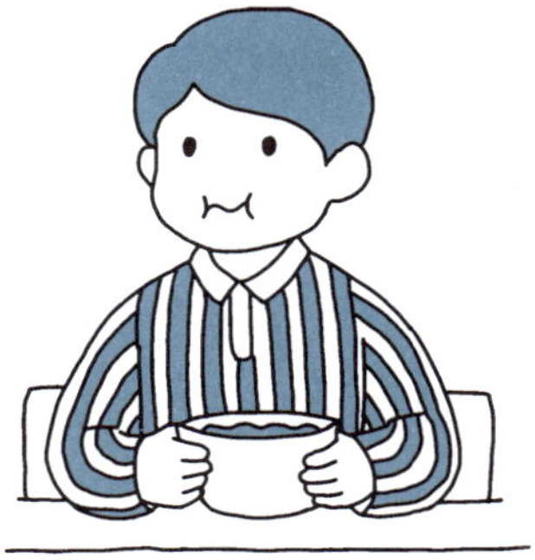

通常建议术后：

- 1～2 周内，应为全流质饮食。
- 2～3 周之后可开始糊状半流质饮食。
- 4～6 周之后开始易消化软质饮食。
- 2～3 个月后逐步恢复至正常饮食。

饮食过渡需充分评估患者的耐受度，如在食物转化阶段不能耐受新阶段的饮食，则返回上一阶段饮食，并于 3～5 天后重新尝试。

23. 减重手术后如何补充营养素

减重手术后及时补充营养素，有助于预防术后营养不良，维持术后恢复和长期健康，主要遵循三大原则。

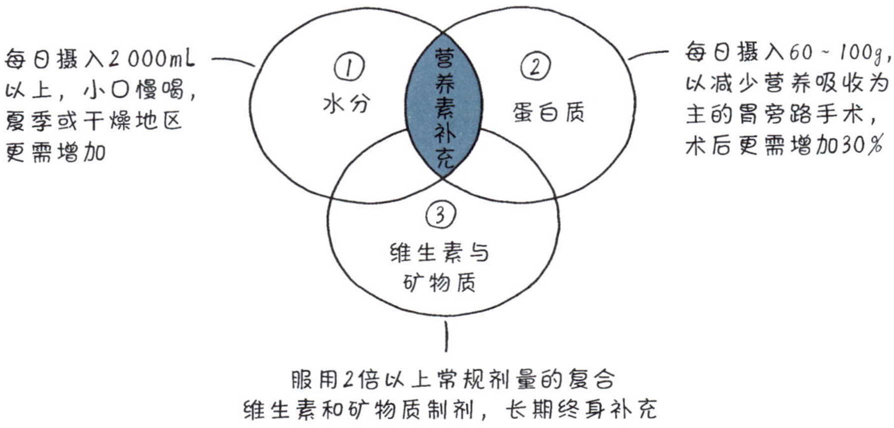

关键性微量营养素每日补充推荐量

- 铁：>45～60mg
- 钙：1 200～1 500mg
- 维生素 D_3：≥3 000IU
- 维生素 B_1：50～100mg
- 叶酸：400～1 000μg（根据术前水平和育龄期需求调整，不超过1 000μg）

24. 减重手术后如何安排运动

减重手术后 2 天就应该下床适当活动，缓慢行走，逐步增加活动量。术后 1 周至 1 个月，根据身体恢复情况开始规律运动，运动方式以有氧运动为主，如游泳、散步、跳健美操、爬楼梯、慢跑、弹力带、骑自行车等。目标运动时间为每周 300 分钟，最低运动时间为每周 150 分钟，并建议每周进行 2～3 次力量训练。

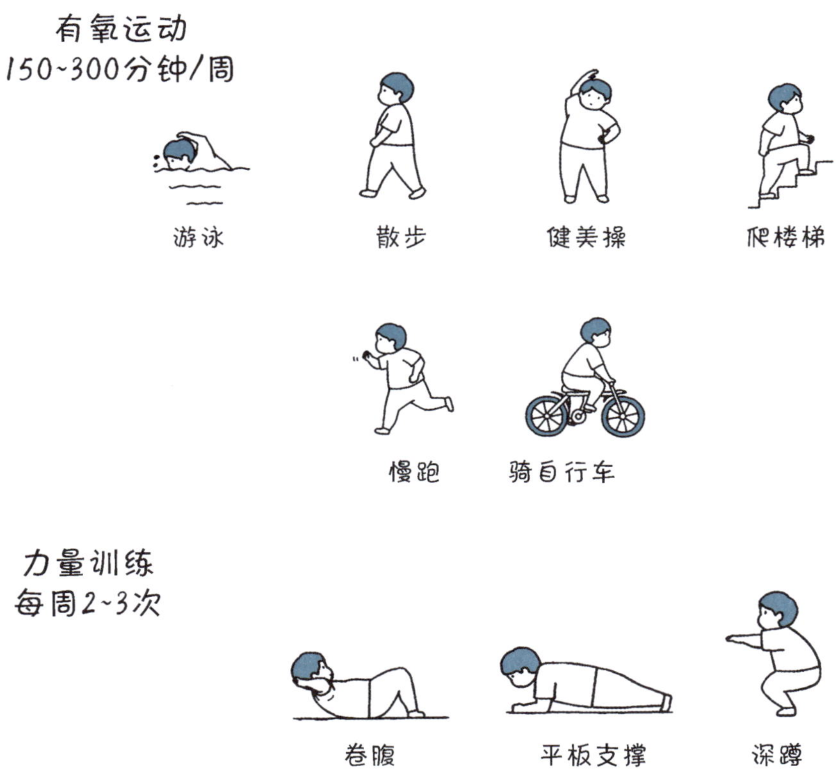

25. 减重手术后还需要使用减重药物吗

减重手术之后，医生会根据患者具体情况建议是否继续使用减重药物。

（1）体重反弹时：如果术后尽力调整生活习惯，但体重还是逐渐回升，通常会建议用减重药物来帮忙。

（2）特殊健康状况：对于同时患 2 型糖尿病、高血压等慢性疾病者来说，体重管理是非常重要的。如果减重手术后这些疾病没有得到很好的控制，或者体重增加影响了疾病的管理，医生也会推荐使用减重药物，以便更好地控制病情。

（3）个性化需求：每个人的身体都是独一无二的，有些人会由于遗传、代谢等原因，比其他人更难维持手术后的体重。这时，医生会综合考虑各种因素，制定个性化的治疗方案，通常包括使用减重药物。

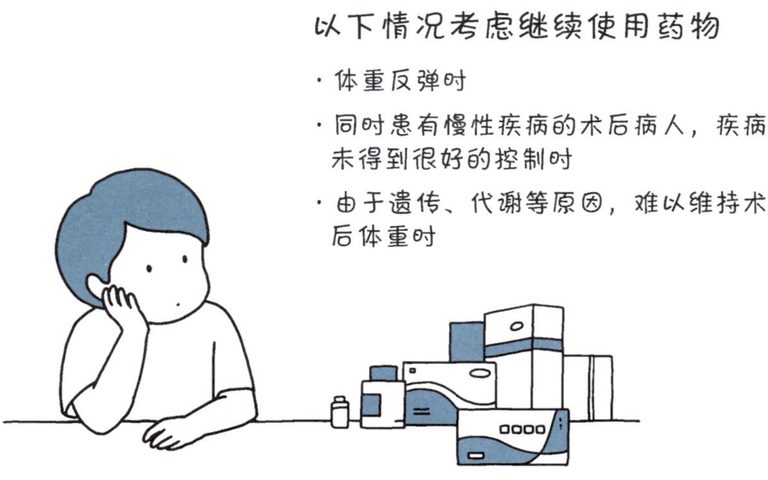
以下情况考虑继续使用药物
· 体重反弹时
· 同时患有慢性疾病的术后病人，疾病未得到很好的控制时
· 由于遗传、代谢等原因，难以维持术后体重时

26. 减重手术后会反弹吗

减重手术后，如果从体重的最低点反弹超过 15% 的体重，就算是体重反弹了。在减重手术后确实可能出现体重反弹，尤其是在术后 2～3 年。

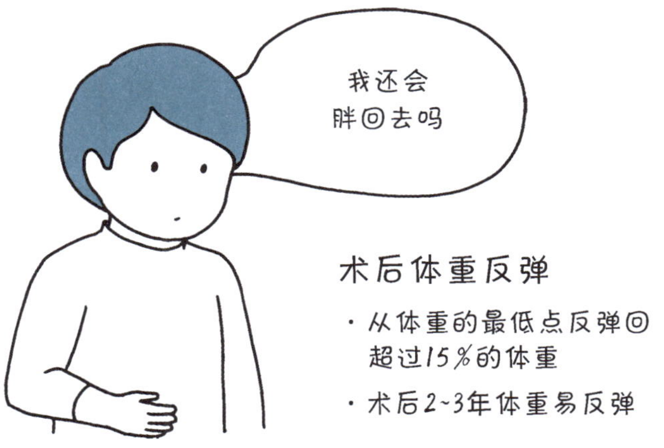
我还会
胖回去吗
术后体重反弹
· 从体重的最低点反弹回超过15%的体重
· 术后2~3年体重易反弹

根据相关研究，反弹的原因可能是行为不当，如饮食不控制、摄入含糖饮料、运动不够，或者身体代谢发生了变化。为了避免反弹，术后一定要坚持健康饮食和适量运动，定期去医院复查体重和健康指标。如果发现体重开始回升，立即咨询医生是否需要调整方案，如使用减重药物或加强行为管理。

27. 减重手术后减重不足怎么办

减重手术后，体重一般会在术后 12～24 个月降到最低点，但之后可能会轻微反弹，然后保持相对稳定。如果体重最低点时，与术前体重相比，体重减轻不到 50%，就是减重不足。

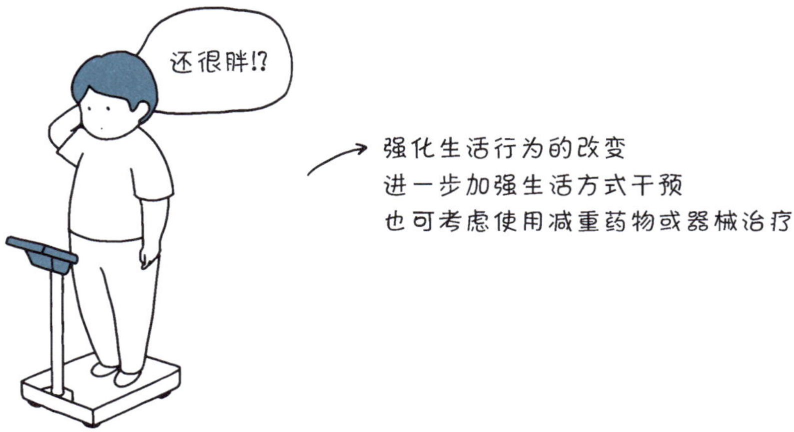

术后减重不足时

对于减重不足者，首先可以在认真分析原因的基础上，强化生活行为改变，在进一步加强生活方式干预的基础上，也可考虑使用减重药物或器械治疗。如果这些方法效果不佳，且仍然符合减重手术的适应证，则可以考虑再次进行减重代谢手术治疗。

28. 减重手术后多久可以做身体塑形手术

减重手术后因为体重减轻过多、过快造成的过多赘余皮肤组织，容易引起局部感染，产生不适感，还会影响美观。如果需要进行身体塑形手术，一般可在体重下降至最低点并稳定后 3～6 个月进行，也就是术后 18～24 个月之后再进行塑形。

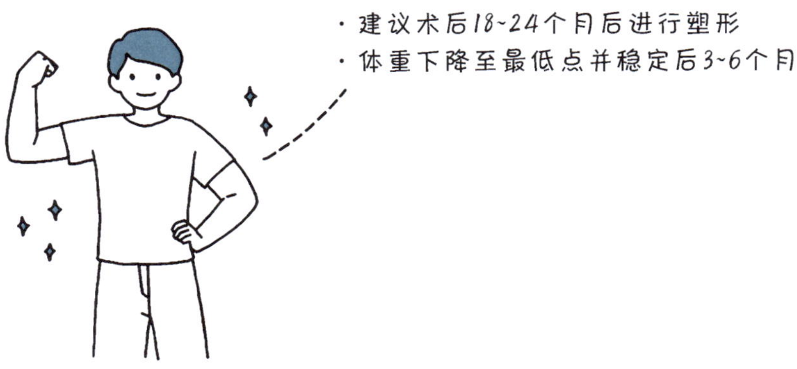

29. 减重手术后多久复查

通常建议在术后第 1 个月、第 3 个月、第 6 个月和第 12 个月复查。医生会根据体重变化和各项指标结果，评估患者术后依从性、不良进食行为、精神状态以及可能的并发症。之后每年除了进行常规体检，还需要额外关注营养消化吸收的指标。

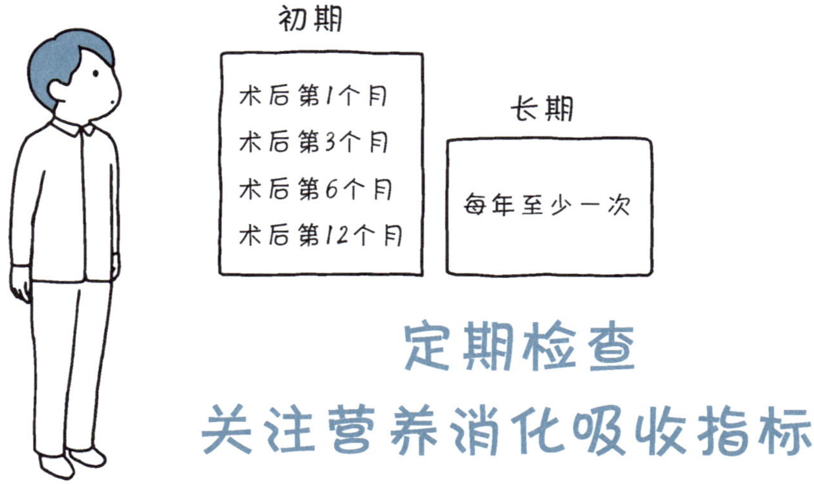

30. 减重手术后需要长期避孕吗

育龄期女性在减重手术后 1 年内最好进行常规避孕。

如果有生育需求，建议在术后至少 12 个月，并且体重下降稳定后，再尝试受孕。在计划怀孕前 3～6 个月，应根据营养科医生的指导优化营养管理，并确保在受孕前和整个孕期坚持服用多种维生素和矿物质补充剂，如叶酸、钙和维生素 B_{12} 等。此外，孕期还需定期监测胎儿发育情况。

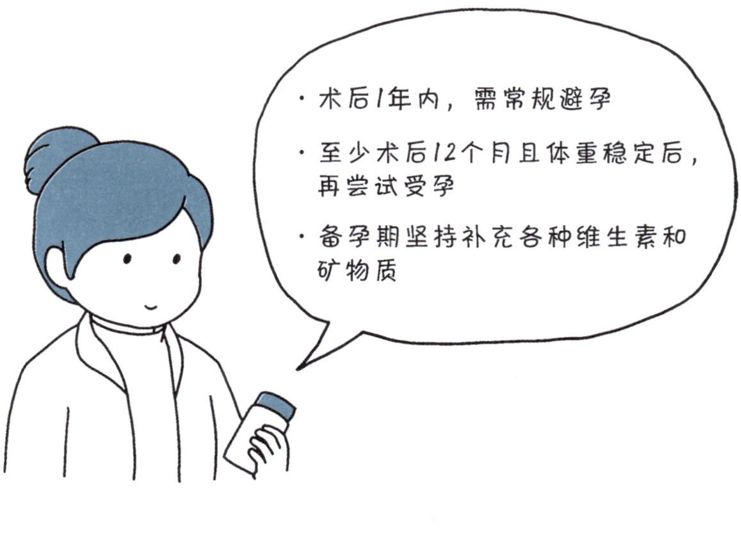

· 术后1年内，需常规避孕
· 至少术后12个月且体重稳定后，再尝试受孕
· 备孕期坚持补充各种维生素和矿物质

31. 减重手术后需要做哪些检查

减重手术后复查项目通常包括一般情况监测、实验室指标监测、合并症监测等。

（1）一般情况监测：生命体征（如呼吸、心率、血压、体温）；体重、腹围、臀围、多余体重减少百分比、总体重减少百分比；体脂分布情况；药物使用情况（如代谢相关、阿片类、精神类药物）。

（2）实验室指标监测：血糖；糖化血红蛋白（HbA1c）；口服葡萄糖耐量试验（OGTT）；血常规、尿常规；血液生化指标。

（3）合并症监测：血清维生素与微量元素、宏量元素水平；骨密度；超声（如肝脏、胆囊、胰腺、脾、肾脏、心脏、子宫附件等）。

（4）其他监测：精神心理学评估；营养和运动调查及健康教育。

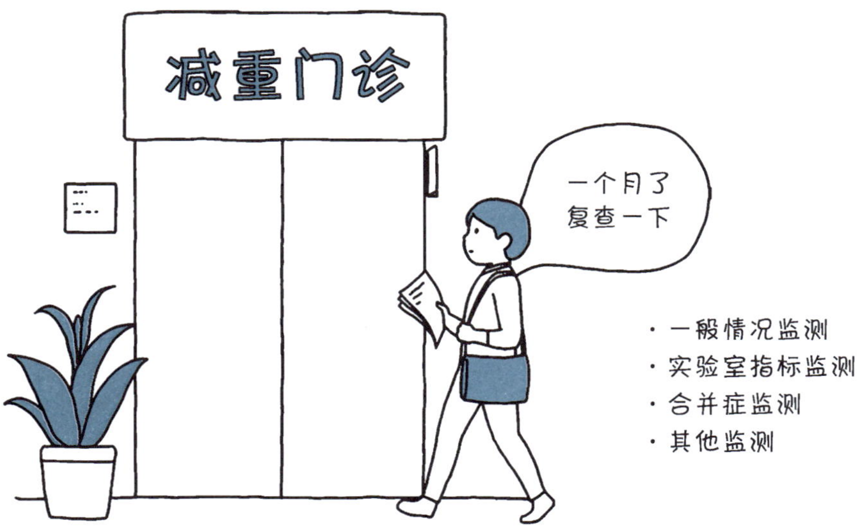

32. 减重手术能治愈肥胖并发症吗

减重手术后，许多与肥胖相关的并发症可能会因体重及胰岛素抵抗的快速改善而显著改善，甚至治愈。但具体效果因人而异，取决于并发症的类型、严重程度以及术后生活方式的管理。

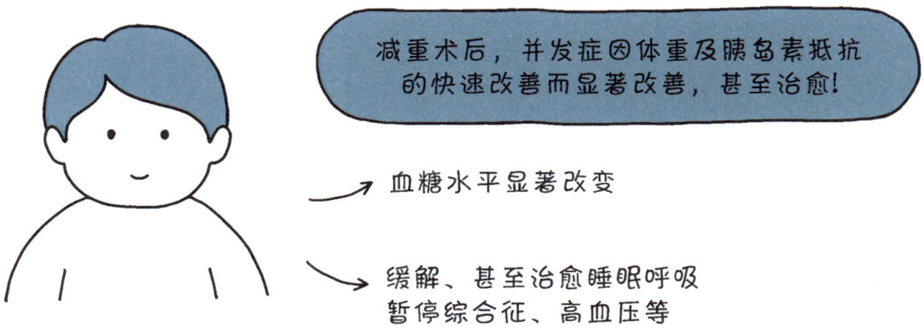

多数肥胖者减重术后血糖水平会显著改善，部分患者甚至实现糖尿病的完全缓解（无须药物控制血糖），尤其是术后体重下降明显且坚持健康生活方式者。此外，睡觉打鼾憋醒（阻塞性睡眠呼吸暂停综合征）、高血压、血脂异常、脂肪肝通常都会得到一定程度的缓解，甚至治愈。

四、专业团队管理——多学科协作，助力长期管理，减重更安心

1. 有哪些医生会为患者减重“出谋划策”

医学减重中，多学科协作（MDT）由不同领域的专家共同参与，为肥胖人群制定个性化治疗方案。通常包括内分泌科、临床营养科、减重代谢外科、精神心理科、运动医学科及护理等，如果存在肥胖相关并发症可能还需要心血管内科、消化/肝病科、呼吸睡眠医学科、骨关节科、康复医学科、妇科、中医科等多学科医务人员参与。

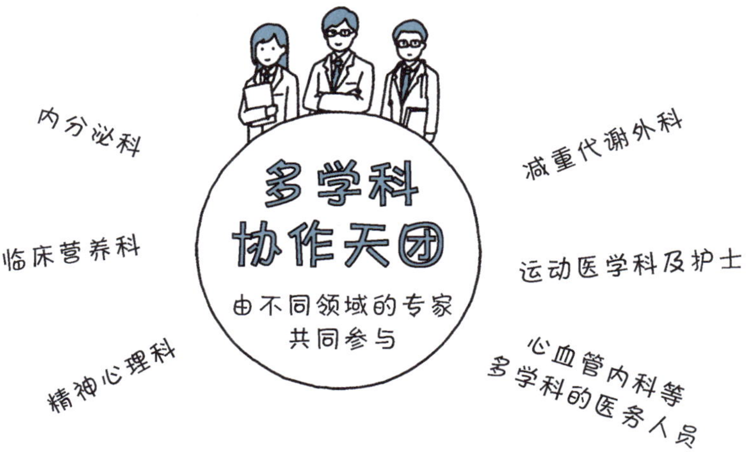

MDT“天团”会进行定期会诊、联合决策、全程随访。通过整合医学、营养、心理及外科资源，提高减重成功率，降低单一学科诊疗的局限性，实现身心同步健康管理。

2. 医学减重为什么需要多学科协作（MDT）管理？

多系统影响：肥胖不只是单一的健康问题，还可引发或加剧多种慢性疾病，如心血管疾病、糖尿病、骨关节疾病等，需要不同领域的专家组成多学科协作团队，确保各方面健康都得到适当的关注和治疗。

复杂性：肥胖症的治疗涉及饮食、运动、心理、行为、药物及手术等多个方面，每个患者情况都不尽相同。MDT 可以综合考虑个体情况，制定个性化治疗方案。

沟通与协调：在 MDT 中，不同领域的专家相互沟通和协调，能保证治疗方案的一致性和连贯性，避免治疗过程中的重复或遗漏，提高治疗效果。

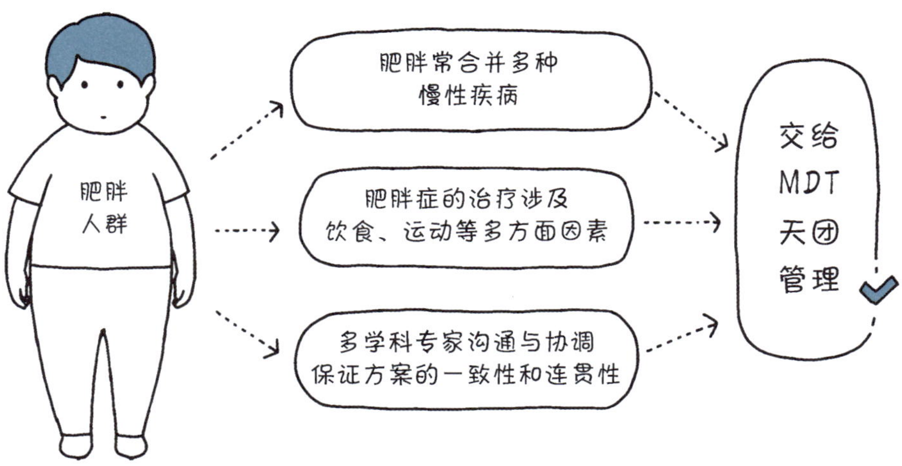

3. 内分泌科医生能为你做什么

内分泌科医生能帮我们了解身体内部复杂的“地图”，判断肥胖症的病因及药物治疗方案，并治疗肥胖相关疾病。

（1）检查内分泌及代谢状况：检查甲状腺功能、血糖和血脂等影响体重的关键指标，评估是否存在内分泌及代谢问题。内分泌如果出现问题，往往会让减重变得更艰难。

（2）制定治疗方案：每个人的身体状况都不一样，内分泌科医生会根据具体情况，量身定制治疗方案，包括使用减重药物或给出实用的生活方式调整建议，让减重过程更科学、安全、有效。

（3）处理并发症：除了直接帮助减重，内分泌科医生还会密切关注与肥胖相关的系列健康问题，如糖尿病、高血压和高胆固醇等。定期监测，并采取相应的措施来预防或治疗。

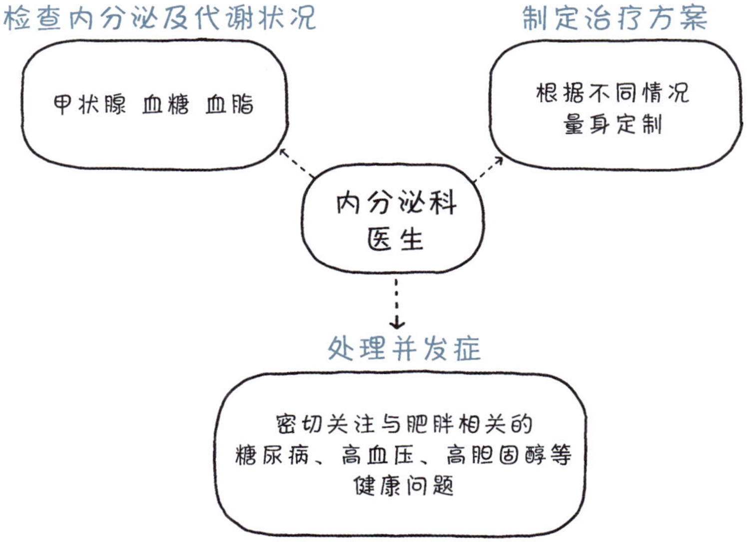

4. 代谢外科医生能为你做什么

代谢外科医生主要判断是否适合减重手术及实施手术。

（1）判断是否适合手术：基于患者体质指数（BMI）、现有的健康问题（如糖尿病、高血压等）以及之前尝试过的生活方式及改变的效果，判断是否适合接受减重代谢手术。

（2）推荐并解释手术方式：推荐最适合的手术方式，并详细解释手术的过程、预期效果以及可能的风险。

（3）术前准备和手术执行：进行术前准备工作，包括是否需要提前减重等。手术当天亲自操作，利用先进的技术和设备，确保手术的安全和有效。

（4）术后监护和治疗：手术后密切监测恢复情况，包括体重变化、营养状况和可能出现的任何并发症，帮助患者平稳渡过恢复期。

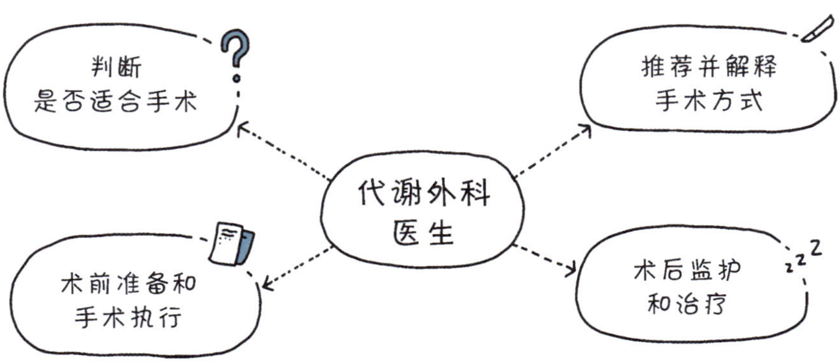

5. 营养科医生能为你做什么

营养科医生通过了解你的饮食习惯、身体代谢状况等，量身设计营养减重处方。其中不仅有各种各样的健康美食，还有美味又合理地搭配营养食材的能力知识。例如，设计能吃得“饱”，还能快速减重的高蛋白膳食模式等。

同时，营养科医生会评估饮食处方计划是否有效，并根据反馈随时调整。如果有特殊的营养需求，如糖尿病、高血压或高尿酸血症患者，医生也可以给出针对疾病的营养处方。

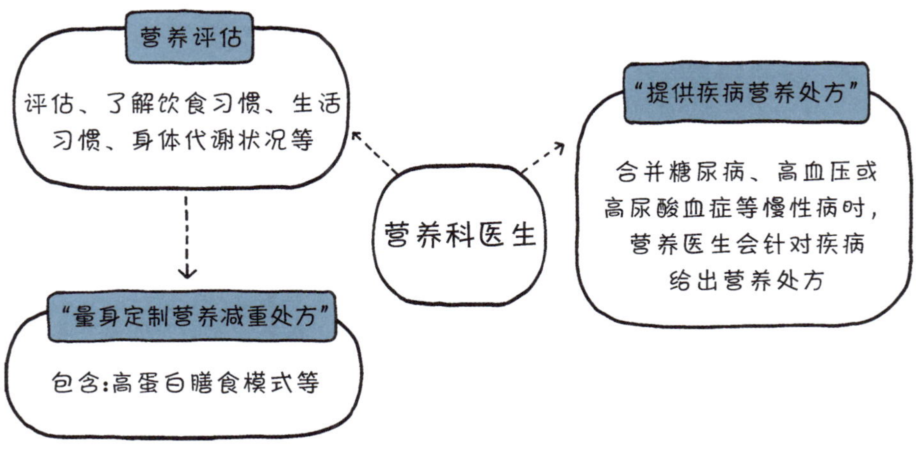

6. 心理医生能为你做什么

心理医生像一位心灵导师，负责帮助探索和理解影响体重的心理因素。

例如，有时候我们会因为情绪波动而吃得过多，或者因为对自己的体型不满意而感到沮丧。心理医生会用一些有趣的方法，如认知行为疗法，教会我们如何观察自己的情绪和行为。这就好比给了一个情绪的"放大镜"，让我们看清楚是哪种情绪阻碍了减重。

此外，心理医生还会进行心理评估，帮助缓解减重过程中可能遇到的压力和焦虑。他们会让每个患者在减重的同时，保持一个愉快的心情，健康地瘦，快乐地瘦。

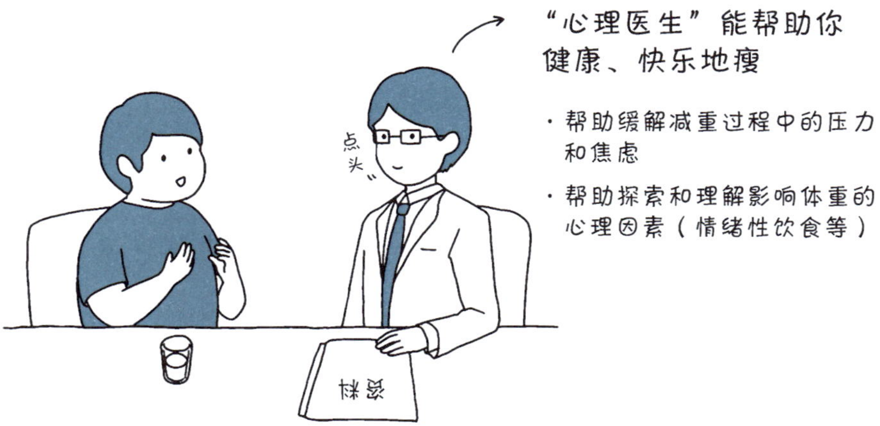

"心理医生"能帮助你健康、快乐地瘦
· 帮助缓解减重过程中的压力和焦虑
· 帮助探索和理解影响体重的心理因素（情绪性饮食等）
点头
资料

7. 运动医学科医生能为你做什么

运动医学科医生像私人“健身教练”，负责减重过程中关于运动的所有事情。

医生会通过全面的运动能力测试，给患者身体打分，评估运动的安全性，开出专属运动处方，包括运动方式、运动频率、运动强度、运动时间、运动总量和运动进阶。

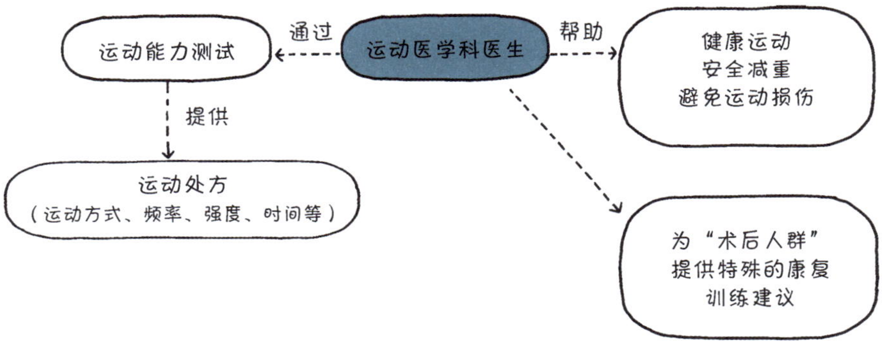

此外，运动医学科医生还会教患者如何在运动前做好热身和拉伸，避免运动损伤，健康地运动，安全地瘦。如果做了减重代谢手术，他们也会给出特殊的康复训练建议。

8. 还有哪些专科医生能助力长期体重管理?

除了以上学科的医生，在肥胖的治疗过程中，也可能需要其他学科医生的参与。

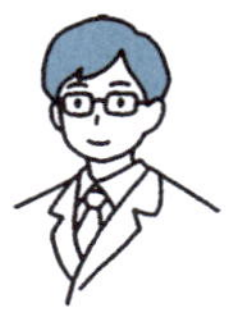

心血管内科医生

心血管内科医生：定期监测血压、血糖、血脂等指标，评估治疗效果和心血管风险，并制定相应的管理计划和治疗方案。

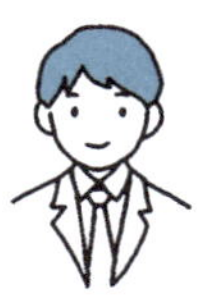

呼吸睡眠医学专科医生

呼吸睡眠医学专科医生：通过睡眠监测等方式评估睡眠质量和呼吸情况。对于有睡眠呼吸暂停综合征者，医生会推荐使用持续气道正压通气（continuous positive airway pressure，CPAP）机器等设备，或手术治疗，还会给出改善睡眠质量的生活习惯建议，如改变睡姿、减少睡前饮食等。

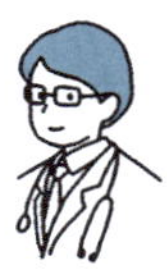

骨关节专科医生

骨关节专科医生：评估骨关节状况，提供疼痛管理和物理治疗建议。

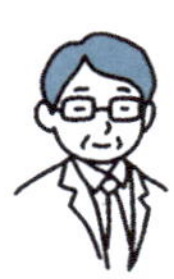

中医科医生

中医科医生：根据情况进行辨证施治，包括针灸、埋线、按摩、中药等多种治疗方式。

9. 减重外科护理人员能为你做什么

肥胖症治疗过程中，专科护士会陪你全程管理。通过教育、监测和支持，辅助你顺利实施和坚持治疗计划。

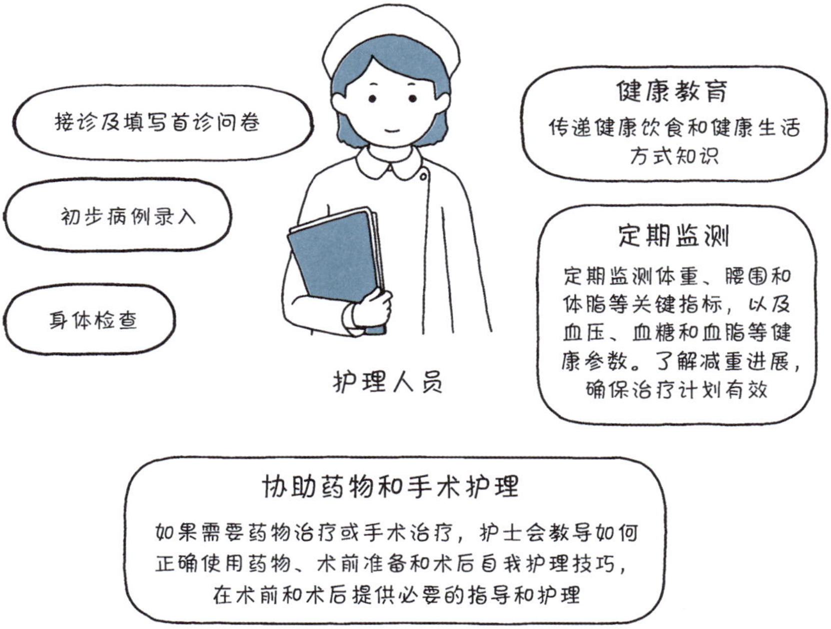
接诊及填写首诊问卷
初步病例录入
身体检查
护理人员
健康教育
传递健康饮食和健康生活方式知识
定期监测
定期监测体重、腰围和体脂等关键指标，以及血压、血糖和血脂等健康参数。了解减重进展，确保治疗计划有效
协助药物和手术护理
如果需要药物治疗或手术治疗，护士会教导如何正确使用药物、术前准备和术后自我护理技巧，在术前和术后提供必要的指导和护理

10. 个案管理师能为你做什么

个案管理师并非每个医院都有，通常存在于需要多学科协作（MDT）或综合管理的专科领域，通过整合医疗、社会和心理资源，为患者提供全面、连续和个性化的护理。个案管理师一般负责以下工作。

- 协调医疗资源：协调不同科室的医生和医疗团队，让减重者能得到内分泌科医生、代谢外科医生、营养科医生、中医科医生、心理医生和运动医学科医生等多学科的专业支持。

- 定期跟进：定期跟进治疗进展，监测各项指标，为治疗保驾护航。

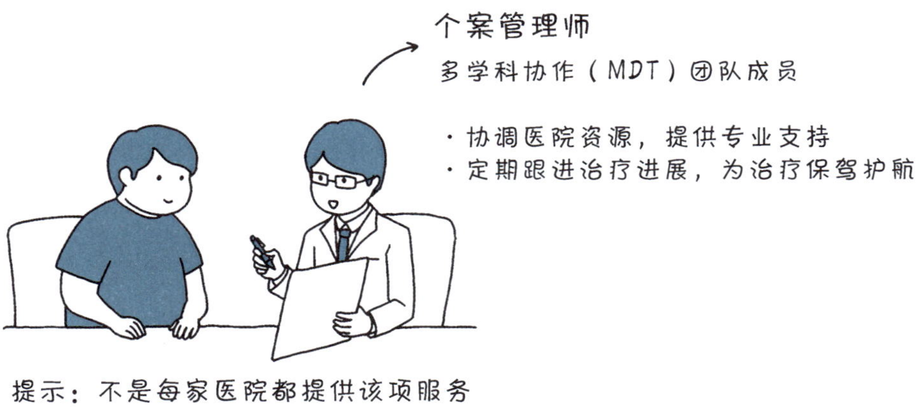
个案管理师
多学科协作（MDT）团队成员
·协调医院资源，提供专业支持
·定期跟进治疗进展，为治疗保驾护航
提示：不是每家医院都提供该项服务

11. 中医科医生能为你做什么

中医认为肥胖多与脾胃失调、痰湿内盛有关，可以通过调理体质来帮助有效减重。

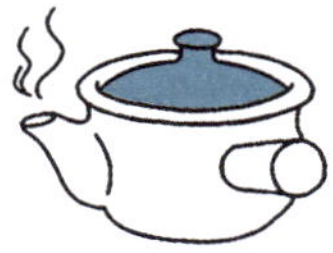

中药调理：根据体质开具健脾祛湿、化痰消脂的中药，帮助改善代谢。

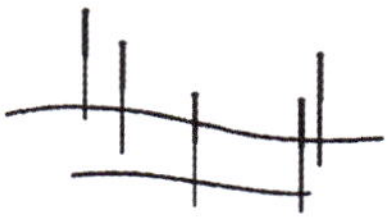

针灸疗法：通过刺激穴位调节脾胃功能，抑制食欲，促进脂肪代谢。

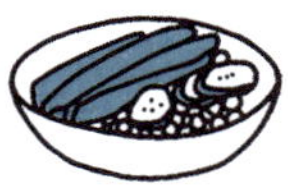

饮食建议：结合中医食疗辅助减重。

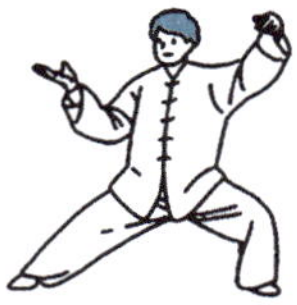

运动指导：推荐太极拳、八段锦等温和运动，帮助气血运行，增强体质。

12. 医学减重，伴你一路轻盈——MDT 助力前行

医学减重是一个需要长期坚持的过程，但请放心，你并不孤单！多学科协作团队（MDT）会全程陪伴你，为你提供全方位的支持和关爱。他们会定期讨论你的减重进展，调整方案，确保安全、科学地减重。无论遇到什么问题，都有专业医生为你保驾护航，陪你一路轻盈，走向健康！

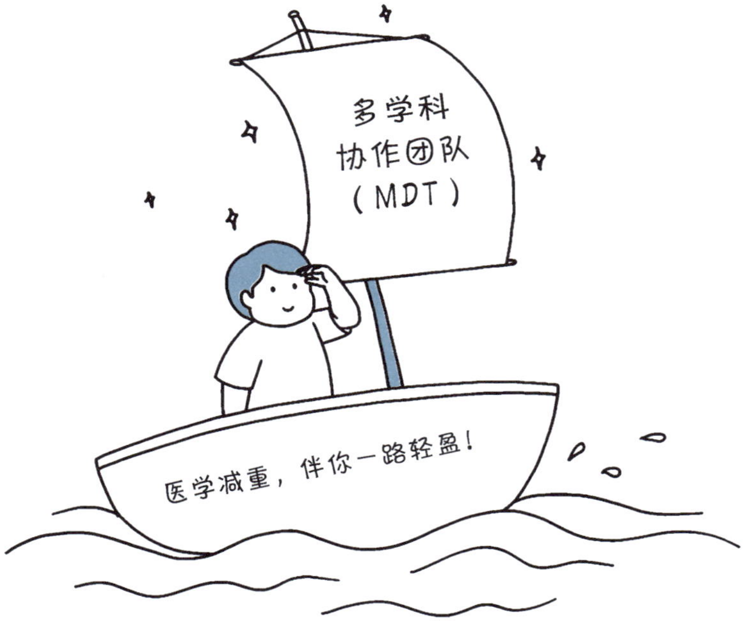

第四章

肥胖的长期管理——减重是贯穿一生的马拉松

一、设定目标——长期管理的第一步是目标管理

1. 肥胖为什么需要长期管理

在肥胖的治疗中，长期管理至关重要，尤其是在应对慢性疾病和长期健康问题时。

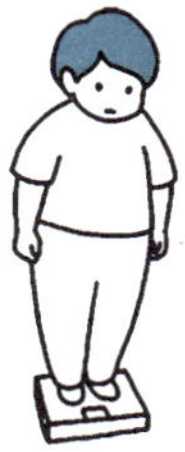

体重管理的挑战

体重管理的挑战：体重管理是一个持续的过程，需要持之以恒的努力和生活方式的转变。为了维持体重减轻的效果，需要长期的自我监控和行为上的调整。

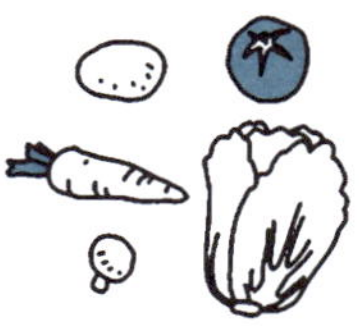

预防并发症

预防并发症：长期管理像盾牌，把肥胖相关的多种健康问题挡在门外，如心血管疾病和糖尿病。不仅能提高生活质量，还能减少慢性疾病的风险，从而提升生活满意度。

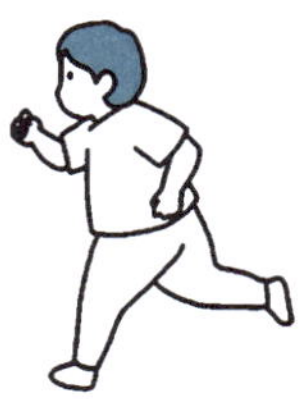

避免体重反弹

避免体重反弹：减重后的反弹是一种常见现象，而长期持续管理有助于保持减重成果，防止体重回升。

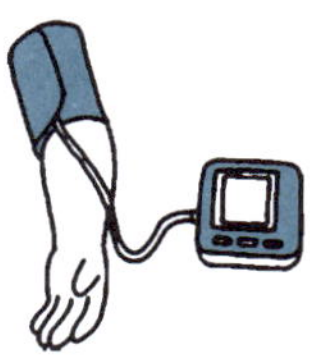

持续健康监测

持续健康监测：长期管理还包括定期监测健康指标，如血压、血糖和血脂等，以便及时发现并处理健康问题。

2. 长期管理要监测哪些代谢指标

在长期体重管理中，代谢指标的监测对评估健康状况和预防相关疾病十分重要，包括以下关键指标。

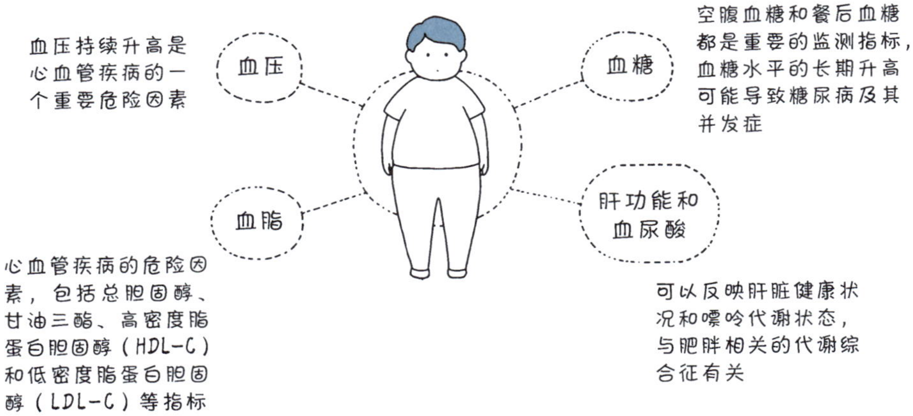

3. 我的目标体重怎么算

在制定减重目标时，可以先结合身高与实际体重估算标准体重。

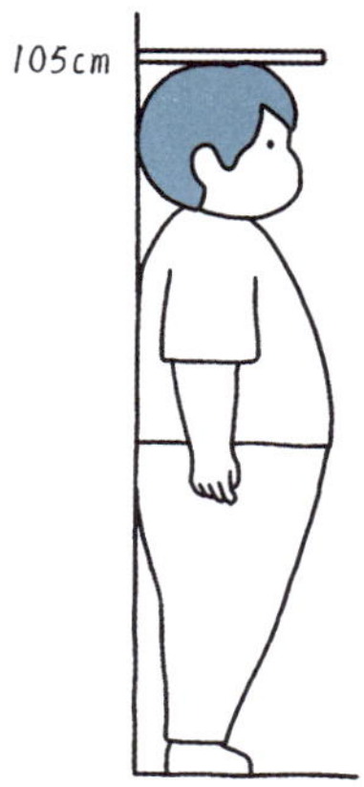

目标体重≈标准体重

标准体重（kg）=身高（cm）-105

4. 理想的减重目标应包括哪些元素

设定减重目标时，遵循“SMART”原则是非常有效的方法，通常有以下 5 个要求。

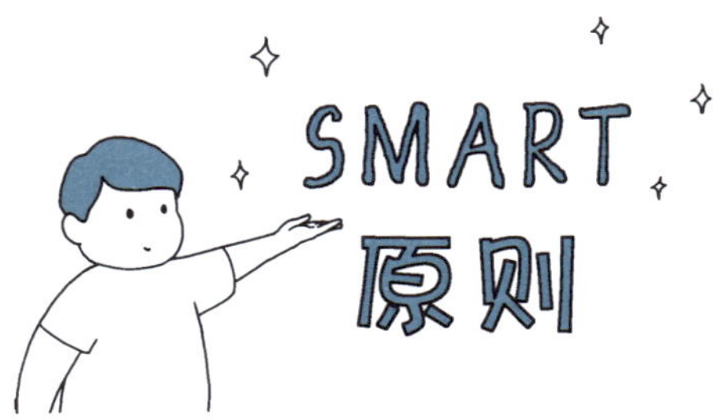

S，specific（具体）：目标应清晰、明确，不能模糊和笼统。例如，不要说“我想减重”，而应该设定为“在接下来的 3 个月里，通过健康饮食和定期运动，我要减少体重的 5%”。

M，measurable（可测量）：目标应该是可量化的，即能够通过具体的指标或数据来衡量目标的完成情况。例如，可以设定每周减重 0.5～1kg，这样可以每周跟踪进度。

A，achievable（可实现）：目标应该是现实可行的。例如，对于超重者来说，6 个月内减少体重的 5%～15% 是一个可以实现的目标。

R，relevant（相关）：目标应该与健康目标“手拉手”，如改善心血管健康或增强体能等。

T，time-bound（有时限）：应设立明确的时间点，让心里有底。例如，“我要在接下来的 6 个月内减掉 10kg”，为减重计划设定一个明确的时间限制。

5. 减重目标是一成不变的吗

减重目标不是一成不变的“铁律”，需要随着肥胖人群的体重、肥胖程度、健康状况等进行调整。

初期，也许会先设定在 3～6 个月内减重 10%～15% 的目标，但随着时间推移，这个目标可以根据实际情况进行调整。例如，考虑到大部分肥胖治疗的周期都比较长，实现目标体重的时间较久，为了增进行为激励，及时调整治疗方案，可以把目标拆分成多个短期目标并逐一攻克。减重目标最重要的是要保持灵活性，确保减重计划既符合健康需求，又能够融入日常生活。

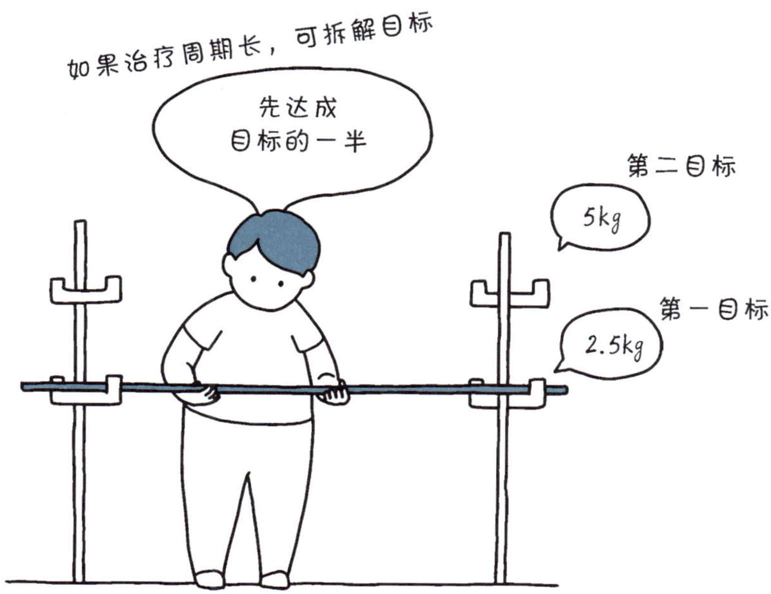

减重目标，需根据“体重、肥胖程度、健康状况等”适时调整

6. 没有达成减重目标，就没有意义吗

即使减重没有完全达到预期目标，也并不意味着整个过程没有价值。

在减重过程中，每一小步的进展都是对健康生活方式的积极投资。改善饮食习惯、增加身体活动等行为的改变，都是对健康“充值”。此外，减重过程中积累的自我管理技能，如自控力和时间管理能力，对个人成长和日常生活效率提升有益。重要的是要认识到，减重是一个渐进的过程，每一步的努力都是朝着更健康的生活迈进。

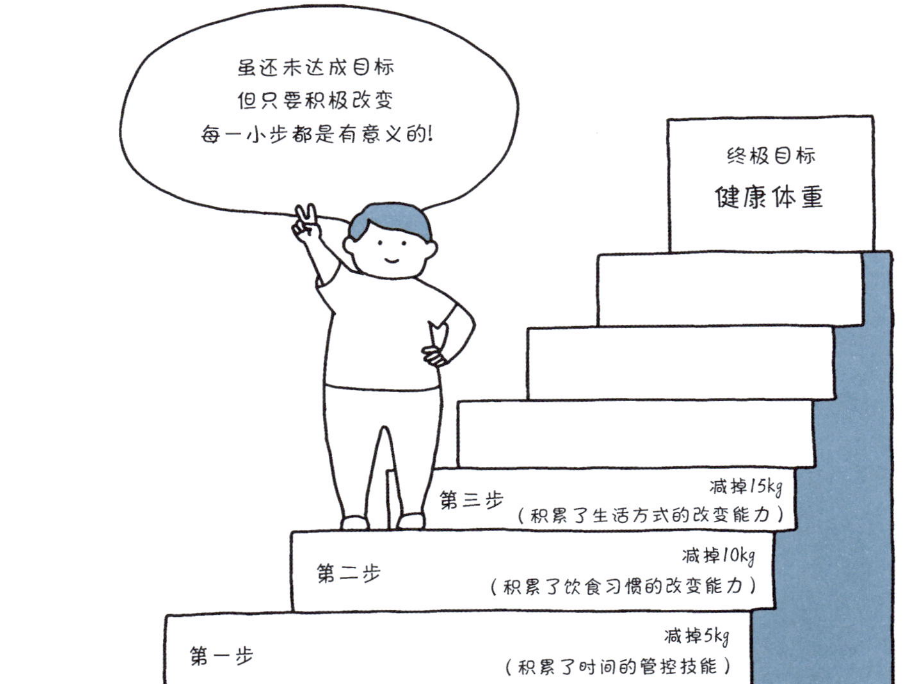

7. 减重目标中的短期目标和长期目标有什么区别

短期目标和长期目标虽然都属于减重目标，但有一定的区别。

（1）时间框架：短期目标设定在几周到几个月的时间范围内，较具体和可操作性强，是实现长期目标的“阶梯”。长期目标则通常设定在几个月到几年时间范围内，更宏观。

（2）具体性：短期目标非常具体，是近期要完成的任务。例如，每周减重 0.5～1kg。长期目标则较笼统和宏观，是最终想要达到的状态或成就。例如，在一年内减重 20kg。

（3）可控性和可测量性：短期目标更容易控制和测量，可以定期检查和调整。长期目标相对较难控制和测量，因为涉及的因素较多，变化较大。

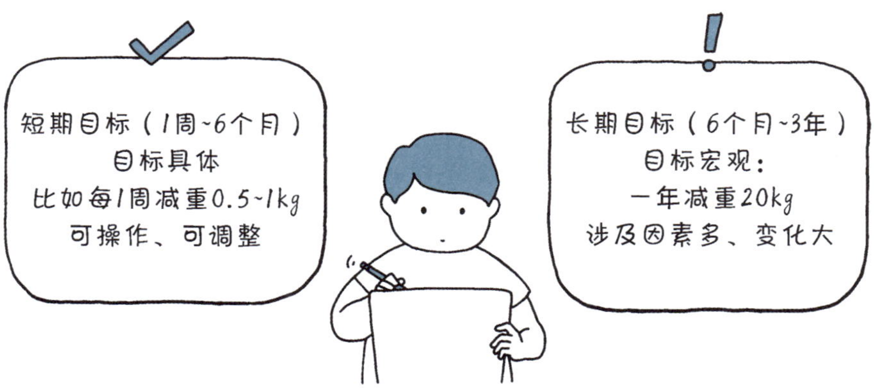
短期目标（1周~6个月）
目标具体
比如每1周减重0.5~1kg
可操作、可调整
长期目标（6个月~3年）
目标宏观：
一年减重20kg
涉及因素多、变化大

8. 制定短期目标有什么作用

短期目标简单、易管理，能快速带来成就感。在完成短期目标时感受到的“小确幸”，能增强信心，并促进健康生活习惯的形成。同时，短期目标易于定期监测进度，可以基于生活变化灵活调整策略。此外，还有助于防止挫败感，一步一步走向长期目标。

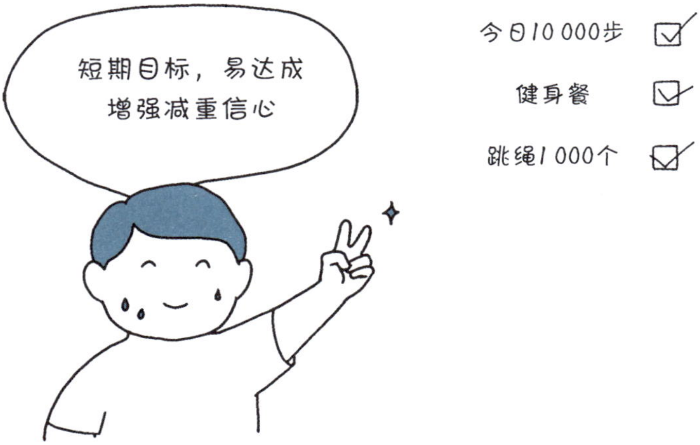
短期目标，易达成
增强减重信心
今日10 000步
健身餐
跳绳1 000个

9. 如何制定短期目标

短期目标应包括饮食、运动、行为习惯的规划和具体的减重目标。以下举例说明。

- 我要在 1～3 个月内减少初始体重的 5%～10%。
- 每天的饮食中保证脂肪供能占 20%～30%，碳水化合物占 50%～60%。
- 每天吃盐 5g 以内。
- 坚持每周至少 150 分钟中等强度有氧运动（如快走、游泳、骑自行车）。
- 每周至少记录 1～2 次体重，最好每天记录，监测减重进度，并根据需要调整饮食和运动计划。

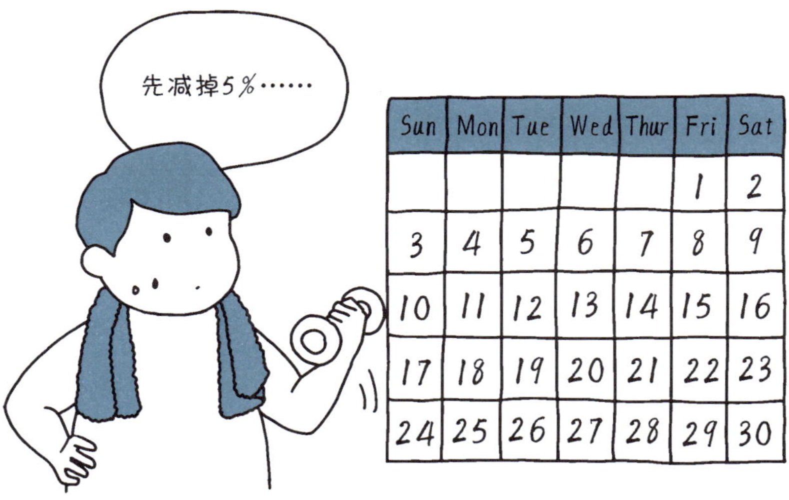

10. 没有并发症或并发症少的肥胖人群，如何制定短期目标

对于年轻、没有并发症或并发症少的超重或肥胖人群，建议“先给自己定个小目标”：首个阶段在 3～6 个月内减轻体重的 10%～15%，改善健康状况或降低患病风险，同时也能快速建立减重信心。

开始的一小步，将是持续减重的大动力。

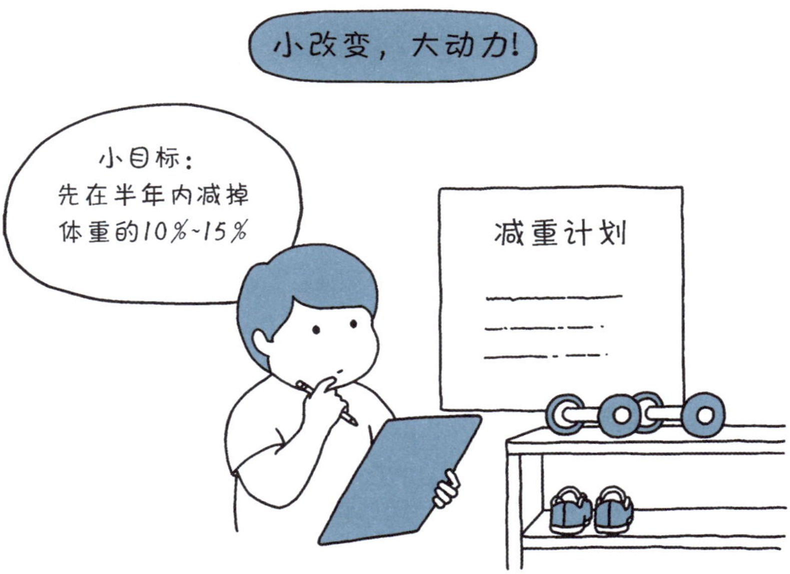
小改变，大动力！
小目标：
先在半年内减掉
体重的10%~15%
减重计划

11. 合并症较多的肥胖人群，如何制定短期目标

年龄较大、合并其他疾病较多的超重或肥胖人群，更需要考虑减重安全性问题。设定阶段性目标时需要慎重，如 3～6 个月减重 5%～10%。这样平稳减重可以尽量避免减重的不良反应。实现首个阶段目标后，再设立下一阶段目标，逐步达到目标体重。

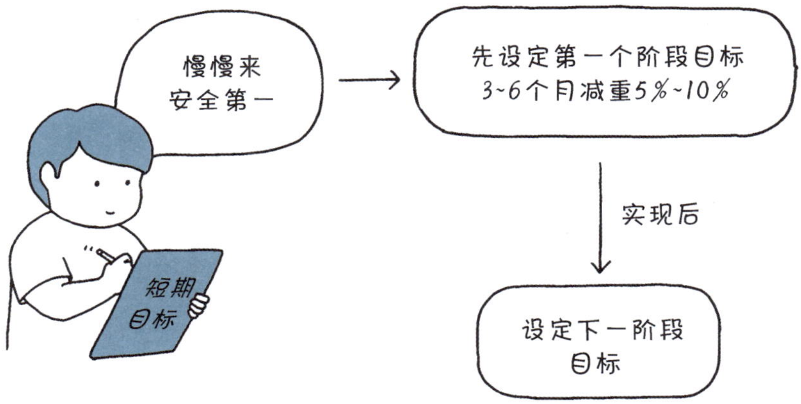

12. 制定长期目标有什么作用

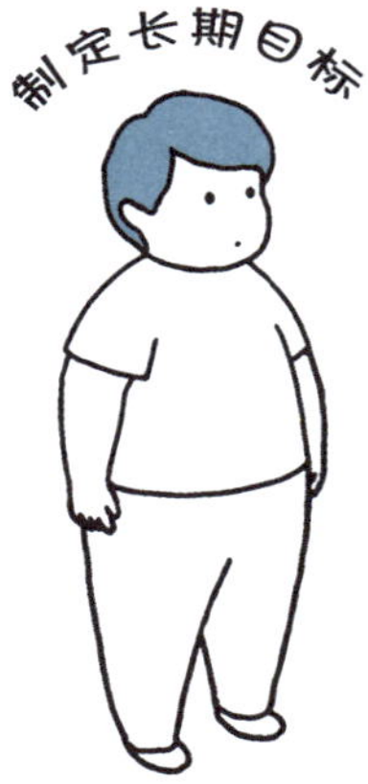

- 维持减重效果：帮助保持已达到的减重效果，防止体重反弹。
- 促进持续改进：鼓励持续的健康行为改变，如定期锻炼和健康饮食。
- 减少健康风险：通过维持健康体重，降低患心脏病、糖尿病和其他慢性疾病的风险。
- 提升生活质量：可以提升整体生活质量，包括改善体能、情绪和社交活动。

13. 如何制定长期目标

长期目标应基于个人当前的健康状况和实际可行性来设定。以下举例说明。

- 我今年 30 岁，体重 90kg，BMI 为 29.4kg/m^2，属于肥胖。我决定在接下来的 18 个月里减掉 20kg。
- 首先需要评估饮食习惯和运动量，制定具体的行动计划。计划每天减少 500kcal 能量摄入，多吃绿色蔬菜和全谷物。
- 每周至少进行 150 分钟有氧运动，以及两次抗阻训练来增强肌肉。
- 确保每晚有 7～8 小时睡眠，并尝试通过冥想和瑜伽来减轻压力。
- 每周定期测量体重，如果遇到减重停滞，应重新评估饮食和运动计划，必要时进一步调整。

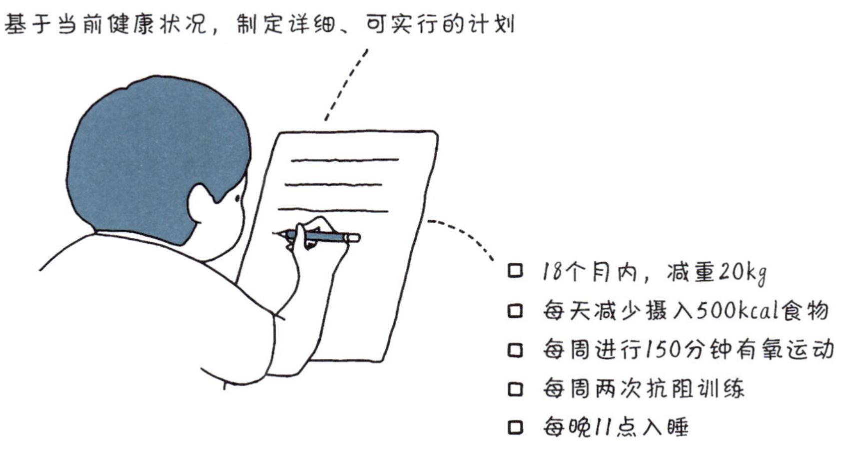

14. 如何制定体重维持目标

制定体重维持目标时，可以遵循以下方法。

（1）设定反弹阈值：设定体重反弹的上限，通常建议在停止减重后的 2 年内，体重反弹不超过减重总幅度的 25% 或不超过 3kg，以两者中较小的数值为准。

（2）计算反弹上限：如果减重总幅度的 25% 小于或等于 3kg，则以该比例作为反弹上限；如果减重总幅度的 25% 大于 3kg，则将 3kg 作为反弹上限。

（3）制定具体目标：如果一个人减重 10kg，体重反弹的上限应为 2.5kg（即减重总幅度的 25%）；如果减重 20kg，则体重反弹上限应为 3kg。

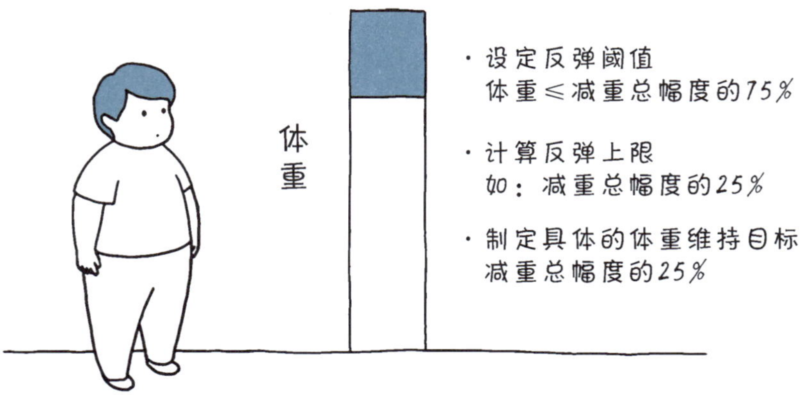

制定体重维持目标

15. 定好长期管理目标后，还需要注意哪些问题

定好长期管理目标后，进入减重阶段，减重方式和速度是至关重要的“战术布局”，关系到减重的安全性和持续性。

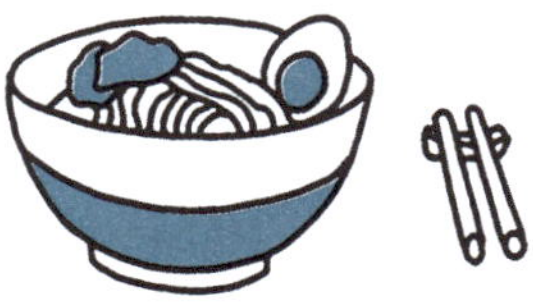

正确的减重方法

正确的减重方法：包括饮食干预、运动干预、行为干预、心理干预、药物和手术治疗等。

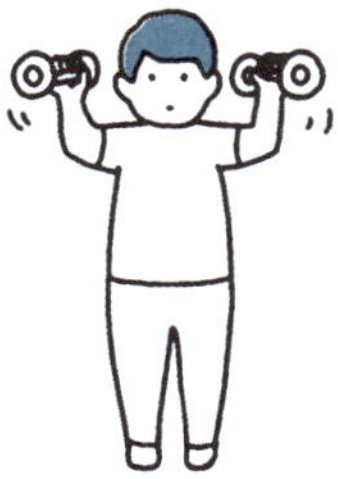

适度减重速度

适宜减重速度：减重速度以 3～6 个月内减重 10%～15% 为佳，以确保减去多余的脂肪而非肌肉，同时也可以降低皮肤松弛的风险。

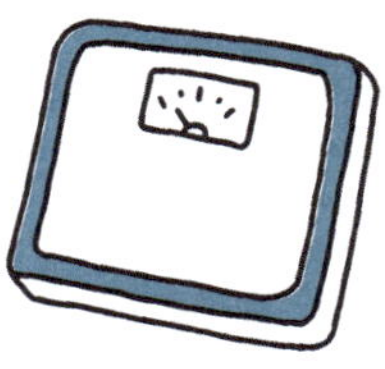

避免体重下降过快

避免体重下降过快：快速减重可能导致营养不良、肌肉流失、代谢减缓、免疫力下降等问题。此外，快速减重往往难以维持，容易导致体重反弹。

16. 减重是越早越好吗

排除疾病因素，只要摄入的能量大于消耗的能量，任何年龄层都可能发胖。我们所说的减重越早越好，并非针对年龄，而是指一个人从开始发胖起，越早进行减脂效果越好。

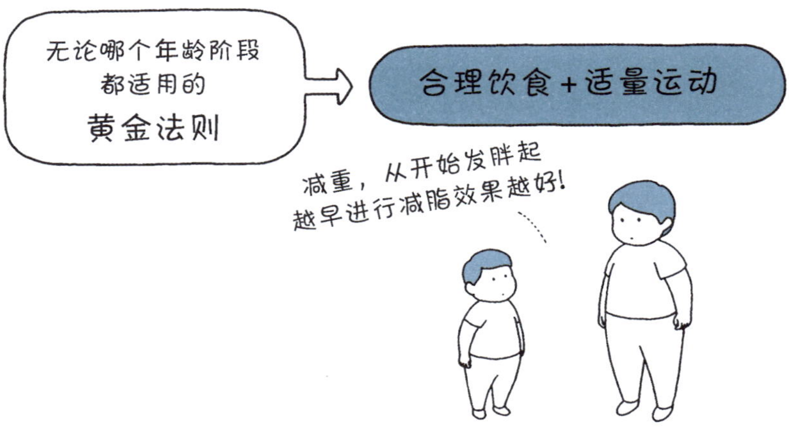

减重并不需要等到某个特定的年龄才开始，无论现在处于哪个年龄阶段，合理饮食＋适量运动都是减重的“黄金法则”，尤其是已经存在肥胖并发症（如高血压、糖尿病、心脏病等）者，在医生指导下越早开始减重，获益越大。

研究发现，在成年早期至中年阶段，体重减轻的群体伴随全因死亡率的明显降低。具体来说，与维持肥胖状态的成年人相比，从肥胖减到超重的人群全因死亡率降低了 54%。

17. 减重是越快越好吗

很多快速减重法都是通过极度限制能量摄入或增加能量消耗，快速造成机体能量负平衡以减轻体重，或者直接通过脱水的极端方法为体重踩下刹车。这类方法，失去的大部分是人体成分中的水分及蛋白质，突然的大幅度体重减轻还可能导致营养不良、电解质失衡、肌肉流失、代谢紊乱等问题，并且存在体重快速反弹风险。

健康合理的减重，是减去身体中过度囤积的脂肪。但脂肪的消耗是一个缓慢的过程，快速减脂并不现实。在限能量膳食和适量增加运动的情况下，每周减重 0.5～1kg 是健康减重速度，较为合理。

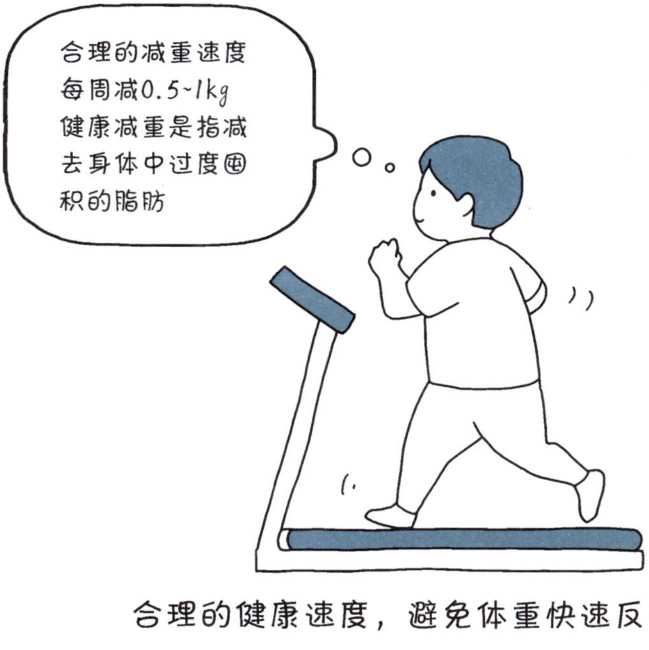
合理的减重速度
每周减0.5~1kg
健康减重是指减
去身体中过度囤
积的脂肪

合理的健康速度，避免体重快速反弹

18. 减重是越多越好吗

从某种程度来说，减重并非多多益善，关键是要找到健康的体重范围。科学研究表明，减去体重的 5%～15% 就能带来显著的健康益处，如改善血糖控制，降低糖尿病、心脏病和脑卒中的发病风险。如果减重过度，反而会带来一系列问题，包括营养不良、免疫力下降、月经不调等。我们追求的是健康的体重范围，而不是一个具体的数字，每个人的理想体重都是不一样的。

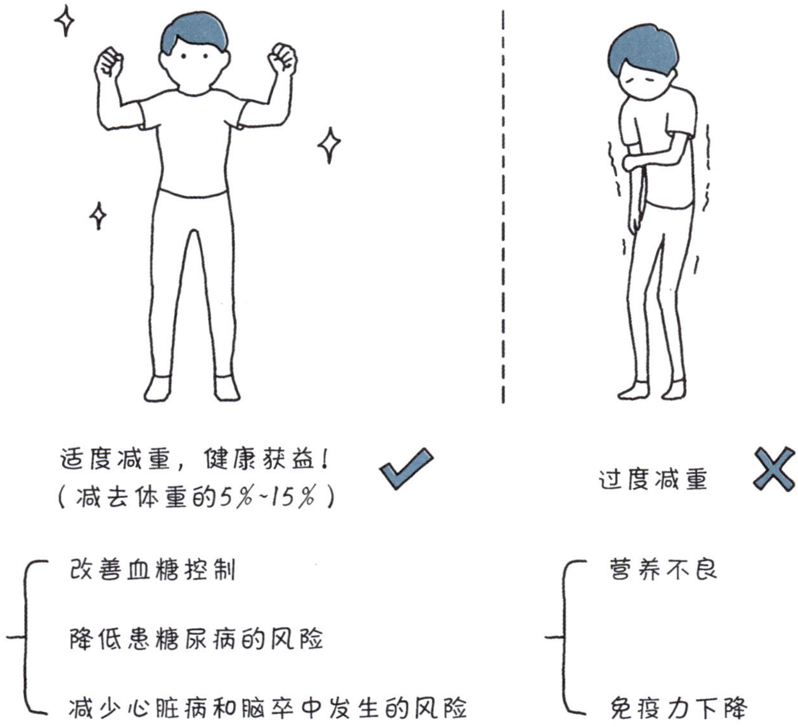

19. 仅改变生活方式，能减重多少

仅通过改变生活方式减重，效果有显著差异，取决于起始体重、活动水平、饮食调整的程度以及持续时间。研究显示，仅改变生活方式可减重 3%～5%。但如果不能持久坚持，体重通常在 6～12 个月时发生反弹。

强化生活方式干预后可减 4%～6%。强化生活方式干预指的是在生活方式干预基础上，实施更系统、集中和强化的生活干预措施，如遵循限制能量饮食和增加体育锻炼。

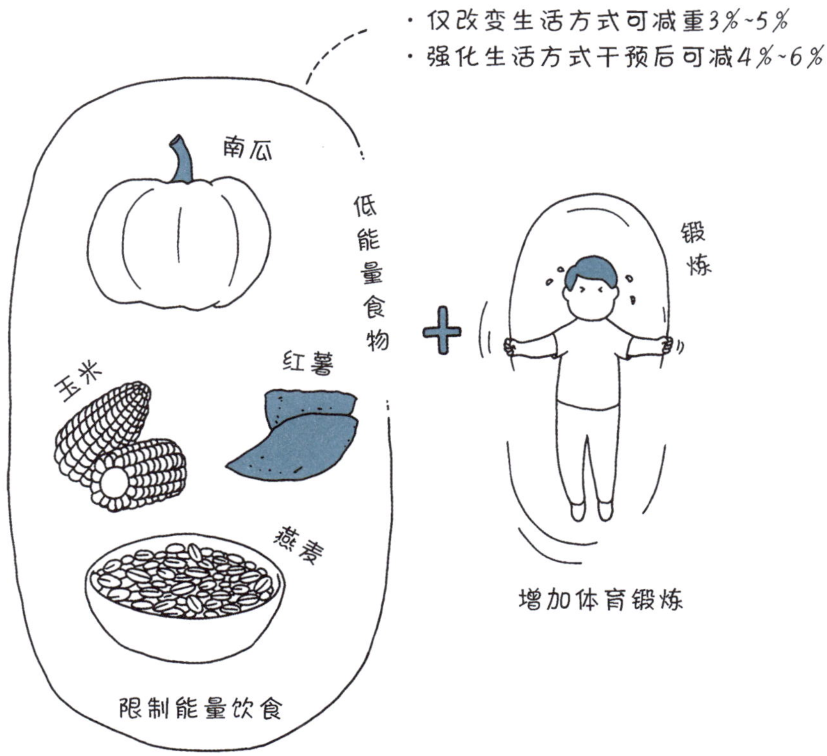

20. 为什么只改变短期生活方式易反弹

只改变短期的生活方式，常常容易反弹，原因通常为以下两种。

（1）对长期生活方式干预的依从性下降：减重初期会因为看到成效而感到兴奋，但随着时间推移，持续的饮食控制和运动变得乏味甚至“压力山大”，长期的心理负担会导致放弃原有的健康习惯，“化悲愤为食欲”。

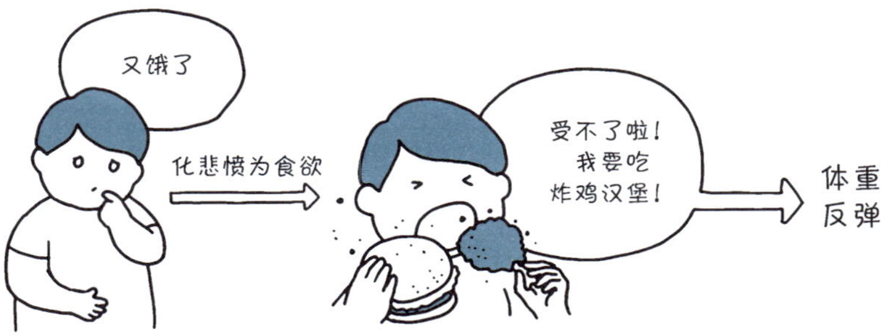
又饿了
化悲愤为食欲
受不了啦！
我要吃
炸鸡汉堡！
体重
反弹

（2）体重减轻后的代谢适应：当人体通过减少能量摄入或增加运动量来减重时，身体为应对能量的减少，会启动一系列机制来降低基础代谢率，开启“节能模式”，抑制食欲的激素水平下降、促进食欲的激素水平上升。

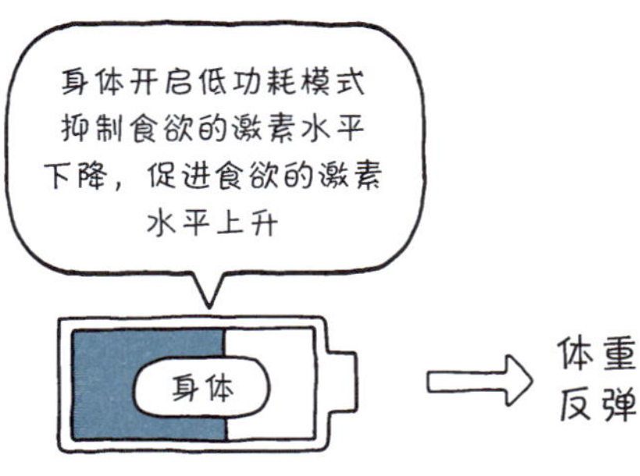

以上两方面因素的作用下，导致身体能量需求不高，但饥饿感却很高，从而引起体重反弹。

21. 即使选对减重方式，也会出现体重停滞现象吗

使用正确的减重方式也可能出现体重停滞现象，也就是“平台期”现象。“平台期”是指在减重过程中，体重下降到一定水平后，尽管继续坚持原有的减重方法，体重却不再明显下降，甚至可能出现小幅反弹的阶段。该阶段可能持续几天到几周，甚至几个月，因人而异。

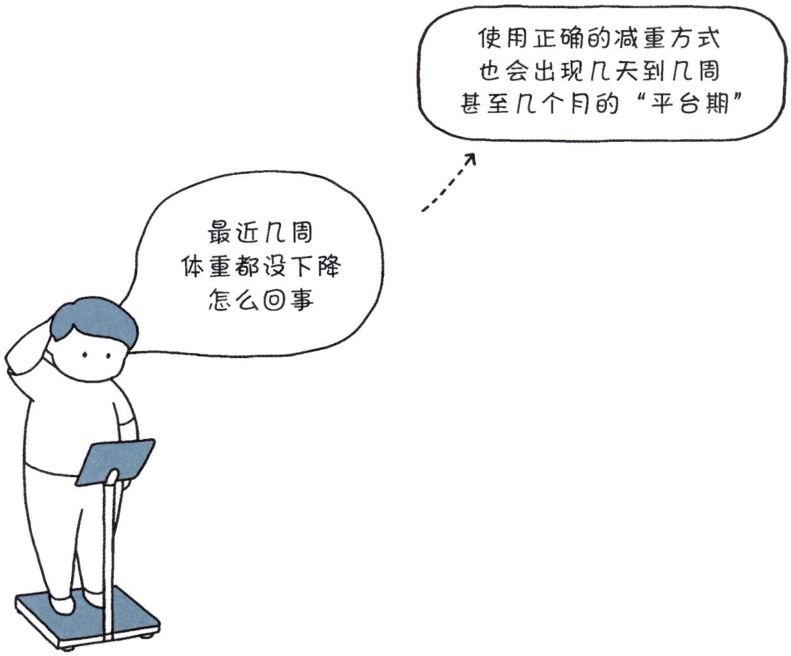

最近几周
体重都没下降
怎么回事
使用正确的减重方式
也会出现几天到几周
甚至几个月的“平台期”

22. 为什么会出现减重“平台期”

人体内的能量消耗由基础代谢率、食物热效应和活动热消耗三部分组成。其中基础代谢率占 60%~70%。随着体重不断下降，身体也会降低基础代谢率，减少能量消耗，能量逐渐达到一个平衡点，导致体重停止下降，出现“平台期”。这其实是身体对减重计划发起的一场小小的“生理学反击”，属于正常生理现象，需要和医生一起携手克服。

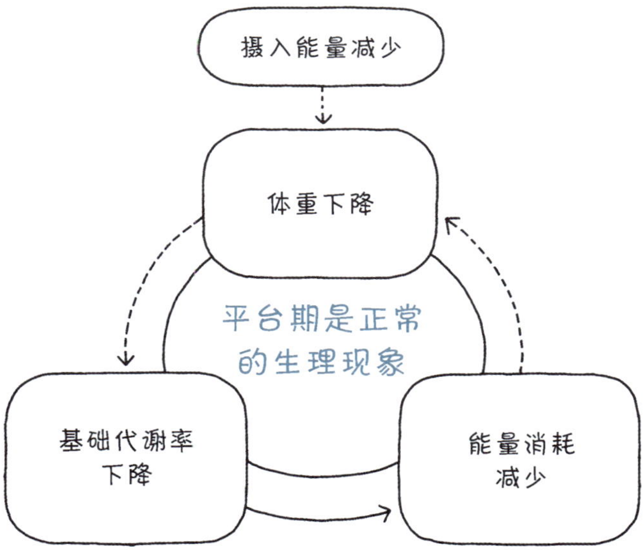

23. 如何判断是不是处于减重“平台期”

判断是否处于减重的“平台期”，可对照以下信息自查。

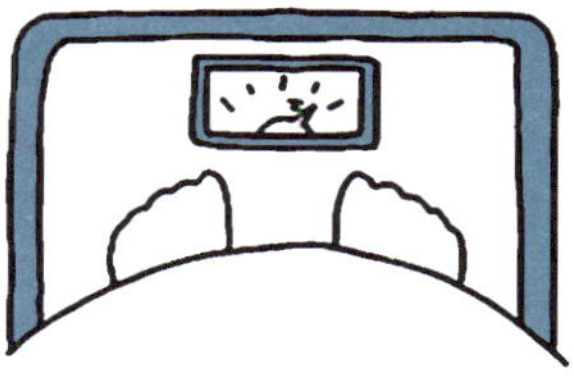

体重停滞：在维持原有的饮食和运动习惯情况下，体重连续几周几乎没有变化。

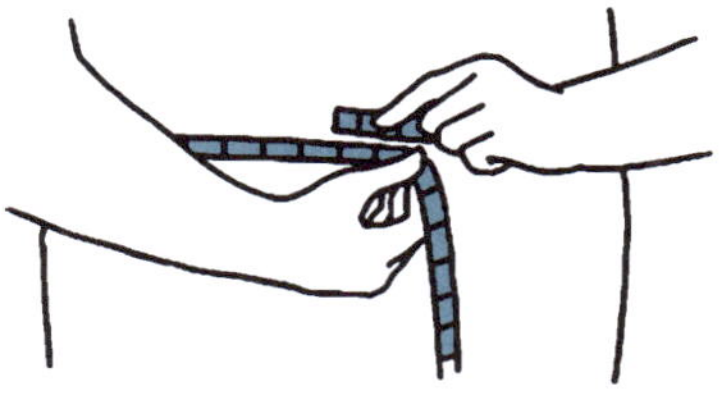

身体测量指标不变：体脂百分比、身体围度（如腰围、臀围）等指标在一段时间内未见明显改变。

24. 减重“平台期”会自己消失吗

“平台期”通常会在一段时间后自行过去，但这需要身体的代谢适应和能量平衡的变化，而且每个人的情况不同，有的人可能需要一周左右，有的人也可能会持续几个月不等。与其被它牵着鼻子走，不如主动出击，和医生一起制定计划，选择适合的方式主动击破“平台期”的困局。

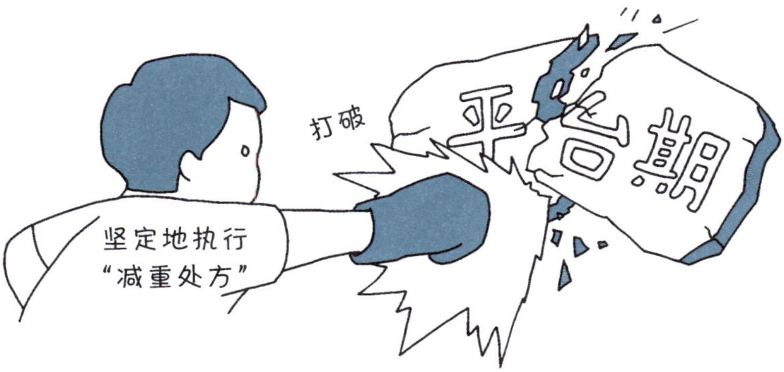

给身体一定适应的时间，平台期会自动消失

25. 遇到减重“平台期”如何调整

减重时遇到“平台期”是正常现象，先别慌，调整心态和策略是关键。以下是一些实用小建议。

记录和监测

记录和监测：详细记录饮食和运动，别忽略每次能量摄入或消耗。

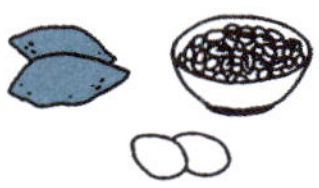

调整饮食结构

调整饮食结构：减少高能量食物摄入，特别是精细碳水化合物，平时别吃太咸，增加杂粮、薯类或燕麦等富含膳食纤维的食物。适当提高蛋白质摄入，促进新陈代谢。

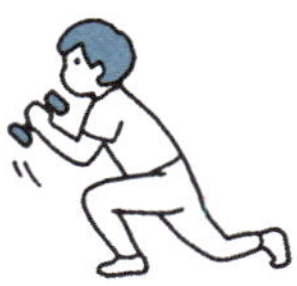

调节运动方式及运动量

调节运动方式及运动量：改变运动方式和强度，如增加力量训练或尝试 HIIT，提高燃脂效率。

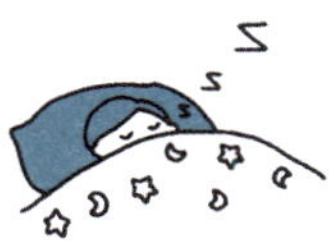

保证充足的睡眠

保证充足的睡眠：每晚保证 7～9 小时睡眠，有助于代谢调节和稳定激素水平。

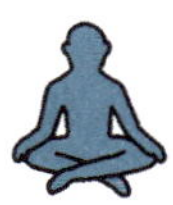

释放情绪和压力

释放情绪和压力：保持积极的心态，通过运动、深呼吸、冥想或与亲友交流来减轻压力。

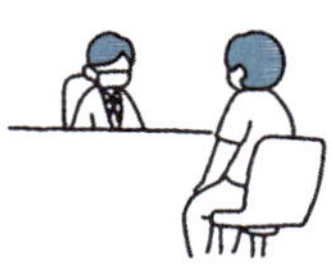

考虑医学干预

考虑医学干预：可根据自身情况，在医生指导下使用药物治疗、手术治疗等医学手段突破平台期。

26. 过不去减重“平台期”的坎，会发生什么

减重“平台期”不是跨不过的坎，但如果不正确处理，很可能导致体重反弹。

身体会通过降低基础代谢率来减少能量消耗，以适应较低的能量摄入。此外，身体还会开启自我保护机制，防止脂肪进一步流失，同时加强脂肪的囤积，导致即使保持原有的饮食和运动习惯，体重也不再下降，甚至可能出现小幅反弹。这种挫败感可能会让人更容易放弃减重计划，最终导致体重反弹。

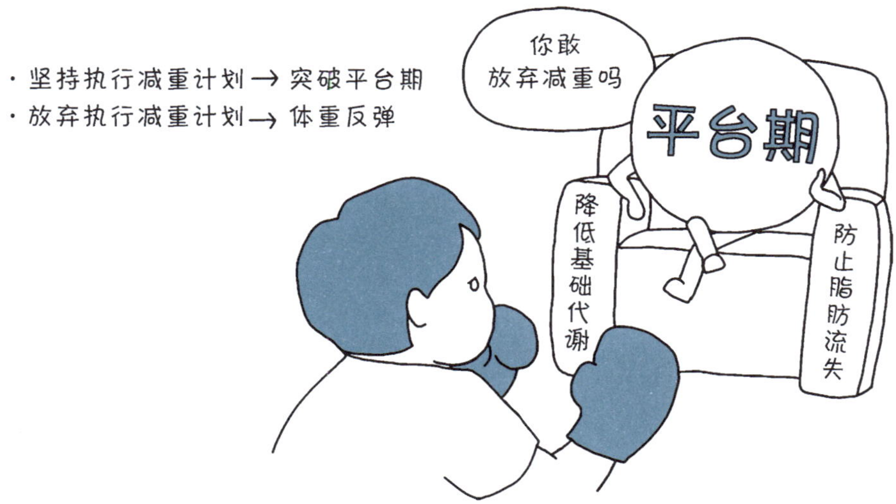

· 坚持执行减重计划→突破平台期
· 放弃执行减重计划→体重反弹
你敢放弃减重吗
平台期
降低基础代谢
防止脂肪流失

27. 涨了 3～5 斤就是体重反弹了吗

体重反弹是指成功减重后，体重从最低点（减到最轻的时候）又开始慢慢增加。

如果体重回升超过原来体重的 3%～5%，例如，原来体重是 100kg，减到 90kg 后又涨回到 103～105kg 以上，则认为是体重反弹。

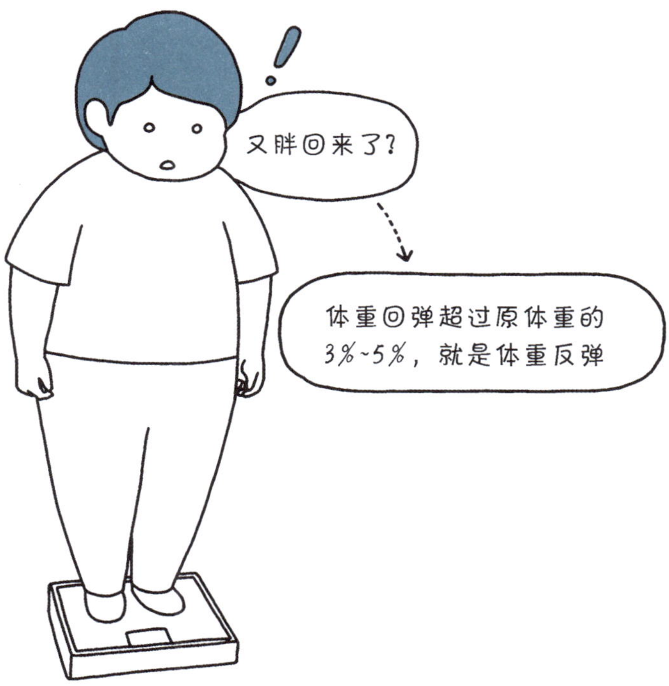

又胖回来了？
体重回弹超过原体重的
3%~5%，就是体重反弹

28. 减重过程中如何发现身体的不良信号

在减重过程中，身体可能会发出一些不良信号，提示需要调整方法或就医。

虽然正常减重时也可能会遇到一些问题，但如果急于求成、减重过快，会显著增加这些问题的发生风险，如胃肠道功能紊乱、便秘、胆石症 / 胆囊炎、急性胰腺炎、电解质失调、低血糖、营养不良等。当出现身体不适，请及时就医，寻求专业医生的帮助。

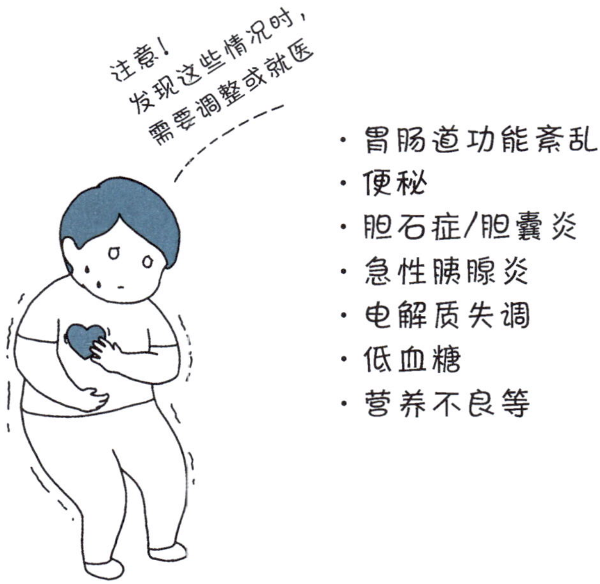

29. 减重中的二十六宗罪之胃肠道功能紊乱

在排除器质性病变的前提下，特殊饮食、滥用代餐产品、长期吃泻药、减重的情绪压力都是导致腹泻和便秘的常见因素。

例如，为了减重“断崖式”减少食量，或者只吃某种特定的食物，导致肠道蠕动变慢，影响消化吸收。

减重带来的心理压力、焦虑或抑郁情绪也会影响胃肠道功能，引起慢性、反复的胃肠道功能障碍，这就是胃肠道功能紊乱，也称胃肠神经官能症，具体表现包括腹痛、腹胀、恶心、呕吐。当减重过程中出现胃肠道功能紊乱时，需要找出诱因，对症治疗。

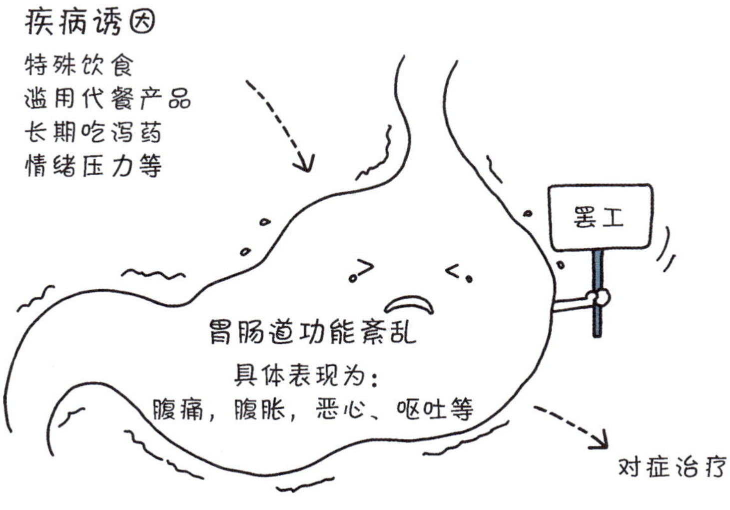

30. 减重中的二十六宗罪之便秘

便秘其实也是一种功能性胃肠道疾病，指排便困难或排便次数少于一周三次。根据病因和表现大致分为 4 类：有便意却排不出、完全没有便意、排完依旧有便意、排不出来伴腹胀。

许多人减重时会选择少吃或只吃低膳食纤维的食物，这样一来肠道中的“原料”不足，动力不够，自然就容易出现便秘的情况。还有的人为了快速减重过度依赖泻药，也会影响肠道的正常功能，出现药物依赖性便秘。

如果减重过程中出现便秘，需要适当放松心情，多饮水，症状严重或者已经长时间便秘者，需要在医生的指导下进行相应治疗。

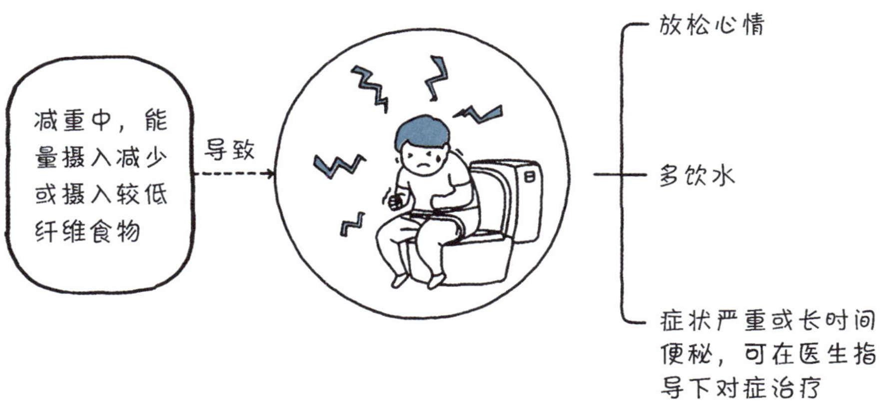

31. 减重中的二十六宗罪之胆石症或胆囊炎

胆囊是位于肝脏下方的小型囊状器官，主要功能是储存肝脏产生的胆汁。在进食时，尤其是摄入高脂肪食物时，胆囊会收缩，将胆汁释放到小肠中，帮助分解脂肪。

减重过程中，如果减得太快或者饮食结构突然变化，容易导致胆汁分泌减少，胆汁中饱和的胆固醇在胆囊内形成沉淀，久而久之就形成结石。胆石症通常表现为阵发性痉挛性腹痛、恶心、呕吐，还可能伴有发热，梗阻者还会出现黄疸。胆囊炎分为急性和慢性，通常表现为右上腹痛、发热、白细胞增高等。如果在减重过程中出现相关症状，应尽快就医。

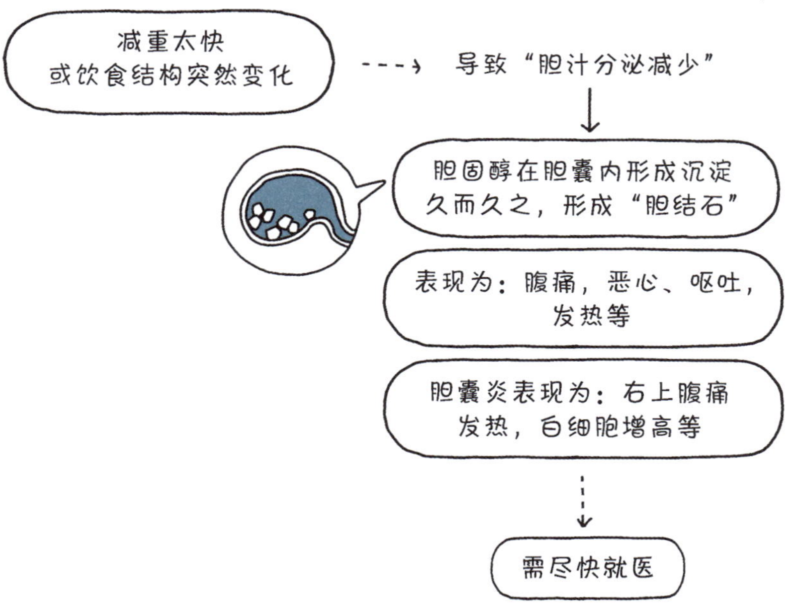

32. 减重中的二十六宗罪之急性胰腺炎

急性胰腺炎是一种严重的消化系统疾病，是多种病因导致胰酶在胰腺内被激活后引起胰腺组织自身消化、水肿、出血甚至坏死的炎症反应。

减重过程中出现急性胰腺炎，主要是因为快速减重（如极低能量饮食）可能引发胆石症或血脂升高，增加了胰腺炎的发生风险。此外，高脂饮食（如生酮饮食）也可能加重胰腺负担。

如果出现急性上腹痛、恶心、呕吐、发热等，应尽快就医。虽然大多数急性胰腺炎患者病情都比较轻且有自限性，但也有约 20% 的患者会出现病情加重，甚至死亡。

因此，体重下降不能过快，避免暴饮暴食，定期检查身体，可预防急性胰腺炎的发生。

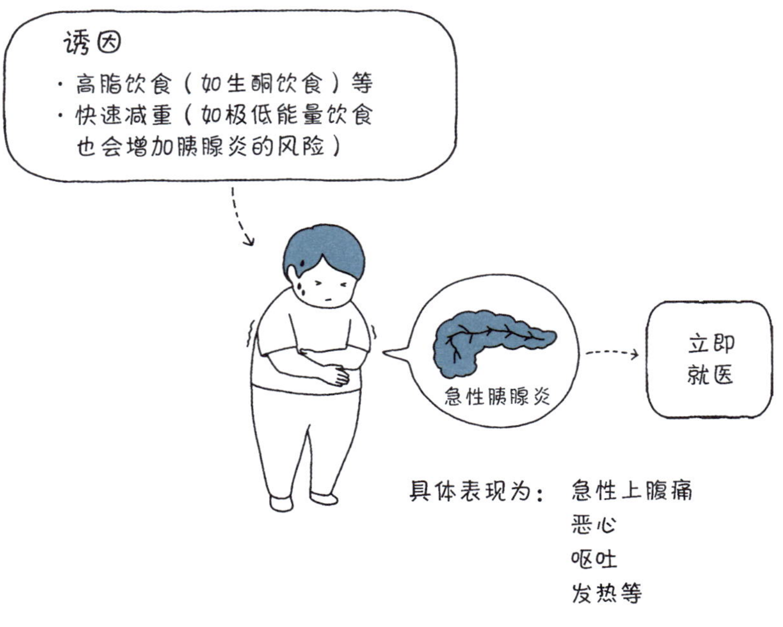

33. 减重中的二十六宗罪之口腔异味

减重时口腔出现异味，通常是因为身体代谢发生改变。

- 当碳水化合物摄入减少，脂肪分解产生酮体，身体进入生酮状态，其中丙酮会通过呼吸道排出，导致口腔有类似“烂苹果”的异味。
- 节食或少食会使唾液分泌减少，口腔干燥，厌氧菌繁殖加剧，也会加重异味。
- 减重时饮食结构改变，若蛋白质摄入过多，会在体内分解产生氨类物质，导致口腔有难闻的味道，并伴有口腔干燥。

增加水分摄入，保持口腔湿润，调整饮食结构，适量摄入碳水化合物和蛋白质，避免过度节食，可帮助缓解口腔异味。

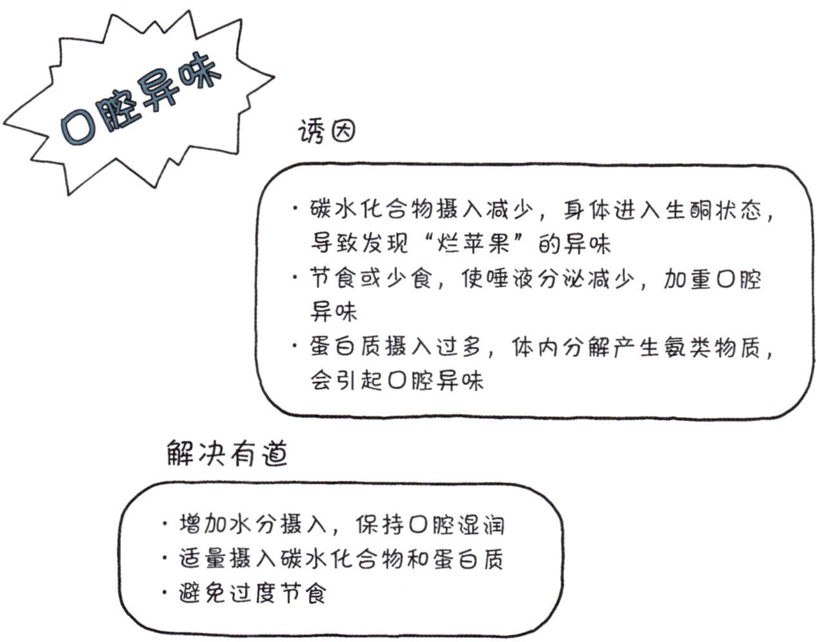

34. 减重中的二十六宗罪之电解质失调

电解质失调是指体内电解质（如钠、钾、氯、钙、镁、磷等）浓度超出正常范围，导致身体生理功能紊乱的状态。

减重时出现电解质失调，主要是因为极端饮食（如极低能量饮食、生酮饮食）或快速减重导致身体丢失过多水分和矿物质。例如，过度节食可能减少钾、钠、镁等电解质的摄入，而大量出汗或腹泻也会加速电解质流失。此外，减重手术可能影响营养吸收，进一步加剧电解质失调。

电解质失调的症状包括乏力、头晕、抽筋等，严重时需及时就医。科学减重，避免极端方法，注意营养均衡和水分补充可以预防相关症状的发生。

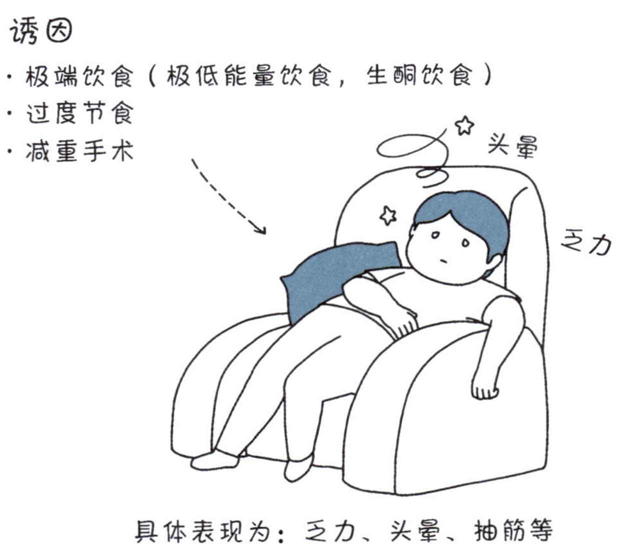

具体表现为：乏力、头晕、抽筋等

35. 减重中的二十六宗罪之低血糖

低血糖指血糖浓度低于正常范围，出现出汗、颤抖、心悸、焦虑、手足发冷等症状。

减重时出现低血糖，主要是因为糖的摄入或生成不足，而消耗过多。例如，节食或少吃，碳水化合物摄入减少，血糖来源少了；减重时身体代谢改变，可能影响胰岛素分泌，导致血糖调节失衡；过度运动也会消耗大量葡萄糖，若未及时补充，也会引发低血糖。

“糖分急救包”，如硬糖果、饼干、果汁等，是缓解低血糖的好帮手。日常应合理饮食，少食多餐，均衡摄入碳水化合物、蛋白质和脂肪。运动前可适当进食，避免空腹运动。若症状严重或频繁出现，建议及时就医，调整治疗方案。

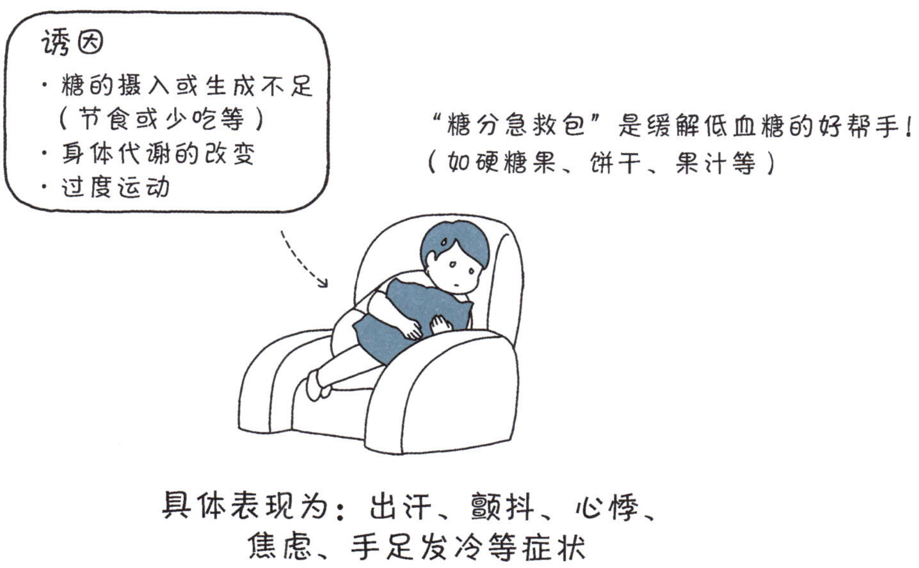

36. 减重中的二十六宗罪之糖尿病酮症酸中毒

糖尿病酮症酸中毒（diabetic ketoacidosis，DKA）是一种严重的代谢紊乱综合征，主要见于糖尿病患者，由胰岛素严重缺乏和升糖激素水平升高引起。在这种情况下，身体无法有效利用葡萄糖作为能量来源，导致脂肪分解加速，产生大量酮体。当酮体在体内积累到一定程度时，会引起血液酸化，导致酸中毒。

减重时出现糖尿病酮症酸中毒，主要是因为身体缺乏足够糖分供能，进而分解脂肪产生酮体。这种情况常见于过度节食或低碳水化合物饮食的人群，因为身体在能量供应不足时会加速脂肪分解。

症状通常包括乏力、恶心、呕吐、多尿、口渴、呼吸急促且有烂苹果味等。注意一旦出现症状，应立即补充糖分，如喝含糖饮料或吃糖果，并及时就医。日常应避免过度节食，保持均衡饮食，适量摄入碳水化合物，避免长时间饥饿。

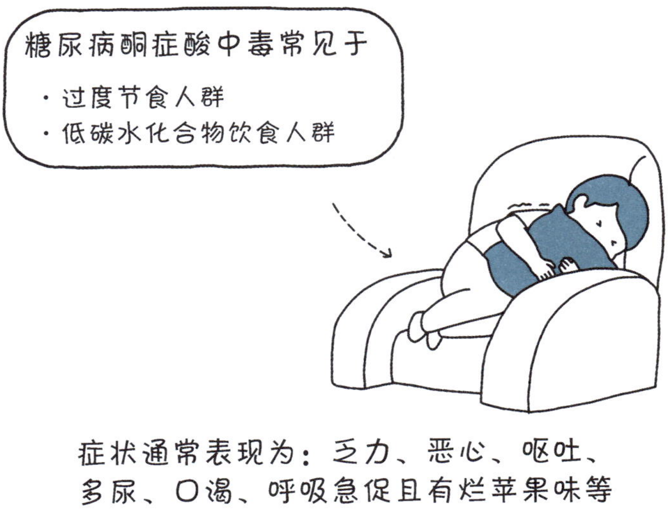

37. 减重中的二十六宗罪之甲状腺功能异常

甲状腺功能异常是指甲状腺激素的合成、分泌或作用发生障碍，导致甲状腺激素水平异常的疾病状态。

减重时出现甲状腺功能“开小差”，主要是因为减重过程中的饮食、营养和代谢变化影响了甲状腺激素的合成和分泌。

- 过度节食或营养不均衡可能导致碘摄入不足，缺碘会导致甲状腺激素合成减少。
- 减重过程中身体代谢率下降，影响甲状腺激素的代谢和利用，进而导致甲状腺功能减退。
- 过度运动和压力也可能影响甲状腺功能，导致激素分泌失衡。

症状通常包括乏力、怕冷、便秘、情绪低落、记忆力减退等。减重期间，首先要保证均衡饮食，摄入足够的碘和营养素，避免过度节食和过度运动。若症状持续或加重，应及时就医，检查甲状腺功能，并根据医生建议进行治疗。

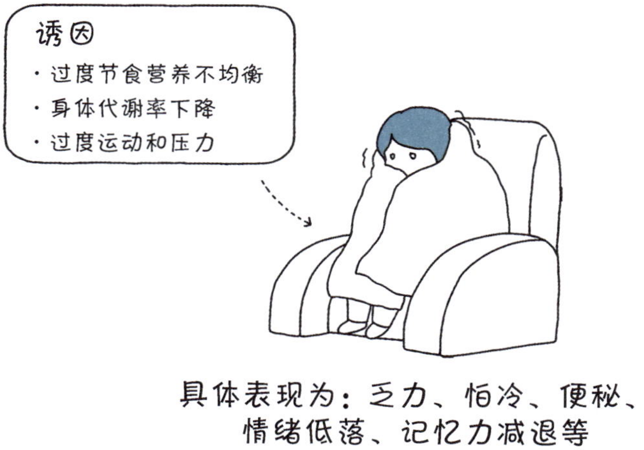

38. 减重中的二十六宗罪之营养不良

营养不良通常由饮食不均衡或能量摄入不足导致。肥胖人群因为膳食结构长期不合理，能量超标，而维生素、微量元素及矿物质摄入不平衡，引发“隐形饥饿”，也是一种营养不良。

如果是减重过程中出现的营养不良，可能源于只吃蔬菜水果、不吃肉类和主食，或者每天吃得很少（能量摄入 < 800kcal/d），缺乏必需的营养素。

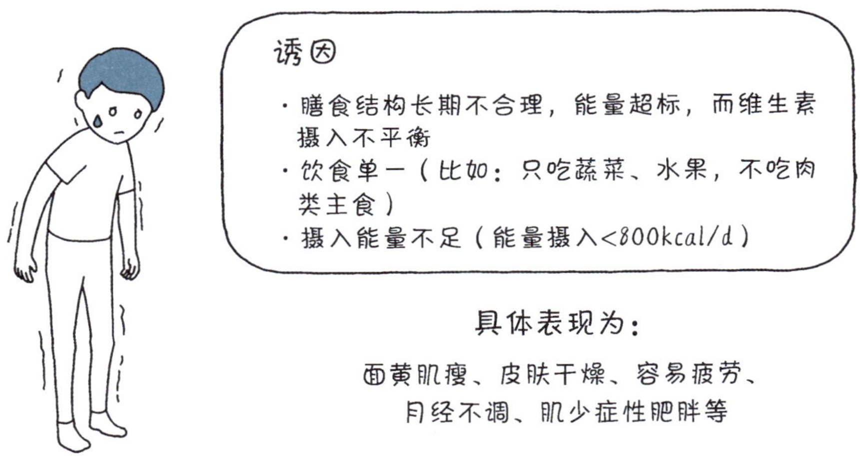

需要注意，营养不良不一定都表现为面黄肌瘦、骨瘦如柴。例如，脸色苍白、皮肤干燥、头发脆弱、容易疲劳、月经不调，甚至肌少症性肥胖（SO）也都是营养不良的表现之一，最终会导致糖尿病、心脑血管疾病等并发症。

在减重过程中需要及早发现营养不良的信号，早治疗，及时调整饮食结构，并定期去医院检查微量营养素水平。

39. 减重中的二十六宗罪之贫血

当人体外周血红细胞容量低于正常范围的下限时，不能对组织器官充分供氧，从而引发一系列症状，甚至导致进一步的器官病变，这一临床综合征统称为贫血。

减重期间，如果饮食不均衡，铁、维生素 B_{12} 或叶酸这些造血原料摄入少了，贫血就会找上门。其表现五花八门，常见的有皮肤、口唇、指甲等部位变白，容易疲劳，头晕眼花，心跳加速，呼吸急促等。贫血时需要调整饮食，如果情况严重，还需补充铁剂。

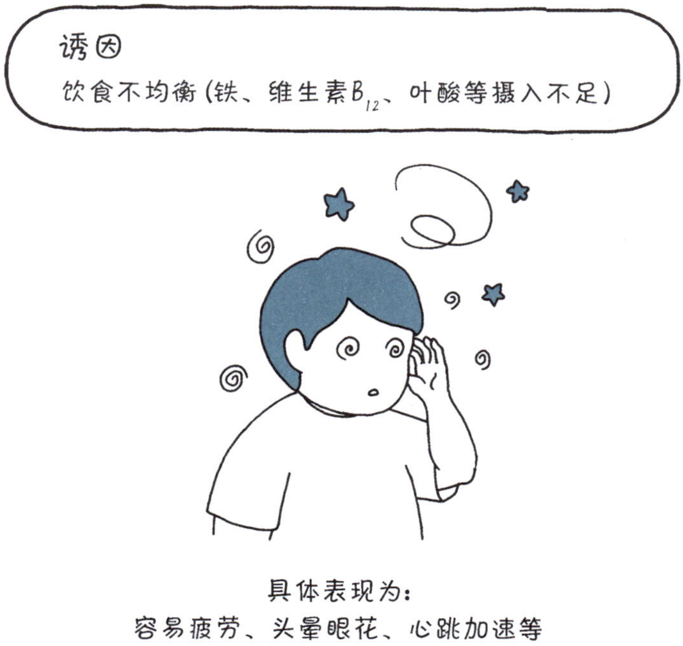
诱因
饮食不均衡（铁、维生素B_{12}、叶酸等摄入不足）
具体表现为：
容易疲劳、头晕眼花、心跳加速等

40. 减重中的二十六宗罪之皮肤松弛

减重时出现皮肤松弛，主要是因为减重速度过快，皮肤下的脂肪层迅速减少，而皮肤的弹性纤维和胶原蛋白“反应不过来”，导致皮肤失去支撑而变得松弛。

此外，年龄增长、遗传因素、长期阳光照射和吸烟等也会影响皮肤弹性，进一步导致皮肤松弛、出现皱褶，特别是在腹部、大腿、手臂等部位。所以，减重时建议控制减重速度，避免快速减重；加强锻炼，特别是力量训练，以增强肌肉支撑力。如果皮肤松弛严重，可以考虑手术治疗，但需在专业医生指导下进行。

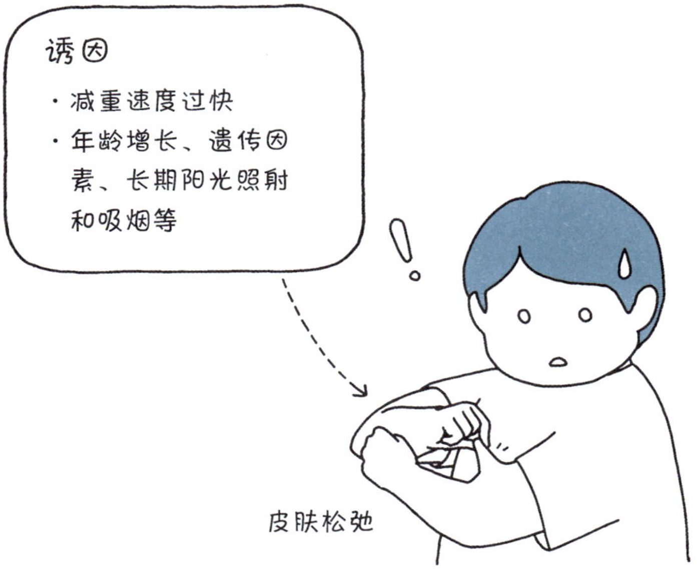

41. 减重中的二十六宗罪之脱发

脱发包括生理性脱发和病理性脱发。我们平时所说的通常是病理性脱发，由遗传免疫、应激、服用某些药物造成内分泌失调等导致头发非正常脱落，造成头发稀疏，每天掉的头发超过100根。

当减重时出现脱发，多半是因为减重方法不对，如过度节食、营养摄入不足，造成身体缺乏必需的蛋白质和其他营养素，促使秀发纷纷提前“退休”，形成异常脱发。

这其实是身体在提醒我们，需要赶紧调整减重计划了！脱发时应保证足够的蛋白质及微量元素摄入，若脱发比较严重，仅依靠饮食调整难以缓解，应及时就医，使用药物治疗。

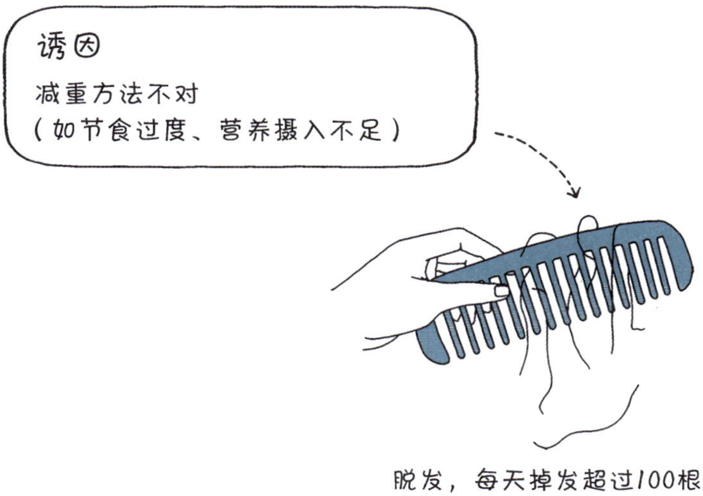

42. 减重中的二十六宗罪之认知功能下降

认知功能下降指人在认知领域的功能出现减退，包括记忆、注意力、语言、执行功能等方面。

在减重时出现认知功能下降，往往是由于营养摄入不足、血糖水平波动、压力和情绪、电解质失衡等问题引起。减重过程中出现神经系统异常时，建议找专业医生进行调整与治疗。

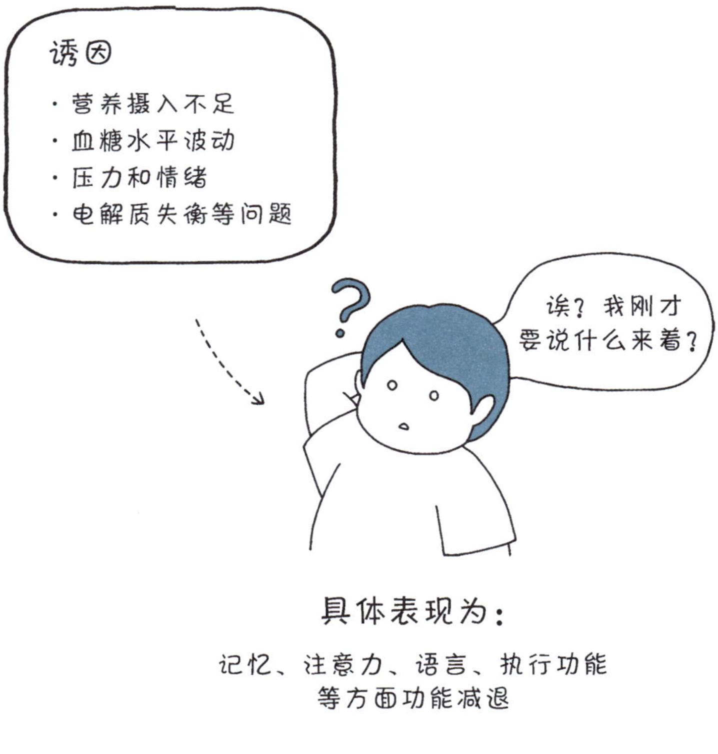

43. 减重中的二十六宗罪之抑郁 / 焦虑

抑郁 / 焦虑是常见的情绪障碍。减重时，太急功近利，饮食限制得过于严格，会导致缺乏足够的营养或血糖下降，这种生理变化会使人情绪低落。运动虽然是个好习惯，但如果运动量过大，“仿佛身体被掏空”，晚上也可能睡不好。

如果在减重过程中出现抑郁 / 焦虑情绪，可以先调整饮食和运动计划，找到适合自己的平衡点。如果感觉还是不太好，建议寻求专业人士的帮助。

记住，减重是为了更健康，不是为了让自己不开心。

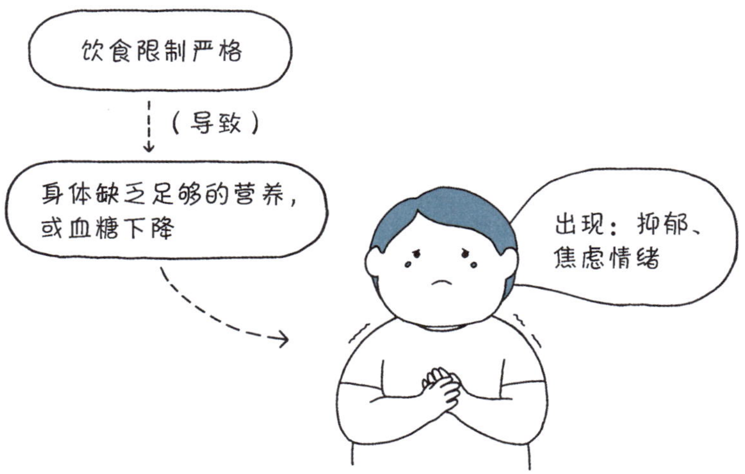

饮食限制严格
（导致）
身体缺乏足够的营养，
或血糖下降
出现：抑郁、
焦虑情绪

44. 减重中的二十六宗罪之失眠

临床上的失眠症指频繁而持续的入睡困难和/或睡眠维持困难，并伴随以主观不满意为特征的一种睡眠障碍。根据表现一般分为以下亚型：入睡困难型（睡不着）、睡眠维持困难型（睡不好）、早醒型（醒得早）或三者混合型。

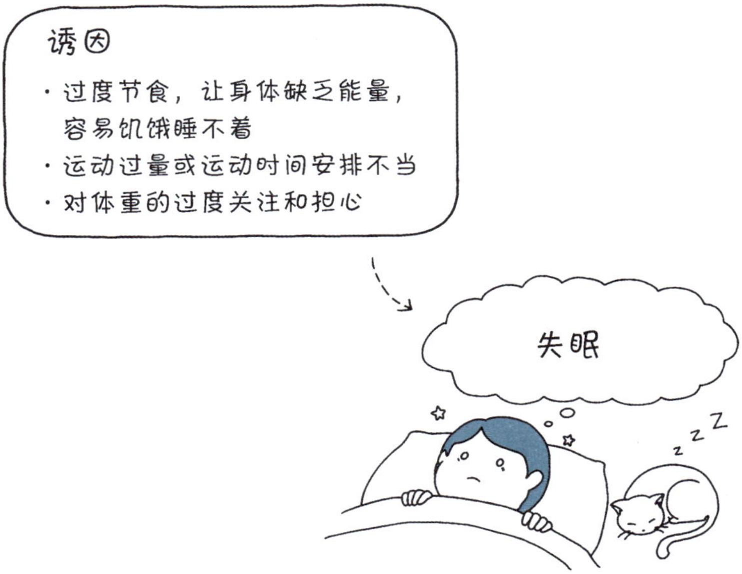
诱因
·过度节食，让身体缺乏能量，容易饥饿睡不着
·运动过量或运动时间安排不当
·对体重的过度关注和担心
失眠

减重过程中出现失眠其实比较常见，情形通常包括：过度节食，身体缺乏能量，晚上容易饿得睡不着；运动过量或时间安排不当，如睡前剧烈运动使交感神经兴奋，大脑处于亢奋状态，难以平静入睡；对体重过度关注、担心减重效果不好等产生焦虑情绪，影响睡眠质量。

调整饮食，保证营养均衡，避免过度节食，避免睡前剧烈运动，有助于睡眠。

45. 减重中的二十六宗罪之体像障碍

体像障碍是对自己的身体形象有错误的认知和不满，觉得自己的外貌有缺陷，或对轻微的躯体问题过度“挑刺”。这种观念不仅会引发个人痛苦，还可能影响社会职业功能。

出现体像障碍的原因包括以下多重因素：

- 社会文化因素，如媒体宣传的理想化身材标准，使个体产生身材焦虑。
- 个人性格因素，如完美主义、自我批判等性格特点，容易导致对身体形象的过度关注和不满。
- 童年期不良经历，如外貌被取笑、被羞辱等，也可能影响对身体形象的认知不满。

出现上述情况，可以寻求专业的心理支持，如认知行为疗法干预等，帮助调整心态，树立健康的身体形象观念。

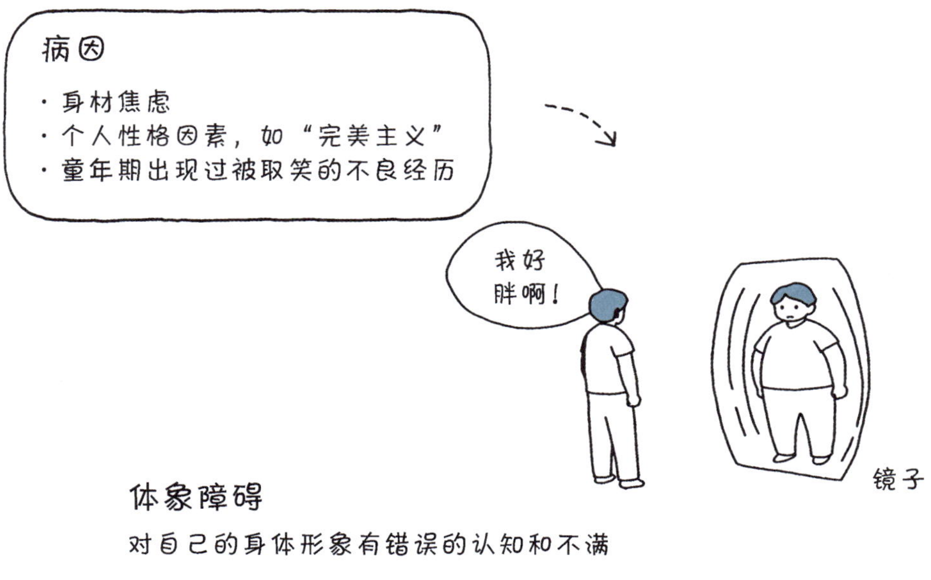

46. 减重中的二十六宗罪之进食障碍

进食障碍指有不良进食习惯，同时对食物、体重、形体异常过分关注的一组疾病，常见的是神经性厌食症和神经性贪食症两种。

神经性厌食症患者会通过主动、持续性地摄取非常少的食物或直接禁食来降低体重。尽管有的患者体重已经明显低于正常标准的下限，却仍觉得自己需要减重。神经性厌食症可分为限制型（节食、禁食或过度运动）和清除型（间歇性暴食后的自我催吐或滥用泻药来减轻体重），患者往往因为节食、营养不良而导致各种继发性疾病，如心血管系统并发症、肾脏衰竭等。

反复循环出现的暴饮暴食加上代偿行为（如催吐、过度锻炼）是神经性贪食症的主要特征。其与清除型神经性厌食症的不同之处在于，神经性贪食症代偿行为的目标是防止暴食后体重增加，且暴食－清除频率相对更高；神经性厌食症的根本目标则是持续减重，即使偶有暴食，总体仍通过极端限制来实现低体重。神经性贪食症同样会对身体造成损害，如胃肠道问题、电解质失衡、牙齿腐蚀等。

进食障碍的治疗是“系统工程”，需要多学科协作（MDT）的综合治疗方案，确保生理和心理都得到恢复。

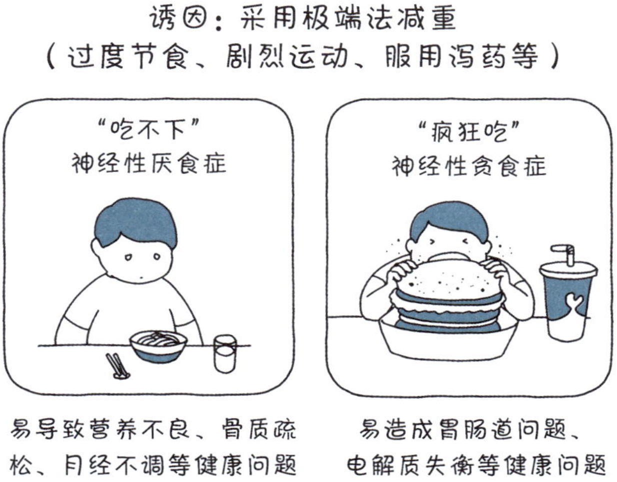
诱因：采用极端法减重
（过度节食、剧烈运动、服用泻药等）
“吃不下”
神经性厌食症
“疯狂吃”
神经性贪食症
易导致营养不良、骨质疏松、月经不调等健康问题
易造成胃肠道问题、电解质失衡等健康问题

47. 减重中的二十六宗罪之免疫力下降

免疫系统是身体的防线，负责识别并清除外来入侵者（如病毒等）。从人体的结构性屏障（如皮肤和黏膜）到化学屏障（如细胞溶酶体、胃酸）再到特异性噬菌细胞，都属于免疫力的一部分。

当减重过多过快时，会削弱免疫系统的战斗力。如果免疫系统功能减弱，防线就会变薄弱，让人更容易受到病毒等的侵扰。当减重过程中出现免疫力下降的情况，应及时咨询医生和营养师，进行专业检查和治疗，避免引发更多的健康问题。

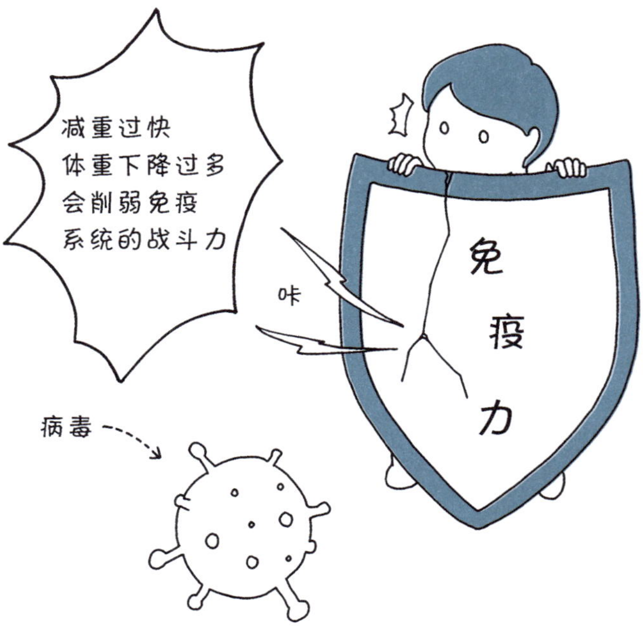
减重过快
体重下降过多
会削弱免疫
系统的战斗力
咔
免
疫
力
病毒

48. 减重中的二十六宗罪之月经不调

月经不调是指月经周期、经期或经量发生异常变化，如月经周期不规律、经期延长或缩短、经量增多或减少等。

减重时出现月经不调的原因如下：

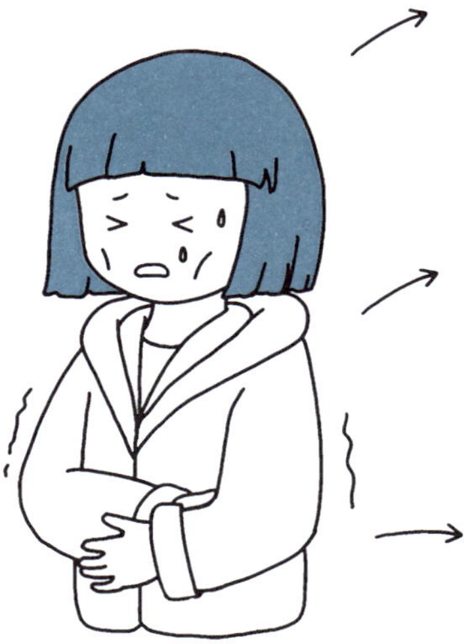

- 过度节食导致身体营养摄入不足，影响雌激素合成，进而影响月经。
- 过度运动使身体能量消耗过大，导致内分泌失调，影响月经周期。
- 减重过程中可能会因为对体重的过度关注、担心减重效果不好等产生焦虑等精神压力，影响下丘脑－垂体－卵巢轴功能，导致激素分泌紊乱。

如果症状严重，建议及时就医，进行规范治疗。

49. 减重中的二十六宗罪之直立性低血压

直立性低血压指当一个人从卧位或坐位突然转变为直立位时，由于重力的作用，血液会积聚在下肢，导致回心血量减少，心输出量也随之减少。如果机体的代偿机制不能及时调整，就会导致血压下降，出现头晕、眼花、乏力、心慌等症状，严重时甚至导致晕厥。

减重过程中出现直立性低血压大致有两种原因：首先是过度节食，导致身体营养摄入不足，特别是电解质失衡，如钾、钠等摄入不足，会影响血管的收缩功能和心脏的泵血能力，进而导致血压下降。其次，过度运动会使身体能量消耗过大，导致身体疲劳，影响血压的调节机制。“起猛了，头好晕”就是身体在发出提醒了！

减重一定要循序渐进，营养充足，合理运动。如果上述症状情况严重，一定要及时就医。

诱因

- “过度节食”

  营养摄入不足，特别是电解质失衡
  会影响血管的收缩功能和心脏的泵血能力，进而导致血压下降

- “过度运动”

  身体能量消耗过大
  导致身体疲劳，影响血压

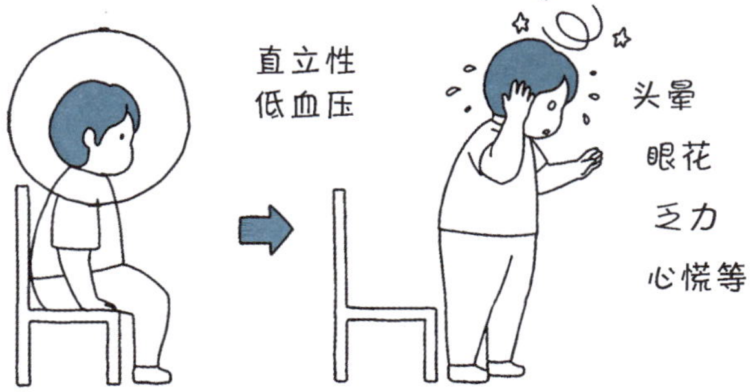

50. 减重中的二十六宗罪之运动损伤

运动损伤指运动过程中发生的各种损伤。减重时出现运动损伤，主要与以下因素有关。

肥胖本身带来的大体重，心肺功能调节能力变差，机体平衡能力下降，以及大体重给身体带来的机械性压力，对心肺功能和平衡能力造成进一步损害。此外，还有一些客观因素，如热身不足、运动强度过大、技术动作错误、装备不合适等导致运动损伤。

运动损伤重在预防，在运动前进行评估非常重要。如果发生运动损伤应及时就医。

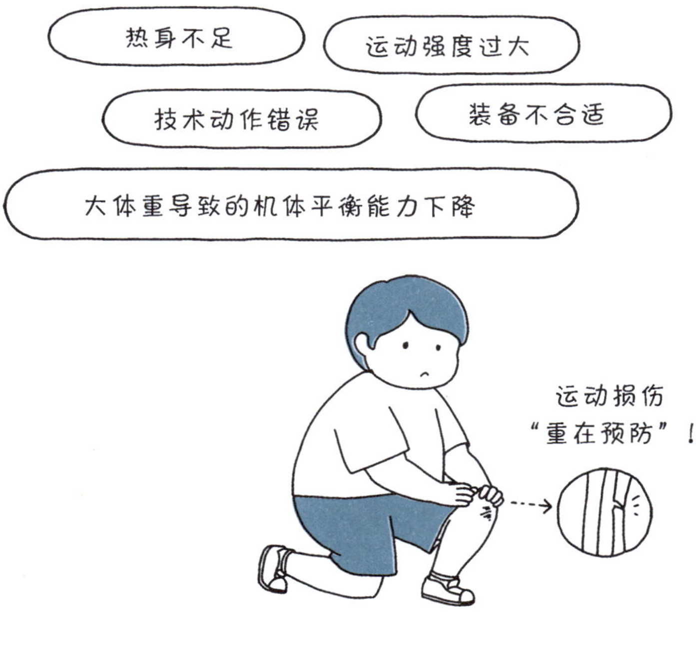

51. 减重中的二十六宗罪之身体疲倦

身体疲倦在减重过程中比较常见，但也可能提示有其他健康问题。根据病因可分为生理性和病理性。

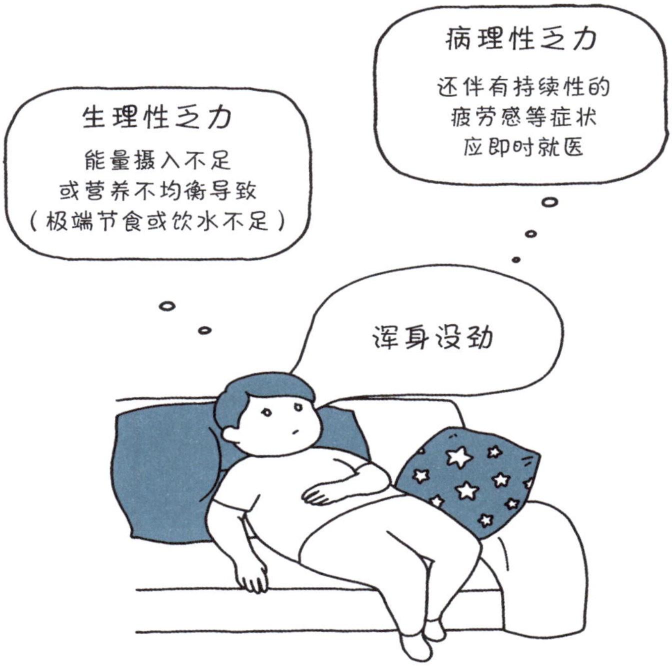

生理性乏力：通常是因为减重期间摄入能量不够或营养不均衡。例如，为了快速减重而极端节食或饮水不足，缺乏足够的蛋白质、维生素和矿物质。

病理性乏力：如果除了乏力外，还伴有持续性的疲劳感、睡眠问题或其他症状，也许是身体在发出警告，提示存在其他疾病，如贫血、甲状腺功能异常等。

减重过程中，如果出现身体乏力，应及时就医查清楚原因，再对症治疗。

52. 减重中的二十六宗罪之泌尿系统结石

泌尿系统结石是指发生在肾脏、膀胱、输尿管、尿道内的结石，以肾脏、输尿管结石最为常见。

减重时出现泌尿系统结石，主要是因为减重期间饮食和生活习惯的改变。例如，过度限制饮食可能导致营养失衡；高草酸食物如菠菜、苋菜、巧克力等摄入过多，尿草酸水平升高易形成结石；饮水不足导致尿液浓缩，尿液中晶体物质也容易沉积形成结石。运动方式不当，如过度运动后大量出汗，未及时补充水分，也会增加结石形成的风险。此外，代谢紊乱也会影响尿液的酸碱平衡和成分，如尿酸、钙等物质的排泄异常，促进结石形成。

如果出现腰部或腹部疼痛、血尿、尿频、尿急、尿痛等症状，建议及时就医。

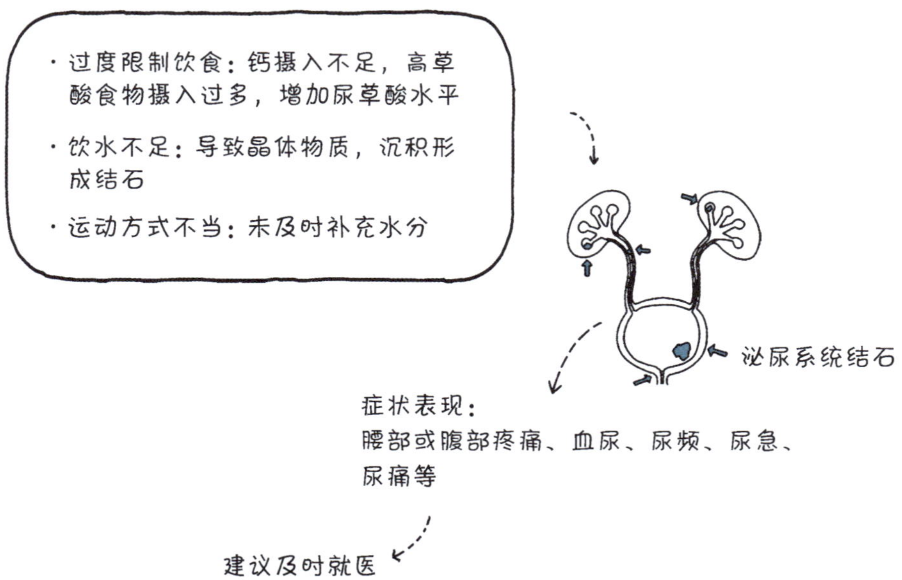

53. 减重中的二十六宗罪之肾功能负担

减重时出现肾功能负担，主要是因为减重期间身体发生了一些变化。例如，饮食改变，过度节食或采用高蛋白饮食，影响身体代谢，增加肾脏过滤负担。

过度运动也会导致身体产生大量代谢废物，肾脏需要“加班加点”处理这些废物，“负重前行”。

如果体重下降过快，脂肪分解过快会产生大量酮体，需要肾脏代谢，也会加重肾脏负担，可能出现水肿、疲劳、高血压等。

如果出现不适症状，建议及时就医。

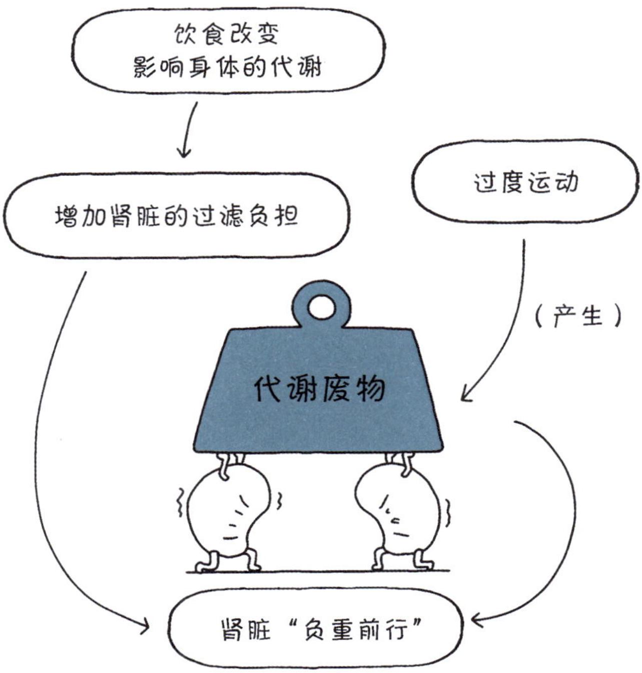

54. 减重中的二十六宗罪之骨质疏松

骨质疏松是一种骨代谢疾病，患者的骨骼密度与强度减退，骨折风险增加。减重过程中出现骨质疏松，是由于进食过少或挑食，身体缺少足够的钙和维生素 D 等造骨材料，新骨质就会长得比较缓慢，而旧骨质流失较快。

骨质疏松容易导致骨痛、肌无力、骨折、腰背痛、乏力等。如果减重过程中出现骨质疏松，需要特别注意钙和维生素 D 的摄入，根据年龄、性别以及是否存在特殊健康状况等因素进行相应补充。

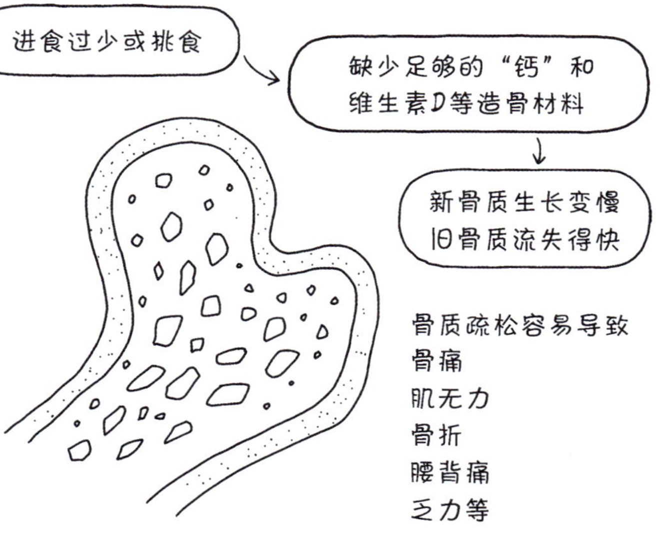

二、医食动行显神通，四方联动降体重

1. 长期体重管理要做到哪几点

长期体重管理是一场持久战，需要进行多方面管理。

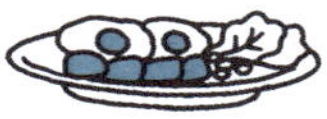

饮食

饮食：饮食管理是长期体重管理的基石，在长期管理期间需要减少能量摄入，调整饮食结构、进食方式和进食时间。

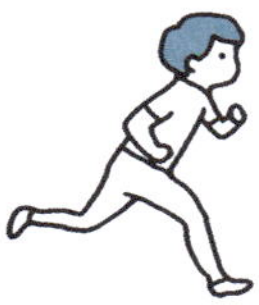

运动

运动：运动对减重的作用不仅限于能量消耗，还能调控体内激素分泌和作用，对抗体重降低引起的食欲增加和代谢下降。

行为

行为：行为改变对于预防体重反弹至关重要。建立健康的饮食习惯和运动习惯是有益于长期体重管理的行为改变。

心理

心理：压力和负面情绪可能导致情绪化进食，从而影响体重管理，所以“心灵 SPA”也必不可少。

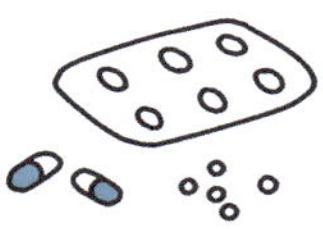

药物

药物：对于肥胖患者，药物治疗可以作为长期体重管理的一部分，应遵循个体化原则，根据具体情况选择合适的药物，并在医生指导下使用。GLP-1受体激动剂类药物，例如用于长期体重管理的司美格鲁肽，已成为成人体重管理的重要工具。

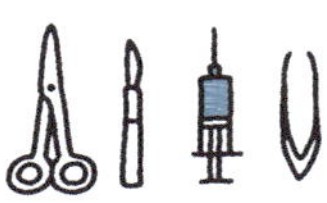

手术

手术：对于部分肥胖患者，尤其是生活方式干预和药物治疗无效的患者，减重手术是一种有效选择。减重手术应在专业医疗机构进行，并且患者需要在术后继续进行生活方式调整和长期随访。

2. 长期体重管理需要控制饮食吗

医学营养治疗是长期体重管理的基础，可以帮助肥胖人群减少能量摄入，有效减轻体重，还能改善血糖、血脂、胰岛素抵抗等代谢问题。

限制总能量摄入、维持机体摄入与消耗之间的负平衡状态是减重的“制胜法宝”，饮食结构、进食方式和进食时间也是重要因素。目前有很多形式的饮食模式，如限能量饮食、低碳水化合物饮食、高蛋白饮食、间断性节食等，减重效果因人而异，单一饮食管理难以长期维持最佳体重，可以在医生建议下选择适合自己的方式。

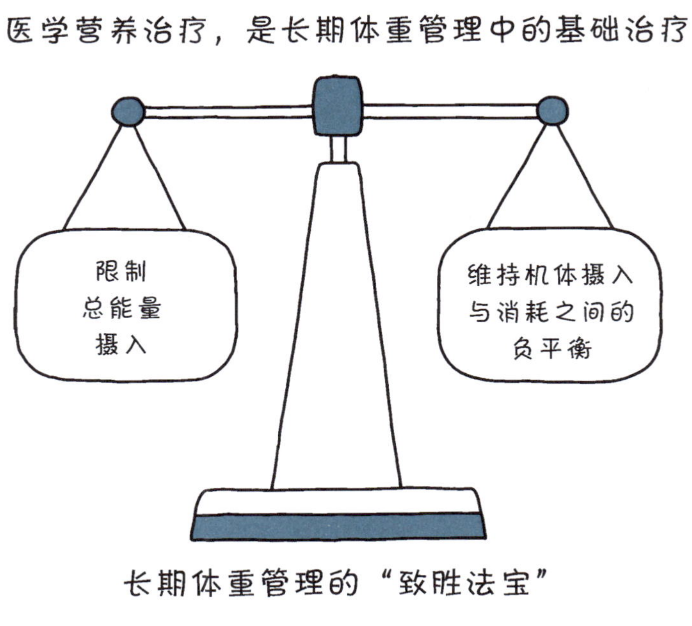

3. 如何科学调整饮食

科学调整饮食应做到以下三点。

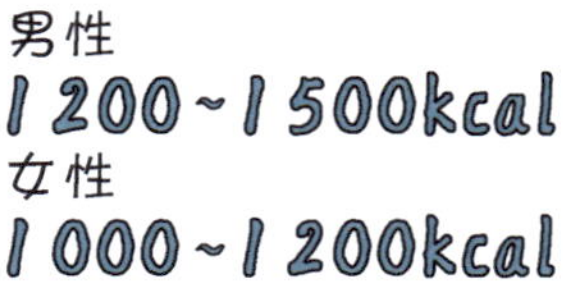

控制总能量摄入，保持合理膳食：推荐每日能量摄入平均降低 30%～50% 或降低 500～1 000kcal，或男性每日能量摄入限制在 1 200～1 500kcal、女性限制在 1 000～1 200kcal。

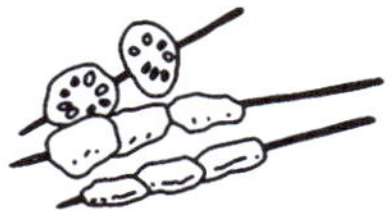

少吃高能量食物，饮食清淡，限制饮酒：高能量食物通常是指提供 400kcal/100g 或更多能量的食物，如油炸食品、含糖烘焙糕点、糖果、肥肉等；减重期间饮食要清淡，严格控制脂肪 / 油、盐、添加糖的摄入量，每天食盐摄入量不超过 5g，烹调油不超过 20～25g，添加糖摄入量最好控制在 25g 以下。

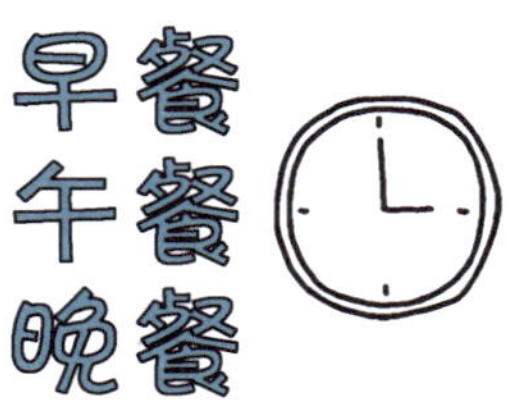

纠正不良饮食行为，科学进食：首先，在控制总能量摄入的基础上保持一日三餐的时间相对固定，定时定量，规律进餐，避免过度饥饿引起饱食中枢反应迟缓，从而导致进食过量。其次，重视早餐，不漏餐，晚餐勿过晚进食，建议在 17:00—19:00 进食晚餐，晚餐后不宜再进食任何食物，但可以饮水。

4. 长期管理需要配合运动吗

运动干预是长期体重管理中“综合生活方式干预”的重要组成部分。身体动起来，健康跟着来。包括有监督或无监督的锻炼、职业活动、家务、个人护理、通勤和休闲活动等。不同年龄阶段人群，应采取适合自己的运动方案。

运动干预，是长期体重管理中重要的组成部分

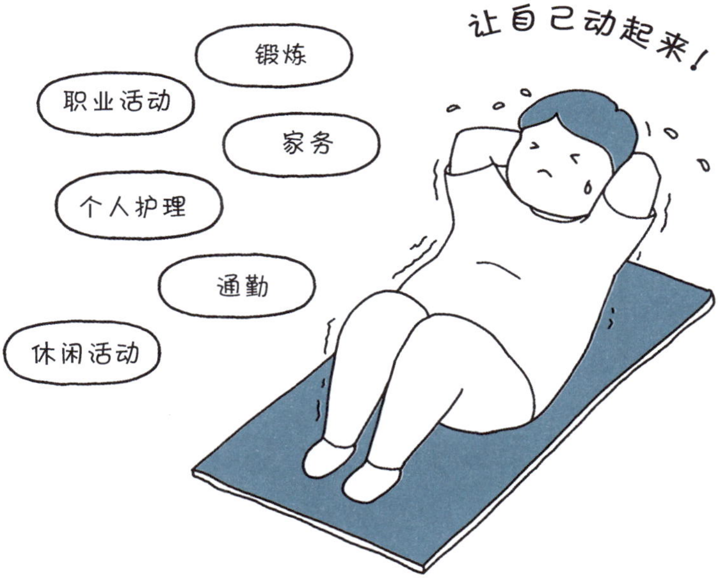

5. 如何制定长期可行的运动计划

运动计划需要在安全的基础上，评估运动风险，并根据肥胖人群的体质指数（BMI）、体能、基础疾病和相关肥胖疾病来制定。运动计划通常包括运动方式、运动频率、运动强度、运动时间、运动总量和运动进阶。

建议每周至少进行 150 分钟中等强度或 75 分钟高强度有氧运动，以及每周至少进行 2 次抗阻运动及力量强化训练。具体计划需结合肥胖人群自身情况进行调整。

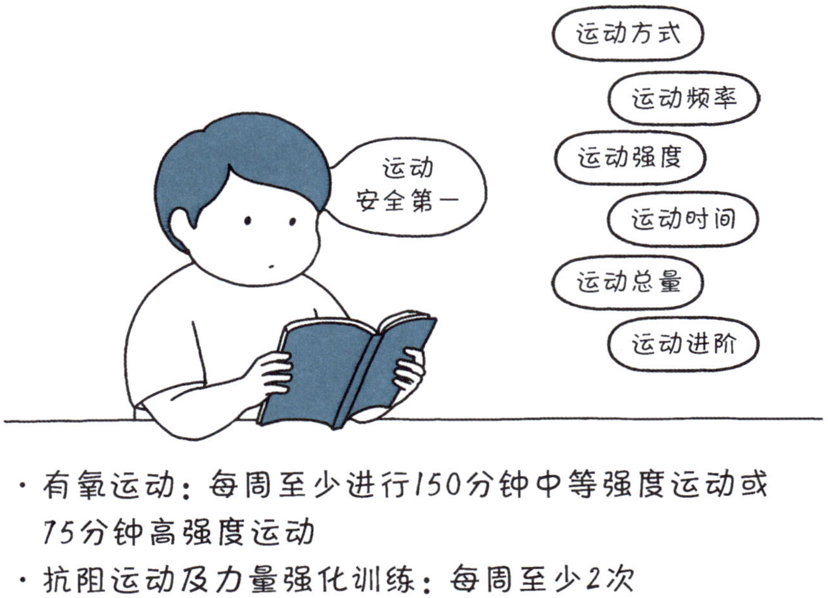

6. 长期管理需要改变行为习惯吗

行为习惯的小改变，可以带来减重事业的大成功。行为管理需要专业人员对能量摄入量、运动时间和自我监测频率设定具体的目标值，这样才能在饮食、运动和相关行为方面做出客观、可衡量的改变。

体重管理不仅是短期的饮食控制或运动计划，而是一个长期的生活方式调整。通过改变不良的行为习惯，建立健康的生活模式，才能实现体重的长期稳定和健康。

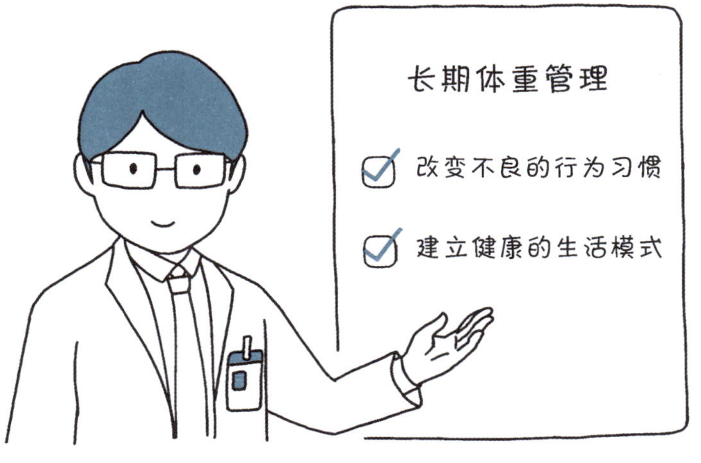

7. 哪些行为习惯需要注意调整

日常生活中有许多行为都需要注意。

- 饮食不规律：不规律的饮食习惯（如暴饮暴食、跳过正餐）会导致代谢紊乱和体重波动。
- 久坐不动：降低代谢率，增加脂肪堆积。
- 情绪化进食：通过食物缓解压力或情绪会导致过量摄入能量。
- 睡眠不足：影响激素平衡，增加饥饿感和食欲，导致体重增加。
- 过度依赖极端饮食：极端饮食（如极低能量饮食或完全排除某类食物）难以长期坚持，且可能导致营养失衡。
- 缺乏目标设定和追踪：没有明确的目标和追踪机制，容易失去动力和方向。

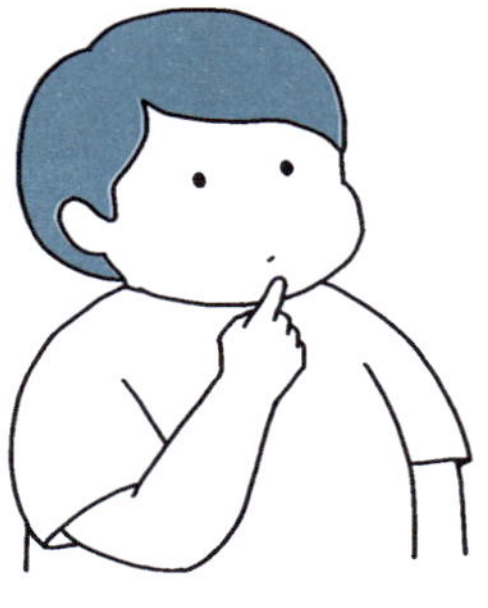

8. 长期管理为什么需要心理管理

体重不仅与饮食和运动相关，还受心理状态的影响。心理因素如压力、情绪、自我认知和行为模式会直接影响饮食习惯、运动动力和生活方式选择。如果没有良好的心理管理，可能导致体重管理失败。当我们出现情绪波动，尤其是负面情绪，如压力、焦虑、抑郁或孤独时，往往会通过高能量、高脂肪食物寻求安慰。长期的压力还可能影响激素水平，如皮质醇，导致体重增加。所以，控制情绪，学会应对压力和负面情绪，对于肥胖的长期管理是很重要的。

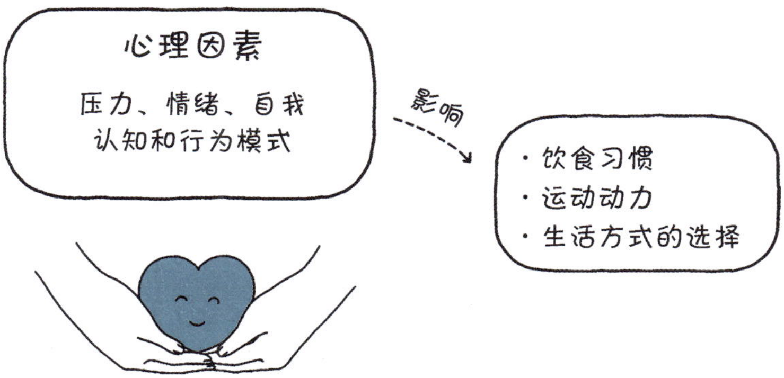

心理管理：预防情绪性暴食行为出现

9. 出现哪些心理状况需要寻求帮助

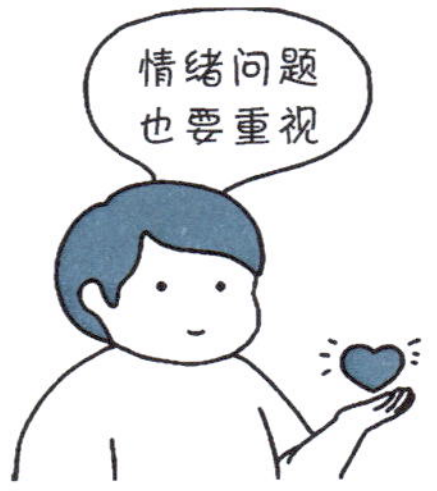

在长期体重管理过程中，难免会出现一些情绪问题。当出现以下情况时，可以及时寻求医生的帮助。

情绪化进食：以情绪驱动为主的非生理性进食行为，指个体在压力、焦虑、悲伤、无聊等负面情绪状态下，通过摄入食物（尤其是高糖、高脂食物等）来缓解情绪困扰，而非出于饥饿或能量需求。

体像障碍：即使实际体型正常或仅轻微异常，还是对身体某部分或整体形象存在持续的、过度的不满或扭曲认知，如认为“自己极度肥胖”。这种认知会导致反复检查、遮掩行为或整形手术，严重影响社交与心理健康。

神经性贪食：核心特征为反复发作的暴食行为（如短时间内摄入远超正常量的食物），伴随失控感，以及为避免体重增加而采取催吐、滥用泻药、过度运动等不恰当的补偿行为。患者常伴随强烈的羞愧感、体重波动及电解质紊乱（如低钾血症）。

神经性厌食：一种以极端限制能量摄入、显著低体重（低于正常最小值）及强烈恐惧体重增加为核心特征的进食障碍。患者对自身体重和体型存在严重认知扭曲（如“仍觉得自己肥胖”），可能伴随过度运动或清除行为。

压力或焦虑相关的食欲紊乱：长期压力或焦虑状态（如广泛性焦虑障碍、适应障碍）可通过激活下丘脑－垂体－肾上腺轴（HPA 轴），导致食欲调节激素紊乱（如皮质醇升高、瘦素抵抗），表现为食欲亢进或减退。伴随的睡眠问题（如失眠）可能进一步加剧代谢失衡，形成“压力－进食－代谢异常”的恶性循环。

10. 可以长期使用药物进行体重管理吗

在医生指导下，可以长期使用体重管理药物，并在用药期间定期复查，评估相关代谢指标变化。需要注意以下事项。

长期用药的注意事项

- **了解适应证和禁忌证**
  确保药物适合自身健康状况。
- **遵医嘱用药**
  在医生指导下使用，不可自行调整剂量。
- **监测不良反应**
  定期检查肝肾功能，注意心悸、头晕等反应。
- **避免依赖药物**
  结合饮食、运动和行为调整。
- **定期评估疗效**
  与医生沟通，根据效果调整用药方案。
- **预防停药后体重反弹**
  停药后保持健康生活方式。
- **特殊人群谨慎用药**
  儿童、老年人及慢性病患者需个体化用药。

11. 为什么要定期去医院复查

肥胖治疗的长期管理需要进行持续医疗监督。

定期监测

监测体重变化，评估饮食、运动习惯或进行药物剂量调整。

调整治疗方案

如果一段时间内体重减轻没有达到预期目标，或者出现新的症状或并发症，医生会建议调整治疗方案，包括改变饮食计划、增加运动强度或调整药物治疗。

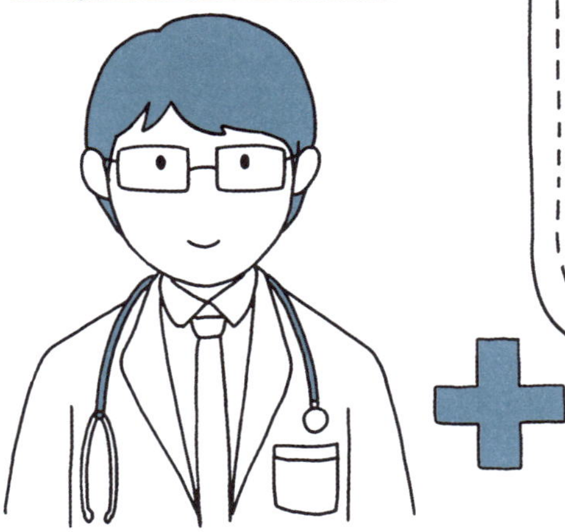

长期体重管理需要持续的医疗监督

心理支持

长期体重管理会带来压力和挑战，医生可以提供心理支持，帮助应对与体重管理相关的情绪和心理问题。

预防复发

预防肥胖复发，帮助识别和解决导致体重增加的潜在问题。

12. 长期管理还需要注意哪些生活中的小细节

保持减重成果，需要将健康习惯融入日常生活中。

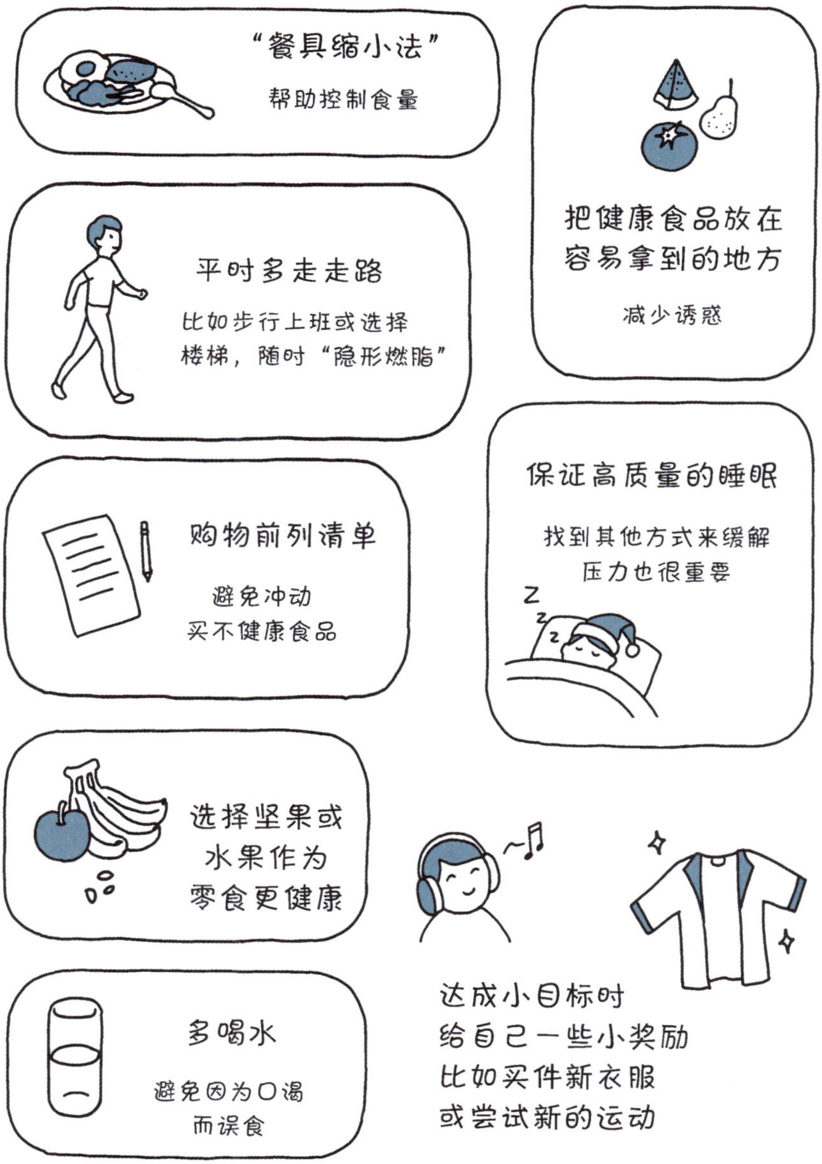

三、预期获益——健康体重不反弹

1. 长期体重管理能带来什么“功效”

长期体重管理是“减脂 - 促健康 - 防反弹”的闭环策略，通过生理与行为的双重调控，实现代谢稳态重建与终身健康收益。

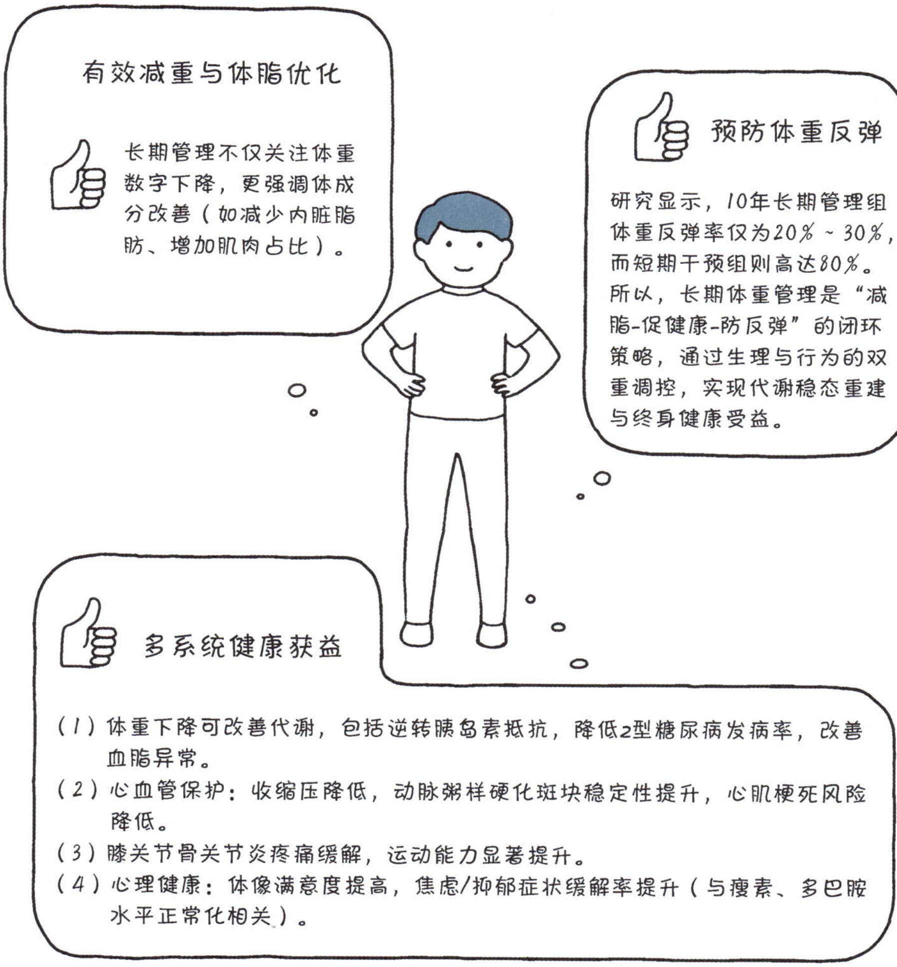

2. 减重 2%～5%，身体会发生什么变化

体重降低 5% 是达到显著改善效果的关键值，在任何体质指数（BMI）类别下，体重适度减轻 5%，都对健康指标的改善具有积极意义。即使仅有小体重变化且能保持下去，仍然有益健康。

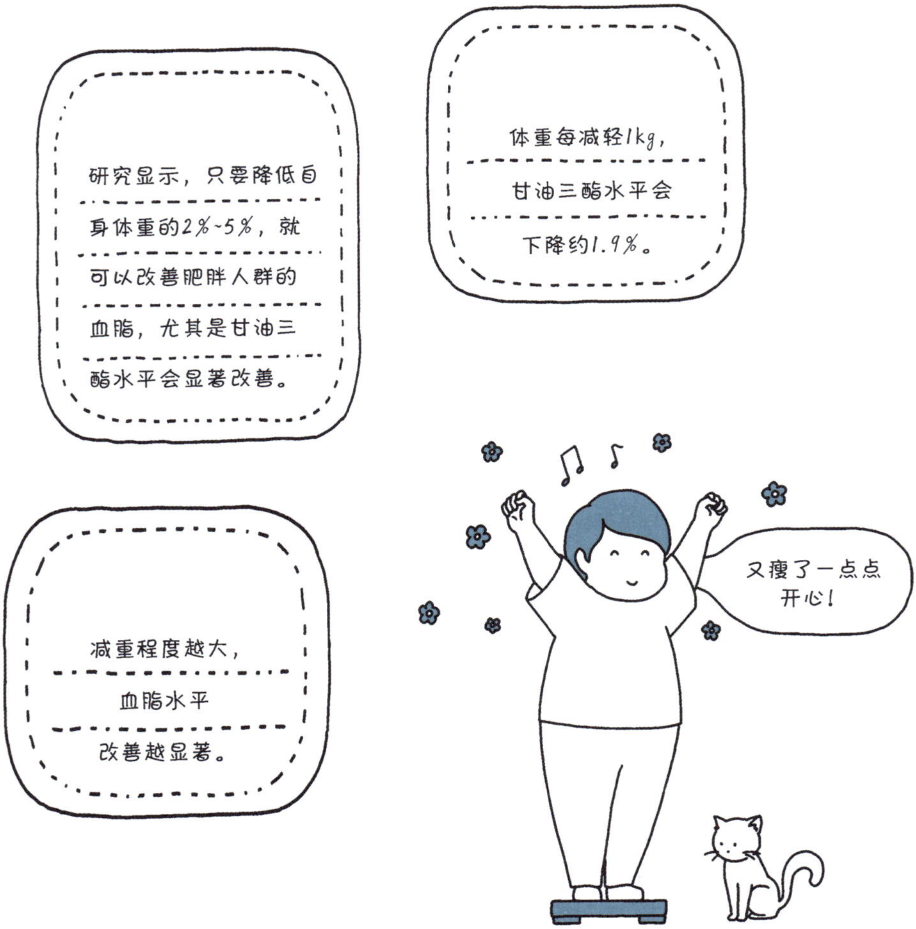

研究显示，只要降低自身体重的2%~5%，就可以改善肥胖人群的血脂，尤其是甘油三酯水平会显著改善。
体重每减轻1kg，甘油三酯水平会下降约1.9%。
减重程度越大，血脂水平改善越显著。
又瘦了一点点
开心！

3. 减重 5%～10%，身体会发生什么变化

推荐将 6 个月内减轻体重的 5%～10% 设定为初始目标，以有效应对肥胖所引发的多种疾病挑战，并显著削减心血管疾病的发生概率。

具体来讲，减重 5%～10% 对于改善 2 型糖尿病、调节血脂异常、控制高血压、缓解非酒精性脂肪性肝病症状，以及减轻骨关节炎负担等方面，都可以发挥显著作用。

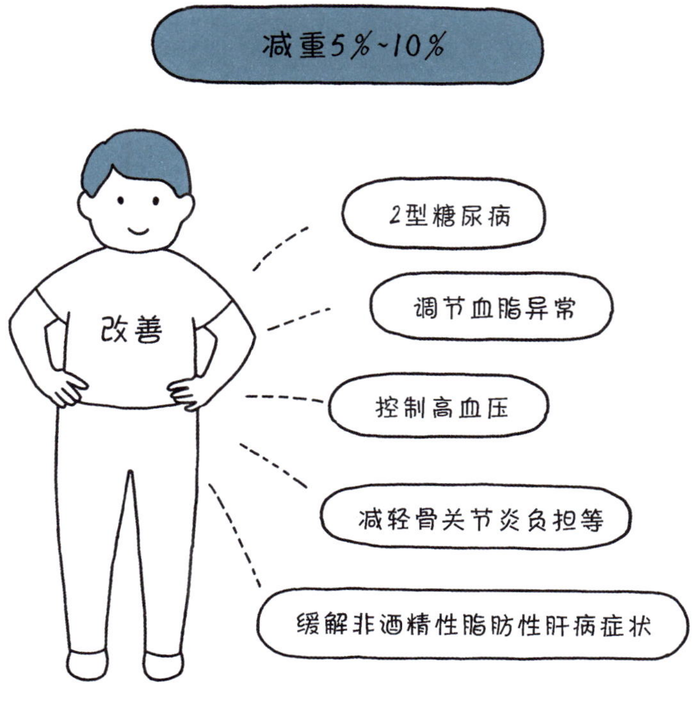

4. 减重 10%～15%，身体会发生什么变化

具有临床意义的体重减轻是连续的，取决于具体合并症的改善。

例如，持续减重 2%～5% 已具有临床意义，减重 5%～10% 已经显示出对心血管系统危险因素的显著益处。但考虑到疾病的异质性，对于许多肥胖相关的合并症和并发症，临床相关指标的进一步改善需要减重 10%～15% 甚至更多才能实现，如健康相关生活质量、高血压、高血糖、心血管疾病、骨关节炎、阻塞性睡眠呼吸暂停综合征、非酒精性脂肪性肝病、代谢相关脂肪性肝炎、胃食管反流及多囊卵巢综合征等。

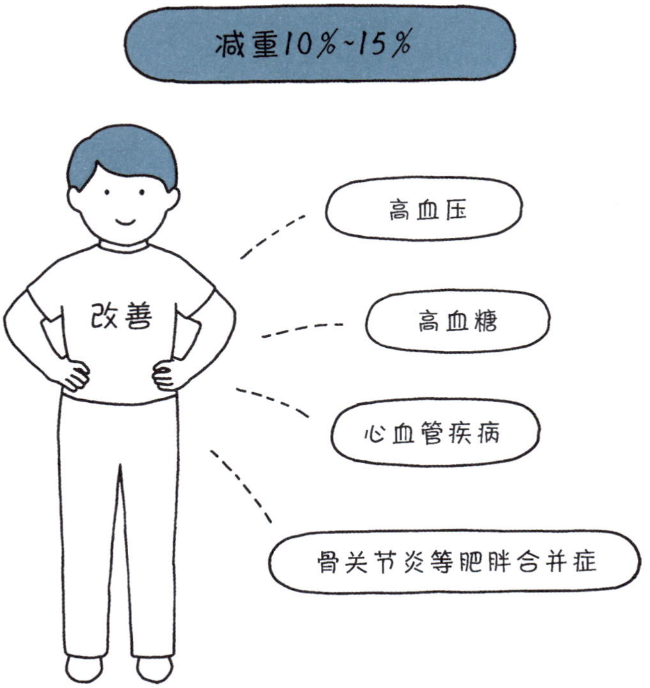

5. 减重超过 15%，身体会发生什么变化

体重减轻得越多，肥胖相关合并症的改善越显著。当减重 15% 以上时，2 型糖尿病会得到进一步缓解甚至逆转，心血管疾病死亡率和心力衰竭都会得到更大程度的改善。

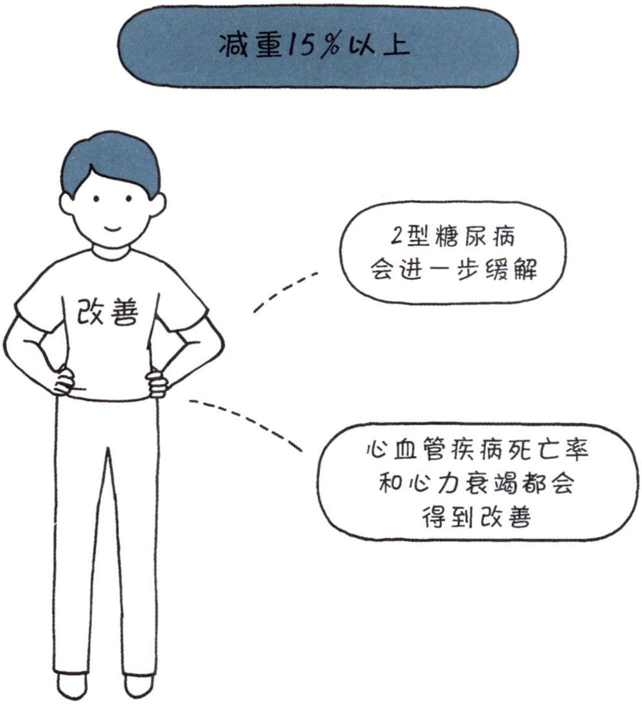

6. 长期管理可以减少体重反弹吗

是的！长期管理可以有效预防体重反弹，其生物学基础如下。

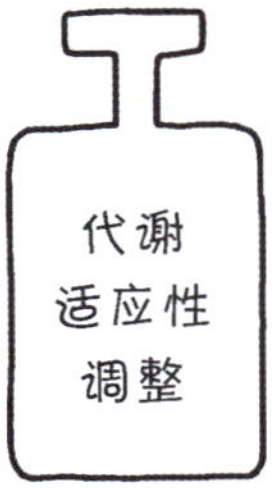

代谢适应性调整：短期减重后，基础代谢率下降（即“代谢适应”），而长期管理通过渐进式饮食调整与抗阻运动，逐步重建能量平衡，抑制饥饿激素（如胃饥饿素）升高，并提升饱腹激素（如GLP-1、PYY）敏感性，缓解代谢代偿性抑制。

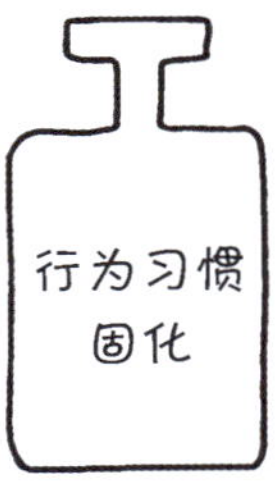

行为习惯固化：持续规律干预（如每周≥150分钟运动、高蛋白饮食）可重塑神经奖赏机制，减少对高能量食物的渴求，降低情绪性进食频率。

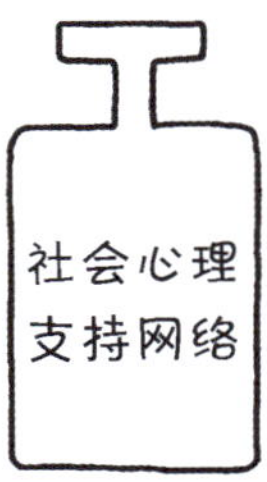

社会心理支持网络：定期随访与群体支持（如减重社群）能够提供外部监督，增强自我效能感，减少因压力或社交环境诱发的复胖行为。

7. 减重长跑并不难——目标明确，每天都在变好

想要长期管理体重，首先得设定切实可行的目标，同时灵活处理减重时可能遇到的问题，如便秘或营养不足等。

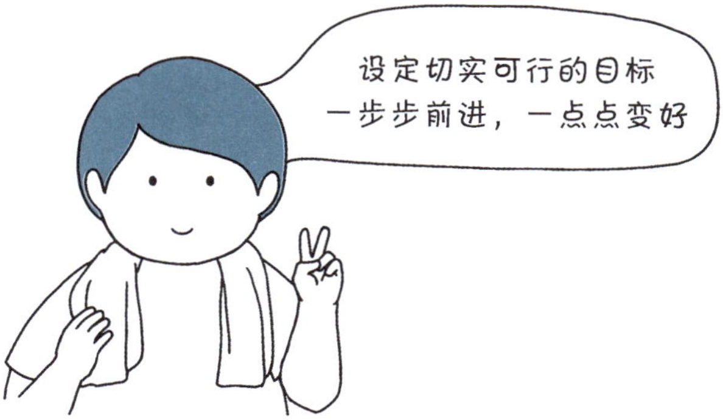

通过科学饮食、适量运动、改变生活习惯和必要的药物治疗，就能真正收获健康。哪怕只减掉 2% 的体重，也能改善肥胖带来的健康问题。在适度范围内，减得越多，效果越好。注重整体健康，才能长久保持。

结语

亲爱的朋友：

这一路或许你曾疲惫、迷茫，甚至怀疑自己——为什么坚持这么难？但请记住，每一个微小的改变都在重塑你的未来。减重不是与身体对抗，而是学会倾听它的声音：用一口新鲜蔬菜代替油炸食物，用一场散步缓解压力，用一次深呼吸安抚焦虑。这些选择不是束缚，而是让身体自由的开始。

当你愿意温柔且坚定地走下去，健康将不再是数字的奴隶，而是生活的盟友。途中或许有平台期的挣扎、美食的诱惑，但别忘了，你从不是孤军奋战。家人、朋友、医生，甚至书中每一页的陪伴，都是你背后的星光。

别急于求成，真正的胜利是多年后你依然爱着此刻努力的自己。未来那个更健康、更自信的你，正在终点微笑招手——现在，深吸一口气，迈出第一步吧。你，准备好了吗？

世界需要你轻装上阵，去拥抱更多美好！

这世界需要你
轻装上阵
去拥抱更多美好！

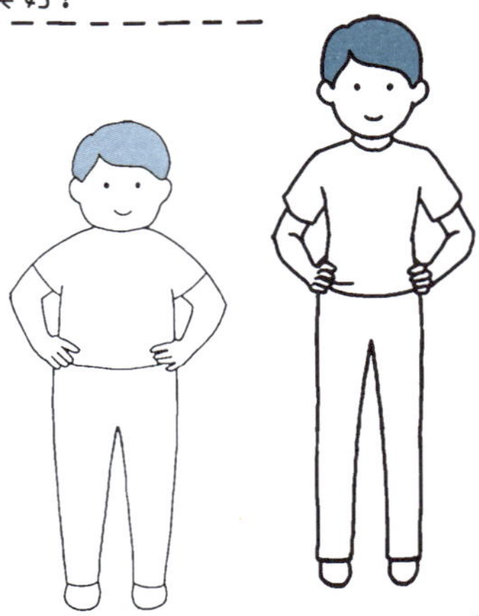

体重管好　健康更好

国人体重管理百科

主　　编　陈　伟

本册主编　窦　攀　刘爱东

人民卫生出版社

·北　京·

图书在版编目（CIP）数据

体重管好　健康更好 ：国人体重管理百科 / 陈伟主编. -- 北京 ：人民卫生出版社，2025. 11. -- ISBN 978-7-117-38903-7

Ⅰ. R161

中国国家版本馆 CIP 数据核字第 2025JH3323 号

人卫智网	www.ipmph.com	医学教育、学术、考试、健康，购书智慧智能综合服务平台
人卫官网	www.pmph.com	人卫官方资讯发布平台

体重管好　健康更好——国人体重管理百科

Tizhong Guanhao Jiankang Genghao：Guoren Tizhong Guanli Baike

主　　编：陈　伟
本册主编：窦　攀　刘爱东
出版发行：人民卫生出版社（中继线 010-59780011）
地　　址：北京市朝阳区潘家园南里 19 号
邮　　编：100021
E - mail：pmph @ pmph.com
购书热线：010-59787592　010-59787584　010-65264830
印　　刷：天津市光明印务有限公司
经　　销：新华书店
开　　本：710 × 1000　1/16　　总印张：77
总 字 数：1036 千字
版　　次：2025 年 11 月第 1 版
印　　次：2025 年 12 月第 1 次印刷
标准书号：ISBN 978-7-117-38903-7
总 定 价：199.00 元
打击盗版举报电话：010-59787491　E-mail：WQ @ pmph.com
质量问题联系电话：010-59787234　E-mail：zhiliang @ pmph.com
数字融合服务电话：4001118166　E-mail：zengzhi @ pmph.com

医学专家指导委员会

（按姓氏笔画排序）

本册编委会

序言

健康是民族昌盛与国家富强的基石，亦是人民幸福生活的根本保障。党的十八大以来，“健康中国”战略全面实施，国民健康素养显著提升。然而，随着经济快速发展与生活方式剧变，超重与肥胖已成为威胁全民健康的“无声海啸”。2024 年，国家卫生健康委员会等 16 个部门联合启动“体重管理年”活动，重点从肥胖防控转变为体重管理，既是对“健康中国”战略的精准践行，亦是对国民健康需求的深切回应。

体重管理行动能否取得成功，关键在于全社会对体重管理的科学认识。在此背景下，《体重管好 健康更好——国人体重管理百科》犹如“及时雨”，这部由北京协和医院陈伟教授领衔、180 余位跨领域专家历时一年编纂的著作，以“医、食、管”三维体系为核心，构建了覆盖全生命周期的科学体重管理框架。作为响应国家号召的全民体重管理百科丛书，不仅是医学与科学智慧的集成，更是健康科普传播的利器。其三大核心价值尤为瞩目：**科学性**——基于循证医学最新证据与国际国内前沿研究；**普惠性**——1 000 余个图文问答覆盖从儿童到老年人生命全周期人群；**文化性**——将健康理念根植于中华文化与生活方式之中。

第一册“医”以临床医学管理为锚点，依据最新国际诊断标准，将肥胖置于“慢性代谢性疾病”大背景下，深入浅出地揭示遗传、环境与行为多因素交织的复杂本质。创新性提出“三级干预”理念，从生活方式重塑到精准医疗干预，从代谢手术到终身管理，为肥胖防

治提供了闭环解决方案。尤其针对儿童肥胖这一公共卫生难题，书中构建了“家庭－学校－社区－医疗”四级联动模式，为阻断代际传递的肥胖危机注入科学动能。

第二册“食”彰显了东方饮食智慧与现代营养学的深度融合，立足我国膳食结构，首创“能量平衡阶梯模型”。通过挖掘八大菜系的健康密码，将传统文化与现代科学无缝衔接。更值得称道的是“场景化饮食管理”设计：职场人群的“智慧餐盒”、银发族的“适老化食谱”、学生群体的“营养课间餐”，无不体现“因人、因时、因地”的科学理念，让减重实践扎根于生活沃土。

第三册“管”构建了“认知－行动－维持”的行为管理闭环。针对国人“反弹式减肥”的普遍困境，引入神经网络行为学理论，设计“21 天习惯养成量表”等工具，将抽象理论转化为可操作路径。在运动领域，突破传统健身房局限，开发“地铁微运动”“工位拉伸术”等场景化方案，让科学锻炼触手可及。尤为暖心的是“心理能量加油站”章节，运用认知行为疗法破解情绪性进食、体像焦虑等心理障碍，真正实现身心共治。

我十分赞赏本书的两大突破：**一是学科融合创新**——将临床医学、营养学、运动科学、心理学等 17 个科学领域的知识熔铸一炉，构建“大健康”理论体系；**二是问题导向实践**——直击代餐乱象、药物滥用、久坐职业病等社会痛点，提供“从诊断到长期维持管理”的全周期方案。

当前，“体重管理年”活动正掀起全民健康热潮。本书的出版，为这场变革提供了理论武器与实践指南。医疗机构可将其作为标准化诊疗参考，教育部门可依托其构建校园健康课程，社区可运用“工具包”开展健康促进。更重要的是，每个家庭和个人都能从中找到适配方案，实现“知信行效”的统一。

展望未来，本书的普及将推动三大变革：从“以治病为中心”转向“以健康为中心”的观念革新；从“个体减重”转向“全民共治”的治理升级；从“短期干预”迈向“终身管理”的行为进化。这既是“健康中国”战略的必由之路，更是民族复兴征程中不可或缺的健康基石。

谨以此序，致敬所有参编专家的智慧与心血，致敬每一位追求健康的国人。愿这部百科丛书，成为国人迈向“健康体重”、构建“健康中国”的启明星！

陈君石

2025 年 6 月

前言

近年来，肥胖及相关慢性疾病已从个体健康问题逐步演变为威胁国民健康的重大公共卫生问题。2024 年 6 月，国家卫生健康委员会等 16 个部门联合印发《“体重管理年”活动实施方案》，启动为期三年的全民科学体重管理行动。这一政策既是“健康中国”战略的深化实践，亦是应对慢性病负担、提升全民健康素养的关键性举措。然而，当前公众对体重管理的认知存在诸多误区：一方面，盲目节食、迷信偏方、药物滥用等现象屡见不鲜；另一方面，对不良生活习惯的忽视、对体重管理复杂性的估计不足，导致“溜溜球式减肥”成为常态。体重管理绝非简单的体重数字增减，而是与心脑血管疾病、糖尿病、肿瘤等重大慢性病防控紧密相连，更关乎个人生命质量与社会可持续发展。

为响应新时代的迫切需求，受中国医疗保健国际交流促进会、中国肥胖联盟的委托，我非常荣幸联合全国 180 余位临床医学、营养学、运动科学、心理学等多学科领域的权威专家，历时一年完成了这一跨学科的百科丛书。本书以“医、食、管”三维健康体系为核心框架，系统构建了覆盖全人群、全生命周期的体重管理解决方案，为国人提供科学、实用、可持续的健康转型指南，希望本书能够成为广大医务人员对“体重管理年”献上的礼物。

本书的三个分册内容既独立成章，又环环相扣。

第一册“医”：以医学视角重塑公众对肥胖的认知。将肥胖定义为“慢性代谢性疾病”，深入剖析遗传易感性、环境致胖因素与行为

模式的交互作用，并创新性地提出以医疗机构为核心的“三级干预”策略，即从生活方式重塑、精准药物干预到代谢手术实施及并发症处理，乃至终身体重管理，形成闭环解决方案。

第二册“食”：聚焦营养科学，构建从理论到实践的食管体重系统。解析能量平衡原理、个体化饮食模式选择及食疗新技术追寻，帮助读者规避减重误区，实现安全高效的健康饮食转型。针对外卖一族、熬夜一党、出差人群的现实场景进行剖析，提供实用的解决方案。

第三册“管”：以行为科学为基石，构建“认知 – 行动 – 维持”的终身管理闭环。针对国人“知易行难”的痛点，引入神经网络行为学理论，设计“21 天习惯养成量表”“运动达人塑形方案”等工具，将抽象理论转化为可执行、爱坚持的生活路径。特设“心理能量加油站”，运用认知行为疗法破解情绪性进食、体像焦虑等心理障碍，实现身心共治。

作为长期致力于健康体重管理的临床工作者，我深知体重管理的艰难之处。其不仅是生理问题，更涉及心理、社会等多重维度的困扰。为此，全书谨以《肥胖症诊疗指南（2024 年版）》《中国超重/肥胖医学营养治疗指南（2021）》等最新循证医学证据为基石，确保内容的科学严谨。同时，从国人最常提出的体重困扰中提取 1 000 个高频真实痛点，以“问题导向”的编排方式，图文并茂地给出关键知识信息，让读者快速定位需求，获取个性化建议，让科学管理方案触手可及。

本书的诞生，凝聚了社会各界的智慧与心血，在此，我谨代表编委会向中国肥胖联盟的主审专家及所有参编专家致以最深切的敬意，是你们的专业精神与无私投入，才让这套健康体重管理的跨学科丛书成功面世；感谢国家卫生健康委员会等部门的健康政策引

领，为健康科普注入了时代动能；感谢广大关注健康体重的读者的信任，你们的健康需求始终是我们前行之动力。

健康体重，绝非一蹴而就的数字游戏，而是需要终身践行的生活方式。希望本书能成为每位读者的“健康伙伴”，助力减重路上少走弯路，在科学管理中重获身心自由。让我们携手翻开体重管理百科，共同翻新国民轻盈生活，为“健康中国，健康体重”写下生动注脚！

陈　伟

2025 年 6 月

目录

第一章
减重之前需了解的饮食营养常识

1. 什么是营养素 002
2. 身体需要哪些营养素 003
3. 什么是膳食营养素参考摄入量（DRIs） 004
4. 什么是生热营养素 005
5. 生热营养素在我们体内都管什么 006
6. 什么是蛋白质，对机体有哪些重要作用 007
7. 蛋白质在减重过程中有哪些重要作用 008
8. 哪些食物富含蛋白质 009
9. 什么是必需氨基酸，人体必需氨基酸有哪些 010
10. 什么是糖 011
11. 什么是脂肪，食物中的脂肪有哪些重要作用 012
12. 什么是必需脂肪酸，人体必需脂肪酸有哪些 013
13. 必需脂肪酸有哪些生理意义 014
14. 鱼油有助于减重者获得更好的减重效果吗 015
15. 为什么要限量摄入胆固醇 016
16. 膳食纤维的主要功能有哪些 017
17. 为什么在减重过程中，膳食纤维必不可少 018
18. 哪些食物的膳食纤维含量更高 019
19. 矿物质的重要生理功能有哪些 020

20. 人体必不可少的微量营养素有哪些 021
21. 巧用微量营养素，减重更安全 022
22. 哪些食物中富含微量营养素 023
23. 脂溶性维生素与水溶性维生素有什么不同 024
24. 维生素的国际单位与质量单位有何不同 025
25. 为什么减重期间还需要补钙/维生素D 026
26. 如何合理补钙 027
27. 叶酸有哪些作用 029
28. 为什么锌被称为“生命的火花” 030
29. 碘与甲状腺肿大有什么关系 031
30. 硒对身体健康有什么作用 032
31. 什么是抗氧化营养素 033
32. 多酚类物质有抗氧化、助消炎作用吗 034
33. 哪些常见食物能帮助抗氧化 035
34. 益生菌在减重过程中有哪些作用 036
35. 调整好肠道微生态，能让饥饿远离吗 037
36. 什么是健康饮用水 038
37. 左旋肉碱有助于减重吗 039
38. 什么是基础代谢 040
39. 哪些公式和体重息息相关 041
40. 如何评估人体的肥胖程度 042
41. 如何估算自己的基础代谢率 043
42. 如何估算自己每日消耗多少能量 044
43. 如何计算自己的标准体重 045
44. 什么是理想体重范围 046
45. 日常食物可以分几种类别 047
46. 正常人每日需要多少能量 049

47. 人每天需要吃多少食物 050
48. 影响人体能量需求的因素有哪些 051
49. 什么是“能量平衡” 052
50. 能量平衡与人体健康有何关系 053
51. 如何评估每日摄入能量的多少 054
52. 营养学中的“万卡定律”是什么 055

第二章
减重，从好好吃饭开始

一、健康减重，学会“挑”食

1. 学会正确“挑”食，对减重有帮助吗 058
2. 如何“挑”碳水，为减重“加速度” 059
3. 如何“挑”蛋白质类食物 060
4. 如何“挑”油脂类食物 061
5. 如何“挑”蔬菜 062
6. 如何“挑”水果 063
7. 如何“挑”调料 064
8. 如何“挑”饮品 065
9. 如何“挑”零食 066
10. 如何认识“低糖、无糖”背后的甜味剂 067
11. 如何看透包装食品的“真相”，警惕“减重刺客” 068
12. 如何更好地“烹调”来帮助减重 069
13. 如何“挑”餐具，助力改变进食习惯 070
14. 如何借助“食物交换份”让减重饮食不单调 071
15. 减重路上，要对“高能量食物”说“NO”吗 072

二、就餐仪式感，帮助来减重

1. 进餐有序，吃对顺序能瘦得更快吗 074
2. 每日进餐次数对减重有影响吗 075
3. 细嚼慢咽、减缓进食速度能帮助减重吗 076
4. 如何通过“手掌法则”，做到食中“有数” 077
5. 是“馋”还是“饿”，让你忍不住继续吃 078
6. “少吃一口”真的能帮助减重吗 079

第三章
开启营养减重，你准备好了吗

一、哪些人群需要医学减重干预

二、为什么医学营养减重科学又有效

三、减重前准备

1. 决心：减重，准备好“改变生活”了吗 084
2. 恒心：坚持减重生活 90 天，你的“心态”准备好了吗 085
3. 你内心的“减重动机”是什么 086
4. 设定减重目标：别人月减 10 斤，我也可以吗 087
5. 如何准备你的专属“减重小书包” 088
6. 如何准备你的专属减重“监督员” 089
7. 如何理性看待减重代餐食品及保健食品 090
8. 减重前要做哪些筛查与评估 091
9. 为什么建议每天称体重 092
10. 如何计算减重期间每天应该摄入多少能量 093
11. 千卡、卡，分别代表什么意思 094

12. 选择低 GI 和低 GL 的食物对减重真的有用吗 095

四、正确认识“减重”和“减脂”

1. “重不重”和“胖不胖”有什么不同 097
2. 如何快速算出自己的体脂率 098
3. 体脂率低就是“瘦”得健康吗 099
4. 可以既减脂又增肌吗 100
5. 减脂可以想减哪里就减哪里吗 101
6. 错误的减重方式会造成什么不良后果 102
7. “胖是天生的，努力没有用”，这种说法对吗 103

第四章
13 种饮食方式，让你吃得健康、减得轻松

一、选对膳食模式

1. 减重饮食应遵循什么原则 106
2. 什么是饮食结构 107
3. 如何选择适合自己的膳食模式来减重 108

二、限能量平衡膳食

1. 什么是限能量平衡膳食 110
2. 限能量平衡膳食适合哪些人群 111
3. 如何应用限能量平衡膳食进行减重 112
4. 限能量平衡膳食，减重女性怎么吃 113
5. 限能量平衡膳食，减重男性及起始体重较重的女性怎么吃 115

三、高蛋白饮食

1. 什么是高蛋白饮食 118
2. 高蛋白饮食适合哪些人群 119
3. 如何应用高蛋白饮食进行减重 120
4. 高蛋白饮食如何吃 121

四、间歇性断食

1. 什么是间歇性断食 124
2. 间歇性断食适合哪些人群 125
3. “5 + 2”间歇性断食怎么吃 126
4. “16 + 8”间歇性断食怎么吃 127

五、低碳水化合物饮食

1. 什么是低碳水化合物饮食 129
2. 低碳水化合物饮食适合哪些人群 130
3. 如何应用低碳水化合物饮食进行减重 132

六、低 GI 饮食

1. 什么是低 GI 饮食 134
2. 低 GI 饮食适合哪些人群 135
3. 如何应用低 GI 饮食进行减重 136
4. 低 GI 饮食如何吃 137

七、地中海饮食

1. 什么是地中海饮食 139

2. 地中海饮食适合哪些人群 140
3. 如何应用地中海饮食进行减重 141
4. 地中海饮食如何吃 142

八、得舒饮食模式(DASH)

1. 什么是得舒饮食(DASH) 144
2. 得舒饮食适合哪些人群 145
3. 如何应用得舒饮食进行减重 146
4. 得舒饮食如何吃 147

九、江南饮食与东方健康饮食

1. 什么是江南饮食和东方健康饮食 150
2. 江南饮食有哪些基本膳食原则 151
3. 江南饮食如何吃 152

十、代餐食品减重

1. 什么是代餐食品 155
2. 代餐食品减重适合哪些人群 156
3. 如何应用代餐食品进行减重 157
4. 代餐食品如何加入减重食谱 158

十一、素食主义者与减重

1. 素食主义者如何减重 161
2. 素食主义者减重如何实现 163

十二、“16+8”限时进食法

1. 什么是“16+8”限时进食法 165

2. “16+8”限时进食法适合哪些人群 166

3. 如何应用“16+8”限时进食法进行减重 167

4. “16+8”限时进食法如何吃 169

十三、药物治疗后的饮食模式

1. 使用 GLP-1 受体激动剂治疗期间如何吃更健康 171

2. 使用 GLP-1 受体激动剂治疗期间如何搭配食谱 172

3. 使用脂肪酶抑制剂“奥利司他”之后就可以随意吃肉了吗 174

十四、减重手术后的饮食模式

1. 减重手术后就可以随便吃了吗 176

2. 减重手术后，如何通过饮食管理防止反弹 177

3. 减重手术后应该怎么吃？ 179

4. 减重手术后常用的营养补充剂有哪些 181

第五章
医学营养减重实践——如何跨过“层层障碍”

一、哪些食物对减重有帮助

1. 常吃菌藻类食物，不挨饿还瘦身，是真的吗 184

2. 减重人群为什么对大豆蛋白“情有独钟” 185

3. 鳕鱼和其他低脂鱼类如何帮助减重 186

4. 哪些食物既能补铁，又能促进脂肪燃烧 187
5. 减重期间可以选择哪些富含蛋白质的食物 188
6. 素斋中的“肉”可以帮助减重吗 190
7. 如何选择饱腹感强的优质碳水化合物 191
8. 紫薯和红薯有利于减重还是增重 193
9. 藜麦、燕麦，怎么吃减重效果更好 194
10. 哪种玉米更有利于减重 195
11. 亚麻籽和奇亚籽如何帮助减重 196
12. 有没有可以尽情吃的蔬菜 197
13. 哪些食物明明不甜，含糖量却很高 198
14. “无糖食品”有助于减重吗 199
15. 辣椒可以提高新陈代谢并帮助减重吗 200
16. 亚麻油、椰子油对减重有好处吗 201
17. 魔芋及其制品有利于减重吗 202
18. 西芹、西柚等食物“越吃越瘦”，是真的吗 203
19. 西葫芦是一种好的减重食品吗 204
20. 西蓝花等十字花科蔬菜可以帮助减重吗 205
21. 冬瓜能去掉体内过剩的脂肪吗 206
22. 黑木耳是有利于减重的食品吗 207
23. 胡萝卜是有利于减重的食品吗 208
24. 黄瓜可以抑制碳水化合物转化成脂肪吗 209
25. 白萝卜可以避免脂肪在皮下蓄积吗 210
26. 韭菜可以促进肠道蠕动吗 211
27. 茄子可以阻止脂肪吸收吗 212
28. 荷兰豆可以加快身体新陈代谢吗 213
29. “深色水果”有助于减重吗 214
30. 如何吃浆果更有助于减重 215
31. 火龙果有利于减重吗 216
32. 牛油果有利于减重吗 217

33. 富含维生素C的低能量水果，能促进胆固醇降解吗 218
34. “维生素C之王”的冬枣是减重者的能量炸弹吗 219
35. 甜椒如何助力减重 220
36. 纳豆有助于减重吗 221
37. 牛奶和豆浆哪个更利于减重 222

二、抵住诱惑，保持三餐营养均衡

1. 为什么营养均衡就能燃掉更多内脏脂肪 224
2. 食物组合(如酸碱平衡)对减重有影响吗 226
3. 瘦身营养早餐，也要“挑三减四” 227
4. 无法按时吃饭，三餐变两餐会更减重吗 228
5. 如何吃晚餐才更有利于减重 229
6. 如何抑制对“糖”的渴望 230
7. 不吃主食危害大，减重期间应如何吃主食 231
8. 给米饭加“料”，能巧妙帮助减重吗 232
9. 减重时，面条和米饭谁是最优选 233
10. 米饭放凉再吃更有利于减重吗 234
11. 喝粥容易升糖，减重期间可以喝吗 235
12. “全麦食品”就是全谷物吗 236
13. 富含膳食纤维的食品可以随意吃吗 237
14. 完全戒碳水化合物真的可以减重吗 238
15. 减重时，如何选择高蛋白食物 239
16. 排骨上没有肥肉，为什么减重时也不建议多吃 240
17. 减重期间为什么不能用高蛋白质食物代替蛋白粉 241
18. 如何识别并避免高能量密度食物 242
19. 减重时天天吃素，为什么越吃越胖 243
20. 低脂≠低能量，减重失败的日子，你被低脂食品忽悠过吗 244
21. 用水涮掉炒菜中的油脂，算是少油吗 245

22. “非油炸”食品就是无油吗 246
23. 吃“零脂肪”食品就不会胖吗 247
24. 减重时，要防止摄入哪些隐形盐 248
25. 减重餐，为什么一定要少盐 249
26. 如何才能做到少吃盐 250
27. 鸡精和味精真的对身体有害吗 251
28. 天天吃素菜沙拉，怎么反而还胖了呢 252
29. 减重遇到聚餐，有哪些妙招 253
30. 外卖、火锅、喝汤不胖的秘籍有哪些 254
31. 减重期间偶尔贪吃，该如何补救 255
32. “抠吐减重”会对身体造成很严重伤害吗 256
33. 如何避免每逢佳节胖 3 斤 257
34. “隐形饥饿”正在偷走我们的健康吗 258
35. 减重期间，为什么不饿也要吃 259
36. 减重时总感到饥饿如何缓解 260
37. 有没有既解馋能量又低的食物 261
38. 睡觉前特别饿，可以吃点什么吗 262
39. 饥饿的时候嚼口香糖有用吗 263

三、减重，健康饮料选择有技巧

1. 如何喝水更有利于减重 265
2. 喝咖啡有利于减重吗 266
3. 普洱茶和减重茶真的能刮油减脂吗 267
4. “无糖饮料”零卡、零糖真的不会发胖吗 268
5. 为什么鲜榨果汁不是减重的理想饮品 269
6. 荷叶茶有瘦身效果吗 270
7. 经常喝绿茶，可以帮助减重吗 271
8. 蜂蜜水就是糖水，喝了会发胖吗 272

9. 决明子茶可以减重吗 273
10. 瘦身“新宠”苹果醋，真的能减重吗 274
11. 抹茶对减重有帮助吗 275
12. 减重期间，可以把晚餐中的主食换成红酒吗 276
13. 减重期想喝酒又怕胖，“适量饮酒”到底该喝多少 277

四、正确“加餐”，助力减重

1. 减重时，为什么还要加餐 279
2. 加餐时，吃什么更利于减重 280
3. 加餐时，任何零食都不可以吃吗 281
4. 加餐水果怎么选 282
5. “黑巧克力”真的可以减重吗 283
6. 减重期间，为什么不建议吃太多坚果 284

五、运动前、中、后，管理好饮食很重要

1. 运动前后怎么吃才能瘦得更快 286
2. 运动前后及运动中，如何正确饮水 287
3. 运动后可以补充一些运动饮料吗 288
4. 运动前后，如何选择水果 289
5. 想通过吃水果帮助肌肉中的钾恢复，应吃多少 290

六、跨越“小平台期”的障碍

1. 体重一周纹丝不动，是到平台期了吗 292
2. 体重停滞不减，高能量、高碳水化合物的“欺骗餐”有用吗 293
3. 遇到平台期，如何安排饮食 295
4. 遇到平台期，可以用“5+2”轻断食饮食模式吗 296

5. 减重小有成效后，可以放纵地吃一次“奖励餐”吗 298

七、营养干预，打败减重路上的“拦路虎”

1. 减重期间，如何预防营养不良 300
2. 减重期间，如何预防贫血 301
3. 减重期间，如何预防脱发 302
4. 减重期间，如何预防乏力 303
5. 减重期间，如何预防便秘 304
6. 减重期间，如何预防失眠 305
7. 减重期间，如何预防月经不调 306
8. 减重期间，如何预防胆石症及胆囊炎 307
9. 减重期间，如何预防胃肠道功能紊乱 308
10. 减重期间，如何预防运动损伤及炎症反应 309
11. 减重期间，如何预防进食障碍 310
12. 减重期间，如何预防泌尿系统结石 311
13. 减重期间，如何预防痛风 312
14. 减重期间，如何预防骨质疏松 313
15. 减重期间，如何提升免疫力 314
16. 减重期间，如何改善皮肤松弛 315
17. 减重期间，如何合理营养预防脑功能减退 316
18. 减重期间，如何预防急性胰腺炎 317

八、守住战果，防止反弹

1. 辛苦减下来又反弹了，是因为吃得多吗 319
2. 体重维持期，一日三餐怎么吃 320
3. 每天吃够 25 种食物，可以不用算能量吗 321
4. “喝水也长肉”，这是真的吗 322

第六章

营养减重无捷径——如何避开误区

1. 你还在“不吃晚饭”减重吗 324
2. “少吃一餐”可以轻松减重 325
3. 晚餐只吃水果可以减重 327
4. 高蛋白饮食减重会伤肾吗 328
5. 吃肉长肉，只吃素食更能减重吗 329
6. 针灸、拔罐、刮痧、局部按摩，哪个减重效果好 330
7. “清宿便排肠毒胶囊”能实现躺瘦吗 331
8. 水果很健康，但为什么减重时也得少吃 332
9. 吸脂手术能一劳永逸吗 333
10. 柠檬水减重法，真的可以减重吗 334
11. 辟谷减重法，真的可以减重吗 335
12. 不吃早餐，真的可以减重吗 336
13. 女性月经期间减重，效果会倍增吗 338
14. 多吃一口没关系，多运动也可以达到能量平衡 339
15. 饮食中碳水化合物越少越减重 340
16. 脂肪吃得越少减重效果越好吗 341
17. 蛋白质利于减重，那只吃肉可以更减重吗 342
18. 震动甩脂机真的能甩掉脂肪吗 343
19. “过午不食”减重法，真的可以科学减重吗 344
20. 收腹带、瘦腿袜，真的可以帮助局部减重吗 345
21. 肚脐贴真的能减重吗 346
22. “零系列”食物真的可以帮助减重吗 347
23. 酵素是“智商税”，还是真的可以帮助减重 348
24. “阻糖片/药”等碳水阻断剂，真的能让我们畅享美食不长肉吗 349
25. “燃脂片”“阻脂片”“清脂片”等脂肪阻断剂，真的能减重吗 350

第七章

特殊人群的饮食与体重管理

一、儿童、青少年的体重管理

1. 儿童减重会影响生长发育吗 353
2. 儿童期的体重管理目标是什么 354
3. 适合儿童和青少年的营养减重方式是什么 355
4. 儿童减重期间，水果应该怎么吃 356
5. 给肥胖儿童和青少年家长的建议有哪些 357
6. 儿童和青少年减重过程中，需要补充维生素 D 和钙吗 358
7. 儿童和青少年如何运动更能有效减重 359
8. 减重过程中，儿童和青少年必须戒掉零食吗 360
9. 青春期的肥胖管理，饮食和营养该如何做 361
10. 肥胖儿童和青少年减重后如何维持 362

二、妊娠期、产后人群体重管理

1. 为什么备孕期间就要开始管理体重 364
2. 超重 / 肥胖孕妇如何设置体重增长目标 365
3. 超重 / 肥胖孕妇如何进行体重管理 366
4. 超重 / 肥胖孕妇可以适当吃一些零食吗 367
5. 妊娠糖尿病妇女的体重增长标准是多少 368
6. 妊娠糖尿病，如何搭配食谱 369
7. 抓住黄金时期，产后瘦身事半功倍 370
8. 产后瘦身，切勿过度节食 371
9. 产后瘦身，可以采用哪些营养方案 372
10. 产后瘦身，需要避开的八大误区 374

11. 肥胖纹和妊娠纹能通过营养补充消除吗 375
12. 哺乳期妈妈减重，可以补充一些营养素制剂吗 376
13. 哺乳期减重，如何实现健康、美丽、好奶水 377
14. 哺乳期减重，要保证哪些营养摄入 378

三、中年男性和更年期女性体重管理

1. 中年男性发福和“代谢慢”有关吗 380
2. 中年男性体重维持在多少更健康 381
3. 为什么“将军肚”伤健康 382
4. 更年期发胖是雌激素惹的祸吗 383
5. 更年期女性减重不只是“变瘦”，更是全身健康保卫战 384
6. 更年期女性的营养减重方案如何制定 385
7. 更年期女性减重时，如何避免“溜溜球效应” 386

四、加班、出差人群营养管理

1. 天天加班的人如何正确安排饮食 388
2. 加班后经常吃夜宵，怎么控制好体重 389
3. 当“加班”遇到“减重”，晚餐该如何解决 390
4. 晚上加班时饿得难受怎么办 391
5. 减重期间不得已熬夜加班，如何避开“压力肥” 392
6. 熬夜加班后如何做，更有利于减重大计 393
7. 减重期间突然要出差，减重计划如何继续 394
8. 出差期间有不得已的应酬，如何保证饮食 395
9. 差旅途中如何正确饮食 396
10. 出差期间是否需要每天称体重 397
11. 减重人群出差经常三餐不定时，如何安排饮食计划 398

五、少肌型肥胖的老年朋友：享受健康、快乐的长寿生活

1. 少肌型肥胖的老年朋友，如何制定体重管理目标 400
2. 少肌型肥胖的老年朋友，可以采用限能量代餐饮食方案减重吗 401
3. 少肌型肥胖的老年朋友，可以采用限能量高蛋白饮食方案减重吗 402
4. 少肌型肥胖的老年朋友，减重期间需要补充 HMB（β-甲基-β-羟基丁酸）吗 403
5. 少肌型肥胖的老年朋友，减重期间还需要补充哪些营养素 404

六、肥胖症合并其他疾病人群的营养干预

1. 肥胖症合并高血压人群，减重期间怎么吃 406
2. 肥胖症合并痛风人群，减重期间怎么吃 407
3. 肥胖症合并痛风人群，哪些食物一定不能吃 408
4. 哪些低嘌呤食物，可以帮助肥胖症合并痛风人群减脂 409
5. 多喝水能促进尿酸排泄吗 410
6. 肥胖症合并糖尿病人群，如何兼顾体重控制与降糖 411
7. 肥胖症合并血脂异常人群，减重怎么吃 415
8. 吃出来的脂肪肝，可以通过吃来解决吗 416
9. 超重及肥胖的多囊卵巢综合征（PCOS）青年女性，营养减重目标是什么 418
10. 超重及肥胖的多囊卵巢综合征（PCOS）青年女性，减重饮食模式是什么 419
11. 肥胖症合并乙肝人群，减重需要注意什么 422
12. 甲状腺功能减退（甲减）人群如何营养减重 424
13. 甲状腺功能亢进（甲亢）人群如何营养减重 427
14. 贫血患者如何既补血又减重 429

15. 遗传性肥胖患者如何营养减重 431
16. 重度肥胖人群进行减重手术前，每天应该摄入多少能量 432
17. 重度肥胖人群减重手术前后，是否可以采用极低能量代餐食品减重 433
18. 糖皮质激素药物导致的向心性肥胖人群，如何进行营养减重 434
19. 精神或神经类药物相关性肥胖人群，如何进行营养减重 435

结语 **436**

第一章

减重之前需了解的饮食营养常识

1. 什么是营养素

营养素，包括蛋白质、脂肪、碳水化合物、维生素、矿物质、膳食纤维和水七大类。它们是身体的“建筑材料”和“充电宝”，帮助身体保持活力，帮助我们从小不点儿长成大高个儿，还能让大脑转得更快，眼睛看得更清楚，能思考会创造。

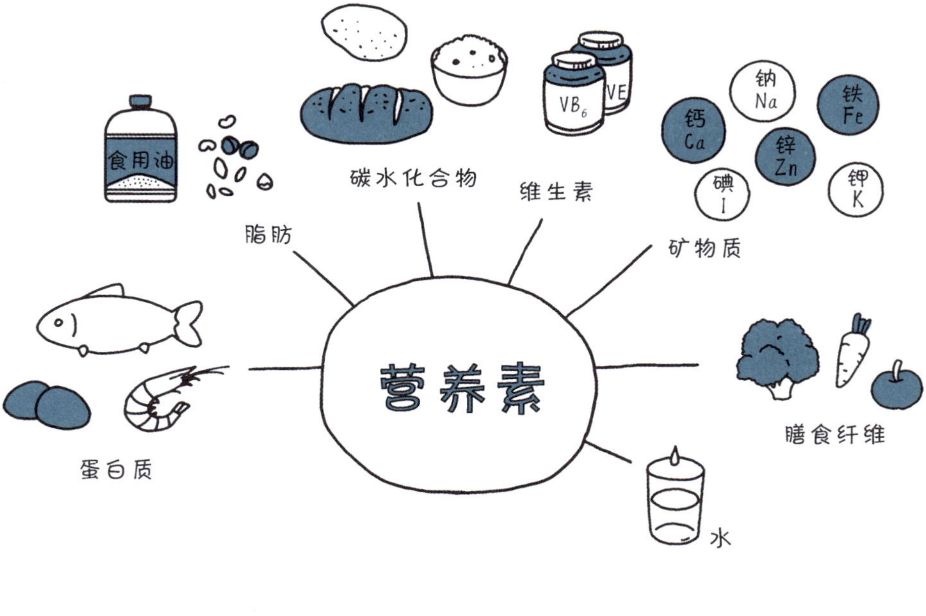

营养素来自我们每天的饮食摄入。吃得营养全面、配比健康，就能更好地滋养我们的身体，帮助我们更轻松、高效地减重。

2. 身体需要哪些营养素

身体需要的营养素，包括蛋白质（增肌的“燃料”）、脂肪（能量银行、器官的守护者）、碳水化合物（能量“快充站”）、维生素（帮助调节各种代谢功能）、矿物质（身体零件的“加固剂”）、膳食纤维（肠道的“清道夫”）和水（生命之源，让一切活动顺利进行）。

它们个个“身怀绝技”：蛋白质让你变强壮，脂肪帮你保暖，碳水化合物给你活力，维生素和矿物质让身体运作顺畅，膳食纤维在肠道中一路清扫，让肠道时刻保持健康，水则是所有运转的起源。

这些营养素各司其职，护卫身体健康，为你提供源源不断的活力。

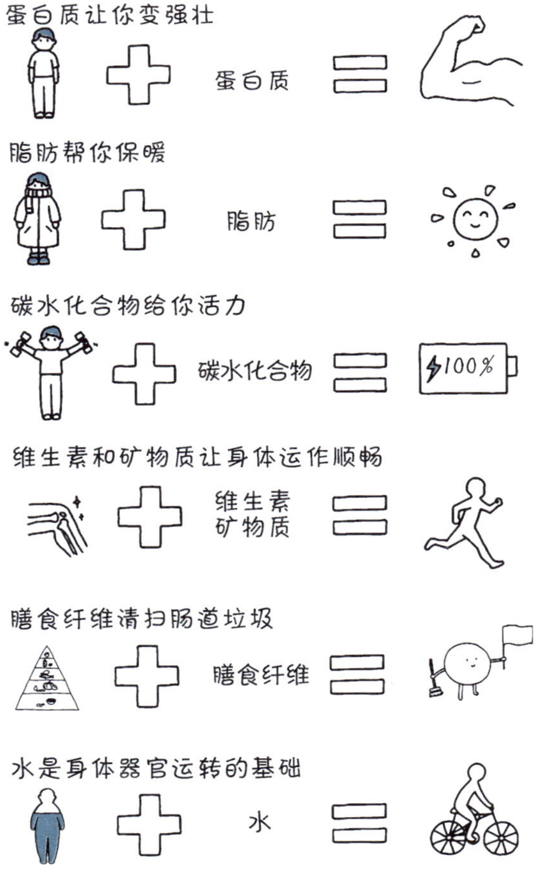

3. 什么是膳食营养素参考摄入量(DRIs)

膳食营养素参考摄入量(dietary reference intakes, DRIs)是一组科学标准，用于指导人们每天摄入多少营养素以维持健康。DRIs包括平均需要量(estimated average requirement, EAR)、推荐摄入量(recommended nutrient intake , RNI)、适宜摄入量(adequate intake, AI)和可耐受最高摄入量(tolerable upper intake level, UL)。

DRIs 涵盖了多种营养素的参考摄入量，如维生素、矿物质、蛋白质、脂肪和碳水化合物等，是制定膳食指南、评估个体和群体营养状况以及食品标签营养信息的基础。

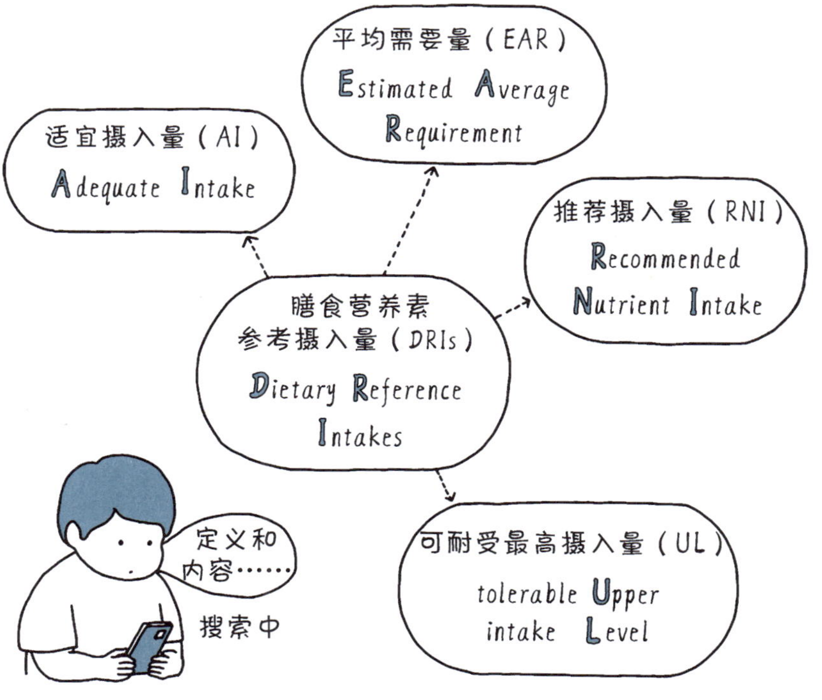

4. 什么是生热营养素

生热营养素，也称产能营养素，顾名思义，就是在人体内通过代谢产生能量的营养素。我们的身体就像一台精密的机器，需要燃料来运转，而生热营养素就是这台机器的“燃料”。

生热营养素主要有三种：碳水化合物、脂肪和蛋白质。它们在体内产生的能量各不相同。每 1g 碳水化合物和蛋白质能提供大约 4kcal 能量，脂肪的能量密度更高，每 1g 能产生大约 9kcal 能量。

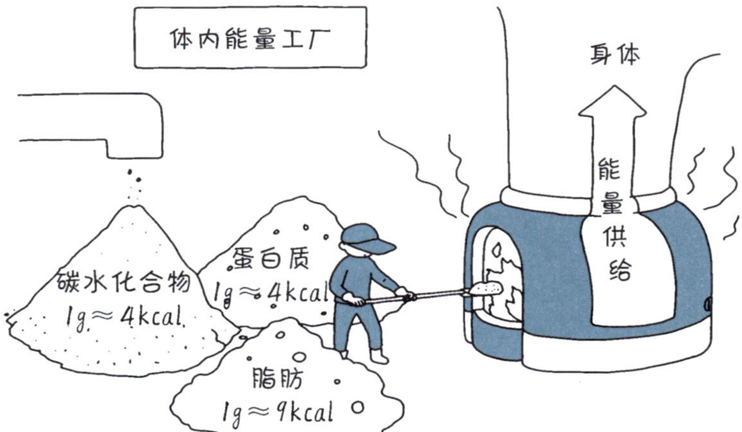

简单来说，碳水化合物是主要的能量来源，脂肪则是能量密度最高的营养素，而蛋白质在必要时也能提供能量。所以，吃进肚子里的食物，其实是在给身体提供“燃料”，是帮助身体运转的必需物质！

5. 生热营养素在我们体内都管什么

生热营养素或产能营养素，就是能够在我们体内转化为能量的营养素，它们是维持人体日常活动和生理功能的关键因素。

生热营养素主要包括三种：碳水化合物、脂肪和蛋白质，在人体内各司其职。碳水化合物就像身体的“快充电池”，让能量“一键送达”，可迅速提供能量；脂肪是“能量仓库”，储存大量能量，让能量“持久续航”，适合长时间使用；蛋白质是“身体建筑师”，不仅用于构建肌肉和细胞，紧急时也能转化为能量，是重要的“能量备胎”。

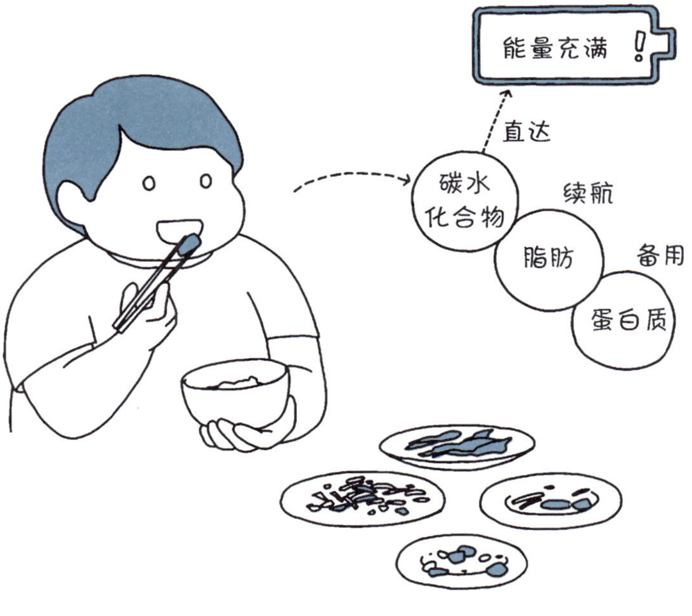

这些营养素通过食物摄入，经过消化吸收，最终在体内燃烧产生能量，让身体得以正常运转。

6. 什么是蛋白质，对机体有哪些重要作用

蛋白质是身体中的“超级英雄”，由一系列氨基酸组成，是建造肌肉、内脏、皮肤、骨骼和毛发的主要材料，就像建筑物中的砖块一样。蛋白质还可以合成人体的各种酶，加速身体内的化学反应，帮助身体正常运转。

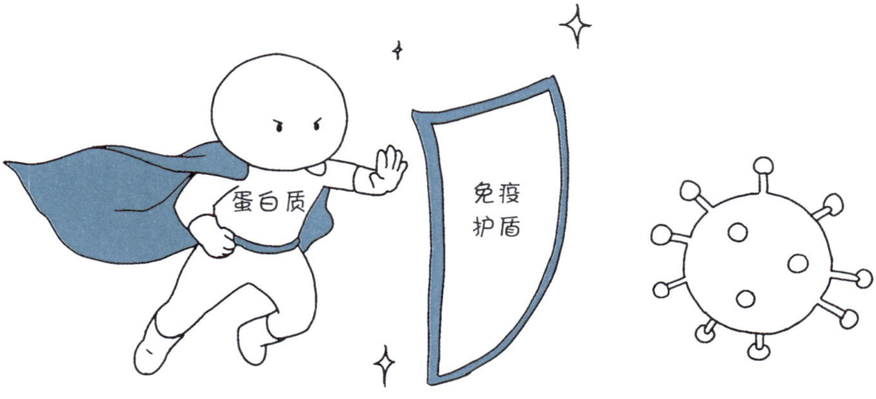

蛋白质形成的抗体是免疫系统的支柱，能够识别并抵抗入侵的病原体。

蛋白质是多种激素的构成成分，如胰岛素，帮助人体调节血糖。

蛋白质还参与血红蛋白的合成，作为重要的“交通工具”，携带氧气输送到全身。

因此，蛋白质对于维持生命活动、促进生长发育和保障身体健康至关重要。没有蛋白质，我们的身体将无法修复自己，也无法保持健康。

7. 蛋白质在减重过程中有哪些重要作用

减重过程中，蛋白质是不可或缺的“助手”。充足的蛋白质可以提供饱腹感，让你在摄入较低能量的同时，不会因为饥饿而暴饮暴食，良好的饱腹感有助于长期的能量控制。

蛋白质的代谢过程比碳水化合物和脂肪更复杂，身体在消化、吸收和利用蛋白质时，会消耗更多的能量，这就是所谓的“食物热效应”。因此，高蛋白饮食有助于提高基础代谢率，更加高效地减重。

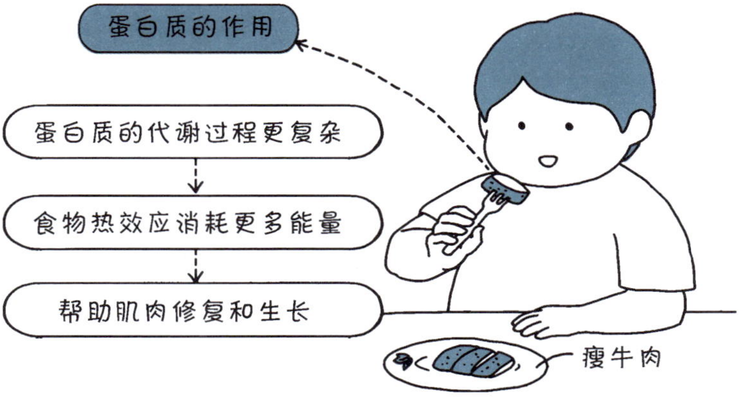

此外，减重时保持肌肉量也至关重要。蛋白质能帮助肌肉修复和生长，防止肌肉流失。所以，合理摄入蛋白质不仅有助于提高减重的依从性，还能让你瘦得健康、瘦得好看、不容易反弹。

8. 哪些食物富含蛋白质

蛋白质的食物来源丰富多样，可分为动物性和植物性两大类。

动物性蛋白质主要包括肉类、鱼类、禽类和乳制品。例如，瘦肉、鸡胸肉、鱼虾等都是优质蛋白质的来源，它们含有人体必需的所有氨基酸。乳制品如牛奶、酸奶、奶酪也是“蛋白质担当”。

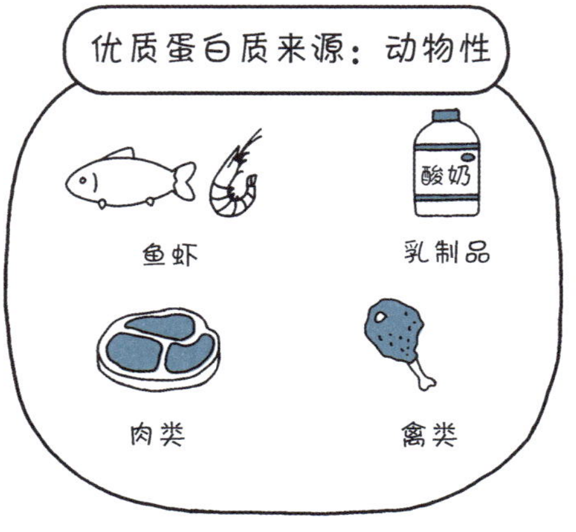

植物性蛋白质来自豆类、豆制品、坚果、种子和全谷物。黄豆、黑豆、青豆含有丰富的优质植物蛋白，豆腐、豆浆等大豆制品也是不错的选择；坚果如杏仁、核桃也是蛋白质的丰富来源；全谷物如燕麦、糙米等也含有一定量的蛋白质。

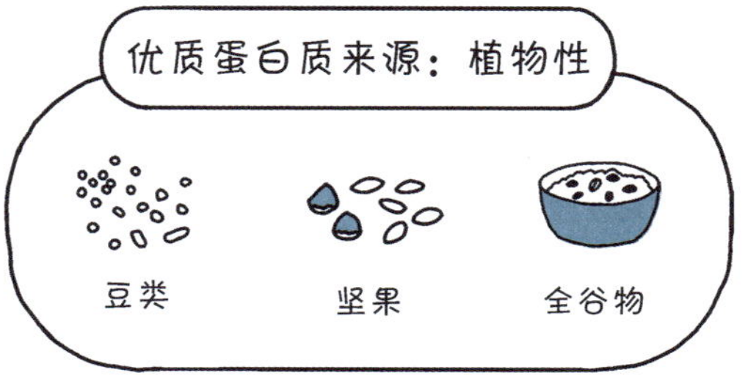

均衡摄入这些食物，可以确保身体获得充足的蛋白质。

9. 什么是必需氨基酸，人体必需氨基酸有哪些

蛋白质是身体的主要建筑材料，参与几乎所有的生理功能，而氨基酸是构成蛋白质的基本单元。必需氨基酸更是重中之重，它们是身体不能合成或合成不足，只能靠膳食来补充的氨基酸，是维持身体健康的真正“C位”。

人体必需氨基酸共九种，分别为赖氨酸、色氨酸、苯丙氨酸、甲硫氨酸、苏氨酸、异亮氨酸、亮氨酸、缬氨酸以及组氨酸（组氨酸对于婴儿和儿童为必需氨基酸）。这些氨基酸无法在人体内自主合成并长期留存，因此，每日借助均衡饮食进行补充显得尤为关键。

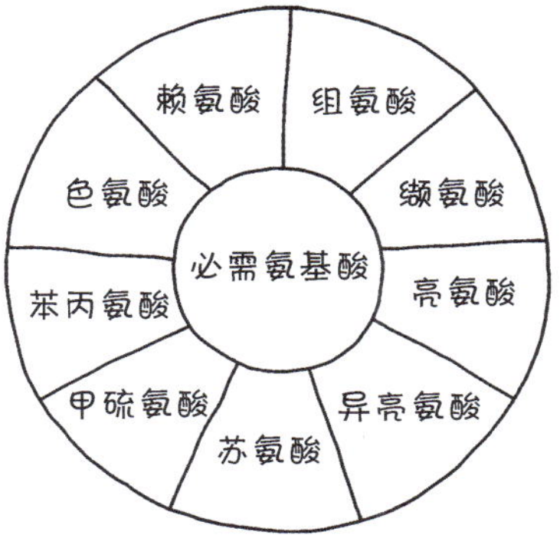

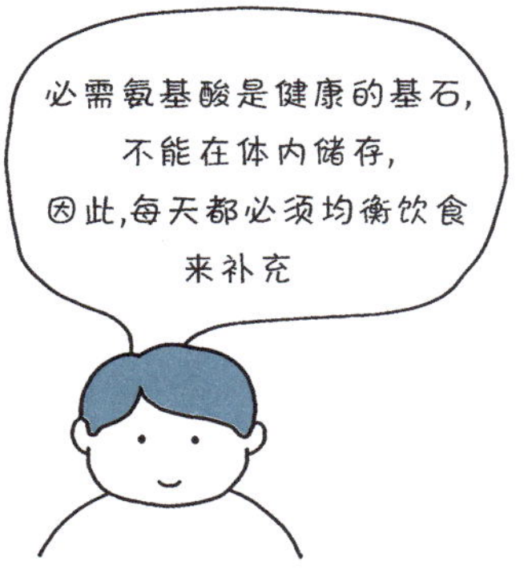

在人体生理活动中，九种必需氨基酸缺一不可。一旦缺乏其中任何一种，蛋白质的合成进程便会受阻，无论是合成的质量还是数量都会大打折扣。必需氨基酸缺乏的连锁反应将波及人体健康的多个层面，例如，在生长发育阶段，儿童和青少年可能出现发育迟缓，身高、体重增长落后于同龄人；免疫系统也会变得脆弱不堪，如同“脆皮”一般，抵御外界病菌侵袭的能力大幅下降，频繁生病；身体组织的修复与维持机制也会受到牵连，伤口愈合缓慢，身体状态较差。所以，保证饮食中必需氨基酸的充足供应，是维持人体正常运转和健康状态的基石。

10. 什么是糖

糖，化学上称为碳水化合物，由碳、氢、氧元素组成，是人体的主要能量来源之一。从化学角度来讲，糖分为单糖、双糖和多糖。单糖如葡萄糖、果糖，是最简单的糖形式；双糖如蔗糖、乳糖，由两个单糖分子组成；多糖如淀粉、膳食纤维则由许多单糖分子组成。

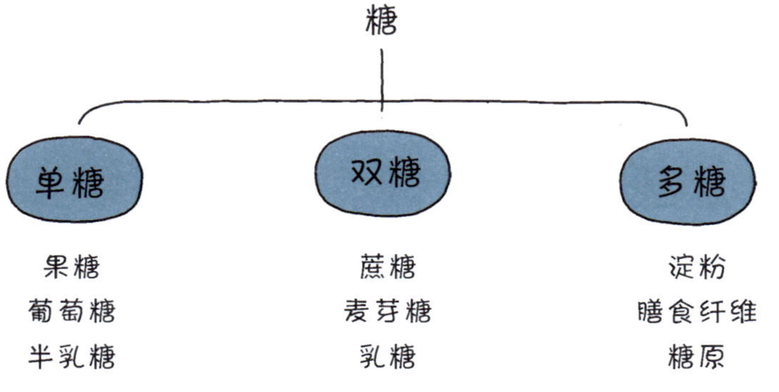

日常生活中人们所指的“糖”主要是精制后的食用糖，如红糖、白糖、冰糖，各种口味的奶糖、水果糖等糖果，以及饮料中的“添加糖”。添加糖是指在食品加工或制备过程中额外加入的糖分（如蔗糖、果糖、糖浆）。

碳水化合物是“不可或缺”的。碳水化合物不仅是能量的直接来源，还参与细胞结构的构成。然而，过量摄入糖类，表面“甜言蜜语”，背地里却会悄悄掏空你的健康账户，尤其是添加糖，可增加肥胖、糖尿病和心血管疾病的发生风险。

11. 什么是脂肪，食物中的脂肪有哪些重要作用

脂肪是一种重要的营养物质，主要由甘油和脂肪酸组成，是人体能量的重要来源。脂肪可以为人体提供能量和必需脂肪酸，帮助吸收维生素 A、维生素 D、维生素 E、维生素 K 等脂溶性维生素。此外，脂肪还能维持体温、保护内脏。适量摄入脂肪对健康至关重要，但过多摄入可导致肥胖等健康问题。

健康地摄入脂肪不仅要看“量”，更要看“质”。

“好脂肪”：指不饱和脂肪酸，包括单不饱和脂肪酸和多不饱和脂肪酸。它们不仅提供机体必需的脂肪酸，还可以降低低密度脂蛋白胆固醇（low-density lipoprotein cholesterol，LDL-C）这种“坏胆固醇”水平，减少心血管疾病和脑卒中风险。

“坏脂肪”：指反式脂肪酸及饱和脂肪酸。它们能升高低密度脂蛋白胆固醇（LDL-C），增加心血管疾病、脑卒中和糖尿病风险。加工食品中含有较多的反式脂肪酸，要尽量避免摄入。动物内脏和肥肉中含有大量饱和脂肪酸，需要控制摄入量。

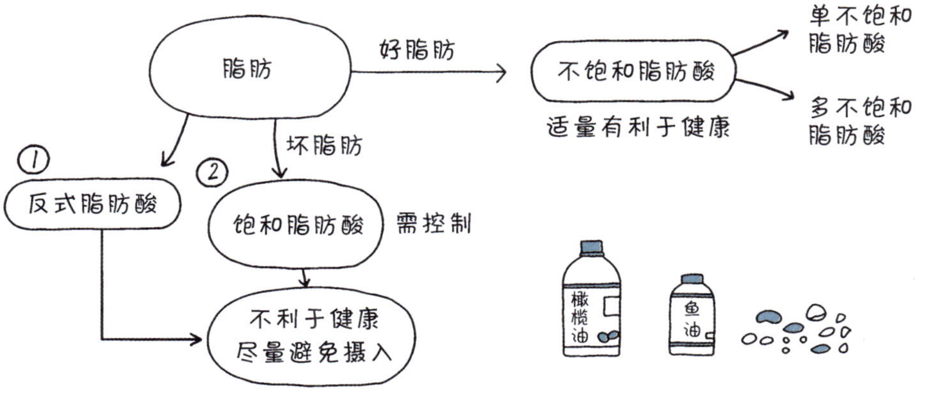

12. 什么是必需脂肪酸，人体必需脂肪酸有哪些

必需脂肪酸是人体自身不能产生，或人体自身产生的数量远不能满足人体需要的"刚需脂肪"，必须靠膳食补充，它们对维持细胞结构和功能、调节身体代谢过程至关重要。

食物中有两大"王牌"必需脂肪酸——亚油酸（n-6 不饱和脂肪酸）和 α- 亚麻酸（n-3 不饱和脂肪酸），都是不饱和脂肪酸。

亚油酸在身体中可以转化为其他 n-6不饱和脂肪酸，参与调节炎症反应和促进血液凝固，是身体的"消炎小能手"和"凝血管理员"。

α- 亚麻酸则可以转化为二十碳五烯酸（eicosapentaenoic acid，EPA）和二十二碳六烯酸（docosahexaenoic acid，DHA），对大脑发育、心血管健康和视力维护尤为重要，是血管清道夫（EPA）和促进脑健康的小能手（DHA）。

由于人体不能自身合成这些脂肪酸，因此，食用富含 n-3 不饱和脂肪酸和 n-6 不饱和脂肪酸的食物非常必要。缺乏必需脂肪酸可能导致皮肤问题、免疫功能下降和心血管疾病风险增加。

必需脂肪酸"干饭指南"：

- n-3"特区"：深海鱼群（三文鱼 / 沙丁鱼）、亚麻籽、核桃等。
- n-6"仓库"：葵花籽油、芝麻、坚果等。

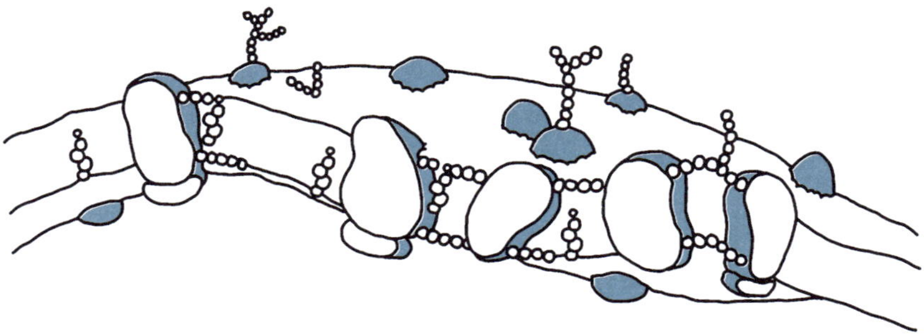

13. 必需脂肪酸有哪些生理意义

必需脂肪酸对人体的生理意义重大，主要体现在以下方面。

其一，必需脂肪酸作为细胞膜结构的关键构成要素，能有效维持细胞膜的流动性，保障细胞膜功能正常运转。例如，当人体缺乏必需脂肪酸时，细胞膜会变得“僵硬”，物质进出细胞的效率降低，影响细胞正常代谢。

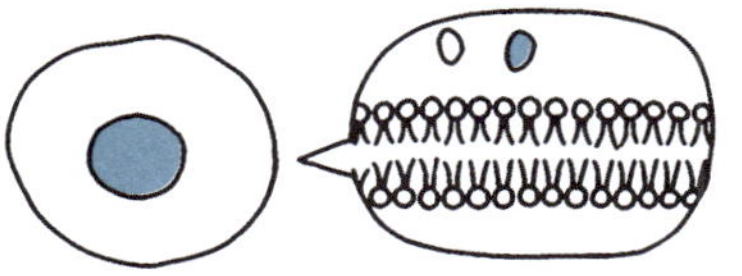

维持细胞膜流动性和功能

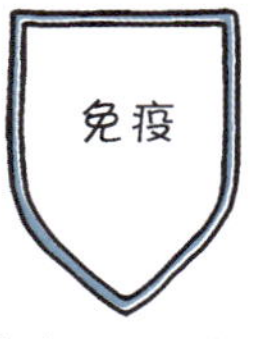

维持免疫系统平衡

其二，必需脂肪酸在调节身体炎症反应、维持免疫系统平衡方面发挥着重要作用。当身体遭遇外界病菌入侵或组织受损时，它能参与调控免疫细胞的活性，使炎症反应既不会过度强烈损伤自身组织，又不会因反应不足而无法抵御病菌。

其三，对于大脑发育与视力保持，必需脂肪酸，特别是 n-3 不饱和脂肪酸中的 DHA，具有不可替代的作用。婴幼儿时期，DHA 大量存在于大脑和视网膜中，充足的 DHA 摄入有助于促进大脑神经细胞的连接与发育，提升智力水平，同时对视力发育和视觉功能的完善也至关重要。

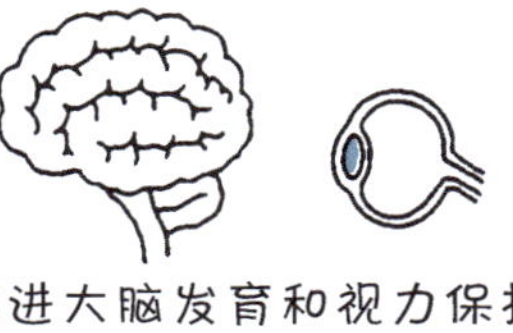

促进大脑发育和视力保持

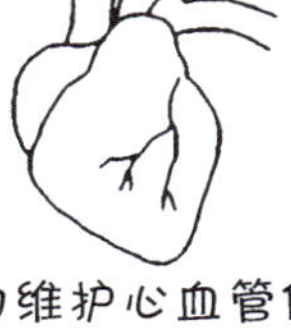

助力维护心血管健康

其四，必需脂肪酸参与胆固醇代谢，助力维护心血管健康。它能促使胆固醇在体内以更利于排出的形式存在，避免胆固醇在血管壁沉积，降低动脉粥样硬化等心血管疾病的发生风险。

综上所述，保证饮食中充足的必需脂肪酸，是维持人体健康的重要基础。

14. 鱼油有助于减重者获得更好的减重效果吗

鱼油富含的 n-3 不饱和脂肪酸，在减重领域具有不容小觑的潜力。研究发现，n-3 不饱和脂肪酸能够有效提升身体的新陈代谢速率，促使脂肪更快地分解与消耗，从而显著助力减重效果的提升。同时，它还具备抑制食欲的作用，能让人们在减重期间减轻饥饿感，不再被强烈的食欲所困扰，减少因难以克制进食欲望而导致的能量过量摄入。

尤为关键的是，n-3 不饱和脂肪酸能够调节体内的炎症反应，显著减少慢性炎症的发生。现代医学研究已证实，体内慢性炎症与肥胖之间存在紧密且复杂的关联，长期处于炎症状态会干扰身体正常的代谢，导致脂肪堆积。鱼油中的 n-3 不饱和脂肪酸能够通过降低炎症水平，为身体营造更利于减脂的内环境。

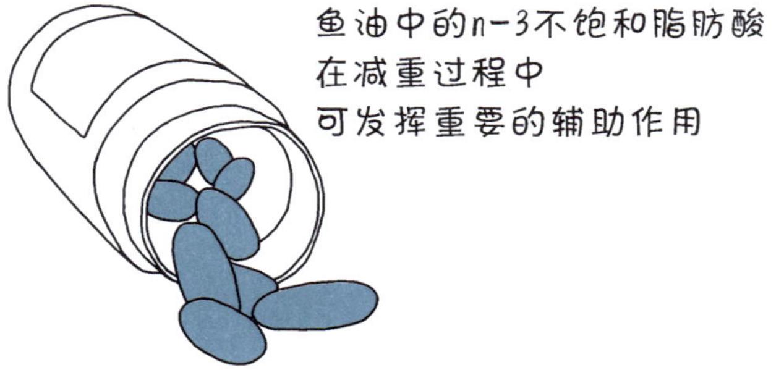

由此可见，鱼油中的 n-3 不饱和脂肪酸在减重过程中可发挥重要的辅助作用。然而，需要明确的是，若要实现成功减重的目标，仅仅依靠鱼油远远不够。应遵循科学合理的整体均衡饮食，确保身体摄入各类营养物质的同时控制能量；还需要搭配适量运动，增强身体的能量消耗与代谢能力，多管齐下，才能收获理想的减重成果。

15. 为什么要限量摄入胆固醇

胆固醇作为人体不可或缺的物质，在构建细胞壁、参与激素生成等方面发挥着关键作用，对维持人体正常生理功能意义重大。

人体可以自行合成大部分所需的胆固醇，食物中也含有胆固醇，尤其是动物性食物。身体对额外摄入的胆固醇处理能力有限，过量胆固醇可在血管中积累，形成斑块，导致血管狭窄。

因此，限制高胆固醇食物的摄入有助于维持血液胆固醇水平，预防心血管疾病，保持健康。

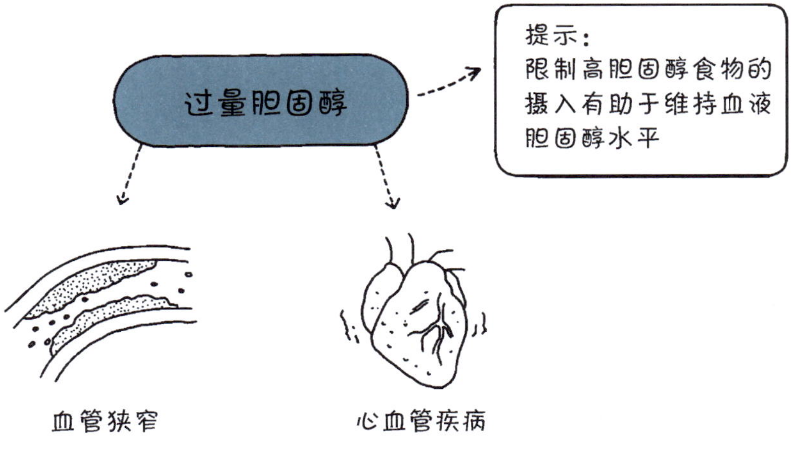

16. 膳食纤维的主要功能有哪些

膳食纤维是植物性食物中含有的一类营养素，它像清洁工一样，帮助我们的肠道保持健康。其主要功能如下。

- 帮助控制血糖和胆固醇，预防糖尿病和心血管疾病。
- 增加饱腹感，有助于控制体重。
- 在肠道中发酵，产生有益的短链脂肪酸，滋养肠道菌群。
- 充当肠道“小马达”，促蠕动，防便秘，维护肠道健康。

因此，摄入足够的膳食纤维对维护整体健康至关重要。

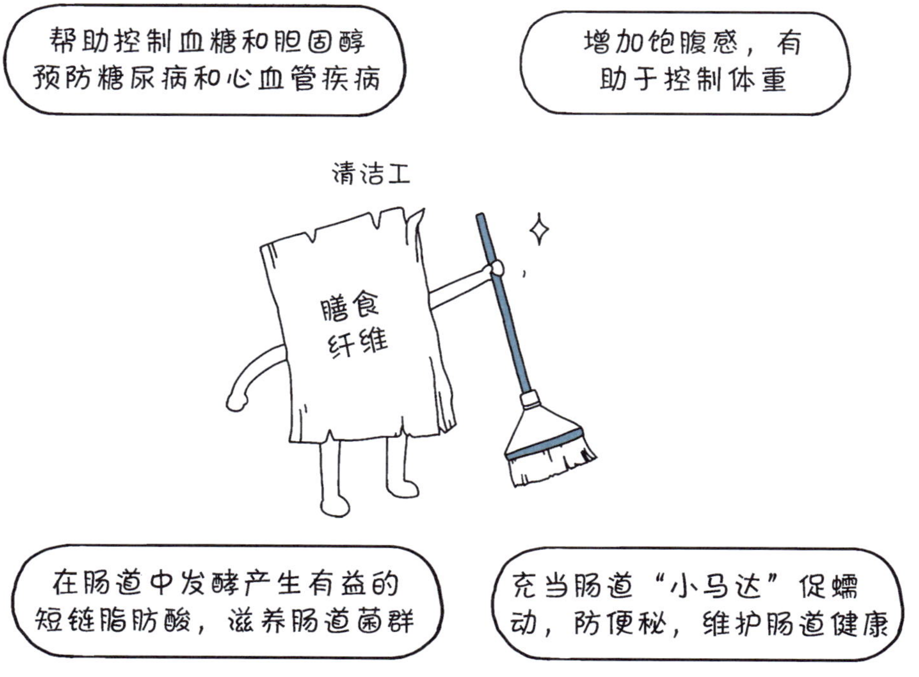

17. 为什么在减重过程中，膳食纤维必不可少

在减重大作战里，膳食纤维是“排头兵”。

- 膳食纤维能使食物在胃中停留的时间延长，让人能较长时间保持饱腹感，有助于减少进食量，避免频繁的饥饿感和过度进食。

- 膳食纤维能增加粪便的体积，使粪便变得松软，同时它还能刺激肠道黏膜，促进肠道蠕动，让粪便能够更顺畅地通过肠道，从而预防和缓解便秘。

- 膳食纤维还是血糖、胆固醇的“平衡大师”，对维持健康的代谢水平至关重要。

因此，高膳食纤维的食物是减重时的理想选择。

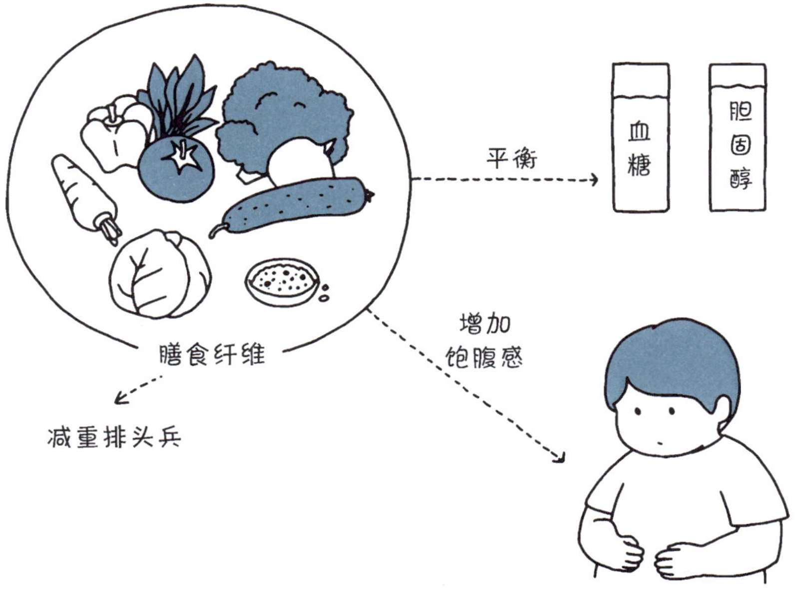

18. 哪些食物的膳食纤维含量更高

膳食纤维广泛存在于全谷物、豆类、蔬菜、水果和坚果等食物中。

- 全谷物如燕麦、糙米和全麦面包的膳食纤维含量比精制谷物高得多。
- 豆类如黑豆、黄豆和鹰嘴豆，不仅蛋白质含量高，膳食纤维也不少。
- 蔬菜中的西蓝花、菠菜和甘蓝，以及水果中的苹果、梨和浆果，都是膳食纤维的良好来源。
- 坚果如杏仁和核桃，也含有一定量的膳食纤维。

上述食物不仅能提供膳食纤维，还含有丰富的维生素和矿物质，是健康饮食的重要组成部分。

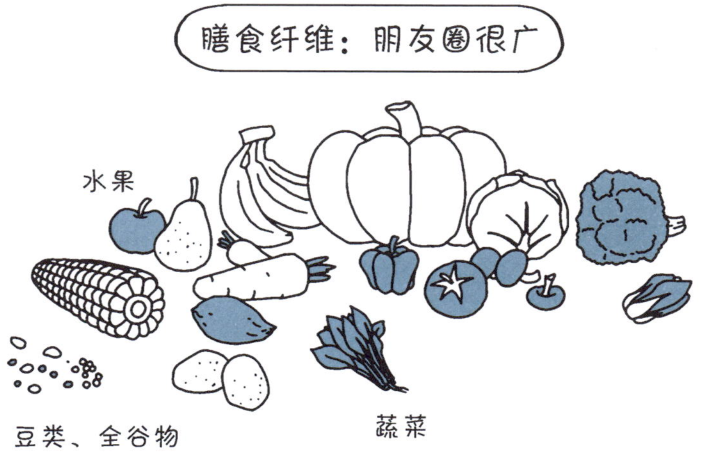

19. 矿物质的重要生理功能有哪些

矿物质是身体的精密零件，它们虽然是体重占比很低的“少数派”，但作用巨大。

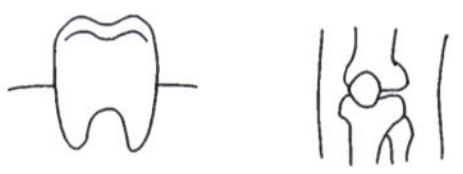

牙齿和骨骼的“钢筋水泥”

- 矿物质是骨骼和牙齿的“钢筋水泥”，如钙和磷让我们的骨架更坚固。

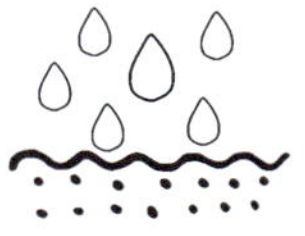

帮助维持体内液体平衡

- 矿物质能帮助维持体内液体平衡，如钠和钾调节水分和酸碱度，保证身体正常运转。

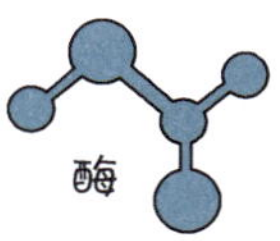

酶的得力助手

- 矿物质是酶的得力助手，如锌和铁参与酶的代谢，让食物转化为能量。

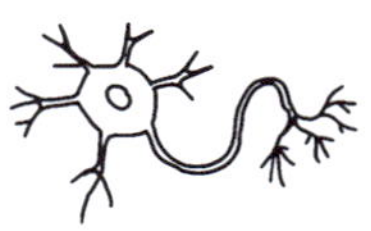

神经和肌肉功能的最佳拍档

- 矿物质是神经和肌肉功能的最佳拍档，如镁可以帮助神经传递信号，钙让肌肉收缩。

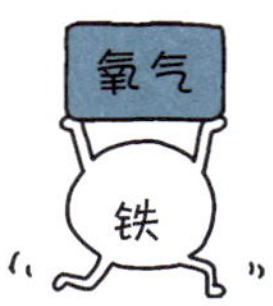

氧气快递员

- 矿物质还是“氧气快递员”，如铁能确保身体各部位得到充足的氧气供应。

因此，保证矿物质的充足摄入，就像给身体添加了润滑油，让健康运转得更顺畅。

20. 人体必不可少的微量营养素有哪些

在人体所需的众多营养成分中，维生素和矿物质占据举足轻重的地位。维生素 A 如同守护眼睛的卫士，能够有效保护视力，让我们拥有清晰的视觉；维生素 C 增强人体免疫力，助力身体抵御外界病菌的侵袭；维生素 D 好似一把神奇的钥匙，开启了钙吸收的大门，对骨骼健康意义重大；维生素 E 作为抗氧化的能手，维持细胞的正常功能；B 族维生素积极参与身体的各项代谢反应，确保能量供应顺畅。

矿物质中的铁、锌、铜、硒等元素，如同身体内兢兢业业的“电工”。铁元素身负重任，在血液中充当氧气的“运输官”，保障氧气被输送到身体的各个角落；锌元素全力支持酶的活性，众多酶促反应都离不开它的助力；铜元素在维护免疫系统正常运作方面发挥关键作用；硒元素则专注守护细胞健康，抵抗氧化损伤。

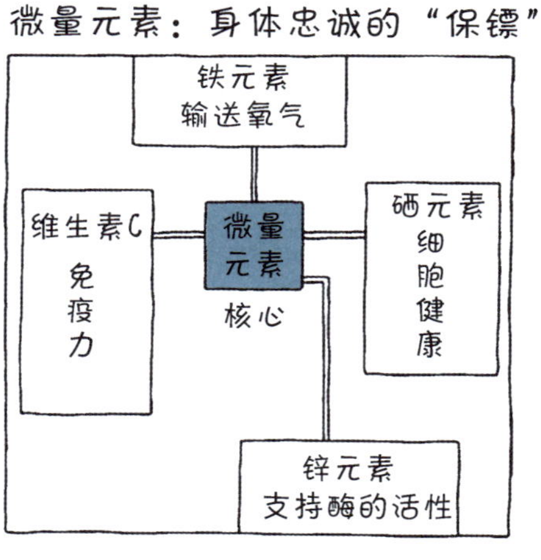

这些维生素和矿物质协同合作，共同维系人体的正常生理功能，为我们的健康保驾护航。缺乏它们，则可能导致免疫力下降、生长发育受阻，甚至生病。因此，吃多种多样的食物才能确保这些微量营养素的摄入均衡，保持身体健康。

21. 巧用微量营养素，减重更安全

想要减重更安全有效，微量营养素可以助你一臂之力。

B 族维生素，特别是维生素 B_1、维生素 B_2 和维生素 B_{12}，能帮助身体代谢食物，转换成能量，就像体内的“小马达”，让脂肪燃烧更高效。钙和镁则像脂肪分解的“催化剂”，帮助调节体内脂肪的储存和分解。铁是氧气的好伙伴，充足的铁能提高运动时的耐力，让脂肪燃烧更加充分。此外，铬元素能帮助维持正常的血糖水平，减少对甜食的渴望，避免能量摄入过量。

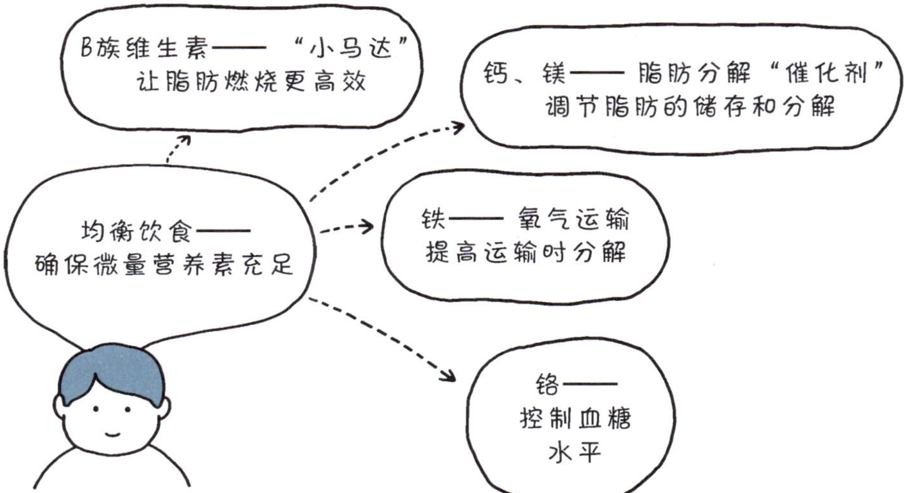

记住，减重时要均衡饮食，确保微量营养素摄入充足，让减重之路更加健康安全。

22. 哪些食物中富含微量营养素

微量营养素对人体健康至关重要，它们藏在各种食物中。

动物性食物如畜禽肉、鱼、虾是铁、锌等元素的“宝库”，每周适量食用，能有效预防贫血和维持正常的人体功能。海产品如贝类含有丰富的锌和硒，对免疫系统和抗氧化有重要作用。绿叶蔬菜如菠菜和西蓝花等，是钙、钾、镁和各种维生素的“大户”。全麦食品和燕麦是维生素和铬元素的良好来源，能帮助维持血糖平衡，助力健康减重。

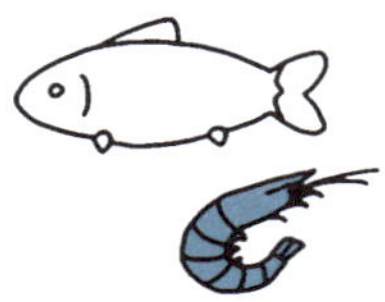

动物性食物

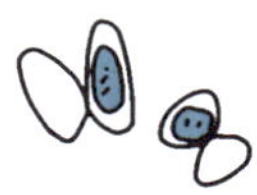

海产品

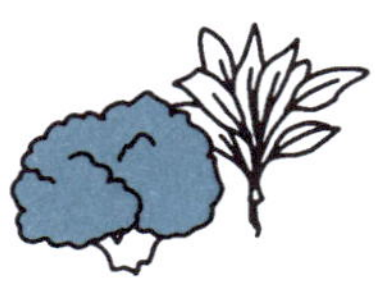

绿叶蔬菜

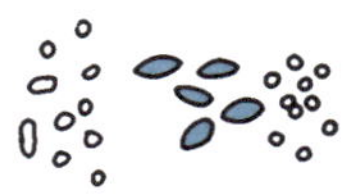

全麦食品和燕麦

均衡饮食，多样化选择食物，就能轻松补充微量营养素。

23. 脂溶性维生素与水溶性维生素有什么不同

脂溶性维生素与水溶性维生素有截然不同的特性。

脂溶性维生素包含维生素 A、维生素 D、维生素 E、维生素 K，它们能轻易溶解于脂肪，且在体内具有很强的留存性，难以被排出体外。这使得它们能够在肝脏以及脂肪组织中长时间储存，但也因此带来了隐患，一旦过量摄入，容易在体内堆积，进而引发中毒现象。

水溶性维生素，如维生素 C 和 B 族维生素，易溶于水，无法在人体内大量囤积，多余部分会随尿液迅速排出体外，所以需要我们频繁从外界补充。

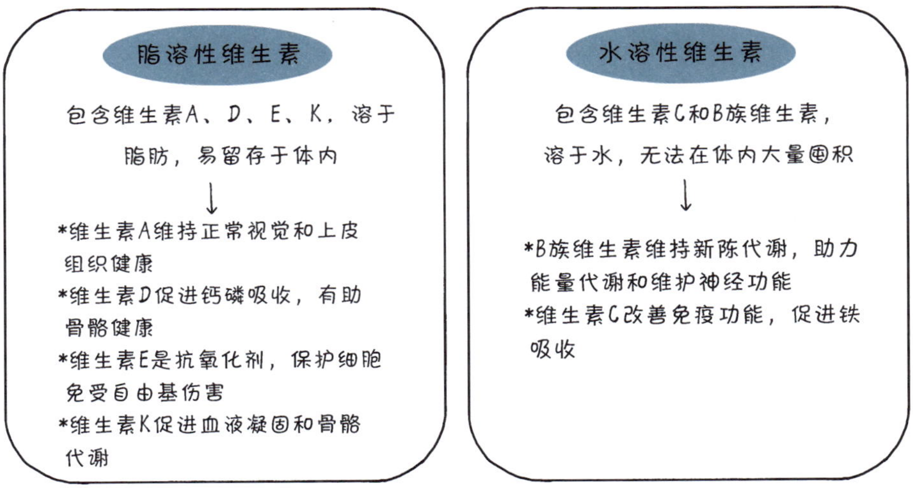

从功能上看，脂溶性维生素和水溶性维生素各有其独特作用。脂溶性维生素中，维生素 A 维持正常视觉和上皮组织健康；维生素 D 促进钙磷吸收，对骨骼健康至关重要；维生素 E 作为抗氧化剂，保护细胞免受自由基伤害；维生素 K 参与血液凝固与骨骼代谢。水溶性维生素中，B 族维生素多以辅酶的形式参与新陈代谢，助力能量代谢和维护神经功能；维生素 C 可改善免疫功能，促进铁吸收。

24. 维生素的国际单位与质量单位有何不同

维生素的国际单位（international unit，IU）是一种用于衡量维生素活性的计量单位。与质量单位（如 mg 或 μg）不同，IU 是基于维生素对人体产生效果的能力来定义的。举例来说，1IU 维生素 A 相当于 0.3μg 视黄醇；1IU 维生素 D 相当于 0.025μg 胆钙化醇（维生素 D_3）或麦角钙化醇（维生素 D_2）；1IU 维生素 E 相当于 0.67mgD-α- 生育酚（天然形式）或 0.9mg DL-α- 生育酚（合成形式）。

因此，在阅读补充剂标签时，了解 IU 与质量单位的关系至关重要，能帮助我们确保摄入适量的维生素，避免过量或不足，以维持健康的生活方式。

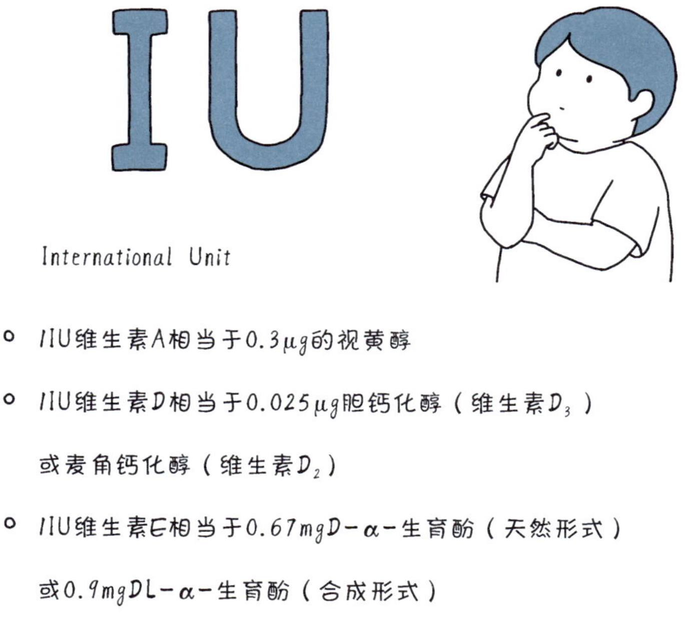

25. 为什么减重期间还需要补钙 / 维生素 D

减重时，别忘了给身体加点“硬核装备”——钙和维生素 D。

钙不仅是构成骨骼和牙齿的关键元素，还参与神经和肌肉功能。维生素 D 则有助于钙的吸收和利用，维持正常的血钙水平。减重时，如果饮食控制过于严格，可能会导致这些营养素摄入不足。

此外，一些不正确的减重方法可能增加骨量流失的风险。因此，适量补充钙和维生素 D 可以保证骨骼健康，防止骨质疏松。同时，维生素 D 还有助于提高新陈代谢、改善胰岛素抵抗，对减重也有积极作用。

注意：钙 / 维生素 D 的补充量应根据个人情况和医生建议来调整，避免过量摄入。

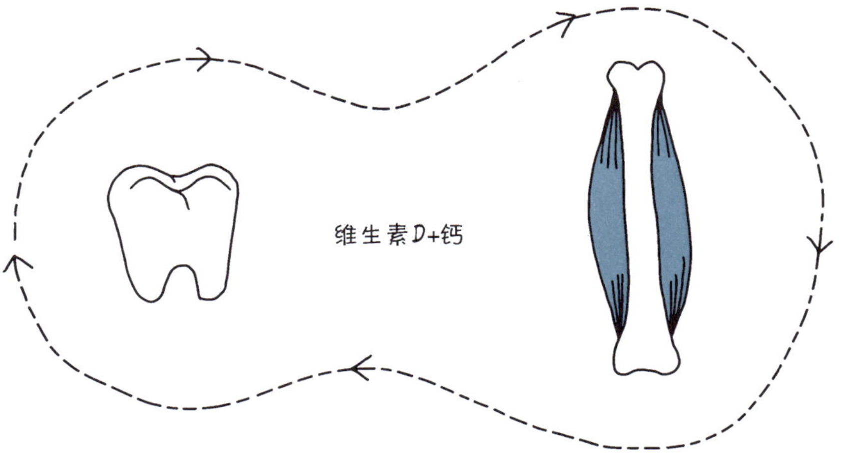

适量可以保证骨骼健康，防止骨质疏松
还有助于提高新陈代谢，帮助减重

26. 如何合理补钙

- 确保饮食中有足够的钙来源，如牛奶、酸奶、奶酪等奶制品，以及绿叶蔬菜、豆类、坚果等。根据中国营养学会发布的《中国居民膳食营养素参考摄入量（2023 版）》，成年人（18～49 岁）每天钙的推荐摄入量为 800mg；50 岁及以上成年人，由于钙的吸收能力有所下降，每天钙的推荐摄入量为 1 000mg。

《中国居民膳食营养素参考摄入量（2023版）》

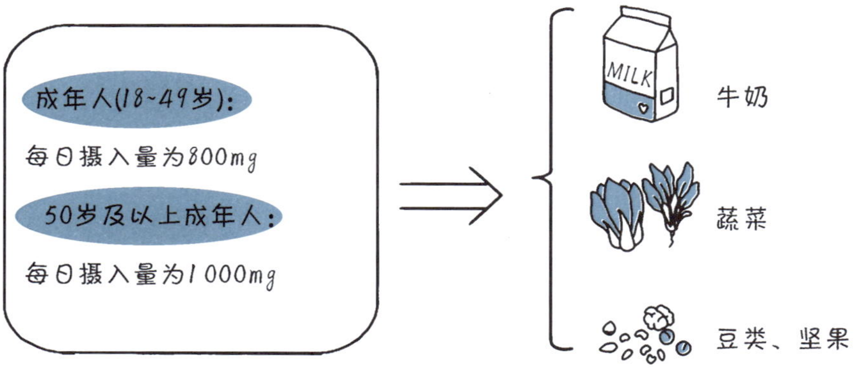

- 适量晒太阳可以帮助身体自然合成维生素 D，每天晒太阳 15～30 分钟，有助于“钙力满满”，但需注意防晒伤。

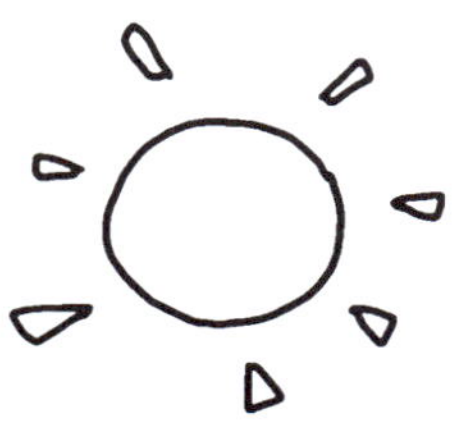

晒太阳：每天15~30分钟

- 可以在医生指导下适量使用钙和 / 或维生素 D 补充剂。注意，补充钙制剂的同时要减少咖啡因和酒精摄入，这些物质会影响钙的吸收。
- 保持适量运动，特别是负重运动，可以增强骨骼，帮助钙沉积。

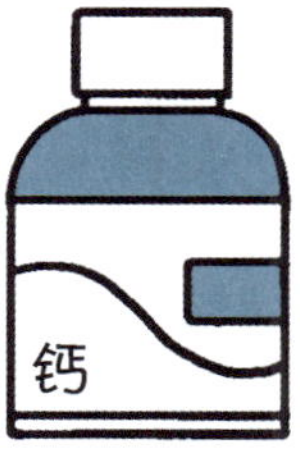

补充钙和/或维生素D制剂

- 保持良好生活习惯，戒烟和限制盐的摄入，也有助于保护骨骼健康。

27. 叶酸有哪些作用

叶酸属于 B 族维生素家族，在人体生理活动中扮演着极为关键的角色，特别是对于孕妇而言，叶酸的重要性更是无可替代。

（1）叶酸主要参与 DNA 和 RNA 的合成过程，是细胞分裂与生长不可或缺的物质：在妊娠期，叶酸宛如胎儿发育的“安全护盾”，能够有效预防胎儿神经管缺陷，如脊柱裂、无脑儿等严重先天性疾病的发生概率显著降低。

（2）叶酸在红细胞生产环节也发挥重要作用：可以助力预防贫血，并对心脏健康有积极的维护功效，为母婴健康全方位筑牢防线。成年人每日叶酸的推荐摄入量为 400μg，而孕妇由于特殊的生理需求，对叶酸的需求量更高，应达到 600～800μg。

（3）叶酸广泛存在于诸多天然食物中：绿叶蔬菜富含叶酸，每 100g 菠菜约含 194μg 叶酸，每 100g 黄豆约含 181μg 叶酸，柑橘类水果以及全谷物中也含有一定量的叶酸。然而，食物中的叶酸比较容易受烹饪的影响而减损，有时仅靠食物难以确保足够的叶酸摄入，因此需要借助叶酸补充剂来满足身体需求。

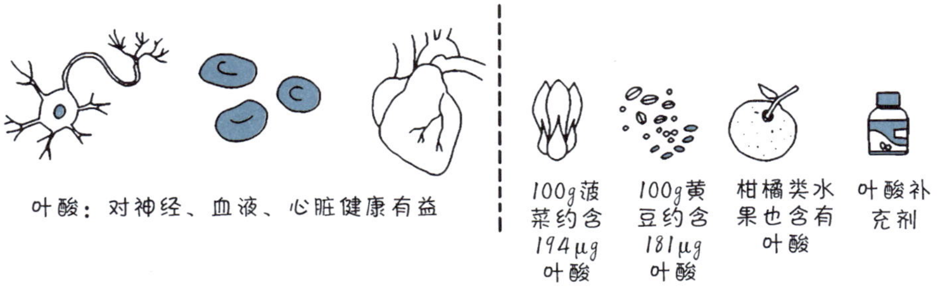

值得注意的是，叶酸虽对人体益处多多，但切不可盲目过量补充。补充叶酸时，务必遵循专业医生或营养师的建议，依据自身实际情况，精准补充。

28. 为什么锌被称为“生命的火花”

锌被誉为“生命的火花”，在人体内扮演着众多关键角色。

锌是超过 300 种酶的活性成分，这些酶参与蛋白质合成、DNA 合成和细胞分裂等重要生理过程。锌缺乏会导致生长发育迟缓、免疫系统功能下降和伤口愈合缓慢。

此外，锌对于维持嗅觉、味觉和视力也至关重要。

由于锌在细胞代谢和功能中起着点火和促进的作用，因此它被形象地称为“生命的火花”，确保足够的锌摄入对于保持健康和活力至关重要。

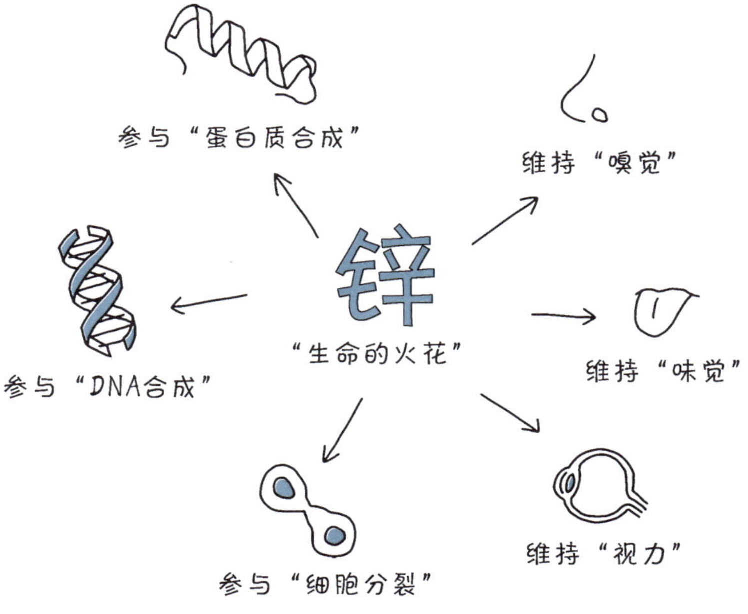

29. 碘与甲状腺肿大有什么关系

碘是甲状腺制造甲状腺激素的关键原料，甲状腺激素能调节人体的新陈代谢。

如果碘摄入量不足，甲状腺就无法制造足够的激素。为了补偿这一不足，甲状腺会增大，试图“广撒网”以捕获更多的碘，导致甲状腺肿大，医学上称为“甲状腺肿”。严重情况下，甲状腺肿大可能导致呼吸困难、吞咽困难甚至更严重的健康问题。

因此，确保摄入足够的碘对于预防甲状腺肿大至关重要。通常，我们可以通过食用加碘盐、海产品和富含碘的食物来满足人体对碘的需求，保持甲状腺健康。

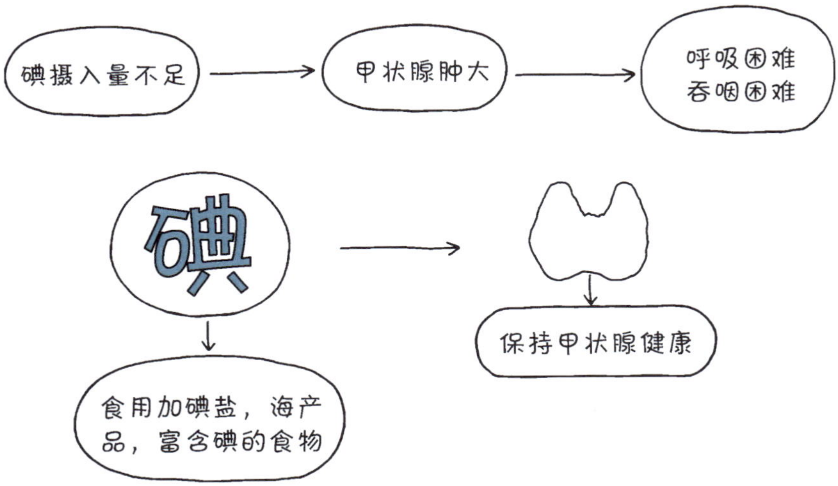

30. 硒对身体健康有什么作用

硒是一种对人体有益的微量元素，人体所需不多，但不可或缺。

- 硒是一种强大的抗氧化剂，帮助抵御“岁月神偷”——自由基，减缓细胞老化过程。
- 硒是免疫系统的守护者，能增强身体抵抗疾病的能力。
- 硒对甲状腺健康起重要作用，参与甲状腺激素的合成和代谢。
- 硒还有助于保护心血管系统，降低某些心脏病的发生风险。

可以通过食用坚果、海鲜、肉类和全谷物等食物来获取硒。注意：切勿“硒上头”，过量摄入也可能对健康不利。

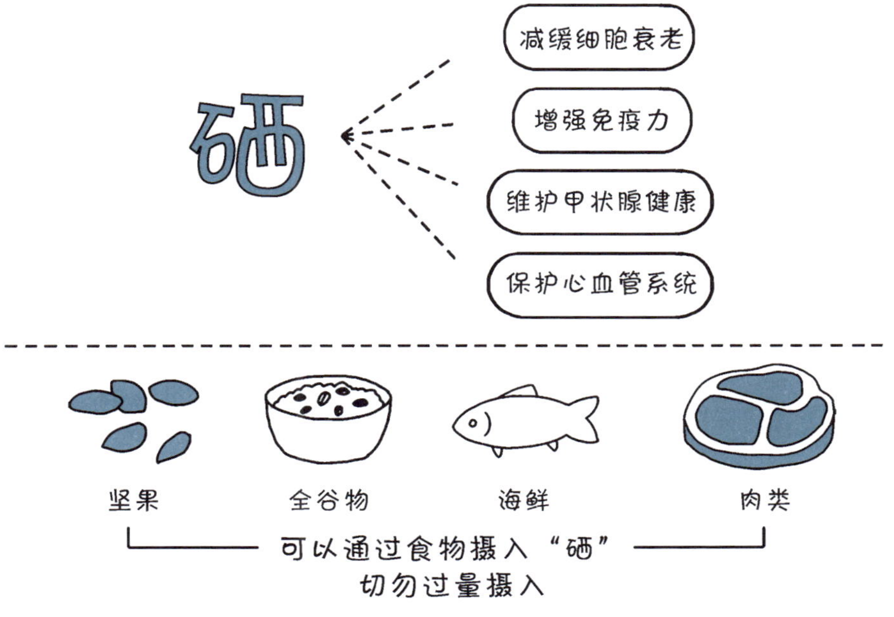

31. 什么是抗氧化营养素

抗氧化营养素是一类能够帮助身体对抗自由基损害的营养物质。自由基是细胞代谢过程中产生的一种分子，它们带有未配对的“单身”电子，可攻击健康的细胞，导致细胞损伤，这个过程被称为“氧化应激”。

抗氧化营养素就像体内的“清道夫”，能够中和自由基，防止或减缓细胞损伤。

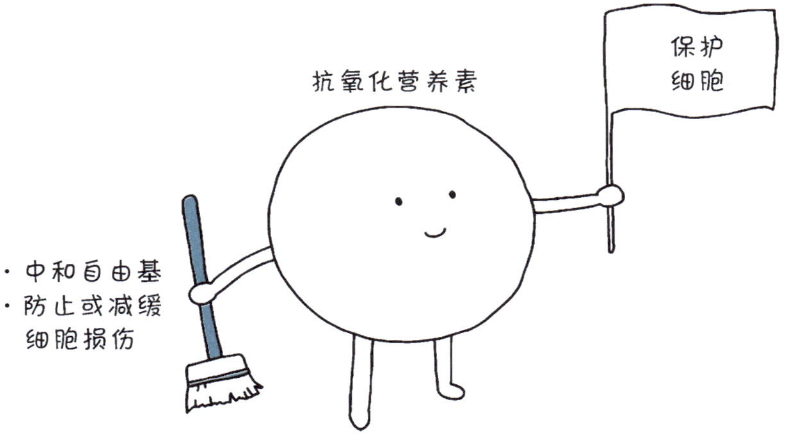

常见的抗氧化营养素包括维生素 C、维生素 E、β- 胡萝卜素（维生素 A 前体）、硒和锌等。这些营养素存在于多种食物中，如新鲜水果和蔬菜、坚果、种子、鱼类和全谷物。

通过均衡饮食，我们可以摄取这些抗氧化营养素，以维护身体健康，预防慢性疾病，甚至可以延缓衰老过程。

32. 多酚类物质有抗氧化、助消炎作用吗

多酚类物质确实具有抗氧化和助消炎的作用。

在日常生活中，植物性食物是多酚类物质最主要且最常见的来源，如各类新鲜的水果和蔬菜、清香的茶以及香醇的咖啡等，皆是多酚类物质的“补给站”。

从作用机制来看，多酚类物质堪称自由基的“头号天敌”。自由基作为一类高度活跃的分子，在人体内肆意游荡，极易攻击细胞，引发氧化应激反应，进而影响身体正常功能。而多酚类物质能够精准出击，主动捕捉并中和这些危险的自由基，将它们对身体的伤害降到最低。不仅如此，多酚类物质还能巧妙地通过抑制炎症因子的生成，或直接作用于炎症反应的关键途径，有效遏制炎症的发展态势，从而减轻身体炎症反应，让身体时刻保持良好的内环境。

因此，适量摄入富含多酚的食物，有助于维护身体健康，降低患慢性疾病的风险，如心血管疾病、糖尿病和某些癌症。需要注意的是，多酚类物质的摄入也应适量，过量摄入也可能会有不良影响。

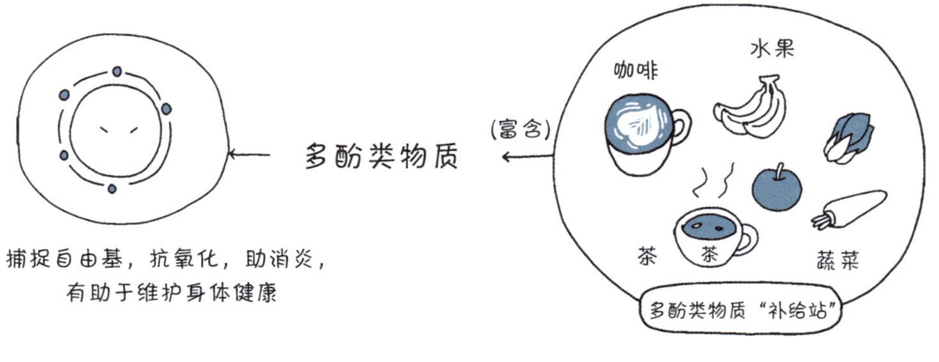

33. 哪些常见食物能帮助抗氧化

常见的“抗氧化小能手”有很多，它们富含多酚类物质和其他抗氧化剂。例如，浆果类（如蓝莓、草莓、黑莓），含有丰富的花青素，这是一种强大的抗氧化剂；坚果类（如核桃、大杏仁），富含维生素 E 和其他抗氧化物质；深绿色蔬菜（如菠菜、西蓝花），其中的叶绿素和维生素 C 都有很好的抗氧化效果；茶叶，尤其是绿茶和黑茶，含有大量茶多酚，有助于“横扫”自由基；以及高纯度的巧克力和一些香料（如姜黄、肉桂），也含有丰富的抗氧化成分。

将这些食物纳入日常饮食，可以帮助身体对抗氧化应激，维护健康。均衡饮食是关键，多样化的食物选择能提供更全面的抗氧化保护。

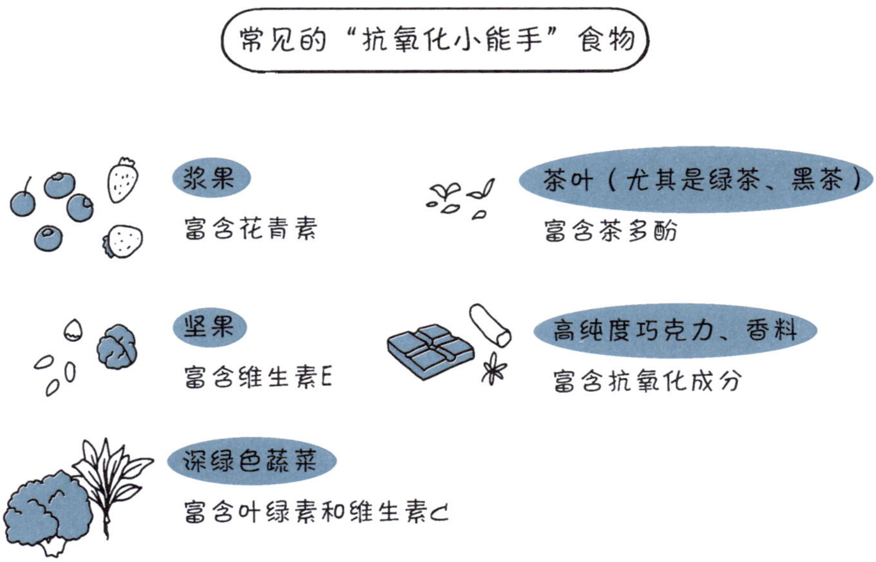

34. 益生菌在减重过程中有哪些作用

减重过程中，益生菌正逐渐崭露头角，展现出多方面的重要作用。

（1）让肠道微生态达到平衡状态。这不仅有利于食物的消化吸收，还能通过增强肠道免疫力，为减重奠定良好基础。

（2）益生菌在代谢调节上发挥关键作用：它能够参与人体对脂肪的代谢过程，减少脂肪在体内的合成与储存，加速脂肪的分解与消耗，帮助人体更高效地将摄入的脂肪转化为能量，而非堆积为赘肉。

（3）益生菌在食欲调控方面展现出独特优势：它通过影响与饱腹感相关的激素，如瘦素和肽 YY，调节食欲。瘦素由脂肪细胞分泌，向大脑传递饱腹感信号，抑制食欲；肽 YY 则在进食后由肠道分泌，同样可以抑制食欲。益生菌能够优化这两种激素的分泌与作用机制，使大脑更敏锐地感知饱腹感，从而减少食物摄入。

（4）益生菌还有助于改善胰岛素敏感性，使身体能更有效地利用血糖，减少血糖转化为脂肪的可能性，进一步助力减重目标的实现。

需要注意的是，益生菌并非减重的万能钥匙，单独依赖益生菌来减重可能效果有限。它们应作为健康生活方式的一部分，包括均衡饮食和适量运动。

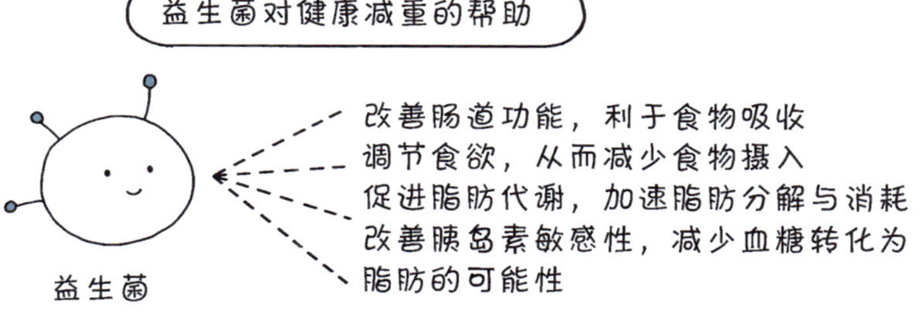

35. 调整好肠道微生态，能让饥饿远离吗

肠道微生态是肠道内数以万亿计的微生物（细菌、真菌、病毒等）组成的复杂生态系统。调整好肠道微生态，让益生菌占据“C位”，不仅能提高消化效率，还能帮助控制饥饿感。

益生菌可以通过多种方式发挥作用，如产生能够调节食欲的激素，及时向大脑发送“饱腹”信号，降低食欲。同时，益生菌还能帮助改善肠道屏障功能，防止有害物质引发炎症，这些炎症有时会错误地刺激我们的食欲。

让“益生菌站C位”，提高消化效率，有助于控制饥饿感

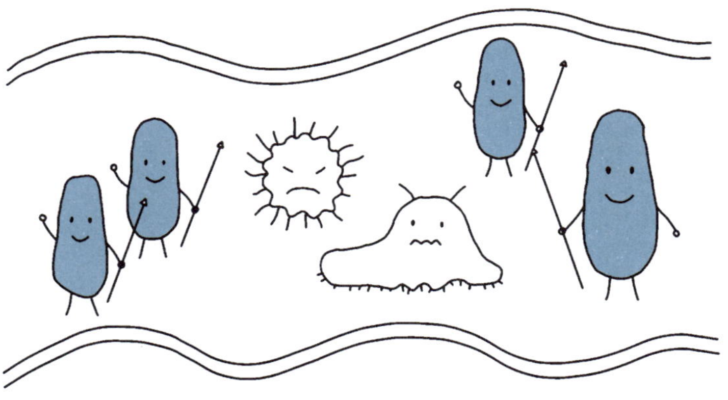

因此，保持肠道微生态的平衡，不仅有助于肠道健康，还能帮助我们更好地管理饥饿感，从而有助于控制体重和维持健康的饮食习惯。

36. 什么是健康饮用水

健康饮用水是指水质安全、含有适量矿物质、酸碱度适中、无污染、口感良好的水，应满足以下几个标准。

第一，不含对人体有害的细菌、病毒和寄生虫。

第二，不含有毒重金属和有机污染物。

第三，含有对人体有益的矿物质，如钙、镁、钾等，能够维持人体电解质平衡和正常生理功能。

第四，pH 在 7.0～8.5 之间，既不过酸也不过碱，有利于保持人体酸碱平衡。

健康饮用水不仅能满足人体的日常水分需求，还能帮助预防疾病，提高生活质量。因此，选择健康的水源，是保障身体健康的重要一环。

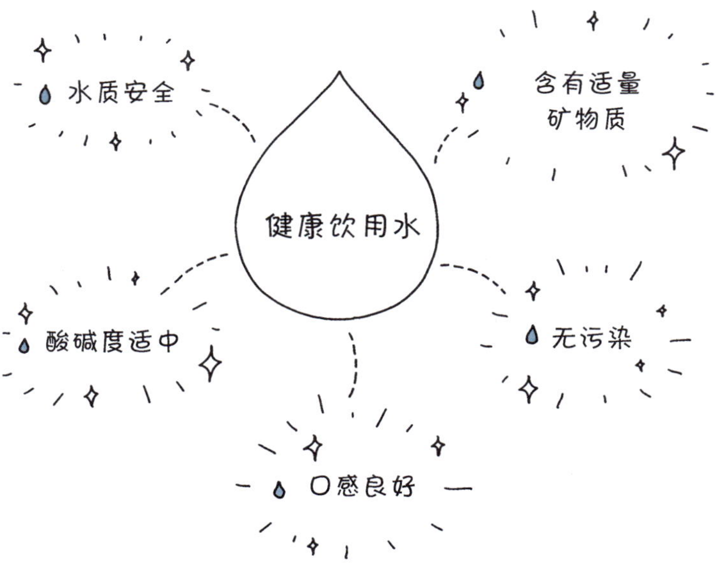

37. 左旋肉碱有助于减重吗

左旋肉碱是一种帮助脂肪酸进入细胞能量工厂（线粒体）的营养物质，有研究者认为它能通过促进脂肪燃烧来减重。

然而，科学研究对此看法不一。对于经常运动的人来说，左旋肉碱可能有助于提高运动表现和脂肪消耗，但对普通人的减重效果并不明显。

减重主要还应依赖于饮食控制和规律运动。左旋肉碱安全性较高，但过量也可能有风险。因此，它并非减重的万能钥匙。

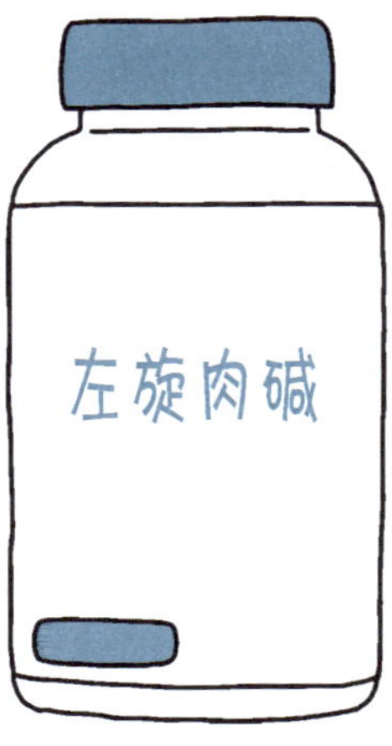

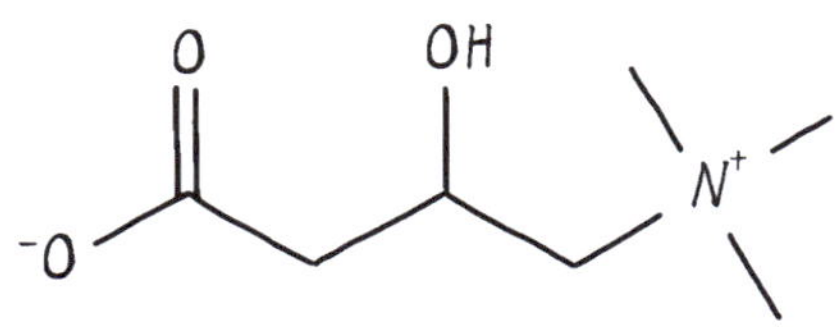

38. 什么是基础代谢

基础代谢是指人体在安静、空腹、恒温的环境下，维持生命所需的最低能量消耗。

简单来说，就是你在床上躺着不动，身体为了维持呼吸、心跳、体温等基本生命活动所消耗的能量。基础代谢率（basal metabolism rate，BMR）是衡量这一能量消耗的指标，不同年龄、性别、体重和身高的人，基础代谢率各不相同。提高基础代谢率有助于减重，让身体在相同时间内消耗更多的能量。通过合理饮食和规律运动，可以适当提高基础代谢率。

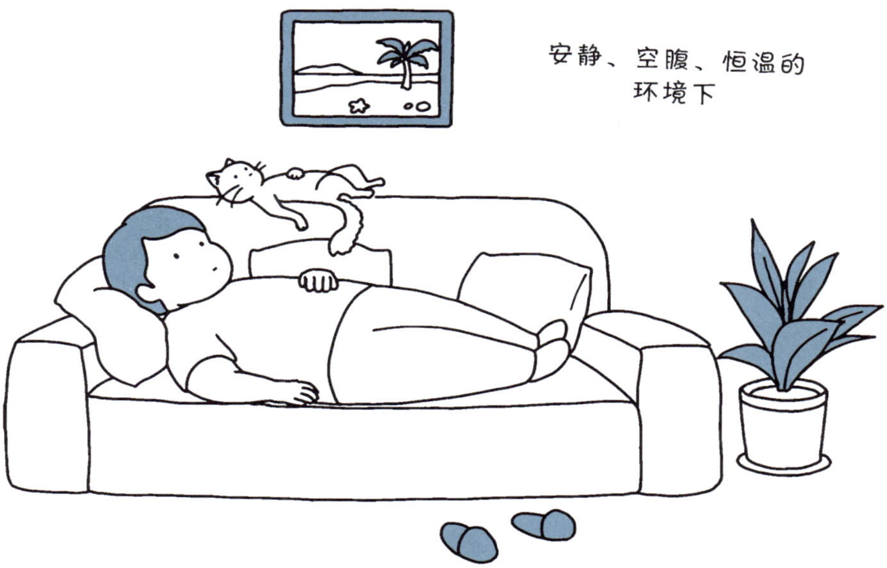

躺着不动、清醒、空腹时的能量消耗

39. 哪些公式和体重息息相关

了解与体重相关的公式，能够帮助我们明确身体的健康状况和能量需求。

体质指数（body mass index，BMI）公式，即体重（kg）除以身高（m）的平方，提供了一个估算体型是否健康的简单方法。

基础代谢率（BMR）公式，如哈里斯－本尼迪克特方程，可以计算出在不吃不动的安静状态下维持生命所需的最低能量。

每日总能量消耗（total daily energy expenditure，TDEE），通常是将基础代谢率乘以活动系数，来估算一天中因活动而消耗的总能量。

这些公式是管理体重、制定饮食计划和锻炼计划的科学工具。

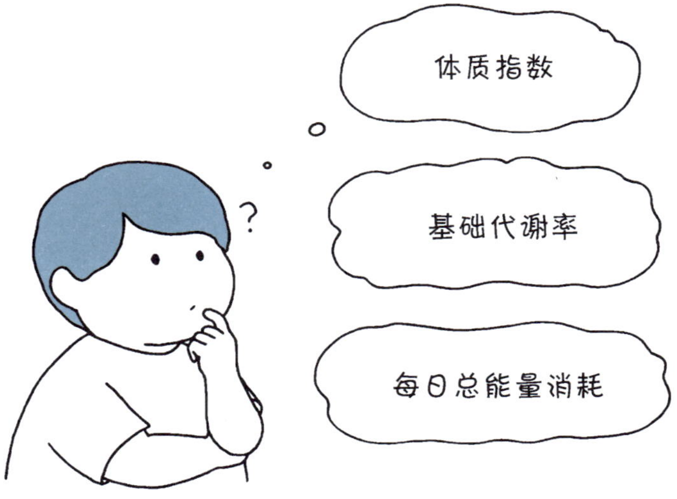

40. 如何评估人体的肥胖程度

最准确的体脂测量方法包括水下称重、空气置换体积测量和双能 X 射线吸收法(dual-energy X-ray absorptiometry, DEXA)等，因为测量相对复杂，且有一定的辐射性，在临床中应用较少。临床常见的评估人体肥胖程度的简单方法有以下几种。

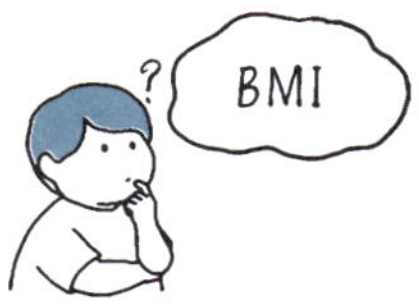

体质指数

(1) 体质指数(BMI): BMI = 体重(kg)/ 身高(m)^2

虽然 BMI 不是直接测量体脂的公式，但可以提供一个肥胖水平的粗略估计。BMI 低于 18.5kg/m^2 为体重不足，18.5～23.9kg/m^2 为正常体重，24.0～27.9kg/m^2 为超重，28.0kg/m^2 及以上为肥胖。

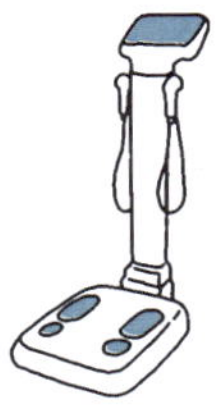

生物电阻抗分析

(2) 生物电阻抗分析(bioelectrical impedance analysis, BIA): BIA 是通过测量身体对极微小电流的阻抗来估算体脂含量和内脏脂肪面积。不同的 BIA 设备可能会使用不同的公式来计算体脂百分比。

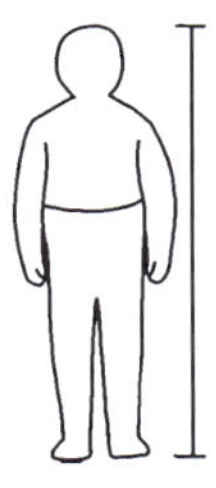

腰围与身高比

(3) 腰围与身高比：这个简单的比值也可以用来估算体脂水平。例如，腰围(cm)除以身高(cm)的比值，如果超过 0.5，可能意味着体脂过高。

需要注意的是，这些指标和计算公式都有局限性，它们提供的只是估算值，而不是精确的体脂测量结果。

41. 如何估算自己的基础代谢率

基础代谢率（BMR）是指人体在安静状态下（通常是清晨、温暖、放松的环境中，且在完全空腹的情况下），维持生命所需的最低能量消耗。哈里斯 – 本尼迪克特（Harris–Benedict）公式是一种较为常用的基础代谢率计算公式。

男性：BMR＝88.362＋[13.397×体重（kg）]＋[4.799×身高（cm）]－[5.677×年龄（岁）]

女性：BMR＝447.593＋[9.247×体重（kg）]＋[3.098×身高（cm）]－[4.330×年龄（岁）]

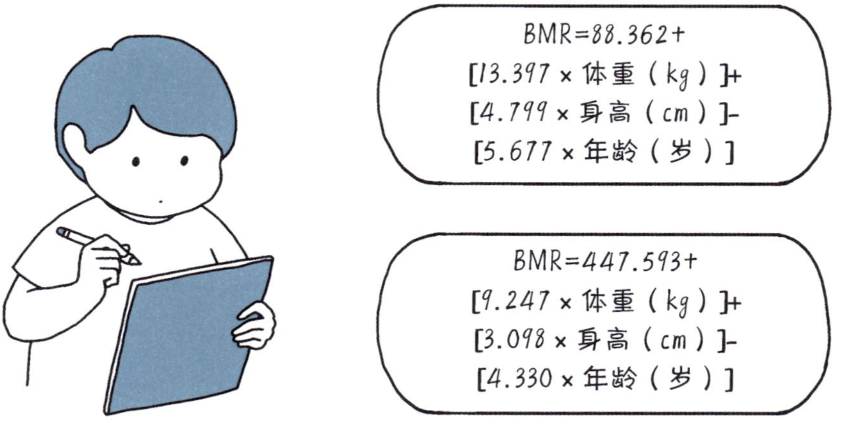

42. 如何估算自己每日消耗多少能量

每日总能量消耗（TDEE）是指一个人在一天内消耗的总能量，包括基础代谢率（BMR）加上日常活动和运动所消耗的能量。

每日总能量消耗采用简单活动水平系数法的计算公式：

TDEE＝BMR×活动水平系数

其中，活动水平系数可以根据以下分类进行估算。

极少活动　BMR × 1.2
（久坐不动）

轻度活动　BMR × 1.375
（少量运动，如步行、轻量家务）

中度活动　BMR × 1.55
（如中等强度的运动、站立工作）

高度活动　BMR × 1.725
（如重体力工作、高强度运动）

极度活动　BMR × 1.9
（如非常重的体力劳动、运动员训练）

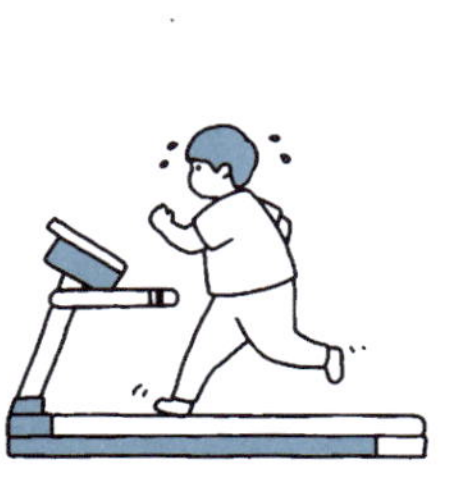

43. 如何计算自己的标准体重

标准体重是指一个人在特定身高下，被认为最健康的体重范围。通常通过简单的公式估算。

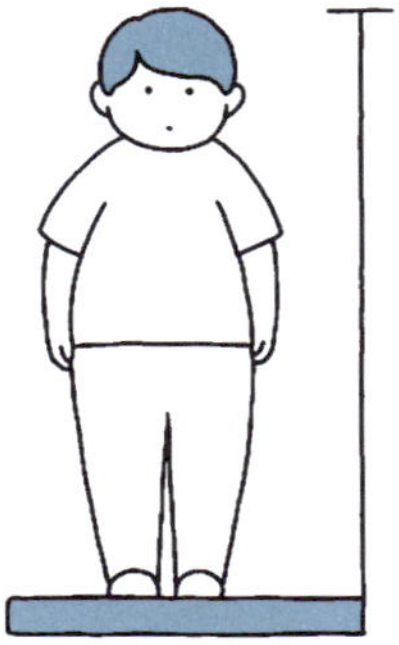

体重秤

常用公式：

男性：标准体重（kg）= 身高（cm）- 105
女性：标准体重（kg）= 身高（cm）- 110

世界卫生组织（WHO）推荐公式：

男性：标准体重（kg）= [身高（cm）- 80] × 0.7
女性：标准体重（kg）= [身高（cm）- 70] × 0.6

亚洲人适用公式：

男性：标准体重（kg）= [身高（cm）- 100] × 0.9
女性：标准体重（kg）= [身高（cm）- 100] × 0.85

举例：

一个身高170cm的男性，标准体重为：170-105=65kg
一个身高160cm的女性，标准体重为：160-110=50kg

44. 什么是理想体重范围

理想体重范围和标准体重是两个不同的概念。理想体重范围是指以标准体重为基准，上下浮动 10% 的区间。

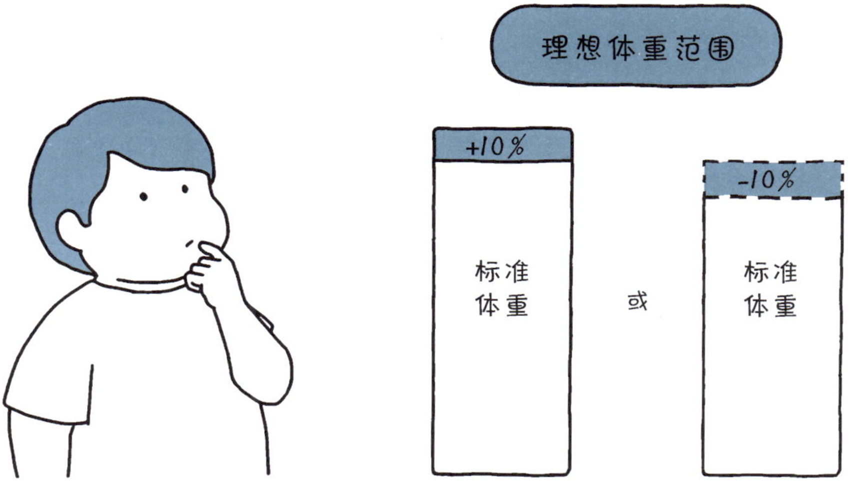

理想体重范围 =(标准体重 × 0.9)~(标准体重 × 1.1)。

例如，一个身高 170cm 的男性，标准体重为 65kg，理想体重范围为 58.5 ~ 71.5kg。

这一范围综合考虑了健康与个体差异，旨在降低慢性疾病风险，同时避免体重过轻或过重带来的健康问题。

45. 日常食物可以分几种类别

日常食物丰富多样，为了更好地了解和合理摄入各类营养物质，可以将其分为以下几大类别。

（1）谷薯类：是碳水化合物，特别是淀粉的主要摄入源。包括大米、小麦、玉米、燕麦、高粱等谷物，以及红薯、土豆、木薯等薯类。这类食物能为人体提供能量，维持身体各项功能的正常运转。

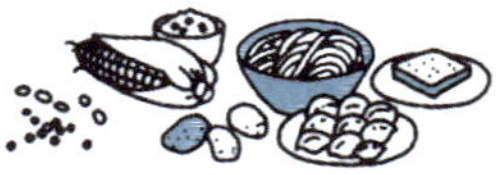

（2）蔬菜水果类：富含维生素、矿物质、膳食纤维和植物化学物。蔬菜种类繁多，如叶菜类的菠菜、白菜，花菜类的西蓝花、菜花，根茎类的胡萝卜、萝卜等；水果如苹果、香蕉、橙子、葡萄等。它们有助于增强免疫力、促进肠道蠕动、预防便秘等。

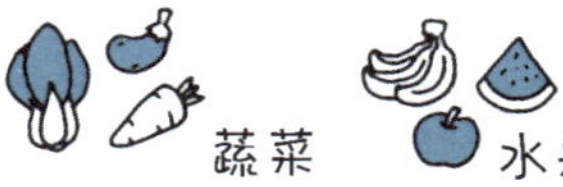

（3）畜禽鱼蛋奶类：优质蛋白质的良好来源，同时还提供脂肪、矿物质和维生素。畜禽肉类包括猪肉、牛肉、羊肉、鸡肉、鸭肉等；鱼类有鲫鱼、鲤鱼、鲈鱼、带鱼等；蛋类有鸡蛋、鸭蛋、鹅蛋等；奶类及奶制品如牛奶、酸奶、奶酪等。这些食物对于身体组织的修复和生长，以及维持正常生理功能至关重要。

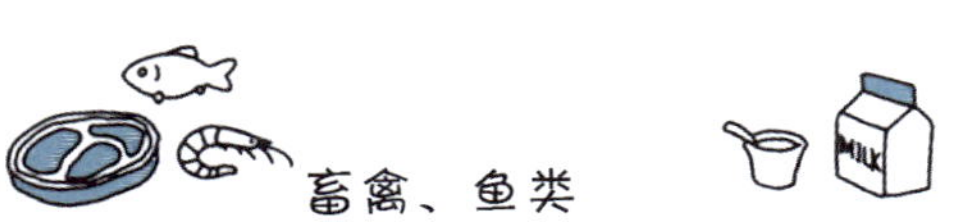

（4）大豆及坚果类：大豆类包括黄豆、黑豆等，富含优质植物蛋白、钙、铁、维生素等营养成分，还含有大豆异黄酮等有益健康的植物化学物；坚果类如杏仁、核桃、腰果、花生等，含有丰富的蛋白质、健康脂肪、维生素和矿物质，适量食用有助于心脏健康。

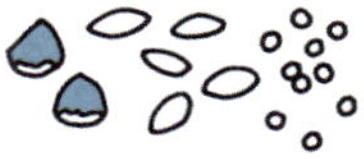

大豆及坚果类

（5）油、盐、糖及其他调味品：油是烹饪中常用的物质，为人体提供能量和必需脂肪酸，常见的有植物油如花生油、玉米油、橄榄油等。盐是维持人体正常生理功能所必需的，但过量摄入会增加高血压等疾病风险。糖是能量的来源之一，但过多摄入添加糖会导致肥胖、龋齿等问题。此外，还有各种调味品，如酱油、醋、花椒、八角等，用于增添食物的风味。

46. 正常人每日需要多少能量

正常人每日所需能量取决于性别、年龄、体重和活动水平。成年人每日能量需求大致范围如下。

轻体力活动者：
男性 2 000～2 400kcal/d，女性 1 600～2 000kcal/d。

中体力活动者：
男性 2 400～2 700kcal/d，女性 2 000～2 200kcal/d。

重体力活动者：
男性 2 700～3 200kcal/d，女性 2 200～2 600kcal/d。

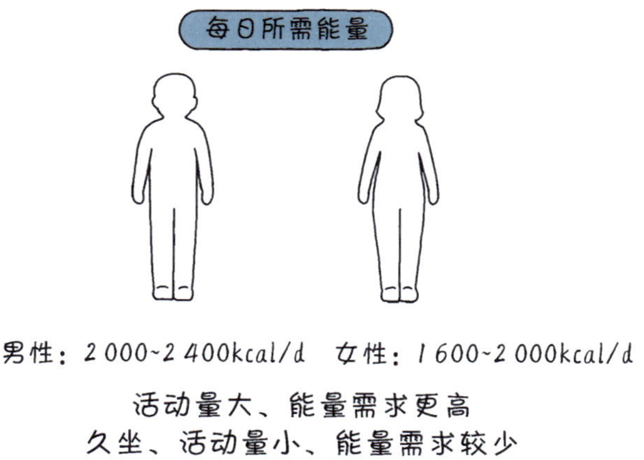

47. 人每天需要吃多少食物

《中国居民膳食指南(2022)》中的膳食宝塔，为不同年龄段人群提供了每天食物摄入量的建议。以下是基于成年人平均身体活动水平提出的每日食物摄入量参考。

(1)谷薯类食物：250～400g，其中全谷物和杂豆 50～150g，薯类 50～100g。

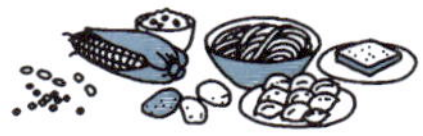

(2)蔬菜：300～500g，其中深色蔬菜占一半以上。

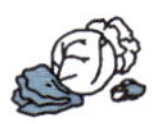

(3)水果：200～350g，相当于一个中等大小的水果。

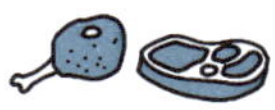

(4)畜禽肉：40～75g。

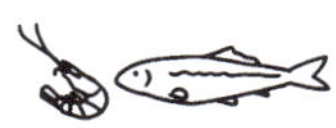

(5)鱼虾类：40～75g。

(6)蛋类：40～50g，相当于一个中等大小的鸡蛋。

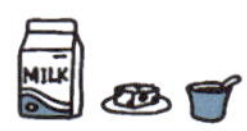

(7)奶类：液体奶 300mL。

(8)大豆和坚果：大豆及坚果类 25～35g，其中坚果每周 70g 左右。

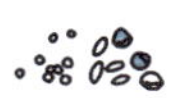

(9)盐：不超过 5g(相当于装满普通啤酒瓶盖一层)。

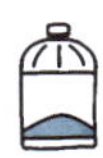

(10)油：25～30g。

这些推荐量是基于一般成年人的平均能量需求，如果是减重人群，还需根据个人情况进行调整。

48. 影响人体能量需求的因素有哪些

影响人体对能量需求的因素有以下六点，了解这些因素，有助于合理调整饮食，满足身体对能量的需求。

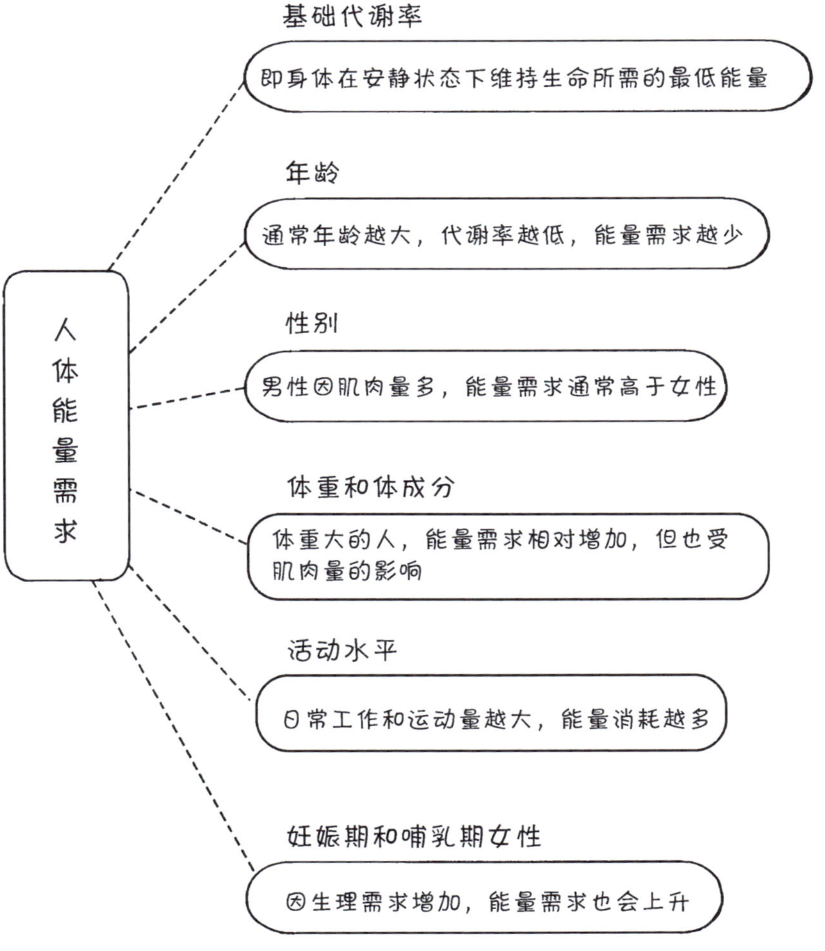

49. 什么是“能量平衡”

能量平衡是指在一定时间内，人体摄入的能量与消耗的能量相等的状态。如果摄入的能量多于消耗的能量，多余的能量会转化为脂肪储存起来，导致体重增加；反之，如果消耗的能量多于摄入的能量，身体会动用储存的脂肪或肌肉，从而引起体重下降。

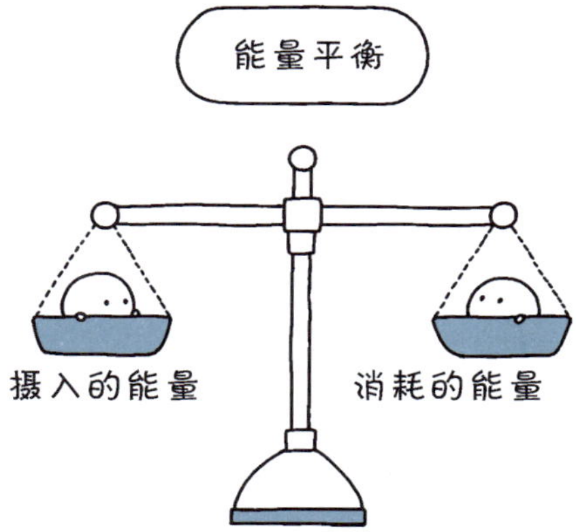

维持能量平衡是保持健康体重的关键，通过合理饮食和适量运动，可以确保身体获得足够的能量，同时避免能量过剩或不足。

50. 能量平衡与人体健康有何关系

能量平衡，就像人体的“健康天平”。

当人体能量摄入与消耗保持平衡时，有助于维持稳定的体重和正常的生理功能。如果能量摄入长期大于消耗，会导致体重增加，肥胖、糖尿病、心血管疾病等可能找上门来。相反，如果能量消耗长期大于摄入，会引起体重下降，过度能量消耗可能造成营养不良、免疫力下降等问题。

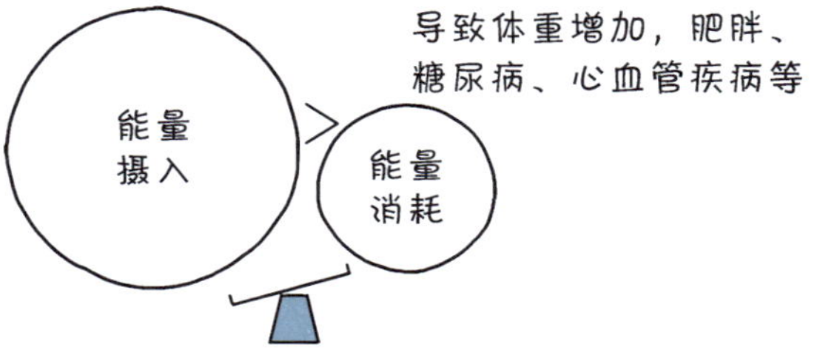

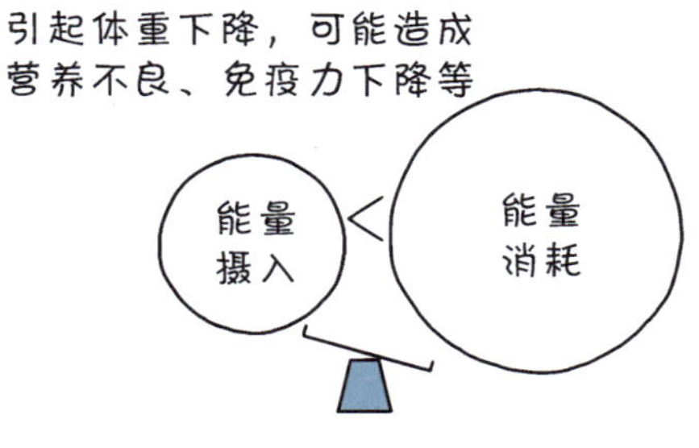

因此，保持能量平衡是确保身体健康的重要因素，通过均衡饮食和适量运动，可以促进营养素的合理摄入和能量的有效利用，从而维护良好的健康状况。

51. 如何评估每日摄入能量的多少

可以通过以下步骤，评估每日摄入了多少能量。

第一，记录一日三餐及零食的具体食物种类和重量，不要遗漏任何细节，即使是一小口饼干或一口饮料也要记录下来。

第二，查找食物能量表，对照每种食物的能量。

第三，计算每一天摄入的每一种食物的能量。

第四，将一天中所有食物的总能量加起来，就得到了一天的总能量摄入量。

目前已经有较多手机应用程序或智能设备可以帮助轻松记录和计算食物的重量，方便日常生活中快速计算能量摄入量。

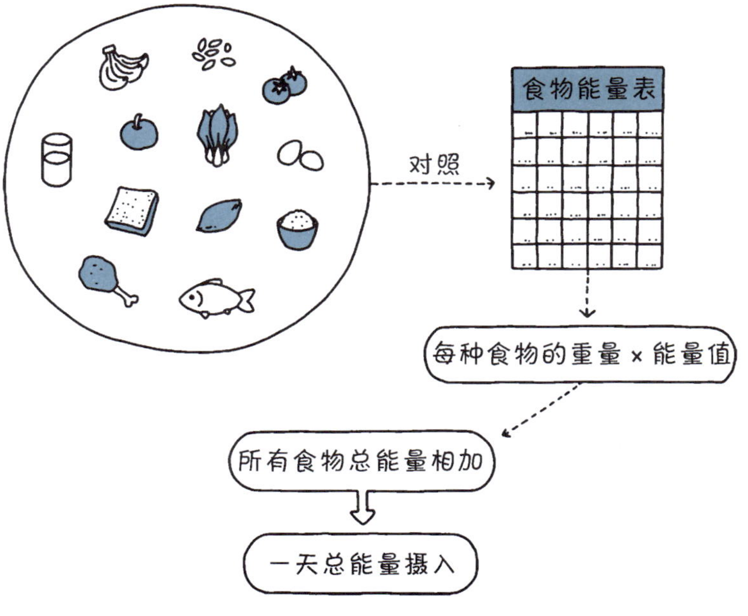

52. 营养学中的“万卡定律”是什么

营养学中的“万卡定律”是指当人体的能量消耗量与摄入量相比，平均减少量每积累到 10 000kcal 时，体重会平均减少 1～2kg。

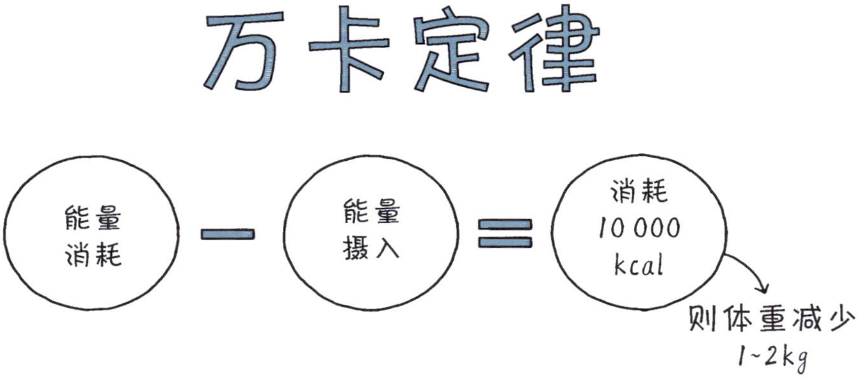

例如，一个 60kg 标准体重的人在安静状态下每天需 1 500～1 600kcal 能量，中等运动量者每天需 1 800～2 000kcal。超重人群若将每天摄入量控制在 1 200kcal 以内，当在两周或一个月内累计减少 10 000kcal 的量，就能减重约 1kg。这一定律为人们通过控制能量摄入和增加消耗来实现体重管理提供了理论依据，强调了长期坚持制造能量缺口对于减重的重要性。

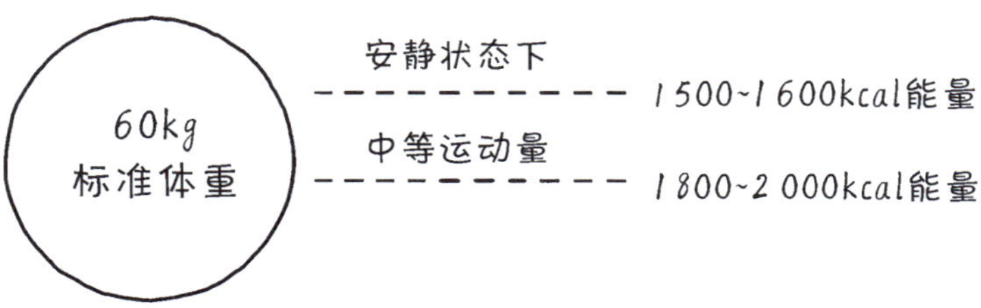

第二章

减重，从好好吃饭开始

一、健康减重，学会“挑”食

1. 学会正确“挑”食，对减重有帮助吗

越吃越瘦不现实，适当“挑”食来帮你！所谓的“挑”食，是指尽量选择低能量、高膳食纤维、高蛋白质的食物，它们既能增加饱腹感，又控制了总能量的摄入。例如，蔬菜、水果、粗粮、瘦肉、鱼虾、蛋类、大豆制品和低脂奶制品等。

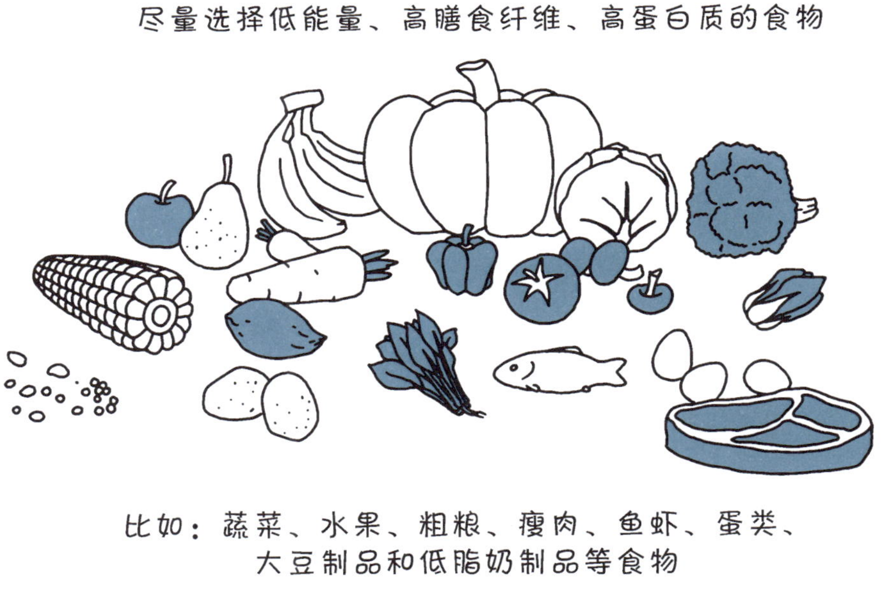

同时，养成“挑”走高糖、高脂食物的饮食习惯，减少不必要的能量摄入。因此，合理搭配食物，学会“挑”食，是减重过程中的重要策略。

2. 如何“挑”碳水，为减重“加速度”

学会选择合适的碳水化合物（“碳水”），可以为减重提供助力。优质的复杂碳水化合物，如全谷物、杂豆类和根块类蔬菜，血糖指数（glycemic index，GI）低、释放能量慢，让你感觉吃饱又吃好。

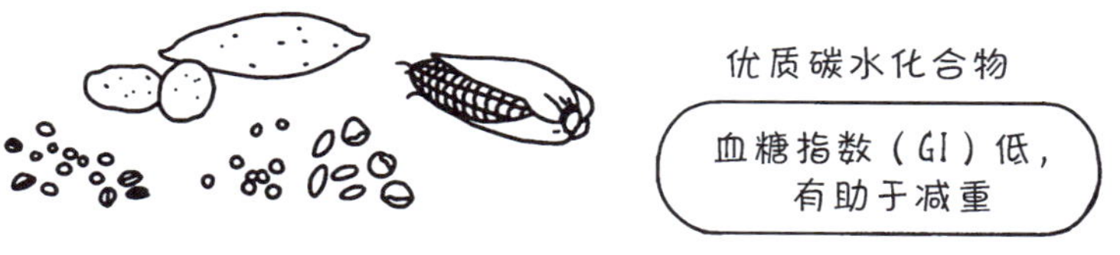

相比之下，精制的简单碳水化合物（如白面包、甜食）血糖指数高，不仅容易导致血糖波动和脂肪储存，还会让你食欲大开、一吃再吃。

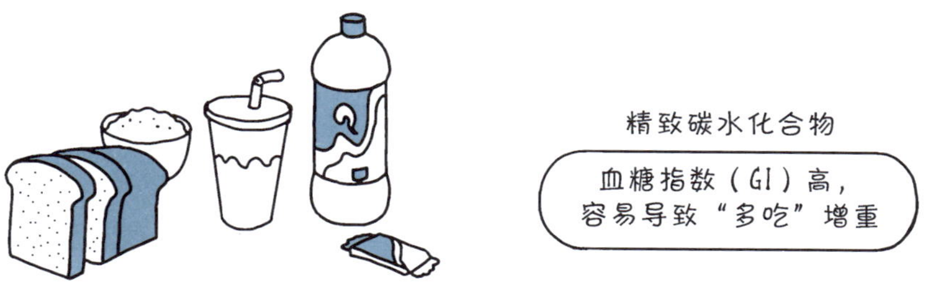
精致碳水化合物
血糖指数（GI）高，
容易导致“多吃”增重

因此，减重时应挑选复杂“碳水”，限制简单“碳水”，这样既能保证身体获得足够的能量，又有助于减重期间的血糖稳定。合理搭配“碳水”，是健康减重饮食的关键。

3. 如何“挑”蛋白质类食物

学会挑选蛋白质类食物对于健康饮食和减重同样重要。优质蛋白质食物并不少，记住“鱼虾瘦肉与禽蛋，大豆乳类营养全；优质蛋白低热量，减重之路绽光芒”。优质蛋白质能有效提供人体必需的氨基酸，有助于肌肉的生长和维持，而且能量较低，在减脂期间不会增加过多的能量负担。豆类和坚果也是不错的蛋白质食物选择，尤其适合素食主义者。

但是，高脂肪和高盐的加工肉类，如香肠、腊肉，引起心血管疾病的风险极大，应严格限制摄入量。

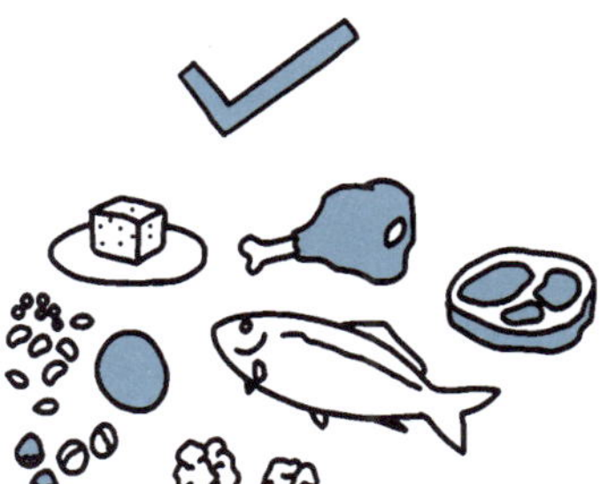

鱼虾瘦肉与禽蛋，大豆乳类营养全；优质蛋白低热量，减重之路绽光芒

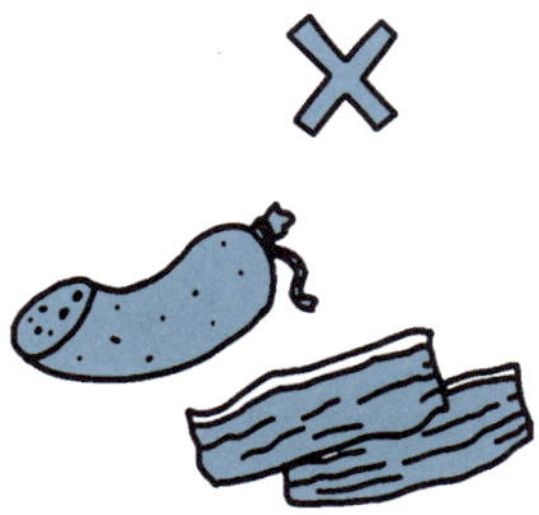

高脂肪、高盐的加工肉类不可取

4. 如何“挑”油脂类食物

挑选油脂类食物时，不饱和脂肪酸是首选主角。橄榄油和亚麻籽油等植物油、深海鱼油、坚果等都是优质脂肪的来源。这些健康油脂有助于降低低密度脂蛋白胆固醇，保护我们的心脏健康。

要小心的是，部分加工食品和烘焙食品中深藏着饱和脂肪酸和反式脂肪酸。限量摄入这些食品很关键！

注意，即使健康油脂也应适量摄入，因为油脂所含的能量较高，过量摄入也会引起能量超标和超重、肥胖的发生。

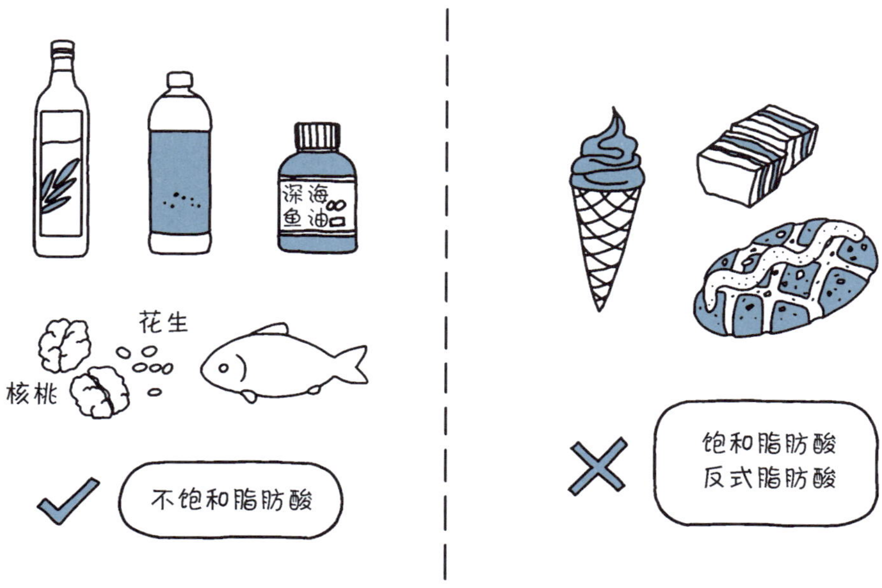

5. 如何“挑”蔬菜

选菜要“花哨”，注重多样性，选择不同颜色和种类的蔬菜，以获取丰富的营养素。

深绿色蔬菜，如菠菜和西蓝花，富含钾、镁和维生素 K。红色和橙色蔬菜，如胡萝卜和甜红椒，富含维生素 A。紫色蔬菜，如紫甘蓝，富含花青素，在抗氧化方面大有助益。

优先选择新鲜、应季蔬菜，避免长时间存放导致营养流失。尽量减少烹饪时间，以保留蔬菜中的维生素和矿物质。合理搭配蔬菜，有助于形成均衡的饮食结构，促进健康。

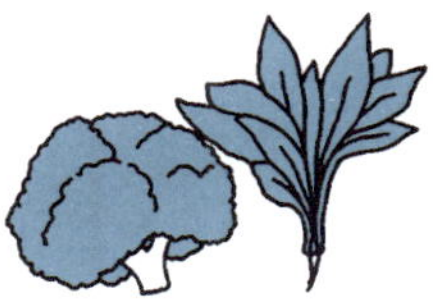

深绿色蔬菜，富含
钾、镁和维生素K

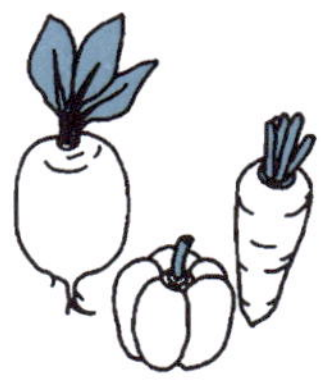

红色和橙色蔬菜
富含维生素A

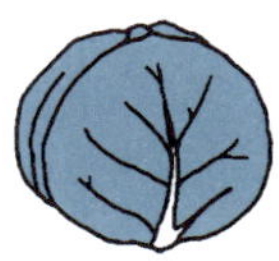

紫色蔬菜
富含花青素

挑选蔬菜tips

（1）优先选择新鲜、应季蔬菜，避免长时间存放导致营养流失。

（2）尽量减少烹饪时间，以保留蔬菜中的维生素和矿物质。

（3）合理搭配蔬菜，有助于形成均衡的饮食结构，促进健康。

6. 如何“挑”水果

挑选水果时，应考虑其新鲜度、成熟度和营养价值。

第一，水果的“颜值”很重要，选择外观完好的水果，避免过熟或腐烂的果实。

第二，优先选择当季水果，通常更新鲜、口味更佳，查看水果的颜色和硬度，这些是成熟度的指标。

第三，了解不同水果的营养成分，如浆果富含抗氧化剂，柑橘类富含维生素 C。

第四，均衡饮食，适量食用水果，每天摄入 200～350g 为宜。

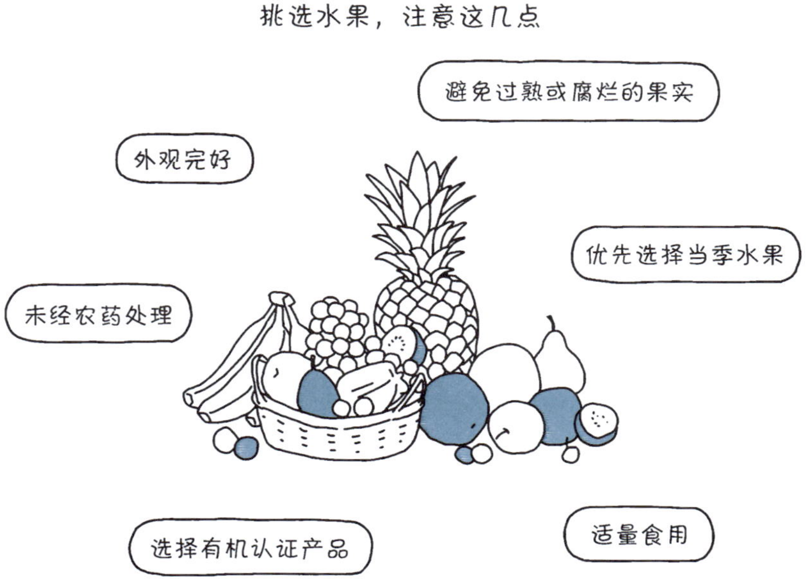
挑选水果，注意这几点
避免过熟或腐烂的果实
外观完好
优先选择当季水果
未经农药处理
选择有机认证产品
适量食用

7. 如何“挑”调料

挑选调料时，应首选天然且加工工序少的品类。例如，整粒花椒能最大限度保留其原始风味与天然成分；新鲜研磨的胡椒，研磨瞬间释放出的浓郁香气，是加工预磨胡椒难以比拟的；未经精炼的橄榄油，完好留存了橄榄中的营养物质与独特风味。

查看生产日期与保质期至关重要，确保调料处于新鲜可食用状态。一般而言，新鲜调料香气浓郁，凑近细闻，便能感受到扑面而来的醇厚香味。挑选时，尽量避开含有大量添加剂的产品，防止摄入过多不必要的化学物质，给身体增添负担。

烹饪过程中，也要把控好调料的用量。以盐和糖为例，过量摄入盐会增加高血压等心血管疾病风险，过量摄入糖则易引发肥胖、糖尿病等健康问题。

只有合理搭配、精准使用调料，才能在提升食物风味的同时，全方位守护身体健康。

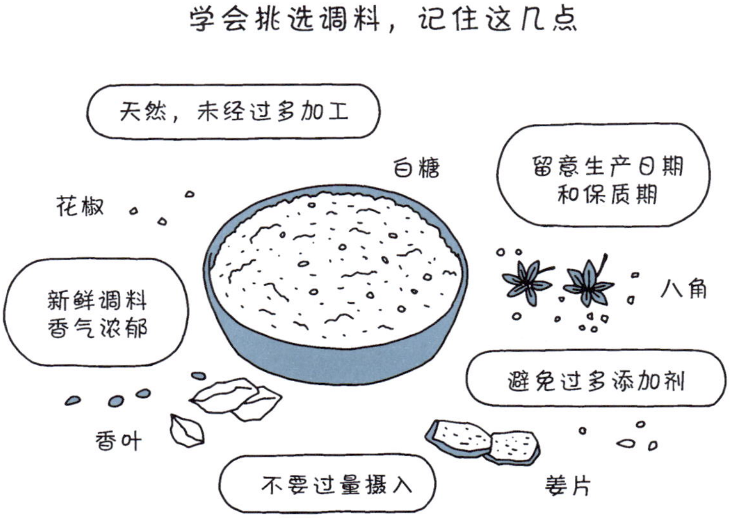

8. 如何“挑”饮品

挑选饮品的过程中，我们须时刻将营养成分与健康影响放在首位。务必牢记，白开水堪称减重期间的最佳饮品，能做到不喝其他饮料是最理想的状态。

如果实在无法避免饮用饮品，那么无糖或低糖饮品应为首选，以此有效减少添加糖的摄入量。当我们选择天然果汁或蔬菜汁时，一定要仔细查看是否添加了额外糖分，很多看似天然的果汁，可能因添加糖而使能量大幅攀升。同时，要坚决避开含有人工色素和防腐剂的饮品，这类添加剂对身体健康并无益处。

从健康角度来看，水在饮品领域有着无可替代的“黄金”地位，矿泉水或纯净水都是优质选择。茶和咖啡适量饮用有助于提神醒脑，但过量饮用则可能导致咖啡因摄入过量，引发心悸、失眠等不适症状。

此外，饮品包装上的营养成分表犹如精准的“购物指南”，能量值、成分等关键信息清晰呈现。我们应努力成为“明智消费者”，依据自身的健康状况、营养需求以及减重目标，挑选最适合自己的饮品。

学会挑选饮品，注意这几点

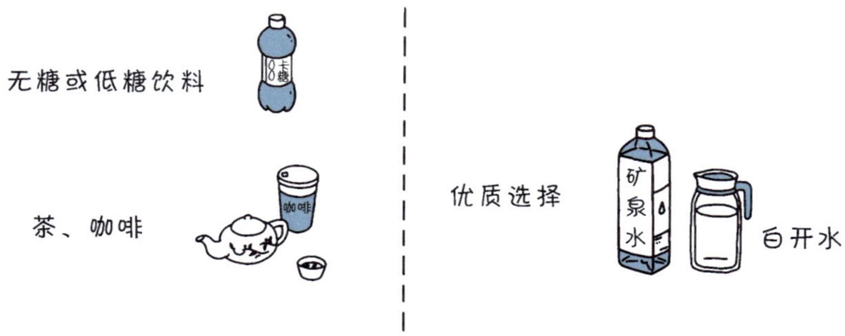

9. 如何“挑”零食

挑选零食时，应关注其营养成分、添加剂和健康影响。优选低糖、低盐、低脂肪的零食，避免摄入过多添加糖、盐和不健康的脂肪。

选择全谷物、坚果、水果和蔬菜等天然食品作为零食，这些食物更营养。

尽量不选深加工、富含人工添加剂的零食。

适量食用零食，避免影响正餐的摄入。平衡零食与整体饮食，确保营养均衡。

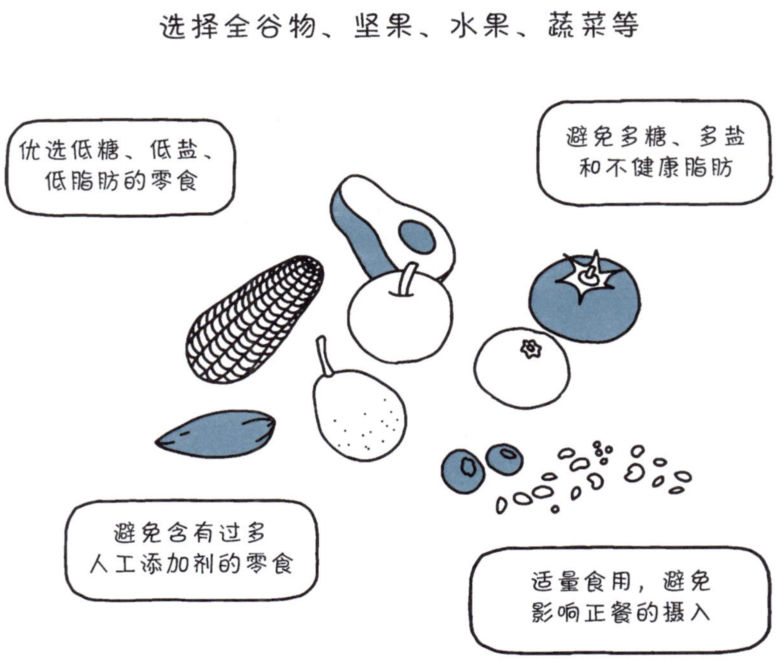

10. 如何认识“低糖、无糖”背后的甜味剂

“低糖”“无糖”食品通常使用甜味剂替代糖分，包括天然来源的甜味剂（如甜菊糖、赤藓糖醇、罗汉果苷）和人工甜味剂（如阿斯巴甜、糖精钠、安赛蜜）。

天然甜味剂能量低或无能量，适合糖尿病患者或减重人群。人工甜味剂则是“网红”与“争议”并存的新鲜事物，长期大量摄入，可能会让身体有点小“意见”。

此外，“无糖”食品可能仍然含有其他糖类、油脂或添加剂，选择时要注意查看营养成分表，挑选低能量且添加剂较少的产品。正确认识甜味剂，恰当食用“低糖、无糖”食品，也是健康饮食的一部分。

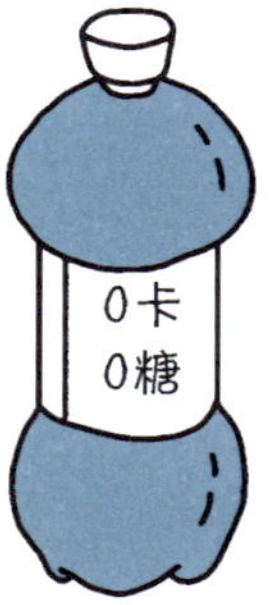

通常使用天然甜味剂替代糖分
能量低或无能量
适合糖尿病患者或减重人群
但仍存争议，不要长期大量摄入

11. 如何看透包装食品的“真相”，警惕“减重刺客”

购买包装食品时，要学会认清包装食品的“真相”，认真查看营养成分表和配料列表，警惕那些看似健康实则高能量的“减重刺客”。要当心“无糖”标签可能掩盖了高脂肪含量；还要当心“低脂肪”食品可能添加了更多糖分以提升口感。此外，不要被“全麦”或“天然”等字眼迷惑，这可能是“美丽的误会”。

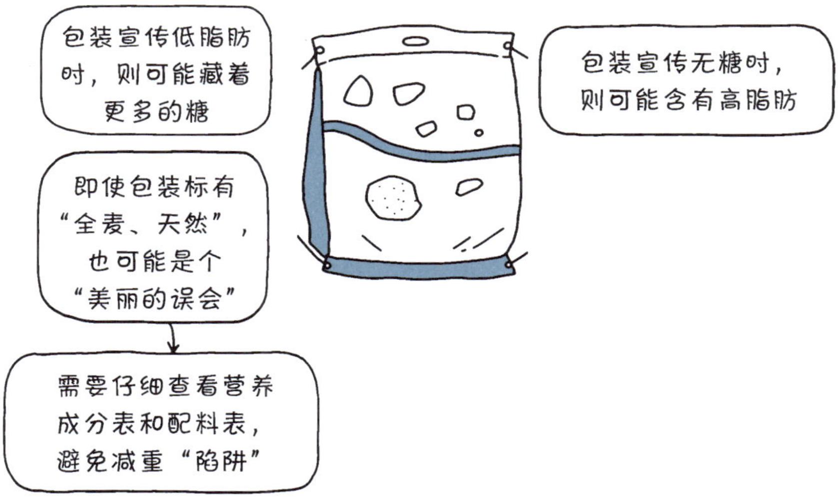

学会解读食品标签上的“营养密码”，合理选择，才能避免摄入过多能量，助力减重目标的实现。

12. 如何更好地“烹调”来帮助减重

烹调不仅是食物加热的过程，它更像是一场食材与调料的华丽“魔法”。对食材进行正确的处理和调味，可以在享受美味的同时保持食物的营养价值。

蒸、煮、炖、炒，这些低温、低脂的烹饪方法，可以给食物穿上“营养保鲜衣”。例如，蒸菜可以保留食材的维生素和矿物质，炒菜则要注意控制油温和时间，避免产生有害物质。此外，合理搭配食材，使用天然香料代替盐和糖，给味蕾来个“SPA”的同时可降低慢性疾病风险。学会烹调，让健康饮食成为生活的一部分。

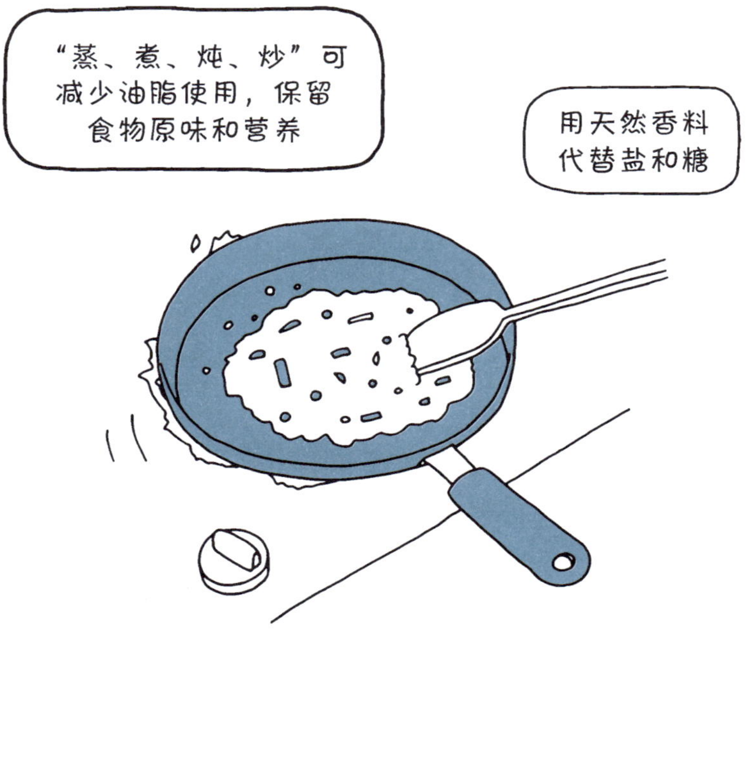
“蒸、煮、炖、炒”可减少油脂使用，保留食物原味和营养
用天然香料代替盐和糖

13. 如何“挑”餐具，助力改变进食习惯

学会巧妙挑选餐具，能轻松改变进食习惯，成为预防肥胖的得力助手。

用餐时，不妨选用小号餐具，这一简单举动，能在视觉上营造食物分量充足的假象，巧妙“欺骗”大脑，进而减少食物摄入量。就像用小盘子装食物，满满一盘看似丰富，实则分量不多，既能满足心理需求，又能控制能量摄入。

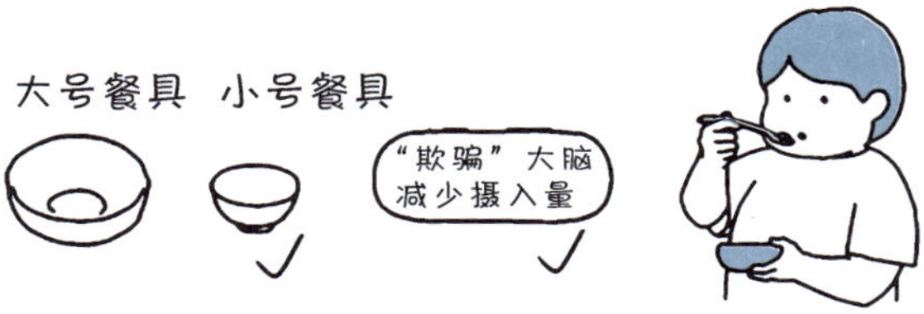

选择冷淡色系的餐具也是个妙招，这类颜色能够有效降低食欲。蓝色或灰色的餐盘，会给人一种冷静、克制的感觉，让你在面对美食时，不会过度冲动进食，轻松控制食量。

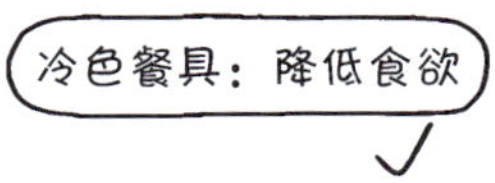

材质厚实的餐具同样不容小觑，它能赋予进食过程更多的仪式感，促使你放慢进食速度，避免进食过量。

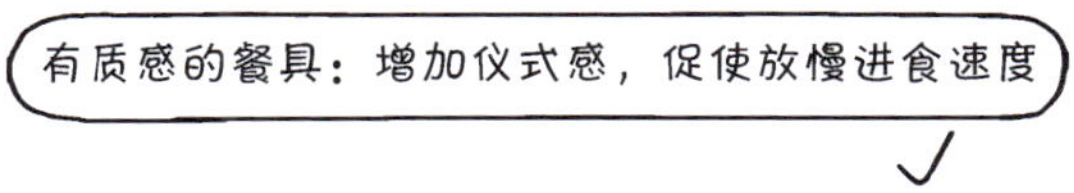

另外，透明餐具在控制零食摄入方面表现出色。当零食被装在透明容器中，你可以吃得更理性一些，从而减少不必要的能量摄入。

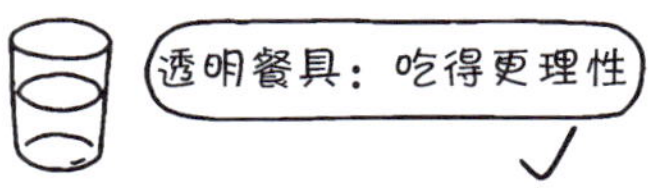

让我们精心挑选餐具，悄然调整进食行为，逐步养成更健康的饮食习惯吧！

14. 如何借助“食物交换份”让减重饮食不单调

“食物交换份”是一种营养均衡的饮食方法，它允许在控制总能量摄入的同时，通过替换不同食物组中的食物来增加饮食多样性，避免饮食单调。

每个交换份代表某一类食物的固定量，如一份主食、一份蔬菜或一份水果等，它们都是90kcal。这样一来，在每一类食物中，你想吃什么就换什么，既能保证每天营养充足，又能换着花样吃，再也不用担心减重期间吃得太单调啦！

例如，如果你不想吃米饭，可以用等量的燕麦或全麦面包替换。这样，减重者可以在控制体重的同时，享受丰富多样的食物，提高饮食的满足感和持久性。

控制总能量摄入的同时，多替换，增加食物多样性

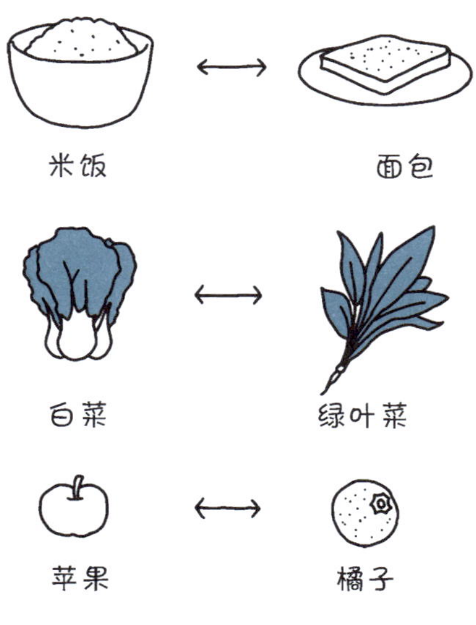

15. 减重路上，要对“高能量食物”说“NO”吗

在追求健康饮食与体重管理的道路上，学会对“高能量食物”果断说“NO”是关键一步。油炸食品，如炸鸡、薯条，经过高温油炸，吸收了大量油脂，能量飙升，长期大量食用，多余能量极易转化为脂肪堆积。

还有各类糕点甜品，如奶油蛋糕、甜甜圈，富含大量糖分与脂肪，不仅提供高能量，还可能引发血糖波动，对健康和体重控制极为不利。

含糖饮料也是高能量的“隐藏杀手”，一瓶 500mL 的含糖碳酸饮料含有约 210kcal 能量，这些液体糖分会在不知不觉中增加能量摄入。

此外，加工肉类如培根、香肠，在制作过程中加入大量盐和油脂，不仅能量高，还含有一些不利于健康的添加剂。常吃这类食品，会增加心血管疾病风险，还会导致体重上升。

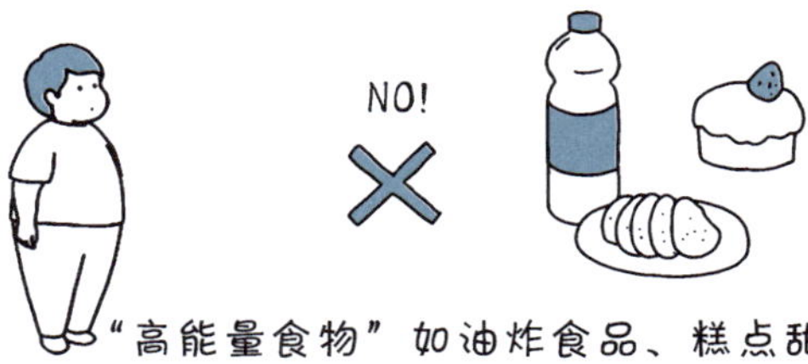

“高能量食物”如油炸食品、糕点甜品、含糖饮料

当面对这些高能量食物时，我们要坚定说“NO”。可以提前准备一些健康低卡的食物替代，如新鲜水果、水煮蛋、无糖酸奶等，既能满足口腹之欲，又能保持健康与良好体重。

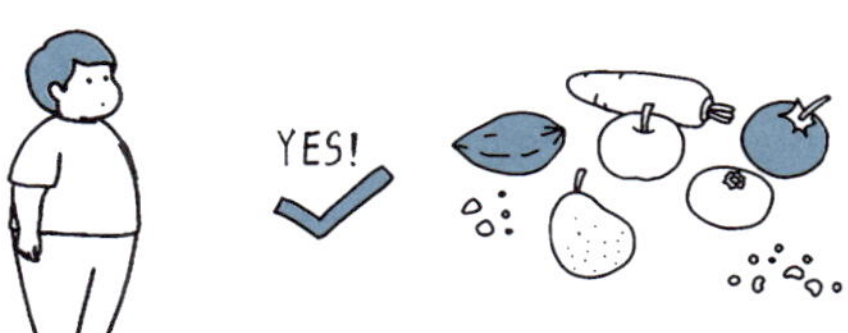

“健康低卡食物”如新鲜水果、水煮蛋、无糖酸奶等

二、就餐仪式感，帮助来减重

1. 进餐有序，吃对顺序能瘦得更快吗

进餐时的食物顺序确实可能影响体重管理。

首先摄入低能量密度、高膳食纤维的食物，如蔬菜和汤，可以增加饱腹感，减少后续高能量食物的摄入。

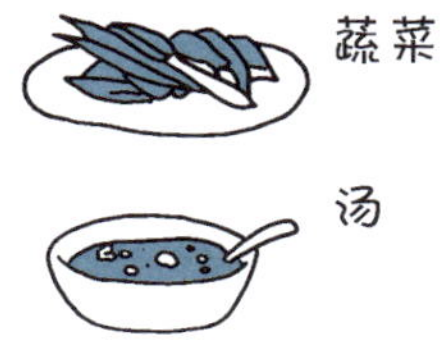

接着吃蛋白质和复杂碳水化合物，如瘦肉、全谷物，有助于稳住血糖，延长饱腹感。

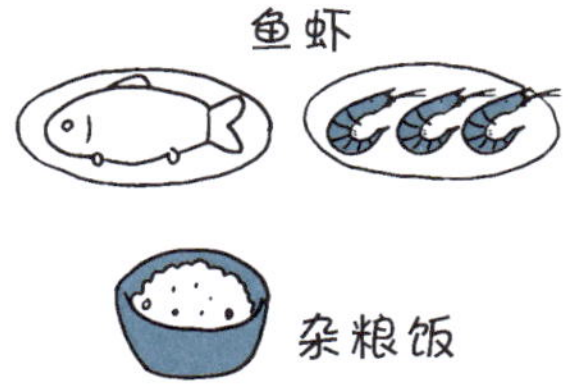

最后吃高糖或高脂肪的食物，因为此时你已经较饱，可能会吃得较少。

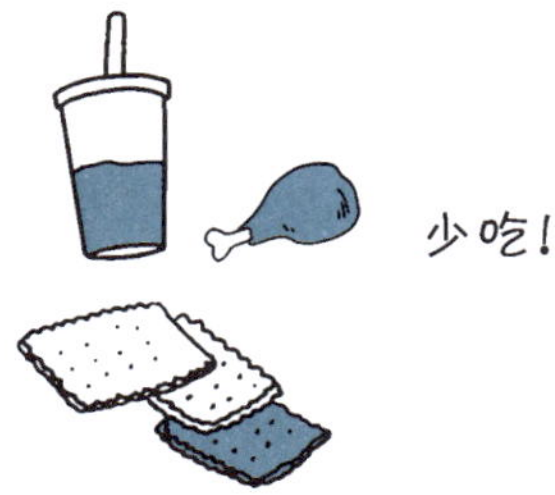

遵循这样的进餐顺序，能巧妙地控制每日总能量摄入，为减重目标助力。然而，需明确的是，要想实现有效的体重管理，不能仅依赖进餐顺序这一个因素。整体均衡的饮食模式，包含丰富的营养素，以及长期坚持良好的饮食习惯，才是维持健康体重的根本所在。

2. 每日进餐次数对减重有影响吗

每日进餐次数与减重成效密切相关。

增加进餐次数，采用少量多餐、营养均衡的饮食模式，有助于提升新陈代谢速率，有效管控饥饿感，避免总能量摄入失控。规律地频繁进餐，能防止血糖水平大幅起伏，维持能量供应的稳定，进而降低暴饮暴食的概率。

需要重点强调的是，若每餐能量摄取过量，即便进餐次数增多，对减重也毫无益处。所以，科学规划每日进餐次数，同时注重食物的合理选择与分量把控，才是迈向减重成功的关键所在。

少量多餐，营养均衡，有助于提升新陈代谢

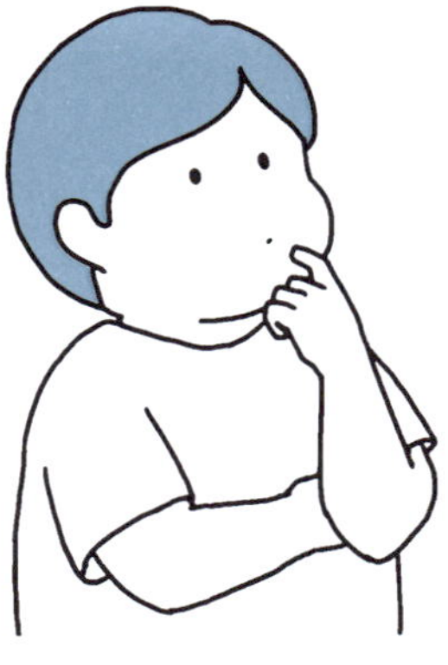

餐次	建议时间	热量占比
早餐	7:00-8:00	25%~30%
上午加餐	10:00-10:30	5%~10%
午餐	12:00-13:00	30%~35%
下午加餐	15:00-16:00	5%~10%
晚餐	18:00-19:00	20%~25%

3. 细嚼慢咽、减缓进食速度能帮助减重吗

研究表明，进食速度与体重管理息息相关——相较于细嚼慢咽者，习惯狼吞虎咽的快速进食者更易被肥胖问题困扰。这是因为放慢进食节奏，能为大脑留出充足时间接收饱腹感信号，避免因过量摄入食物而导致热量超标，所以，细嚼慢咽是助力减重的小窍门。

此外，细嚼慢咽能增加食物与唾液“亲密接触”的时间，促进消化吸收，提高饱腹感。

因此，改变进食速度，培养细嚼慢咽的习惯，是控制体重的一种有效方法。当然，还需搭配合理饮食和适量运动这两大“护法”。

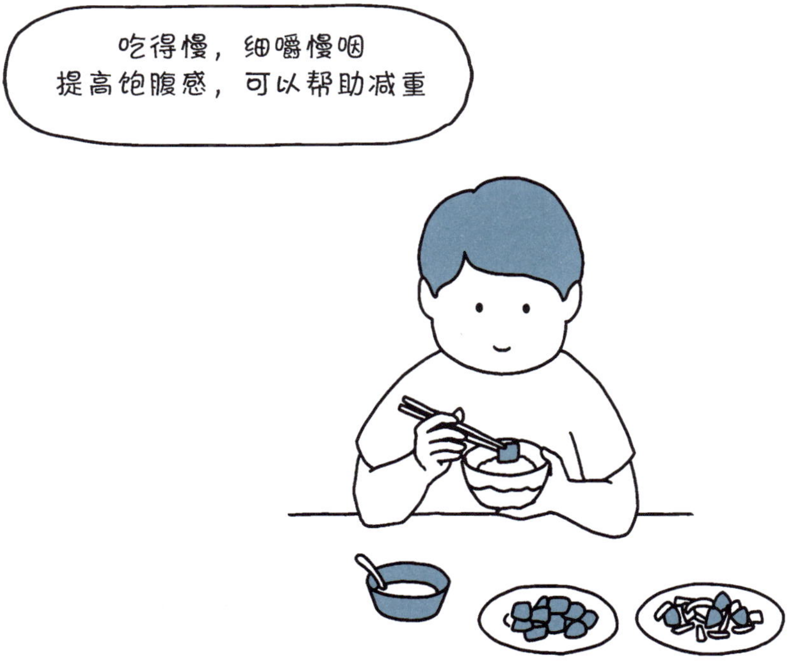

4. 如何通过“手掌法则”，做到食中“有数”

食中“有数”可以通过“手掌法则”来实现，这是一种直观的食物分量控制技巧。具体方法如下。

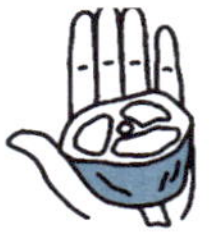

蛋白质
一份肉类或豆制品的量

- 每餐的蛋白质摄入量可以用一个掌心来衡量，大致相当于每餐一份肉类或豆制品的量。

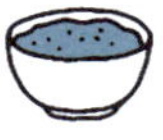

碳水化合物
米饭、面食

- 每餐的主食，一个拳头大小刚刚好，米饭、面食不超标。

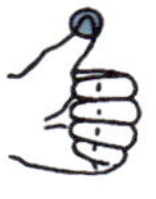

脂肪
一勺油脂

- 每餐的脂肪摄入量可以参考拇指尖，大约是一勺油脂的大小。

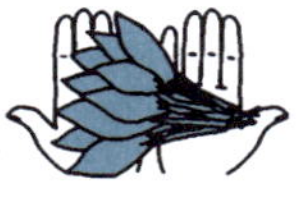

蔬菜

- 每餐的蔬菜摄入量则以双手能捧起的量为宜。

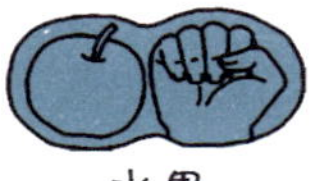

水果

- 每天的水果摄入量则以 1～2 个拳头大小的量为宜。

通过这种简化的方式，可以在不使用精确量具的情况下，把健康饮食“握在手中”。

5. 是“馋”还是“饿”，让你忍不住继续吃

在日常生活中，我们时常会遭遇持续的进食欲望，然而，这往往是“馋”在从中作梗，并非身体真的“饿”了。

从本质上来说，饥饿源于身体因缺乏能量而发出的生理信号，是身体维持正常运转的本能需求。而馋更多是受心理因素影响，此时你的身体可能并不缺乏能量，仅仅是大脑发出的信号，让嘴巴仿佛陷入了“寂寞”，渴望通过品尝特定食物来获得满足。

学会区分饿与馋，对合理饮食极为关键。判断方法并不复杂，主要依靠感受身体发出的信号：倘若身体出现轻度饥饿感，或是能察觉到能量有所不足，那么这大概率是真的饿了；但若是仅仅对某一种或几种特定食物产生强烈渴望，身体并无明显饥饿感，那基本上可以确定是“馋”在捣乱。

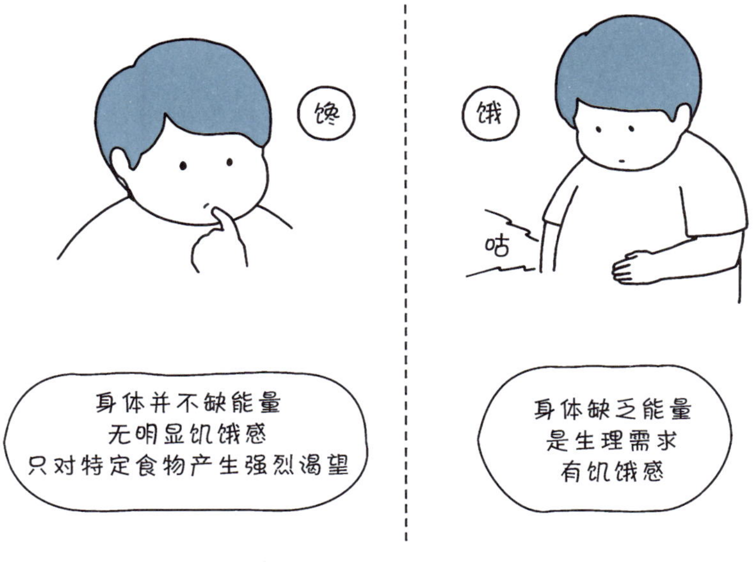

清晰辨别馋与饿，有助于我们理性地控制不必要的食物摄入，朝着更健康的饮食方式迈进。

6. “少吃一口”真的能帮助减重吗

日常饮食中一些看似不起眼的细节，实则对体重有重大影响。每天多吃一口饭，这看似毫不起眼的行为，背后累积的能量摄入却可能远超我们的想象。一口食物或许所含能量有限，可日复一日的积累，就会让能量逐渐过剩。这些多余的能量无法被身体及时消耗，便会悄然转化为脂肪储存起来，久而久之，超重甚至肥胖问题就接踵而至。

每餐少吃一口，持之以恒，定获“健康体重”

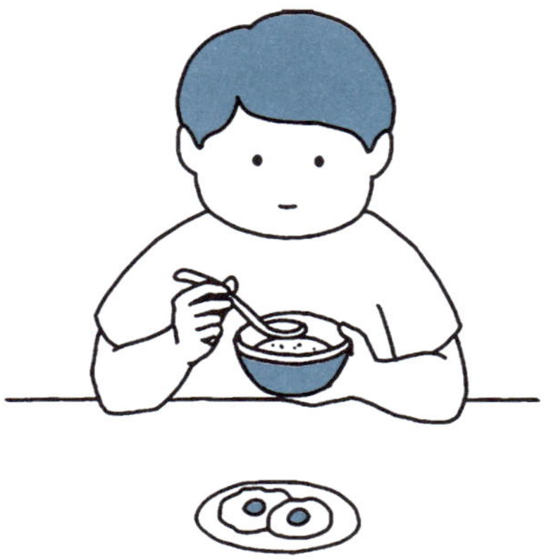

减重不妨就从“少吃一口”这个简单行动开启。每餐减少一口食物（20～50kcal），日积月累可降低全天总热量摄入；而且小幅减少单次进食量（而非极端节食）可避免代谢率显著下降。例如，每日 3 餐各减少 30kcal，一个月累计减少约 2 700kcal，相当于消耗约 340g 脂肪。“少吃一口”这个小步骤，易于实践且容易坚持，只要持之以恒，一定能帮助我们朝健康体重更进一步。

第三章

开启营养减重，你准备好了吗

一、哪些人群需要医学减重干预

$BMI \geqslant 28.0kg/m^2$ 的肥胖者，或 $BMI \geqslant 24.0kg/m^2$ 且存在糖尿病、高血压、高脂血症或高尿酸血症等肥胖相关并发症者，以及因肥胖影响生活质量或导致心理问题的人，需要进行医学减重干预。孕妇和未成年人应在医生指导下减重，运动员或对体重有特殊要求的个体，也需要专业指导。

医学减重强调个体化治疗，通过营养治疗、运动治疗、行为治疗和必要时的药物及手术治疗，确保减重过程安全有效。

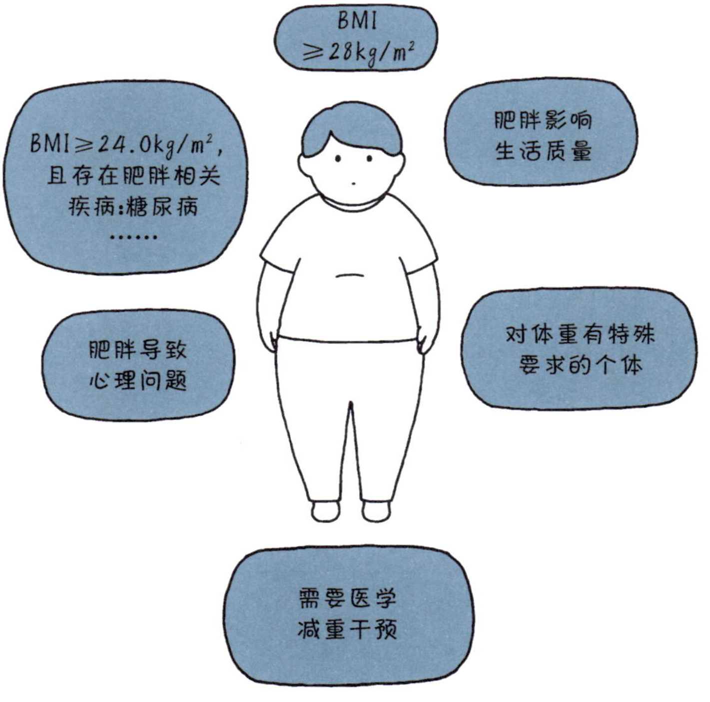

二、为什么医学营养减重科学又有效

国家卫生健康委发布的《肥胖症诊疗指南（2024年版）》《成人肥胖食养指南（2024年版）》，以及中国医疗保健国际交流促进会发布的《中国超重/肥胖医学营养治疗指南（2021）》中，都提出了详尽的医学营养减重干预方法。建议所有患者均应接受营养、运动、心理指导，作为全程基础管理。

《中国超重/肥胖医学营养治疗指南（2021）》中推荐采用限能量平衡膳食、高蛋白饮食、轻断食、低碳水化合物饮食、低血糖指数饮食、科学代餐等饮食模式，并结合适量运动，有助于实现健康减重，降低肥胖相关疾病发生风险。

医学营养减重方法

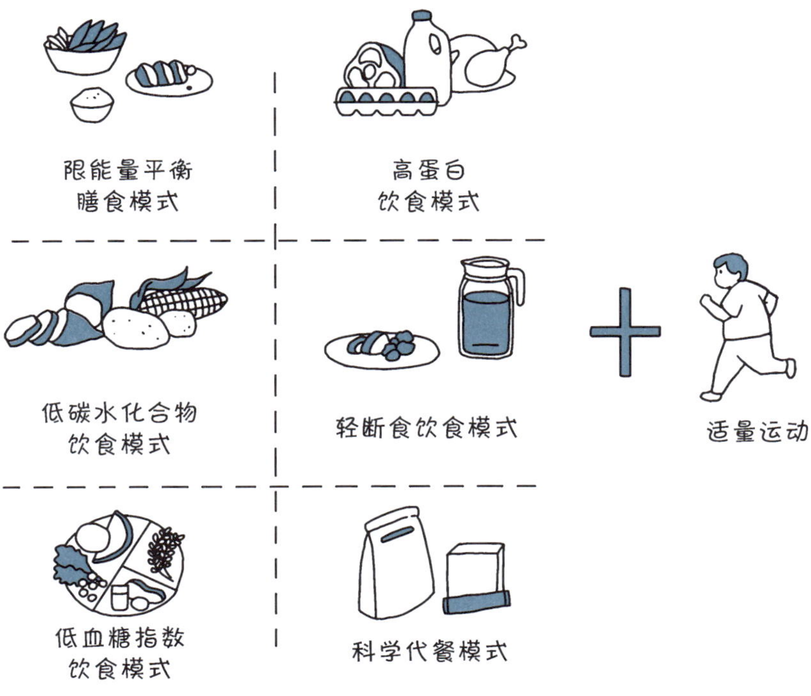

三、减重前准备

1. 决心：减重，准备好“改变生活”了吗

减重绝非仅仅立下一个简单的“flag”，而是要痛下决心，彻底重塑生活方式。这意味着必须精心调整饮食结构，坚决减少高能量食物摄取，大幅增加蔬菜与全谷物的食用量；要积极强化身体活动，逐步养成规律运动的良好习惯；着力改善睡眠质量，确保拥有充足的休息时间。与此同时，更要做好充分的心理建设，勇敢应对减重过程中必然遭遇的种种挑战以及随之而来的心理起伏。

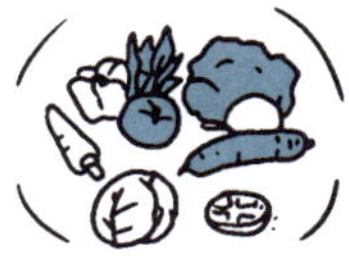

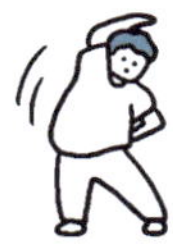

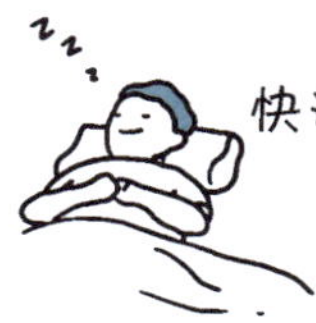

真正意义上的减重前期准备，是对自身生活习惯展开全方位、细致入微的审视，并且怀揣坚定不移、持续改进的决心。唯有如此，方能实现健康且长久的体重管理目标。

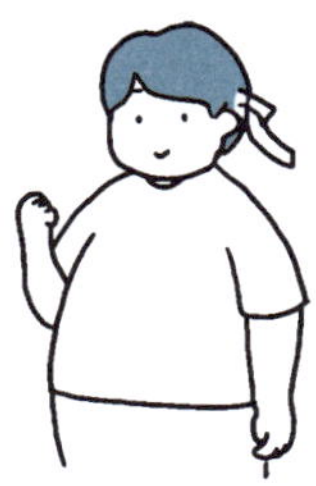

你，准备好了吗？减重，是一场从内心深处启航的征程。

2. 恒心：坚持减重生活 90 天，你的“心态”准备好了吗

坚持减重生活 90 天，需要的不仅是行动上的热血，更是心态上的良好准备。包括设定合理目标，保持足够耐心，因为减重是缓慢的过程；培养给自己加油激励的习惯，即使在平台期也不放弃；学会应对挫折，把短期失败看作是长期坚守的一个阶段；同时，建立强大的支持系统，与志同道合的人分享经验。

减重，其实是一种生活方式的转变，而非一个短期任务。保持积极、开放的心态，是坚持减重并最终成功的关键。

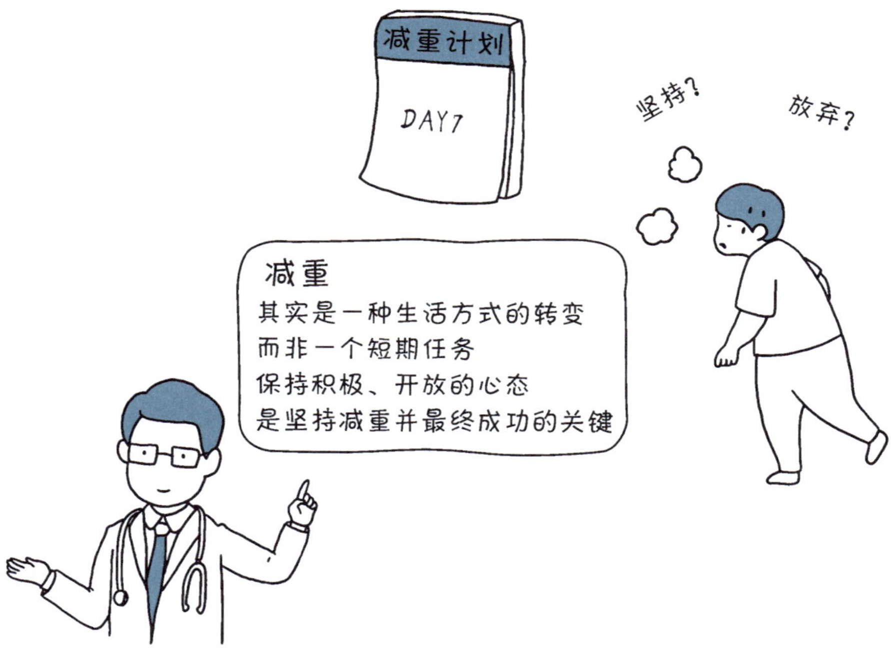

3. 你内心的“减重动机”是什么

减重动机，就是各种能让你下定决心必须开始减重的理由，是启动瘦身之旅的“发令枪”。它意味着深入了解自己减重的真实原因，找到自己的燃点——是想甩掉赘肉，拥抱健康？还是想在球场上飞驰，体能爆表？或是想要走在街上，自信满满，回头率飙升？

健康的减重动机通常源于内在需求，而非外在压力，如他人的评价。明确的内在动机有助于在面对挑战时保持动力，使减重成为一种持续的健康生活方式，而非一次“热血冲动”。

因此，识别并拥抱个人的减重动机是成功减重和维持长期成果的重要因素。

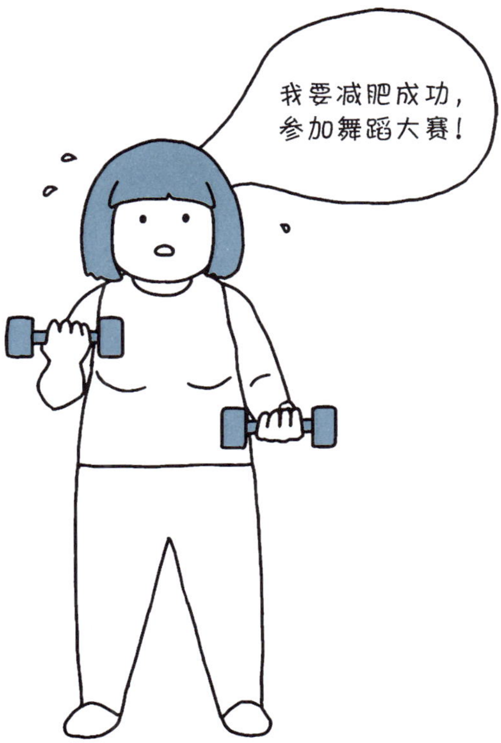

4. 设定减重目标：别人月减 10 斤，我也可以吗

减重目标应量身定制，每个人的身体都不同，身体素质、人体成分、基础代谢率、健康状况、日常生活习惯等都有显著的个体差异。对某些人而言，一个月减重 10 斤或许非常轻松，但每个人的身体对体重下降后的反应都不同，对于某些人来说，过快的不科学减重也可能对身体造成伤害。

减重目标绝非放之四海而皆准，绝不能盲目期待每一个渴望减重的人都能实现。我们在设定减重目标时，需要进行周全的评估和考量，如此才能迈出健康减重坚实的第一步。

设定减重目标时，应遵循渐进、可持续的原则，如每周减少 0.5～1kg 体重。这样的目标更易于实现，也有助于维持减重成果，减少体重反弹的风险，稳稳当当，既能享受成功的喜悦，又能避免反弹的尴尬。

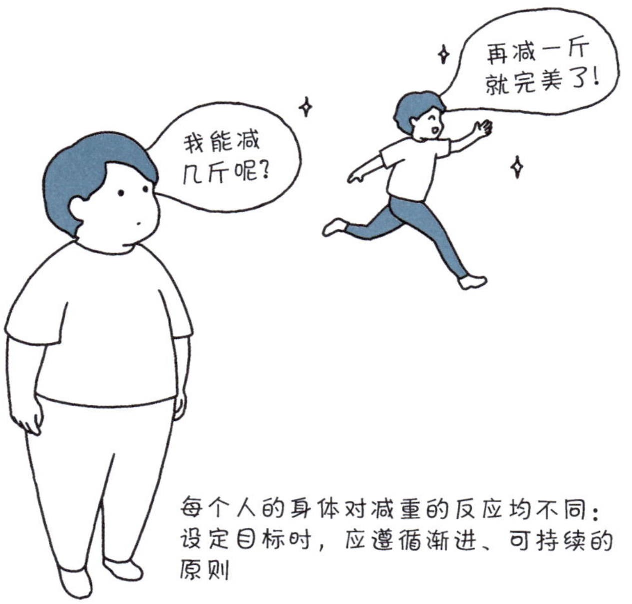
我能减几斤呢？
再减一斤就完美了！
每个人的身体对减重的反应均不同：设定目标时，应遵循渐进、可持续的原则

5. 如何准备你的专属“减重小书包”

减重小书包是管理体重的好帮手，包括食物秤、饮食及运动记录工具、体重秤和运动手表。

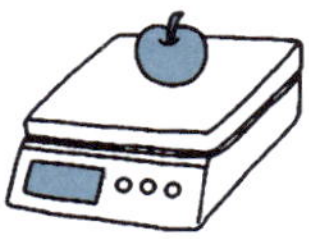

食物秤

一秤在手，分量无忧，食物秤帮助精确计量食物重量，避免过量摄入。

运动日记本

饮食及运动日记本或小程序，用于记录日常摄入和消耗，自我监控。

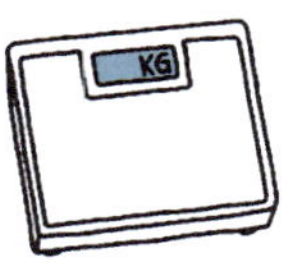

体重秤

体重秤定期监测体重变化，评估减重效果。

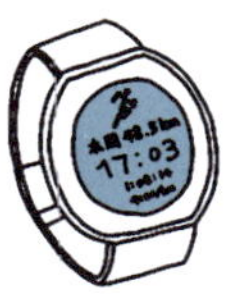

运动手表

运动手表则是健身时的好伙伴，监测运动时的身体情况。

这些工具共同帮助建立健康的生活习惯，实现科学减重。

6. 如何准备你的专属减重“监督员”

在准备运动器械的过程中，运动记录仪和健身软件是健身者的良好“监督员”。

健身软件如同一个私人教练，可以根据你的身体状况、健身目标和时间安排，提供定制化的训练计划，并通过视频教程指导你正确完成每一个动作，在提高运动效果的同时避免受伤。

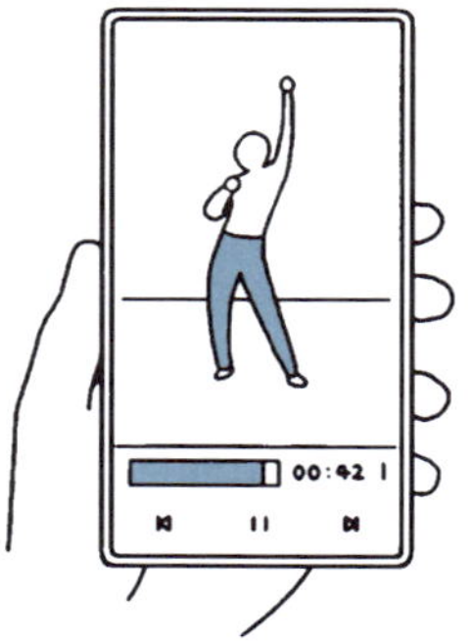

健身软件
学习健身视频

运动记录仪是一种智能监测设备，能够在运动过程中实时跟踪你的心率变化，方便了解运动强度，确保在最适合的心率区间内锻炼，以达到最佳的燃脂效果或提升心肺功能。

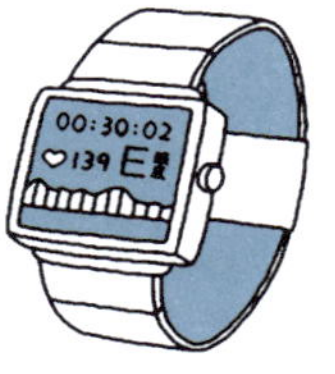

运动记录仪
实时追踪心率变化

二者结合使用，可以使健身更加系统化、科学化，既能及时记录健身数据，又便于追踪自己的进步，及时调整训练计划。

7. 如何理性看待减重代餐食品及保健食品

代餐虽火爆，理性更重要！代餐是以一种便捷的方式，为人体提供必要的营养，同时控制能量摄入的减重方法。

第一，代餐包装上都清清楚楚标明每一份有多少热量。这样，每餐吃了多少热量心里就有数了，不用担心因为不知道食物热量有多高，一不小心吃多了。

第二，代餐食品食用便捷，无论是忙碌的上班族还是经常外出的人士，都能随时随地轻松享用，极大地节省了准备食物的时间与精力。

第三，好的代餐食品通常富含蛋白质、膳食纤维、维生素以及矿物质等营养成分，能够在满足人体基本营养需求的基础上，有效减少能量供给。

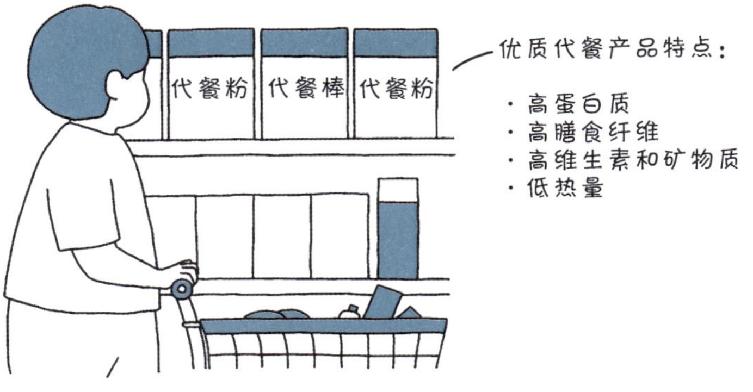

所以，我们应秉持理性科学的态度，看待减重代餐食品。其可以作为辅助减重的工具，在忙碌的工作日或难以获取健康饮食的情况下适时选用。但长期的体重管理过程中，绝不能完全依赖代餐食品，日常饮食仍需以丰富多样的天然食物为主，确保各类营养素的均衡摄入，建立长期健康的生活方式才是王道。

8. 减重前要做哪些筛查与评估

医学减重前，筛查评估不能少，健康状态得知晓！

第一，应进行健康体检，包括 BMI、人体成分分析、心电图、血压、血糖、血脂、尿酸、肝肾功能以及激素等检查，评估肥胖的程度以及是否合并慢性疾病，并且应排除继发性肥胖。

第二，评估饮食习惯和生活方式，了解能量摄入与消耗情况。

第三，心理状态也很重要，应评估是否有情绪性饮食等心理问题。

减重计划千千万，适合自己最重要，咨询医生提前知，确保安全又有效。

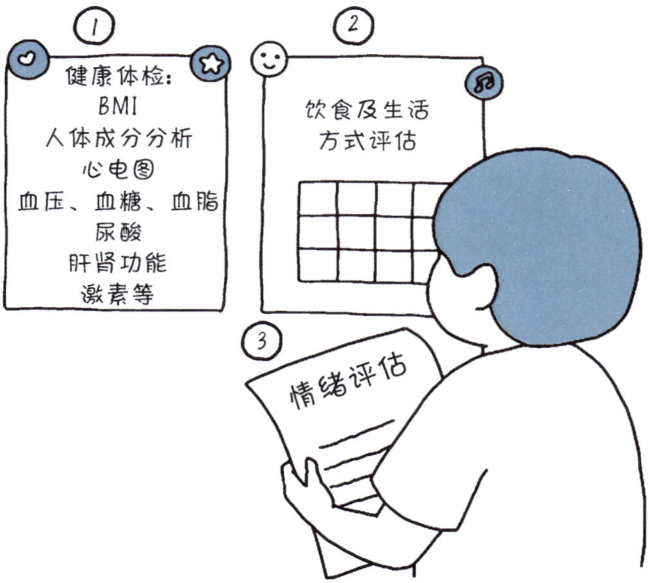

9. 为什么建议每天称体重

减重过程中，最好每天称体重，或者至少每周固定几天称重。这样能够让我们及时监控体重的细微变化，时刻提醒自己要保持减重或维持体重的意识。值得注意的是，为确保数据的准确性，需遵循“三固定”原则，即每天固定时间、固定着装，使用固定的体重秤来测量体重。

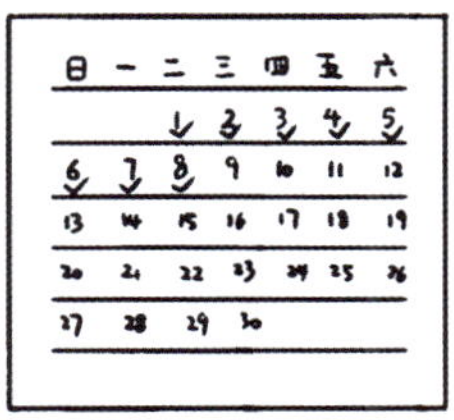

早上 7:00

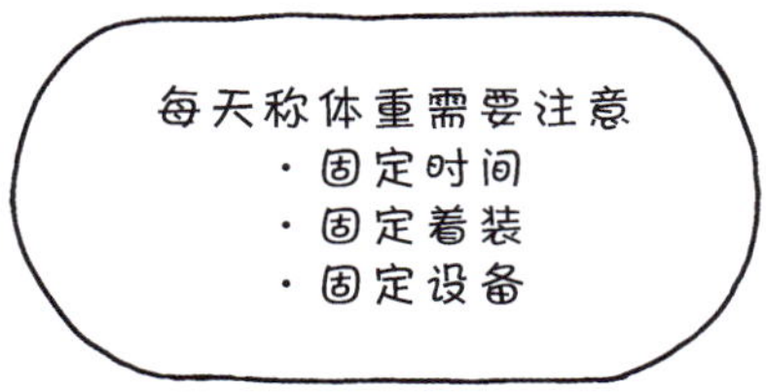

体重在短期内出现一定幅度的波动属于正常现象，可能受到诸如水分摄入、排便情况等多种因素的影响。但倘若体重呈现持续的上升趋势，就很可能是一个预警信号，预示当下的饮食或生活方式需要做出调整了。每天称体重能够帮助我们直观地了解食物摄入与运动量对体重的影响，进而及时做出相应改变。而且，养成每天称体重的习惯能够极大地增强自律性，为长期维持健康的体重管理习惯筑牢根基。

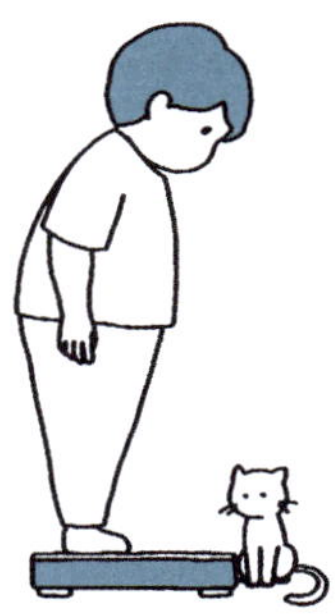

10. 如何计算减重期间每天应该摄入多少能量

减重期间，每日所需能量由个人基础代谢率（BMR）、日常活动量以及减重目标共同决定。

基础代谢率（BMR）指维持生命活动所必需的最低能量，可以借助哈里斯 - 本尼迪克特计算公式，或其他类似的计算工具来估算基础代谢率（BMR）。得出基础代谢率数值后，再乘以相应的活动系数，就能得到每日所需总能量。

想要实现减重目标，就需要制造能量赤字。同时，为了保证身体健康，还需维持基础代谢率。一般而言，建议每日摄入量减少 500～1 000kcal，如此既能有效减重，又能避免对健康造成不良影响。此外，随着体重的变化，要定期调整摄入量，从而确保减重进程的持续推进。

每日所需能量=基础代谢率（BMR）× 活动系数

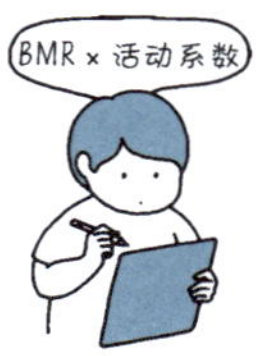

基础代谢率（BMR）

男性：

BMR=88.362+[13.397 × 体重（kg）]+[4.799 × 身高（cm）]-[5.677 × 年龄（岁）]

女性：

BMR=447.593+[9.247 × 体重（kg）]+[3.098 × 身高（cm）]-[4.330 × 年龄（岁）]

活动系数

几乎不运动(久坐工作，很少活动) 1.2
轻度活动(每周运动1~3次或轻微体力劳动) 1.375
中度活动(每周运动3~5次或中等体力劳动) 1.55
高强度活动(每周运动6~7次或重体力劳动) 1.725
极高强度运动(专业运动员或极高强度体力劳动) 1.9

*一般而言：每日减少摄入500~1 000kcal，可有效减重

11. 千卡、卡，分别代表什么意思

千卡(kcal)和卡(cal)都是能量单位，代表食物在体内释放的能量。卡(cal)是国际单位制的能量单位，等于1g水升高1℃所需的能量。千卡是衡量食物能量含量的常用单位，1kcal等于1 000cal。在规划减重饮食时，要清楚各类食物所含的千卡数，以便精准控制能量摄入。

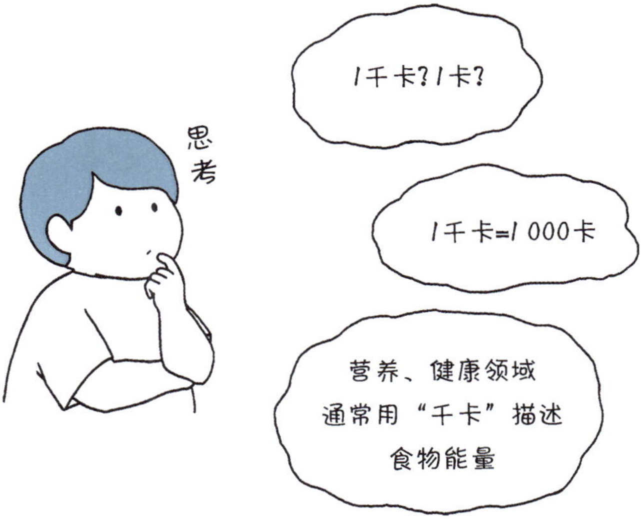

12. 选择低 GI 和低 GL 的食物对减重真的有用吗

在追求健康减重的道路上，了解食物对血糖的影响至关重要。其中，血糖指数（GI）和血糖负荷（glycemic load，GL）是两个关键概念。

GI，即血糖指数，是衡量食物使血糖上升速度的指标。高 GI 食物，如精制谷物制成的白面包、糕点等，在进入人体后会被迅速消化分解为葡萄糖，导致血糖快速上升。而低 GI 食物，像全谷物、豆类、蔬菜以及大部分水果等，其消化吸收过程相对缓慢，能使血糖缓慢且平稳地上升。这种缓慢上升的血糖曲线，能够刺激身体持续释放饱腹感信号，让人在较长时间内都不会感到饥饿，进而有助于减少因饥饿引发的过多能量摄入。

GL，也就是血糖负荷，不仅考虑了食物升高血糖的速度，还兼顾了食物中可利用碳水化合物（糖分）的总量。简单来说，GL 等于食物的 GI 值乘以该食物中碳水化合物的含量（g）再除以 100。所以，即使是低 GI 食物，过量食用也可能导致 GL 升高。例如，红薯、土豆等薯类的 GI 值与精致谷物相比较低，但如果一次吃了好几个烤红薯，或者用大量土豆做成土豆泥食用，其所含的大量碳水化合物会使血糖负荷值升高。

因此，在减重期间，选择低 GI 和低 GL 的食物具有显著优势。它们既能帮助控制食欲，让我们在进食后维持更长时间的饱腹感，减少不必要的进食欲望，又能通过稳定血糖水平，避免多余糖分转化为脂肪堆积，从而更有效地帮助我们达到减重的目的。

兼顾 GI 和 GL 的好办法：

①优先选择全谷物、杂豆类、薯类、蔬菜、低糖水果等低 GI 食物。

②控制食物摄入量：即使是低 GI 食物，过量食用也可能导致 GL 升高。对于高 GI 食物，更要严格控制食用量。

③合理搭配食物：吃米饭时搭配大量蔬菜和适量的蛋白质食物（如瘦肉、鱼类、豆类），可以降低混合食物的 GI 和 GL。

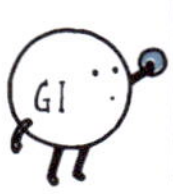

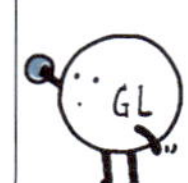

四、正确认识“减重”和“减脂”

1. “重不重”和“胖不胖”有什么不同

我们日常所说的“重不重”，指的是秤上显示的数字，而评判“胖不胖”，核心在于体脂率，即体内脂肪重量占总体重中的比例。减重过程中，体重下降并不总是意味着成功减脂。很多时候，体重的减轻可能源于水分流失或肌肉量减少，并非脂肪减少。实际上，体脂率的变化才是衡量减重成效的关键指标。

若在减重期间只盯着体重秤上的数字，很容易忽略体脂率的改变。这种片面关注可能导致过度节食，使得肌肉量大幅下降，而体脂率却纹丝不动。尽管体重有所减轻，但身体代谢率可能因肌肉量降低而下降，对健康并无益处。

因此，检验减重是否真正有效，关键在于降低体脂率，同时保持甚至增加肌肉量，实现“甩掉脂肪，保住肌肉”的理想状态。

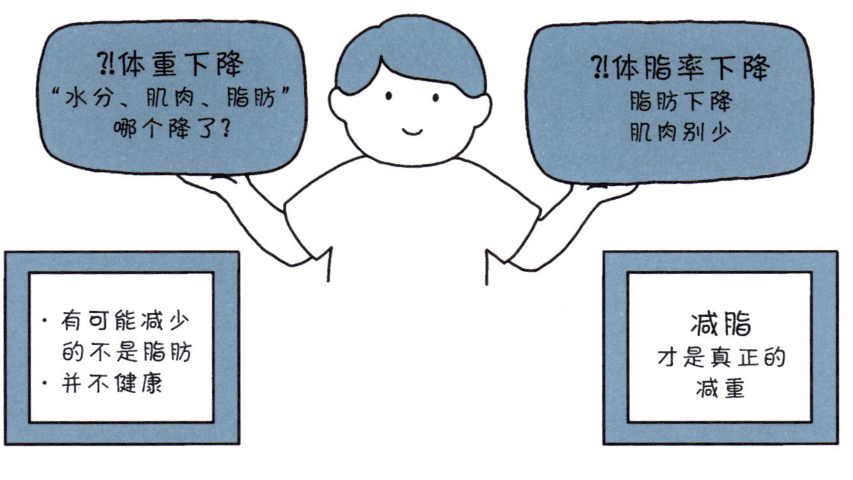
?!体重下降
“水分、肌肉、脂肪”
哪个降了?
?!体脂率下降
脂肪下降
肌肉别少
· 有可能减少
的不是脂肪
· 并不健康
减脂
才是真正的
减重

2. 如何快速算出自己的体脂率

体脂率的快速自测方法如下。

女性体脂率计算公式

参数 a = 腰围(cm)× 0.74

参数 b = 体重(kg)× 0.082 + 34.89

体脂肪重量(kg)= a − b

体脂率 =(体脂肪重量 ÷ 体重)× 100%

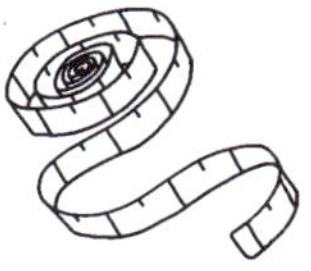

腰围尺

男性的体脂率计算公式

参数 a = 腰围(cm)× 0.74

参数 b = 体重(kg)× 0.082 + 44.74

体脂肪重量(kg)= a − b

体脂率 =(身体脂肪总重量 ÷ 体重)× 100%

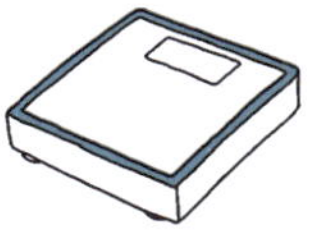

体重秤

体脂率测量的最佳时间是早晨，最好是刚从充足的睡眠(7 ~ 8 小时)醒来之后，此时体重和腰围等测量数据最准确，即测量体脂率的准确性最高。

需要注意的是，以上只是一种简便的自测方式。如果想更准确地了解体脂率，可采用专业的测量方法，如生物电阻抗法、双能 X 射线吸收法、磁共振成像等。

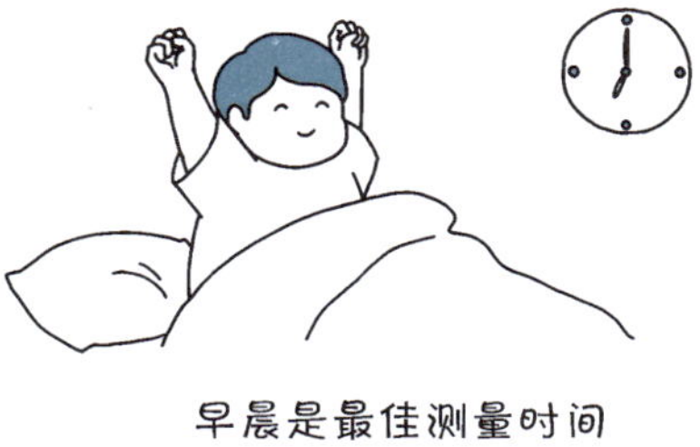

早晨是最佳测量时间

3. 体脂率低就是“瘦”得健康吗

体脂率是体内脂肪占体重的比例，过低的体脂率可能意味着肌肉量也少，导致基础代谢率低，并不利于健康。

真正的瘦应关注身体成分，包括肌肉和脂肪的比例。肌肉量高、体脂率适宜的人，即使体重不轻，看起来也更瘦、更健康。

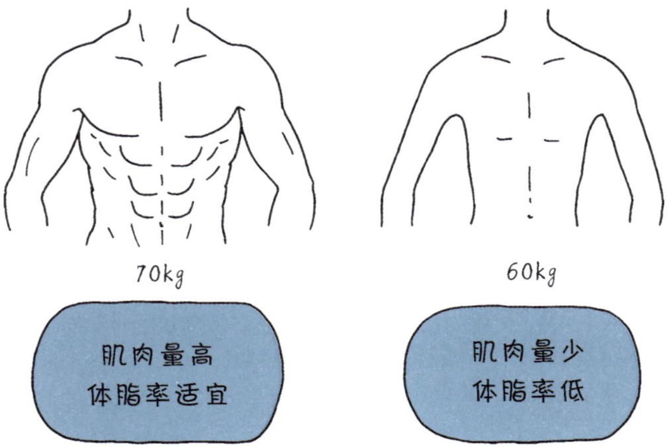

因此，减重时应注重增肌减脂，而非单纯追求低体脂率。成年女性健康体脂率应为 20%～30%，若体脂率低于 17%，可能引发月经紊乱、闭经等问题，体脂率 < 10% 就属于危险体脂范围了。理想的减重状态是拥有适量的肌肉和适中的体脂率，这样不仅能让身体线条更加美观，还能保证身体各项功能正常，瘦得健康又有活力！

4. 可以既减脂又增肌吗

可以！同时减脂和增肌，这个过程称为“重塑体型”。

增肌需要足够的蛋白质和能量，而减脂则需要能量“赤字”，因此平衡这两者是一大挑战。

通过适当限能量、高蛋白饮食，以及进行有氧运动和力量训练，促进脂肪燃烧并刺激肌肉生长，可以尽快实现减脂又增肌的目标。

重塑体型的三个要点

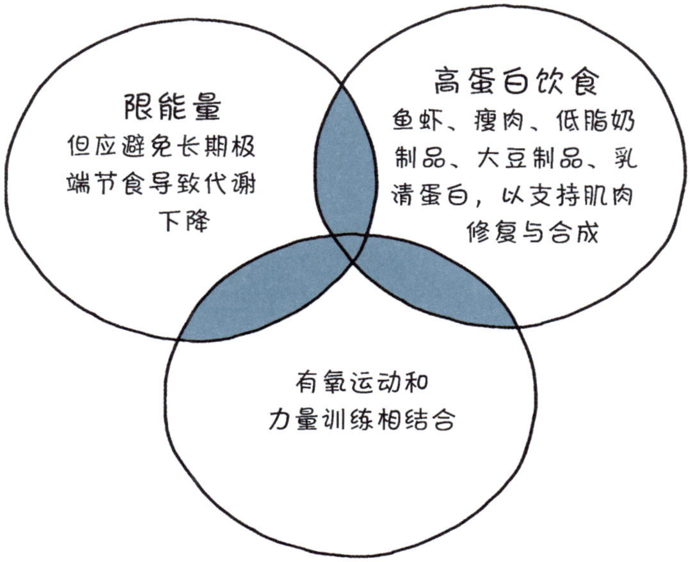

5. 减脂可以想减哪里就减哪里吗

减脂是一个全身性的过程，而非局部性的。减重过程中，并不会“精准打击”特定部位的脂肪，而是全身脂肪同时减少。“想减哪里就能减哪里”的想法并不现实。例如，单纯进行腹部运动等局部锻炼，虽能增强该部位的肌肉，但无法直接促使对应区域的脂肪减少。

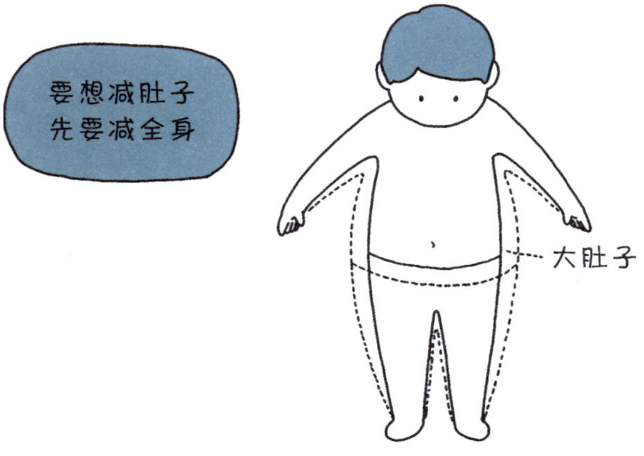

想有效减少特定部位的脂肪，就必须将全身有氧运动与抗阻运动相结合，同时搭配合理饮食。当体脂率整体降低，实现全身减脂时，特定部位的减脂效果自然也就显现出来了。

6. 错误的减重方式会造成什么不良后果

减重方式不正确，后果堪忧！

首先，过度节食或极端饮食可能导致营养不良、免疫力下降和代谢紊乱。

其次，不合理的运动可能导致运动损伤、肌肉流失和过度疲劳。

此外，快速减重可能引起皮肤松弛、水分和电解质失衡，甚至可能导致心脏和肾脏负担加重。

长期来看，错误的减重方式还可能导致体重反弹、心理压力增大以及饮食障碍等健康问题。因此，科学减重至关重要！科学减重需以营养均衡、适度运动和心理健康为基础，避免追求短期效果；体脂率、肌肉量和全身各器官代谢功能的改善，才是我们追求健康体重的核心指标。

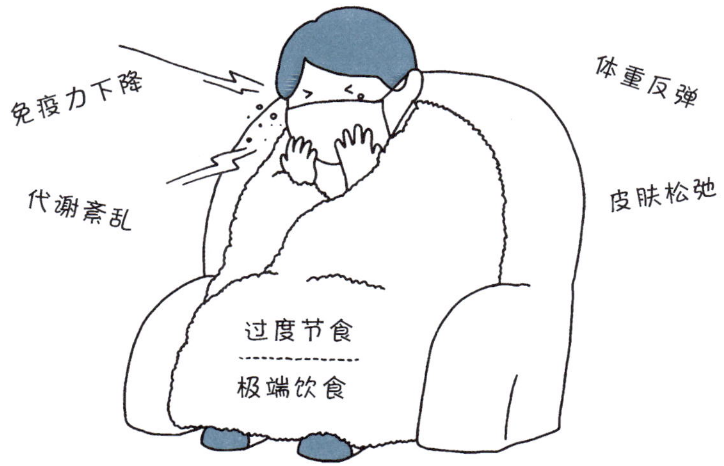

7. “胖是天生的，努力没有用”，这种说法对吗

有些人从父母那儿遗传了容易长胖的基因，觉得“胖是天生的，再怎么努力也没用”——不对，别信这样的话，家人胖绝不代表你的减重没希望！肥胖是遗传和生活方式共同造成的，遗传因素仅占肥胖成因的 20%～40%。同卵双胞胎试验研究表明，相同基因背景下，饮食与运动差异可导致体重相差 10kg 以上。

基因顶多算是“变胖的加速包”，最终能不能维持健康体重，方向盘还是握在自己手里，关键要打好“减重组合拳”。

- 减少高能量食物摄入。
- 增加身体活动。
- 改善睡眠质量：天天熬夜的人更容易暴饮暴食。
- 管理压力：放松心情，压力大更容易变胖。

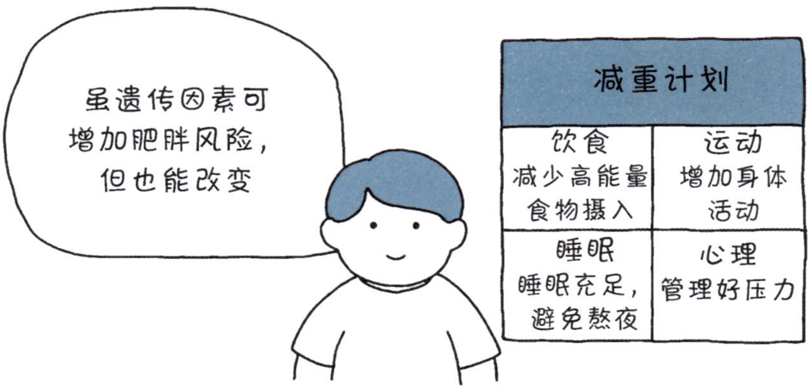

虽遗传因素可
增加肥胖风险，
但也能改变
减重计划
饮食
减少高能量
食物摄入
运动
增加身体
活动
睡眠
睡眠充足，
避免熬夜
心理
管理好压力

科学减重，不走弯路

第四章

13 种饮食方式，让你吃得健康、减得轻松

一、选对膳食模式

1. 减重饮食应遵循什么原则

减重饮食应遵循以下六大原则。

（1）控制总能量摄入：保证每日摄入的能量低于消耗，制造能量缺口，为减重奠定基础。

（2）保持膳食均衡：足量摄取蛋白质、膳食纤维、维生素及矿物质，维持身体正常运转，提升代谢效率。

（3）挑选低糖、低脂肪食物：减少精制糖、饱和脂肪酸和反式脂肪酸的摄入。

（4）提高蔬菜和水果占比：增加饱腹感的同时，摄入丰富营养素，既能控制食欲，又能为身体补充所需养分。

（5）适量饮水：拒绝含糖饮料与高能量饮品，减少额外能量摄入，保证身体代谢正常。

（6）遵循“餐盘分割法”：每顿饭把盘子分成四份，其中两份首先装上五颜六色的蔬菜，补充膳食纤维和维生素，吃得饱又不胖。剩下两份，一份放鱼虾、瘦肉、鸡蛋、豆制品等优质蛋白质，保护肌肉和身体代谢；另一份放燕麦、糙米、杂豆或薯类主食。这样搭配，营养充足，又不怕热量超标！

成人肥胖食养原则和建议

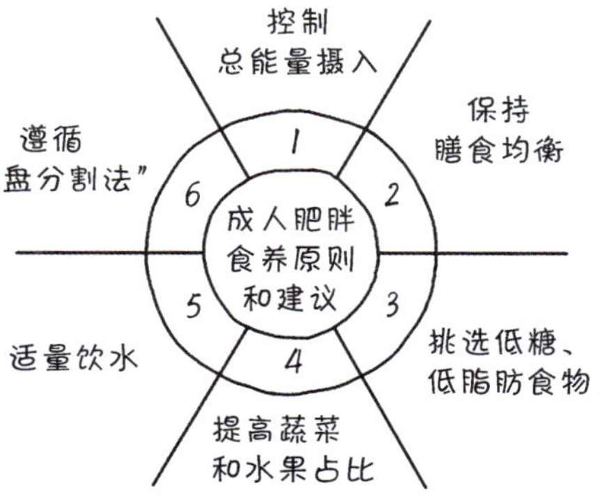

2. 什么是饮食结构

饮食结构是指日常饮食中各类食物的种类、数量和比例，反映一个人或群体的饮食习惯和营养摄入状况。

合理的饮食结构应包括充足的谷物、适量的蛋白质（如肉类、豆制品、乳制品、蛋类）、丰富的蔬菜和水果，以及适量的优质脂肪和碳水化合物类。合理的饮食结构有助于提供必需的营养素，维持身体健康，预防疾病；而不合理的饮食结构可能导致营养失衡，增加慢性疾病发生风险。

《中国居民膳食指南（2022）》中的膳食宝塔就是一种非常适合我国居民的膳食结构。

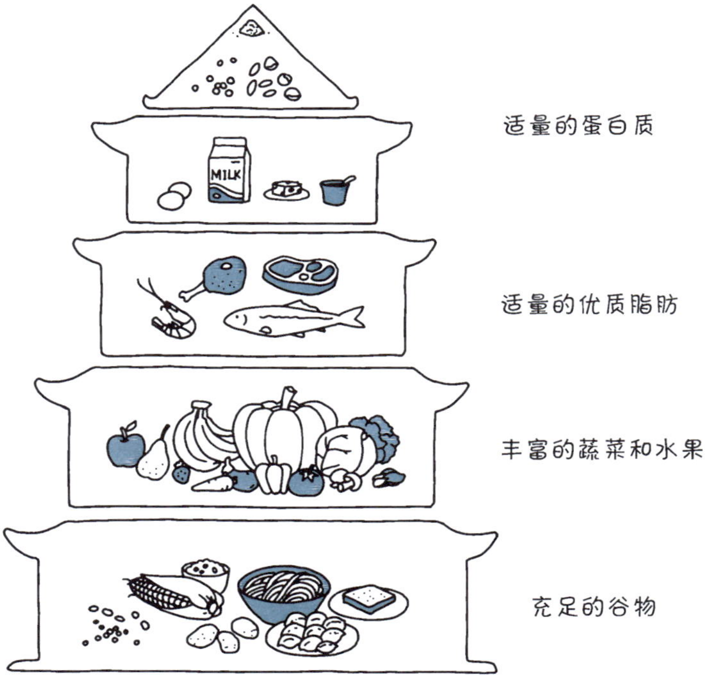

3. 如何选择适合自己的膳食模式来减重

减重，关键在于选择契合自身的膳食模式。挑选食物时，个人口味、生活方式以及健康状况都是需要重点考虑的因素。

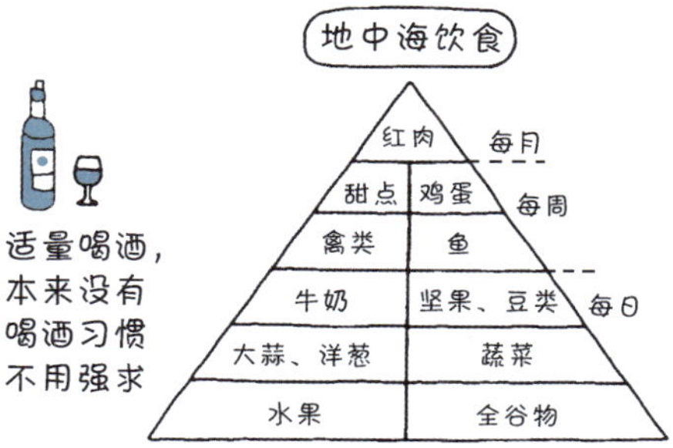

首要的是保证膳食营养均衡，让蔬果与全谷物在日常饮食中唱主角，吃得健康，才能轻松瘦出好身材。地中海饮食模式，还有得舒（dietary approaches to stop hypertension，DASH）饮食模式，都是减重路上的得力助手，它们共同的特点是低糖、低饱和脂肪酸且高蛋白质。

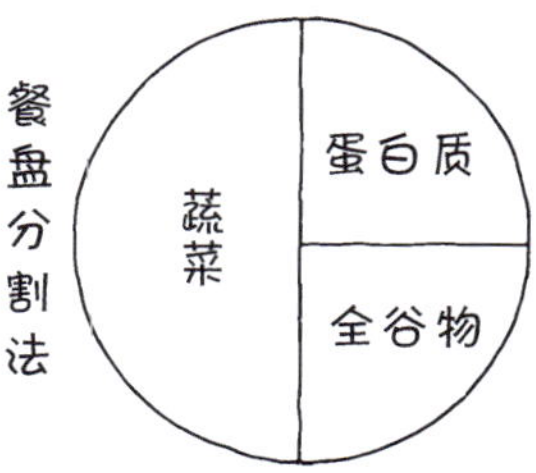

“餐盘分割法”是控制饮食分量的好办法，把餐盘划分一下，一半空间留给蔬菜，四分之一用来放置蛋白质类食物，另外四分之一则装满全谷物。

另外，减重的饮食结构还有“高蛋白饮食”“低碳水化合物饮食”等，后续内容将详细介绍它们的特点和适用人群。

如果在减重过程中遇到难题，不妨咨询专业营养师，他们能为你量身定制个性化的减重方案，帮你稳稳实现健康减重目标。

二、限能量平衡膳食

1. 什么是限能量平衡膳食

限能量平衡膳食，就是既要少吃点控制热量、逐渐减重，又要保证身体应该摄入的各种营养素都充足和均衡。该模式要求碳水化合物、蛋白质、脂肪的比例符合平衡膳食标准，在食物选择上，每日食物需包含谷薯类、蔬菜水果类、禽畜肉蛋奶类、大豆坚果类等，以实现营养互补。建议平均每天至少摄入 12 种不同食物、每周摄入 25 种以上，通过多样化的食材组合，保障各类营养素的全面供给。

还有，盐一定得少吃！每天的盐摄入量不能超过 1 啤酒瓶盖（差不多 5g），以防止过多钠摄入带来的健康风险；同时保证充足饮水，促进身体代谢。

长期坚持限能量平衡膳食，不仅有助于维持健康体重，还对延长寿命、延缓衰老具有积极作用。

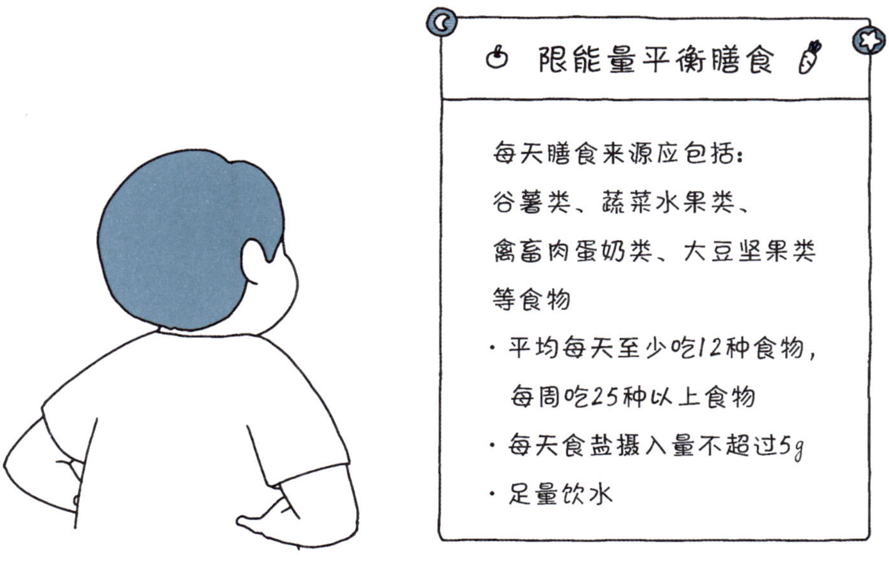

2. 限能量平衡膳食适合哪些人群

- 轻度超重或肥胖人群。
- 曾经中重度肥胖，已减至轻度肥胖后需要减重维持人群。
- 需要在短时间内尽快纠正代谢紊乱的情况，且生活不规律（如经常出差、值夜班）人群。
- 其他各种方法均不适用的人群。

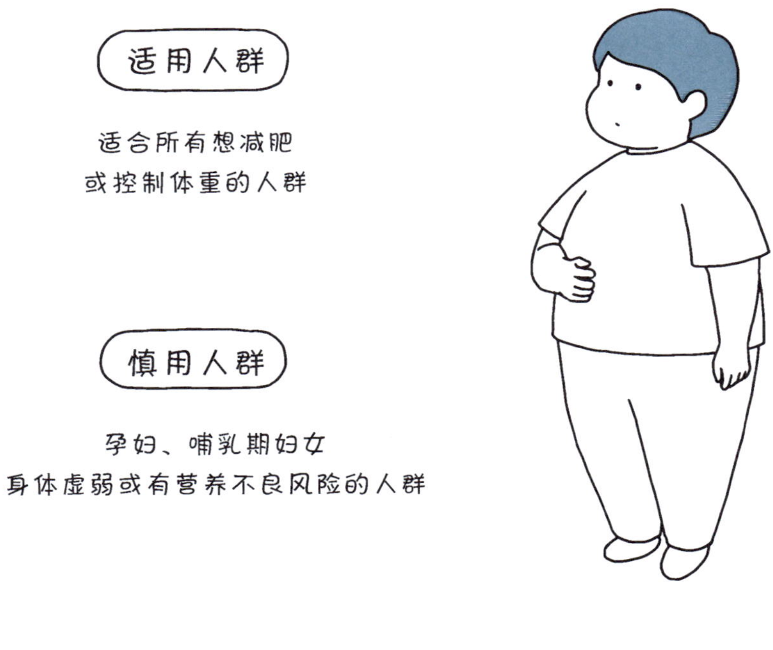

3. 如何应用限能量平衡膳食进行减重

施行限能量平衡膳食的3种常见方式

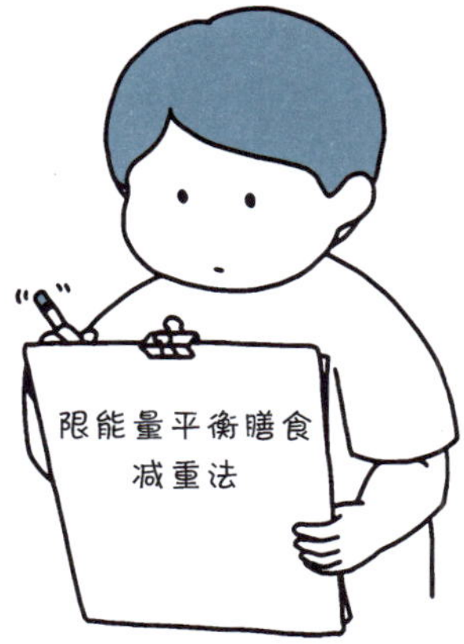

（1）在满足蛋白质、维生素、矿物质、膳食纤维和水这五大营养素的基础上，适量减少脂肪和碳水化合物的摄取，将每日正常进食的总能量减少30%～50%。

（2）在目标摄入量基础上每天减少500kcal左右。

（3）每日膳食供能1 000～1 500kcal。

4. 限能量平衡膳食，减重女性怎么吃

早餐（250～350kcal）

选择一：煎鸡蛋1个（鸡蛋50g，喷少量食用油煎制）+脱脂牛奶200mL+全麦馒头1个（全麦面粉40g）。

选择二：煮鸡蛋1个（鸡蛋50g）+杂粮粥100g（大米10g、燕麦10g）+猪肉馅包子1个（面粉25g、猪肉馅50g，建议选用瘦猪肉）。

午餐（400～450kcal）

选择一：白米饭100g（生米40g煮制）/全麦面条100g（干重50g）+清炒绿叶菜（如小白菜、油麦菜200g）+清蒸鲈鱼120g（或去皮鸡胸肉100g、瘦牛肉100g）。

选择二：白米饭100g（生米40g煮制）+冬瓜汤（冬瓜100g，少油盐清炖）+清炒小白菜（小白菜150g）+去皮红烧鸡腿100g（建议去鸡皮）。

选择三：全麦馒头75g（全麦粉40g）+凉拌芹菜鸡丝（芹菜200g、去皮鸡胸肉50g，加少量生抽、醋调味）+青豆炒虾仁100g（青豆25g、虾仁50g）。

晚餐（350～400kcal）

选择一：虾仁豆腐紫菜青菜面（挂面40g、小白菜200g、虾仁50g、豆腐50g、紫菜5g）/青菜瘦肉豆腐汤面（挂面40g、瘦肉30g、豆腐100g、青菜200g）。

选择二：白米饭100g（生米40g煮制）+香菇油菜（香菇20g、油菜80g）+清蒸鲈鱼（鲈鱼100g）。

选择三：鲜肉馄饨10个（面粉40g、瘦肉馅50g）+大拌菜（各类蔬菜200g）。

加餐：水果、奶制品、坚果三选一

- 水果：苹果 1 个（150g），或橙子 1 个（150g），或猕猴桃 2 个（150g）。
- 奶制品：无糖酸奶 100g。
- 坚果：巴旦木 10g，或腰果 10g，或杏仁 10g（建议选择原味，避免盐焗、油炸）。

其他注意事项

（1）每日饮水：保证 1 500～2 000mL，可分多次饮用，建议选择白开水、淡茶水，避免含糖饮料。

（2）烹饪方式：以蒸煮、清炒、凉拌为主，减少油炸、油煎；每日食用油控制在 20～25g，盐不超过 5g。

（3）灵活调整：可根据个人口味替换同类食材（如杂粮粥换为红薯 100g、鱼肉换为虾肉），但需控制总热量及营养均衡。

5. 限能量平衡膳食，减重男性及起始体重较重的女性怎么吃

早餐（350～400kcal）

选择一：煮鸡蛋 1 个（鸡蛋 50g，喷少量食用油煎制）+ 脱脂牛奶 300mL+ 全麦馒头 1 个（全麦面粉 60g）。

选择二：煮鸡蛋 1 个（鸡蛋 50g）+ 杂粮粥 100g（大米 10g、燕麦 10g）+ 猪肉馅包子 1 个（面粉 40g、猪肉馅 75g，建议选用瘦猪肉）。

午餐（400～500kcal）

选择一：白米饭 150g（生米 60g 煮制）/ 全麦面条 120g（干重 50g）+ 清炒绿叶菜（如小白菜、油麦菜 200g）+ 清蒸鲈鱼 150g。

选择二：白米饭 150g（生米 60g 煮制）+ 冬瓜汤（冬瓜 100g，少油盐清炖）+ 清炒小白菜（小白菜 150g）+ 去皮红烧鸡腿 150g（建议去鸡皮）。

选择三：全麦馒头 100g（全麦粉 60g）+ 凉拌芹菜鸡丝（芹菜 200g、去皮鸡胸肉 50g，加少量生抽、醋调味）+ 青豆炒虾仁 100g（青豆 25g、虾仁 50g）。

晚餐（400～500kcal）

选择一：虾仁豆腐紫菜青菜面（挂面 60g、小白菜 200g、虾仁 100g、豆腐 50g、紫菜 5g）/ 青菜瘦肉豆腐汤面（挂面 60g、瘦肉 60g、豆腐 100g、青菜 200g）。

选择二：白米饭 150g（生米 60g 煮制）+ 香菇油菜（香菇 20g、油菜 150g）+ 清蒸鲈鱼（鲈鱼 150g）。

选择三：鲜肉馄饨 15 个（面粉 60g、瘦肉馅 75g）+ 大拌菜（各类蔬菜 250g）。

加餐：水果、奶制品、坚果三选一

- 水果：苹果 1 个（200g），或橙子 1 个（200g），或猕猴桃 2 个（150g）。
- 奶制品：无糖酸奶 200g。
- 坚果：巴旦木 10g，或腰果 10g，或杏仁 10g（建议选择原味，避免盐焗、油炸）。

其他注意事项

（1）每日饮水：保证 2 000～2 500mL，可分多次饮用，建议选择白开水、淡茶水，避免含糖饮料。

（2）烹饪方式：以蒸煮、清炒、凉拌为主，减少油炸、油煎；每日食用油控制在 20～25g，盐不超过 5g。

（3）灵活调整：可根据个人口味替换同类食材（如杂粮粥换为红薯 100g、鱼肉换为虾肉），但需控制总能量及营养均衡。

三、高蛋白饮食

1. 什么是高蛋白饮食

简单来说，就是每天摄入的蛋白质，占到总热量的 20% 以上，或每千克体重至少摄入 1.5g 蛋白质。但从健康角度着想，一般建议蛋白质摄入量不超过总热量的 35%，也就是每千克体重最多摄入 2g 蛋白质。

这种饮食方式对减重很有帮助，能让人更有饱腹感、不容易饥饿，更能帮助维持肌肉、促进能量燃烧。

但要特别注意，如果存在肾脏功能异常，摄入太多蛋白质反而可能加重肾脏负担，带来健康问题。所以，在高蛋白饮食前，一定要先咨询医生或营养师的建议，确保安全第一。

千万不要只盯着蛋白质，保持饮食均衡同样重要，碳水化合物、脂肪、维生素、矿物质、膳食纤维和水等营养成分都要合理摄入，这样才能控制好总能量，保证身体各器官功能正常运转，保持健康。

蛋白质每日摄入量为总能量的20%~30%

优质蛋白质食物	
鸡蛋	牛奶
鱼肉	虾肉
鸡肉	鸭肉
牛肉	瘦羊肉
瘦猪肉	大豆

高饱腹感　降低食欲　改善代谢

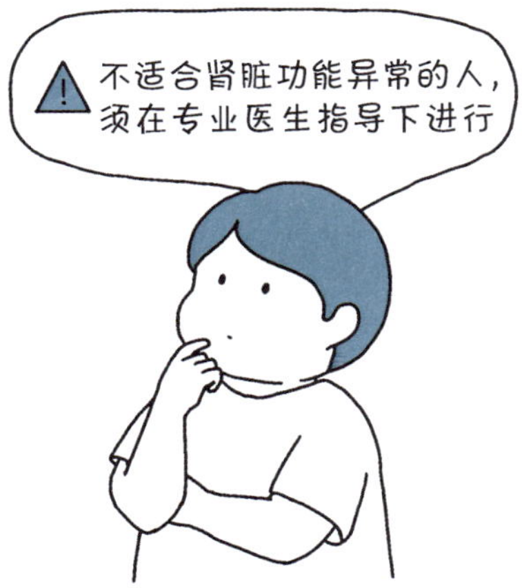
不适合肾脏功能异常的人，
须在专业医生指导下进行

2. 高蛋白饮食适合哪些人群

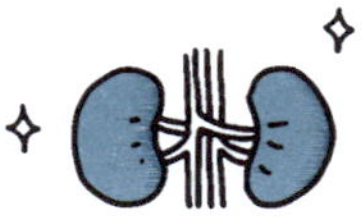

（1）肾功能正常且希望短期快速实现减重的肥胖人群。

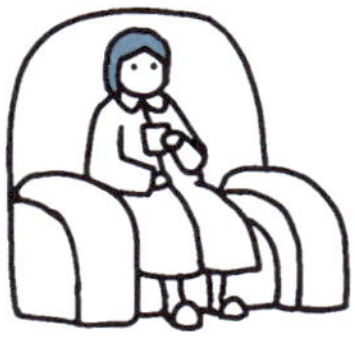

（2）代谢率较低人群：高蛋白饮食有助于增加瘦体重，进而提升基础代谢率，帮助更有效地燃烧脂肪。

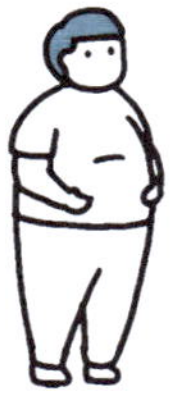

（3）食欲旺盛难以控制的人群：高蛋白饮食可以帮助他们更好地控制食欲，减少对高能量、高脂肪食物的渴望，从而达到减重目的。

采用高蛋白饮食减重时，需要在专业医生或营养师的指导下进行，以确保蛋白质的摄入量适宜，同时保证其他营养素的均衡摄入，避免对身体造成不良影响。

3. 如何应用高蛋白饮食进行减重

估算每日能量需要量

按照标准体重法，采用以下公式：

男性标准体重（kg）= 身高（cm）- 105

女性标准体重（kg）= 身高（cm）- 110

每日能量需要量（kcal）= 标准体重（kg）× 20

按照瘦体重法，使用以下公式：

基础代谢率 = 370 +［21.5 × 瘦体重（kg）］

推荐能量摄入（kcal）= 基础代谢率 × 身体活动系数 - 500

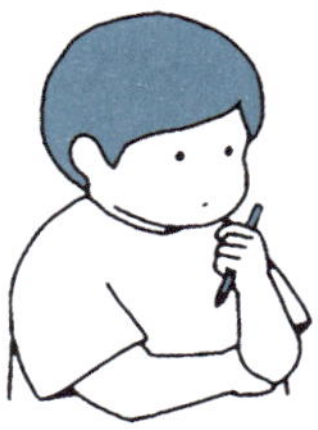

其中，身体活动系数可以参考如下指标计算：常坐办公室、不运动，为 1.2；教师、轻度运动每周 1～3 次，为 1.3～1.4；户外跑、中等强度运动每周 3～5 次，为 1.5～1.6；体力劳动者、每周运动 5～7 次，为 1.7～1.8；运动员、教练、高强度身体活动者，为 1.9～2.0。

估算蛋白质需要量

方法 1：标准体重（kg）×［1.5～2.0g/（kg•d）］

方法 2：计算每日能量摄入量 × 蛋白质供能比（20%～30%）÷ 产能系数

方法 3：根据体成分分析仪测定去脂体重，即去脂体重 × 2.2（g）

4. 高蛋白饮食如何吃

以总热量约 1 200kcal、蛋白质约 90g 的高蛋白饮食为例，看看吃得又饱还能瘦的高蛋白饮食减重餐如何搭配？

第一餐：早餐

水煮蛋：1 个（蛋白质约 6.6g，热量约 72kcal）
低脂牛奶：250mL（蛋白质约 8.5g，热量约 125kcal）
清炒青菜：100g（如小白菜、菠菜等，蛋白质约 2g，热量约 28kcal）
全麦馒头：40g（蛋白质约 3.2g，热量约 112kcal）

上午加餐

苹果：100g（蛋白质约 0.3g，热量约 53kcal）
蛋白质粉：23g（蛋白质约 20g，热量约 92kcal）

第二餐：午餐

清蒸鱼：100g（如鲈鱼，蛋白质约 18.6g，热量约 105kcal）
白灼虾：50g（蛋白质约 9.9g，热量约 99kcal）
炒青菜：200g（如油麦菜、西蓝花等，蛋白质约 4g，热量约 56kcal）
糙米饭：75g（蛋白质约 2.4g，热量约 88.5kcal）

下午加餐

香蕉：100g（蛋白质约 1.4g，热量约 93kcal）
乳清蛋白粉：23g（蛋白质约 20g，热量约 92kcal）

第三餐：晚餐

麻婆豆腐：100g（蛋白质约8.1g，热量约81kcal）
清炒时蔬：200g（如芹菜、豆角等，蛋白质约4g，热量约60kcal）
红薯：100g（蛋白质约1.5g，热量约102kcal）

植物油和盐的用量

植物油：全天控制在20～25g，热量180～225kcal。

盐：全天不超过5g。

如果你觉得上面的饮食操作起来有难度，也可以直接选择“小三样”高蛋白饮食法，即使用“高纯度的蛋白质粉20g+膳食纤维粉+1粒复合维生素矿物质补充剂”作为早餐，以及下午加餐的“小三样”，让减重能够更加便捷、轻松地实施！

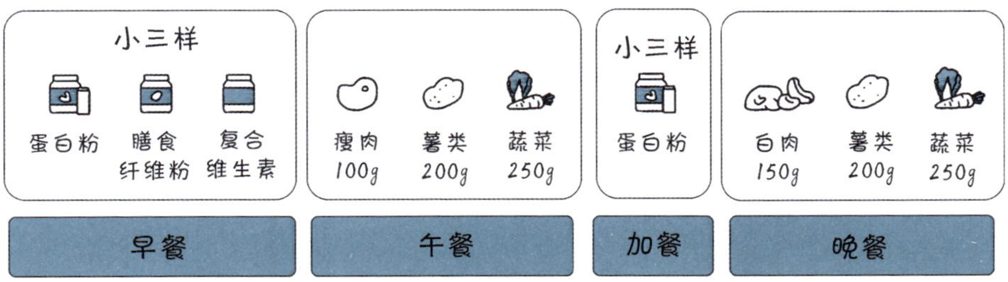

四、间歇性断食

1. 什么是间歇性断食

间歇性断食也是健康饮食模式中的一种。它打破传统每日三餐定时定量的框架，只需要在规定时期中禁食或限制能量摄入，操作简单，便于执行，并为身体带来诸多益处。目前常见的间歇性断食法包含“16+8”“5+2”以及隔日禁食等轻断食法。

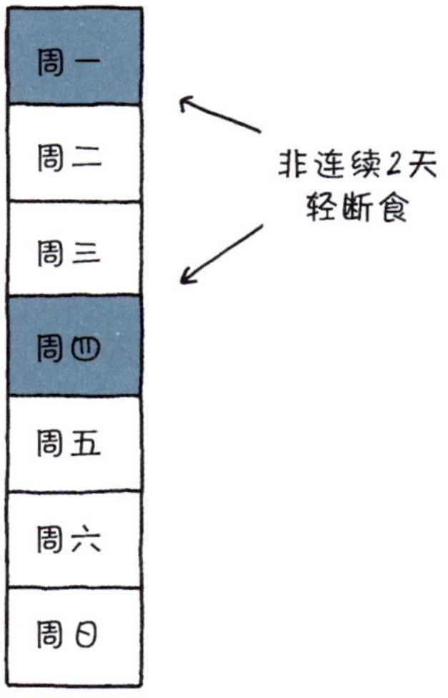

（1）“5+2”方法：1 周中有 5 天相对正常进食，其他 2 天（非连续）则摄入平常的 1/4 能量（女性约每天 500kcal，男性约每天 600kcal）。

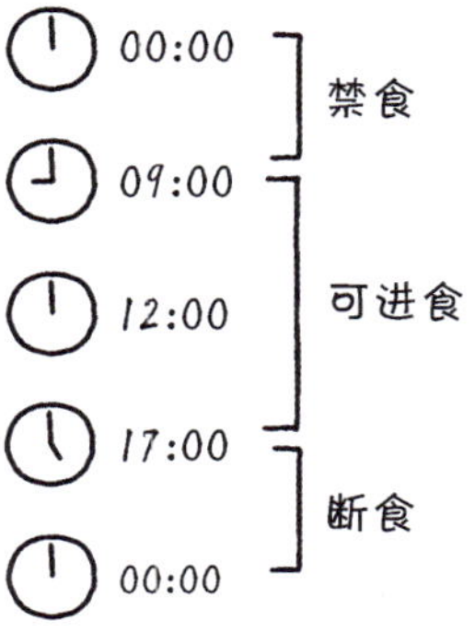

（2）“16+8”方法：是指在一天 24 小时内，将进食时间严格控制在 8 小时窗口期内，并保证这 8 小时内摄入的食物营养均衡，包括碳水化合物、蛋白质、脂肪、维生素、矿物质、膳食纤维和水等多种营养素；而其余 16 小时为禁食期，在此期间仅可饮用零热量饮品，如白开水、黑咖啡、茶等，严禁食用任何含能量的食物。

2. 间歇性断食适合哪些人群

间歇性断食适合超重或肥胖的成年人，也可用于减重成功后需要长期维持体重的人群。

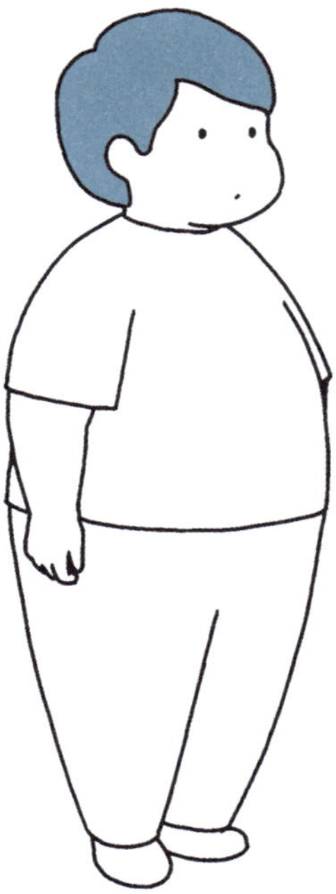

间歇性断食优点

临床证据表明，间歇性断食有助于减重、改善胰岛素敏感性、降低心血管疾病风险。动物研究还发现，间歇性断食可延长寿命、减少炎症、改善大脑功能。

慎用人群

然而，并非所有人都适合这种饮食方式，其长期效果和安全性仍需更多研究。以下人群慎用：儿童、神经性厌食者、妊娠期和哺乳期女性、营养素缺乏病（如缺铁性贫血等）患者、心功能不全者、肾功能不全者、肝病患者（非酒精性脂肪性肝病除外）、精神疾病患者等。

3. “5 + 2”间歇性断食怎么吃

“5 + 2”间歇性断食指的是 1 周内有 5 天正常进食，不连续的 2 天进行轻断食。

轻断食日

（1）能量摄入：这两天的能量摄入需严格控制，一般女性为 500kcal、男性为 600kcal，以避免身体因能量摄入过低而代谢紊乱，又能达到一定的断食效果。

（2）食物选择：优先选择高膳食纤维、低能量的食物。可将 500～600kcal 的食物均匀分配在一天内的几个时段。

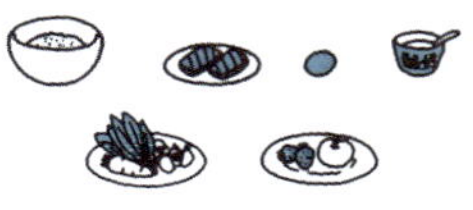

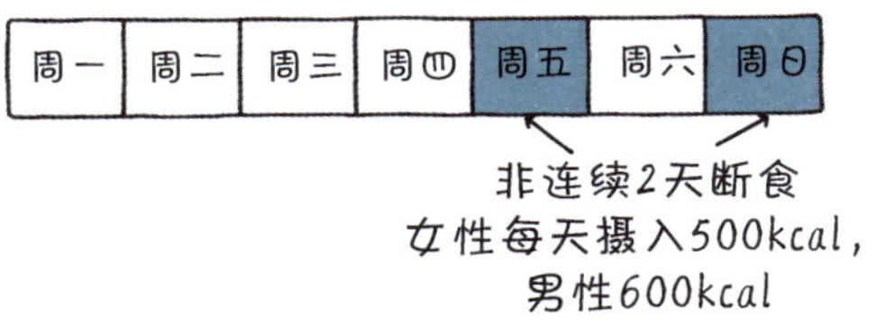

正常进食日饮食原则

（1）均衡饮食：正常进食日，也需注重营养均衡。主食优选燕麦、糙米等全谷物类食物；蛋白质来源建议多样化，包括鱼虾和瘦肉（如鸡肉、牛肉）、蛋类以及大豆制品；同时，要保证蔬菜和水果的充足摄入。

（2）把控进食量：即使处于正常进食日，仍需七八分饱即可，避免暴饮暴食。否则，过量进食不仅可能抵消轻断食日的减重效果，还可能对肠胃造成负担。

4. “16+8”间歇性断食怎么吃

“16+8”间歇性断食法，指一天当中禁食16个小时，在剩下8个小时内健康饮食。需注意以下几点。

（1）进食窗口适当选，如早上10点到下午6点。

（2）禁食期间只喝水、无糖咖啡和茶。

（3）在可以吃饭的8小时内选择营养均衡的食物。

（4）在可以吃饭的8小时内也要避免高糖、高加工食品。

（5）避免暴饮暴食。

（6）间歇性断食配合运动效果更佳，可增加一些有氧运动，如慢跑、游泳，或进行力量训练。运动强度要适中，以防低血糖发生。

16+8时间表

方案一：三餐都吃	方案二：不吃早餐	方案三：不吃晚餐
进食时间 9:00-17:00	进食时间 11:00-19:00	进食时间 7:00-15:00
早餐 9:00	午餐 12:00	早餐 9:00
午餐 12:00	晚餐 17:00	午餐 14:00
晚餐 17:00	*适合爱睡懒觉和晚上容易饿的人	*适合没时间吃晚餐的人
*适合学生党、上班族、作息规律的人		

五、低碳水化合物饮食

1. 什么是低碳水化合物饮食

低碳水化合物饮食是指减少碳水化合物的摄入量，使碳水化合物供能比减少到 40% 以下。在这种饮食模式下，为了满足身体的正常生理功能，蛋白质和脂肪的摄入量往往会相对增加。

以下两种饮食更加严格限制了碳水化合物的摄入，分别称“极低碳水化合物饮食”和“生酮饮食”。

碳水化合物供能比
20%以下

（1）极低碳水化合物饮食：将碳水化合物供能比控制在 20% 以下，这种饮食会更大幅度地减少碳水化合物的摄入。

碳水化合物摄入量
严格限制在
20~50g
增加脂肪摄入

（2）生酮饮食：是更加特殊的“极低碳水化合物饮食”。在生酮饮食中，碳水化合物的摄入量被严格限制在 20～50g，同时要增加脂肪摄入，使身体进入一种“生酮状态”。此时，身体因为缺乏碳水化合物作为能量来源，肝脏会把脂肪转化为酮体，供身体作为替代能源使用。

需要注意的是，虽然低碳水化合物饮食在某些情况下（如短期体重管理）可能有一定效果，但长期采用这类饮食，尤其是极低碳水化合物饮食和生酮饮食，可能存在健康风险，如营养不均衡、代谢紊乱等，因此在实施前最好咨询专业的临床营养师。

2. 低碳水化合物饮食适合哪些人群

在临床营养师专业且严格的指导下，以下人群可考虑在短中期（不超过 12 个月）采用低碳水化合物饮食来适度减重。

（1）单纯型超重及肥胖人群：对于体重超出正常范围，且无其他复杂病症的个体，低碳水化合物饮食有望帮助其减轻体重。在营养师指导下，通过调整碳水化合物摄入，改变身体代谢模式，促进脂肪分解供能，从而实现体重的有效控制。

（2）合并 2 型糖尿病的超重及肥胖人群：钙类人群由于胰岛素抵抗等问题，血糖管理较为棘手。低碳水化合物饮食在控制体重的同时，能减少血糖波动，有助于改善血糖控制。

（3）尝试其他减重饮食模式干预后无效的人群：部分人在尝试多种常规减重饮食方法后，未能达到理想效果。此时，在营养师的评估和指导下，可尝试低碳水化合物饮食，通过改变饮食结构来激发新的减重效果。

然而，该饮食模式长期的安全性和有效性，目前仍处于进一步研究阶段，应谨慎应用。

慎用人群

（1）有酮症发生风险的糖尿病患者（1 型糖尿病患者、随意自行改变胰岛素剂量的患者、长期血糖控制不佳者、存在急性感染的患者）：这类患者的血糖调节机制本就异常，采用低碳水化合物饮食，可能会因脂肪代谢加速，产生过多酮体，从而增加酮症发生的风险。酮症对身体健康危害较大，严重时甚至危及生命，因此这类患者应谨慎采用低碳水化合物饮食。

（2）以减重为目的长期应用者：尽管低碳水化合物饮食在短中期可能有一定的减重效果，但长期应用可能引发多种潜在问题，如营养不均衡、代谢紊乱等。目前其长期安全性和有效性尚未明确，所以不建议单纯为了减重而长期采用该饮食模式。

（3）儿童和青少年：儿童和青少年正处于身体快速生长发育时期，对各类营养素的需求多样且量大。低碳水化合物饮食可能会限制其对碳水化合物的正常摄入，影响生长发育所需能量供应和营养素均衡摄取，不利于骨骼、肌肉等组织器官的正常生长，因此应谨慎使用。

3. 如何应用低碳水化合物饮食进行减重

低碳水化合物饮食可以参考如下 1 500cal 减重食谱。

早餐

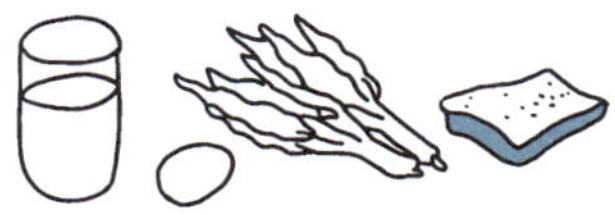

水煮蛋：1～2 个

牛奶：250mL

清炒时蔬：选用生菜、油麦菜等绿叶蔬菜 200g，用 5g 橄榄油低温炒制

全麦面包：1 片

加餐：无糖酸奶 100mL

午餐

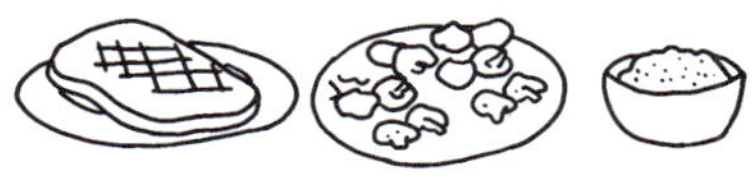

香煎牛排：瘦牛肉 150g、橄榄油 5g

西蓝花素什锦：西蓝花 200g、水发黑木耳 50g、胡萝卜 20g，用 10g 橄榄油低温炒制

糙米饭：50g

加餐：水果 100g

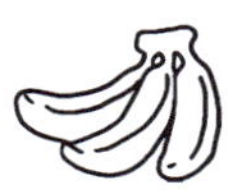

晚餐

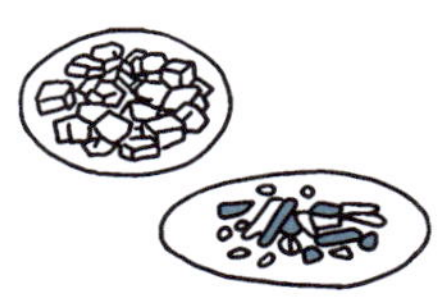

麻婆豆腐：豆腐 150g，搭配少量豆瓣酱和花椒粉等调料，用 5g 橄榄油制作

蒜蓉炒菠菜：菠菜 200g，用 10g 橄榄油低温炒制

玉米：1 根

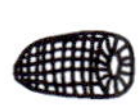

六、低 GI 饮食

1. 什么是低 GI 饮食

低 GI 饮食所选择的食物，具备低能量密度以及高膳食纤维的特点。这些特性使得低 GI 食物进入胃肠道后，能够引发胃肠道的容受性舒张，进而增加饱腹感，有助于人们减少总能量的摄入。通常，将葡萄糖或白面包的 GI 值设定为 100 作为参照标准。据此，GI 值小于等于 55 的食物被归类为低 GI 食物；GI 值处于 56～69 之间的食物属于中等 GI 食物；而 GI 值大于 70 的食物则被认定为高 GI 食物。

GI=血糖指数
低GI=低血糖指数

- 低GI食物：GI值≤55
- 中等GI食物：GI值56~69
- 高GI食物：GI值＞70

低 GI 饮食不会让饭后血糖一下升得很高，可以减少血糖忽高忽低的情况，胰岛素分泌的速度不会太快、量也不会太多。这样一来，身体合成和储存脂肪酸的过程更平稳，还能避免脂肪被过度分解，让血液中游离脂肪酸的含量降下来，慢慢地，身体对胰岛素就更敏感了。所以，低 GI 饮食对糖尿病患者控制病情和肥胖人群减重都有帮助，还能让身体对胰岛素更敏感，对心血管健康也有益处。然而，不能只根据 GI 值来判断饮食健不健康。平时吃的各种食物搭配是否合理、营养是否全面，这些对于减重同样重要，也需同步考虑。

· 低GI饮食可以控制血糖
· 有助于糖尿病患者控制病情
· 有助于肥胖人群控制体重

2. 低 GI 饮食适合哪些人群

低 GI 饮食对很多人群的健康和减重都有好处。

适用人群

- 糖尿病患者，吃低 GI 食物能更好地控制血糖。
- 心血管疾病患者，吃低 GI 食物能给心血管系统减轻负担。
- 肥胖孕妇，低 GI 饮食能帮助控制体重，对孕妇和宝宝都好。
- 高血脂人群，低 GI 饮食能辅助调节血脂。

需要注意的是，以下人群需慎用低 GI 饮食。

慎用人群

- 体重太轻者：这类人群的首要目标是增加体重，需要通过摄入足够的能量来实现。而低 GI 饮食可能限制了一些高能量食物的摄入，不利于达到增重目的。
- 肠胃疾病患者：胃肠道消化功能弱，低 GI 食物膳食纤维含量多，可能加重肠胃负担，所以也要慎重。
- 孕妇：由于妊娠期生理状态特殊，营养需求需兼顾自身健康与胎儿发育。若考虑采用低 GI 饮食，务必先咨询临床营养师进行科学评估与个性化指导，切不可盲目自行尝试，以免影响母婴营养摄入与健康。

3. 如何应用低 GI 饮食进行减重

低 GI 饮食不能随便吃，得讲科学才能使减重有成效！

低 GI 饮食得先控制好每天吃进去的总能量，而且要吃各种各样的食物，保证营养均衡。然后在各类食物中分清“高 GI”和“低 GI”食物，用低 GI 食物替换高 GI 食物，这样就能让平时每顿饭的整体血糖指数降下来。

打个比方，早上少吃速溶麦片，换成只经过碾压、未经精细加工，需加热或煮熟的纯燕麦粒；少吃普通白面条，换成荞麦面条；白面包是升高血糖的“小能手”，最好换成多谷物坚果面包；米饭可以从大米饭换成黑米饭、杂豆饭；甜饮料就别喝了，改喝白开水或无糖饮料。

高GI		低GI
速溶麦片	→	非精加工纯燕麦粒
白面条	→	荞麦面条
白面包	→	多谷物坚果面包
大米饭	→	黑米饭、杂豆饭
甜饮料	→	白开水或无糖饮料

注意！

低 GI 食物较多来源于动物性食物（如动物油脂、畜肉、坚果），如果不注意饮食均衡，也可能增加油脂的摄入，造成摄入更多额外的能量，不利于减重。

注意！

果糖虽然属于低 GI 食物，但如果摄入过多，也会使甘油三酯、尿酸水平升高，同样会导致发胖。

低 GI 饮食虽好，但也不用逼自己每顿饭都这么换，以免失去品尝食物的快乐，造成更大的心理压力。

4. 低 GI 饮食如何吃

低 GI 饮食可参考下面这份详细食谱。

早餐：准备 40g 燕麦，煮成燕麦粥，搭配 1 杯牛奶和 5 颗左右坚果（如巴旦木、腰果），再加 1 个约 50g 的鸡蛋。燕麦富含膳食纤维，消化吸收慢，坚果提供优质脂肪，牛奶、鸡蛋补充蛋白质，开启稳定血糖的一天。

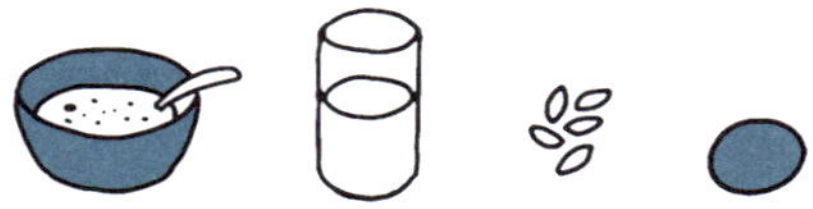

燕麦（生重40g）+1杯牛奶+坚果5颗+1个鸡蛋

午餐：以一根蒸玉米为主食，搭配 100g 烤鸡胸肉。鸡胸肉脂肪含量低、蛋白质高，再搭配 200g 左右的一大份绿叶蔬菜，如菠菜、生菜、油麦菜等，保证营养均衡，提供持久饱腹感的同时稳定血糖水平。

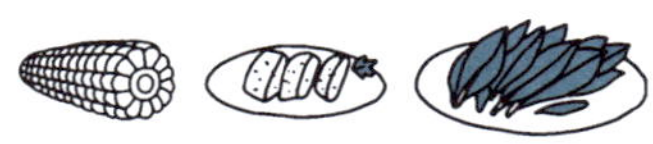

1根蒸玉米+鸡胸肉100g+绿叶蔬菜200g

下午茶：150g 低脂酸奶，补充蛋白质，让你在下午保持精力充沛，还不会使血糖大幅波动。

晚餐：300g 蒸南瓜，搭配 100g 左右鱼肉，鱼肉富含优质蛋白质且脂肪健康，再加 200g 蒸西蓝花。西蓝花富含多种维生素和膳食纤维，南瓜消化缓慢，这样的组合有助于稳定夜间血糖，减少饥饿感。

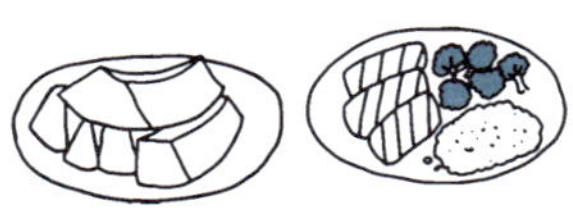

300g蒸南瓜+100g鱼肉+200g西蓝花

上述这些食物消化进程较为缓慢，能为身体持续供能，有效减少血糖波动。但要牢记，在精心搭配低 GI 食物的过程中，一定不能忽视总能量的适当限制，只有维持饮食均衡，才能真正收获健康。

七、地中海饮食

1. 什么是地中海饮食

地中海饮食以蔬菜、水果等富含膳食纤维、维生素和矿物质的植物性食物为主；以橄榄油和深海鱼类作为优质脂肪来源；以低脂奶制品、蛋类、禽类、豆类保证充足的蛋白质供应；同时限制红肉摄入，从而降低饱和脂肪酸的摄入量。

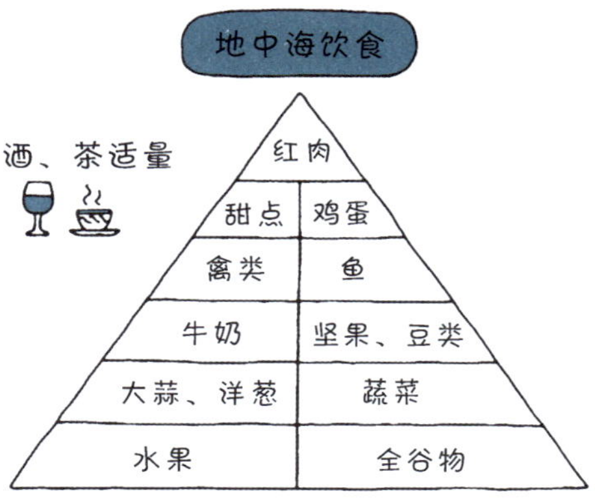

地中海饮食的饮食建议也很明确：每周至少得吃两次鱼或海鲜，这对身体很有好处；乳制品可以适量吃，特别是酸奶和传统奶酪类发酵乳；鸡蛋和鸡肉、鸭肉也可以正常吃。但是，红肉（如猪肉、牛肉）要少吃，甜食也得控制。平时喝水就行，别总喝含糖饮料。

另外，地中海饮食还特别重视适量运动，鼓励大家多参加社交活动。和亲朋好友一起吃吃饭，享受美食，这也是健康生活的重要部分。

因为以上诸多优点，地中海饮食被评为最佳的植物性饮食，对糖尿病患者也是最好的饮食方式之一。在全球对心脏健康最有益的膳食中，地中海饮食排第二，仅次于得舒膳食。越来越多的研究发现，坚持地中海饮食，能降低心血管疾病、2 型糖尿病、代谢综合征以及一些肿瘤的发生风险，是一种特别健康的饮食方式。

2. 地中海饮食适合哪些人群

地中海饮食适合大多数人，尤其是想要改善心血管健康、预防慢性疾病或维持健康体重者。其适用于各种年龄人群，包括儿童和老年人。

然而，对于有特定健康问题或营养需求的人群，如糖尿病患者、肾病患者或对某些食物过敏者，应在医生或营养师的指导下调整饮食。

此外，由于地中海饮食中海鲜和坚果的含量较高，对海鲜过敏或有坚果不耐受者应慎用。

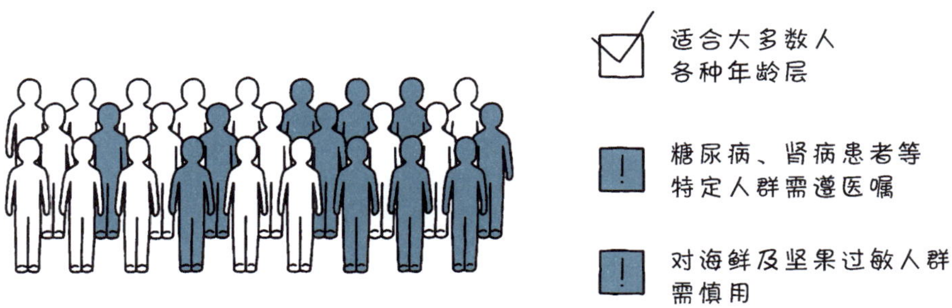

3. 如何应用地中海饮食进行减重

地中海饮食有很多优点，其精制碳水化合物含量低，膳食纤维和单不饱和脂肪酸含量高，与医学营养减重的饮食结构很契合。只要在控制每天总能量摄入基础上，根据个人情况灵活采用地中海饮食，相信一定能收获较好的减重效果。

采用地中海饮食，具体要注意以下要点。

五谷杂粮占比80%以上

（1）主食：主要吃五谷杂粮，如糙米、全麦面包、燕麦等，占主食总量的 80% 以上。

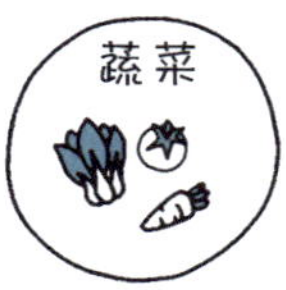

每天≥600g

（2）蔬菜：每天蔬菜摄入量不少于 600g，多吃各种颜色的蔬菜，营养更丰富。

每天150~200g

（3）肉类：优先选择深海鱼，如三文鱼、鳕鱼。具体吃多少，得根据个人体重和对蛋白质的需求来定，一般建议每天吃 150～200g。

每天/隔天吃80g

（4）豆类和奶类：豆类或豆制品，每天或隔天吃 80g 左右。奶类也可以适量摄入，以补充钙和优质蛋白质。

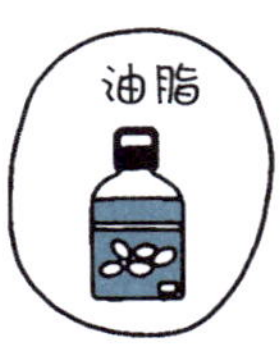

橄榄油

（5）油脂：做菜尽量用橄榄油，橄榄油富含单不饱和脂肪酸，对身体好。少用富含饱和脂肪酸的动物油，如猪油。

4. 地中海饮食如何吃

以下这份食谱供参考，每一餐的食材分量都有明确标注，能让你更精准把控饮食。

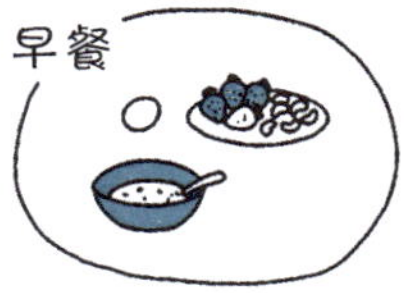

燕麦（生重30~50g）+牛奶250mL+鸡蛋1个，水果1个+坚果10颗左右

早餐：用 30～50g 燕麦煮成燕麦粥，搭配 250mL 牛奶，再准备 1 个约 50g 的鸡蛋，选择 1 个中等大小（约 150g）的苹果或橙子等水果，外加一小把坚果（约 10g，大概 10 颗左右杏仁或 8 颗腰果），开启活力满满的一天。

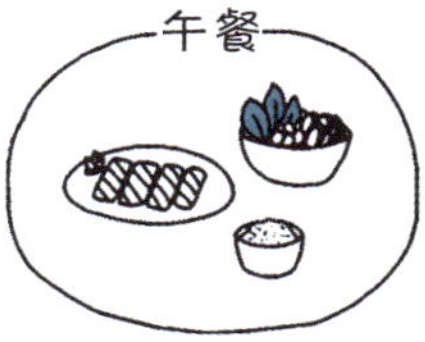

蔬菜250g+三文鱼100g+糙米饭1碗

午餐：准备一盘约 250g 新鲜蔬菜，如清炒西蓝花、凉拌生菜等。搭配 100g 香煎三文鱼，三文鱼富含优质脂肪与蛋白质。主食为一碗糙米饭，能提供充足能量且营养均衡。

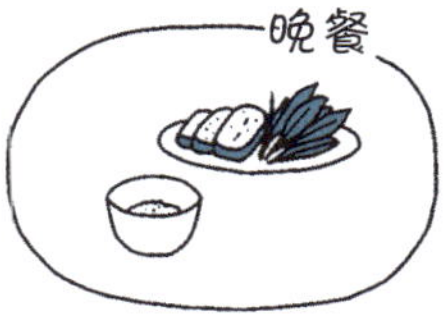

鸡肉100g+蔬菜200g+糙米饭1碗

晚餐：100g 鸡肉，可选择去皮的鸡胸肉，搭配 200g 新鲜蔬菜，如炒青菜、菠菜汤等，主食为一碗糙米饭，这样的搭配既满足了营养需求，又不会给肠胃造成太大负担。

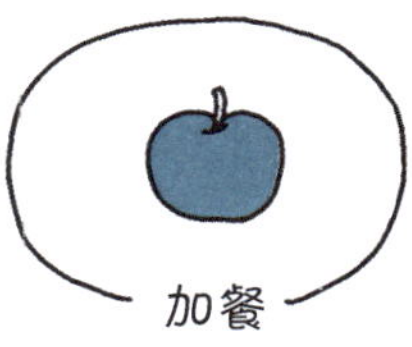

两餐之间：150g水果

加餐：在两餐之间，全天可以吃 1 个约 150g 的水果，如香蕉、梨，补充维生素与膳食纤维，缓解饥饿感的同时维持血糖稳定。

八、得舒饮食模式（DASH）

1. 什么是得舒饮食（DASH）

得舒饮食（dietary approaches to stop hypertension，DASH），全称是“防治高血压饮食”，是1997年由美国一项大型高血压防治计划发展出来的饮食模式。其要求摄入足够的蔬菜、水果、全谷物、低脂（或脱脂）乳制品，以维持足够的钾、镁、钙等元素摄取；同时，尽量减少饮食中的饱和脂肪酸，限制钠、甜食和红肉的摄入，从而有效降低血压。

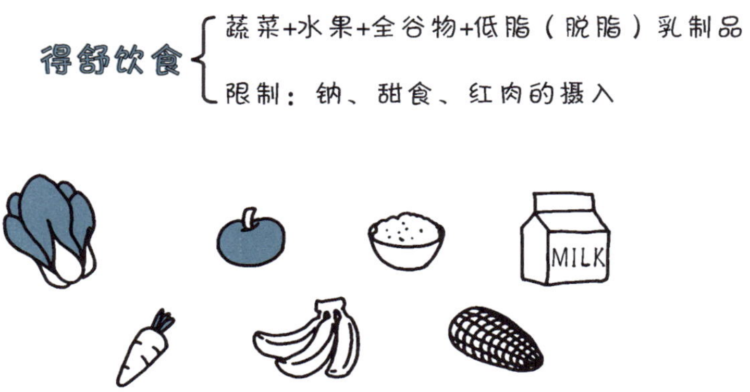

临床证据表明，得舒饮食可有效降低血压，降低心血管疾病发生风险。坚持得舒饮食的人群在短期内就能观察到血压下降，长期还能帮助改善血脂和血糖控制，对健康有益。

2. 得舒饮食适合哪些人群

得舒饮食适合大多数成年人，尤其是高血压患者、有心血管疾病风险的人群，也适用于普通的单纯性肥胖者（包括成年人、老年人），以及想要通过饮食改善健康者。

然而，某些人群需要谨慎使用得舒饮食。例如，肾功能不全患者可能需要限制高钾食物；糖尿病患者应注意谷物和水果的适宜摄入量以控制血糖；营养不良或需要高能量饮食的人群，则需要调整得舒饮食的能量来满足营养需求。

建议在开始任何特殊饮食前咨询医生或营养师。

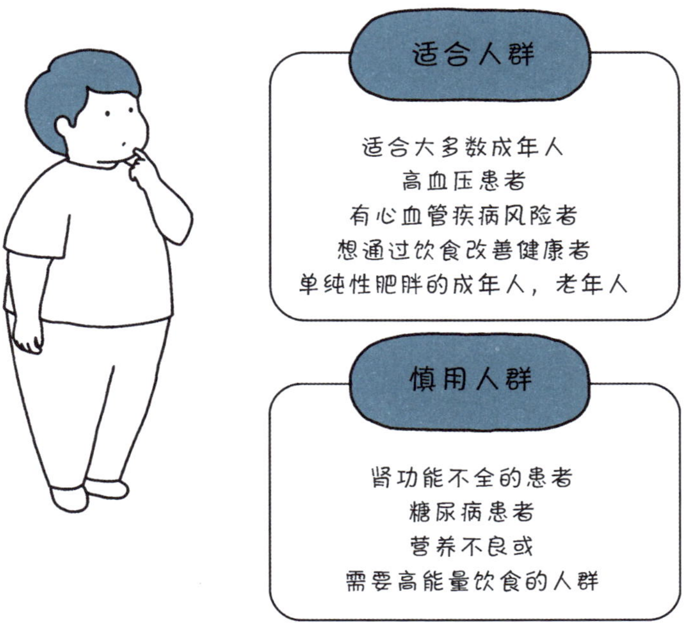

3. 如何应用得舒饮食进行减重

应用得舒饮食进行减重时，需要注意食物类型的选择。

（1）全谷物、蔬菜和水果：每日食用丰富多样的全谷物、蔬菜和水果，保证摄入各种维生素、矿物质和抗氧化物质。每天摄入 4～5 种不同种类的蔬菜，如菠菜、生菜、油菜、西蓝花、胡萝卜，注意避免高碳水化合物含量的蔬菜；选择苹果、梨、蓝莓、草莓等含糖量低的水果；全谷物如糙米、燕麦、藜麦等都是很好的选择。

（2）食用健康油脂：选择低脂或脱脂乳制品，使用橄榄油等富含不饱和脂肪酸的油脂，适量食用杏仁、核桃等坚果（每周 4～5 次，每次 10 颗）。

（3）优质蛋白质：优先选择鸡胸肉、鱼类等。少吃红肉，加工肉类如香肠、培根更应避免，以减少饱和脂肪酸的摄入。

（4）避免高钠含量的加工食品：尽量避免食用腌制食品、罐头食品、含盐调味品（如酱油）以及快餐。

（5）限制摄入高糖食品：避免糖果、甜点、含糖饮量等食物。可以用天然且含糖量低的水果、蔬菜和谷物作为替代的加餐零食。

通过上述饮食安排，尽可能减少饱和脂肪酸和高糖分摄入，帮助降低血压。

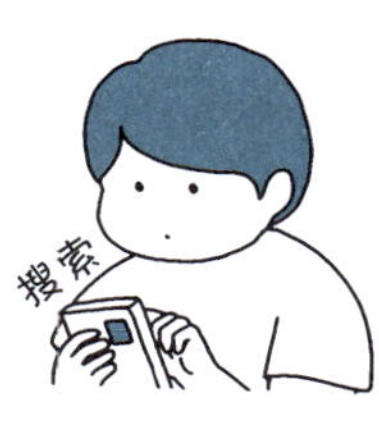

具体应用的法则：

✓ 每日食用丰富多样的全谷物、蔬菜和水果
✓ 食用健康油脂，适量食用坚果（每次10颗，每月4~5次）
✓ 优质蛋白质：每周不超过6次
⊘ 避免高钠含量的加工食品摄入
✕ 限制摄入高糖食品

4. 得舒饮食如何吃

以下是一份中国化的得舒饮食食谱。

早餐

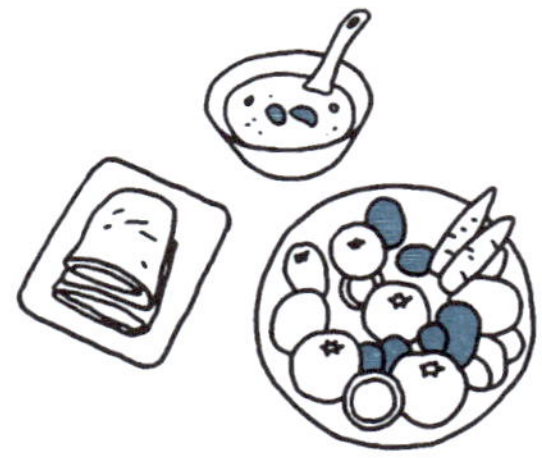

蔬菜鸡蛋饼：将胡萝卜、西葫芦洗净切丝，加入适量面粉、鸡蛋、水和盐搅拌成面糊，平底锅中刷一层薄油，倒入面糊摊成薄饼，小火煎至两面金黄。

牛奶燕麦粥：用低脂牛奶煮燕麦片。

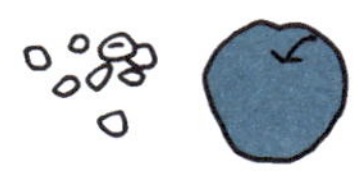

水果拼盘：选择橙子、猕猴桃、草莓等水果，切成小块，搭配食用。

上午加餐：一小把坚果（如杏仁、巴旦木、腰果等约 10 颗），搭配一个苹果 / 一根香蕉。

午餐

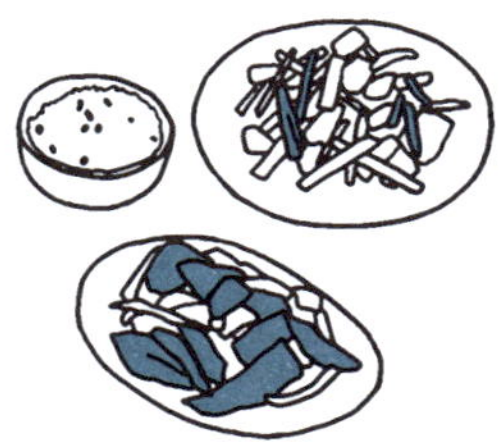

芹菜炒牛肉：芹菜洗净切段，牛肉切成薄片，用少量油将牛肉炒至变色，加入芹菜翻炒均匀，加入适量生抽、盐调味。

清炒时蔬：选择当季的绿叶蔬菜，如菠菜、油麦菜等，洗净后用少许油清炒，加入蒜末提香。

豆腐汤：准备嫩豆腐、香菇、木耳等食材，将香菇、木耳泡发后切丝，与豆腐一起煮成汤，加入适量盐和香油。

糙米饭：将糙米提前浸泡，与大米按照 1：1 的比例煮成米饭。

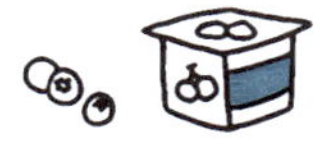

下午加餐：一杯无糖酸奶，可搭配一些蓝莓或草莓。

晚餐

虾仁蒸蛋：将鸡蛋打散，加入适量温水和盐搅拌均匀，过筛后盖上保鲜膜，用牙签扎一些小孔，放入蒸锅中蒸至表面凝固，再将虾仁放在上面继续蒸几分钟至虾仁熟透。

凉拌黄瓜：黄瓜洗净拍碎，加入蒜末、醋、生抽、香油拌匀。

海带排骨汤：排骨焯水后与海带一起放入砂锅中炖煮，加入姜片、葱段，小火慢炖至排骨熟烂，但要注意，得舒饮食强调低盐，所以盐的用量要少。

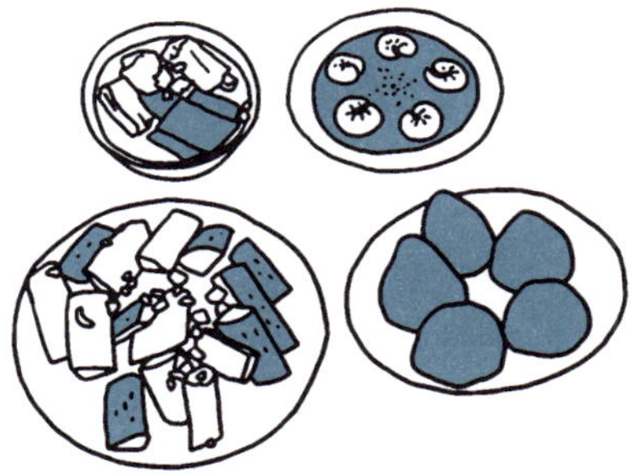

玉米窝头：用玉米粉和少量面粉制作窝头，可在其中加入一些红枣碎增加甜味和营养。

上述这份食谱遵循了得舒饮食的原则，以全谷物、蔬菜、水果、瘦肉、低脂奶制品等为主，减少饱和脂肪酸、钠和糖的摄入，同时保证了钾、镁、钙等矿物质和膳食纤维的充足供应。在烹饪过程中，尽量选择清蒸、水煮、凉拌等健康的烹饪方式，减少油炸、油煎等高油烹饪方式。

九、江南饮食与东方健康饮食

1. 什么是江南饮食和东方健康饮食

江南饮食主要展现了江浙地区的饮食特色，风格强调清淡、口味追求鲜美，注重饮食适量。食材构成上，富含水产品，如各类河鲜、海鲜；蔬菜品种多样且供应充足；同时，粗粮也占据一定比例。

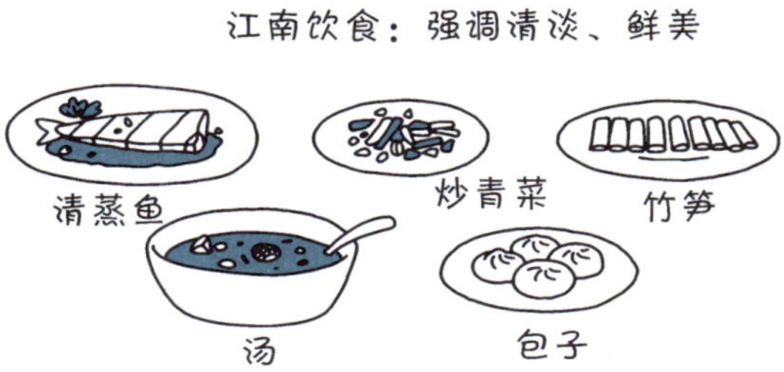

东方健康饮食模式是对我国东南沿海地区（如广东、福建、浙江等）优秀生活习惯加以融合形成的健康饮食体系。这些地区有着丰富的饮食文化，当地居民饮食以新鲜食材为主，强调清淡、原汁原味的烹饪方式，常采用蒸、煮、炖等方法，减少油脂和盐的使用。同时，该地区海产资源丰富，海鲜在日常饮食中占据重要地位，并且人们也常食用全谷物、蔬菜以及适量的低脂肉类，如禽类、瘦肉等，符合现代健康饮食的理念。

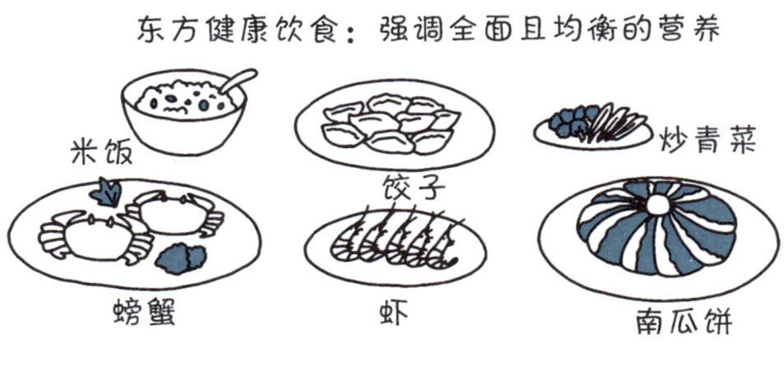

大量临床研究证据显示，江南饮食与东方健康饮食这两种模式，均与降低慢性病风险紧密相关，尤其是在预防肥胖、心血管疾病以及部分类型癌症方面，展现出积极作用。

2. 江南饮食有哪些基本膳食原则

（1）以时蔬、全谷物为主食：每餐搭配时令鲜蔬与全谷物。江南四季分明，春季的马兰头、荠菜，夏季的空心菜、丝瓜，秋季的秋葵、茭白，冬季的塌棵菜、冬笋，都是餐桌上的常客；糙米、燕麦、薏仁、芡实等全谷物，常被煮成五谷杂粮粥，或与糯米搭配制成酒酿、米糕、芡实糕，在饱腹的同时，提供丰富的膳食纤维与多种营养素。

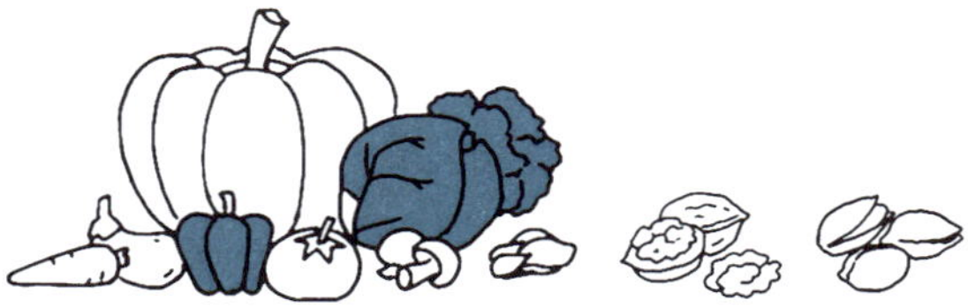

（2）精选优质蛋白质源：江南人善于从蛋、奶、豆制品、精瘦肉与水产品中摄取优质蛋白质。例如，用黄豆制成的家常豆腐，可做成鲜美滑嫩的鲫鱼豆腐汤；精选的猪肋条排骨，能烹调出甜咸交织的无锡酱排骨；湖鲜水产更是一绝，如清蒸太湖白鱼、西湖醋鱼，既保留了鱼肉鲜嫩本味，又富含优质蛋白质与不饱和脂肪酸。

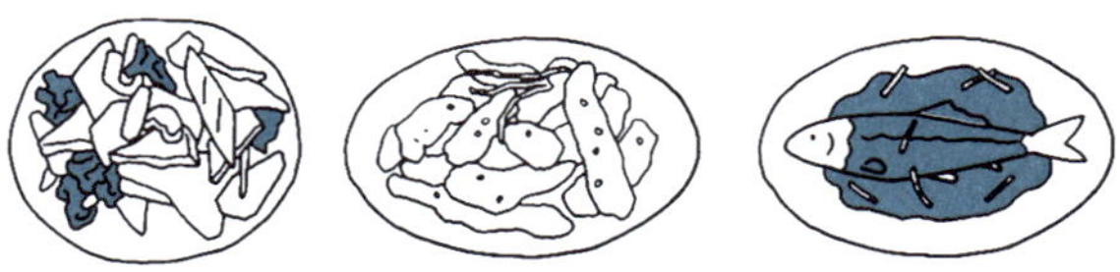

（3）调味崇尚本味：江南饮食注重展现食材本味，烹饪时常用葱、姜、蒜、紫苏、薄荷等天然香料提味；烹饪河鲜时，仅以少量料酒、蒸鱼豉油去腥增鲜；制作素菜时，撒上一把虾皮或香菇碎，便能吊出自然鲜甜，巧妙减少糖、盐使用，让菜肴风味更显层次。

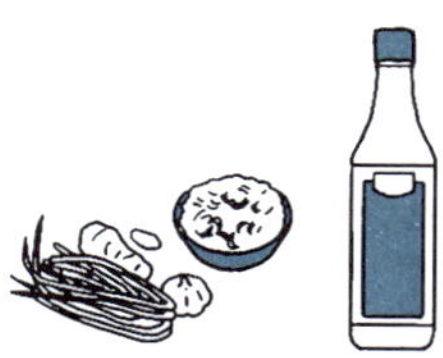

3. 江南饮食如何吃

以下是一份江南饮食的健康食谱。

早餐

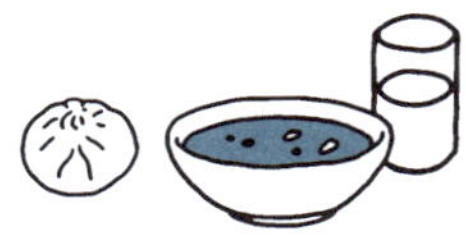

香菇青菜包：香菇泡发，锅中放少许油炒香，加入苏州青碎，加盐、生抽和香油调味，拌匀成馅。用全麦粉和普通面粉按1:1的比例混合，发酵，蒸成包子。

一杯牛奶：补充蛋白质和钙等营养物质，增强饱腹感。

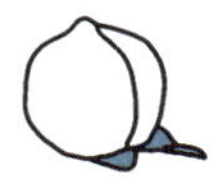

薏仁粥：将薏仁、大米按1:2的比例放入锅中，煮至薏仁软烂、米粥浓稠。上午加餐：无锡阳山水蜜桃1个。

午餐

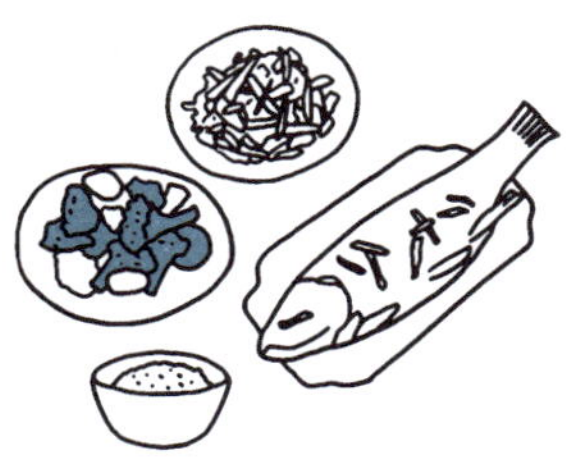

春笋炒肉丝：春笋去壳、切片，焯水。锅中放油，油热后放入肉丝煸炒，放入春笋片翻炒，加少许料酒、盐、白糖调味。

西蓝花炒香菇：西蓝花切成小朵，香菇泡发后切片，锅中放油，油热后放入香菇片炒出香味，加入西蓝花翻炒，加盐、生抽调味。

清蒸太湖白鱼：太湖白鱼用盐、料酒、姜片、葱段腌制15分钟。锅中大火蒸10～15分钟，淋上蒸鱼豉油，浇上热油即可。

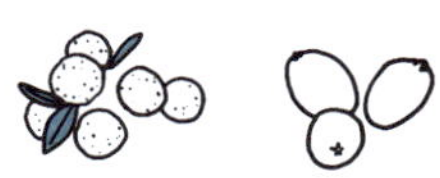

全谷物饭：将糙米、燕麦、小米等全谷物按1:1:1的比例混合煮熟。下午加餐：江南杨梅3～6颗，苏州枇杷3个。

晚餐

荠菜豆腐汤：油热后放入葱姜末爆香，加入荠菜碎翻炒，加清水煮开，放入豆腐块，加盐、胡椒粉、香油调味。

芹菜炒茭白：芹菜切段，茭白切丝，加盐、少许生抽调味，翻炒均匀出锅。

菠菜鸡蛋饼：菠菜洗净焯水后切碎，鸡蛋打散，加入菠菜碎、适量全麦面粉、盐和水，搅拌成面糊，摊成薄饼，小火煎至两面金黄。

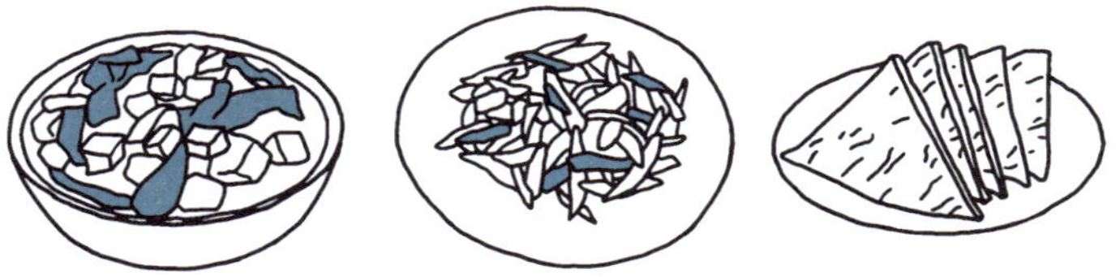

上述这份食谱包含了丰富的蔬菜、全谷物、优质蛋白质和健康脂肪，符合江南饮食的特点，营养丰富且均衡，有助于维持身体健康。

十、代餐食品减重

1. 什么是代餐食品

代餐食品，简单来说，是可以替代一顿正餐或部分餐食的食品。

好的代餐食品，营养全面，如蛋白质、碳水化合物、脂肪、膳食纤维，还有各种维生素和矿物质，一个都不能少，吃一顿就能满足身体多方面的营养需求。很多临床研究都表明，优质的代餐食品确实能帮人们控制每天摄入的总能量，对减重很有帮助。

虽说代餐食品很方便，效果也不错，但它不能长期完全替代我们日常吃的天然食物，天然食物中的营养成分更丰富、更全面。代餐食品只是一种辅助手段，要想真正健康减重、保持好身体，还得结合健康的生活方式，如合理搭配饮食，多吃蔬菜水果、全谷物，适当摄入优质蛋白质，再加上规律运动，这样才能达到更好的效果。

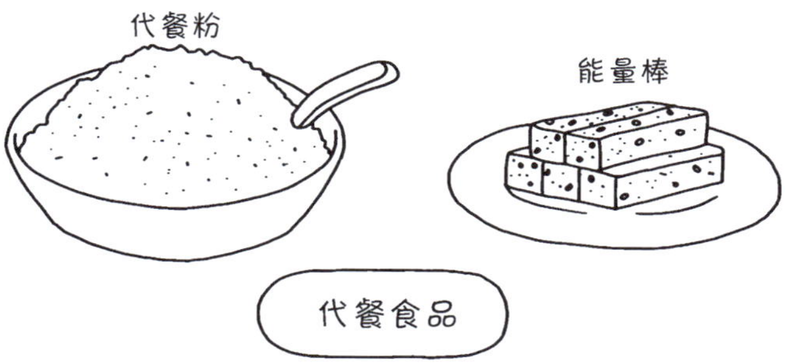

2. 代餐食品减重适合哪些人群

代餐食品特别适合那些平时忙得不可开交，没时间做饭，想精准控制每天吃进去多少能量的人，如在职场奔波的上班族、学业繁重的学生，以及对身体状态要求严苛的专业运动员，代餐食品能很好地满足他们的需求。还有一些人，有明确的减重目标，或正在医生的指导下进行体重管理，代餐食品也能成为他们的得力帮手。

但是，孕妇、哺乳期妇女、儿童、青少年、老年人以及有特定健康问题（如糖尿病、肾病）的人群应慎用，代餐食品不一定能契合他们的治疗需求。这些人群如果使用代餐食品前，最好先咨询医生或专业的营养师，切勿盲目尝试。

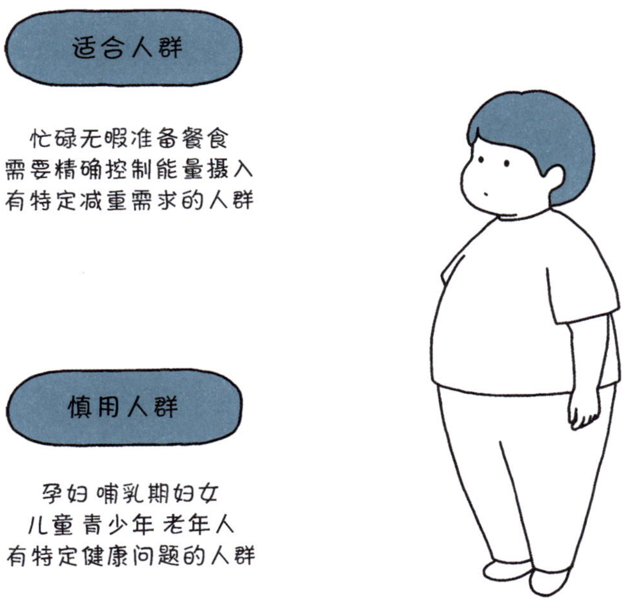

3. 如何应用代餐食品进行减重

应用代餐食品进行减重，需要从选择产品、合理安排饮食、搭配运动及做好监测等方面入手。

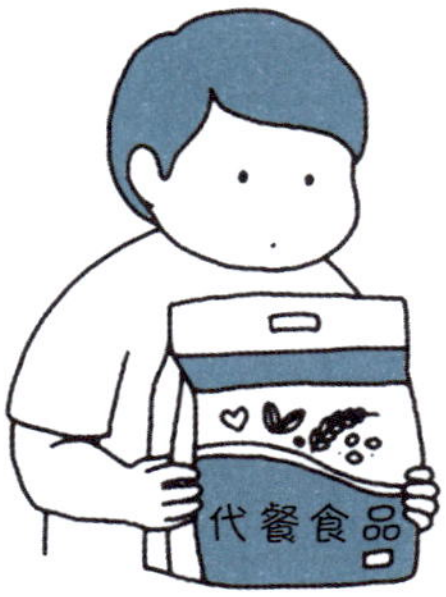

（1）选择合适的代餐食品需遵循科学原则：首先应确保营养均衡，产品应包含优质蛋白质（如乳清蛋白、大豆蛋白）、适量复合碳水化合物、健康优质脂肪，以及丰富的维生素和矿物质；同时建议优先选择低能量、高蛋白且高膳食纤维的品类，如以燕麦、魔芋作为膳食纤维主要来源的代餐产品。

（2）合理安排代餐计划：可以用代餐食品替代一天中的一顿正餐，通常早餐或晚餐是比较好的选择。例如，用一杯代餐奶昔代替晚餐，既能减少能量摄入，又能提供一定的饱腹感。也可与“5＋2”轻断食减重法相融合，即一周中有 5 天正常饮食，2 天使用代餐食品替代全天餐食，但要注意在正常饮食的 5 天里，也应保持健康的饮食习惯，控制能量摄入。

（3）搭配健康饮食：在使用代餐食品的同时，不能忽视其他食物摄入。除了代餐食品替代的餐食外，其他餐次要保证营养均衡，多吃蔬菜、水果、全谷物、瘦肉、鱼类等食物，以获取更全面的营养。同时，要控制食物的分量，避免过度进食。

（4）结合适量运动：减重不能仅仅依靠代餐食品，还需要结合适量运动。每周至少进行 150 分钟中等强度有氧运动，如快走、慢跑、游泳等；也可以适当进行力量训练，如举重、俯卧撑等，增加肌肉量，提高基础代谢率，帮助燃烧更多的脂肪。

（5）监测身体状况：在使用代餐食品减重期间，应定期监测体重、体脂率、血压、血糖等指标，了解身体的变化情况。同时，注意观察自己的身体反应，如是否出现疲劳、头晕、便秘等不适症状，如果有，应及时调整代餐计划或咨询医生。

4. 代餐食品如何加入减重食谱

以下是一份 1 200kcal 的食谱，以代餐替代早晚餐，午餐与加餐搭配多种食材，满足健康需求。

早餐（代餐）

选择一款高膳食纤维、高蛋白质的代餐产品（约 300kcal）。此类代餐通常含有乳清蛋白、大豆蛋白，能提供优质蛋白质，搭配多种维生素和矿物质，快速补充营养，同时产生较强的饱腹感，减少后续进食欲望。

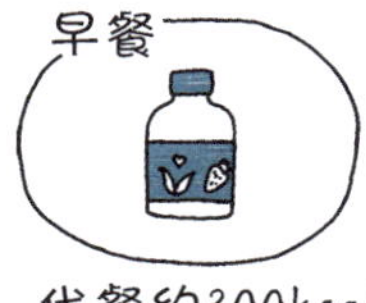

上午加餐

无糖希腊酸奶：100g（约 70kcal），富含优质蛋白质与钙，有助于维持肌肉和骨骼健康。

草莓：100g（约 3kcal），富含维生素 C 和膳食纤维，酸甜可口，增加饱腹感的同时丰富口感。

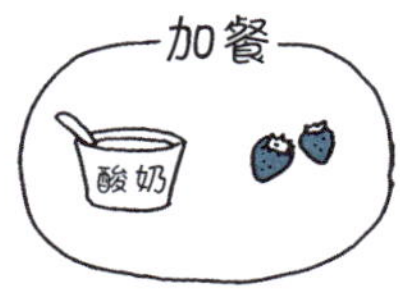

午餐

香煎龙利鱼：龙利鱼 150g（约 120kcal），用少许橄榄油煎至两面金黄。龙利鱼肉质鲜嫩，高蛋白低脂肪，富含不饱和脂肪酸。

五彩时蔬：西蓝花 100g、胡萝卜 50g、荷兰豆 50g、玉米粒 30g（约 100kcal），少许橄榄油翻炒。多种蔬菜搭配，提供丰富的维生素、矿物质和膳食纤维。

水煮蛋：1 个（约 70kcal），补充优质蛋白质。

糙米饭：50g（约 180kcal），糙米饭富含膳食纤维，消化吸收相对缓慢，能长时间维持饱腹感。

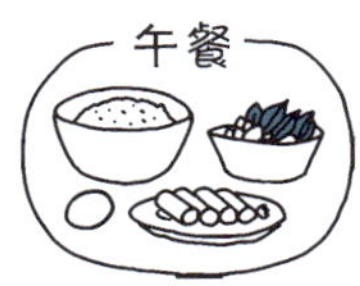

下午加餐

低脂牛奶：150mL（约 80kcal），提供优质蛋白质和钙，帮助增强体质。

苹果：1 个（约 100g，53kcal），富含果胶等膳食纤维，促进肠道蠕动，且能量较低。

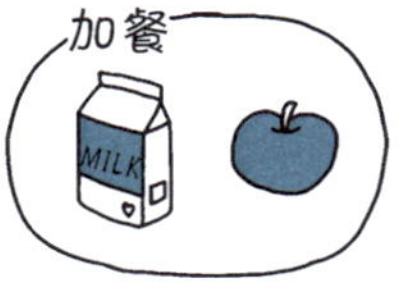

低脂牛奶150mL、苹果1个

晚餐（代餐）

选择另一款口味不同的代餐产品（约 300kcal）。代餐中丰富的营养成分，能满足晚餐的营养需求，同时控制能量摄入，助力减重。

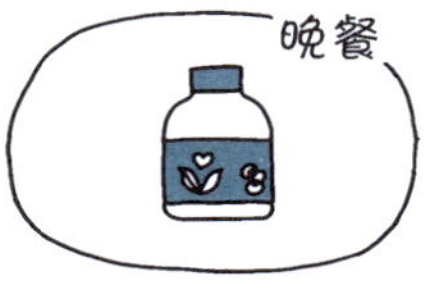

代餐约300kcal

上述食谱通过早晚代餐、合理搭配午餐与加餐，在保证每日总能量约 1 200kcal 的前提下，兼顾蛋白质、碳水化合物、脂肪、维生素和矿物质的均衡摄入，包含丰富的鱼虾、低脂奶制品、蛋类、蔬菜和水果，适合减重期间食用。

十一、素食主义者与减重

1. 素食主义者如何减重

素食主义者减重，关键在于牢牢把握均衡营养和能量控制这两大要点。

（1）避开高能量素食“坑”。油炸的素食食品，甜腻的素食甜点，看着诱人，实则能量爆表。应该把目光投向天然且少加工的食物，如全谷物，营养丰富；豆类富含植物蛋白，是素食者很好的蛋白质来源；各类蔬菜和水果，能为素食者提供丰富的维生素、矿物质和膳食纤维。

（2）保证充足的植物蛋白摄入极为重要。豆类、豆腐、坚果以及种子都是优质植物蛋白的良好来源。足够的蛋白质不仅能让你饱腹感满满，还能助力肌肉生长，提高基础代谢率。

（3）合理搭配健康脂肪。如橄榄油、牛油果等，需要注意的是，即便是健康脂肪，也要控制好量，避免过量摄入。

（4）多吃富含高膳食纤维的食物，蔬菜、水果、全谷物就很不错。高膳食纤维食物不仅能增加饱腹感，减少食物摄入量，还对肠道健康大有益处，促进消化。

（5）素食者尤其要留意一些容易缺乏的营养素，如维生素 B_{12}、铁、钙等。这些营养素在动物性食物中含量丰富，素食中则相对较少。可以通过食用强化食品，即额外添加了这些营养素的食品，或在医生指导下服用营养补充剂来获取。

（6）运动也是减重的关键一环。每周至少 150 分钟中等强度运动，快走、游泳、骑车都是很好的选择。运动能有效消耗能量，帮助甩掉多余脂肪，维持健康体重。

为了让减重过程更加科学有效，强烈建议素食主义者咨询专业医生或营养师，根据身体状况、饮食习惯，量身定制个性化的饮食和运动计划，助力成功减重。

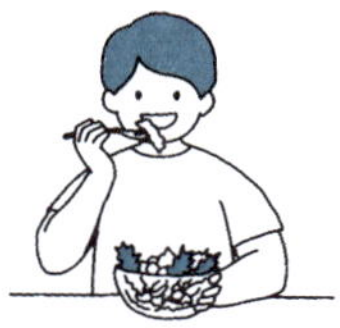

素食主义者减重要点

(1)	避开高能量素食的“坑”	油炸的素食食品、 甜腻的素食甜点
(2)	保证充足的植物蛋白摄入 极为重要	豆类、豆腐、 坚果及种子
(3)	合理搭配健康脂肪	橄榄油、牛油果， 控制好量
(4)	多吃富含高膳食纤维的食物	蔬菜、水果、全谷物
(5)	素食者尤其要留意 一些容易缺乏的营养素	食用强化营养素的食品， 服用营养补充剂
(6)	运动也是减重的关键一环	每周至少150分钟 中等强度运动

2. 素食主义者减重如何实现

素食主义者可以参考以下每日 1 500～1 800kcal 食谱。

早餐（约 400kcal）

燕麦粥（300kcal）：燕麦片 50g，豆浆 200mL，奇亚籽 1 汤匙（约 10g）。

水果沙拉（100kcal）：苹果 1 个（约 150g），蓝莓 50g，杏仁 10g。

上午加餐（约 100kcal） 酸奶（100kcal）：无糖酸奶 150g。

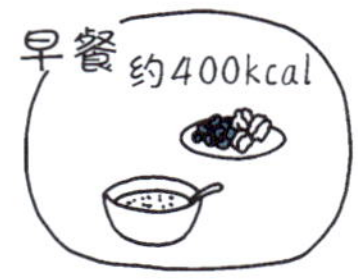

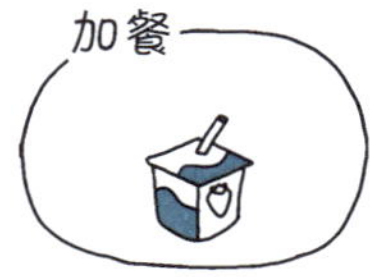

午餐（约 500kcal）

藜麦沙拉（400kcal）：藜麦 100g（煮熟），鹰嘴豆 100g（煮熟），黄瓜 1 根（约 150g），番茄 1 个（约 150g），橄榄油 1 汤匙（约 15mL），柠檬汁适量。

全麦面包（100kcal）：全麦面包 1 片（约 40g）。

下午加餐（约 150kcal） 坚果（150kcal）：混合坚果 30g（杏仁、核桃、腰果等）。

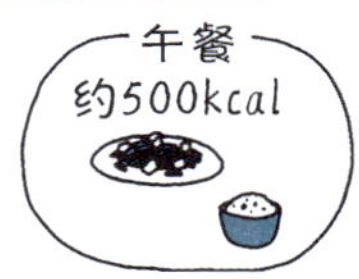

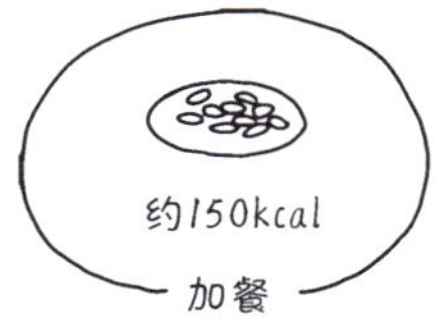

晚餐（约 450kcal）

豆腐炒蔬菜（350kcal）：老豆腐 150g，西蓝花 100g，胡萝卜 100g，香菇 50g，橄榄油 1 汤匙（约 15mL），生抽适量。

糙米饭（100kcal）：糙米 50g（煮熟）。

注意每天饮用充足的水分（约 2 000mL）。

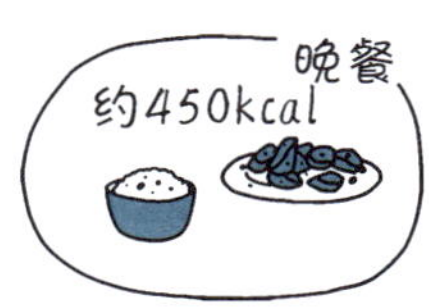

十二、“16+8”限时进食法

1. 什么是“16＋8”限时进食法

“16＋8”限时进食法，作为轻断食的一种方式，操作要点在于把每天吃东西的时间限制在8小时内，其余16小时则要禁食。需要注意的是，该方法对吃什么食物、吃多少并没有限制，唯一的要求就是把控好进食的时间。

（1）进食时间选择：通常建议将进食时间集中在一天中的较早时段，如上午10点到下午6点，或者中午12点到晚上8点等。这样可以与人体的生物钟相协调，更利于身体的代谢和消化。

（2）禁食期间饮品：在16小时的禁食期内，一般允许饮用无热量的饮品，如白水、黑咖啡、茶等，有助于缓解饥饿感，同时也能补充水分，维持身体正常的生理功能。

（3）长期影响研究：目前对于“16＋8”限时进食法的长期研究主要集中在其对心血管疾病风险因素、认知功能、衰老进程等方面的影响，但尚未得出明确结论，需要更多大规模、长期的临床试验来进一步探究。

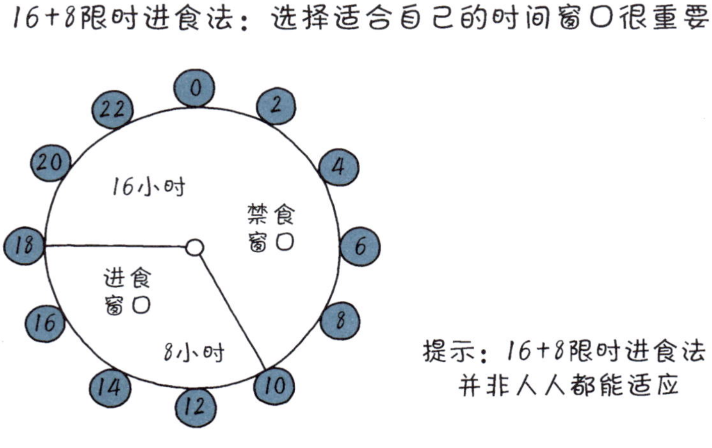

2. “16 + 8”限时进食法适合哪些人群

“16 + 8”限时进食法，适合想减重、希望逐步改善饮食习惯的健康成年人，尤其是那些作息规律、能管住嘴的人群。

需要注意的是，有些人群不可轻易尝试“16 + 8”限时进食法：孕妇、哺乳期女性、未成年人、老年人、糖尿病或心脏病等慢性病患者，这些人群往往有特殊的营养需求，或正在接受治疗，贸然采用限时进食法，可能会损害健康，需咨询专业的医生或营养师。

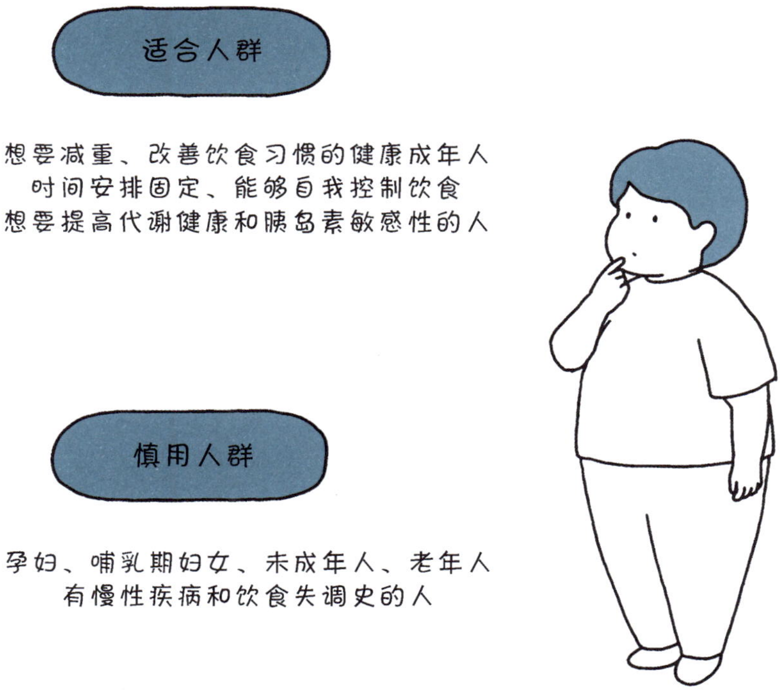
适合人群
想要减重、改善饮食习惯的健康成年人
时间安排固定、能够自我控制饮食
想要提高代谢健康和胰岛素敏感性的人
慎用人群
孕妇、哺乳期妇女、未成年人、老年人
有慢性疾病和饮食失调史的人

3. 如何应用“16 + 8”限时进食法进行减重

（1）选择适合自己的时间窗口

可以选择早上 8 点到下午 4 点为进食窗口，或中午 12 点到晚上 8 点，具体时间可根据个人生活习惯和作息来定，但要保证每天的进食和禁食时间相对固定。

（2）保证营养均衡

在 8 小时进食窗口内，确保摄入足够的蛋白质、碳水化合物和健康脂肪。蛋白质可以选择鸡胸肉、鱼虾、豆类、蛋类等；碳水化合物优先选择全谷物、薯类等复杂碳水化合物，减少精制谷物和糖的摄入；健康脂肪可来源于橄榄油、坚果、牛油果等。同时，多吃蔬菜和水果，以提供丰富的维生素和矿物质。

（3）控制食物分量

虽然“16+8”限时进食法主要是通过控制进食时间来制造能量缺口，但食物的分量也很重要，应避免能量超标。

（4）少食多餐

在 8 小时进食窗口内，可将食物分成 3～4 餐，避免一餐吃太多。

（5）避免高能量饮品

在进食窗口内，避免饮用高糖饮料、酒精和过多的咖啡，这些饮品可能会增加额外的能量摄入。可以选择喝白开水、淡茶水或黑咖啡（不加糖和奶），以保持身体水分平衡，促进新陈代谢。

（6）增加日常活动量

尽量减少久坐时间，多站起来走动，如步行上下楼梯、站立工作、做家务等。这些日常活动的积累可以帮助消耗更多的能量。每周至少进行 150 分钟中等强度有氧运动，如快走、跑步、游泳、骑自行车等，也可以结合力量训练，如举重、俯卧撑、仰卧起坐等，增加肌肉量，提高基础代谢率，使身体在休息时也能消耗更多的能量。

（7）充足睡眠

保证每天 7～8 小时的高质量睡眠。

（8）减少压力

长期的高压力状态可能会导致情绪性进食和激素紊乱，可以通过冥想、瑜伽、深呼吸等方式来缓解压力 。

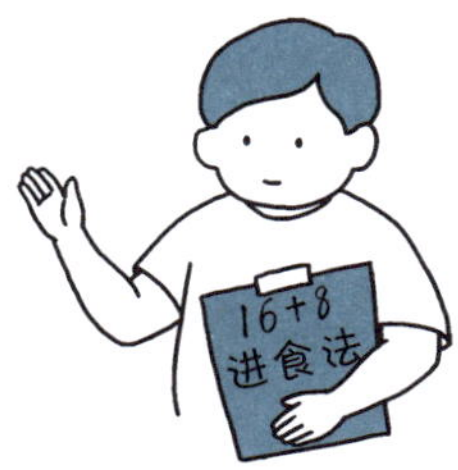

4. “16 + 8”限时进食法如何吃

“16 + 8”限时进食法可以参考以下一日食谱，适用于 BMI > 24kg/m^2 者。

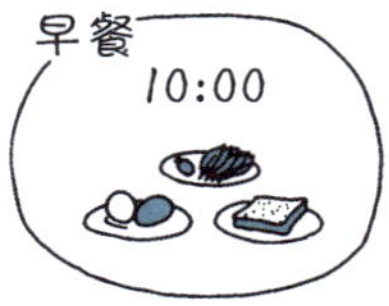

早餐（10:00）：煮鸡蛋 2 个，搭配一份菠菜和一个小番茄，加上一片全麦面包。

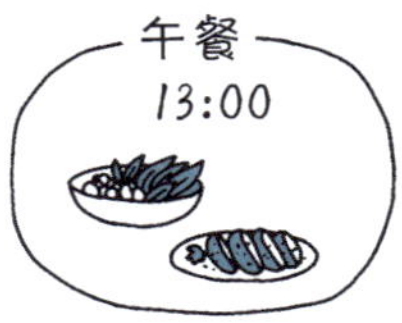

午餐（13:00）：烤鸡胸肉 150g，搭配一块蒸南瓜、一大碗混合蔬菜沙拉，使用橄榄油和醋调味。

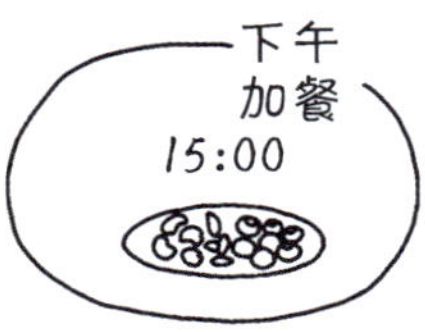

下午加餐（15:00）：一小把坚果和几个蓝莓。

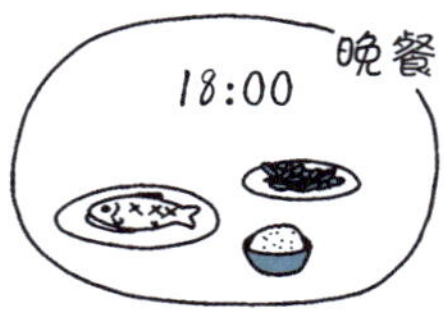

晚餐（18:00）：清蒸鱼 200g，一小碗糙米，炒绿叶蔬菜。

在 16 小时禁食期间，虽然不能吃东西，但一定要适量饮水。白开水、淡茶水、黑咖啡（不加糖和奶）都可以，时不时喝上几口，维持身体正常代谢，减少饥饿感，帮助顺利度过禁食时段。

十三、药物治疗后的饮食模式

1. 使用 GLP-1 受体激动剂治疗期间如何吃更健康

GLP-1 受体激动剂常用于治疗 2 型糖尿病和肥胖症。其作用机制是激活胰高血糖素样肽 -1（GLP-1）受体，发挥肠促胰岛素的作用，进而降低血糖，同时可能抑制进食的享乐系统，帮助控制食欲。使用该药物治疗期间，可从以下几方面进行饮食管理。

（1）调整饮食结构：保持低糖、低脂的饮食习惯。减少糖果、甜饮料、油炸食品等高糖、高脂食物的摄入。多食用高蛋白食物，如鸡胸肉、鱼虾、豆类、蛋类等，能为身体提供必要的营养，助力维持肌肉量。同时，增加富含膳食纤维食物的摄取，如各类蔬菜、全谷物、水果等，不仅能增加饱腹感，还能促进肠道蠕动，改善消化功能。

（2）优化进食方式：采用少吃多餐的模式，避免一次进食过多。可以将一天的食物分成 4～5 餐，均匀分配在不同时间段，这样能稳定血糖水平，减少饥饿感，有效防止因过度饥饿而引发暴食行为。

（3）养成规律进餐习惯：养成定时定量吃饭的好习惯。即使药物帮助控制了食欲，也不能忽略饮食规律。每天尽量在固定的时间用餐，每餐摄入适量的食物，有助于维持身体正常的代谢节奏。

（4）结合运动：运动在防止体重反弹方面发挥重要作用，能帮助巩固减重成果，维持和增加肌肉，提高身体代谢率，使身体消耗更多能量。所以，GLP-1 受体激动剂治疗后，也依然要养成健康饮食与适度运动的好习惯，才能让减重效果更好、更持久。

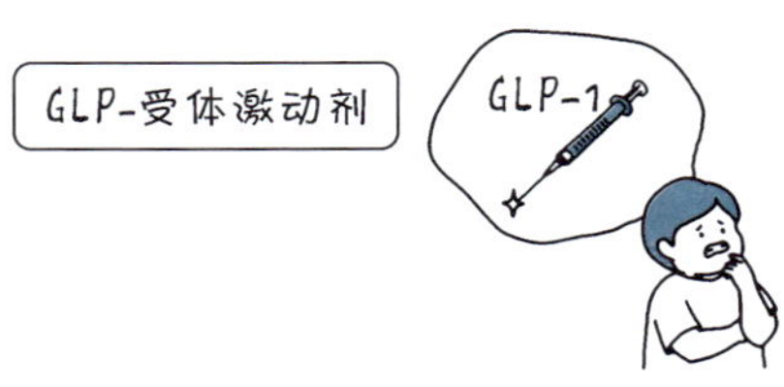

2. 使用 GLP-1 受体激动剂治疗期间如何搭配食谱

GLP-1 受体激动剂治疗期间，建议采用以下食谱。认真执行食谱后，应监测血糖变化，定期与医生沟通身体情况，以便及时调整饮食和药物。

早餐（约 300kcal）

燕麦粥（250kcal）：燕麦片 40g，牛奶 200mL。

水煮蛋 1 个。

蓝莓 50g。

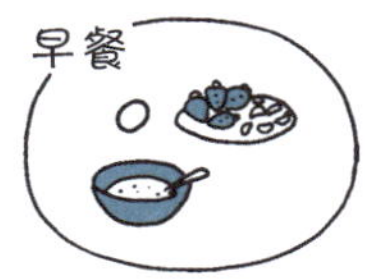

上午加餐（约 100kcal）

水果（100kcal）：苹果 1 个（约 150g）。

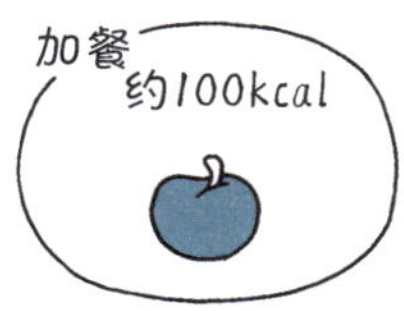

午餐（约 400kcal）

杂粮饭（150kcal）：杂粮米 50g。

清蒸鱼（150kcal）：鲈鱼 100g。

清炒西蓝花（100kcal）：西蓝花 200g。

橄榄油 1 茶匙（约 5mL）。

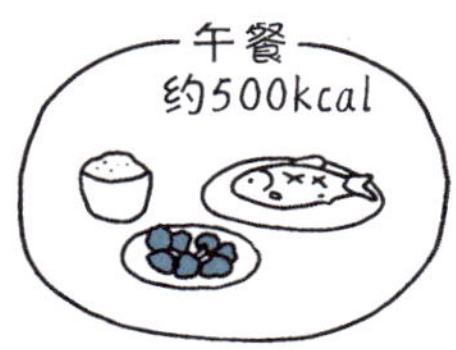

下午加餐（约 100kcal）

酸奶（100kcal）：无糖酸奶 150g。

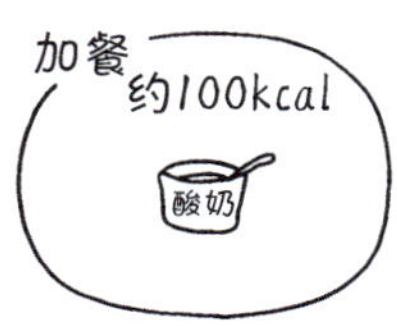

晚餐(约 350kcal)

蔬菜沙拉(150kcal):生菜、番茄、黄瓜等200g。

豆腐汤(200kcal):豆腐 100g,海带 50g,香菇 50g。

橄榄油 1 茶匙(约 5mL)。

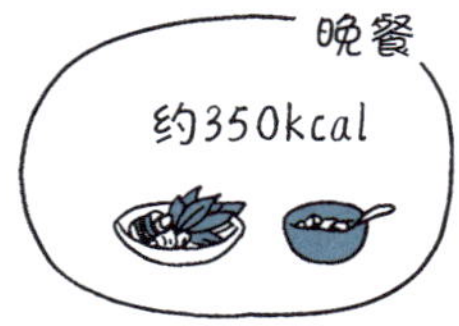

晚上加餐(约 50kcal)

坚果(50kcal):杏仁 10g。

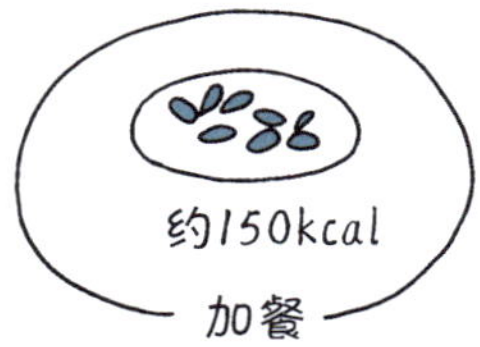

注意每天饮用充足的水分(约 2 000mL)。

3. 使用脂肪酶抑制剂“奥利司他”之后就可以随意吃肉了吗

服用脂肪酶抑制剂也不可以随意吃肉，原因如下。

（1）脂肪酶抑制剂的作用有限：脂肪酶抑制剂虽然能抑制部分脂肪的吸收，但通常只能减少 30% 左右的脂肪吸收。如果大量吃肉，尤其是肥肉等富含脂肪的肉类，即使经过药物作用，仍会有相当数量的脂肪被吸收，从而导致能量摄入过多，不利于减重。

（2）高脂肪膳食会加剧脂肪酶抑制剂的胃肠道不良反应（如油性斑点、胃肠胀气等）。

（3）肉类中的其他营养成分需要控制：除了脂肪，肉类还含有蛋白质、胆固醇等营养成分。过量摄入会增加肾脏负担，也会导致血液中胆固醇水平升高，增加心血管疾病的风险。

（4）整体饮食均衡的重要性：减重是一个需要综合考虑饮食、运动等多方面的过程。

所以，即使使用了脂肪酶抑制剂，也需要保持整体饮食的均衡和合理。应在控制总能量的基础上，合理搭配蛋白质、碳水化合物和脂肪的摄入比例，同时增加蔬菜、水果、全谷物等富含膳食纤维食物的摄入，全天肉类摄入量控制在 150g 左右，这样才能达到良好的减重效果。

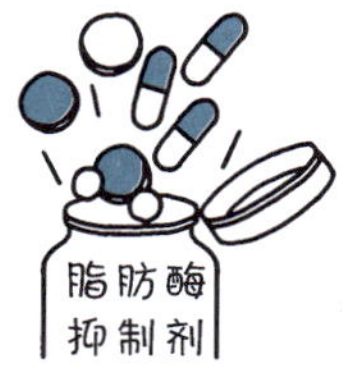

十四、减重手术后的饮食模式

1. 减重手术后就可以随便吃了吗

减重手术后也不可以随便吃，原因主要如下。

（1）生理结构改变：减重手术可能会改变胃肠道的生理结构，如果随便吃，很容易引起腹胀、腹痛、恶心、呕吐等不适症状。

（2）营养吸收问题：手术后胃肠道的消化和吸收功能会受到影响。如果不注意饮食，随意进食，可能会导致营养不良，出现贫血、骨质疏松、维生素和微量元素缺乏等问题。

（3）体重反弹风险：减重手术只是为体重控制提供了一个基础和契机，如果术后不注意饮食控制，摄入过多高能量、高脂肪、高糖食物，身体仍会摄入过多的能量，从而导致体重反弹，使手术效果大打折扣。

（4）减重手术的目的不仅是减轻体重，还包括改善代谢紊乱，如降低血糖、血压、血脂等。如果术后随便吃，不遵循健康的饮食原则，可能导致血糖、血压等指标再次升高，增加糖尿病、心血管疾病等慢性病的发病风险。

因此，减重手术不代表一劳永逸，该手术只是为体重控制和健康改善提供了一个起始点和有利条件，后续还需要在饮食、运动、生活习惯等方面进行长期的管理和调整。

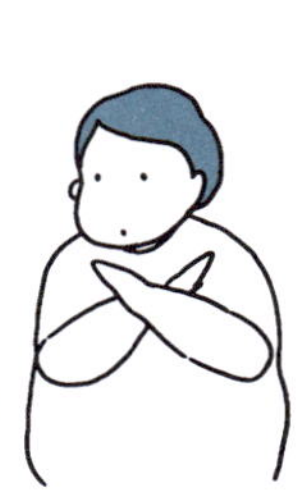

减重手术后不可以随便吃

2. 减重手术后，如何通过饮食管理防止反弹

减重术后维持体重的关键在于建立长期健康的生活方式，从饮食管理、运动规划、心理调节三方面系统调整。

（1）科学饮食管理

控制热量与成分：每日热量摄入较既往减少 30%～50%，脂肪供能比控制在 20%～30%，严格减少添加糖的摄入量。优先选择橄榄油、深海鱼等优质脂肪，避免油炸食品、糕点等高糖、高脂食物。

优化营养结构：保证蛋白质摄入量 1.2～1.5g/kg（bw）（如 60kg 的患者每日需 72～90g），选择奶制品、蛋类、鸡胸肉、鱼虾、豆类等优质蛋白质；每日膳食纤维摄入不少于 25g，通过全谷物、蔬菜、水果补充；建议在医生指导下补充复合维生素及微量元素（如维生素 B_{12}、维生素 D_3、铁、钙、叶酸等）。

调整进食模式：减重手术 1 个月后，采用“5～6 餐制”，每餐主食不超过半碗（生重约 50g），蛋白质类食物半拳大小，蔬菜量占餐盘一半。进食时细嚼慢咽，每餐用时不少于 20 分钟。

（2）强化运动干预

减重手术后 1 个月开始循序渐进地增加运动量。

有氧运动：每周至少进行 150 分钟中等强度运动（如快走、游泳），分 5 天完成，每次至少 30 分钟。

抗阻训练：每周进行 2～3 次力量练习（如弹力带、哑铃），维持肌肉量，提升基础代谢。

日常活动：避免久坐，每小时起身活动 5～10 分钟，增加非运动性热量消耗。

（3）注重生活与心理调节

规律作息：保证每日 7～8 小时高质量睡眠，睡眠不足会导致饥饿素分泌增加，诱发食欲。

体重监测：每周固定时间晨起称重（空腹、排便后），记录体重、体脂率等数据，若月增重超 2kg 需及时调整饮食。

心理管理：通过冥想、瑜伽、社交活动缓解压力，避免情绪化进食，必要时寻求心理医生的帮助。

遵循上述原则，配合定期复诊（术后 1 个月、3 个月、6 个月复查），根据身体指标动态调整方案，维持减重手术的长期效果。

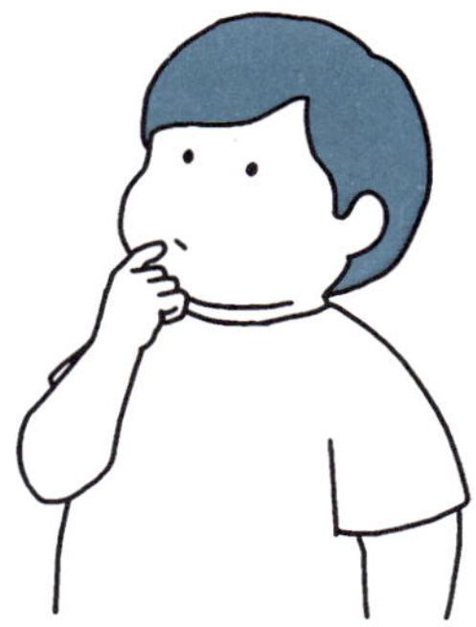

3. 减重手术后应该怎么吃？

减重手术后应遵循阶段性饮食原则。

（1）术后初期（1～2 周）：此时胃肠道处于恢复阶段，应以流食为主，如米汤、藕粉等，为了保证营养全面，推荐使用口服全营养补充剂。每天可分 6～8 次进食，每次量不宜多，100～150mL。

（2）过渡期（2～4 周）：逐渐从流食过渡到半流食，如稀粥、软面条、蛋羹、豆腐脑、酸奶等。可适当增加食物的种类和稠度，但仍需保持食物软烂，易于消化。为了保证能量和营养充足，此阶段依然需要口服营养补充剂。每天可进食 5～6 次，每次量可增加至 150～200mL。

（3）稳定期（1 个月后）：可以开始尝试正常饮食，但仍要注意食物的质地和烹饪方式。优先选择全谷物（如糙米、燕麦、全麦面包）、精瘦肉（如鸡胸肉、猪里脊肉）、蛋类、鱼虾类、豆类、新鲜蔬菜和水果等。每餐食物量应根据个人的饱腹感和胃肠道耐受情况逐渐调整，避免过饱。

减重手术 1 个月后，如胃肠道功能恢复，可使用以下 1 200～1 500kcal 食谱，进食时细嚼慢咽，每餐控制在 20～30 分钟，避免过饱，以兼顾体重控制、营养均衡与术后恢复需求。

早餐（300～350kcal）

主食：燕麦红薯粥（燕麦 20g + 红薯 50g）

蛋白质：水煮蛋 1 个 + 无糖豆浆 150mL

蔬菜：清炒菠菜（菠菜 100g）

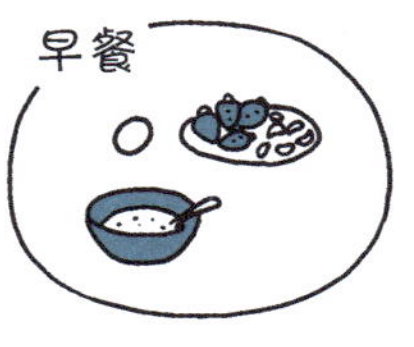

上午加餐（100～150kcal）

水果：苹果 100g 或蓝莓 100g

坚果：原味巴旦木 10 颗

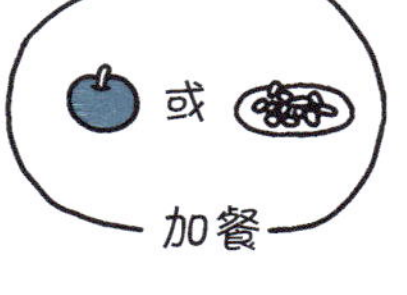

午餐（400～450kcal）

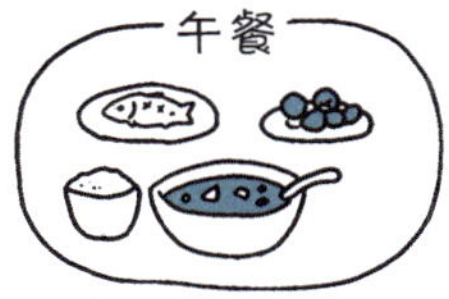

主食：杂粮饭（糙米＋小米，生重50g）

蛋白质：清蒸鲈鱼120g

蔬菜：西蓝花炒胡萝卜（西蓝花150g＋胡萝卜50g）

汤品：豆腐海带汤（豆腐50g＋海带30g）

下午加餐（100～150kcal）

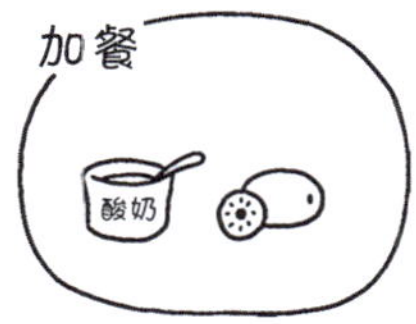

水果：猕猴桃1个（约100g）

奶制品：无糖希腊酸奶100g

晚餐（300～350kcal）

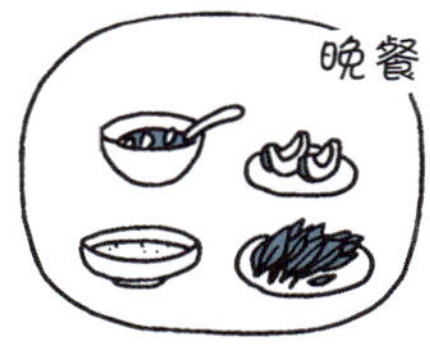

主食：蒸南瓜150g（或全麦馒头50g）

蛋白质：虾仁滑蛋（虾仁80g＋鸡蛋1个）

蔬菜：蒜蓉空心菜（空心菜200g）

汤品：冬瓜虾皮汤（冬瓜100g＋虾皮5g）

4. 减重手术后常用的营养补充剂有哪些

（1）复合维生素矿物质补充剂：术后易缺乏维生素 B_1、维生素 B_{12}、维生素 D_3、叶酸、锌等，建议适量补充。

（2）钙剂与维生素 D_3：预防骨质疏松，每日补充元素钙 1 000～1 200mg、维生素 D_3 1 000～3 000IU（或在医生监测下调整剂量，维持血清 25（OH）D＞30ng/mL）。

（3）铁剂：部分患者术后易出现缺铁性贫血，可补充铁剂并定期监测血红蛋白水平。

（4）蛋白质粉：若日常饮食蛋白质摄入不足，可选择乳清蛋白粉或大豆蛋白粉进行补充。

（5）益生菌：调节肠道菌群，改善术后消化功能。

第五章

医学营养减重实践——如何跨过“层层障碍”

一、哪些食物对减重有帮助

1. 常吃菌藻类食物，不挨饿还瘦身，是真的吗

在健康饮食与体重管理领域中，蘑菇、海带、木耳等菌藻类食物备受关注。它们不仅能提供持久饱腹感，还蕴含多种有益于健康减重的营养成分。

（1）与主食蛋白质互补，提升营养效能

蘑菇中的蛋白质与谷物类食物中的蛋白质能形成理想的营养互补。谷物类食物普遍缺乏某些必需氨基酸，而蘑菇恰好能弥补这一不足。二者搭配食用，可提升蛋白质的利用率，让营养吸收更高效。

鲜蘑菇的蛋白质含量颇为可观，每 100g 含 2～5g 蛋白质；经过干燥处理的蘑菇（如干香菇、羊肚菌），由于水分蒸发，蛋白质含量大幅浓缩至 20%～40%，远超多数普通蔬菜，堪称植物性食物中的“蛋白质担当”。

（2）双重膳食纤维，助力健康减重

蘑菇等菌藻类食物富含可溶性与不可溶性膳食纤维，在体重管理中发挥多重作用。以香菇中的 β- 葡聚糖、黑木耳的几丁质为代表，可溶性膳食纤维进入人体后会吸水膨胀，有效延缓胃排空时间达 2～3 小时，维持长时间的饱腹感，减少饥饿感和不必要的零食摄入。

蘑菇中的不可溶性膳食纤维则如同肠道的“清道夫”，能增加粪便体积，促进肠道蠕动，减少脂质吸收，从而降低能量摄入。此外，膳食纤维还能作为益生元，促进双歧杆菌等益生菌的生长繁殖，调节肠道菌群平衡，改善肠道微生态环境。健康的肠道菌群有助于对体重控制产生积极影响。

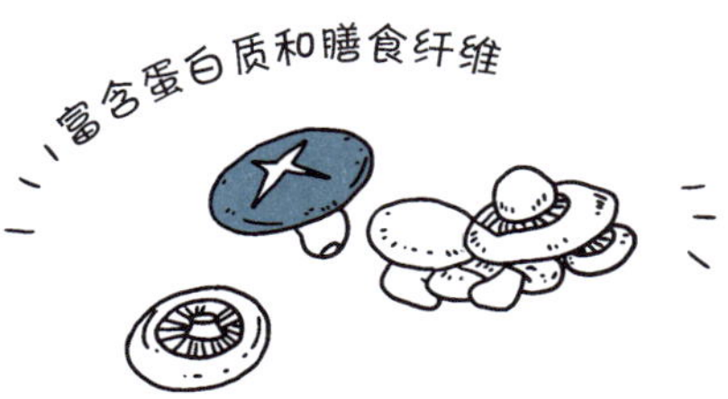

2. 减重人群为什么对大豆蛋白“情有独钟”

减重时选对蛋白质，能让你事半功倍！大豆蛋白是营养师私藏的“减脂神器”！

（1）抗饿实力派：一碗豆浆下肚，能撑3小时不饿！豆浆不仅营养丰富，其强大的饱腹感更是控制食欲的得力助手。喝一碗豆浆后，其中的蛋白质和水分可以让饱腹感维持3小时左右。

（2）氨基酸王者：大豆蛋白含有人体必需的9种氨基酸，种类和比例堪比鸡蛋牛奶，尤其适合素食者。补蛋白质不用啃鸡胸肉，豆腐、豆干、豆皮、腐竹、豆浆就可以。

（3）燃脂小马达：摄入100kcal大豆蛋白，身体要消耗30kcal能量来消化它！比米饭的燃脂率高（7%）4倍，相当于躺着多做10分钟瑜伽。

（4）血糖稳定器：大豆蛋白能让胰岛素像“交警”一样平稳工作，避免血糖过山车。下午喝杯无糖豆浆，能减少30%的下午茶冲动。

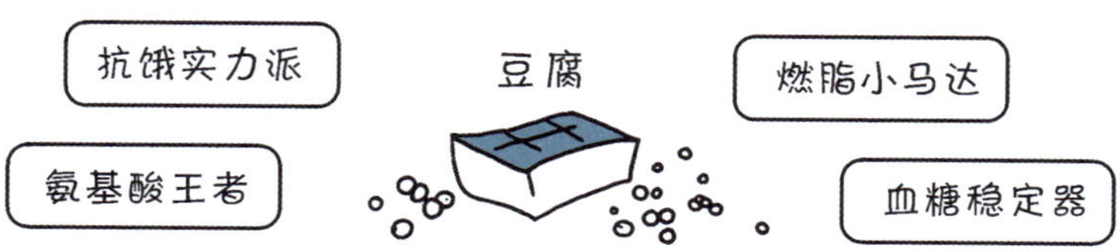

记住：每天吃20～30g大豆（60～120g北豆腐），搭配运动效果更佳！

3. 鳕鱼和其他低脂鱼类如何帮助减重

鱼虾类水产品，除了含有易消化吸收的蛋白质外，脂肪含量普遍较低，并且以丰富的不饱和脂肪酸为主，有益于心血管健康。特别是鱼肉中含有丰富的不饱和脂肪酸“二十二碳六烯酸”（DHA）和“二十碳五烯酸”（EPA），有降低血液中胆固醇和甘油三酯水平、减少血小板聚集、降低血液黏稠度的作用。此外，妊娠期和婴幼儿阶段摄入足量鱼类也可促进神经细胞生长和视觉功能完善。

鳕鱼：能量比鸡胸肉还低 15%！而且鳕鱼富含镁（84mg/100g），镁能激活人体内 300 多种酶的活性，包括参与能量代谢和脂肪分解的关键酶类，间接促进基础代谢率提升和脂肪燃烧。

鲈鱼：每 100g 含 18g 优质蛋白质，脂肪却只有 3g！其中的 n-3 多不饱和脂肪酸能把血管中的“脂肪垃圾”带走。

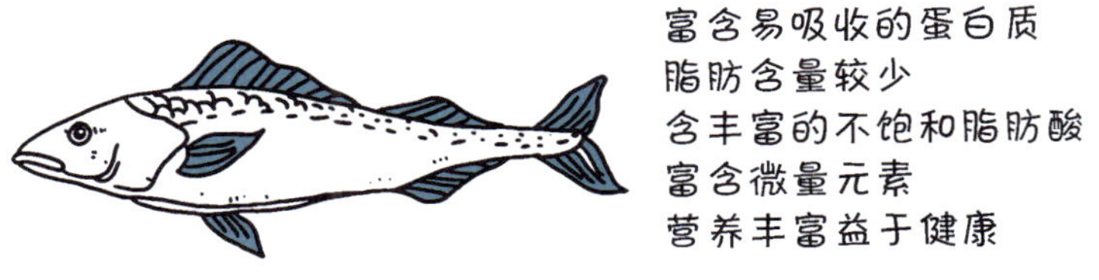
富含易吸收的蛋白质
脂肪含量较少
含丰富的不饱和脂肪酸
富含微量元素
营养丰富益于健康

鳕鱼等低脂鱼类

鱼类有这么多好处，每周记得吃 2 次哦！

4. 哪些食物既能补铁，又能促进脂肪燃烧

补铁燃脂好搭档

（1）血红素铁组

瘦牛肉：补铁王者，每 100g 含铁 3.3mg。

生蚝：锌铁双补。每 100g 生蚝含铁量约为 7mg，含锌量高达 71.2mg，远超其他食物。

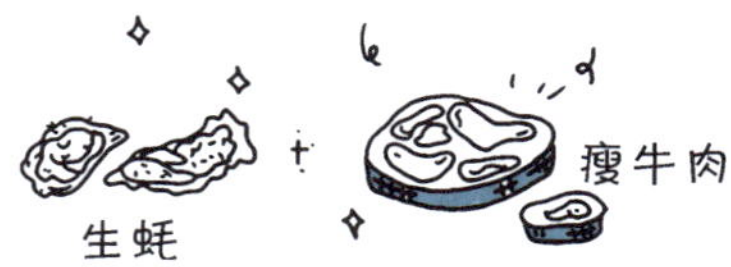

（2）非血红素铁组

鹰嘴豆：植物界的“铁将军”，搭配橙子吸收率暴涨 5 倍！

南瓜子：每天吃 10g（约 15 粒），不仅补铁，还能补充燃脂所必需的镁。

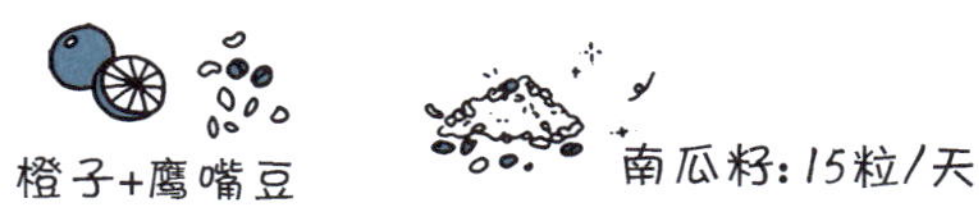

记住：每周吃 2 次深海鱼（如三文鱼、鲭鱼），每天保证 1 个掌心大小的瘦肉，就能做到补铁燃脂两不误，轻松吃出小蛮腰！

5. 减重期间可以选择哪些富含蛋白质的食物

减重时总饿肚子？试试这些高蛋白食物，既能保护肌肉又抗饿！

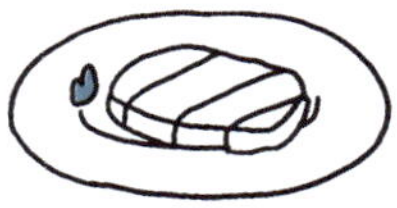

鸡胸肉

（1）鸡胸肉：低脂高蛋白的“性价比之选”

每 100g 鸡胸肉仅含约 118kcal 能量，却富含 20g 优质蛋白质，相当于 3 个鸡蛋的蛋白质含量，既能保证低卡摄入，又能带来十足饱腹感。

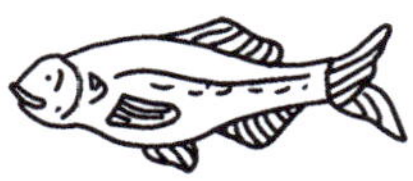

三文鱼

（2）三文鱼：富含健康脂肪的“聪明食材”

每 100g 三文鱼仅含约 208kcal 能量，却含约 20g 优质蛋白质，还富含 DHA 和 EPA 等珍贵的 n-3 多不饱和脂肪酸，这些成分有助于提升认知功能、改善情绪；同时能减轻体内慢性炎症反应，对心血管健康大有益处。

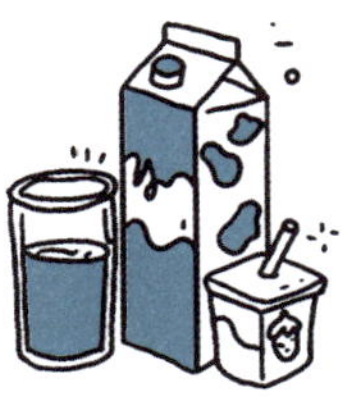

低脂奶

（3）低脂奶：持续供能的“营养补给站”

每 100mL 低脂奶仅有 40～50kcal 能量，却含有 3.3g 优质蛋白质，脂肪含量仅 1g，是兼顾蛋白质与低热量的理想选择。牛奶中的乳清蛋白属于“快蛋白”，酪蛋白则是“慢蛋白”，二者组合，能提供持续的饱腹感。建议每日饮用 300mL 左右，既能补充钙质，又能满足蛋白质需求。

（4）鸡蛋：全能营养的“平价宝藏”

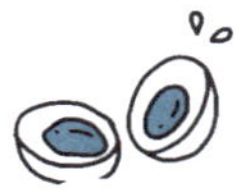

鸡蛋堪称性价比之王，每个鸡蛋约 90kcal，含 7g 优质蛋白质，且蛋白质的生物利用率极高。蛋黄中还含有丰富的胆碱，对大脑发育、神经系统功能至关重要。水煮蛋、荷包蛋或鸡蛋羹都是简单健康的烹饪方式，建议每天食用 1～2 个，实现营养的全面摄入。

（5）豆腐：植物蛋白界的“扛把子”

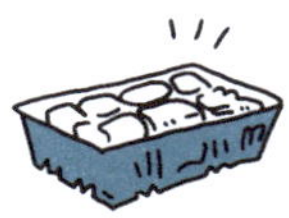

豆腐是优质植物蛋白的典型代表，每 100g 北豆腐含 50～60kcal 能量，蛋白质含量约 15g，且不含胆固醇，适合素食者和需控制脂肪摄入的人群。无论是麻婆豆腐、鲫鱼豆腐汤，还是凉拌豆腐，都能让你拥有“比肉还香”的美味体验。

记住：每天吃够蛋白质，既能保住肌肉不流失，又能让你吃饱不胖！

6. 素斋中的“肉”可以帮助减重吗

谁说减重只能“啃草”？素斋中的“肉”其实是豆制品变的魔术！

素肉三剑客

豆干：1 块豆干 ≈1 个鸡蛋的蛋白质！卤豆干、低油辣豆干，解馋又抗饿。

少油素鸡：脂肪含量仅 2～3g/100g，远低于传统素鸡（5～8g/100g），而且素鸡蓬松多孔、能吸汤汁，建议凉拌食用，搭配柠檬汁或低钠酱油，比真鸡丝还入味！

千张：卷着黄瓜丝蘸酱吃，1 张能包下 3 根手指粗的菜，饱腹感爆棚。

小心藏油陷阱

别选油炸素肉：素丸子、素春卷，1 个 ≈5g 油，相当于喝了口油汤！

警惕浓油赤酱：红烧素肉里的糖油混合物，能量比真肉还高！

记住：吃豆制“肉”要选清蒸、凉拌款，每天不超过 200g，既能解馋又不怕胖！

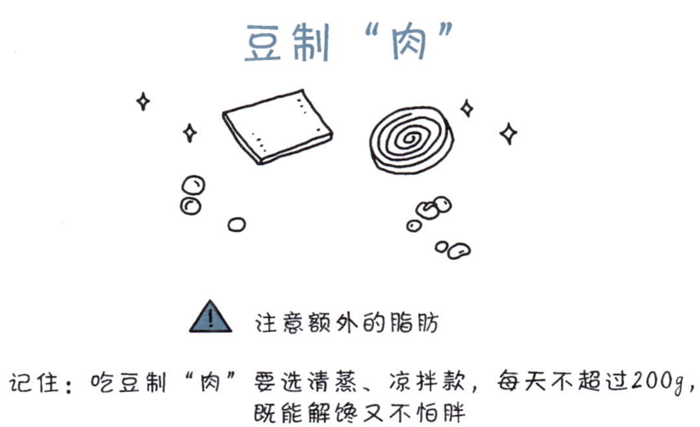

7. 如何选择饱腹感强的优质碳水化合物

减重时最痛苦的莫过于饿肚子，其实选对碳水化合物就能轻松解决！记住这 3 个选碳水化合物的小妙招！

高纤维碳水化合物——抗饿持久战

糙米：比白米多 11 倍膳食纤维！煮白米饭时加把糙米，吃一碗能更抗饿好几个小时。

全麦面包：按照《面包质量通则》（GB/T 20981—2021）要求，真正的全麦面包要求全麦粉占比≥ 51%，所以配料表首位为“全麦粉”或“全麦颗粒”的才是好的全麦面包，撕着吃比啃馒头耐饿 2 倍。

魔芋面：魔芋含 97% 水分 +3% 葡甘露聚糖（水溶性膳食纤维），是 0 脂肪高膳食纤维的减重“小帮手”！低脂酸辣魔芋面，吃完解馋又抗饿。注意看好配料表，魔芋面里的魔芋含量尽可能高！

圆滚滚的豆子——天然膨胀剂

红豆：市售红豆沙含糖量普遍较高，每 100g 含糖量≥ 15g！自己在家煮红豆沙，不加糖，搭配酸奶、水煮蛋做早餐，营养丰富又健康。

黑豆：富含优质植物蛋白，用黑豆搭配燕麦自制豆浆，香浓醇厚，喝完饱腹感十足，3 个小时都不会想喝奶茶！

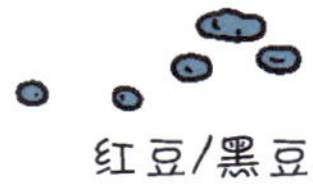

薯类——给大胃王的能量持久续航

红薯：搭配鸡蛋当早餐，血糖稳稳的。

土豆/山药：做成土豆泥/山药泥时加脱脂牛奶和新鲜水果，细腻绵密的口感比吃蛋糕还满足。

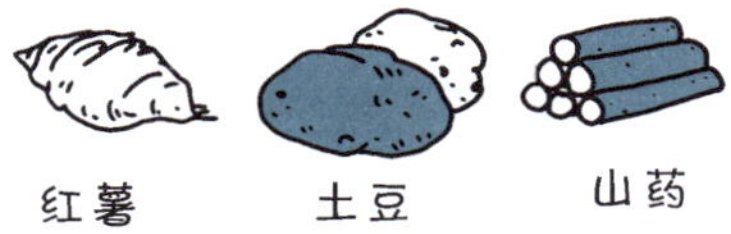

碳水避坑指南

别吃“假全麦”：配料表第一位是“小麦粉”的都是假全麦！

避开隐形糖：八宝粥中的白砂糖，蜜枣、豆沙、葡萄干、桂圆干中的糖。

控制摄入量：每餐碳水化合物不超过1拳大小，细嚼慢咽更易饱。

记住：碳水化合物不是敌人，会选会吃才是关键！

8. 紫薯和红薯有利于减重还是增重

紫薯和红薯到底是帮你掉秤还是让你发胖？答案全在吃法里！

吃对紫薯、红薯：减重界的“双面娇娃”

高纤维小海绵：100g 紫薯 ≈ 3g 膳食纤维，100g 红薯 ≈ 2g 膳食纤维，它们在肠道中吸水膨胀后体积增加 3～5 倍，具有极强的饱腹感，特别抗饿。

低 GI 抗饿王：紫薯 GI 值约 65，红薯 GI 值约 54（白米饭 GI 值约 84）。加餐时吃一小块烤红薯或蒸紫薯，比喝奶茶健康多了！

营养全能王：紫薯含花青素（抗氧化），红薯含 β－胡萝卜素（护眼），边瘦边美才是真本事！

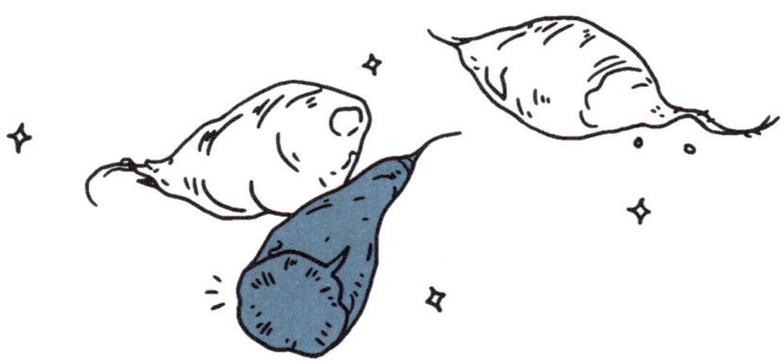

适量食用，做减重的“小助手”

吃错紫薯、红薯：秒变增重双重炸弹

✘ 过量吃：1 个拳头大的红薯 ≈120kcal，相当于半碗米饭！一顿吃 3 个红薯？能量直接超标。

✘ 油炸吃：拔丝红薯 ≈ 喝糖油！100g 拔丝红薯 ＝ 300kcal 能量。

9. 藜麦、燕麦，怎么吃减重效果更好

藜麦、燕麦：减重界的“黄金搭档”，吃对才是王炸！

藜麦的两种“神仙”吃法

彩虹藜麦碗：煮熟的藜麦打底，铺牛油果片、水煮蛋、羽衣甘蓝，淋柠檬汁，颜值高到舍不得吃。

藜麦小米粥：藜麦和小米按 1 ∶ 1 的比例煮成粥，搭配些蛋白质和蔬菜，抗饿到中午。

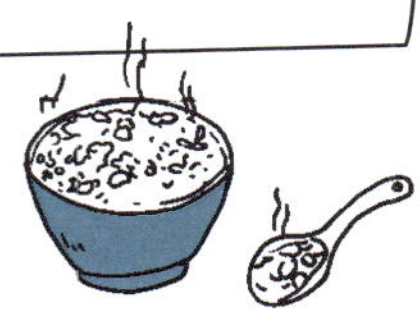

燕麦的两种“封神”搭配

燕麦蔬菜饼：熟燕麦片 + 鸡蛋 + 菠菜碎煎成饼，蘸点油醋汁，比吃薯片还过瘾。

隔夜燕麦杯：燕麦片 + 无糖酸奶 + 蓝莓 + 亚麻籽，冷藏一夜，早餐直接挖着吃。

✕ 燕麦吃错秒变增重套餐

别煮太烂：燕麦煮成糊糊，GI 值飙升，保留颗粒感才更健康！

避开甜味陷阱：市售速溶燕麦片含糖量高达 40%！

10. 哪种玉米更有利于减重

优先选择甜玉米

颗粒饱满、皮薄如纸的甜玉米是减重首选，每 100g 仅含约 90kcal 能量，膳食纤维却高达 2～3g，GI 值为 55。高膳食纤维带来的饱腹感能让你减少 30% 的进食量。

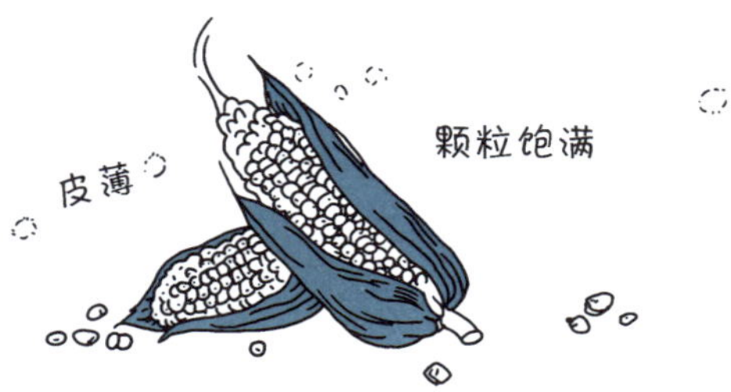

皮薄、颗粒饱满的玉米：能量低，膳食纤维高

慎选糯玉米

糯玉米的支链淀粉含量较高，淀粉的消化速度相对较快，导致 GI 值升高到 60～70（中等 GI 食物），如果过量食用容易引发血糖波动。

坚决避坑的玉米：

市售烘焙的玉米片含油量超 20%，沙拉酱拌玉米、芝士烤玉米的能量直接翻倍，这些隐藏能量炸弹要警惕！

11. 亚麻籽和奇亚籽如何帮助减重

健康减重，可别错过亚麻籽和奇亚籽这对“超级种子搭档”！它们不仅富含营养，还能帮你轻松控制食欲、稳定血糖，是减重路上的得力助手。

亚麻籽堪称膳食纤维“小能手”，每 30g 就含有 8g 可溶性膳食纤维。其中的 β- 葡聚糖进入肠道后，会像海绵一样吸水，形成凝胶状物质，减缓胃排空速度，让饱腹感更持久；同时，它还能抑制食欲激素（ghrelin）的分泌，从根源上降低饥饿感。此外，亚麻籽含有的木酚素，可以抑制 α- 淀粉酶的活性，延缓碳水化合物的消化吸收，从而防止血糖出现大幅波动，避免因血糖骤降引发的饥饿感。

奇亚籽同样实力不凡，其可溶性膳食纤维具有超强的亲水性，能吸收自身 10～12 倍体积的水分，在胃里迅速膨胀，直接延长饱腹感持续时间。不仅如此，奇亚籽富含的 n-3 多不饱和脂肪酸（α- 亚麻酸），有助于降低体内炎症因子，改善胰岛素敏感性。

然而，想要充分吸收这两种种子的营养，吃法上有讲究。亚麻籽的营养物质被坚硬的外壳包裹，必须研磨粉碎才能释放；奇亚籽则需要提前浸泡 20 分钟，让其充分吸水膨胀。推荐一种简单又营养的吃法：将 10g 研磨后的亚麻籽粉与 5g 预浸泡的奇亚籽，一起加入 200g 无糖酸奶中，搅拌均匀，这样搭配出的高蛋白、低 GI 减重餐，总热量约 180kcal，营养全面又美味。

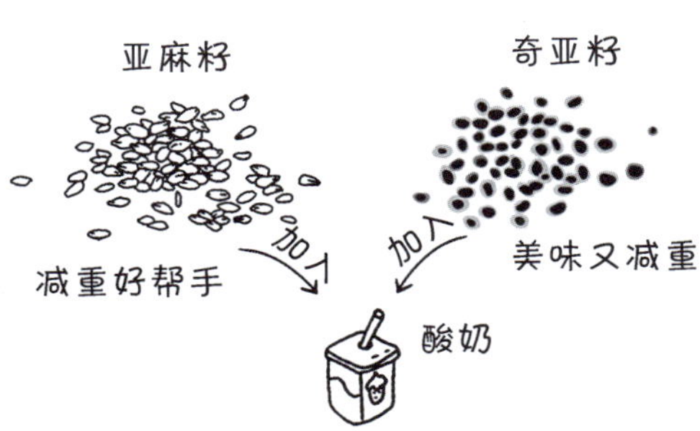

需要提醒的是，亚麻籽和奇亚籽虽好，但也不能过量食用，每日总摄入量不宜超过 30g。这是因为它们含有植酸，过量摄入可能引起胃肠道不适，还会影响矿物质的吸收。

12. 有没有可以尽情吃的蔬菜

当然有！蔬菜界有一群“零负担”的小可爱，让你可以尽情享用，不用担心体重问题。

例如，黄瓜、菠菜、生菜、芦笋、苦瓜等，能量低到几乎可以忽略不计，水分含量超高，吃起来清爽又解渴。菜花和西蓝花膳食纤维满满，让你嚼得开心，肚子还不会抗议。

这些健康蔬菜，不仅让你吃得畅快，还能帮助补充维生素和矿物质，把它们加入你的餐桌吧。

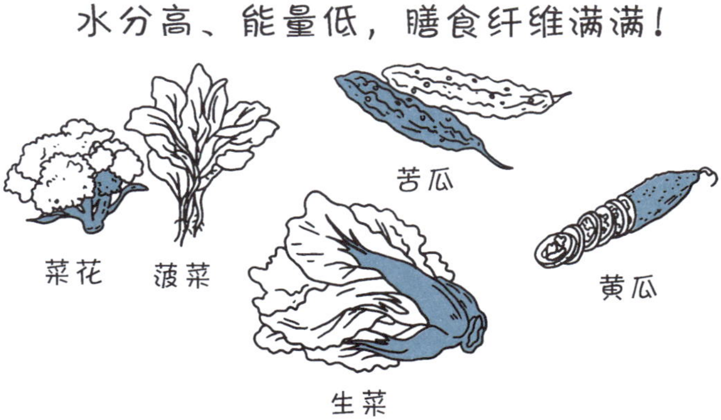

不同蔬菜含量各不同				
菜花	菠菜	生菜	黄瓜	苦瓜
100g 含糖4.2g	100g 含糖4.5g	100g 含糖1.1g	100g 含糖2.9g	100g 含糖4.9g

13. 哪些食物明明不甜，含糖量却很高

一些食物看似平淡无奇，实则糖分满满，所以味觉的甜度与真实含糖量并不总成正比。

（1）以速溶燕麦片为例，市售产品普遍添加麦芽糊精和植脂末，每 100g 含糖量可达 20g（原味燕麦片仅含 0.3g），冲泡后血糖指数（GI）高达 83（传统燕麦片 GI 值为 55），这种被麦香掩盖的隐形糖分会导致餐后血糖骤升。

（2）酸味食物更是典型的伪装者，山楂片每 100g 含糖 70g（比可乐高 2.3 倍），酸梅汤含糖量 8～12g/100mL，其酸味来源于柠檬酸和苹果酸，反而需要大量糖分中和刺激感；还有番茄酱，酸酸的味道掩盖了它的糖分，含糖量为 12～22g/100mL。

（3）有些水果感觉没有那么甜，实际含糖量很高。例如，大家觉得西瓜甜而火龙果不怎么甜，但西瓜的含糖量只有 6.8g/100g，火龙果却有 13.3g/100g，过量摄入火龙果也会导致能量超标。所以，吃水果的时候不能只凭“口感”来判断含糖量。其他含糖量高的水果还有很多。

每100g水果的含糖量	
榴莲 27g	椰子 15~25g
鲜枣 28g	荔枝 16~20g
菠萝蜜 25~29g	香蕉 19.5g
释迦果 25~30g	甘蔗 16~20g

食物的甜度和含糖量是不同的概念

14. “无糖食品”有助于减重吗

根据我国食品安全标准规定，“无糖食品”需满足以下条件。

√每 100g/100mL 含糖量≤0.5g。
√禁止添加蔗糖、葡萄糖等单双糖。
√甜味来源仅限木糖醇、赤藓糖醇等代糖。

但事实上，市售“无糖食品”中，67% 的产品脂肪含量超普通版 20%，34% 的产品能量不降反升！某品牌无糖曲奇每 100g 含 28g 脂肪，比普通版多 4g！

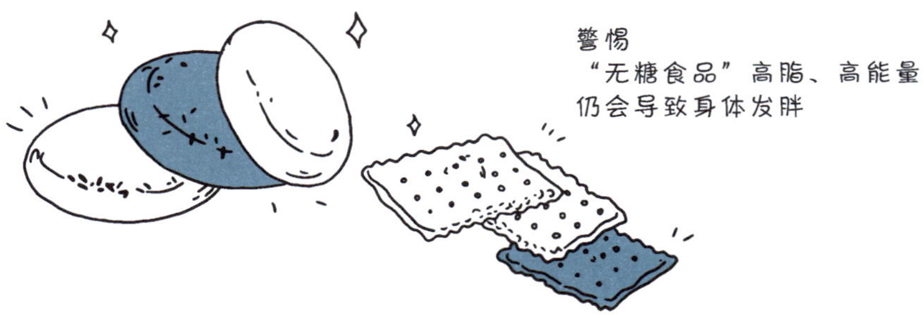

所以，大家一定要警惕“无糖 + 高油”组合！很多“无糖食品”打着无糖的旗号，却依然是高脂肪、高能量的食物，如果不加节制地大量食用，仍会导致身体发胖。

15. 辣椒可以提高新陈代谢并帮助减重吗

很多人听说吃辣能“燃烧脂肪”，其实这个说法有点片面和夸大。辣椒中的辣椒素的确能在一定程度上促进身体消耗能量，但这种效果既短暂又微弱——一次性摄入 5～10g 干辣椒，只能在短短一两个小时内多消耗 10～15kcal 能量，连一碗 200kcal 的米饭都抵消不了。

更值得警惕的是，辣椒素会刺激胃酸大量分泌，让人胃口大开，反而增加了对高热量食物的渴望。现实中，许多人吃辣后食欲大增，不知不觉就摄入了更多高热量食物，热量摄入远超过消耗。

真正实现燃脂，关键在于通过科学饮食和规律运动，持续制造能量缺口。即便选择通过长期低剂量摄入辣椒素辅助减脂，也必须搭配合理的饮食控制与运动计划，才能真正达到减重效果。

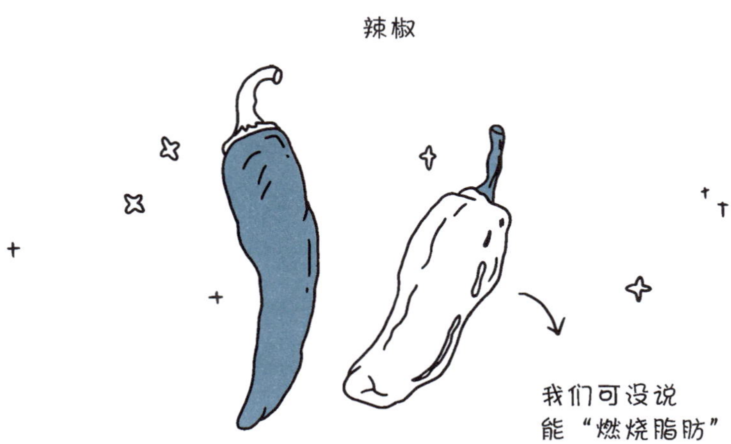

16. 亚麻油、椰子油对减重有好处吗

很多人将亚麻油和椰子油奉为“减重神器”，但实际上，它们用对了能辅助健康，用错了反而容易踩雷！

亚麻油：富含 n-3 多不饱和脂肪酸的“聪明油”

亚麻油被誉为“聪明油”，核心在于其富含 n-3 多不饱和脂肪酸，这种成分有助于调节脂肪代谢。然而，即便亚麻油中优质脂肪酸的营养出色，其本质仍是油脂，每 10mL（约 1 勺）就含有 90kcal 能量。如果不控制用量，依然会导致脂肪堆积，不利于减重。

椰子油：中链脂肪酸的“能量快车”

椰子油含有 62%～65% 的中链脂肪酸（medium-chain triglycerides，MCT），能快速被人体吸收利用，为身体高效供能。但这并不意味着可以随意食用椰子油！一旦椰子油每日摄入量超过 20g，多余的脂肪酸同样会转化为脂肪储存起来，阻碍减重进程。更需要注意的是，椰子油中饱和脂肪酸含量较高，过量食用会升高低密度脂蛋白胆固醇（LDL-C）水平，增加心血管负担。因此，减重期间，椰子油的食用必须严格限制。

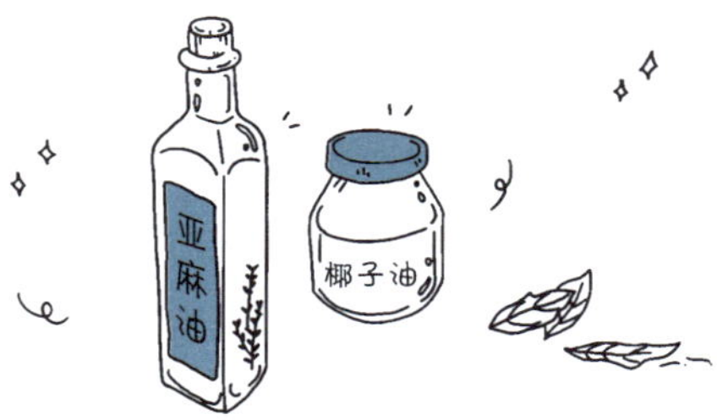

减重避坑指南

所有油脂都属于高能量食物，每克能量高达 9kcal，1 勺油的能量几乎等同于半两米饭。因此，减重期间务必将亚麻油、椰子油等油脂的用量，统一纳入每日用油的总量中。一般建议，全天食用油总量应控制在 20～25g 以内，才能实现科学控脂。记住，没有“万能”的减重食材，合理搭配、控制总量才是关键！

17. 魔芋及其制品有利于减重吗

魔芋堪称“又饱腹、又低能量的天花板”，每 100g 所含能量仅 7kcal，却含有 3g 膳食纤维！其遇水膨胀 80～100 倍的特性，能让胃瞬间充满“饱腹感”，可帮助减少 40% 的正餐摄入量。

但千万别把魔芋当饭吃！它虽然富含葡甘露聚糖，但完全不含蛋白质、维生素和矿物质。长期只吃魔芋会导致营养失衡、免疫力下降和消化不良。正确做法是把魔芋当配角，用魔芋丝搭配“主食 + 瘦肉 + 蔬菜”，这样既能增加饱腹感，又能保证营养均衡。

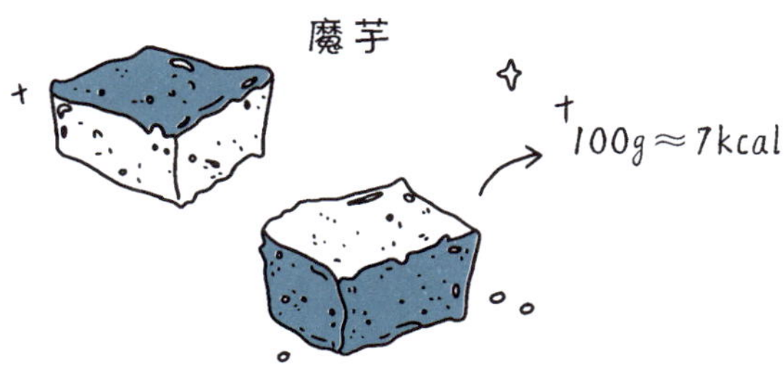

魔芋：富含膳食纤维，饱腹感强、能量低
只能做饮食中的配角，不能长期只吃魔芋
制品减重，否则会营养不良

18. 西芹、西柚等食物“越吃越瘦”，是真的吗

很多人误以为吃西芹、西柚能“燃烧脂肪”，其实这是个天大的误会！所谓“负卡路里食物”，其实是营销话术，并不是吃了就能让人变瘦。只是说，这些食物的能量较低，身体消化它们也需要消耗其自身能量的 10%～30%。

例如，每 100g 西芹所含能量为 16kcal，但其消化过程仅消耗 2～4kcal 能量，远不足以抵消西芹自身的能量，所以绝不存在“吃了就能瘦”的神奇效果。

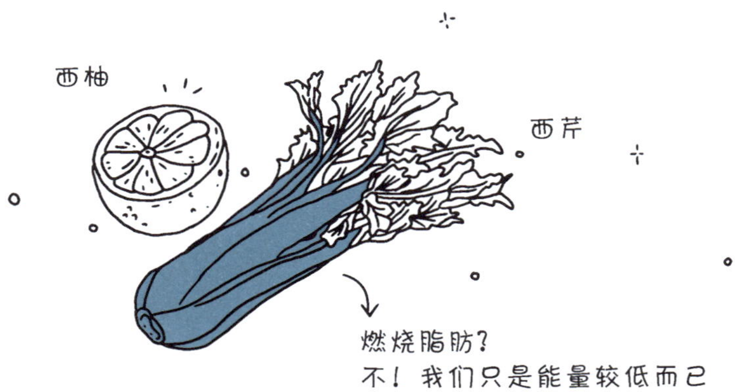

因此，单纯依靠吃这些食物来达到减重目的是不现实的。真正的燃脂密码是每天制造 300～500kcal 能量缺口。与其纠结食物是否“负卡路里”，不如多吃蔬菜、控制精制碳水化合物，配合规律运动，这才是科学减重的王道！

19. 西葫芦是一种好的减重食品吗

西葫芦，每 100g 仅含能量 19kcal，却装满 95% 的水分和丰富膳食纤维。它和其他蔬菜一样，像个“胃里的小海绵”，遇水膨胀后能让你连续几个小时不饿，还能吸附肠道油脂并加速排出。所以，西葫芦搭配虾仁、鸡蛋做成减脂餐，是减重期间的黄金组合。

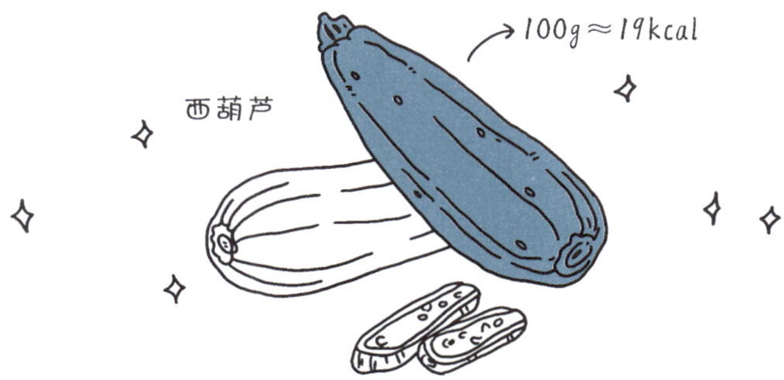

西葫芦：虽能帮你控制食量，却无法提供人体必需的蛋白质和优质脂肪酸

但千万别迷信“只吃西葫芦就能瘦”！它虽能帮你控制食量，却无法提供人体必需的蛋白质和优质脂肪酸。长期单一食用西葫芦可能导致营养不良，反而让代谢变慢。

记住：食物没有好坏，关键在搭配与适量！

20. 西蓝花等十字花科蔬菜可以帮助减重吗

西蓝花，每 100g 仅含能量 34kcal，却含 2.6g 膳食纤维和 91% 的水分。西蓝花等十字花科蔬菜是“纤维宝藏”和“超级水库”，能增加饱腹感，有助于控制食量。它们含有的硫代葡萄糖苷能促进脂肪代谢，同时丰富的维生素 C 可促进体内胶原蛋白合成，有助于提升新陈代谢。

此外，十字花科蔬菜中的萝卜硫素等成分具有抗炎作用，能降低肥胖带来的慢性炎症，减少脂肪堆积。

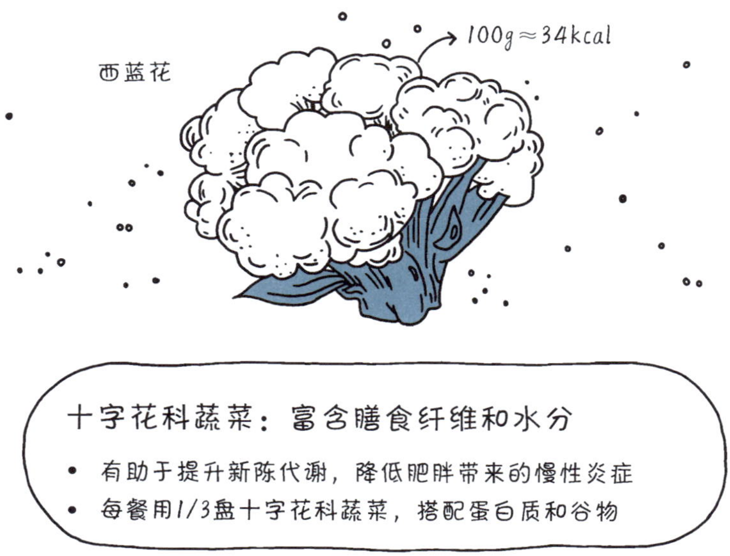

建议每餐用 1/3 的餐盘装西蓝花，搭配鸡胸肉和糙米，既满足口腹之欲，又能科学减重。

记住：把西蓝花当蔬菜而不是全部，营养均衡才是健康减重的关键！

21. 冬瓜能去掉体内过剩的脂肪吗

冬瓜含有丙醇二酸和葫芦巴碱等成分，是糖类转化为脂肪的“拦路虎”，也是脂肪代谢的“加速器”。同时，冬瓜高水分、低能量，具有较好的利尿消肿作用，能帮助从体内排水，从而减轻体重。

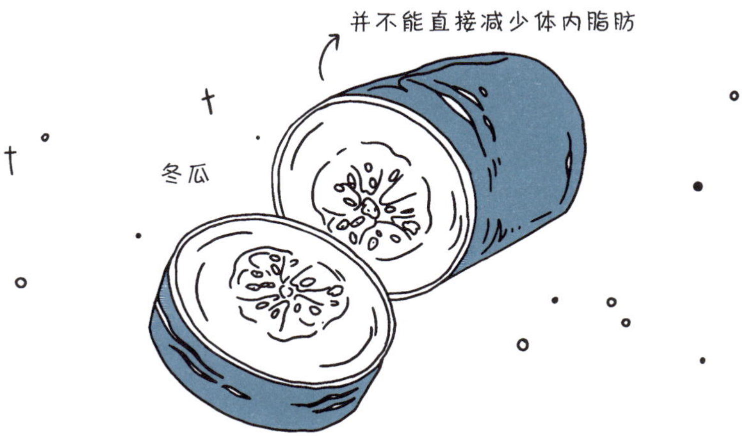

利于减少体内多余水分，辅助减重

但是，冬瓜并不能直接减少体内已经形成的脂肪，更多的是作为一种辅助减重的蔬菜。

22. 黑木耳是有利于减重的食品吗

黑木耳作为低能量、高膳食纤维的食材，的确是减重期间的理想选择。每 100g 黑木耳（干）仅含能量 205kcal，却富含 9.7g 膳食纤维。这些膳食纤维进入人体后，一方面能在胃内吸水膨胀，产生持久的饱腹感，可以帮助我们减少其他高热量食物的摄入；另一方面，能促进肠道蠕动，帮助排便，缓解便秘。

此外，黑木耳中的胶质成分（如甘露聚糖、木糖、岩藻糖）堪称肠道"清道夫"，能吸附肠道内的脂肪，减少脂肪吸收，调节血脂代谢。

但需要注意的是，任何单一食材都无法满足人体所需的全部营养。如果长期只食用黑木耳，不仅会导致蛋白质等营养素缺乏，还可能造成饮食结构失衡。减重期间，建议每天摄入 10～15g 黑木耳（干），泡发后可得到 100～150g 湿木耳，同时将黑木耳与优质蛋白质（如鸡胸肉、鱼虾）、全谷物（如燕麦、糙米）以及新鲜蔬果合理搭配，能在控制热量的同时，保证营养均衡，实现健康减重。

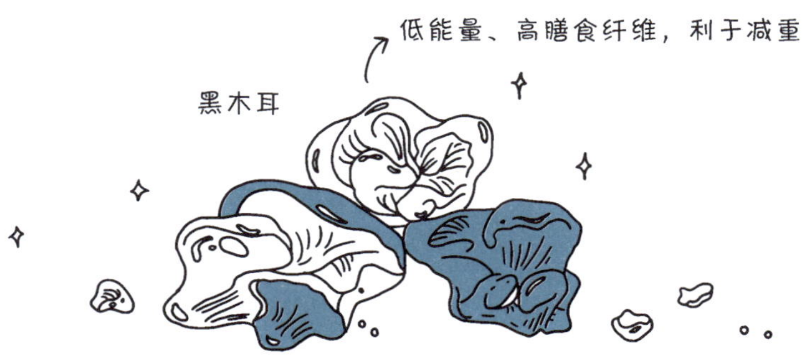

*千万别只吃它！科学搭配是关键

23. 胡萝卜是有利于减重的食品吗

很多人担心胡萝卜热量偏高（每 100g 含能量 41kcal，比一般蔬菜略高），但其实它可是“营养小宝库”！其中的β-胡萝卜素能在体内转化为维生素 A，像“抗氧化小卫士”般守护细胞膜，抵御自由基的侵害；一根中等大小的胡萝卜富含 3g 膳食纤维，轻松带来持久饱腹感。

不过，食用胡萝卜也有讲究。

（1）控制摄入量：长期连续 2～3 周每天吃 1 斤以上（约 4 根）胡萝卜时，容易发生胡萝卜素血症，使皮肤变黄。建议普通人群每天食用不超过 200g，既能享受营养，又不用担心肤色变化。

（2）推荐熟吃：β-胡萝卜素藏在植物细胞壁中，经过高温烹饪，细胞壁破裂，才能释放出更多有效成分，让营养更好吸收。

（3）搭配油脂：作为脂溶性营养素，β-胡萝卜素在油脂的“助力”下吸收率能提升 3 倍。推荐用植物油低温快炒胡萝卜片，或搭配坚果碎食用，美味与营养兼得。

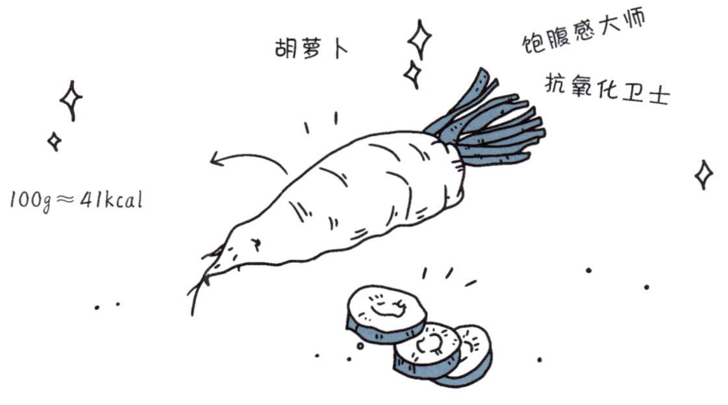

24. 黄瓜可以抑制碳水化合物转化成脂肪吗

总有人认为吃黄瓜能减重，其中所含的丙醇二酸可以“拦截碳水转化为脂肪”，但事实并非如此！虽然丙醇二酸在实验室环境下确实能抑制糖类转化为脂肪，但在实际生活中，这种作用微乎其微。每千克黄瓜仅含约 5g 丙醇二酸，按照日常每天吃 200g 黄瓜的量来算，摄入的丙醇二酸远远不足以对人体的糖脂代谢产生显著影响。

黄瓜真正的减重优势在于其是天然的“低能量、高水分”食物。每 100g 黄瓜仅含 15～16kcal 能量，含水量却超过 96%，同时还含有 0.5～1g 膳食纤维。这些特性让黄瓜能通过三大机制辅助减重：一是高水分与膳食纤维能延长饱腹感，减少其他高热量食物的摄入；二是膳食纤维能促进肠道蠕动，帮助排出肠道中的代谢废物；三是作为低能量食物，加餐可以用黄瓜代替高糖零食，直接减少每日能量摄入。

需要明确的是，减重的关键在于实现能量负平衡，黄瓜只是减重饮食中的一部分，而非绝对的“减重神器”。长期只吃黄瓜可能导致蛋白质和必需脂肪酸缺乏，损害健康。因此，建议将黄瓜与鸡蛋等优质蛋白质、糙米等碳水化合物共同搭配，制定均衡的饮食计划，才能在保证营养的前提下，实现健康减重。

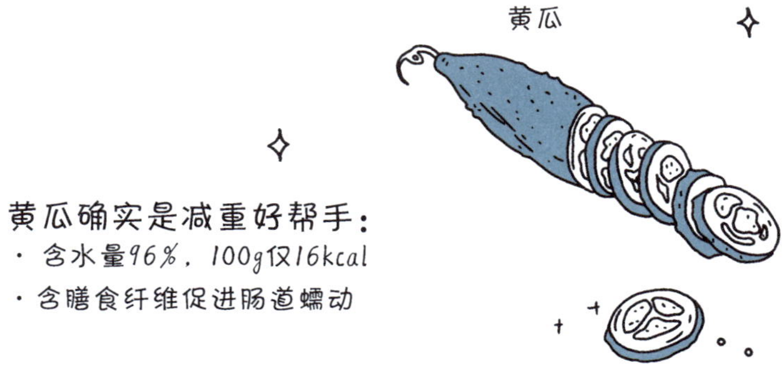

25. 白萝卜可以避免脂肪在皮下蓄积吗

白萝卜是健康减重食品的理想选择，每 100g 仅含约 16kcal 能量，却蕴藏着 1.8g 膳食纤维与 93g 水分，这种“低卡、高膳食纤维、高水分”的营养素组合，使其在控制体重方面很有优势。

白萝卜富含可溶性与不可溶性膳食纤维。前者在肠道中会形成黏性胶体，减缓碳水化合物的吸收速度，避免血糖波动引发的饥饿感；后者则如同肠道的“清道夫”，通过增加粪便体积，促进肠道蠕动，有效预防便秘，维持肠道健康环境。同时，白萝卜中的水分还能带来充盈的饱腹感，加速身体新陈代谢。

值得一提的是，白萝卜含有丰富的淀粉酶，能促进淀粉类食物的消化分解，减轻肠胃负担；白萝卜还含有芥子油成分，可刺激肠道蠕动，减少脂肪的吸收。

无论是切丝凉拌、切块炖煮，还是制成低盐爽口的泡菜，白萝卜都能以多样的烹饪方式融入日常饮食，既能满足味蕾需求，又能帮助控制总能量摄入，实现健康减重的目标。

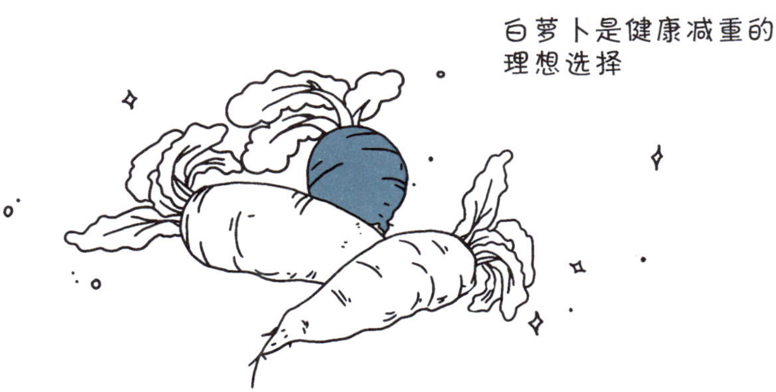

低能量、高膳食纤维，减重小助手

26. 韭菜可以促进肠道蠕动吗

韭菜富含膳食纤维，膳食纤维有助于吸收肠道水分，增加粪便体积，从而促进肠道蠕动，帮助改善便秘。

膳食纤维分为可溶性和不可溶性两种，韭菜中主要是不可溶性膳食纤维，这种纤维不被人体消化吸收，能够加速食物残渣通过肠道，减少便秘的发生。结合充足的水分摄入和规律的饮食习惯，效果会更好。

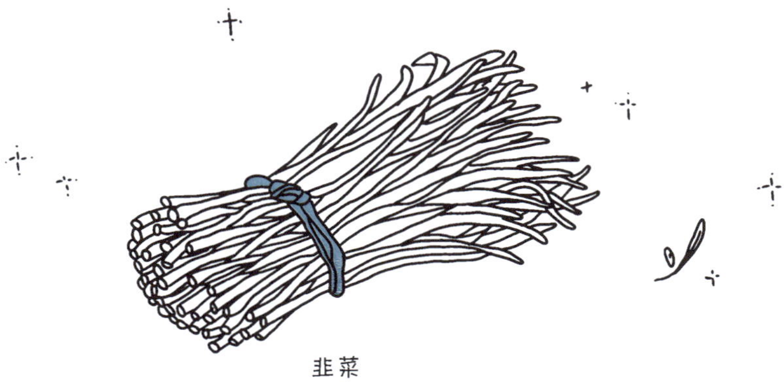

促进肠道蠕动，改善便秘

27. 茄子可以阻止脂肪吸收吗

茄子虽然无法直接阻断脂肪吸收，但凭借其低热量、高膳食纤维的优势，仍是饮食控制的理想之选。

（1）低卡高纤，轻松控食：每 100g 茄子仅含 25kcal 能量，却富含膳食纤维。这些纤维进入胃部后会吸水膨胀，形成持久饱腹感，帮助减少过量进食，从而间接降低脂肪摄入总量。

（2）警惕烹饪“热量陷阱”：茄子独特的海绵状结构使其极易吸附油脂，采用油炸、红烧等高油烹饪方式时，大量油脂会渗入茄子内部，导致热量飙升。因此，减重期间建议选择清蒸、凉拌等低温少油的做法，如清蒸茄子淋上蒜泥、凉拌茄子搭配香醋，既能保留茄子的软糯口感，又能避免额外的热量摄入。

（3）天然成分助力代谢：茄子含有茄碱、绿原酸等活性成分，动物实验表明这些物质具有调节代谢和抗氧化作用。虽然目前尚无科学研究证实其能直接抑制脂肪吸收，但通过蒸煮、凉拌等健康烹饪方式食用茄子，依然可以发挥其营养价值，助力减重。

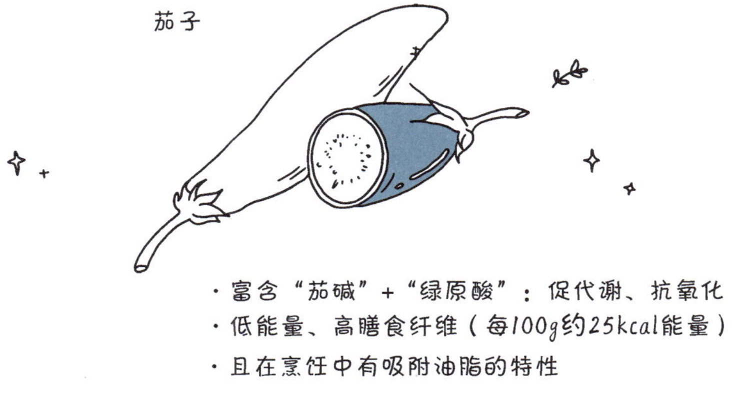

28. 荷兰豆可以加快身体新陈代谢吗

荷兰豆不仅是餐桌上的美味，更是促进新陈代谢的“营养小能手”！

（1）荷兰豆中含有的止权酸、赤霉素 A20 和植物凝集素等活性成分，能激活细胞线粒体，就像给身体代谢装上了一个微小的“加速器”，长期食用可轻微提升代谢率。

（2）荷兰豆的营养素齐全，多种营养成分协同作用，促进新陈代谢。

- 维生素 C（约 30mg/100g）是合成肉碱的关键辅酶，直接影响脂肪代谢效率。
- B 族维生素加速碳水化合物转化为能量。
- 丰富的钾离子（约 200mg/100g）可调节细胞渗透压，维持神经肌肉兴奋性，间接促进代谢活动。
- 膳食纤维丰富（每 100g 荷兰豆含 4.2g 膳食纤维），不仅能延长饱腹感，提高营养吸收效率，还能调节肠道菌群，降低脂肪堆积在腹部的风险。

但是，食用荷兰豆也有讲究，每天建议吃 100～150g 以内，过量易腹胀；痛风患者需注意，因其属于中等嘌呤食物（约 75mg/100g），应适量食用，避免一次性过量摄入诱发尿酸水平波动。

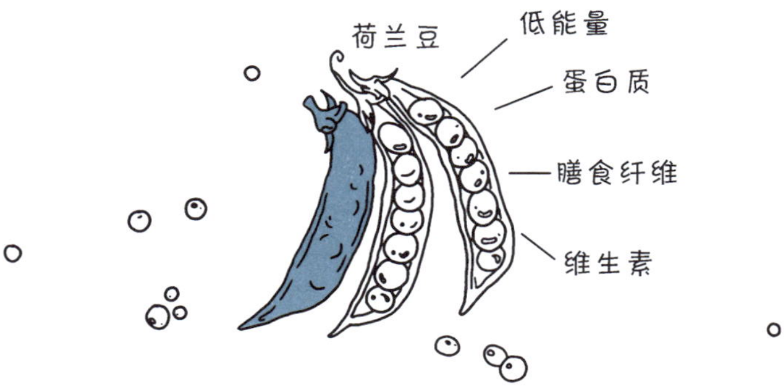

适量则为健康饮食加分：且有助维持新陈代谢

29. “深色水果”有助于减重吗

蓝莓、黑莓、樱桃等深色水果，堪称健康减重的“天然盟友”！

（1）深色水果中丰富的花青素、维生素 C 等抗氧化成分，就像身体的“抗炎小卫士”，能降低慢性炎症，减少脂肪异常堆积。

（2）每 100g 黑莓含 5.3g 膳食纤维，能在胃内吸水膨胀，带来长时间的饱腹感，轻松减少其他高能量食物的摄入。

（3）这些水果的血糖指数（GI）大多低于 40，能避免血糖大幅波动引发的饥饿感，稳定食欲的同时，也降低脂肪囤积风险。

然而，想让深色水果更好地助力减重，还需掌握科学方法。减重期间，每天食用 200g 左右为宜，既能享受营养又能控制热量；一旦超过 300g，碳水化合物摄入量就可能超标，反而不利于体重管理。推荐将深色水果搭配无糖酸奶和奇亚籽，酸奶中的优质蛋白质、奇亚籽的膳食纤维，不仅能让营养更丰富，还能延缓糖分吸收，让减重效果事半功倍。

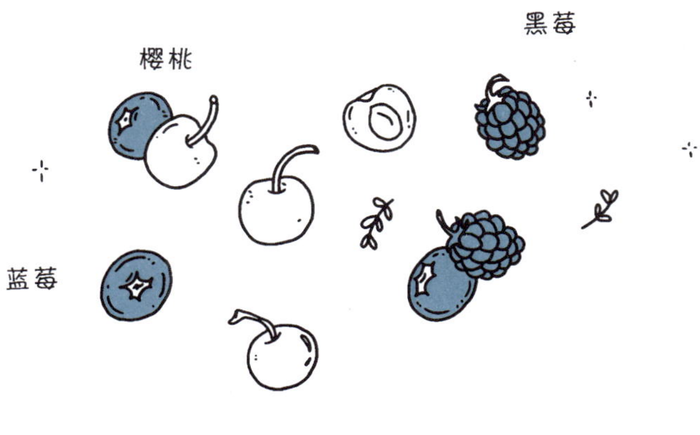

较高的抗氧化成分和膳食纤维，有助于减重

30. 如何吃浆果更有助于减重

蓝莓、草莓、黑莓等浆果，是我们健康减重路上的“小帮手”！每100g 蓝莓仅含 57kcal 能量，却藏着 4.2g 膳食纤维，黑莓的膳食纤维含量更高达 5.3g。这些膳食纤维就像给身体打开了“饱腹感开关”，能延长胃排空时间，让你不知不觉减少额外热量摄入。同时，浆果富含花青素、酚酸等抗氧化成分，既能清除自由基、抑制脂肪细胞异位沉积，还能降低肥胖相关的慢性炎症。此外，浆果的血糖指数（GI）普遍低于 40，不会引起血糖大幅波动，让食欲更稳定。

想让浆果更好地助力减重，吃法很关键。

第一，要避开罐装浆果，如草莓酱这类产品，其中往往添加了大量糖分和防腐剂，不利于控制热量。

第二，建议每天食用天然浆果 200g 为宜，一旦过量，碳水化合物摄入量会超标。例如，500g 蓝莓中就含有 32g 糖，需要通过 30 分钟有氧运动才能完全消耗。

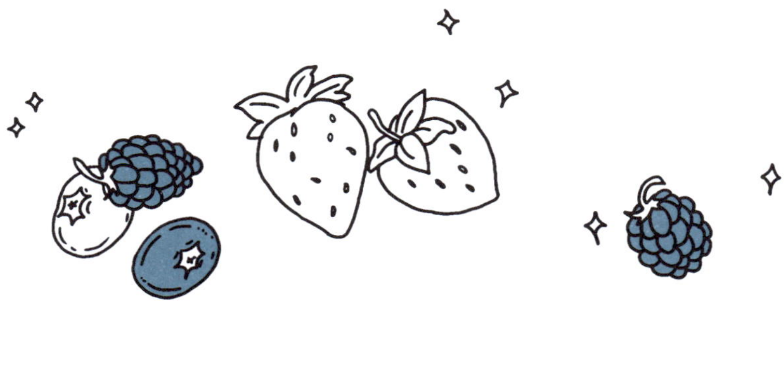

能量低，高膳食纤维，适量食用有助于减重

31. 火龙果有利于减重吗

火龙果也是“减重明星”。

这种清甜多汁的水果，凭借低热量、高膳食纤维与抗氧化的三重优势，悄悄助力营养减重。

每 100g 火龙果仅含 50～60kcal 能量，却含有 85%～90% 的水分和 1.5g 膳食纤维。因此，它既能带来长时间的饱腹感，又能促进肠道蠕动、缓解便秘。此外，火龙果富含维生素 C 与花青素（尤其是红心火龙果），可防止身体中自由基带来的氧化损伤。

然而，科学吃火龙果才能发挥其最大价值。

（1）减重期间，每天吃 200～300g（约 1 个中等大小）为宜。

（2）切果时记得保留果皮内侧薄膜，这里的花青素含量是果肉的 2 倍！

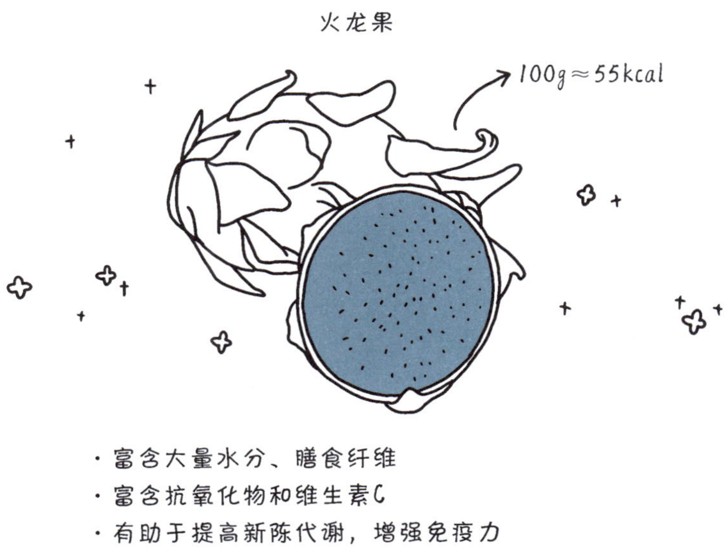

32. 牛油果有利于减重吗

很多人对牛油果“又爱又怕”，觉得它是“高热量水果”，却又舍不得它的营养价值。其实，只要方法正确，牛油果也能成为减重的得力助手！

牛油果的能量的确不低，每 100g 含能量约 160kcal。但牛油果的脂肪中，70% 以上为优质的单不饱和脂肪酸（monounsaturated fatty acid，MUFA），可以帮助改善全身脂肪代谢；同时，每 100g 牛油果含有 10g 膳食纤维，能提供长达数小时的饱腹感，轻松抵御饥饿。

想用牛油果辅助减重，关键在于控制量和选对时间。减重期间，每天吃 50～80g（1/4～1/2 个）就好。可以在早餐时，用半个牛油果搭配全麦面包、鸡蛋、青菜食用，让牛油果从“高热量水果”变身为健康减重搭档！

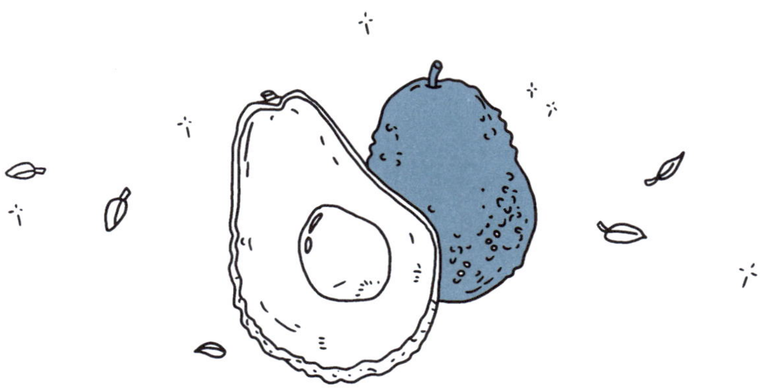

适量食用“牛油果”，有助于减重

33. 富含维生素 C 的低能量水果，能促进胆固醇降解吗

想通过饮食调节胆固醇水平，富含维生素 C 的低能量水果或许是你的“天然健康助手”！维生素 C 不仅能像“防护盾”一样中和自由基，降低“坏胆固醇”，即低密度脂蛋白胆固醇（LDL–C）的氧化风险，还能激活代谢关键酶，加速胆固醇排出体外。

橙子、猕猴桃、草莓等都是辅助调节胆固醇的“明星水果”。

橙子：每 100g 含有 53mg 维生素 C，同时还含有类黄酮与果胶，三重协同降低 LDL–c 氧化风险。

猕猴桃：猕猴桃的维生素 C 含量更高，每 100g 达 92.7mg。

草莓：同样富含维生素 C，每 100g 含有 47mg，其含有的花青素还能抑制胆固醇合成关键酶的活性。

每天在加餐时，吃 200 ~ 300g 这些水果，相当于给身体做了一次温和的“胆固醇大扫除”。但要记住，调节胆固醇不能只靠水果“单打独斗”。限制食物总能量，规律运动，才能真正实现血脂管理和体重管理的双重目标！

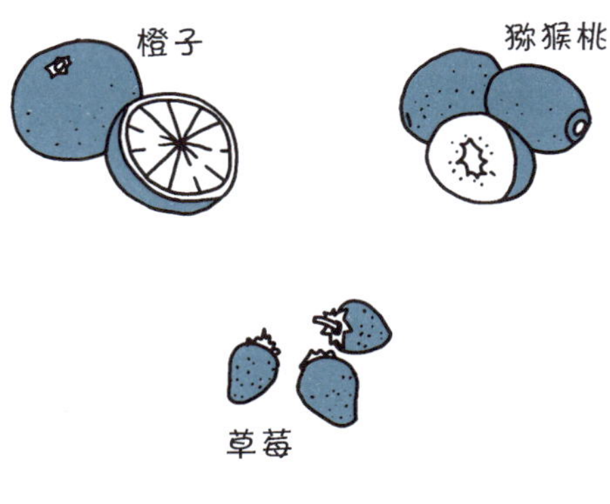

适量食用富含维生素C的水果，可作为维护心血管健康的饮食策略之一

34. “维生素 C 之王”的冬枣是减重者的能量炸弹吗

冬枣被誉为“维生素 C 之王”，营养价值很高，每 100g 冬枣的维生素 C 含量高达 243～429mg，还含有丰富的钾、多酚、类黄酮和膳食纤维。

不过这颗“甜蜜果实”也藏着“热量陷阱”。7 颗冬枣（约 100g）的能量就有 110kcal，几乎相当于半碗米饭；含糖量更是超过 30g，想消耗这些热量，需要快走 30 分钟。如果没控制好冬枣的摄入量，体重很容易悄悄“超标”！

减重人士想享用这美味，记住“6～7 颗法则”。每天吃 6～7 颗（约 100g）冬枣，既能补足维生素 C，能量还能控制在 100kcal 以内。建议在上午 9—10 点或下午 3—4 点把冬枣作为加餐，既能缓解饥饿，又不会给体重和血糖造成负担。掌握这些小技巧，就能放心享受冬枣的营养与美味！

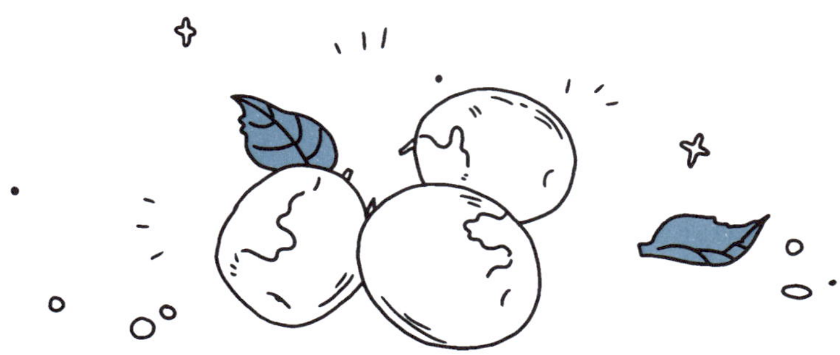

100g 冬枣 ≈ 半碗米饭

35. 甜椒如何助力减重

还在为减重吃什么发愁？甜椒堪称“天然减脂神器”！每 100g 甜椒热量不到 25kcal，却富含 1.4g 膳食纤维和 90% 以上的水分，吃起来又清爽、又饱腹。其维生素 C 含量更是优秀，每 100g 甜椒含 72mg 维生素 C，比橙子的维生素 C 含量还高。维生素 C 是合成左旋肉碱的关键原料，能助力脂肪进入线粒体燃烧，还可以改善胰岛素敏感性，减少脂肪囤积，进而促进减重效果。

想最大化利用甜椒的减重效果，建议生吃或快炒，搭配鸡胸肉、鱼类等优质蛋白质，每天 1～2 个（约 200g）即可满足每日维生素 C 的需求。

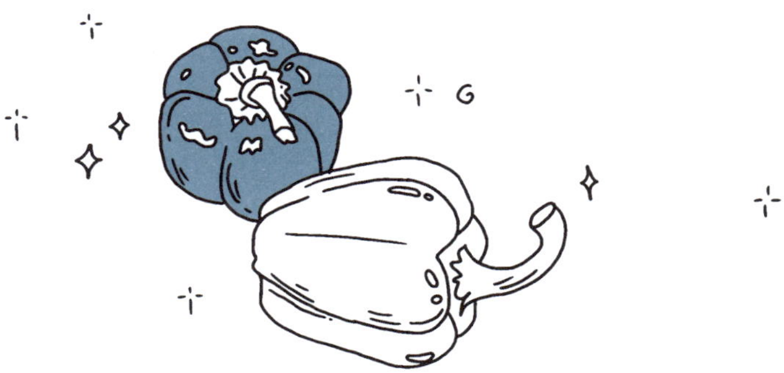

提高新陈代谢率，助力减重

36. 纳豆有助于减重吗

想减重却不知从何下手？不妨试试纳豆！

纳豆起源于我国，自秦汉以来开始制作，由黄豆发酵制成豆制品，类似于“豆豉”。公元 754 年，唐朝高僧鉴真东渡日本，将我国的“纳豆”，即豆豉的做法带到了日本许多佛教寺院。那时的日本寺庙称作“纳所”，僧人所食豆制品便称为“纳豆”。在现代日本，纳豆是许多家庭餐桌上常见的食物。

纳豆看似普通，却是营养界的“宝藏选手”！通过枯草杆菌发酵后的大豆实现了“营养升级”，蛋白质转化为更易吸收的多肽氨基酸，每 100g 纳豆含 17g 优质蛋白质，比普通煮黄豆还多出 5g。

除了高蛋白质，纳豆还蕴藏着多种“健康小密码”。

- 纳豆激酶：像血管的“清道夫”，能溶解纤维蛋白，守护心血管健康。
- 膳食纤维：每 100g 纳豆含 5g 膳食纤维，能促进肠道蠕动、调节肠道菌群、辅助提升减重效果。
- 维生素 K_2：精准引导钙质沉积到骨骼。
- 异黄酮与皂苷：帮助调节雌激素水平。
- 钙、铁、钾等矿物质含量也比未发酵的大豆显著提升。

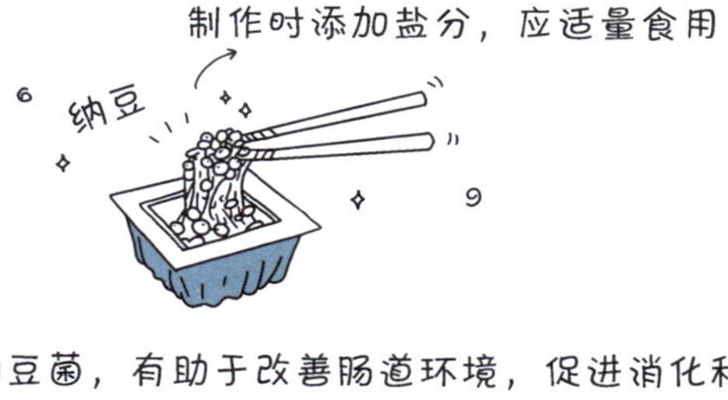

纳豆的能量并不算高，每 100g 纳豆大约含有 180kcal 能量。但纳豆在制作过程中可能会添加一些盐分，成品含盐量为 1.2～1.5g/100g。所以，减重期间食用纳豆要注意适量，一般每天食用一小盒（约 100g）即可。

37. 牛奶和豆浆哪个更利于减重

牛奶和豆浆都是减重路上的“营养好帮手”，但怎么选才更适合自己？

先看热量和营养素的对比

300mL 全脂牛奶：180～200kcal 能量、10g 蛋白质，其中优质的乳清蛋白和酪蛋白，能带来长时间的饱腹感；低脂牛奶能量更低，可以更好地避免减重期间的能量负担。

300mL 无糖豆浆：90～120kcal 能量、9～12g 蛋白质，同时还含有4.5g 膳食纤维，能在短时间内快速“填满”我们的胃，促进肠道蠕动。

在帮助减重的原理上，二者各有“杀手锏”

牛奶：牛奶中的钙可以抑制脂肪酶和磷脂酶 A2 活性，在一定程度上抑制脂肪合成；乳清蛋白和酪蛋白可以助力肌肉生长，通过提升基础代谢率，让身体保持高效燃脂状态。

豆浆：豆浆的作用同样不可小觑。大豆异黄酮可以双向调节雌激素，帮助减少腹部脂肪堆积；膳食纤维还能稳定血糖，避免脂肪囤积。

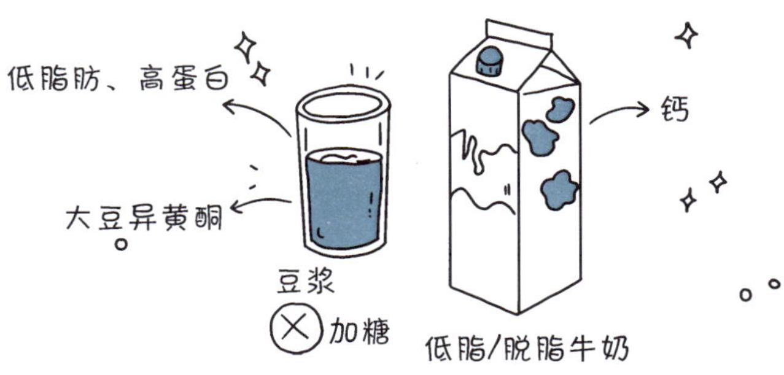

牛奶、豆浆均可作为减重饮食的一部分

总之，牛奶和豆浆各有优点，减重期间每天都可以尽情享受 1 盒低脂牛奶 +1 袋豆浆；如果你是乳糖不耐受或素食人群，豆浆更是补钙、补蛋白质的贴心之选！

二、抵住诱惑，保持三餐营养均衡

1. 为什么营养均衡就能燃掉更多内脏脂肪

减重只靠节食和运动？不！营养均衡才是加速脂肪代谢的“核心密码”。限制总能量固然重要，但摄入全面且配比合理的营养，身体才能启动高效的“燃脂程序”。

例如，B 族维生素是线粒体呼吸链的“能量助推器”，加速脂肪细胞的能量消耗；维生素 D 则通过改善胰岛素抵抗、降低炎症反应，为燃脂创造良好环境。锌、镁、铁、钙等矿物质虽然本身不直接提供能量，却像精密仪器中的“小齿轮”，深度参与代谢过程，为减重助力。锌作为人体内超 200 种酶的关键组成成分，不仅能激活脂肪代谢相关酶的活性，还能通过调节味觉和嗅觉受体，帮助控制食欲；同时，锌还参与胰岛素的合成与分泌，有助于维持血糖稳定。充足的钙，能刺激降钙素分泌，既抑制食欲又激活脂肪分解酶；充足的镁，参与三磷酸腺苷（adenosine triphosphate，ATP）的合成与转化，为身体供能提供支持；充足的铁，是血红蛋白的重要组成部分，负责氧气运输，保障细胞呼吸作用正常进行，提升脂肪氧化分解效率。各种维生素、矿物质相互协作，从调节激素、稳定血糖到促进能量代谢，多维度为减重创造有利条件。

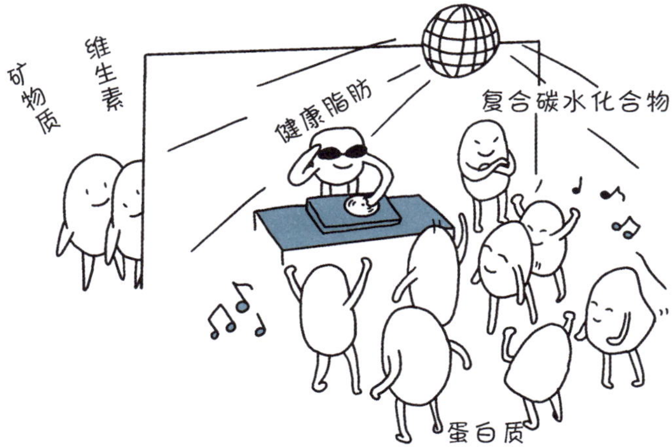

营养均衡更减脂

此外，优质蛋白质不仅能带来持久饱腹感，还能促进肌肉合成，提升基础代谢率；优质不饱和脂肪酸能降低炎症因子水平，促进脂肪代谢；膳食纤维可以增加饱腹感、延缓血糖升高，并经肠道发酵产生短链脂肪酸来直接抑制肝脏脂肪的生成。

所以，健康减重从来不是单纯的“能量拉锯战”，而是一场需要各类营养素协同作战的系统大工程。只有在控制总能量的基础上，科学搭配各种营养素，才能真正激活身体的“脂肪代谢开关”，让减重之路事半功倍。健康减重并不是简单的“管住嘴”，而是要“吃全了营养”，才能瘦得更快、更稳。

2. 食物组合(如酸碱平衡)对减重有影响吗

食物组合减重,就像餐桌上的魔法!酸碱平衡理论认为,吃太多成酸性食物(如肉类、谷物)会让身体变酸,储存脂肪;而成碱性食物(如蔬菜、水果)能中和酸性,促进代谢。

实际上,这只是食物本身的特性,并不能影响身体的酸碱性,也并不是说只要吃成碱性食物就能直接减重哦!关键还是要看整体能量摄入和能量消耗的负平衡。

所以,与其纠结成酸或成碱,不如来个彩虹大餐,多样搭配,营养均衡,让减重之路也色彩缤纷!

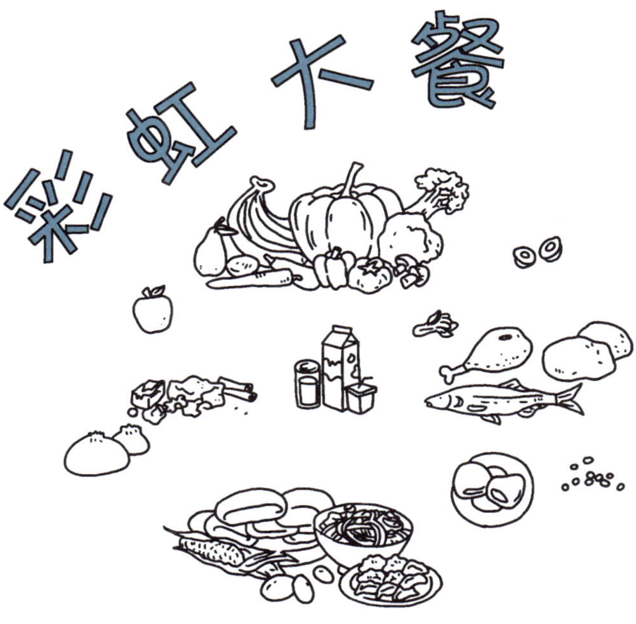

3. 瘦身营养早餐，也要“挑三减四”

瘦身营养早餐，就是要学会“挑三减四”的小技巧。

“挑三”，即挑选三种好料：高蛋白质的鸡蛋和奶制品，低糖的全麦主食，还有膳食纤维满满的蔬菜和水果。这样搭配的早餐，营养满分，让你一天都精神饱满。

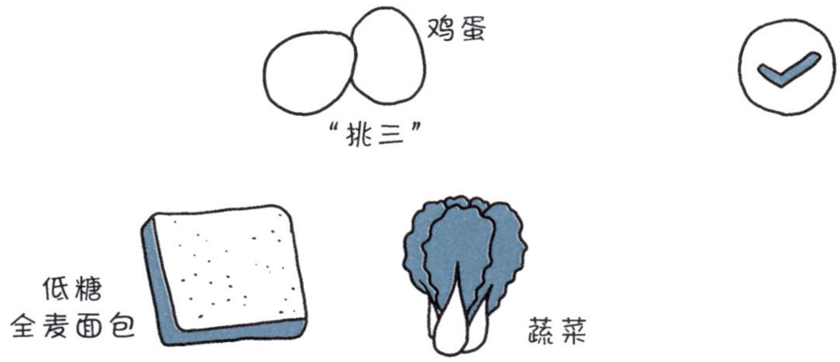

“减四”，就是告别四种负担：减掉过多的油脂、糖分、精制的主食（如甜面包、甜甜圈和果酱面包等）和零食。这样一来，早餐不仅美味，还能助你轻松瘦身。

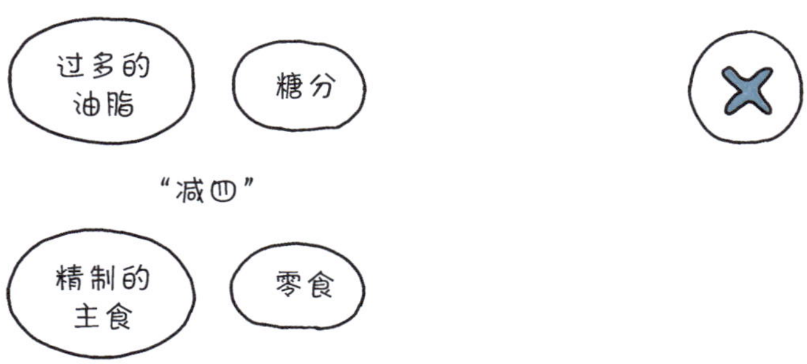

4. 无法按时吃饭，三餐变两餐会更减重吗

把三餐缩成两餐，以为少吃一顿就能快速瘦下来？这种看似“捷径”的减重方法，实则暗藏风险！

当身体突然从规律三餐变为两餐，就像遭遇了一场“粮食危机”。为了保命，身体会启动“饥荒保护机制”，主动降低基础代谢率，就像手机电量告急时自动切换省电模式。数据显示，长期两餐制会让基础代谢率下降 5%～10%，消耗热量的能力大打折扣，反而更容易储存脂肪。而且，一旦两餐间隔超过 9 小时，血糖就会像坐过山车一样剧烈波动，刺激皮质醇大量分泌，这种“压力激素”会悄悄把多余热量转化为顽固的内脏脂肪。

更可怕的是，持续饥饿会让大脑“食欲调控中心”失灵。就像手机信号差导致卡顿，饥饿会降低大脑对瘦素（即人体的“饱腹信号”）的敏感度，让你越饿越想吃。有研究显示，取消下午加餐的人群，晚餐热量摄入平均暴增 30%，直接把减重成果“吃”回去。此外，两餐制还容易导致膳食纤维、B 族维生素摄入不足，扰乱肠道菌群平衡，让饥饿信号变得更强烈。

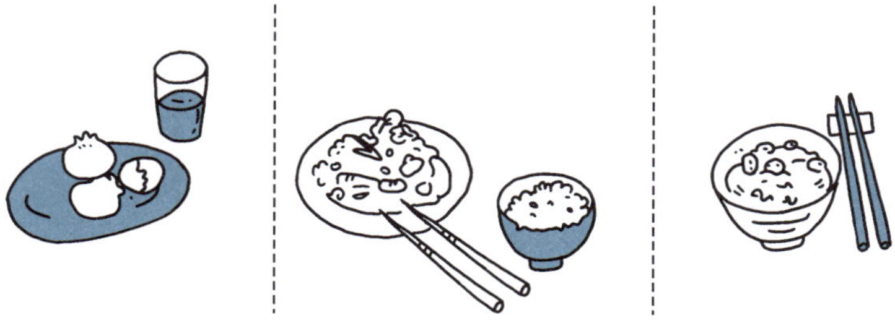

吃好一日三餐，才能健康减重

减重不是简单的“少吃多动”，盲目减少餐次可能会让身体陷入“越减越难”的恶性循环。想要健康减重，合理的饮食结构和规律的三餐是关键！

5. 如何吃晚餐才更有利于减重

（1）严格把控能量摄入是基础：晚餐能量宜占全天总能量的 20%～30%，要主动远离油炸食品、甜点、面包、点心、饼干等高能量食物，也要减少在外就餐。

（2）挑选营养均衡的食材是关键：蔬菜是晚餐的“主角”，建议晚餐摄入 200～300g，种类越丰富越好；优质蛋白质也不可或缺，瘦肉、鱼虾、豆腐、鸡蛋、奶制品等都是理想之选，不仅能增加饱腹感，还能助力肌肉生长；复合碳水化合物也必不可少，优先选择薯类、玉米、杂豆类等食材，能为身体平稳、缓慢地供应能量，防止餐后血糖快速上升；橄榄油、亚麻籽油、花生油等优质脂肪可以少量摄入。

（3）晚餐的进食顺序也暗藏玄机：先吃蔬菜，能快速增加饱腹感，减少后续高能量食物的摄入；然后食用蛋白质类食物，为身体提供充足营养；最后吃主食。

（4）把控进食速度同样不容忽视：细嚼慢咽，每口食物咀嚼 20～30 次，不仅有助于食物消化吸收，还能让大脑及时接收到饱腹感信号，避免过量进食。不要边看电视或玩手机边吃饭，容易让人分心，不知不觉吃进去更多食物。建议在睡前 3～4 小时结束晚餐，为身体留出充足的消化时间。

6. 如何抑制对“糖”的渴望

想对糖“say no”？试试这些科学小窍门。

（1）规律饮食，避免饥饿感驱使你投向糖的怀抱。

（2）增加膳食纤维摄入，如全谷物和蔬菜，它们能帮你保持饱腹感，减轻精制糖的诱惑。

（3）选择低血糖指数（GI）的食物，这些食物能缓慢释放糖分，避免血糖忽高忽低造成的食欲大增。

（4）培养新习惯，如嚼无糖口香糖或喝水，替代总是想吃糖的冲动。

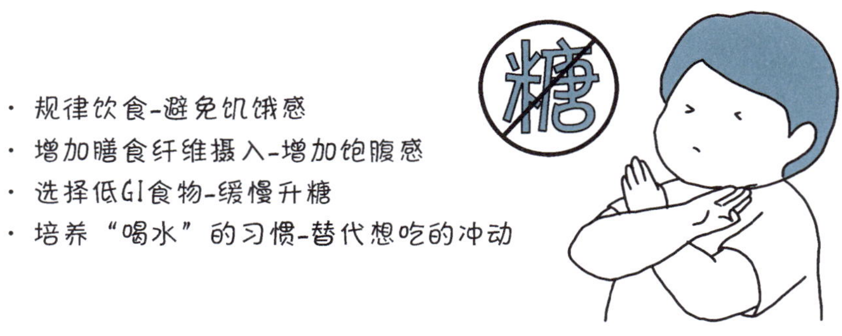

7. 不吃主食危害大，减重期间应如何吃主食

主食吃得好，减重效果差不了。

（1）不要完全戒掉主食，应选择全谷物、糙米等代替精制白米面，其富含膳食纤维和微量元素，有助于控制体重。

（2）控制主食分量，建议每餐不超过一个拳头大小。

（3）蛋白质和蔬菜这组“黄金搭档”，能提高饱腹感，减少主食摄入量。

（4）避免晚餐摄入过多精制主食，如甜面包、白面馒头、大米粥。

这样吃主食，能量满满还更健康！

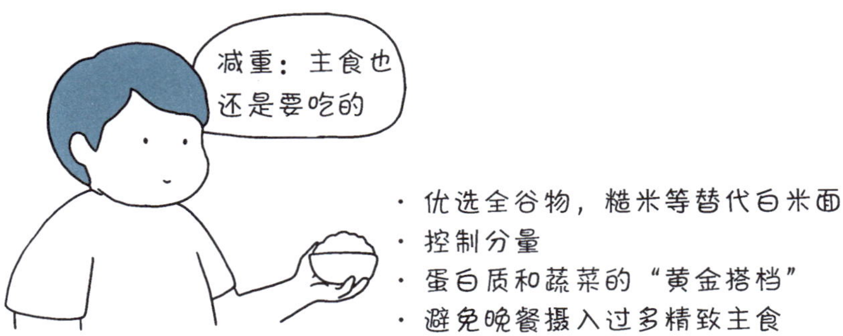

8. 给米饭加“料”，能巧妙帮助减重吗

在米饭中加入富含膳食纤维和蛋白质的“料”，堪称健康减重的巧妙吃法。高膳食纤维食物如同给米饭按下吸收的“缓行键”，避免餐后血糖飙升；高蛋白质食物则能降低整顿饭的血糖指数。

试试这些创意搭配吧！经典的鸡胸肉蔬菜（如胡萝卜、青豆）焖米饭；喜欢海鲜的朋友，也可以做鲜虾双菇（如香菇、杏鲍菇）燕麦饭，吃起来又鲜美又健康。

通过给米饭加“料”，不仅能大幅提高营养价值，还能让我们在吃饱吃好的同时，巧妙减少能量摄入，增加营养供给，为健康减重之路增添美味助力。

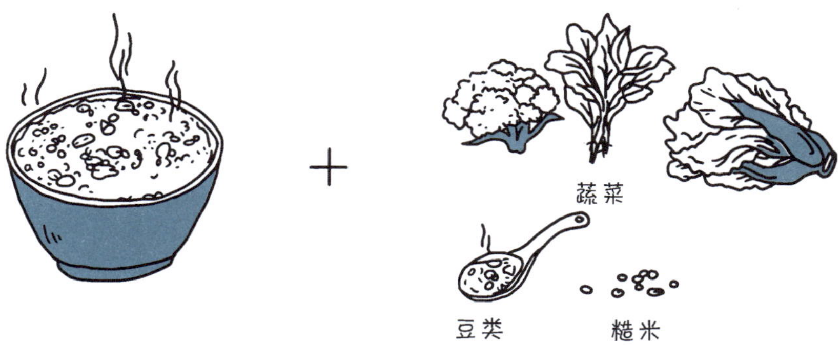

在米饭中加点“料”提高饱腹感，减少摄入量

9. 减重时，面条和米饭谁是最优选

减重时选面条还是米饭？这题没有绝对答案，但掌握以下原则能让你选得更明智。

核心数据对比（每 100g 生重）

主食	熟重	能量	膳食纤维	能量	血糖指数（GI）
白米饭	250g	365kcal	0.2g	7g	84（高GI）
全麦面	220g	346kcal	6.3g	13g	42（低GI）
糙米饭	220g	368kcal	3.5g	7g	55（中GI）

科学选择原则

（1）GI 值优先：选全麦面（GI = 42）或糙米饭（GI = 55），比白米饭（GI = 84）更能稳定血糖，减少脂肪囤积。

（2）控制主食总量是关键。

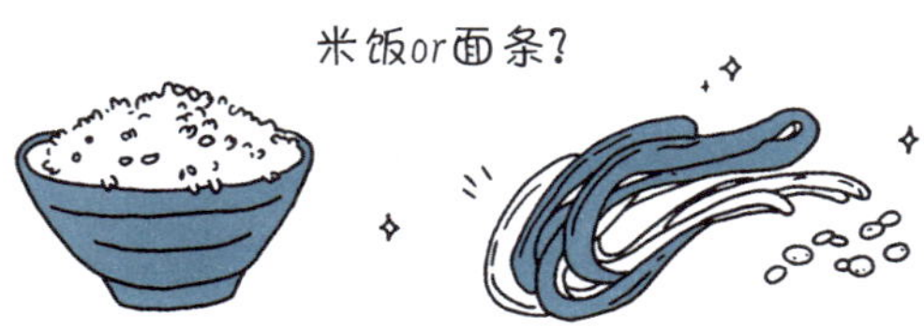

选择全麦面或者糙米饭，比白米饭更健康
还要记得控制摄入主食的总量

10. 米饭放凉再吃更有利于减重吗

米饭放凉后，其中的淀粉结构会悄悄“变身”，容易形成抗性淀粉，这种淀粉人体较难消化，能“骗”过肠道，减少10%左右的能量吸收。但1碗冷饭（150g）仅减少约15kcal，相当于多走100步而已！

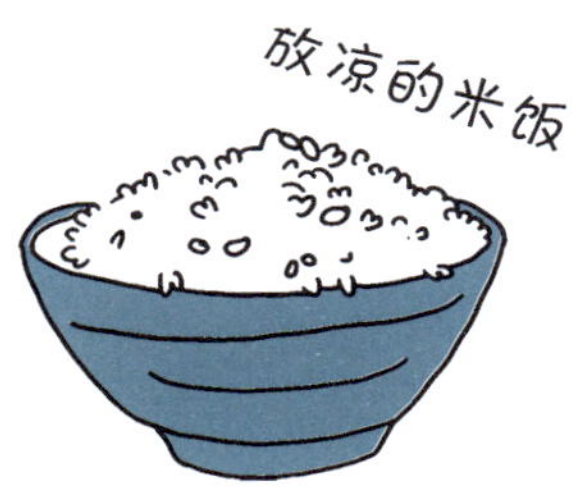

放凉的米饭易形成抗性淀粉，人体较难消化，但减少的热量消耗只有约15kcal，并不是减重的方法

所以，千万别把凉米饭当减重药，其并不等同于低能量食物，不能仅靠它达到减重目的。而且长期吃冷饭可能引发腹胀，伤害胃肠道。

11. 喝粥容易升糖，减重期间可以喝吗

喝粥确实容易导致血糖快速升高。

在粥的烹饪过程中，水分使淀粉产生糊化效应，更易于消化吸收，迅速转化为血糖。减重期间，若想喝粥，应选择粗粮粥，如燕麦粥、糙米粥等，它们含有更多的膳食纤维，能减缓血糖上升。

同时，注意粥的分量和搭配，可加入蔬菜、瘦肉等，提高饱腹感，减少糖分摄入。

所以，适量喝粥可以作为饮食多样化的一部分，但应控制总量，并且注意搭配蔬菜和蛋白质类食物，保持血糖稳定，有助于减重。

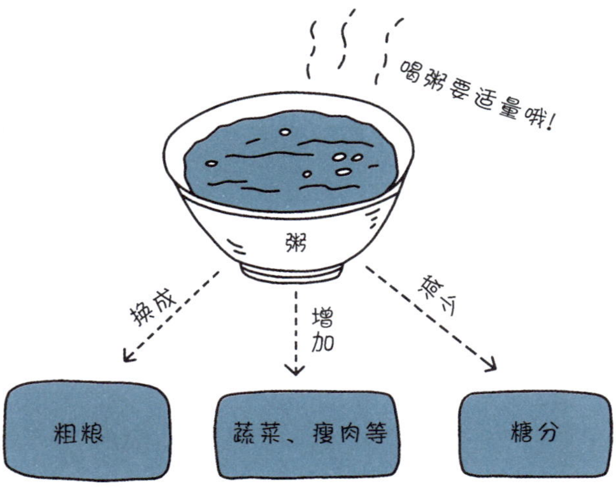

12. “全麦食品”就是全谷物吗

全麦食品并不等同于全谷物。

全谷物是指完整、未经精细加工的谷物，包含胚乳、胚芽和麸皮三部分，营养全面。而全麦食品通常指以全麦粉为主要成分的食品，虽然含有全谷物成分，但可能经过加工处理，营养有所损失，甚至可能会使用添加糖和油脂来增加食品的风味。

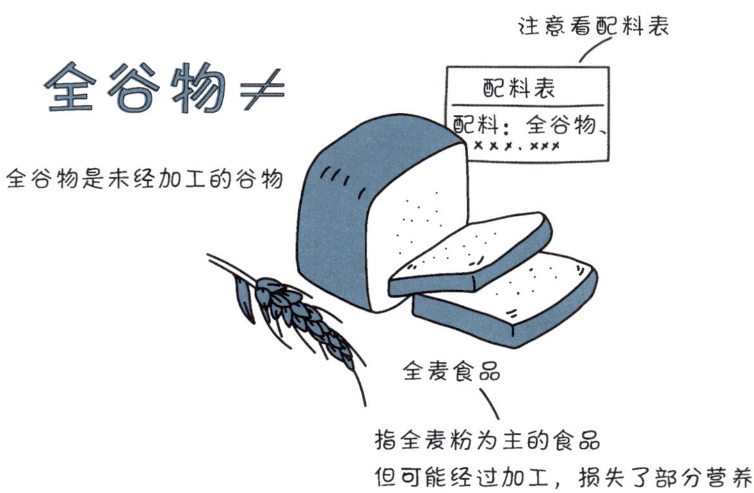

选购时，注意标签上的配料表，优先选择全谷物为第一配料且添加剂较少的产品，确保食品的营养价值。

13. 富含膳食纤维的食品可以随意吃吗

膳食纤维有助于控制血糖和胆固醇，但并非所有富含膳食纤维的食物都适合用于血糖管理。例如，水果干、地瓜干和某些全谷物加工食品，虽然富含膳食纤维，但也是“糖分富翁”，属于高糖食物，可迅速提升血糖水平，对糖尿病患者不利。

因此，选择食物时，不仅要看膳食纤维含量，还要关注食物的总糖量和血糖指数（GI）。

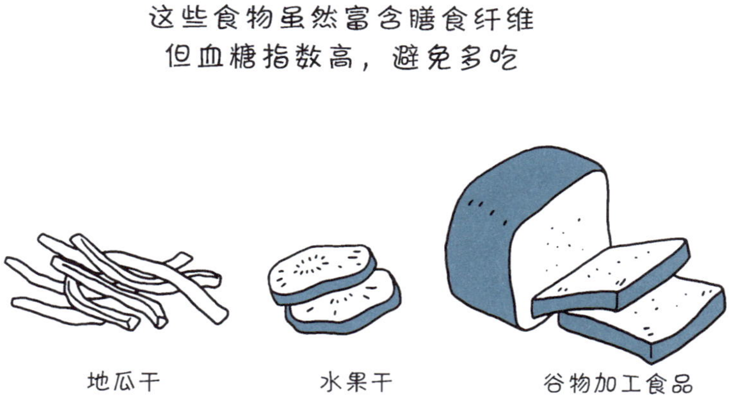

14. 完全戒碳水化合物真的可以减重吗

你是否也幻想过戒掉“碳水”就可以快速减重？这种看似高效的方法，实则暗藏危机。

当突然戒断“碳水”，身体会率先消耗肝糖原和肌糖原。每消耗1g 糖原，就会伴随 3～4g 水分排出体外，因此在戒碳水化合物饮食的前 3 天，体重可能会下降 1～3kg，但 70% 都是水分。48～72 小时后，身体开始分解脂肪产生酮体供能。然而，这个过程中约 30% 的能量来自肌肉蛋白分解，并且引起基础代谢率下降。每减少 1kg 肌肉，基础代谢会降低 21～24kcal，一旦恢复正常饮食，体重也会快速反弹。

从长期来看，戒断碳水化合物还会引发一系列营养素失衡问题。因为富含碳水化合物的食物，如全谷物、粗粮、薯类、根块类蔬菜和水果，也是膳食纤维和维生素、矿物质的来源。

真正健康的减重，需要的是均衡的饮食和健康的生活方式，而不是以牺牲健康为代价的极端手段。别让“戒碳水”的短期诱惑，损害身体的长期健康。

适量摄入“全谷物、蔬菜和水果”等健康碳水化合物
才是科学方法

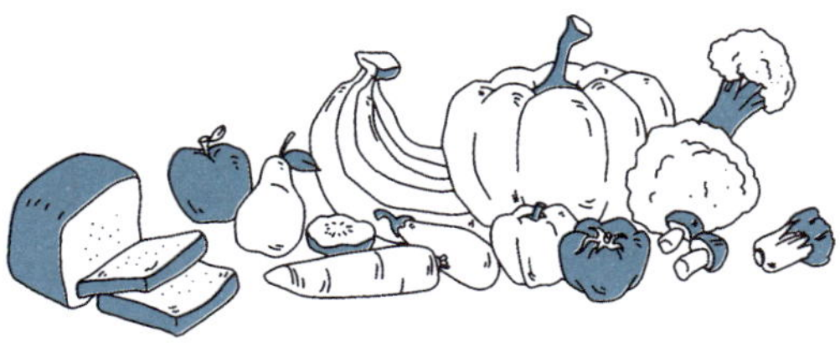

15. 减重时，如何选择高蛋白食物

减重时选择高蛋白食物，应优先考虑低脂肪、低糖的“优质蛋白质担当”。

可以选择瘦肉如鸡胸肉、牛肉，鱼类如三文鱼、鳕鱼，以及豆类和豆制品如豆腐、豆浆。同时，蛋类和低脂乳制品也是良好的蛋白质来源。避免加工肉类和高脂肪肉类，它们可能会增加不健康脂肪的摄入。再搭配蔬菜和全谷物，确保饮食均衡，有助于提高饱腹感并促进肌肉维持，有助于更健康地减重。

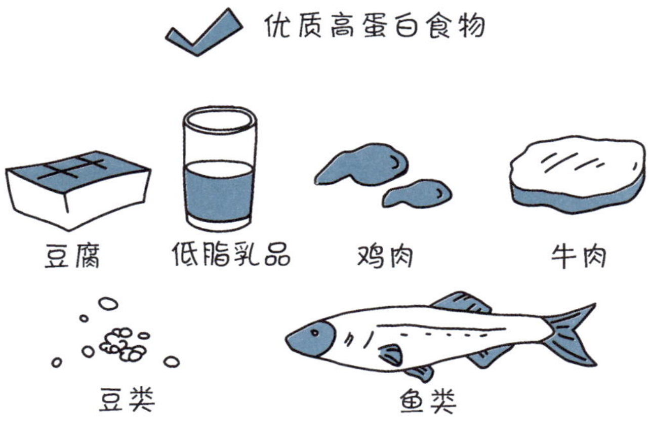

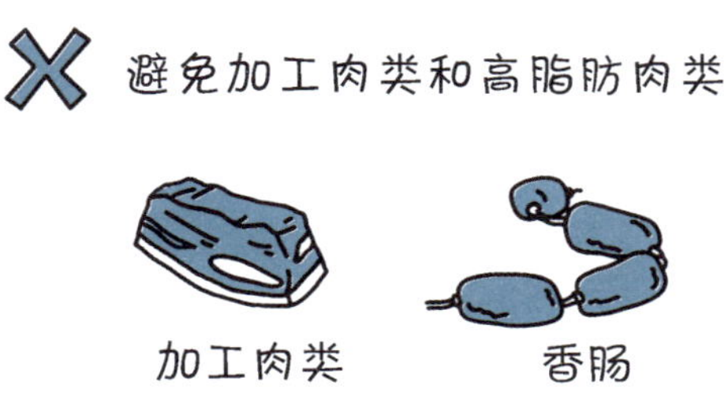

16. 排骨上没有肥肉，为什么减重时也不建议多吃

减重时建议限制排骨摄入量，尽管排骨看似没有明显肥肉，但相较里脊肉，其含有更多脂肪，达到 20%～30%，且多为饱和脂肪酸，而饱和脂肪酸摄入过多会影响心血管健康。

此外，排骨的能量密度高，容易导致过量的能量摄入，不利于控制体重。

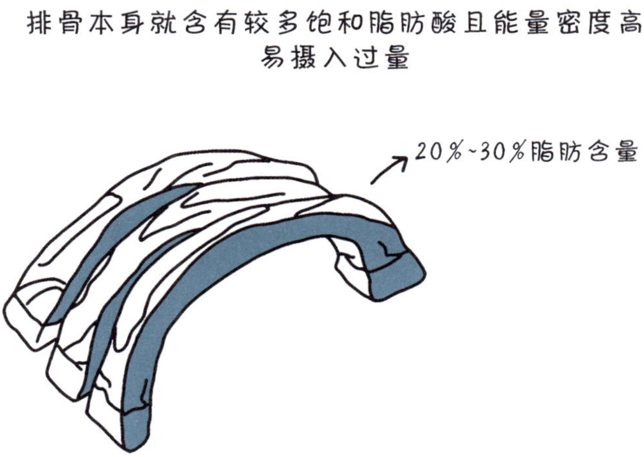

因此，减重时应优先选择鱼虾或瘦肉，如鸡胸肉、瘦里脊，这些蛋白质类食物的脂肪含量更低，更有助于控制总能量摄入，实现健康减重。

17. 减重期间为什么不能用高蛋白质食物代替蛋白粉

肉类、豆类等天然高蛋白食物富含人体必需氨基酸，但脂肪和碳水化合物的存在使其能量密度较高（如 100g 鸡胸肉含 133kcal 能量）。相比之下，蛋白粉（如乳清蛋白粉、大豆蛋白粉等）通过提纯技术去除了脂肪和乳糖，能量密度降低 40% 以上（每勺约 100kcal 以下），更易精准控制摄入量。

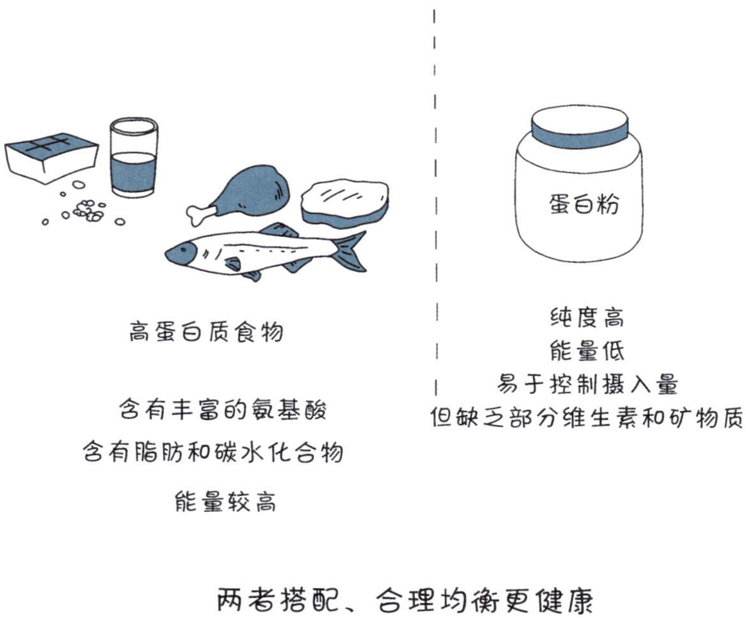

反过来，我们也不能用蛋白粉代替全部蛋白质类食物，因为蛋白粉缺乏天然食物中的维生素（如维生素 B_{12}）、矿物质（如铁）和膳食纤维，长期单一食用可能导致营养不均衡。

18. 如何识别并避免高能量密度食物

高能量密度食物是指每克能量超过 4kcal 的食物，如炸鸡（6kcal/g）、奶茶（5kcal/g）这类，吃 100g 就相当于慢跑 40 分钟。这些食物像隐藏的“能量炸弹”，容易让人在不知不觉中变胖。

科学避免高能量密度食物的三步法

（1）多吃“空气感”食物：选含水量 > 80% 的食物（如各种蔬菜和含糖量较低的水果），它们体积大、能量低。

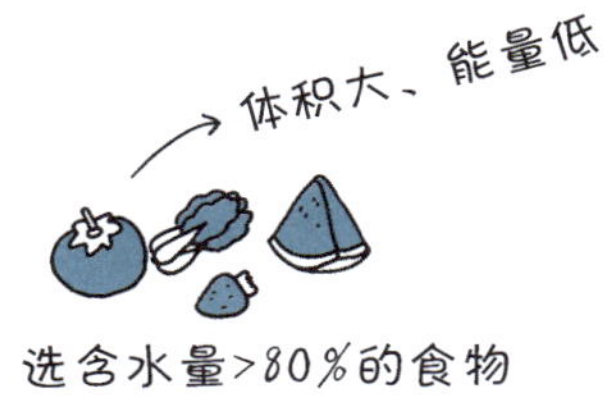

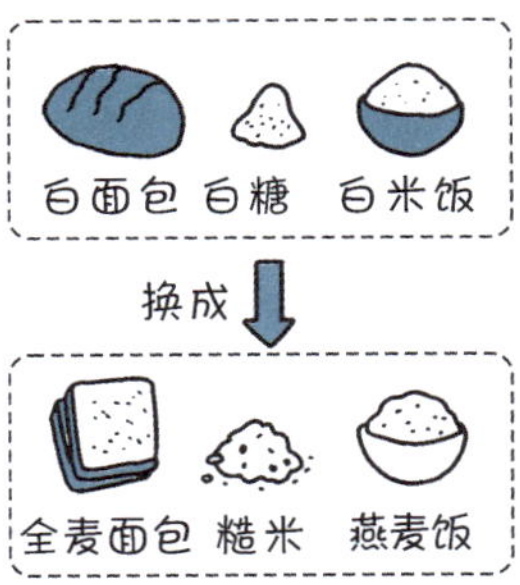

（2）拒绝“三白陷阱”：把白面包（380kcal/100g）、白糖（400kcal/100g）、白米饭（365kcal/100g），换成全麦面包、糙米、燕麦饭，可以减少总能量摄入，增加膳食纤维、维生素、矿物质摄入。

（3）学会看营养标签：警惕“隐形糖”（如果葡糖浆、蜂蜜）含量高的加工食品，也要避免富含“隐形脂肪”的零食（如氢化植物油、精炼植物油等）。

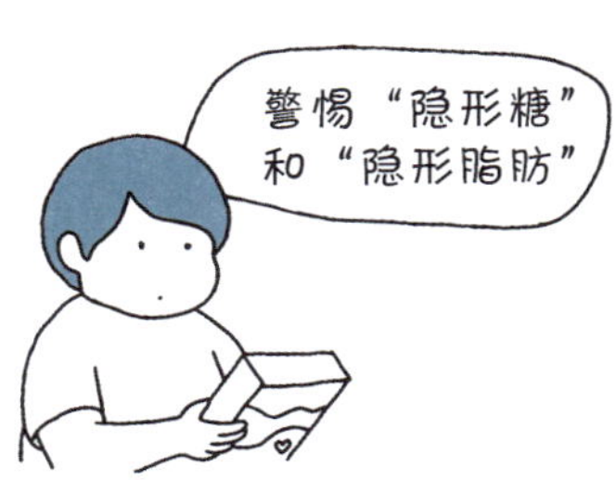

19. 减重时天天吃素，为什么越吃越胖

很多人以为“吃素 = 减重”，结果却发现体重不降反升。原因在于，认为素食都是低能量的，而忽略了主食的摄入量；或者选择了高糖、高油的素食加工食品。例如，很多素食者喜欢吃精制碳水化合物，如白米饭、面条，或者油炸的素食点心，这些食物其实能量很高。此外，素食者可能存在蛋白质摄入不足，导致肌肉流失、代谢下降，身体更容易储存脂肪。

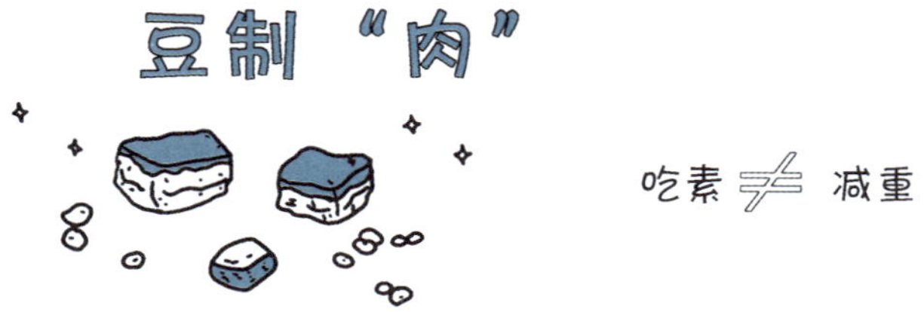

素食者减重的每餐黄金公式

1拳杂粮饭+2拳叶菜/瓜茄菜/菌菇+
1手掌心豆腐+1勺植物油

20. 低脂≠低能量，减重失败的日子，你被低脂食品忽悠过吗

很多人误以为只要选择低脂食品，就能轻松减重，可体重却不降反升。低脂食品并不意味着低能量，因为它们可能添加了额外的糖分或其他成分的“口感外挂”，这些成分同样能提供能量。

例如，有些“低脂”酸奶，为了改善口感会添加大量糖分。某品牌的低脂酸奶，每 100g 就含有 15g 糖，能量高达 120kcal，这比全脂酸奶的能量还要高。还有些打着“0 脂肪”旗号的饼干，每 100g 的能量高达 450kcal，和薯片差不多。所以，减重时选择低脂食品，如果不注意总能量摄入，仍可能导致能量过剩，减重失败。

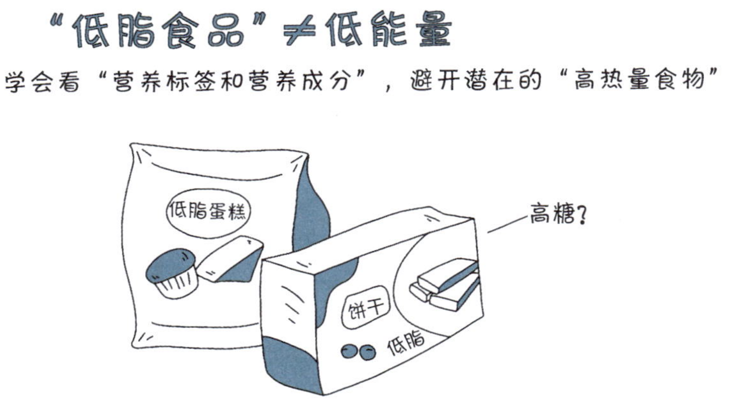

因此，要做个“标签党”，认真阅读营养标签和营养成分表，关注食物的总能量和成分表至关重要。避免被“低脂”食品名称所误导！

21. 用水涮掉炒菜中的油脂，算是少油吗

用水涮掉炒菜中的油脂可以减少一定的脂肪摄入，但并不能完全等同于少油烹饪。因为食物在烹饪过程中油脂已经渗透，部分脂肪仍会残留在食物中，所以涮掉的只是表面油膜，实际脂肪摄入量可能依然较多。此外，涮油这个动作看似机智，实则可能让你错失食物中的“营养小宝藏”——可溶性维生素和矿物质。

涮掉炒菜中的油脂 ≠ 少油

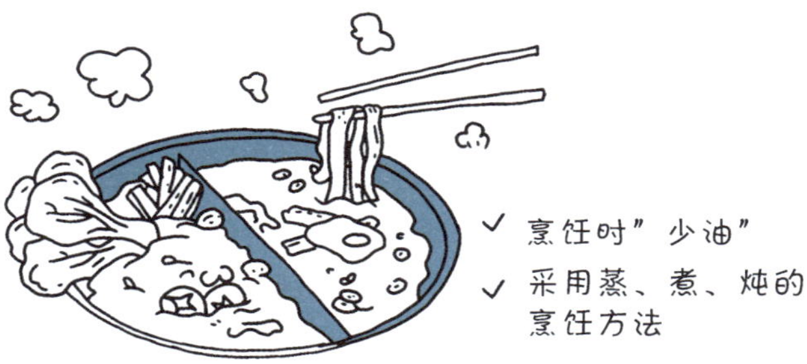

真正的少油烹饪应该是在烹饪过程中控制用油量，使用健康的烹饪方法，如蒸、煮、炖等，而不是事后“涮油”。

22. “非油炸”食品就是无油吗

“非油炸”食品并不意味着零油脂。它指的是食品在生产过程中没有经过油炸处理，但可能在其他加工环节使用了油脂，如调味、润滑等，这些食品的脂肪含量可能仍然较高。例如，有的“非油炸”薯片脂肪含量达 25.8g/100g，仅比油炸薯片少 4.2g。其生产过程中会用棕榈油喷雾调味，每包（104g）仍含 27g 脂肪，慢跑 40 分钟才能消耗。

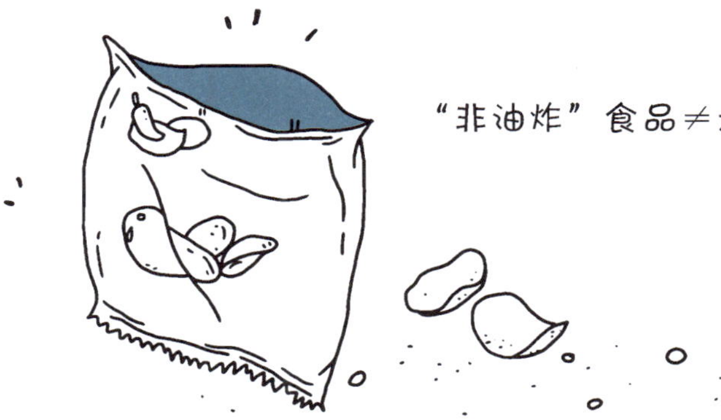

所以，食品名称是参考，营养成分表才是真相！

23. 吃“零脂肪”食品就不会胖吗

别被“零脂肪”食品忽悠了。这些食品虽然不含脂肪，但可能含有各种简单糖、淀粉、蛋白质，这些成分摄入过多也会转化为脂肪。例如，有的“零脂肪”酸奶，每 100g 含 18g 糖（相当于 4 块方糖），能量高达 140kcal。这些添加糖进入身体后，会优先转化为腹部脂肪储存，不利于减重。另外，部分“零脂肪”食品通过添加人工甜味剂（如阿斯巴甜、安赛蜜）改善口感，长期摄入可能增强机体对甜味的依赖性，间接导致过量进食高热量食物。

因此，即使是“零脂肪”食品，过量食用也可能导致体重增加。

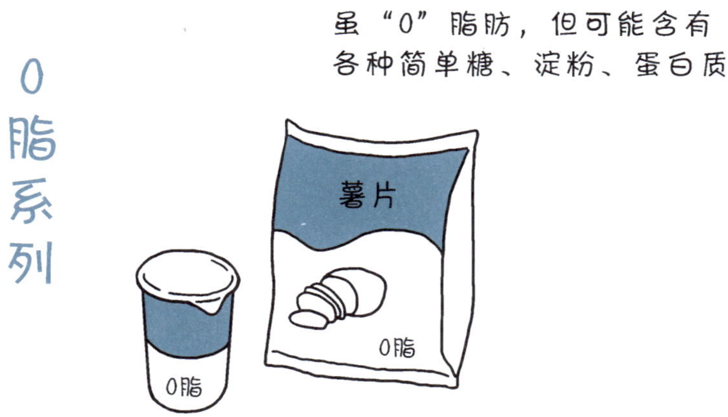

24. 减重时，要防止摄入哪些隐形盐

减重时，千万别小看“隐形盐”！方便面、薯片、咸菜、辣酱这些加工食品，个个都是高盐大户。甚至连饼干、蛋糕这些甜食也可能含有大量盐，用以提味增鲜。过量食用盐分不仅容易造成水肿，还可能导致胃口大开，体重和血压也随之增加。

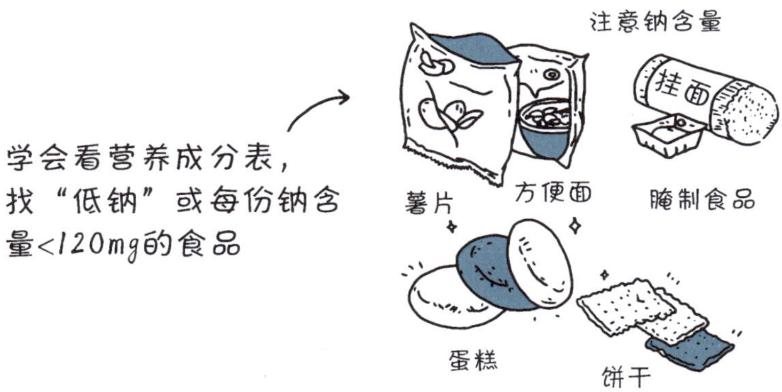

控盐记住这几点

（1）买食物时先看背面标签，找“低钠”或“每份钠含量 <120mg”的食品。

（2）少点外卖，自己做饭，用柠檬汁、葱、姜、蒜代替盐。

（3）馋零食时，用原味坚果、酸奶替代薯片、辣条。

管住嘴 3 周，你的味蕾会变敏感，自然就不爱重口味食物啦！

25. 减重餐，为什么一定要少盐

减重期间为什么要限制食盐（氯化钠）摄入呢？

（1）钠离子会引发水潴留：每多摄入 1g 钠，可导致体内潴留约 200mL 水分，使体重虚增。

（2）钠离子会激活肾素－血管紧张素系统：过量钠摄入会刺激肾脏释放醛固酮，该激素不仅能促进钠的重吸收，还会增强脂肪组织对胰岛素的敏感性，间接促进脂肪储存。

（3）钠离子会引起味觉适应、促进食欲：持续高盐饮食会降低味蕾敏感度，迫使摄入更多高盐、高糖食物才能获得满足感。

（4）过多钠离子会干扰其他营养素代谢：当摄入过多钠时，会加速钙、钾、镁等微量元素的排泄。其中每排出 1 000mg 钠，同步流失 26mg 钙。

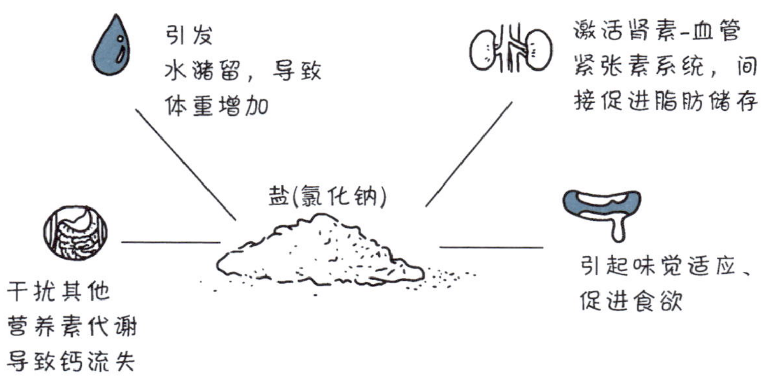

26. 如何才能做到少吃盐

成为“减盐达人”，可以参考以下妙招。

（1）向加工食品和快餐说拜拜，通常这些食品含盐量较高。

（2）烹饪时少用盐，尝试使用香草、香料和其他调味料来增加食物风味。

（3）仔细阅读标签，选择低钠或无盐的食品。

（4）餐桌上不摆放盐瓶，避免习惯性加盐。

（5）逐渐减少食物中的盐量，让味蕾适应淡口味。

（6）多吃新鲜蔬菜和水果，其自然含盐量低，且富含其他营养成分。

通过上述方法，可以有效降低盐的摄入量。

“减盐达人”有妙招

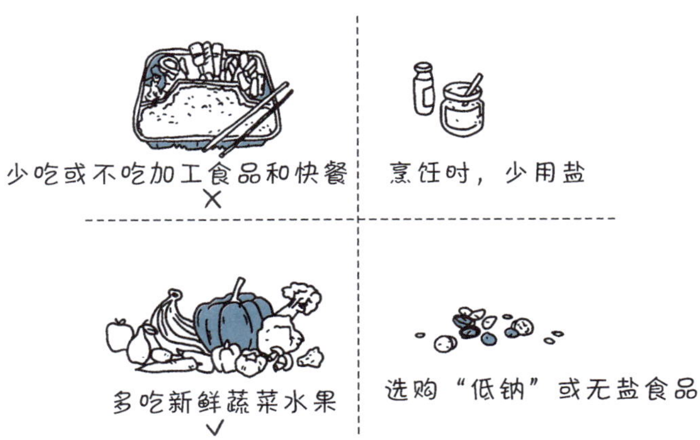

27. 鸡精和味精真的对身体有害吗

鸡精和味精背了十几年“化学调味剂”的黑锅，其实它们的主要成分是谷氨酸钠（人体天然存在的氨基酸），适量摄入是安全的。真正要防的是它们的“隐形盐属性”——5g 鸡精 ≈1g 盐，煮汤做饭时如果随意使用，盐的使用量很可能会超标。

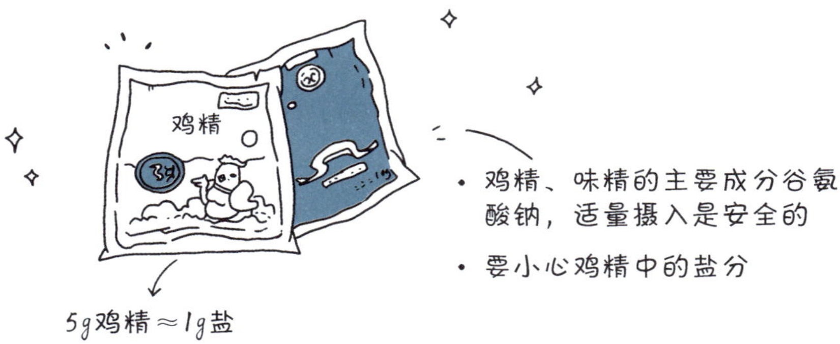

28. 天天吃素菜沙拉，怎么反而还胖了呢

沙拉看似健康，酱料却是“能量刺客”，含有意想不到的高能量。高糖、高脂的酱料如千岛酱、蜂蜜芥末酱等，会增加沙拉的整体能量。例如，100g 千岛酱含能量约 360kcal，如果每次吃素菜沙拉放 2 勺千岛酱（约 30g），就有 108kcal 能量，相当于跑步将近 15 分钟消耗的能量，真是“吃一口，跑断腿”。

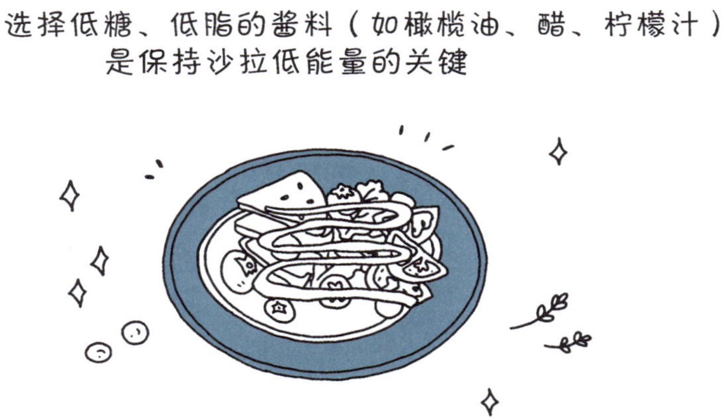

因此，选择低糖、低脂的酱料，如橄榄油、醋或柠檬汁调味，用橄榄油喷雾代替淋油，是保持沙拉低能量的关键。

此外，素菜沙拉中，17 颗开心果（约 10g）就有 60kcal 的能量。所以素菜沙拉中，即使是健康的水果和坚果，也应控制好食用量。

29. 减重遇到聚餐，有哪些妙招

聚餐诱惑多，规划提前做。

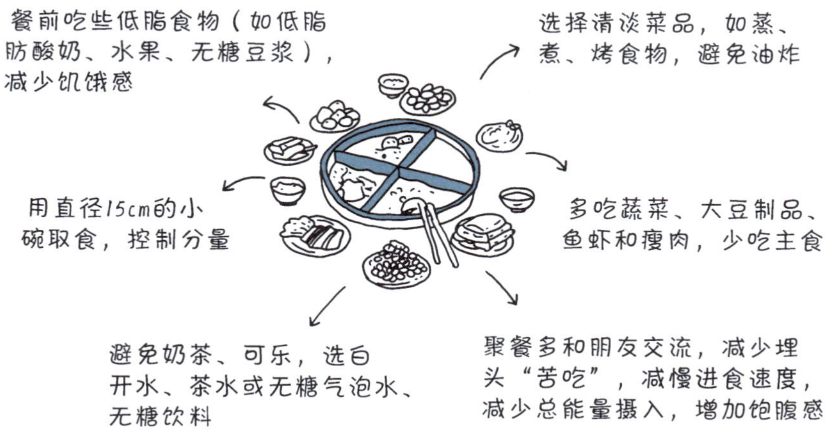

30. 外卖、火锅、喝汤不胖的秘籍有哪些

记住这 3 招轻松控制能量！

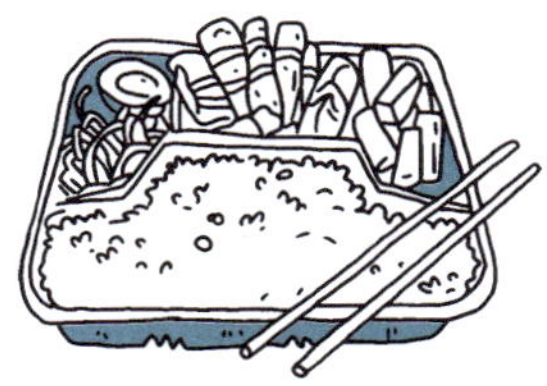

（1）外卖：减重期间吃外卖，选对门道很关键。优先点清蒸鱼、白灼虾、蒜蓉菜心这类蒸、煮、急火快炒的菜品，拒绝糖醋排骨、干煸四季豆等高油、高糖菜肴。主食只吃半碗糙米饭，搭配半拳瘦肉和 2 拳绿叶菜，记得让商家“少盐、少油”。

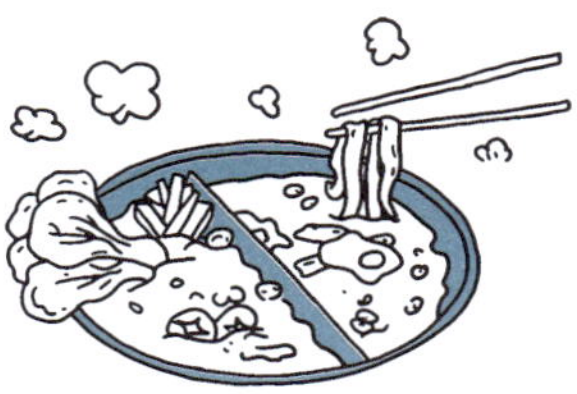

（2）火锅：吃火锅时汤底决定成败。选菌汤或番茄锅底，可以比红油锅底少摄入数百千卡。可以每餐涮半拳的海鲜、瘦牛肉，再加点豆腐和半斤以上绿叶菜。蘸料用酱油 + 醋 + 蒜末 + 小米辣 + 小葱 + 香菜，避开麻酱和香油碟（一勺麻酱 ≈90～100kcal）。

（3）喝汤：喝汤要警惕“浓白陷阱”。鸡汤、骨头汤煮得越白，脂肪含量越高，建议选海带豆腐汤、冬瓜薏米汤等清汤。饭前喝半碗汤能增加饱腹感，减少 20% 正餐摄入量，但要注意温度别超过 65℃，以免损伤胃肠道黏膜。

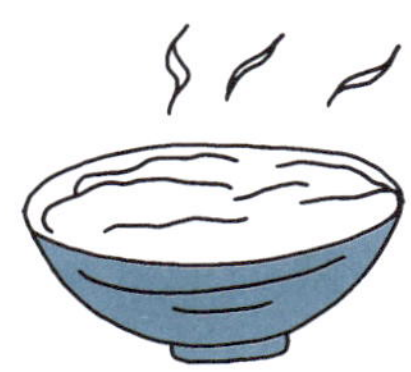

喝汤：优选海带豆腐汤等清汤

31. 减重期间偶尔贪吃，该如何补救

别慌！偶尔贪吃不是世界末日，按照下面的步骤操作，帮你快速回到正轨。

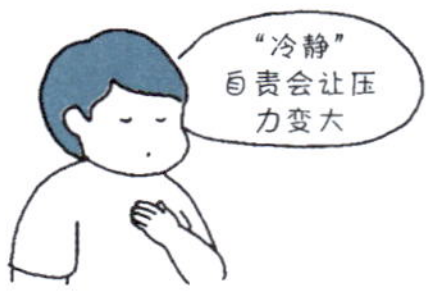

（1）立刻停止自我否认，过大的心理压力会让皮质醇飙升而引发继续的暴食。

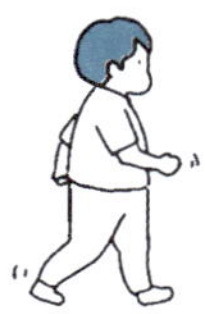

“即时消耗法”

（2）可以用“即时消耗法”补救，即快走 30 分钟消耗 150kcal，或爬楼梯 20～30 分钟燃烧 200kcal。

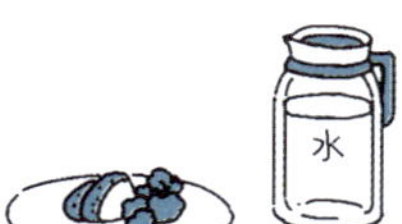

“轻断食挽救模式”

（3）贪吃之后的 24 小时是挽救体重的黄金期，此时要启动“轻断食挽救模式”。这一天只吃正常饭量的 1/4～1/3，记得要大量喝水，既能冲刷肠道又能降低食欲。

继续按计划进行

（4）贪吃之后的数日到数月，要回归“科学减重模式”。将能量控制在 1 200～1 400kcal，继续使用限能量平衡膳食或限能量高蛋白饮食。

32. “抠吐减重”会对身体造成很严重伤害吗

很多人以为暴食后抠吐能快速排出能量，实际上这是在给身体埋“定时炸弹”。

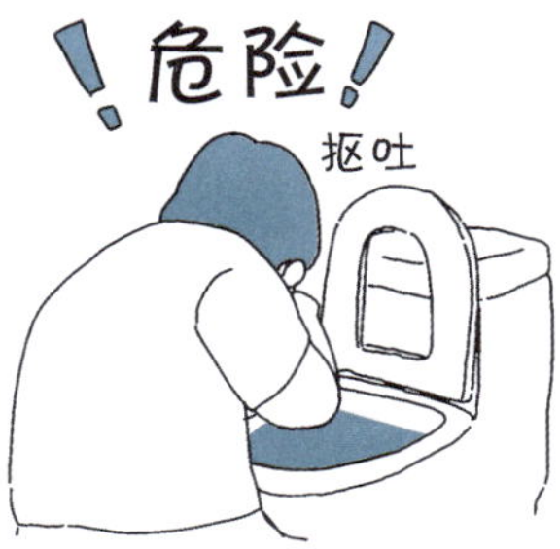

（1）每次催吐时，胃酸会灼烧食管，长期会引起慢性疼痛、早饱、腹胀等症状，甚至引起糜烂性食管炎、Barrett 食管甚至食管穿孔。

（2）呕吐带出的不仅是食物，还有维持生命的电解质。钾、钠、钙、镁这些矿物质一旦失衡，轻则全身乏力、手脚麻木、心律失常，重则引发心脏骤停。

（3）反复催吐还会使胃酸长期腐蚀牙釉质，牙齿会变得敏感，冷热酸甜都无法承受。

（4）更可怕的是心理成瘾。每次用手指抠喉咙的动作，会形成条件反射，看到食物就会产生呕吐冲动。有研究发现，长期抠吐者患暴食症的风险明显增加，甚至会陷入“暴食－催吐－更暴食”的恶性循环。

所以，健康减重没有捷径，任何伤害身体的行为都是饮鸩止渴！

33. 如何避免每逢佳节胖 3 斤

小长假里聚餐多，想要避免“每逢佳节胖 3 斤”，试试以下实用小技巧。

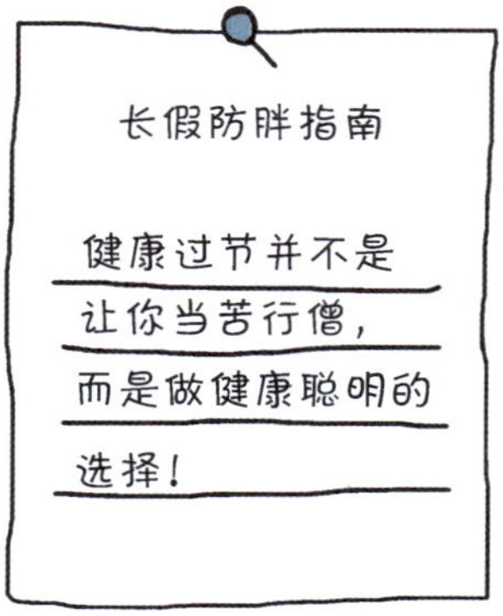

（1）吃饭别贪多，每道菜只夹一筷子，多吃凉拌木耳、清蒸鱼、杂粮窝头等高饱腹感且低能量的食物。

（2）做个“时间管理大师”：别让肚子饿得太久，避免早上不起不吃，中午凑合一顿，晚上狠吃一顿。因为超过 4 小时不进食容易报复性暴食。建议早餐安排在 8 点，午餐 12 点，晚餐 18 点，两餐之间吃点含糖量较低的水果、低脂肪酸奶等。

（3）充分运动：假期大扫除时擦窗户、拖地板，1 小时能燃烧 150kcal；每天饭后散步，1 小时能消耗 240kcal；休闲骑行（每小时 12～16 公里），每小时消耗 200kcal。

（4）警惕隐形能量：尽量少吃果脯蜜饯，其含糖量高达 60%，10 颗葡萄干 ≈1 碗米饭。坚果每天不超过 15g，10 颗腰果 ≈1 勺油。

34.“隐形饥饿”正在偷走我们的健康吗

你以为吃饱就健康？其实你可能正在遭遇“隐形饥饿”！这种看不见的营养不良，就像潜伏在身体里的小偷，悄悄偷走健康。例如，长期缺乏维生素 D 会让骨量下降，缺铁会导致记忆力下降，缺锌则会导致免疫力下降。

我国约 60% 的居民存在“隐形饥饿”，最常见于儿童和女性。挑食、过度节食、长期吃外卖，都会导致这种“隐形饥饿”。

打败它只需 3 招

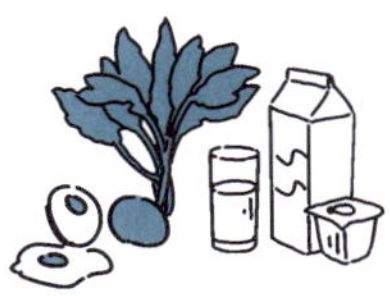

（1）每天吃够 5 种颜色的蔬果（如红番茄、绿菠菜、紫甘蓝等）。

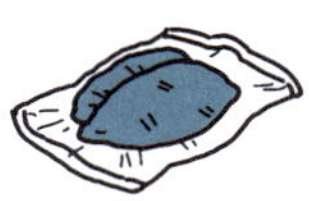

（2）每周吃 2 次红色瘦肉（补铁、锌、维生素 B）、每周吃 2～3 次深海鱼（补 n-3 多不饱和脂肪酸、维生素 D、锌）。

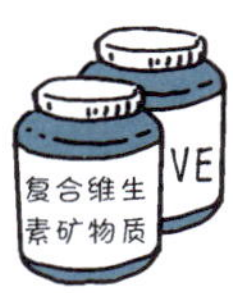

（3）如果实在无法实现饮食的均衡，可以备瓶复合维生素矿物质补充剂。

所以，健康饮食不是吃饱就行，要像拼拼图一样，把蛋白质、维生素、矿物质都配齐，才能避免“隐形饥饿”带来的危害！

35. 减重期间，为什么不饿也要吃

很多人以为“不饿就不吃”是减重捷径，这种错误观念特别损害人体代谢系统。

人体就像精密的钟表，需要定时“上发条”才能保持高效运转。人体应每3～4小时进食，以维持基础代谢率稳定，让瘦素（饱腹感激素）和饥饿素（食欲刺激素）分泌更稳定，防止减重者因过长时间空腹造成的暴食冲动。所以，科学的进食时间表应像齿轮般精准：7—8点吃早餐、10点半上午加餐、12点吃午餐、15点半下午加餐、18点半吃晚餐。

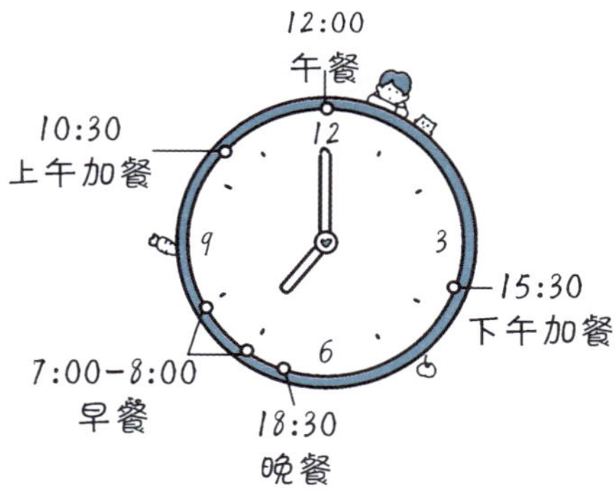

真正的健康减重，从来不是简单的盲目节食，也不是与身体痛苦对抗。固定的每日三餐，就像给身体按下了“高效燃脂键”，让新陈代谢火力全开。

36. 减重时总感到饥饿如何缓解

减重时总被饥饿感袭击？试试这几招，让你的饱腹感持续在线。

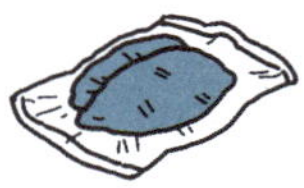
鸡胸肉100g
(含31g蛋白质)

（1）把高蛋白质、低脂肪的食物当米饭/馒头伴侣，如每100g鸡胸肉（233kcal）含31g蛋白质，饱腹感超强，能量还低。

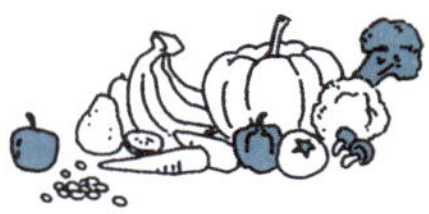
西蓝花200g
(含4.6g膳食纤维)

（2）正餐中搭配高膳食纤维食物，如每餐约250g绿叶菜、菌菇类蔬菜，它们不仅体积大、能量低，还能延缓胃排空速度，缓解饥饿。

定时进餐

（3）定时进餐是控制血糖的关键，每3～4小时吃一餐，避免血糖像坐过山车，也能防止低血糖引起的饥饿。

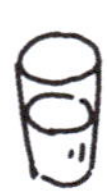
餐前喝300mL水

（4）餐前喝300mL温水能让饥饿感明显降低，这个小技巧能帮助每餐少吃约100kcal。

记住：健康减重不是饿出来的，而是用聪明的食物组合让身体持续获得能量，就像给汽车加优质燃油，能跑得更远还省油！

37. 有没有既解馋能量又低的食物

当然有，解馋又低能量的食物是减重时的好选择。

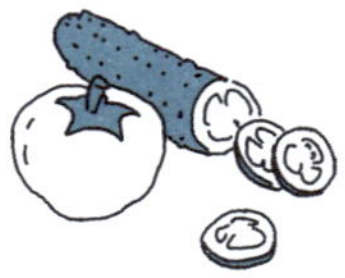

黄瓜和西红柿

（1）黄瓜和西红柿，含水量高，能量低，既能满足口感又能提供维生素。

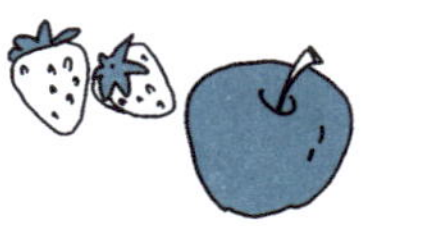

水果：草莓、苹果

（2）水果，如草莓、苹果，虽然含糖，但却是“低卡担当”“纤维巨人”，有助于增加饱腹感。

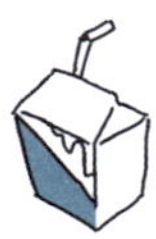

无糖酸奶

（3）无糖酸奶，提供蛋白质和钙质，低能量。

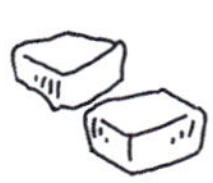

魔芋制品

（4）魔芋制品，几乎不含能量，但能增加食物体积，带来饱腹感。

选择上述食物，能实现口感和健康的双赢。

38. 睡觉前特别饿，可以吃点什么吗

深夜肚子咕咕叫，别慌！想要安抚肠胃又不影响减脂，选对食物是关键。

首先推荐低 GI 食物，如苹果、橘子、柚子、樱桃等含糖量较低的水果，它们能缓慢释放能量，避免血糖大幅波动，让你安稳度过深夜。

如果觉得单吃水果还不够，不妨加点蛋白质，让饱腹感更持久。100～200mL 低脂肪酸奶搭配 10g 奇亚籽，能让你一觉到天亮都不会饿。

更聪明的做法是利用“食物热效应”，即吃 1 个水煮蛋，或者来 1 勺乳清蛋白粉 / 大豆蛋白粉。身体消化这些食物时，要多消耗 30% 的能量，即便在睡眠中也能提高代谢率。

不过，夜宵也有不少陷阱需要避开，如蛋糕、夹心饼干、甜面包、薯片这类精制碳水化合物和高能量零食，还有各种烧烤、小龙虾，要尽量远离。它们不仅热量高，还容易让身体在夜间合成更多脂肪，影响减脂大计。

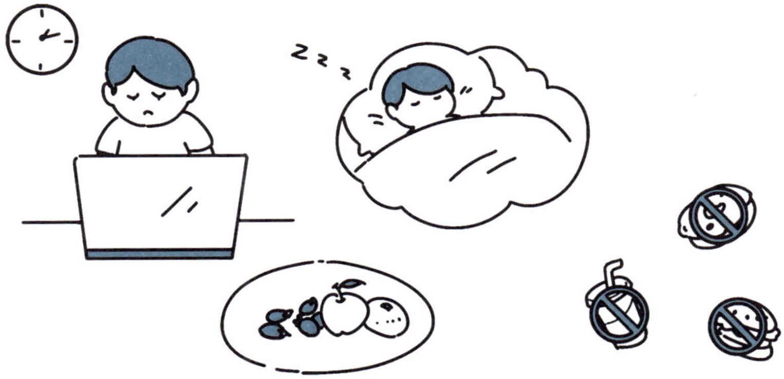

39. 饥饿的时候嚼口香糖有用吗

当肚子饿得咕咕叫时，嚼片无糖口香糖或许能暂时缓解饥饿。有研究发现，反复的咀嚼动作可使饥饿感降低 16%，这是因为口腔机械刺激激活了迷走神经，向大脑发送“正在进食中”的信号。但这种效果会随时间递减，超过 30 分钟后作用可能就很有限了。

真正有效的饥饿管理需双管齐下。先嚼口香糖，同时补充 200～300mL 温水，一起降低饥饿感，再吃一些低脂酸奶或低能量水果。这种组合能让饱腹感持续几个小时，比单纯嚼口香糖效果强很多。

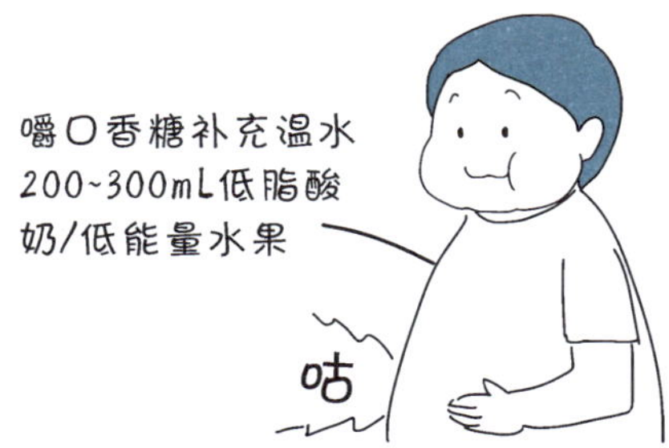

记住：“咀嚼 + 饮水 + 蛋白质 / 膳食纤维”组合的饱腹效果比单纯嚼口香糖更有效！

三、减重，健康饮料选择有技巧

1. 如何喝水更有利于减重

想让喝水变成减重神器？记住这 3 个黄金法则。

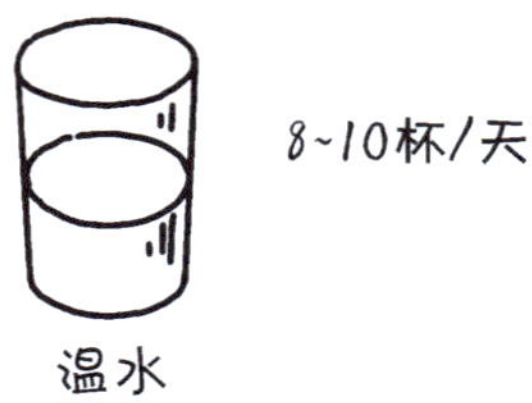

（1）每天至少喝够 8～10 杯（2L 左右），像定时闹钟一样规律。进餐前的半小时喝 500mL 水，能抑制进餐欲望，无形中减少能量摄入，相当于少吃 1/4 碗米饭的能量。

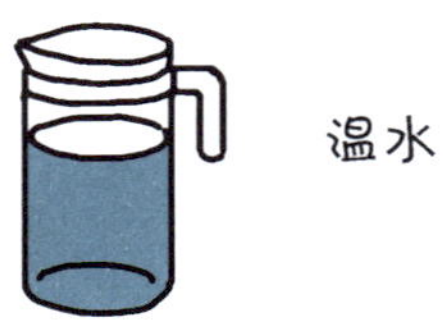

（2）水温也有讲究，喝温水比冰水对胃肠道更友好、更舒适。

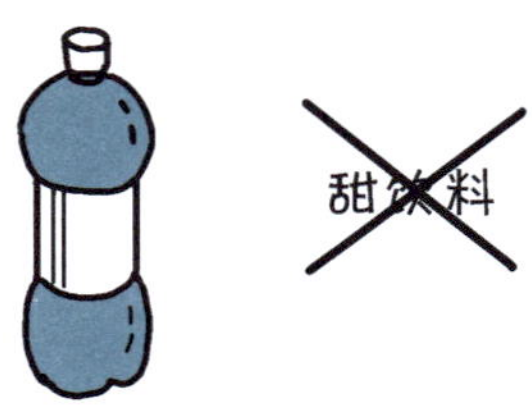

（3）别碰那些含糖饮料，一瓶可乐的能量够你跑半个小时！想喝有味道的就自己泡茶，淡茶或者柠檬片、薄荷叶都是减重好搭档。

喝水不是任务，而是帮助减脂的轻松小妙招。每天多喝水，瘦得更轻松。

2. 喝咖啡有利于减重吗

喝咖啡确实可以在一定程度上帮助减重。

咖啡中的咖啡因能够提高人体的新陈代谢，增加脂肪的氧化，从而有助于燃烧更多能量。此外，咖啡因还能使食欲“刹车”，减少食物摄入。

但是，这种减重效果是暂时的，并且过量饮用咖啡可能导致依赖性和副作用，如心跳加速、失眠等。

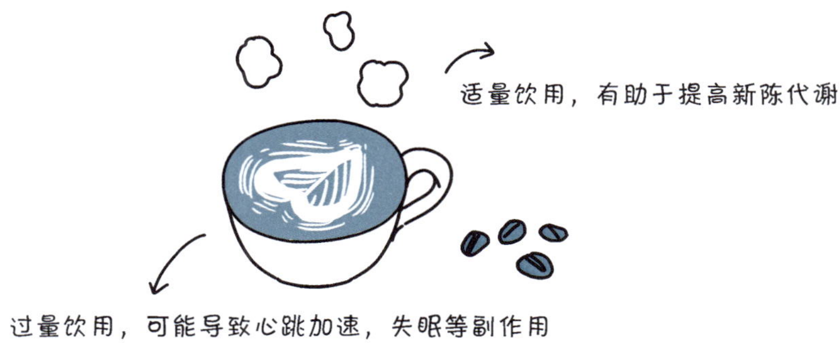
适量饮用，有助于提高新陈代谢
过量饮用，可能导致心跳加速，失眠等副作用

因此，咖啡可以作为减重辅助，但不能替代健康的饮食习惯和规律的运动锻炼。适量饮用，保持健康的生活方式才是减重的关键。

3. 普洱茶和减重茶真的能刮油减脂吗

想靠喝茶甩肉？先搞清楚这两种茶的真实功效！

普洱茶里的茶多酚能帮助分解脂肪，但要喝够量才有效果——每天至少 3 杯且持续 3 个月以上。

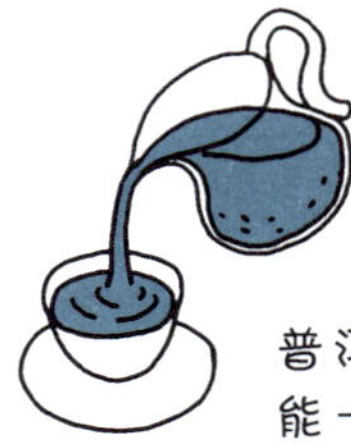

普洱茶含有茶多酚，能一定程度上帮助分解脂肪，可以喝

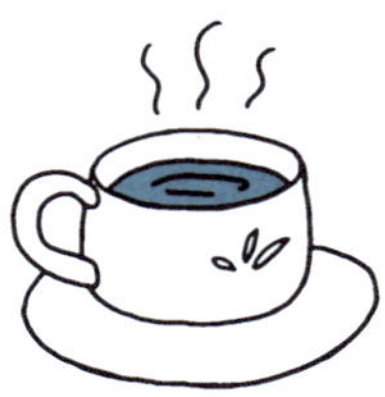

“减重茶”多含有致腹泻成分，并不是真正减重，甚至导致结肠黑变病，要避免

市面上的“减重茶”大多含番泻叶等成分，喝了确实会拉肚子，但排掉的是水分，不是脂肪，还可能导致电解质紊乱，甚至停药后就会反弹。

更危险的是，有的减重茶中添加的药物成分可能导致结肠黑变病。所以，普洱茶和减重茶相比，普洱茶更安全。

所以，想靠喝普洱茶帮助减重，得坚持长期每天喝够量才行。但是，喝茶减重的效果，和改变生活习惯比起来，差远了。说到底，想要真正瘦下来，还是得控制饮食，搭配规律运动，长期坚持才是硬道理。

4. “无糖饮料”零卡、零糖真的不会发胖吗

“无糖饮料”零卡、零糖并不意味着完全不会导致体重增加。虽然它们不含标称的“糖分”和能量，但人工甜味剂可能会影响人的甜味感知，增加对甜食的渴望，反而导致后续过量进食。此外，无糖饮料还可能改变肠道菌群，影响糖代谢，间接促进体重增加。

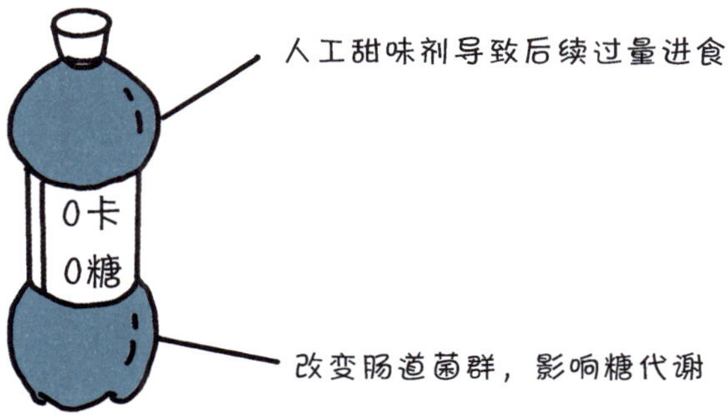

因此，在减重期间，无糖饮料偶尔用来解解馋可以，但千万别把它当成减重时饮品的“主力军”，这可能会悄悄打乱身体正常的代谢，让你不知不觉地多吃其他高热量食物。

5. 为什么鲜榨果汁不是减重的理想饮品

减重期间，很多人觉得鲜榨果汁既健康又能减重，这其实是个误区！看似清爽的果汁，更容易让人长胖。

水果中的膳食纤维就像“饱腹感小卫士”，能让胃排空速度变慢，使人不容易饿，从而减少能量摄入。但是，水果被榨汁的过程，会让大约 80% 的膳食纤维流失，这时的果汁喝起来顺口但饱腹感降低，一不小心就容易喝多。而且，榨汁破坏了水果的细胞结构，里面的糖分变成游离糖，升高血糖的速度会变快，还容易促进脂肪堆积。一杯 240mL 的鲜榨橙汁，含糖量高达 21g，相当于直接吃 2～3 个橙子的糖分和能量。

想要健康减重，建议优先选择草莓、蓝莓、柚子等低糖水果（GI<40），每天摄入 200～350g；如果实在想喝果汁，每天别超过 120mL，还可以混合菠菜、黄瓜等蔬菜来增加膳食纤维。

记住：完整水果才是减重路上的好帮手，既能提供营养，又能帮助控制体重！

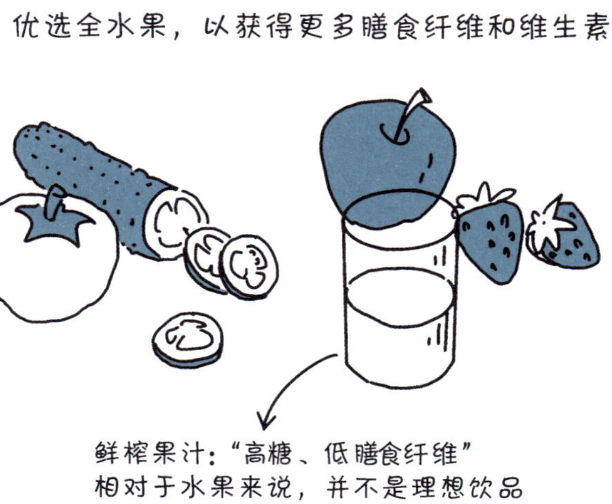

6. 荷叶茶有瘦身效果吗

荷叶茶能减重、刮油、减脂的说法，真的靠谱吗？

荷叶确实有点“本事”：荷叶中的荷叶碱能减少 20%～30% 的脂肪吸收，并通过调节胆汁酸代谢阻断胆固醇重吸收；黄酮类化合物与生物碱可以激活脂肪分解酶，加速甘油三酯分解为游离脂肪酸，促进脂肪代谢；另外，荷叶还有利尿、润肠通便的作用。

但荷叶茶的“减重光环”下，藏着不少现实问题。研究发现，只依赖于荷叶茶，而不改善生活方式，减重效果非常有限！

说到底，荷叶茶只能在减重路上“搭把手”，想单靠它瘦下来，几乎不可能！真正健康、可持续的减重，还是要靠控制能量摄入（每天制造 300～500kcal 能量缺口），再配合科学运动，从生活方式上做出改变，才能稳稳地瘦下来！

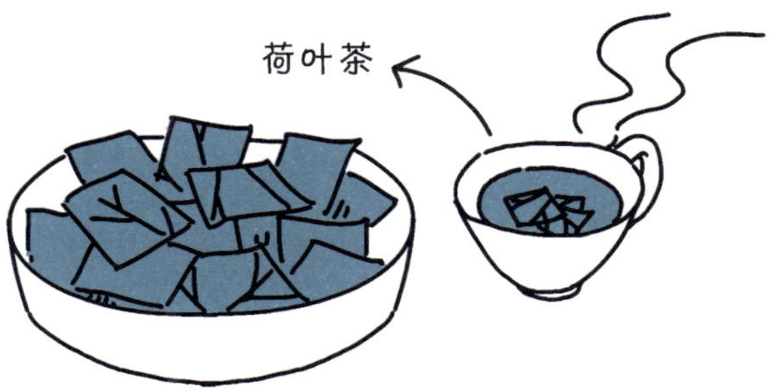

“荷叶碱”对“代谢”有一定的影响，但并不显著

7. 经常喝绿茶，可以帮助减重吗

有种说法是“绿茶在手，赘肉快走”，这是真的吗？

实际上，绿茶确实对减重有一定的辅助作用。绿茶中的儿茶素和咖啡因，能刺激中枢神经系统，提升脂肪氧化酶的活性，让代谢率有所提高，帮身体多消耗些能量；儿茶素还能轻微抑制肠道内的脂肪吸收。

不过，可别觉得只靠喝绿茶就能轻松瘦下来。它在减重这场“战役”里，只能当个小助手，没办法“单枪匹马”把赘肉赶跑。

健康饮食搭配适量运动，才是减重的核心。如果一边喝着绿茶，一边胡吃海塞高热量食物，又懒得动，减重计划还是会泡汤。

所以，日常可以喝点绿茶，作为健康生活方式的一部分，但同时还要认真执行科学的减重计划，从饮食、运动等方面入手，这样才有可能收获理想身材。

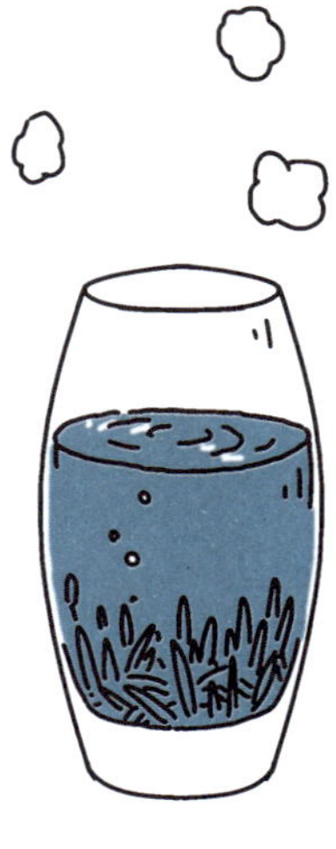

儿茶素等多酚类物质和咖啡因
可能提高新陈代谢

8. 蜂蜜水就是糖水，喝了会发胖吗

很多人以为蜂蜜就是普通的糖，其实这种看法并不准确。蜂蜜中确实约 80% 都是糖，主要是能被人体快速吸收的果糖和葡萄糖，喝下去会让血糖短时间升高。但与普通糖类不同，蜂蜜还含有少量蛋白质、B 族维生素、钾、钙等矿物质，以及黄酮类抗氧化剂等活性物质。虽然这些营养成分含量非常少，但也赋予了蜂蜜一定的营养价值，所以蜂蜜水和单纯的糖水并不一样。

然而，蜂蜜的热量却不低，每 10mL（约一小勺）就有 30kcal 能量。如果蜂蜜喝得太多，很容易摄入过量的糖分和热量，增加患高血糖和肥胖的风险。

对于正在减重的人来说，如果想偶尔解解馋，可以用蜂蜜代替精制糖调味，但每天食用量最好不超过 15g，还要避免同时食用其他高糖食物。糖尿病患者更要严格控制蜂蜜摄入量，每次最好不超过 5g，以免餐后血糖大幅升高。

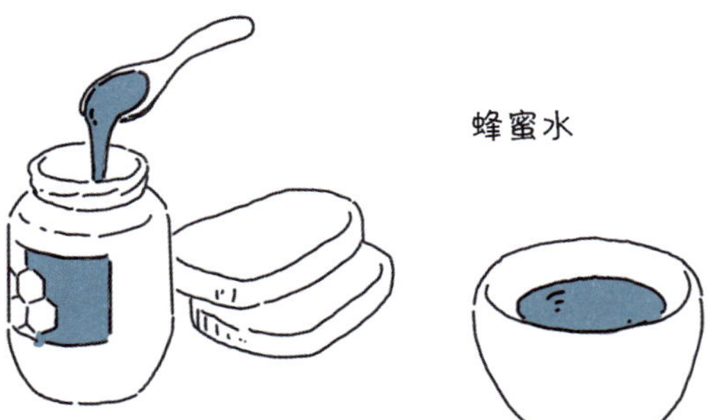

含有微量的维生素和矿物质，但能量高，要适量

9. 决明子茶可以减重吗

有人把决明子茶当成减重“神器”，但它真能帮我们甩掉赘肉吗？

决明子中含有大黄素、大黄酚等蒽醌类物质，这些成分能刺激肠道加快蠕动，缓解便秘。正因如此，喝决明子茶短期内可能让体重下降，但要注意，这样减轻的大多是粪便和水分，并非真正的脂肪。

另外，虽然动物实验发现，决明子中的某些成分或许能干扰脂肪酶活性，起到减少脂肪吸收的作用，但目前并没有可靠证据证明，只喝决明子茶就能实现减重。

所以，决明子茶只能在减重过程中当个“小助手”，绝不能替代均衡饮食和规律运动。想要健康减重，还是得“管住嘴、迈开腿”，这才是长久之计！

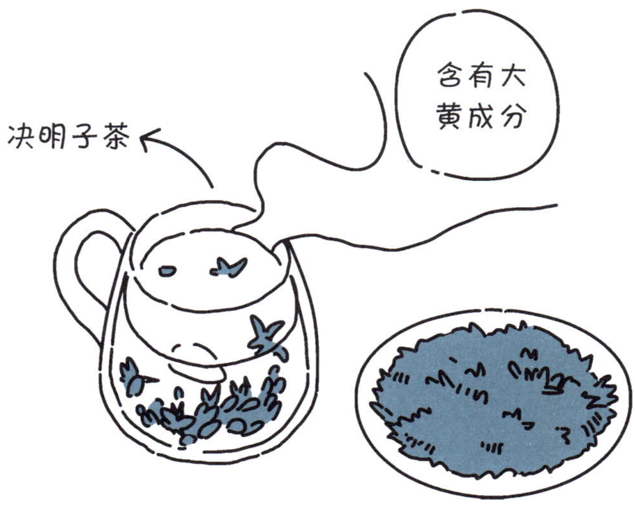

有助于抑制脂肪堆积、促进新陈代谢

10. 瘦身“新宠”苹果醋，真的能减重吗

苹果醋曾经被一些人视为“减肥神器”，仿佛只要餐前喝一口，就能轻松实现瘦身梦想。据说，这神奇功效源于苹果醋中的醋酸，它能降低餐后血糖水平，从而助力减肥。

但先别急着盲目高兴。事实上，由于个体体质差异，每个人喝苹果醋后的效果大不相同。有的人喝了一段时间，惊喜地发现体重有一些下降；而也有很多人坚持饮用许久，却丝毫不见体重有任何变化。

更值得注意的是，苹果醋酸性较强，过量饮用会刺激胃黏膜，引发一系列胃肠道不适症状，如反酸、胃灼热，严重时甚至导致胃痛、胃胀。

说到底，减重从来就没有什么立竿见影的捷径可走。不能满心期待着仅靠一瓶苹果醋，就能轻轻松松地减重。

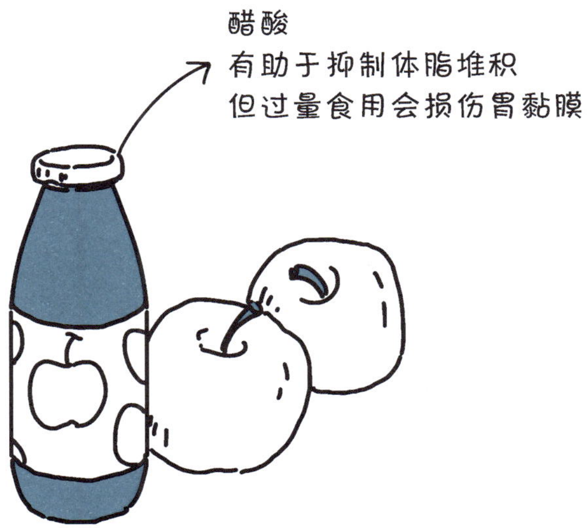
醋酸
有助于抑制体脂堆积
但过量食用会损伤胃黏膜

11. 抹茶对减重有帮助吗

抹茶因其富含儿茶素和咖啡因，被部分减重者“偏爱”。儿茶素是一种抗氧化剂，能增加脂肪的氧化分解，让脂肪从体内“离家出走”。咖啡因则能提高新陈代谢，增加能量消耗。

然而，抹茶并非减重神药，其效果取决于整体饮食和运动习惯。适量摄入抹茶可以作为健康生活方式的一部分，但不应完全依赖它来减重。

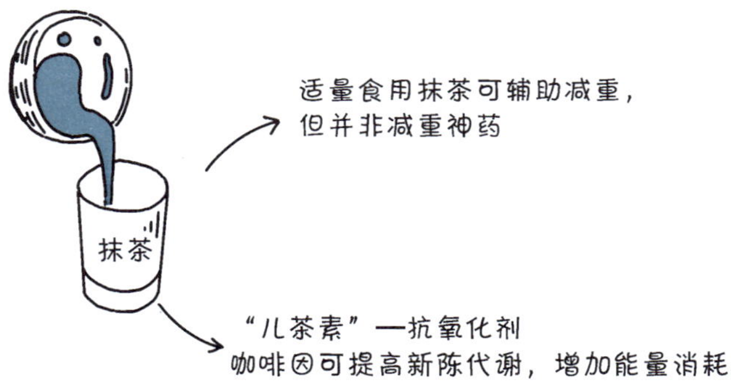

抹茶是健康生活的加分项，但想瘦还是得靠“迈开腿 + 管住嘴”！

12. 减重期间，可以把晚餐中的主食换成红酒吗

减重期间，用一瓶红酒替代晚餐主食，看似时髦，实则暗藏健康风险。

（1）红酒的热量远超常规主食：一顿科学减重晚餐的主食，能量通常在 100～200kcal，而每 100mL 红酒就含有约 80kcal 能量，一瓶 750mL 的红酒能量高达 600kcal。如此高能量的酒精摄入，不仅难以实现能量缺口，还更容易让体重不降反升。

（2）红酒的营养成分过于单一：谷物、薯类等主食，能为人体提供碳水化合物、膳食纤维，以及多种维生素和矿物质。反观红酒，主要成分是水、酒精、糖分和少量多酚类物质，几乎不含蛋白质、维生素、矿物质等必需营养素。长期用红酒替代主食，极易导致营养失衡，影响身体健康。

（3）红酒会干扰身体代谢：红酒中的酒精主要由肝脏代谢，长期饮用会加重肝脏负担，干扰脂肪、碳水化合物等正常代谢过程，使身体更易囤积脂肪，不利于减重目标的实现。

（4）酒精摄入会显著增加患癌风险：国际癌症研究机构明确将酒精列为 1 类致癌物，大量研究证实，饮酒与口腔癌、食管癌、肝癌等多种癌症密切相关。所以，对于原本不饮酒的人来说，不建议饮用任何形式的酒精。

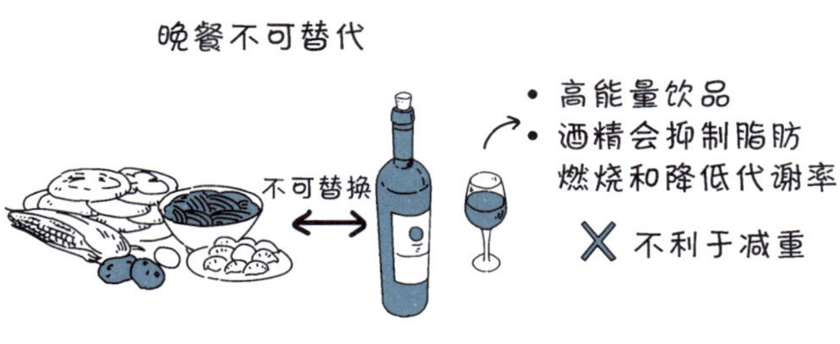
晚餐不可替代
不可替换
• 高能量饮品
• 酒精会抑制脂肪燃烧和降低代谢率
不利于减重

因此，减重期间绝不能用红酒替代主食，科学的做法还是选择营养均衡、能量合理的食物，配合规律运动，才能实现健康减重。

13. 减重期想喝酒又怕胖，“适量饮酒”到底该喝多少

减重期间，如果必须“小酌怡情”，记住这个“酒精红线”：男性每天不超过 25g 酒精，每周不超过 2 次；女性减半。25g 酒精换算成具体饮品，分别是：啤酒 625mL、红酒 200mL、白酒 65mL、威士忌 50mL。

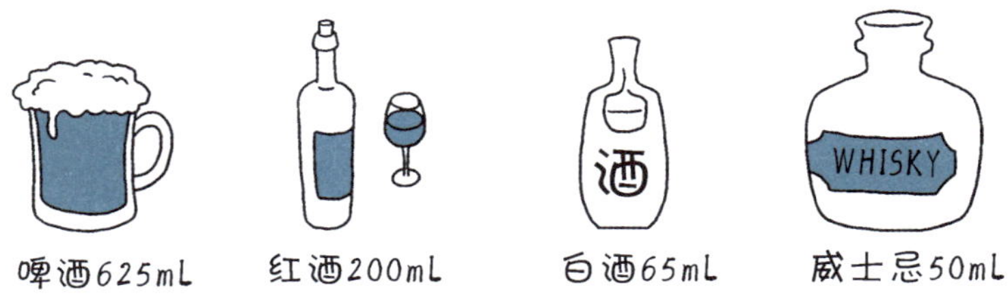

需要注意的是，这只是一个大致的指导量，实际饮酒量应根据个人体重、健康状况和酒精代谢能力来调整。每一滴酒精都是减重路上的“隐形绊脚石”。如果必须应酬，建议用低度酒代替白酒，或者最好直接用无糖气泡水 + 柠檬片代替酒精饮料。

四、正确“加餐”，助力减重

1. 减重时，为什么还要加餐

减重期间医生居然建议你加餐？没错！科学加餐不仅不会增重，反而能加速代谢，成为减重路上的“神助攻”。

当两餐间隔超过 5 个小时，血糖会显著下降，身体为了节省能量，会自动降低基础代谢率，减缓脂肪分解速度。而且，长时间的饥饿会增加下一餐暴饮暴食的风险。而与之相比，少量多餐、适量加餐（每天 4～5 餐）的饮食模式，能让基础代谢持续保持在较高水平，让身体始终维持高效的燃脂状态。

加餐时机至关重要！上午 10:00—11:00，早餐基本消化完毕，血糖开始走低，这时加餐，能及时补充能量，避免饥饿感来袭；下午 3:00—4:00，午餐的代谢高峰已过，皮质醇水平上升容易引发食欲波动，科学加餐有助于减少晚餐时的冲动进食。

特别要注意，减重期间千万不能饿到极致才进食。过度饥饿会导致胰岛素剧烈波动，不仅会让食欲失控、饭量暴增，还会加速脂肪合成，严重影响减重效果。

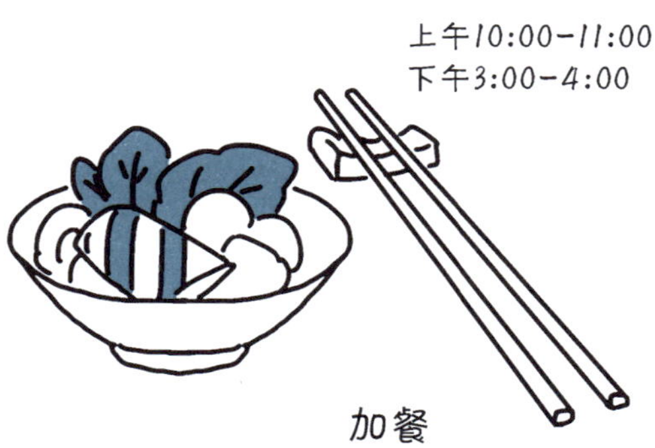

加餐

2. 加餐时，吃什么更利于减重

减重期间科学吃加餐，让你既能吃得饱饱的，又能顺利减重！

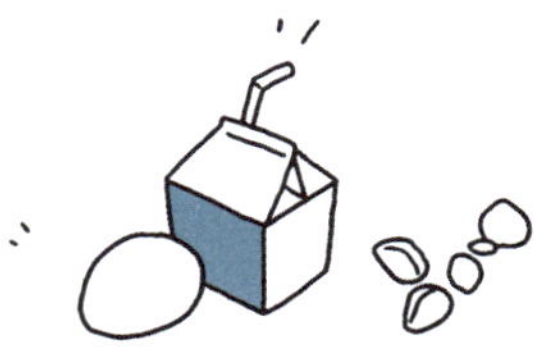

蛋白质：鸡蛋白、低脂酸奶或坚果

首先推荐富含优质蛋白质的食物。例如，鸡蛋白、100～150mL 低脂酸奶，或者抓一小把坚果（10～15 粒）。蛋白质就像“饱腹感小卫士”，能帮助长时间抵御饥饿，还能防止肌肉流失。

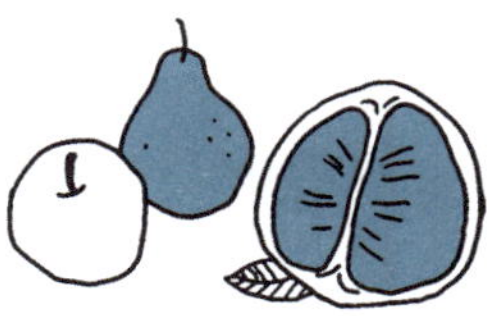

膳食纤维：新鲜蔬果，如：苹果、梨等

另外，新鲜蔬果也是绝佳选择。如清爽的黄瓜、酸甜的圣女果，还有苹果、梨、柚子这类低 GI 水果，以及蓝莓、草莓等富含抗氧化物质的浆果，它们的膳食纤维满满当当，既能快速填饱肚子，又能补充维生素和矿物质。

最后，要特别注意的是，每次加餐的能量最好控制在 200kcal 以内。一定要远离高糖高脂的加餐小零食——诱人的奶茶、酥脆的炸鸡、又香又脆的薯片、香甜的饼干和巧克力蛋糕，这些小零食看着不起眼，热量却高得惊人，稍不注意就会让你悄悄长胖！

3. 加餐时，任何零食都不可以吃吗

减肥期间总想吃零食？别慌！其实只要吃对了，零食也能成为减重路上的“小帮手”。

首先要明确，零食不是完全不能碰，但得满足两个核心原则：一是控制零食热量，每天零食摄入最好不超过总能量需求的10%，也就是150～200kcal以内；二是选对吃零食的时间，如运动后或在两次正餐之间，这样既能防止血糖波动，又能避免因过度饥饿导致正餐时“饥不择食”。

其次，挑零食也有门道。优先推荐高膳食纤维、高蛋白质、高维生素和矿物质、低脂肪、低能量的食物作为加餐小零食，如一小把坚果（10～15粒）、低脂酸奶、新鲜蔬菜、水果。以下这几类零食千万别碰！一是薯片、炸鸡等高油脂零食；二是夹心饼干、巧克力蛋糕等高糖零食；三是含糖饮料、奶茶；四是膨化食品。

记住：减重期间加餐吃零食不是禁忌，但要做到精准控量、抓好时间、选对品类。

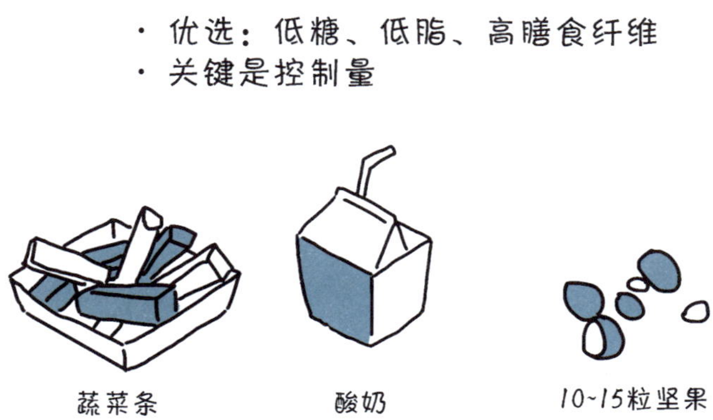

4. 加餐水果怎么选

选水果当零食要记住“三多三少”：水分多、纤维多、品种多，糖分少、加工少、能量少。

红彤彤的苹果富含花青素、膳食纤维、B 族维生素和维生素 C，黄澄澄的香蕉富含钾、色氨酸和维生素 B_6，翠绿的猕猴桃富含维生素 C……不同水果各有营养优势，每天换着花样吃，保证 200～350g 摄入量，既能享受天然美味，又能轻松补充营养，让健康与快乐“果”然翻倍！

记得选新鲜现切的水果，千万别买果脯、蜜饯这些“糖衣炮弹”，每 10 颗葡萄干就等于大半碗米饭的能量！

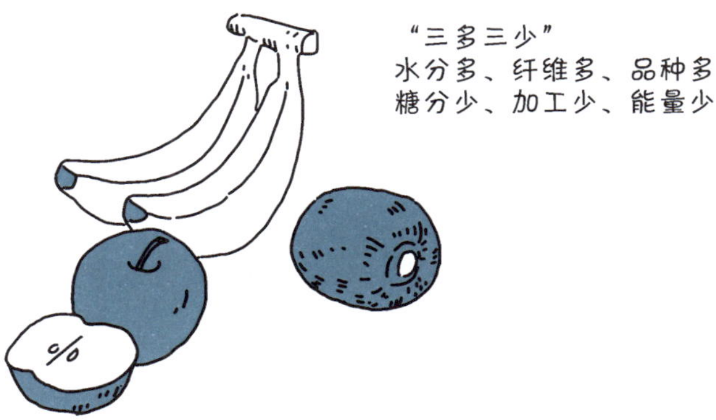

5. “黑巧克力”真的可以减重吗

想靠吃黑巧克力减重？先搞清楚这三个关键点！

（1）选对巧克力浓度很重要：黑巧克力确实含有抗氧化剂和可可碱，可能对代谢有帮助。

（2）避开巧克力的“甜蜜陷阱”：市售黑巧克力常添加代可可脂和蔗糖，导致能量飙升，不利于减重。

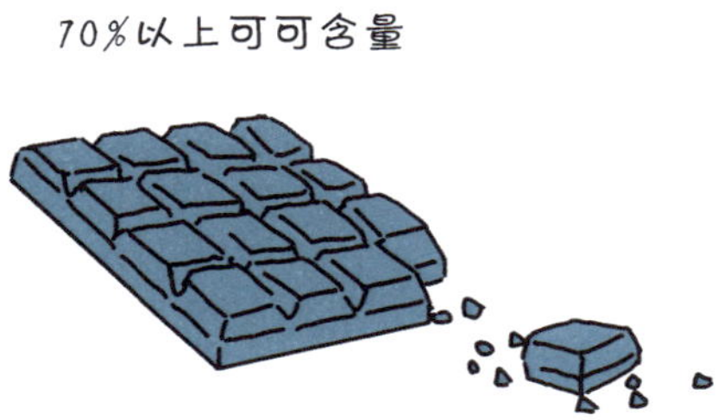

（3）记住减重期间吃黑巧克力的三个黄金原则：每天不超过30g（约2个麻将牌大小）；优先选90%以上纯可可黑巧克力；吃完立即刷牙，防止蛀牙。

减重期间吃黑巧克力的三个黄金原则：

· 每天不超过30g（约2个麻将牌大小）

· 优先选90%以上纯可可黑巧克力

· 吃完立即刷牙防蛀牙

选对黑巧克力，既能满足口腹之欲，又能成为减重路上的“秘密武器”！

6. 减重期间，为什么不建议吃太多坚果

坚果个头小巧，却富含优质蛋白质、膳食纤维，以及对身体有益的健康脂肪酸，营养价值不容小觑。

但正因为坚果的营养密度高，所以其能量也不低，很容易让人一吃就停不下来，不知不觉摄入过多能量，导致全天总能量超标。特别是经过盐焗、裹糖霜等加工的坚果，如盐焗花生、盐焗开心果、琥珀核桃，不仅额外添加了大量糖分和盐分，热量更是直线飙升。

如果嘴馋想吃坚果，建议优先选择原味坚果，并严格控制食用量，每天 10～20g 就好。这样既能满足味蕾，又能避免坚果成为减重路上的“绊脚石”。

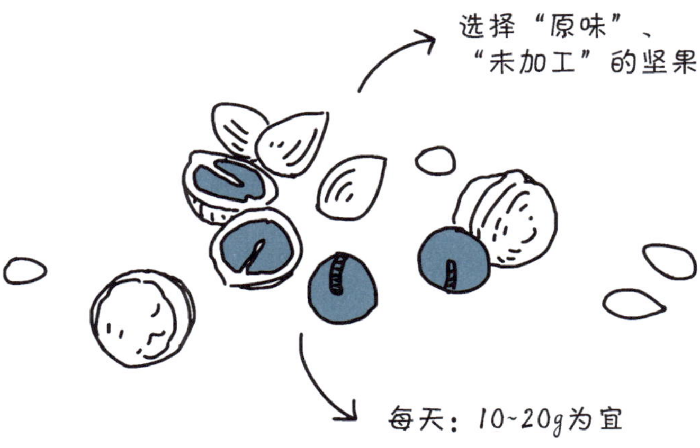

五、运动前、中、后，管理好饮食很重要

1. 运动前后怎么吃才能瘦得更快

想让运动瘦身效果翻倍？掌握科学的运动前后饮食策略是关键！

运动前 1 小时，身体需要“燃料”预热代谢。建议选择低 GI 的水果，如一根香蕉、一小把蓝莓，或是一个苹果，能平稳维持运动中的血糖水平。习惯喝咖啡的人，不妨在运动前喝一杯黑咖啡，既能促进脂肪分解，又能有效提升运动耐力。

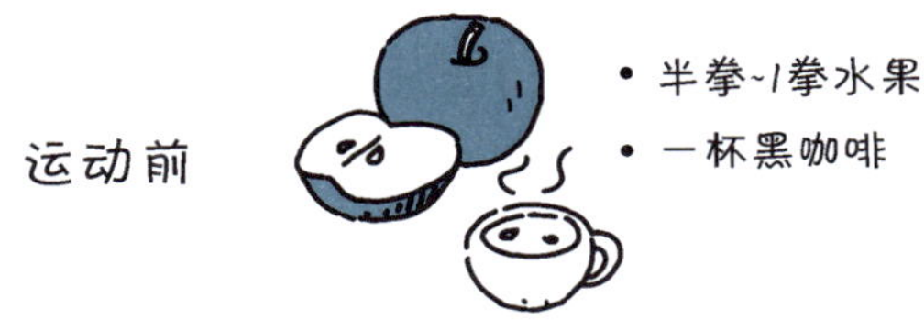

运动结束后的 30 分钟内，是重塑代谢的“黄金窗口”。此时补充低脂牛奶、鸡蛋白，或者高纯度乳清蛋白粉，不仅能大幅提升肌肉修复效率，加速肌肉合成，还能显著缓解运动后的肌肉酸痛，让每一次运动都收获更好的燃脂增肌效果。

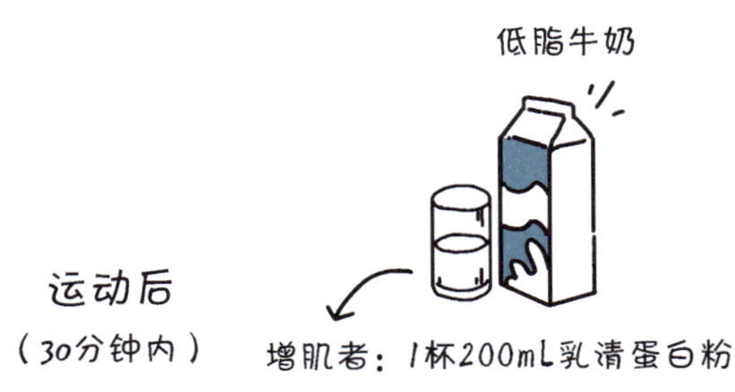

2. 运动前后及运动中，如何正确饮水

运动喝水全攻略：喝对了燃脂效率翻倍！

（1）运动前：提前 1 小时喝 200～300mL 温水。例如，跑步前喝 1 杯温水，能降低血液黏稠度，减少运动时的心脏负担。

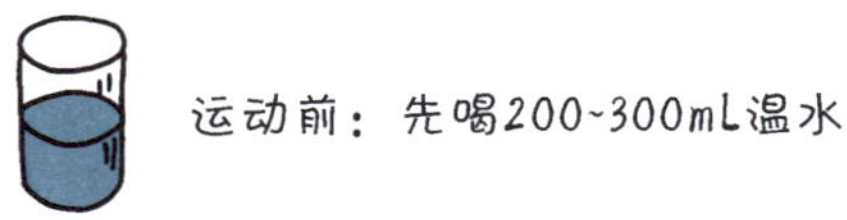

（2）运动中：每 15 分钟喝 100～150mL 水（约半杯），别等口渴才喝。如果运动超过 1 小时，建议喝含电解质的运动饮料，注意选低糖版。

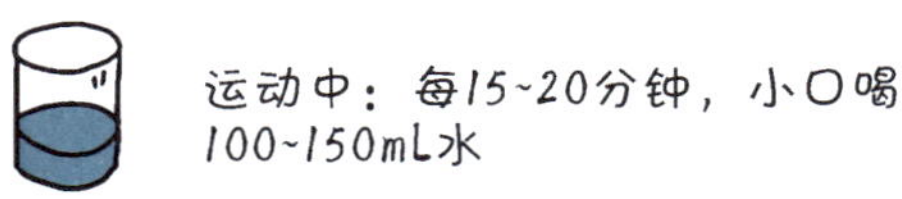

（3）运动后：按体重流失量补水，每掉 1kg 体重补 500～700mL 水。例如，跑步后称重轻了 1kg，就要在 2 小时内喝掉 1 瓶半 500mL 的矿泉水。

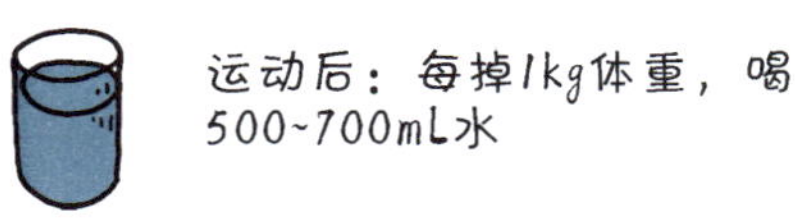

避开这些误区

①别喝冰水，刺激胃黏膜；②运动饮料别当水喝，如有的运动饮料每 100mL 含 11g 糖；③夏天长时间运动，大量出汗后别只喝水，可以喝点低糖、低能量的运动饮料。

3. 运动后可以补充一些运动饮料吗

长时间大量运动后可以补充运动饮料，尤其是炎热的夏天，长时间运动超过 60 分钟，导致大量出汗时，运动饮料能帮补充水分和钠盐，恢复体力和水分，防止电解质紊乱。

注意，运动饮料是救急神器，而不是日常补水选择，仅建议在大量出汗或长时间运动后适量饮用！如果在必需情况下一定要喝，记得选含糖量低的运动饮料，避免能量超标影响减重效果。

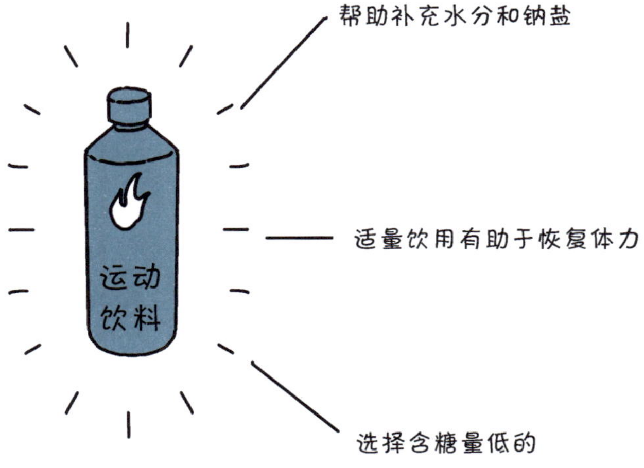

4. 运动前后，如何选择水果

运动前后吃水果，要选对时机和种类。

运动前，选择低 GI 水果，如一根香蕉、一小把蓝莓，或是一个苹果，能平稳维持运动中的血糖水平。

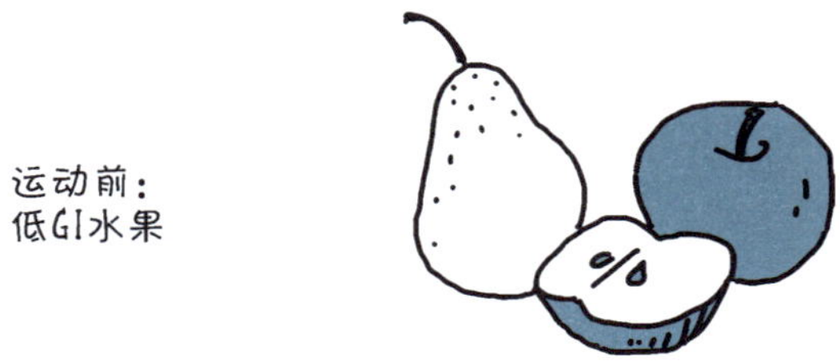

运动后，身体需要恢复，可以选择香蕉、橙子这类富含钾和维生素 C 的水果，帮助肌肉恢复和减轻疲劳。

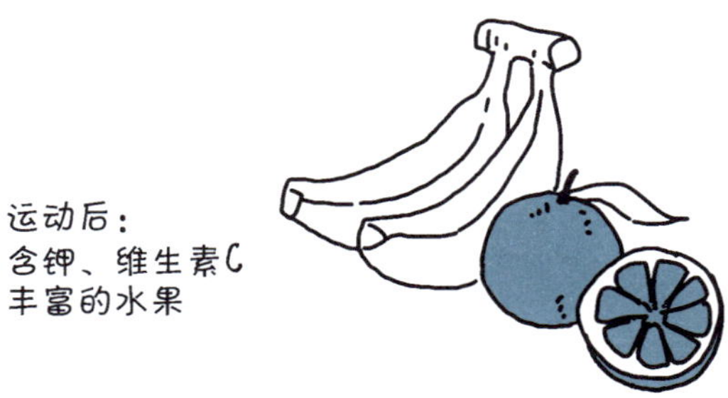

记住：水果虽好，也不要贪多，适量就好。运动前后，水果搭档，助你更健康！

5. 想通过吃水果帮助肌肉中的钾恢复，应吃多少

想通过水果快速补钾修复肌肉？记住以下关键数字。

每天吃 2～3 份水果（每份约拳头大小），运动后及时吃 1 份高钾水果（如香蕉）能快速补充电解质。

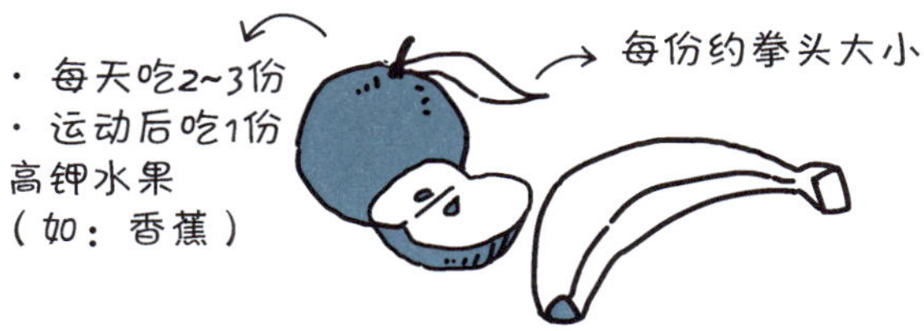

不同运动强度吃法不同

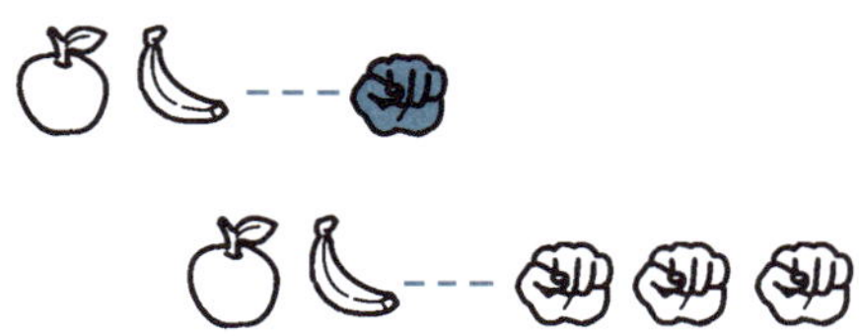

- 普通健身吃 1 个拳头的水果即可。
- 高强度训练需加量到 2～3 个拳头的水果。
- 运动后半小时内吃水果 + 蛋白质类食物，钾 + 蛋白质的组合能让肌肉修复效率提升。

通过水果补钾修复肌肉，并不是吃得越多越好，因为水果中的糖分也会随之摄入过多，反而会胖。科学定量才能让肌肉恢复得更快！

六、跨越“小平台期”的障碍

1. 体重一周纹丝不动，是到平台期了吗

当体重连续两周没有任何变化，说明身体进入了减重“平台期”。就像手机电量不足时会自动调暗屏幕，“平台期”就类似于身体启动了“节能模式”，主动降低代谢率，以维持内部平衡。

以下情况容易触发平台期

（1）在减重初期，如果体重下降的更多的是肌肉，就会更早遇到平台期。每减少 1kg 肌肉，基础代谢每天会下降 70～100kcal，代谢变慢后，体重自然难降。

（2）采用不科学的减重方法，如极端断碳水化合物或长期摄入极低热量，不仅会造成营养不良，还会造成肌肉流失，进而引发平台期。

想要打破平台期的僵局，不妨试试以下这些实用方法

（1）在日常运动中加入高强度间歇训练（high-intensity interval training，HIIT），例如，进行“20 秒全力冲刺 + 40 秒慢走”的循环，能有效提升代谢水平。

（2）每周安排 2 次力量训练，如深蹲、硬拉等动作，能刺激肌肉生长，而肌肉量的增加会带动代谢率上升。

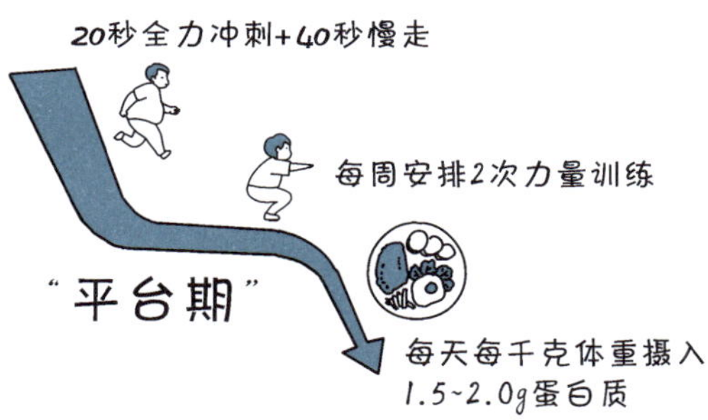

（3）保证充足的蛋白质摄入，每天每千克体重摄入 1.5～2.0g 蛋白质，消化蛋白质本身就能消耗更多热量，促进肌肉合成，帮助提升代谢。

只要坚持科学调整 4 周，原本停滞的体重就会像被捅破的窗户纸，重新开始下降！

2. 体重停滞不减，高能量、高碳水化合物的“欺骗餐”有用吗

在减重路上卡壳了？不少人听说过用“欺骗餐”打破平台期，但这招用不好反而会“翻车”！

“欺骗餐”（cheat meal）指的是在长期坚持限能量饮食时，有计划地安排一顿高热量、高碳水化合物、高脂肪的美食，可在短期内“欺骗”大脑的能量感知系统，既能享受美食，又不会影响减重计划。

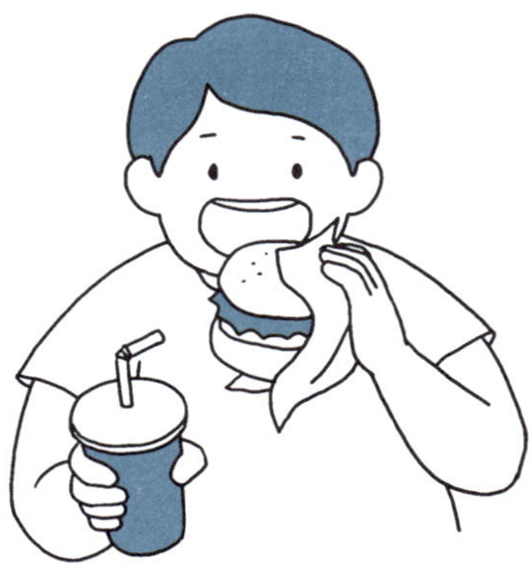

有人认为“欺骗餐”有一定科学依据，例如，长期低热量饮食会让代谢率轻度下降，而一顿精心设计的“欺骗餐”能刺激甲状腺激素分泌，激活代谢；“欺骗餐”中的高碳水化合物或脂肪还能提升瘦素水平，缓解饥饿感。此外，偶尔放纵地吃一顿美食，也能缓解长期严格控制饮食带来的心理压力，降低暴食症的风险。

然而，使用“欺骗餐”这招得格外小心！

（1）“欺骗餐”的频率要严格控制，每月最多 1～2 次，单次热量别超过 1 500kcal。

（2）别把“欺骗餐”当成炸鸡、奶茶、啤酒、小龙虾的狂欢，建议选择高蛋白质的清汤火锅、鱼虾，搭配深色蔬菜和全谷物，既能满足口腹之欲，又能避免血糖大起大落。吃完也别松懈，第二天要喝够 2 000～3 000mL 水加速代谢，配合“5＋2”轻断食，从而控制两天内的食物总热量。

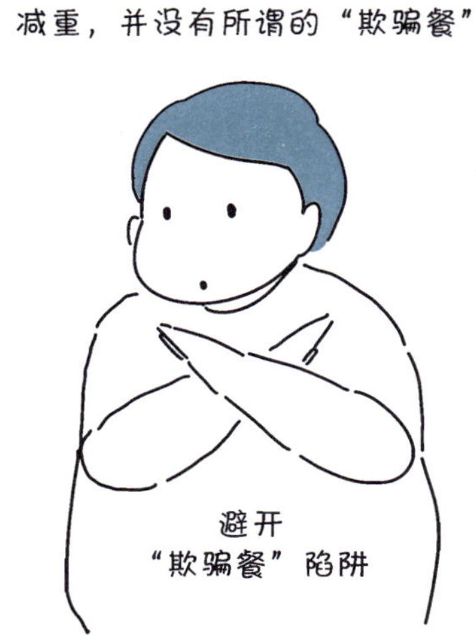

（3）“欺骗餐”带来的代谢率升高最多维持 24～48 小时，而且很多人吃完“欺骗餐”反而容易对食欲彻底失控，变成彻底的暴饮暴食。

因此，对于长期严格遵循饮食计划、具备良好自控力的人群，在减重平台期时，“欺骗餐”可作为打破僵局的有效手段；但对于本身存在代谢紊乱问题或自控能力较弱人群，随意使用“欺骗餐”反而可能导致热量失控，成为减重失败的导火索。

3. 遇到平台期，如何安排饮食

遭遇减重“平台期”别焦虑，试试这些饮食方法，帮你轻松突破瓶颈！

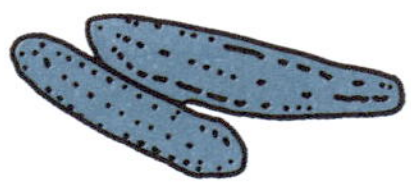

选择低能量食物

（1）继续坚持限能量饮食模式，千万不要因为出现“平台期”就丧失信心。但注意不能过度节食，以免损伤代谢。

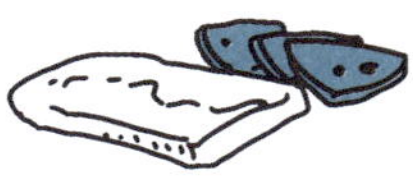

增加蛋白质食物

（2）增加蛋白质的摄入量。蛋白质不仅能增强饱腹感，减少食欲，还能为肌肉修复和合成提供原料，帮助维持代谢水平。

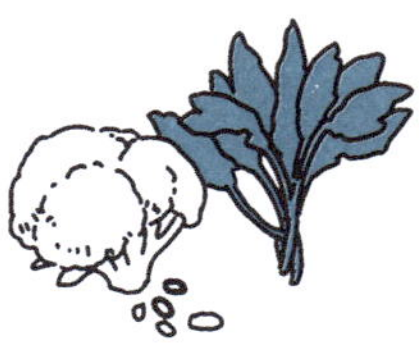

增加膳食纤维食物

（3）优化饮食结构，多吃富含膳食纤维的食物。膳食纤维能促进肠道蠕动、改善脂肪代谢，对体重管理很有帮助。

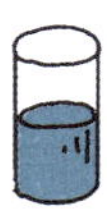

保持水分摄入

（4）每天保证充足的水分摄入也至关重要。喝水不仅能增加饱腹感，还能促进新陈代谢，加速废物排出。

（5）结合规律的运动，特别是力量训练和高强度间歇训练（HIIT），更能有效突破“平台期”。

只要坚持科学调整，“平台期”不过是减肥路上的小插曲，一定可以早日度过！

4. 遇到平台期，可以用“5 + 2”轻断食饮食模式吗

遭遇减重“平台期”别焦虑！在坚持限能量平衡饮食或高蛋白饮食的基础上，试试“5 + 2”轻断食，能激活身体自噬机制，帮助重启减重进程。

“5 + 2”轻断食执行过程中有几个关键要点需要牢记。

（1）合理搭配轻断食日的食材。优先选择富含高蛋白质的鸡胸肉、虾等食材，搭配低 GI 的红薯、全麦面包，再加上西蓝花、菠菜等高膳食纤维蔬菜。这样组合既能提供持久饱腹感，又有助于维持肌肉量。

（2）巧妙结合“16+8”限制时间进食法。例如，将每天 500～600kcal 能量集中在早上 9 点到下午 5 点之间吃完。这种时间与热量的双重限制，能进一步提升燃脂效率。

（3）坚持每日三餐。轻断食日切忌一次性把全天能量集中在 1～2 餐吃完，尽量保持每日 3 餐的规律进食。否则不仅会加重肠胃负担，还容易引起血糖剧烈波动，影响脂肪分解代谢。

（4）轻断食日一定要保证充足的水分摄入，每天喝够 2 000mL 水。白开水、柠檬水或淡茶都是不错的选择，既能有效抑制饥饿感，还能加速身体代谢废物排出，让轻断食的效果事半功倍。

早餐：

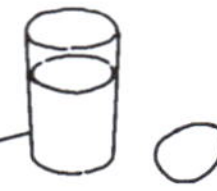

午餐：

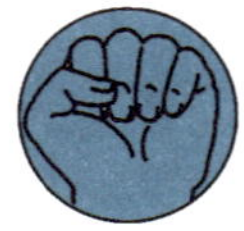

晚餐：

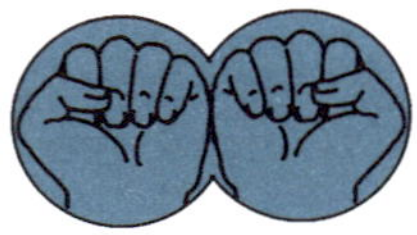

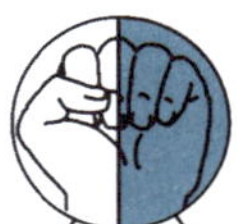

5. 减重小有成效后，可以放纵地吃一次“奖励餐”吗

减重小有成效后，偶尔放纵一下大吃一顿，被称为“奖励餐”。很多人经常迷失在这一餐的放纵之中。紧绷的神经突然被打断，再也难以继续，从而导致体重反弹，破坏减重成果。

所以，“奖励餐”要适度，频率绝不能高，过后要马上坚持健康的饮食习惯和规律运动！

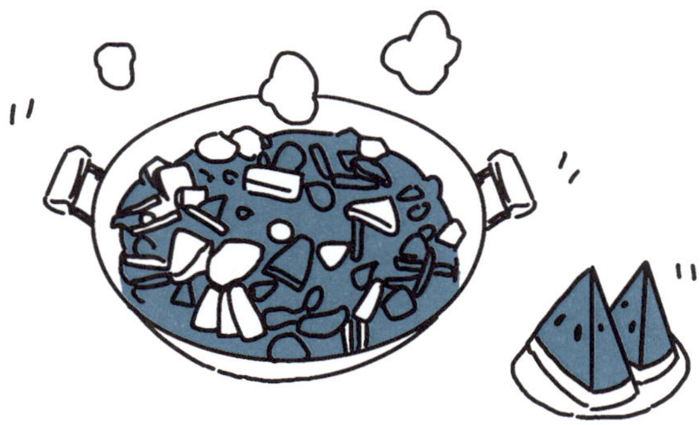

偶尔“奖励”一餐后
要马上恢复健康饮食习惯哦！

七、营养干预，打败减重路上的“拦路虎”

1. 减重期间，如何预防营养不良

减重期间，均衡饮食是重中之重，切不可盲目节食或过度挑食！预防营养不良的关键在于摄入多样化、搭配合理的食物。

每天不妨用色彩缤纷的蔬果装点餐盘，如绿叶青菜、橙色胡萝卜、紫色甘蓝等，搭配富含膳食纤维的全谷物和薯类；同时兼顾奶类、蛋类、豆类、鱼虾、瘦肉等优质蛋白质来源，让每一餐都成为营养均衡的“健康盛宴”。

倘若因错误的减重方式已出现营养代谢紊乱、营养不良状况，务必及时向临床营养科医生寻求专业帮助。通过科学调整饮食方案，必要时配合口服营养补充剂，逐步调整身体的营养状态，确保减重和健康两不误。

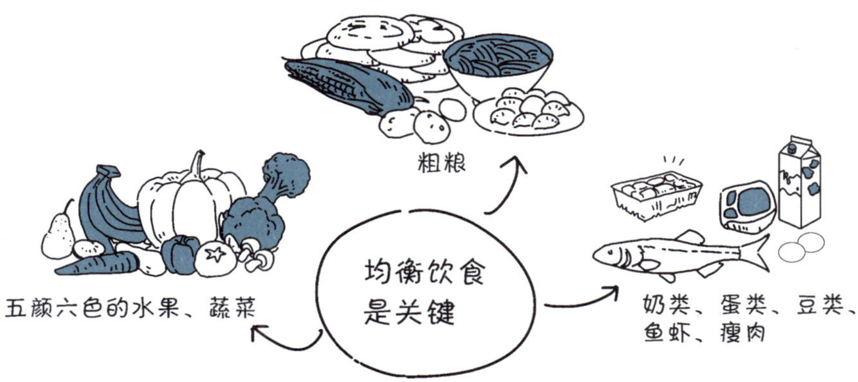

2. 减重期间，如何预防贫血

为什么减重期间，有的人会贫血呢？常见的四种原因是：盲目节食、不吃红色瘦肉、不吃优质蛋白质食物、蔬菜摄入太少，进而引起能量严重不足，铁、蛋白质、维生素 C、维生素 B_{12} 和叶酸缺乏，造成减重期间发生贫血。

减重期间预防贫血要抓三个重点营养素。

（1）血红素铁：每周吃 2 次瘦肉（如每 100g 瘦牛肉，含铁 3.3mg）或鸭血（每 100g 鸭血，含铁 30.5mg），比菠菜补铁效率高很多。

（2）维生素 C：每天吃 500g 新鲜蔬菜和 200g 新鲜水果，其中的维生素 C 能让植物铁吸收率提升 3 倍。

（3）维生素 B_{12}：富含维生素 B_{12} 的红色瘦肉和水产品不能少，素食者需额外补充维生素 B_{12} 强化食品。

减重不能牺牲营养，只有健康地瘦下来，才是真正的胜利！

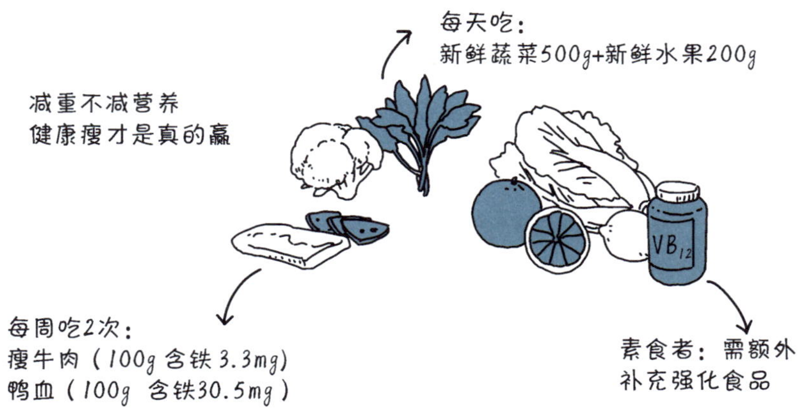

3. 减重期间，如何预防脱发

减重期间，牢牢抓住四种关键营养素，让头发保持茂密亮泽！

（1）蛋白质是构建头发角蛋白的核心原料，就像搭建房屋的“钢筋”。一旦蛋白质摄入不足，头发直径会变细，像干枯的稻草般脆弱、易断。

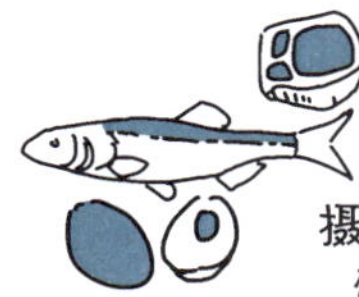
摄入足够的
蛋白质

（2）维生素 A、B 族维生素、维生素 C、维生素 E 堪称护发的“维生素天团”。它们能促进角蛋白合成，维持皮脂腺正常分泌，提升毛囊的氧气供应能力，全方位守护毛囊健康。

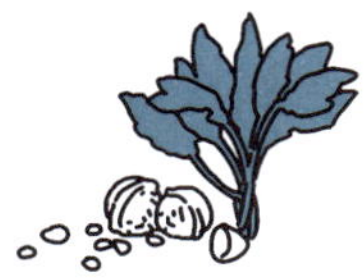
维生素
不能少

（3）矿物质是稳固毛囊的重要保障。尤其要注意，缺铁和缺锌会干扰毛发生长周期，导致头发变得细软、易脱落。

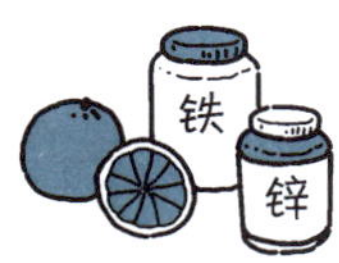
铁
锌
矿物质
让头发更稳固

（4）鱼油中的 n-3 多不饱和脂肪酸（DHA 和 EPA）能增强毛囊的抗炎能力，改善头皮微环境，让头发变得浓密。

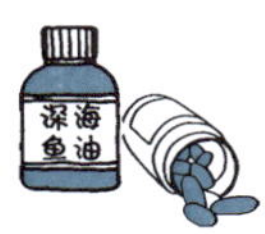

此外，还需避开两大伤发误区：

- 频繁烫染会直接损伤发质；
- 盲目节食、快速减重，身体会优先减少毛囊的营养供给，加速脱发。

4. 减重期间，如何预防乏力

在减重过程中预防身体乏力，规律作息、充足睡眠必不可少，而科学饮食更是重中之重。

（1）每日热量摄入必须满足基础代谢需求，优先选择“高能量、高营养”的食物。全谷物、瘦肉、鱼虾、蛋类、奶类、大豆制品及坚果等都是优质之选，能为身体持续供能。

（2）每周应适量食用红肉等富含铁的食物，对预防缺铁性贫血引发的乏力非常重要。同时，别忽视维生素 C 的作用——其在新鲜蔬果中含量丰富，能有效促进铁的吸收，铁 + 维生素 C，两者搭配，事半功倍。

（3）复合 B 族维生素（包含维生素 B_1、维生素 B_6、维生素 B_{12}）是能量转换的核心要素。多吃粗粮、瘦肉、蔬菜，就能轻松补充这一关键营养素，助力身体高效利用能量，防止乏力。

（4）每天保持充足饮水，身体的各项功能才能高效运转，时刻保持活力满满。

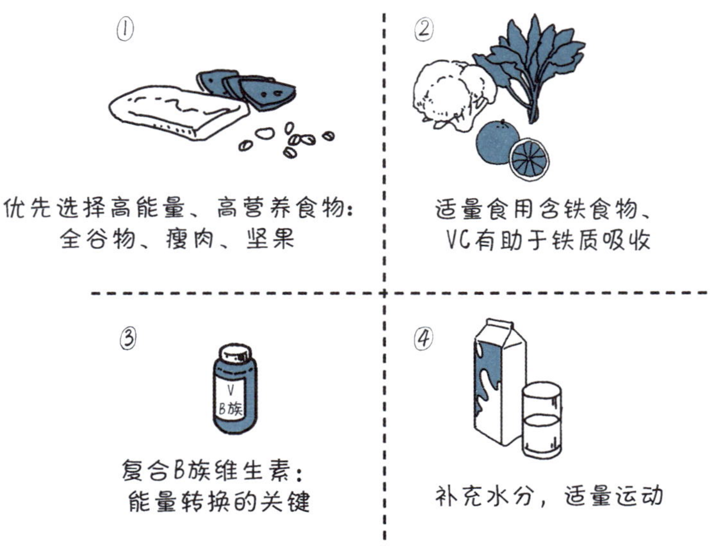

5. 减重期间，如何预防便秘

预防便秘记住“吃、喝、动”三字诀。

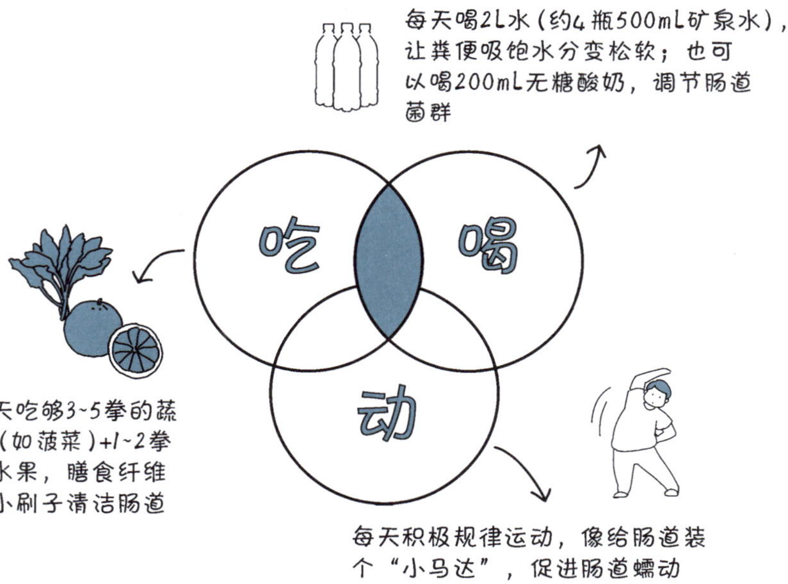

记住：肠道健康是减重的基石，顺畅排便才能让身体轻装上阵！

6. 减重期间，如何预防失眠

深夜失眠别硬扛，试试这套“睡眠急救包”。

“睡眠急救包”

（1）生物钟闹钟法：每天固定时间睡觉/起床。

（2）下午避雷清单：下午3点后不再饮用浓茶和咖啡。

（3）睡前三件套：40℃温水澡+白噪声雨声+“4-4-6”呼吸法（吸气4秒→屏息4秒→呼气6秒）。

（4）天然助眠食物：香蕉（含色氨酸）+牛奶（含钙）+杏仁（含镁）。

（5）远离手机蓝光：手机屏幕的蓝光会让褪黑素分泌减少，影响入睡，因此建议把手机设置成每天22:00自动调暗的睡眠模式。

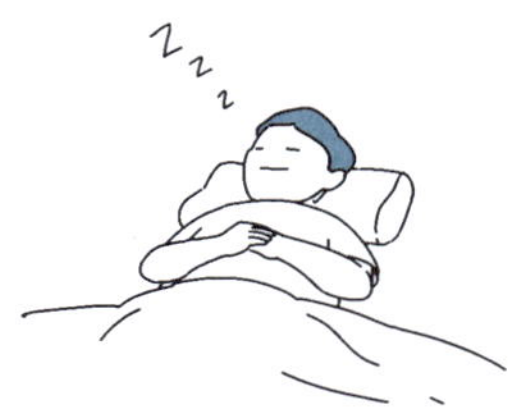

7. 减重期间，如何预防月经不调

减重过程中出现月经不调，多是过度节食、饮食不均衡惹的祸。当身体长期得不到充足的营养，就会被迫进入“保命模式”，优先保障最基本的生存需求，不得不暂时“牺牲”生殖功能。特别是当减重速度过快、体重严重下降，或体脂率低于17%时，人体会自动暂停生殖功能，进而引发月经紊乱。

避免减重导致的月经不调，关键要做好以下四点。

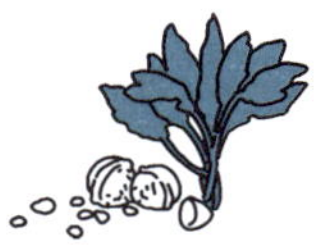

（1）守住热量摄入底线：每天饮食热量必须达到800～1 000kcal的“基础代谢保命线”，确保身体获得基本能量需求。

（2）注重营养均衡搭配：坚持采用限能量平衡饮食或高蛋白饮食法，保证优质蛋白质、优质脂肪酸、维生素和矿物质的充足摄入，为生殖系统提供多重营养保护，维持月经周期健康。

（3）科学管理心理压力：过大的心理负担会抑制下丘脑功能，影响正常排卵。建议通过正念治疗、冥想、运动、社交等方式调节情绪，保持身心放松。

（4）合理控制运动强度：运动虽有助于减重，但过度剧烈的运动反而会扰乱内分泌，导致月经紊乱甚至闭经。

8. 减重期间，如何预防胆石症及胆囊炎

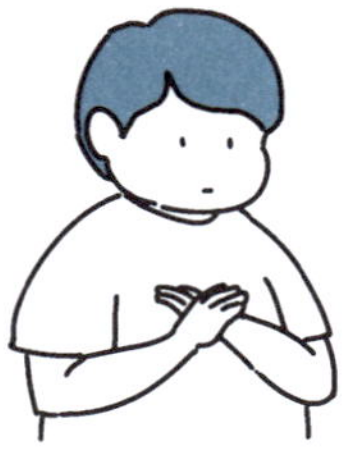

减重期间预防胆石症，记住这五大关键要点，帮你远离健康隐患。

（1）**控制脂肪摄入**：避免炸鸡、炸带鱼等油腻食物，换成低脂的鸡胸肉、清蒸鱼。过量脂肪会使胆固醇在胆汁中过度饱和，还会刺激胆囊剧烈收缩，增加结石风险。

（2）**补充膳食纤维**：多吃蔬菜、水果和粗粮，其中丰富的膳食纤维就像肠道的“清道夫”，能促进胆固醇排出体外，减少结石形成。

（3）**摄入卵磷脂**：每天吃一个鸡蛋，搭配一掌心大小的豆制品。蛋黄中的卵黄卵磷脂和豆制品中的大豆卵磷脂，能帮助溶解胆结石，是保护胆囊的得力助手。

（4）**增加钙摄入**：蔬菜、牛奶、大豆制品都富含钙，充足的钙能在肠道中与胆汁酸结合，减少结石生成。

（5）**保持规律饮食**：固定三餐时间，切忌饥一顿饱一顿。规律进食能让胆囊正常收缩、排空胆汁，避免胆汁淤积，是预防胆石症的基础要求。

9. 减重期间，如何预防胃肠道功能紊乱

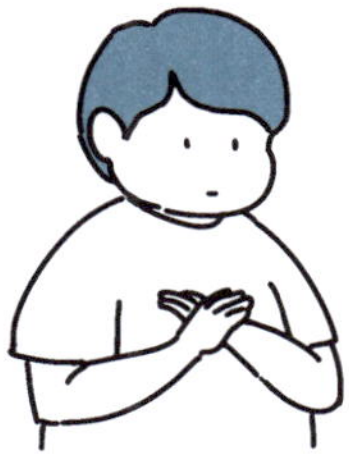

减重期间，预防胃肠道功能紊乱至关重要，记住这五个关键要点，帮你守护胃肠道健康。

（1）**规律进餐**：每天固定三餐时间，避免饥一顿饱一顿。

（2）**摄入充足膳食纤维**：每天保证 3～5 拳的蔬菜、1～2 拳的水果、适量全谷物。其中的膳食纤维就像肠道的“清洁小刷子”，既能促进肠道蠕动、清洁肠道，还能为益生菌提供养分，助力其繁殖生长。

（3）**科学补充益生元和益生菌**：每天饮用 200mL 无糖酸奶，或在医生/营养师指导下使用益生菌补充剂，调节肠道微生态，改善肠道功能。

（4）**远离刺激性食物**：减少冷饮、酒精的摄入，避免刺激肠道黏膜，引发胃肠道不适。

（5）**保持良好心态**：情绪会直接影响胃肠道功能，尽量减少压力，保持心情舒畅。

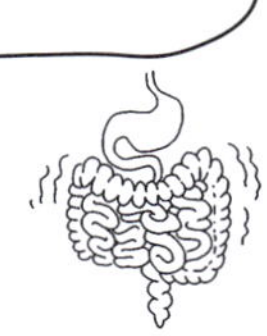

10. 减重期间，如何预防运动损伤及炎症反应

运动前，要先做好热身，就像给汽车预热，避免突然高强度运动带来的损伤。运动后，也要适当放松和拉伸，防止肌肉损伤。

关键的营养素清单

- 补充蛋白质可以帮助肌肉修复。
- 维生素 C 和维生素 E 可以抗氧化，减少炎症。
- 钙和维生素 D 可以强健骨骼，减少骨折风险。
- 鱼油中的 n-3 不饱和脂肪酸是“炎症灭火器”。
- 保持水分，避免脱水。

记住：

科学运动 + 吃对营养，才能让身体越练越结实，减重路上少受伤！

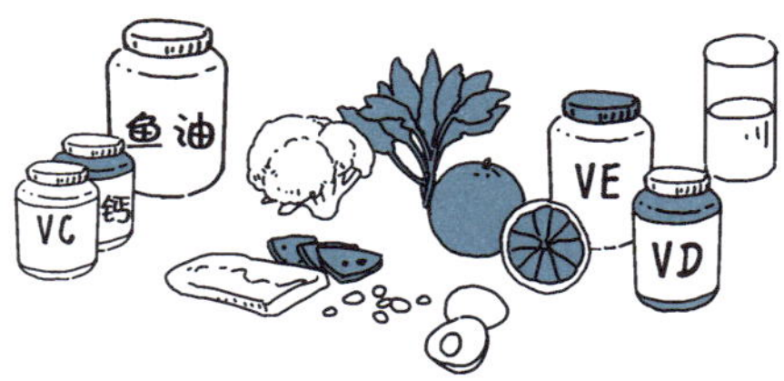

11. 减重期间，如何预防进食障碍

进食障碍并非简单的“挑食”，而是一组复杂的心理疾病，主要包括以下类型。

（1）神经性厌食症：患者极度恐惧发胖，通过严格节食甚至绝食来控制体重，即便体重已低于正常水平 20%，但仍觉得自己肥胖。常见于青春期女性，多伴随闭经、骨质疏松，严重时可导致器官衰竭。

（2）神经性贪食症：先有反复发作的暴食（如 1 小时内摄入高达 5 000kcal 的食物），随后通过催吐、过度运动或服用泻药等方式试图抵消热量摄入。

（3）暴食：与贪食症不同，暴食患者在暴食后不会采取补偿行为。他们常因失控的暴食行为而感到羞耻，且这种情况每周至少发生 1 次。

（4）夜食症：表现为晚餐后还总是想吃东西，或在半夜醒来后，必须吃点东西才能重新入睡。

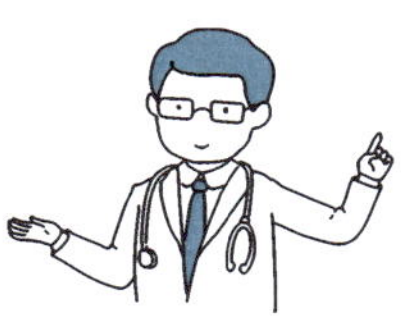

科学应对方法：

- 若出现上述症状，建议尽早就医。通常需要结合心理治疗、精神干预和营养支持。
- 提醒大家，减重过程中应设定合理目标，以每周减重 0.5～1kg 为宜，并应正确评价自身体重和健康，避免过度追求减重引发进食障碍。

12. 减重期间，如何预防泌尿系统结石

减重期间，如果尿液颜色过黄过深，要小心肾结石和输尿管结石的风险！记住这 3 个“防石秘籍”。

防石秘籍：

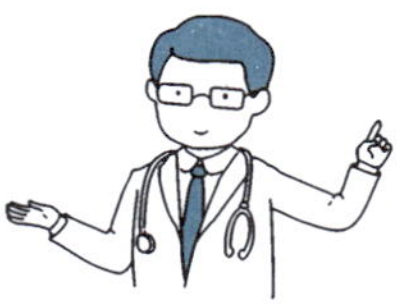

（1）**喝水喝到“尿液无色”**：每天至少喝 2～3L 水（4～6 瓶 500mL 矿泉水）。

（2）**蛋白质别吃太多**：每天每千克体重蛋白质摄入量不超 2.0g，过量蛋白质会让尿液钙排泄增加 40%。

（3）**补钙别补错时间**：每天要充分摄入富含钙的奶制品、豆制品和蔬菜，钙在肠道中能“抓住”草酸，减少结石形成。对于有胆石症风险者，睡前 3 小时内避免饮用牛奶，否则夜间血钙浓度上升可能增加钙盐结晶的风险。

13. 减重期间，如何预防痛风

预防痛风要抓住三个重点。

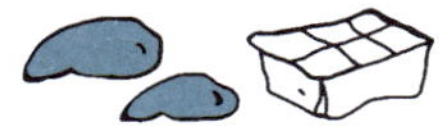

（1）管住嘴：内脏、浓肉汤、海鲜这组“嘌呤三巨头”每周最多吃 2 次。想吃肉的时候，用鸡胸肉（嘌呤含量是猪肝的 1/5）+ 豆腐（焯水去嘌呤）替代动物内脏更安全。

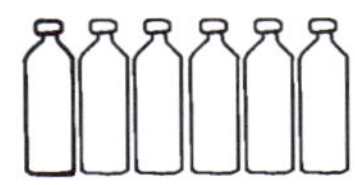

（2）多喝水：每天喝 2～3L 水（约 4～6 瓶 500mL 矿泉水）。

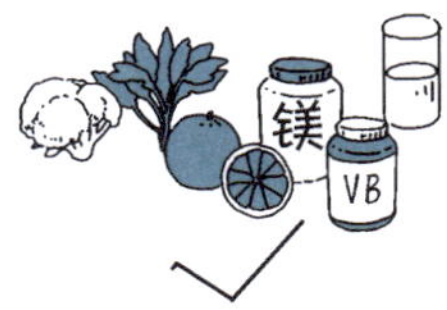

（3）营养平衡：每天吃 500g 蔬菜和 200～350g 水果，补充钾、镁、维生素，改善尿酸代谢。

注意

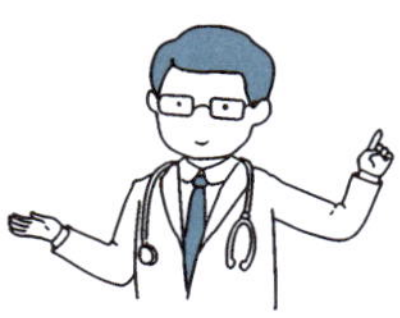

（1）果糖饮料是尿酸合成的“加速器”：1 瓶 500mL 含糖饮料含果糖 50g，直接刺激肝脏生成尿酸。

（2）啤酒、白酒都可引起尿酸升高

- 啤酒含鸟苷酸等嘌呤前体，代谢后产生嘌呤。
- 白酒中的酒精代谢产生乳酸，抑制肾脏代谢尿酸，引起尿酸升高。

14. 减重期间，如何预防骨质疏松

减重期间，不少人只顾着体重秤上的数字下降，却忽略了骨骼健康！想要瘦身与护骨两不误，记住这三点。

（1）吃对营养，为骨骼“打地基”

- 钙和维生素 D：是守护骨骼健康的“黄金 CP”！成年人每天需要 800～1 200mg 钙，喝 300mL 牛奶、吃 200g 北豆腐，或每周吃 2～3 次三文鱼，就能满足钙的需求。另外，每天要在户外晒 15～30 分钟太阳（上午 10 点前或下午 4 点后最佳），如果日照不足，记得在医生或营养师指导下补充维生素 D_3 制剂。

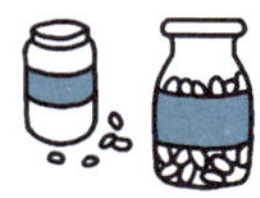

- 其他“助攻骨骼健康”的微量元素：坚果、深色蔬菜中的镁，瘦肉、贝类中的锌，能帮身体更好地吸收钙；菠菜、芥蓝等绿叶菜中的维生素 K_2，就像钙吸收的“导航员”，能引导钙精准沉积到骨骼；但要少吃动物内脏、少喝碳酸饮料，避免摄入过多磷而影响钙吸收。

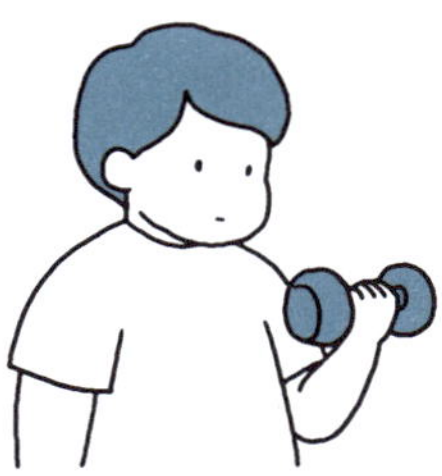

（2）科学运动，给骨骼“充电”

运动是天然的“骨骼强化剂”！哑铃、弹力带等抗阻力运动，以及爬楼梯等负重运动，能激活成骨细胞，让骨骼更结实；老年人可以试试太极拳、八段锦，既能增强平衡感、减少摔倒风险，又能锻炼骨骼。

（3）避开两个雷区，别让骨骼“受伤”

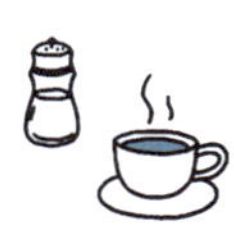

- 每天盐摄入量不超过 5g，高盐饮食会让身体中的钙流失。
- 避免过多浓咖啡、浓茶，大量摄入时会加速钙排泄。

15. 减重期间，如何提升免疫力

减重时免疫力下降容易生病？牢记这些营养素，让你在减重期也能拥有良好的免疫力。

（1）蛋白质：免疫系统的基石，帮身体筑起免疫防线。

（2）n−3 多不饱和脂肪酸：调节免疫的“幕后高手”。

（3）膳食纤维：促进益生菌增殖，改善肠道免疫功能。

（4）维生素 + 矿物质：维护身体免疫力的“黄金组合”。

保持良好饮食习惯，均衡膳食，才能边减重边让免疫系统强大起来！

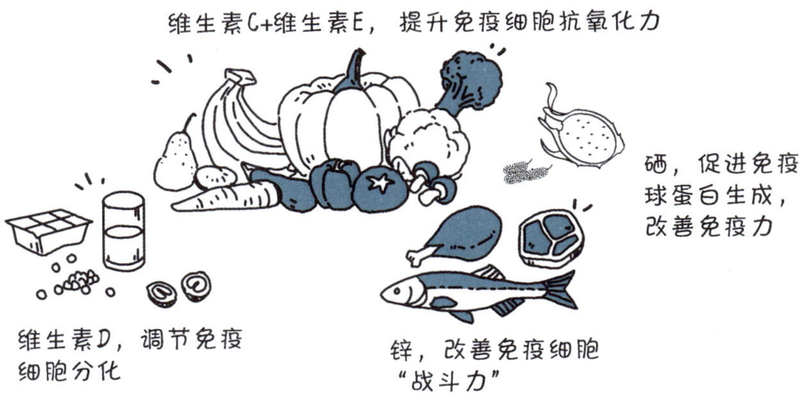

16. 减重期间，如何改善皮肤松弛

减重后皮肤松垮、蜡黄、没光泽？想要健康瘦又保持肌肤紧致，记住这三点。

（1）蛋白质：撑起皮肤的“钢筋骨架”。优质蛋白质是合成胶原蛋白的关键原料，能维持皮肤弹性。每天摄入鱼虾、鸡胸肉、蛋类、豆类等，为肌肤补充“优质蛋白”，避免松弛下垂。

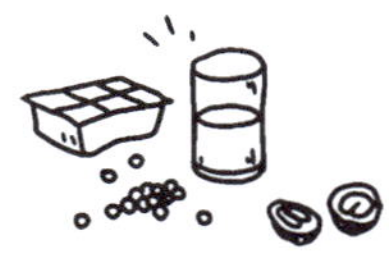

（2）优质脂肪酸：锁住肌肤水分的“天然屏障”。单不饱和脂肪酸以及 n-3 多不饱和脂肪酸、n-6 多不饱和脂肪酸，能强化皮肤细胞膜结构，让肌肤水润饱满。适量吃三文鱼、牛油果、坚果，或用橄榄油烹饪，为肌肤创造美好的“天然屏障”。

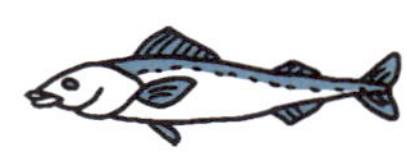

（3）抗氧化营养素：击退暗沉的“抗衰老卫士”。维生素 C、维生素 E 是天然抗氧化剂，能中和自由基，预防皮肤老化、暗沉。每天多吃新鲜蔬菜和水果，让肌肤透亮有光泽。

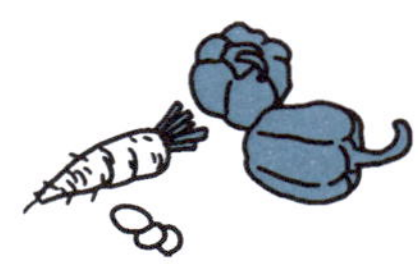

当心，避开损伤肌肤的“杀手”。

（1）极端节食：每天能量摄入低于 800kcal，身体会优先消耗肌肉和胶原蛋白，导致皮肤松弛蜡黄。

（2）各种含糖食品、饮品：奶茶、可乐等含糖饮料会加速皮肤糖基化反应，让胶原蛋白硬化、弹性丧失、变硬变脆，因此加重皱纹产生和皮肤衰老。

兼顾营养、科学瘦身，才能让身材和肌肤双双“逆袭”！

17. 减重期间，如何合理营养预防脑功能减退

减重期间，想让大脑活力满满，关键要补这四种营养素！

（1）B 族维生素：神经系统的“能量站”，全谷物、瘦肉和绿叶蔬菜都是其良好来源。

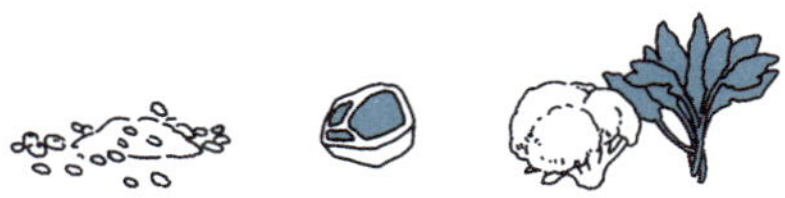

神经系统的“能量站”：B族维生素

（2）n-3 多不饱和脂肪酸，尤其是 DHA：大脑的“润滑油”，深海鱼类和藻类可以帮忙。

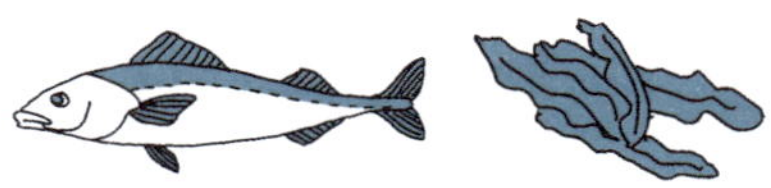

大脑的“润滑油”：n-3多不饱和脂肪酸

（3）抗氧化剂，如维生素 C 和维生素 E：神经系统的“防弹衣”，保护神经细胞远离氧化应激和炎症损伤，新鲜水果和坚果就是它们的“仓库”。

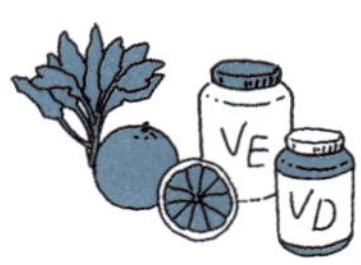

神经系统的“防弹衣”：维生素C和维生素E

（4）矿物质，如镁和锌：神经信号的“小助手”，可以在绿叶蔬菜和海产品中找到。

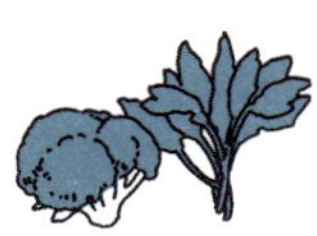

神经信号的“小助手”：镁、锌

均衡饮食，让大脑保持年轻态，思维更敏捷！

18. 减重期间，如何预防急性胰腺炎

减重期间，为何有人会突发急性胰腺炎？主要与以下因素密切相关。

首先，盲目节食或追求快速减重，脂肪分解过快，大量游离脂肪酸在体内堆积，这些“失控”的脂肪酸会直接损伤胰腺细胞，为胰腺炎的发生埋下隐患。

其次，过度节食后突然暴饮暴食，这一极端饮食行为会强烈刺激胰腺，促使胰腺骤然大量分泌胰液和消化酶。当这些消化液无法顺利排出时，就会在胰腺内异常激活，反而“消化”胰腺自身组织，引发急性炎症。

最后，减重过程中，如果不注意充足摄入水分和蔬菜、水果，出现严重脱水或电解质紊乱，也会成为诱发胰腺炎的“导火索”。

为了避免减重时发生急性胰腺炎，须坚决避开三大危险行为

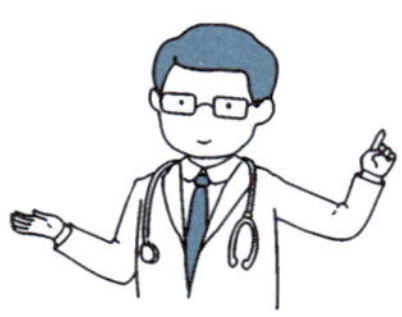

- ✕ 控制减重速度，每周减重不宜超过 1kg。
- ✕ 合理控制每餐肉类摄入量，避免过量。
- ✕ 杜绝节食减重和“报复性进食”，保持规律、均衡的饮食习惯。

八、守住战果，防止反弹

1. 辛苦减下来又反弹了，是因为吃得多吗

为什么很多人减重成功后又快速反弹？原来是这些因素在“作怪”。

（1）身体进入“节能模式”：当你减重10斤，但伴随肌肉流失时，身体会误以为进入了“饥荒期”，会自动降低代谢率。特别是快速减重导致肌肉流失超过20%时，基础代谢率（BMR）会下降10%～15%。有些人瘦下来之后就不注意饮食和运动了，每天产生一部分热量盈余，体重很快就会反弹。

（2）脂肪细胞的“记忆效应”：成年人脂肪细胞数量基本固定，减重过程主要是脂肪细胞体积缩小。一旦恢复高热量饮食，这些“缩水”的脂肪细胞会迅速膨胀，导致体重反弹。

（3）节食引发的“饥饿陷阱”：通过节食减重的人群，体内激素会出现剧烈波动。负责传递饱腹感的“瘦素”水平暴跌，而刺激食欲的“胃饥饿素”大幅上升。这两种激素失衡带来的强烈饥饿感，常常会引起难以自控的暴食冲动。

防“反弹”秘籍

（1）科学减重，保护肌肉：合理饮食搭配规律运动，避免过度节食，尽可能减少肌肉流失，保住代谢率。

（2）长期坚持健康生活方式：减重不是短期阶段性行为，保持均衡饮食和规律运动的习惯，才能防止体重反弹。

2. 体重维持期，一日三餐怎么吃

成功减重后，体重维持期如何维护瘦身成果？这时，盲目沿用减重期的饮食，或完全放纵胡吃海喝都不可取，唯有精准匹配自身日常活动强度与身体代谢需求，才能真正实现体重的长期稳定、不反弹。可以参考以下食谱。

早餐

蔬菜：100g蔬菜
蛋白质：1个鸡蛋，1杯奶/酸奶
碳水化合物：2片全麦面包或150g杂粮米饭
健康脂肪：半汤匙（5mL）优质植物油
加餐：100～200g水果，10～20g坚果

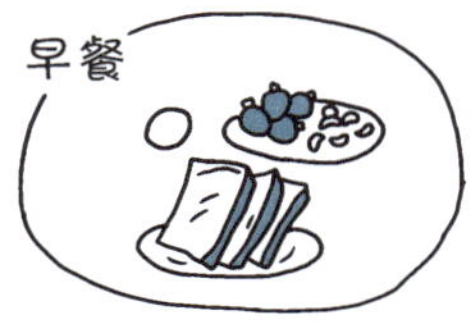

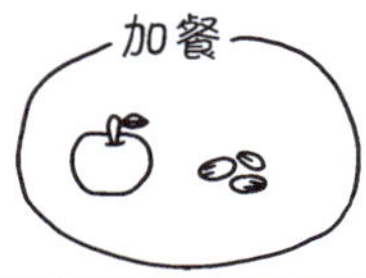

午餐

蔬菜：200～300g蔬菜
蛋白质：100g鱼虾或瘦肉
碳水化合物：75g全麦馒头或150g杂粮米饭
健康脂肪：1汤匙（10mL）植物油
加餐：100～200g水果

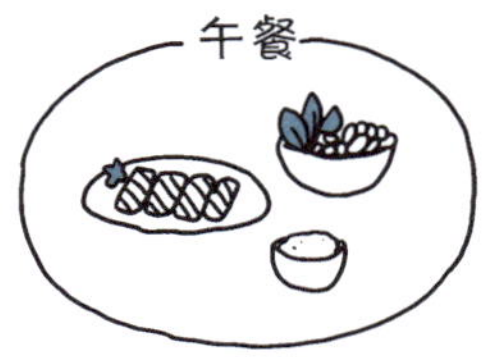

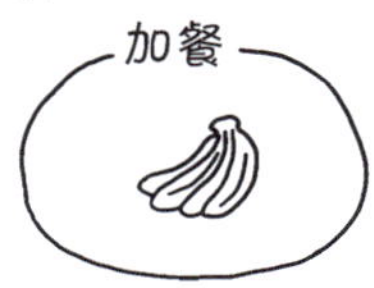

晚餐

蔬菜：200～300g蔬菜
蛋白质：100g豆制品
碳水化合物：1拳头大小的蒸红薯和50g燕麦粥
健康脂肪：1汤匙（10mL）植物油

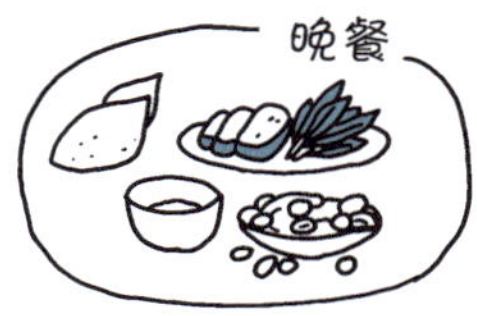

3. 每天吃够 25 种食物，可以不用算能量吗

每天吃够 25 种食物，可以保证营养素丰富，确实很健康。但要注意，减重期间，控制总能量摄入很关键！

想要科学减重，不同种类食物之间均衡搭配，才能控制好总能量。建议优先选择“高体积、低热量”的食材，如绿叶蔬菜、菌菇等，不仅饱腹感强，还能减少饥饿感；同时，每餐都要保证不同种类的优质蛋白质摄入，如奶类、蛋类、鱼虾、瘦肉、豆制品；此外，也要适当控制脂肪和精制碳水化合物（如动物内脏、加工点心、白米饭、饮料等）的摄入量，避免热量超标。

25 种食物可以这样吃

早餐：

- 5～8 种食物，如 1 个杂粮花卷，1 盘小菜（拌三丝），1 杯牛奶，1 个鸡蛋。

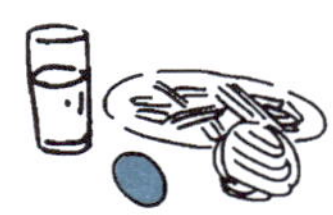

早餐

加餐：

- 1～2 种食物，如坚果 20g 或水果 200g。

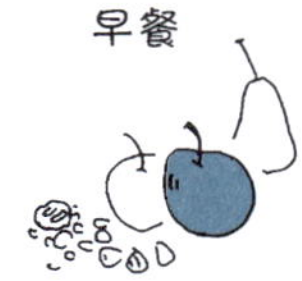

加餐

午餐：

- 8～12 种食物，如杂粮饭 1 碗，菌菇三样 100g，炒青菜 150g，酱牛肉 80g，紫菜蛋花汤 1 碗。

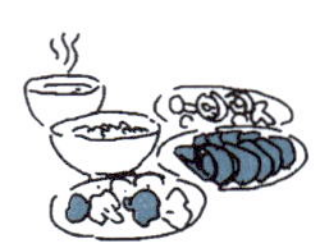

午餐

加餐：

- 1～2 种食物，如坚果 20g 或水果 200g。

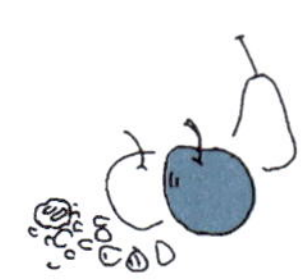

加餐

晚餐：

- 8～12 种食物，如杂粮粥 1 碗，薯类 100g，豆腐 100g，炒青菜 200g，西红柿鸡蛋汤 1 碗。

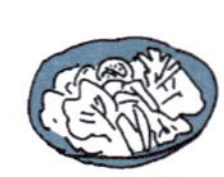

晚餐

4. “喝水也长肉”，这是真的吗

总有人自嘲“喝水都长肉”，但真相是：水本身不含热量、不会引起肥胖；真正让体重飙升的，是那些看似不起眼的一丢丢“零食”！减重期稍不注意，这些高能量食物就会让减肥成果“破功”。

（1）高盐零食——越吃越肿，越吃越胖

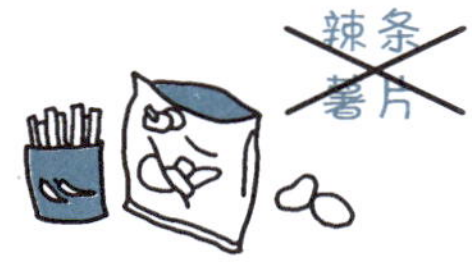

辣条：一包 120g 的辣条，含盐量高达 2.5g，能量轻松突破 400kcal！

薯片：一袋 150g 的薯片，不仅含 1.8g 盐，能量更高达 800kcal！

高盐食物会让身体“蓄水”：每多摄入 1g 钠，就会在体内潴留 200mL 水分，加上它们超高的热量，喜欢吃辣条、薯片的人，长胖只是时间问题。

（2）甜饮料——越喝越饿的甜蜜陷阱

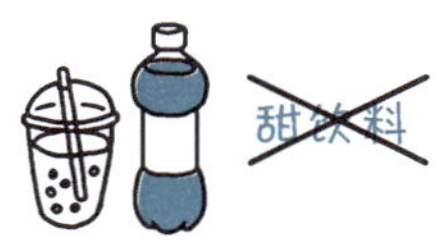

珍珠奶茶：一杯 500mL 的珍珠奶茶，能量高达 300～500kcal。

添加糖果汁：一瓶饮料的能量也有 250～300kcal。

这些饮品不仅热量高，还会刺激食欲，让你不知不觉吃下更多高热量食物。

（3）加工食品——小体积的“糖油大户”

泡面、苏打饼干、蛋糕、点心等，这些看似普通的加工食品，实则是“糖 + 油”的高能组合，热量远超普通主食！

第六章

营养减重无捷径——如何避开误区

1. 你还在“不吃晚饭”减重吗

不吃晚饭不可取，小心健康掉陷阱！靠不吃晚饭减重是一种常见的误区，虽然短期内可能带来体重下降，但长期可能适得其反。

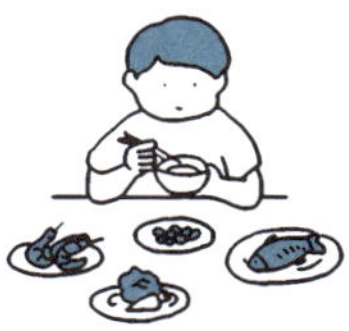

（1）代谢降低，减重效果有限：不吃晚餐会导致身体长时间处于空腹状态，迫使代谢率降低以节省能量。虽然初期体重可能会下降，但主要是水分和肌肉流失，而非脂肪减少。一旦恢复正常饮食，体重容易反弹。

（2）营养失衡，影响健康：晚餐是一天中补充营养的重要机会。长期不吃晚餐可能导致蛋白质、维生素、矿物质等营养素摄入不足，影响免疫力和身体功能，甚至引发营养不良。

（3）引发暴饮暴食：长时间空腹会增加饥饿感，容易在下一餐或夜间出现暴饮暴食，反而摄入更多能量，不利于体重控制。

（4）影响睡眠和血糖：不吃晚餐可能导致夜间低血糖，影响睡眠质量。睡眠不足又会扰乱激素分泌，增加食欲，形成恶性循环。

科学减重建议

均衡饮食：三餐定时定量，晚餐以低能量、高膳食纤维食物为主。

控制能量：减少高糖、高脂肪食物，增加蔬菜和优质蛋白质。

适量运动：结合有氧运动和力量训练，提高代谢率。

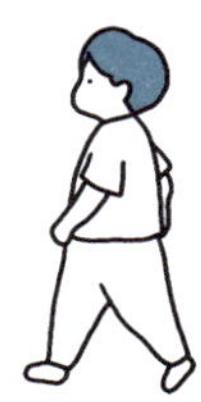

2.“少吃一餐”可以轻松减重

总有人觉得“少吃一餐就能瘦”，这种方法虽然在短期内可能减重，但长期来看，会给身体埋下健康隐患！

少吃一餐，确实能制造每天 300～500kcal 的能量缺口，但要特别小心的是，这些“瘦下来”的重量中，有 50% 左右是肌肉，这会直接导致基础代谢率下降，使减重者更快地遇到平台期。

少吃一餐还可能引起饥饿素分泌增多，让饥饿感愈发强烈，甚至引发暴食，最终让体重反弹。

此外，不吃早餐会让心血管疾病死亡风险增加，胰岛素抵抗和肥胖风险也升高。

所以，“少吃一餐”或许能换来短期体重数字下降，但从长远看，可能导致肌肉流失、代谢损伤和健康风险。

科学减重的关键，不是克扣餐次，而是在控制全天总能量的基础上，合理分配三餐。

- 早餐吃好，唤醒全天的代谢。
- 午餐吃饱，维持一天的活力。
- 晚餐吃巧，减轻胃肠道负担。

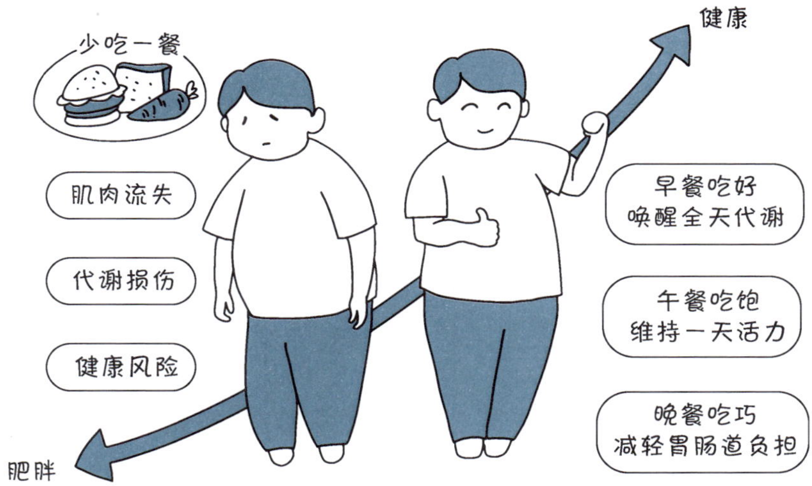

健康减重是细水长流的过程，规律三餐+均衡饮食，才是不易反弹的长久之计！

3. 晚餐只吃水果可以减重

为了快速减重，不少人选择用水果替代晚餐，认为既低卡又健康。因为水果平均热量仅 50～80kcal/100g，一顿水果晚餐通常只有 150～300kcal，大幅低于正常晚餐热量，热量缺口的存在使得体重短期内会下降。

但是，这种方法长期使用却暗藏隐患。

（1）晚餐如果摄入水果过多，过多的果糖会在肝脏转化为甘油三酯，使内脏脂肪面积增高。

（2）晚餐摄入大量水果还会导致血糖剧烈波动，引发夜间饥饿感和夜间暴食。

（3）更严重的是，水果无法提供蛋白质、必需脂肪酸等关键营养素，容易造成肌肉流失、免疫力紊乱、骨量下降等风险。

因此，晚餐只吃水果虽可能会带来短期体重下降，但从长远看，反而损害健康、阻碍减重。

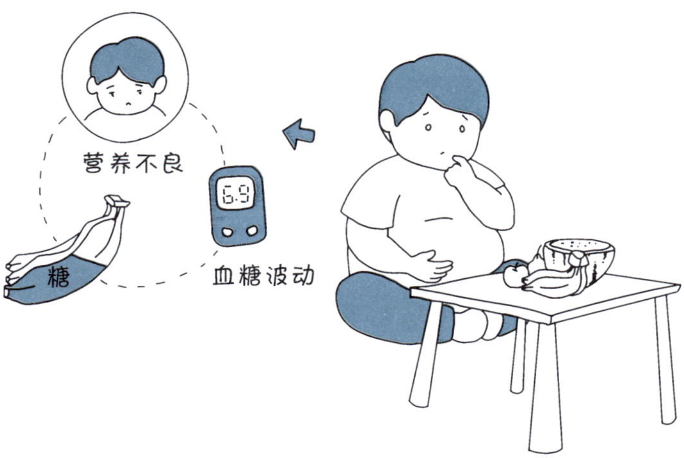

4. 高蛋白饮食减重会伤肾吗

许多人担心高蛋白饮食会“伤肾”，但科学研究显示，对于大多数减重者而言，每日按每千克理想体重摄入 2.0g 蛋白质，短期内（≤6 个月）不仅不会损害肾脏，反而有助于保留肌肉量，维持代谢水平，帮助更快减重，并且预防平台期和反弹的发生。

然而，高蛋白饮食并非人人适用。已有肾功能下降的人群须格外谨慎，过量的蛋白质摄入可能加重肾脏负担，加速肾功能衰退。因此，无论是否存在基础疾病，采用高蛋白饮食减重前，都建议先咨询医生或营养师，制定个性化的营养方案，并定期监测肾功能指标，确保健康减重。

高蛋白饮食减重法：并不伤肾

- 蛋白质摄入量：2.0g每千克理想体重
- 保留肌肉量、维持代谢水平
- 安全、有效减重
- 预防平台期和反弹的发生

5. 吃肉长肉，只吃素食更能减重吗

许多人误以为肉类是导致肥胖的“元凶”，甚至因此选择只吃素减重。但是，单纯依赖吃素，不仅难以实现减重，还可能引发营养问题。

（1）素食未必低能量，肉类并非“致胖元凶”：无论食物来自肉类还是素食，只要摄入的总能量超过身体可以消耗的能量，就会导致体重增加。例如，一块 100g 的鸡胸肉约 133kcal，而同等重量的油酥烧饼，能量可达 326kcal，比肉高多了。

（2）肉类中的蛋白质是减重的“秘密武器”：鱼虾、瘦肉等动物性食物富含优质蛋白质，不仅能提供良好的饱腹感，还能促进肌肉合成，维持基础代谢率，让减重效率更高。相比之下，如果只吃素却忽视了补充优质蛋白质，可能导致肌肉流失、代谢率下降，反而不利于长期体重管理。

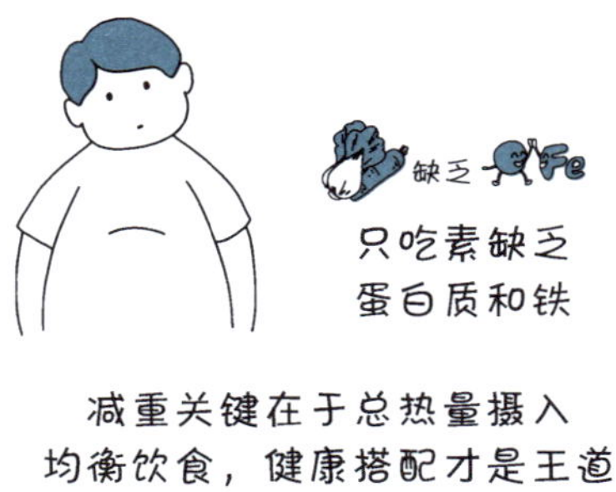

（3）长期吃素可能加重腹型肥胖：素食者的饮食以主食为主，如白米饭、面条、粥、包子、糕点等。这类食物摄入过量易引发血糖波动，导致胰岛素抵抗，加速脂肪在腹部堆积。

（4）长期素食容易“隐形饥饿”：素食中缺乏维生素 B_{12}、n-3 多不饱和脂肪酸、钙和维生素 D 等关键营养素，长期缺乏可能引发贫血、免疫力下降、骨质疏松等健康问题，影响减重进程。

6. 针灸、拔罐、刮痧、局部按摩，哪个减重效果好

在正规医院的中医科，确实有一些辅助减重的方法，如针灸。一些体重管理机构还采用拔罐、刮痧、局部按摩等手段来帮助塑形。那么，这些方法真的有效吗？

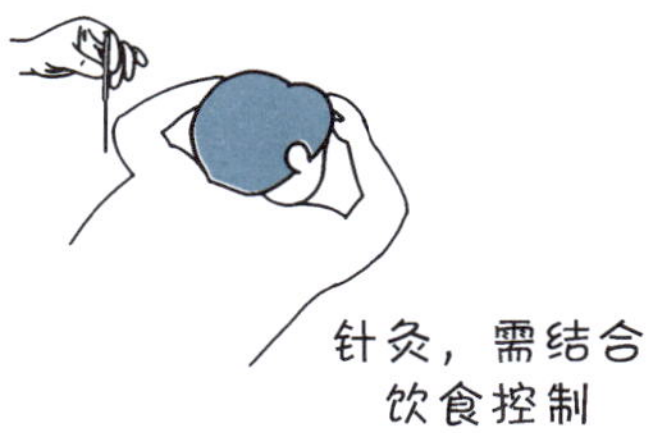

（1）针灸：通过刺激足三里、天枢等穴位，调节下丘脑－垂体－肾上腺轴，影响食欲调控，可能加速脂肪代谢。但需结合合理的饮食控制，单独使用效果有限。

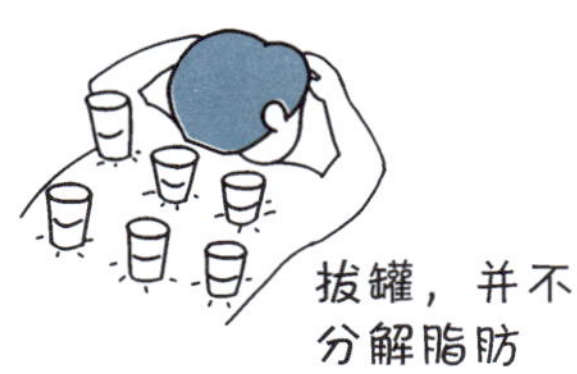

（2）拔罐：负压刺激可激活皮下组织巨噬细胞，短期内提高局部代谢，对水肿的肥胖者可能有一定的围度缩减效果，但并不能直接分解脂肪。

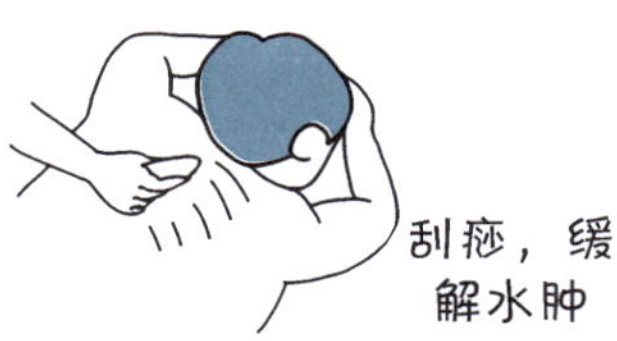

（3）刮痧：通过机械刺激促进局部微循环和淋巴回流，帮助缓解水肿，但对脂肪消耗的作用有限。

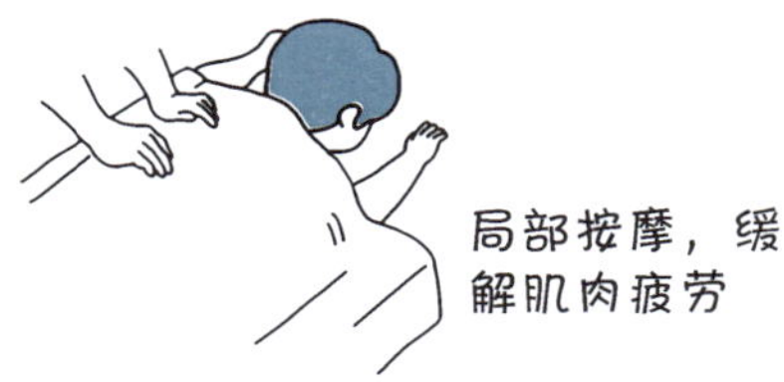

（4）局部按摩：通过机械压力暂时改变脂肪细胞分布，产生视觉上的“塑形”效果，但无法真正减少脂肪含量。

结论：针灸在神经内分泌调节方面具有一定的生理学基础，而拔罐、刮痧、按摩更多是短期体型管理手段。无论采用何种外治方法，只有配合每日约 500kcal 的能量缺口，才能实现持续、稳定的体重管理，否则减重效果容易反弹。

7.“清宿便排肠毒胶囊”能实现躺瘦吗

“清宿便排肠毒胶囊”听起来很神奇，这些胶囊常含大黄、芒硝等刺激性成分，通过强行刺激肠道蠕动、加速排空，让使用者排便更顺畅、更频繁，短期内体重看似下降了，但这种“减重”实则是水分和肠道内容物被排泄掉的假象，对促进脂肪燃烧毫无作用，更无法实现真正意义上的减重。

更值得警惕的是，长期依赖此类产品，肠道会逐渐适应药物刺激，导致自主蠕动功能减弱，引发药物依赖性便秘，形成“越吃越依赖，停药就便秘”的恶性循环。

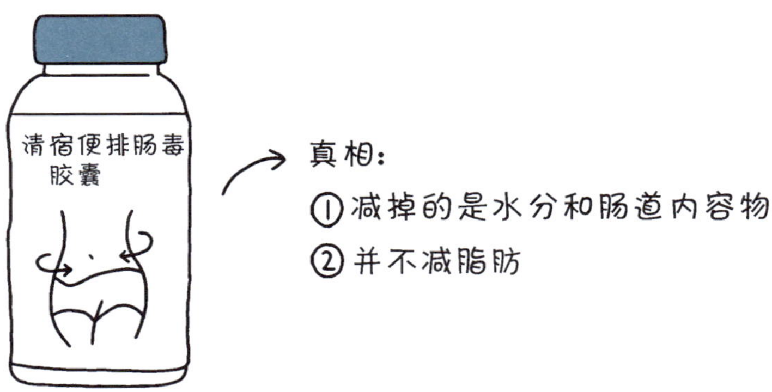

8. 水果很健康，但为什么减重时也得少吃

减重的关键在于能量缺口。许多人误以为水果富含维生素、矿物质和膳食纤维，便将其当作“减肥利器”大量食用，却忽略了水果中的果糖和能量。

例如，1 个杧果 ≈150kcal，需要快走 20 分钟才能消耗掉这些能量，如果一不小心吃多了，过多的果糖会直接转化为内脏脂肪。减重期间，每天水果摄入量不要超过 2 个拳头大小。

一些高 GI 水果，如香蕉、荔枝等会导致血糖像过山车一样飙升，并刺激胰岛素分泌、加速脂肪合成。

此外，一些打着“健康”旗号的水果干更危险，如葡萄干、杏干、苹果干等，它们的水分极低，而糖分浓缩了 7 倍以上，非常少的量就有很高能量。

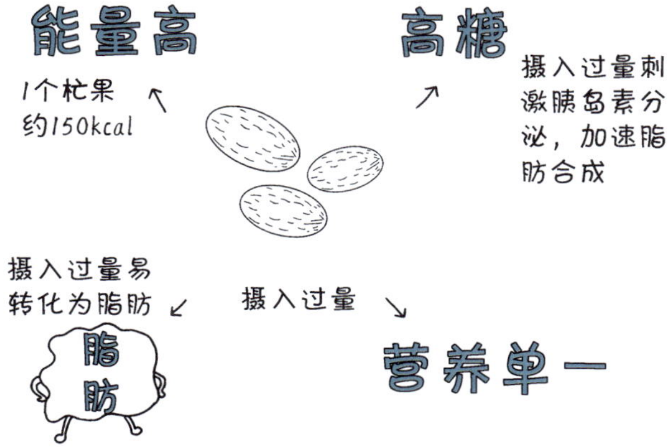

9. 吸脂手术能一劳永逸吗

吸脂手术真的是“躺瘦神器”吗？其实，这项手术远没有想象中万能！

吸脂手术是通过负压或超声波技术，直接“抽走”腹部、大腿等部位的脂肪细胞。由于成年后脂肪细胞数量固定，手术部位的脂肪堆积风险确实会降低，短期内能让腰围、腿围明显缩减。但要注意：其主要作用是“塑性”，而非“减重”！

哪些人适合吸脂？吸脂更适合已经进行科学的饮食、运动、药物和减重手术治疗后，体重已经接近正常，但局部脂肪仍较多（如“腰间赘肉”）的人群。但是，全身肥胖、内脏脂肪过多、合并代谢疾病人群，吸脂手术的效果非常有限，此时可以优先考虑减重代谢手术。

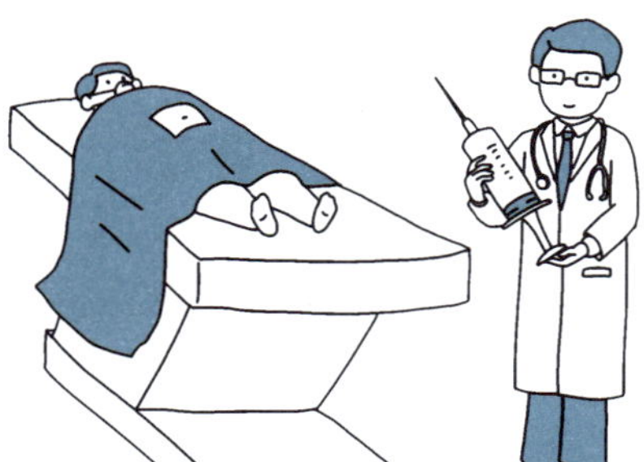

吸脂手术：“塑形”而非“减重”

吸脂手术的潜在健康风险：手术可能导致皮肤凹凸不平，严重时甚至引发脂肪栓塞。

10. 柠檬水减重法，真的可以减重吗

很多人将柠檬水奉为“瘦身神器”，坚信柠檬中的维生素 C 和抗氧化成分能直接加速脂肪分解。然而真相是，单靠一杯柠檬水并不能直接燃烧脂肪。

它真正的价值在于——对于偏爱高糖饮料、奶茶的人群，用温水冲泡新鲜柠檬片替代高热量饮品，既能减少每日能量摄入，又能补充一定量的维生素 C，在潜移默化中帮助控制能量缺口。

柠檬水只是健康饮食的辅助，若想实现科学减重，仍需搭配均衡膳食和规律运动，从整体上调整能量摄入与消耗的平衡。

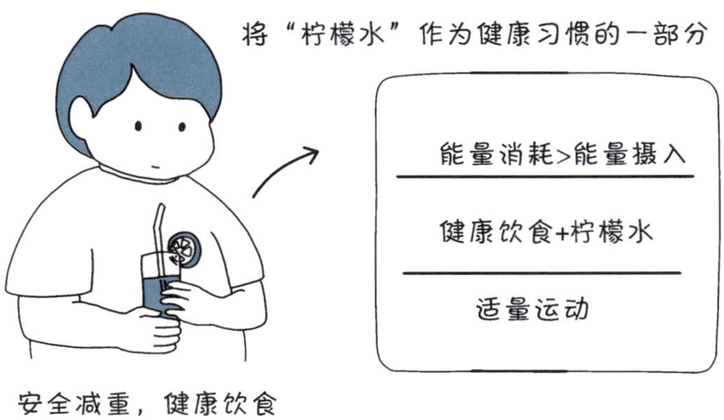

11. 辟谷减重法，真的可以减重吗

想靠“辟谷”躺着瘦？先看清身体要付出的健康代价！

“辟谷”这种极端的节食法，通过长时间断食来制造能量缺口，确实能让体重在前几周快速下降。但减掉的重量中，60%～70%都是水分和肌肉，真正消耗的脂肪不足30%！

一旦断食超过5天，身体会自动开启“节能模式”，基础代谢率大幅下降，不仅让后续减重变得更难，还会把你推向“易胖体质”的深渊。恢复正常饮食后，很多人难逃体重反弹的噩梦。

更危险的是，长期辟谷会导致营养素匮乏，引发免疫功能受损、电解质紊乱、女性月经失调、胃肠道功能紊乱、脱发、甲状腺功能紊乱等一系列健康危机。

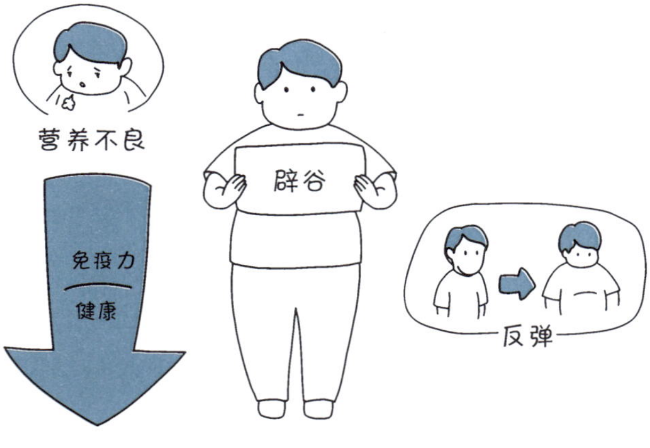

所以，辟谷或许能带来短暂的体重数字下降，但其对健康的损害，以及注定发生的反弹，远超过减重带来的收益。在减重过程中，盲目追求“速成”捷径，最终都需要身体来“买单”！

12. 不吃早餐，真的可以减重吗

总有人抱着“不吃早餐能减肥”的想法，认为少吃一顿就能少摄入热量。但这种做法很可能给身体带来一些健康隐患。

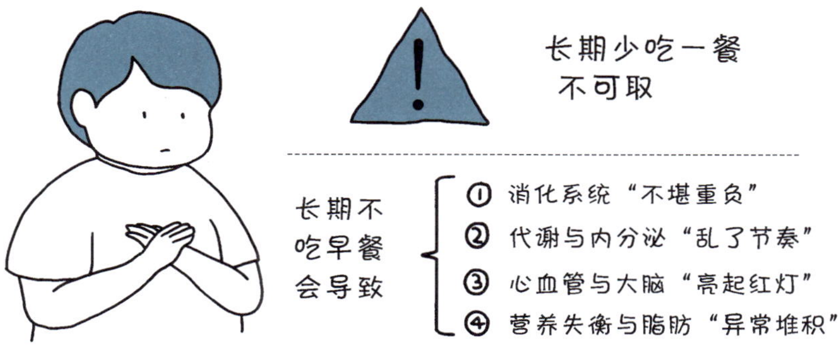

（1）消化系统“不堪重负”：长期不吃早餐，胆囊中的胆汁无法正常排空，胆固醇结晶析出风险增加，胆石症风险大大提高。同时，胃酸在上午持续分泌，却因缺乏食物中和胃酸，引发反酸、嗳气等症状，甚至导致糜烂性胃炎、胃溃疡等疾病。

（2）代谢与内分泌“乱了节奏”：不吃早餐，身体会误以为进入“饥荒模式”，基础代谢率随之降低，脂肪燃烧效率大打折扣。更糟糕的是，饥饿感会在午餐时集中爆发，导致进食量远超正常水平，能量摄入极易超标。还会引发午餐后血糖剧烈波动，增加胰岛素抵抗风险，加速内脏脂肪堆积。

（3）心血管与大脑“亮起红灯”：长期不吃早餐，低密度脂蛋白胆固醇（LDL-C）水平容易升高，动脉粥样硬化风险增加，为心血管疾病埋下隐患。而大脑缺乏早餐的能量供应，会直接影响上午的认知能力和注意力，工作学习效率也会下降。

（4）营养失衡与脂肪“异常堆积”：不吃早餐会导致每日蛋白质摄入缺口达 15～20g，影响肌肉合成。同时，维生素和矿物质摄入不足，身体更容易出现疲劳、免疫力低下等问题。

所以，健康减重没有捷径，吃好一日三餐是关键。一顿营养均衡的早餐，不仅能为身体补充能量，还能激活一天的代谢，为高效减重打下基础。

13. 女性月经期间减重，效果会倍增吗

总有人好奇："女性在月经期减肥是不是事半功倍？"遗憾的是，目前并没有科学研究证实经期减重比平时更高效。女性在月经周期内的体重变化，本质上是激素波动带来的假象。

月经来潮前，雌激素和孕激素水平升高，许多女性出现食欲改变、水钠潴留等现象，体重看似上涨，但增加的几乎都是水分；而月经结束后，随着多余水分排出，体重回落。月经前后的这种体重波动，更多的是水分的变化，并不是真的体脂肪减少。

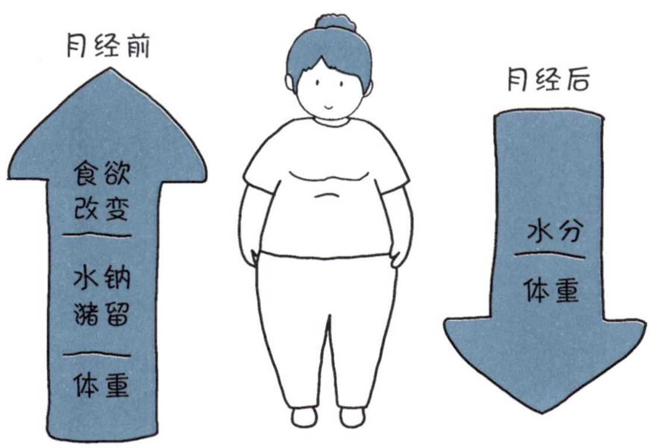

没有科学研究证实经期减重比平时更高效

值得注意的是，月经期女性因经血流失，损耗红细胞及铁、蛋白质等营养物质，同时常伴随疲劳、腹痛、烦躁等不适。此时盲目进行过度节食或剧烈运动，不仅会加重身体负担，还可能引发月经紊乱、免疫力下降等问题。

减重是场持久战，与其在月经期"突击"，不如制定科学的长期计划。善待身体、循序渐进，才是通往健康体重的正确道路。

14. 多吃一口没关系，多运动也可以达到能量平衡

面对美酒佳肴的诱惑，不少人想着“吃完多运动就能消耗掉热量”。然而，身体的能量调控要复杂得多。

当你大快朵颐时，身体会迅速进入一种“悄悄囤肉”的模式，增加脂肪的储存效率。因为，高脂肪、高糖食物会刺激胰岛素大量分泌，加速脂肪合成、促进脂肪囤积；而且，高能量饮食还会让脂蛋白脂肪酶活性升高，使脂肪更容易被吸收和合成。

此时，即便你马上投入运动，身体也会悄悄启动“节能机制”，基础代谢率可能下降，你需要比平时进行更大的运动量，才能抵消掉大快朵颐时吃进来的能量。

所以，别把运动当作胡吃海喝的“后悔药”！

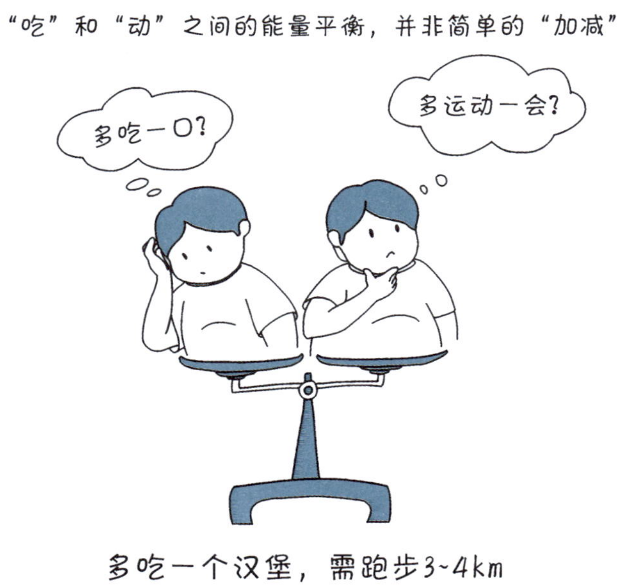
“吃”和“动”之间的能量平衡，并非简单的“加减”
多吃一口？
多运动一会？
多吃一个汉堡，需跑步3~4km

15. 饮食中碳水化合物越少越减重

当然不是，长期极低碳水化合物饮食不仅会引发疲倦、头晕，还可能导致甲状腺功能紊乱、女性闭经等严重问题。更值得警惕的是，由此产生的强烈饥饿感，往往会让人不自觉地摄入大量高能量、高脂肪食物（如油炸肉类、加工零食），反而加速腹部脂肪堆积合成，陷入“越减越肥”的恶性循环。

所以，减重的关键不是盲目“断碳”，而是学会选择优质的碳水化合物。全谷物、根茎类蔬菜等食物含有优质的碳水化合物，既能持续提供身体所需能量，又富含膳食纤维，能有效增强饱腹感、延缓饥饿。这类碳水化合物的消化吸收相对缓慢，有助于稳定血糖，减少脂肪囤积风险，更利于实现长期健康减重。

科学减重从来不是一味断掉碳水化合物，而是在均衡饮食的基础上，合理选择优质碳水化合物，构建营养全面、热量适度的饮食结构，才能收获健康与好身材的双重回报。

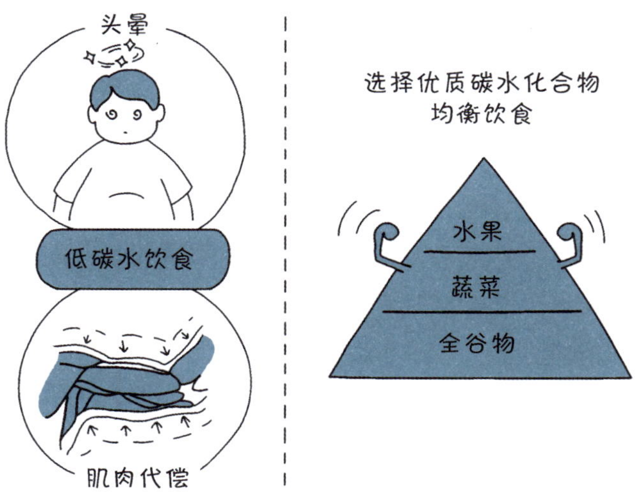

减重期间，也要保证碳水化合物摄入量

16. 脂肪吃得越少减重效果越好吗

在减重期，很多人误以为“脂肪吃得越少越好”，甚至完全戒掉脂肪。但事实上，脂肪是人体必需的营养素，对维持正常生理功能至关重要。完全戒断脂肪，不仅会导致激素失衡、代谢紊乱，还会影响脂溶性维生素（如维生素 A、维生素 D、维生素 E、维生素 K）的吸收，引发一系列健康问题。

科学减重讲究的是“吃对脂肪”。如橄榄油富含抗炎的油酸，深海鱼含有 n-3 多不饱和脂肪酸，这些都属于优质脂肪。当饮食中优质脂肪的摄入量占总能量的 20%～30% 时，既能有效提升饱腹感，减少其他高热量食物的摄入，又能确保营养均衡，助力健康减重。

具体来说，可以每天食用 20～30g 橄榄油、茶树籽油、亚麻籽油、花生油等，搭配适量坚果作为加餐；每周再安排 2～3 次深海鱼，如三文鱼、鳕鱼等，满足身体对健康脂肪的需求。

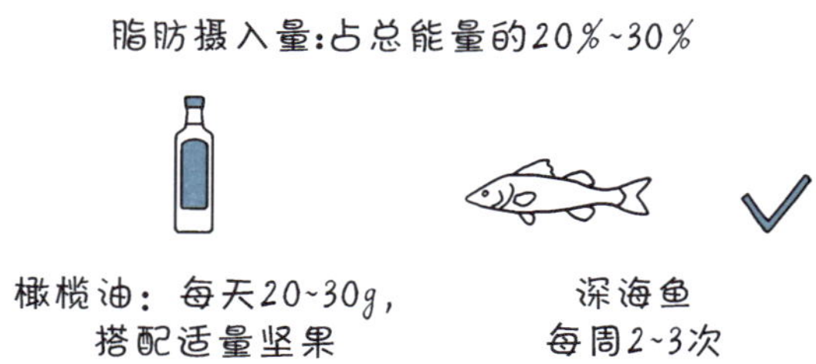

减重期间真正要避免的脂肪

- 反式脂肪酸：常见于糕点、冰激凌、油炸食品、含有植脂末的奶茶和咖啡伴侣中，会增加心血管疾病风险。
- 饱和脂肪酸：主要存在于肥肉、五花肉、动物油中，过量摄入容易导致血脂升高和肥胖。

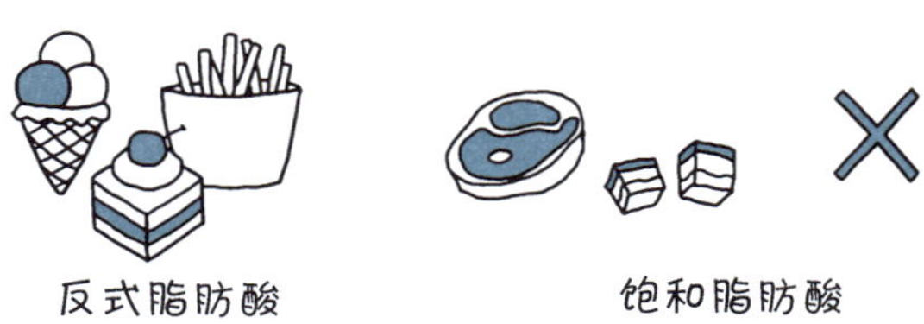

17. 蛋白质利于减重，那只吃肉可以更减重吗

想靠只吃肉快速减脂？小心越减越肥！

蛋白质确实是减重的好帮手。一方面，能通过“食物热效应”提升基础代谢率，助你更快减重；另一方面，能刺激胆囊收缩素等“饱腹激素”的分泌，降低饥饿素水平，延长饱腹感，帮你自然减少热量摄入。

但如果只吃肉，问题就来了。过多的肉，虽然提供了充足的蛋白质，但也伴随过多的脂肪、嘌呤。长期只吃肉，会加重心脏、肝脏和肾脏负担，增加动脉粥样硬化、高脂血症、脂肪肝、高尿酸血症甚至肾脏疾病等疾病风险。而且，只吃肉的这种饮食，缺乏膳食纤维、维生素和矿物质，会导致肠道菌群失衡，不利于减重和肠道健康。更重要的是，只吃肉很可能会导致能量超标，直接造成体内过多脂肪囤积，有可能越吃越胖。

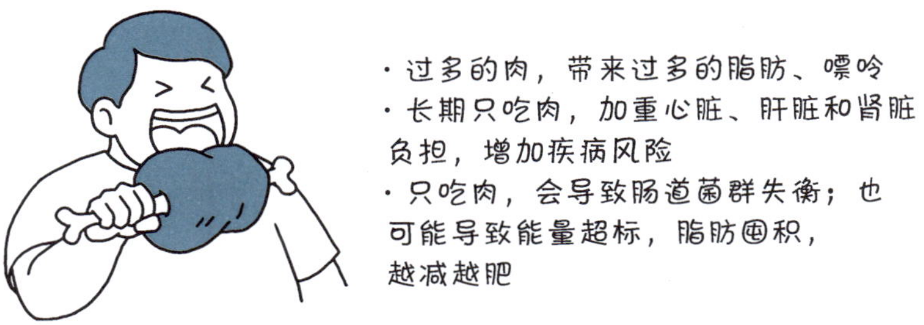

18. 震动甩脂机真的能甩掉脂肪吗

震动甩脂机宣称能轻松甩掉脂肪？真相是，它只是抖抖你的肌肉，通过震动让肌肉颤动，消耗的能量其实有限。甩脂机可能会让你感觉肌肉紧绷，但它并不是减重神器。

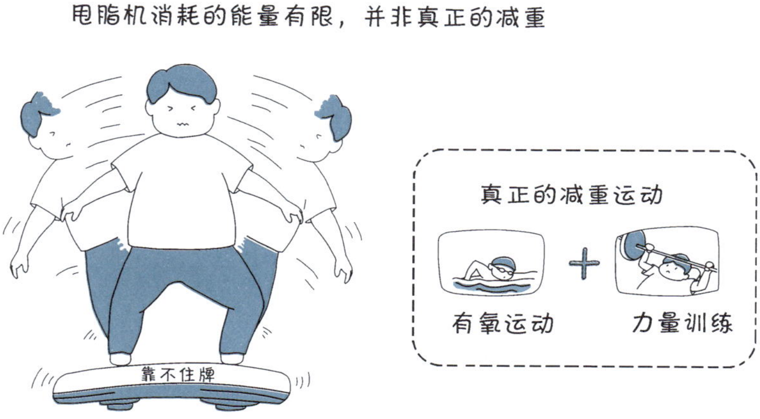

想要减少脂肪，身体力行的运动少不了。全身性的有氧运动和力量训练，配合健康的生活方式，才能有效燃烧脂肪。所以，别期待靠甩脂机就能瘦下来，动起来、吃得好，才是减重的正道。

19.“过午不食”减重法，真的可以科学减重吗

“过午不食”最早源于古印度佛教，原是僧人保持身心清净的戒律，规定正午（11—13点）后不再进食固体食物。这一传统随佛教传入我国，与古代农耕社会“日出而作，日落而息”的两餐制相融合，逐渐演变为民间养生习俗。

研究发现，改良版的“过午不食”，也就是把进食窗口压缩到8小时的“16+8限时进食法”，通过延长空腹时间促进脂肪分解，相对更安全可控。

然而在现代社会，不少人对“过午不食”存在误解，简单粗暴地认为“过午不食”就是12点之后就不再吃饭，认为这样就能快速减重。这种极端做法反而会对健康造成多重危害。

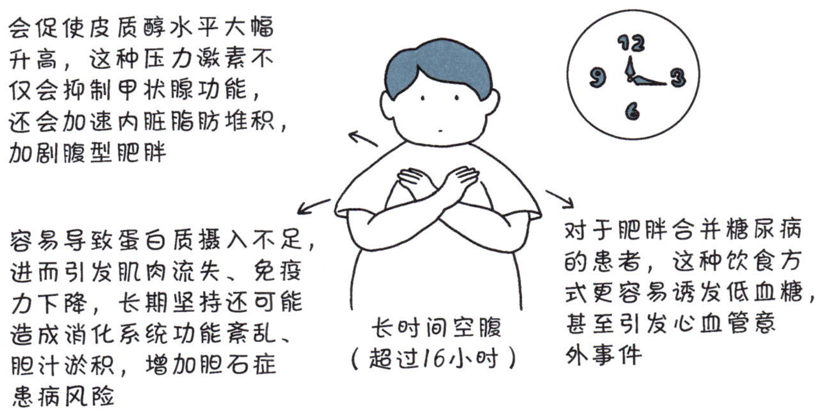
会促使皮质醇水平大幅升高，这种压力激素不仅会抑制甲状腺功能，还会加速内脏脂肪堆积，加剧腹型肥胖
12
9
3
6
容易导致蛋白质摄入不足，进而引发肌肉流失、免疫力下降，长期坚持还可能造成消化系统功能紊乱、胆汁淤积，增加胆石症患病风险
长时间空腹
（超过16小时）
对于肥胖合并糖尿病的患者，这种饮食方式更容易诱发低血糖，甚至引发心血管意外事件

20. 收腹带、瘦腿袜，真的可以帮助局部减重吗

听起来像魔法道具，但它们真能让你瘦吗？No！No！No！它们更多起到暂时塑形和提供支撑的作用。穿上它们，你可能会看到即时效果，但脱下后，脂肪还是原封不动。

要想真正减重，还得靠全身运动和合理饮食。

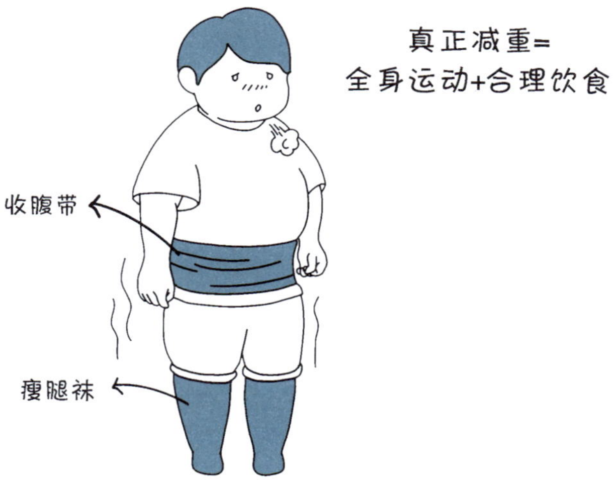

21. 肚脐贴真的能减重吗

“肚脐上来一贴，脂肪自动消失”。宣称能通过贴在肚脐上帮助减重的“小玩意儿”，实际上效果可疑。

这些贴剂可能含有一些刺激成分，如辣椒素，可以促进血液循环和局部发热，给你一种“脂肪在燃烧”的错觉。然而，它们并不能直接燃烧脂肪或促进脂肪分解，绝非减重神器。别被它迷惑，减重从没有捷径可走，放弃“躺瘦”幻想！

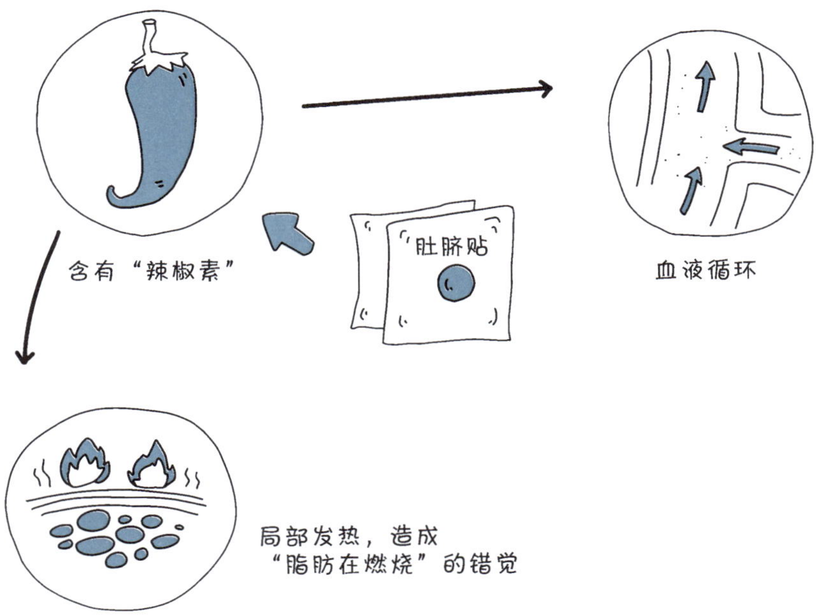

肚脐贴：并不能直接或间接促进脂肪分解

22.“零系列”食物真的可以帮助减重吗

看到“零脂”“零糖”“零卡”的食品包装，你是否以为找到了减肥捷径？这些看似“无负担”的食品，实则暗藏玄机。

“零系列”食品

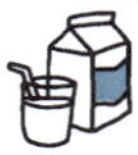

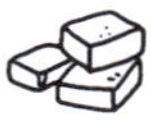

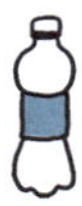

- 零脂食品：如脱脂牛奶，脂肪含量不足 0.5g/100g，热量比全脂奶低 30%～50%。
- 零卡食品：如魔芋制品，热量不到 4kcal/100g，用它们替换高热量零食，每天能轻松减少 150～200kcal 摄入。
- 零糖食品：如无糖饮料，用代糖代替白砂糖、蔗糖，能避免餐后血糖大幅波动，降低胰岛素抵抗的风险。

因此，选择这些低能量食品，的确有助于控制总能量，对减重有一定的帮助。

但是，盲目地只依赖这些“零脂”“零糖”“零卡”食品，也会产生一些健康危害。

（1）营养失衡：长期单纯只依赖“零系列”而忽视均衡膳食，容易导致营养失衡，长期对健康并无益处。

（2）代谢紊乱：部分零糖食品为提升口感添加了大量钠盐，长期食用会增加水肿和高血压风险；也有部分零糖食品为提升口感添加了反式脂肪酸，增加体内脂肪囤积。

（3）刺激食欲：代糖产生的虚假甜味信号会干扰大脑，使饥饿素分泌量上升，你可能在不知不觉中胃口大开，总能量摄入反而超标，不利于减重。

“零系列”食品只是减肥路上的“辅助工具”，能帮你在热量控制上“打个下手”，但绝不是减重的万能钥匙，不要盲目迷信包装上的“零脂”“零糖”“零卡”！

23. 酵素是“智商税”，还是真的可以帮助减重

酵素，本质上是蛋白质类酶，市面上有的酵素补充品宣称能助减重，被视为“大餐救星”。

实际上，口服酵素如果发挥作用，需历经重重关卡。在胃酸和胰蛋白酶的联合“攻击”下，进入消化道的酵素已经几乎都被降解，很难实现自身功效。

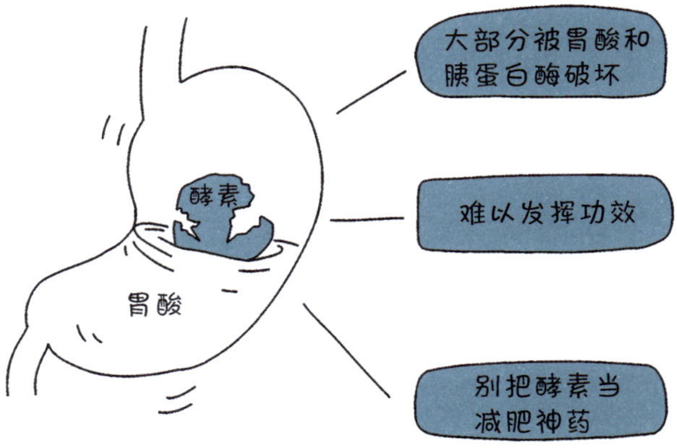

但市面上，有一些人宣称服用酵素后体重下降，这又是怎么回事？其实，这里面暗藏玄机。一些酵素产品中添加了膳食纤维，能促进肠道蠕动和粪便排出，让人产生“酵素能减重”的错觉；更有不良商家为追求短期效果，违规添加泻药成分。

另外，还有一些商家在产品中添加大量糖分，如一些酵素饮品，含糖量高达 15g/100mL。过量糖分摄入不仅无法减重，还会转化为脂肪囤积，与减肥目标背道而驰。

所以，把酵素当减重神药，很可能是交了“智商税”。那些“加速脂肪分解”“调节代谢”等诱人宣称，在临床试验面前不堪一击，毫无依据。

24. “阻糖片/药”等碳水阻断剂，真的能让我们畅享美食不长肉吗

聚餐时狂炫蛋糕、饮料和奶茶，吃片“阻糖片”就能抵消热量？别再异想天开啦！

市面上的“阻糖片”主要靠三大成分“打配合”。

（1）白芸豆提取物：像一把“小锁”，能抑制α-淀粉酶，让米饭、面条中的淀粉难以分解成葡萄糖，理论上最多减少15%～20%的碳水化合物吸收。但遇到奶茶和甜饮料中的葡萄糖、蔗糖，它就完全束手无策了！所以，甜食爱好者可别指望它“救命”！

（2）绿咖啡粉：富含绿原酸，能抑制α-葡萄糖苷酶活性。动物实验显示，它可以延缓葡萄糖吸收、激活线粒体，加速脂肪分解。

（3）桑叶提取物：含生物碱，能抑制肠道α-葡萄糖苷酶活性。动物实验发现，它有助于平稳餐后血糖，间接减少脂肪堆积。

此外，部分产品还添加天然代糖、金针菇提取物等膳食纤维、白藜芦醇、B族维生素等成分。

虽然动物实验显示，以上这些营养成分有辅助减重的潜力，但长期用于人体减重的有效性，还有待进一步观察。

目前来看，“阻糖片”顶多算是减重路上的“临时救急包”，短期内救急用可以。但减重者更需要长期坚持均衡饮食和规律运动，才能获得更明显的减重效果。

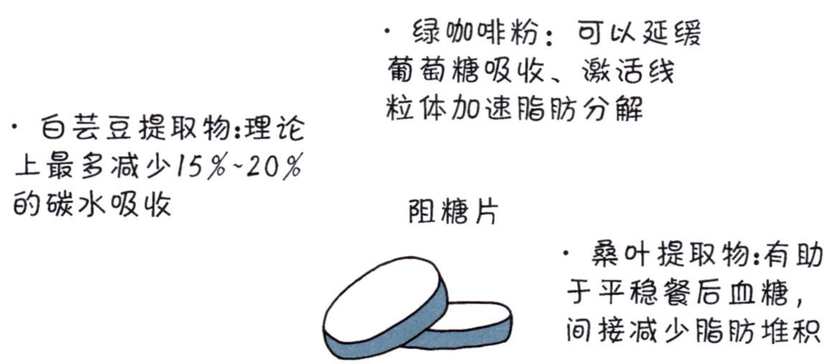

25. “燃脂片”“阻脂片”“清脂片”等脂肪阻断剂，真的能减重吗

聚餐后大鱼大肉吃撑了，来片“脂肪阻断剂”就能高枕无忧？别想得太简单！今天就带大家看一看“脂肪阻断剂”的核心成分和作用！

（1）奥利司他：唯一被国际认可的减重药物，能抑制肠道脂肪酶，直接减少 30% 的脂肪吸收。但奥利司他“药效猛”也有代价——容易引发腹泻，还会阻碍维生素 A、维生素 D、维生素 E、维生素 K 的吸收。

（2）膳食纤维：在肠道里会像“膨胀海绵”一样吸水变大，增加饱腹感，让我们不知不觉就能少吃两口；同时还能在一定程度上干扰脂肪的吸收和合成，但这种作用效果相对温和，更适合作为减重的辅助手段。

（3）天然植物及其提取物：如黄连、黄芩这类中药材，传统研究认为它们能通过“清热化湿”抑制脂肪合成。但使用之前一定要请中医科医生帮你辨识体质，因为它们更适合湿热证的肥胖人群。而且单靠它们还远远不够，必须搭配科学饮食和运动，才能使其真正发挥作用。

（4）代谢促进剂：如咖啡因、绿茶提取物，能刺激大脑“唤醒”身体，轻微提升代谢率。运动前服用，还能轻微提高脂肪燃烧效率。然而，对咖啡因敏感、喝完心慌失眠的人，须谨慎选择。

以上这些成分有一定辅助减重的效果，使用前一定要仔细查看配方和剂量，最好先咨询医生或营养师。注意，“脂肪阻断剂”只是减重路上的“辅助工具”，如果一边胡吃海喝，一边指望它们来“救场”，很难实现长久减重。

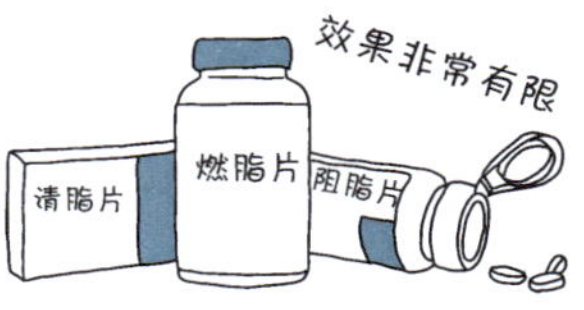

减重没有捷径，形成良好的生活习惯才是减重的靠谱之路

第七章

特殊人群的饮食与体重管理

一、儿童、青少年的体重管理

1. 儿童减重会影响生长发育吗

儿童正处于生长发育的关键期，很多家长担心："给孩子减重会不会影响长身体？"事实上，科学减重不仅不会阻碍发育，反而会为孩子的健康成长保驾护航！

儿童肥胖已成为全球性健康难题。体重超标不仅影响外观，更会埋下诸多健康隐患。

（1）肥胖儿童患 2 型糖尿病、高血压、非酒精性脂肪肝的风险显著升高。

（2）额外的体重负荷会增加关节压力，导致骨骺过早闭合，直接影响儿童的身高发育。

（3）肥胖儿童的内分泌系统也会受到干扰，进而引发性早熟、多囊卵巢综合征等问题。

（4）肥胖儿童出现抑郁、焦虑等心理问题的概率是正常儿童的 2.7 倍。

（5）肥胖儿童夜间睡眠呼吸暂停综合征的患病率大幅上升，长期缺氧更会损害大脑发育。

因此，对肥胖儿童进行科学合理的体重管理迫在眉睫。家长需要帮助孩子建立健康的饮食习惯，如减少高糖高脂零食、增加蔬菜水果摄入；同时培养孩子规律的运动习惯，保证充足的睡眠。记住，科学的体重管理不是给孩子的成长"踩刹车"，而是帮助他们以更健康的状态奔向未来！

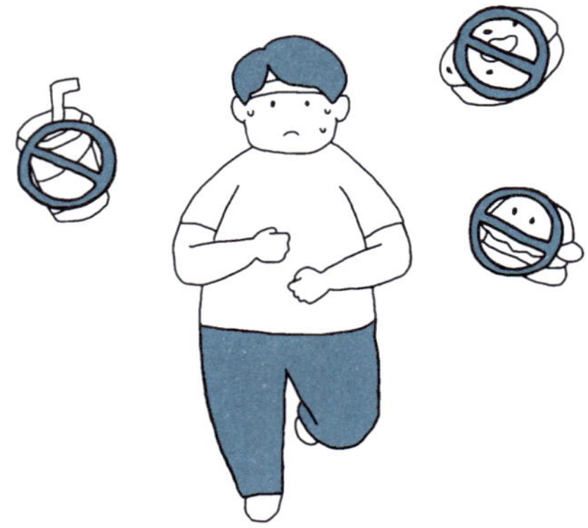

2. 儿童期的体重管理目标是什么

儿童期减重必须兼顾生长发育的需求，首要目标是在保证身高正常增长的前提下，控制体重不增加或放缓增长速度，逐步让 BMI 回归正常范围。这意味着减重不能以牺牲营养为代价，而是要实现“控体重”与“促成长”的平衡。所以，一般儿童每日能量摄入不应低于 1 200kcal，以满足基础代谢和生长发育需求。

对于肥胖儿童，由于个体差异较大，不存在“一刀切”的减重方案。营养科医生和营养师会结合孩子的年龄、性别、身高、活动量等指标，制定个性化的饮食计划。

此外，孩子的减重过程需要动态调整。家长应定期监测“生长发育曲线”，并请营养科医生和营养师定期评估减重方案的效果，确保孩子的减重既科学又安全。

儿童超重和肥胖的 BMI 可参照下表进行检查。

BMI（kg/m^2）				
年龄（岁）	男		女	
	超重	肥胖	超重	肥胖
7~	17.4	19.2	17.2	18.9
8~	18.1	20.3	18.1	19.9
9~	18.9	21.4	19.0	21.0
10~	19.6	22.5	20.0	22.1
11~	21.0	23.6	21.1	23.3
12~	20.3	24.7	21.9	24.5
13~	21.9	25.7	22.6	25.6
14~	22.6	26.4	23.0	26.3
15~	23.1	26.9	23.4	26.9
16~	23.5	27.4	23.7	27.4
17~	23.8	27.8	23.8	27.7
18~	24.0	28.0	24.0	28.0

注：中国肥胖问题工作组（WGOC1003），成年人超重与肥胖筛查 BMI 标准与 18 岁组一致。

3. 适合儿童和青少年的营养减重方式是什么

（1）饮食：肥胖儿童的饮食模式通常采用限能量平衡膳食，三大宏量营养素的比例可参考蛋白质占15%～20%、碳水化合物占55%～65%、脂肪占20%～25%。为了便于儿童控制饮食，可以将食物分为红灯食品、黄灯食品和绿灯食品三类。

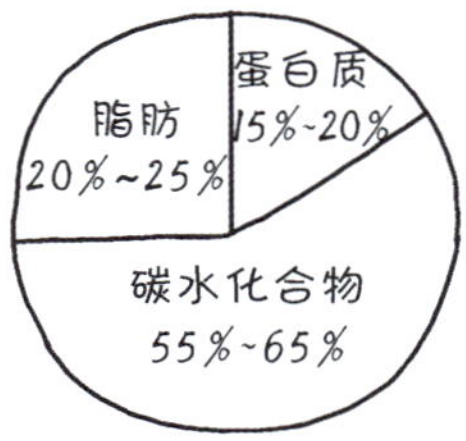

红灯食品：奶油、糖果、蛋糕、煎炸食品等，应严格控制，尽量避免食用。

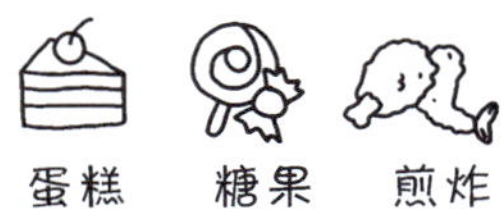

黄灯食品：瘦肉、蛋类、奶制品、主食类食品等，需要适量摄入。

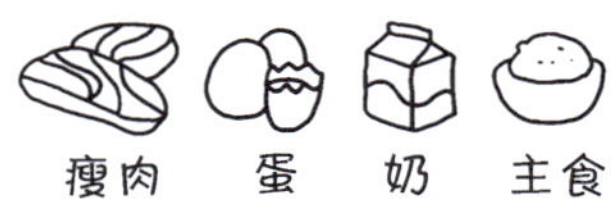

绿灯食品：蔬菜、水果等，可适当多吃。

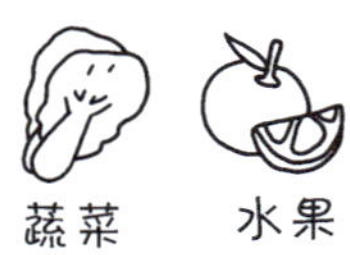

（2）运动和睡眠：儿童正处于快速生长发育的关键阶段，充足的运动和睡眠，二者缺一不可。每天坚持运动、保证规律睡眠，不仅能帮助儿童长高，还能有效预防超重和肥胖。

（3）家庭环境："言传不如身教"，想要孩子养成健康的生活习惯，家长以身作则至关重要。家长带头运动、健康饮食、规律作息，用实际行动为孩子树立榜样，这比说教更有效果。

4. 儿童减重期间，水果应该怎么吃

在儿童减重期间，为了科学控制饮食，我们将水果和蔬菜归为“绿灯食品”，允许儿童适量食用，不做过度限制。建议每天加餐时，给儿童准备 2～3 拳大小的水果，既能提供饱腹感，又不会影响正餐摄入。

需要特别注意，千万不能用果汁代替新鲜水果！看似健康的果汁，实则是隐藏的“液体糖罐”。榨汁的过程会破坏水果的膳食纤维，使水果的营养大打折扣。例如，一杯 200mL 的橙汁，含糖量几乎等同于 3 个新鲜橙子，但膳食纤维含量却仅为新鲜橙子的十分之一。同时，失去膳食纤维的水果，其中的果糖会被快速吸收，导致血糖迅速上升。这样的“甜蜜陷阱”，反而可能让孩子在不知不觉中摄入过多能量和糖分，影响减重效果。

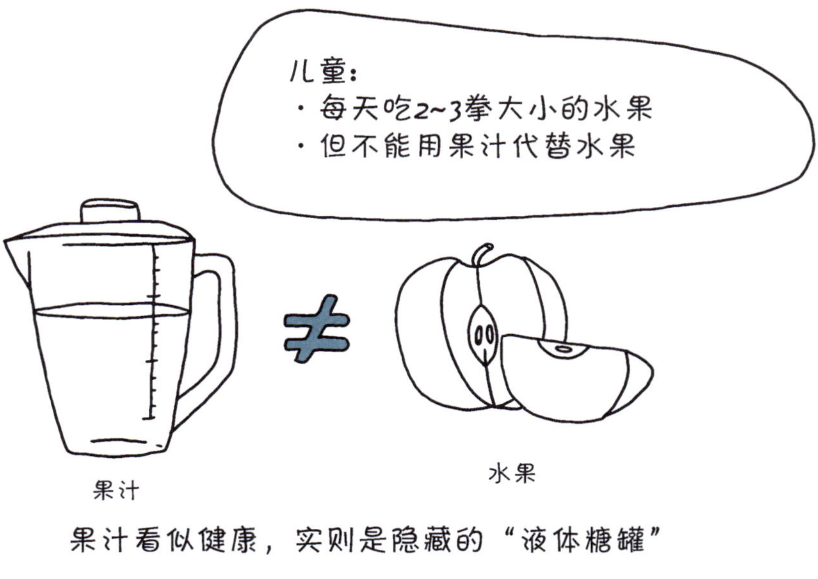

果汁看似健康，实则是隐藏的“液体糖罐”

5. 给肥胖儿童和青少年家长的建议有哪些

家庭是孩子的港湾，儿童减重更需要“全家总动员”！

（1）**制定家庭健康食谱**：和孩子一起制定家庭健康食谱，把每周逛超市变成“食材寻宝大赛”！比比谁挑的蔬菜花青素最多，谁找到的主食最健康。

（2）**分餐制里藏着大学问**：吃饭时坚持“人人自选，定量分餐”的规则，鼓励孩子用餐盘分装饭菜，既能保证营养均衡，又能让孩子在游戏中学会搭配食物、控制能量。这样，孩子会更有成就感、喜欢上食物。

（3）**让家务秒变健身游戏**：把洗碗、扫地变成亲子运动挑战！比赛谁擦的地板最亮，谁叠的衣服又快又整齐。这些日常小任务不仅能增加孩子的活动量，还能培养其责任感。

（4）**解锁户外欢乐时光**：减少孩子看电子屏幕的时间，全家一起外出运动！春天去公园放风筝、夏天踩水捞蝌蚪、秋天一起采集落叶、冬天打雪仗堆雪人。让阳光代替屏幕蓝光，让奔跑嬉戏代替久坐不动，让父母的陪伴永远留在孩子快乐的童年记忆中。

（5）**用爱点亮健康生活**：及时肯定是孩子长期坚持健康生活的动力。例如，在孩子坚持运动一小时后给他一个大大的击掌，在孩子尝试吃完全部蔬菜时给他一次及时的夸赞，这些充满爱意的瞬间，会让“健康生活”的种子生根发芽。

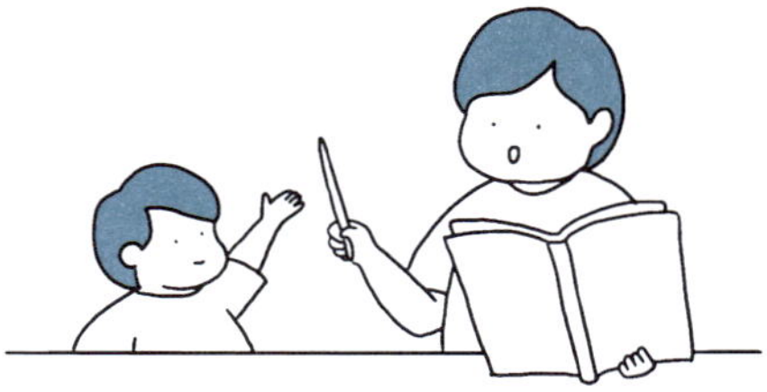

6. 儿童和青少年减重过程中，需要补充维生素 D 和钙吗

很多肥胖儿童都面临一种隐形的“健康危机”——体内维生素 D 和钙不足！

为什么会这样？

（1）维生素 D 作为脂溶性营养素，会被体内过多的脂肪细胞“悄悄扣留”，导致血清维生素 D 浓度降低。

（2）偏爱甜食的儿童，尿液会排出更多的钙，造成钙流失。

（3）很多肥胖儿童不爱运动，每天“宅”在家里，光照时间少，皮肤合成维生素 D 的效率会降低。

（4）肥胖引发的慢性炎症，会干扰经皮肤吸收的维生素 D 活化，让其难以发挥作用。

维生素 D 和钙有什么作用？

维生素 D 和钙堪称骨骼健康的“黄金搭档”！钙作为骨骼的“建筑材料”，是儿童长高的关键元素；维生素 D 能促进肠道吸收钙质，帮助骨骼生长；维生素 D 还能改善胰岛素抵抗，助力减重和健康。

想给儿童补充这两种营养素，其实很简单！减重期间，每天喝 300～500mL 低脂奶，吃一手掌心大小的豆制品，再搭配充足的绿叶蔬菜，就能轻松摄入充足的钙。记得多带儿童去户外跑跑跳跳，让阳光“激活”皮肤，合成维生素 D。如果检查发现儿童的生长发育曲线、血清维生素 D 和骨密度明显异常，别着急，在医生指导下合理用药，及时为儿童的成长保驾护航！

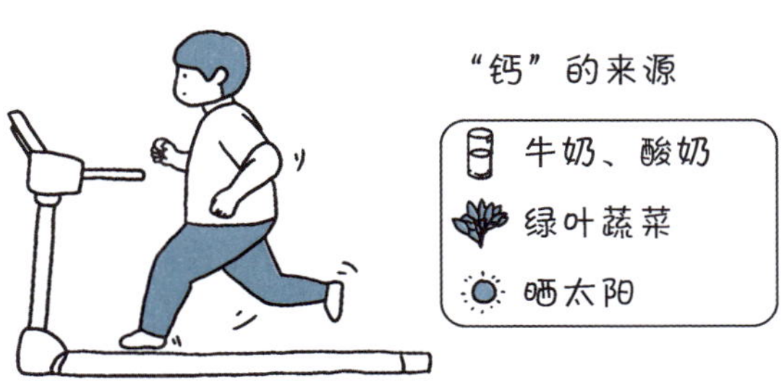

减重期间，适当补充维生素D、钙，有益骨骼健康

7. 儿童和青少年如何运动更能有效减重

孩子体重超标，如何运动才能健康减重？记住，运动是儿童青少年减重的关键！光靠节食可不行，只有搭配均衡营养和科学运动，才能帮孩子甩掉赘肉、练出结实肌肉，促进长高，让大脑更灵活。

选运动项目有门道，记住千万别强迫孩子！跑步、踢足球、游泳、跳减肥操等，挑孩子喜欢的项目，坚持下去。如果硬让孩子做不喜欢的运动，反而可能让他们彻底抗拒锻炼。孩子运动时，家长或老师一定要全程陪伴，及时发现他们的每一点进步，多鼓励、多肯定。

具体怎么帮孩子动起来，记住这四个小妙招。

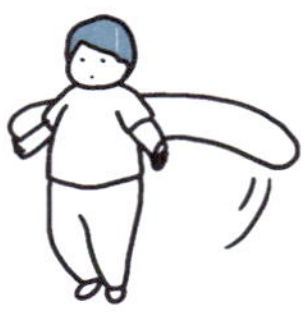

（1）规律运动：每周坚持 5～7 天，每天保证 1 小时户外运动。

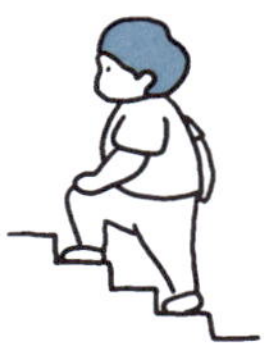

（2）动静结合：上学路上的快走、爬楼梯这类日常运动，搭配游泳、踢球、打篮球、跳绳等中等强度运动，减肥效果翻倍。

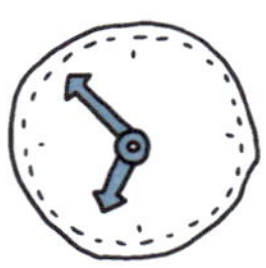

（3）灵活安排：不用非得早起锻炼，根据孩子的作息，放学后或晚上 6—8 点，都是运动的好时机。

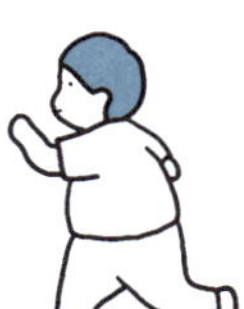

（4）循序渐进：别一开始就猛练！先从每天 10 分钟慢跑开始，等孩子适应了，再慢慢增加到 15 分钟，直到 1 个小时。让孩子在轻松愉快中，逐渐变得更健康、更有活力！

8. 减重过程中，儿童和青少年必须戒掉零食吗

儿童青少年在减重期间，并不一定要和零食彻底“绝缘”，关键在于教会他们科学选择零食的种类和合理控制零食的量。

（1）选择健康零食：优先挑选低糖、低脂肪、高膳食纤维、高蛋白的零食，如新鲜水果、低脂酸奶、原味坚果、原味豆腐干、低脂牛肉干等，既能补充营养，又能增加饱腹感。

（2）控制食用量：即使是健康零食，也不能毫无节制地摄入。

（3）远离不健康零食：尽量减少含糖饮料、油炸食品、膨化零食、夹心饼干、薯条、山楂条、巧克力、冰激凌等高糖、高脂零食。这些零食不仅热量高，还缺乏营养，容易影响减重效果，甚至影响儿童的生长发育。

所以，只要选对零食、控制好量，儿童青少年在减重期间也能享受吃零食的快乐！

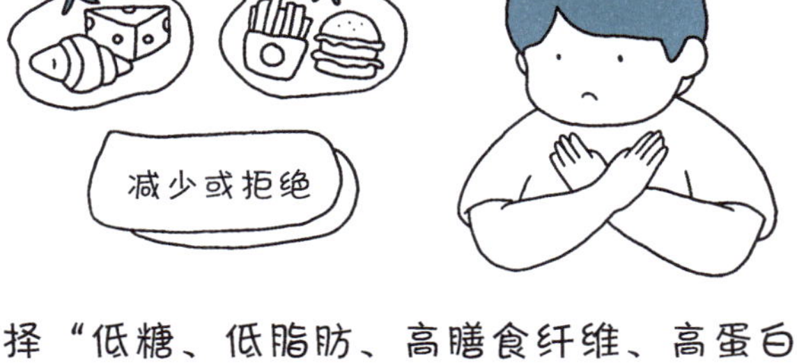

选择“低糖、低脂肪、高膳食纤维、高蛋白”的
健康零食更适合哦

9. 青春期的肥胖管理，饮食和营养该如何做

青春期是儿童长高的“黄金期”，一年能长高 6～8cm！此阶段的减重方案既要控制体重，又要保证孩子正常发育，还得确保孩子精力充足。所以，青春期减重应特别注意营养均衡。具体该如何做呢？

（1）吃得对，吃得巧：别胡吃海塞，少吃外卖、炸鸡、薯条这些油腻食物，多吃鱼虾、瘦肉、鸡蛋、豆制品、蔬菜、水果和全谷物。另外，每天喝牛奶、吃豆腐、吃青菜、晒太阳，这是长高的“4 个黄金搭档”，给身体补足钙和维生素 D！

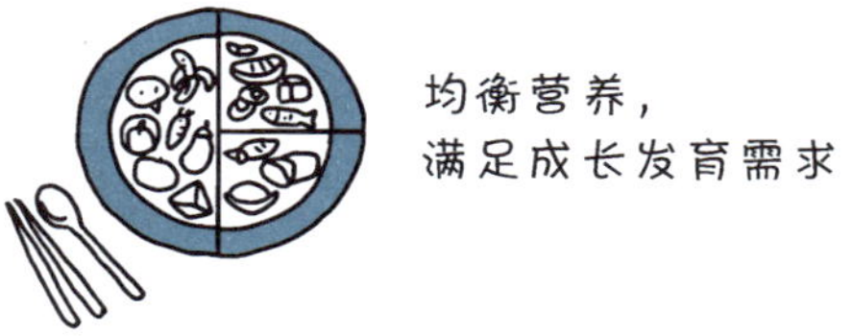

（2）动起来，更健康：每天抽时间让孩子跑步、游泳、跳绳，或踢足球、打篮球等。运动的种类可以丰富一些，不仅能帮孩子甩掉肥肉，还能刺激骨骼长得更快，让肌肉更结实！同时，孩子们在运动中可以合成更多“快乐激素”，提高学习效率。每周坚持运动 5～7 天，每次 1 小时左右，效果最好！

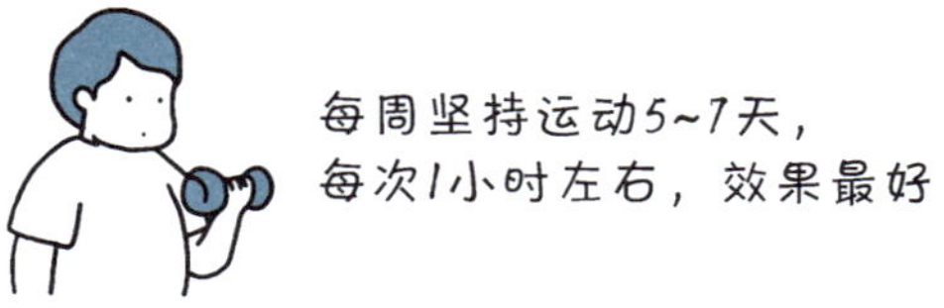

（3）千万别节食：有些孩子为了减肥，这也不吃、那也不吃，这可不行！青春期正是长身体的时候，节食、挑食和偏食都会让孩子营养失衡，不仅会长不高，还可能影响身体发育、精力和体力。

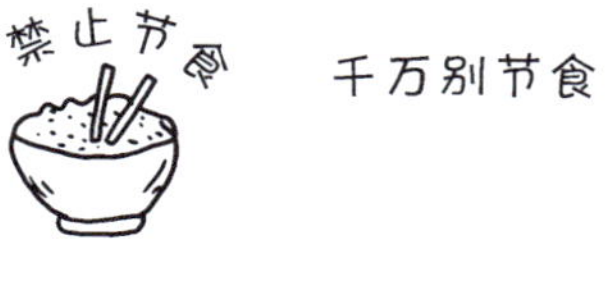

10. 肥胖儿童和青少年减重后如何维持

减重成功来之不易，想要长期维持效果，养成全家健康的好习惯是关键！

（1）家长以身作则，孩子自然跟随：父母要带头健康饮食、规律运动，用实际行动为孩子树立榜样。在这样的家庭氛围中，孩子也会主动养成好习惯！

（2）全家齐运动，健康又欢乐：一家人每天抽出 1 小时一起运动，把亲子运动变成家庭乐趣，既能一起锻炼身体，又能增进彼此的感情。

（3）吃对三餐，营养均衡：饮食上多吃新鲜蔬菜、水果、优质蛋白质类食物和全谷物，又健康、又饱腹，还不会造成过多的能量负担。家中餐桌和厨房里，尽量不摆放高油、高糖零食。

（4）定期记录，科学调整：全家每周在固定时间称体重，记录变化趋势。如果体重波动，及时调整饮食结构。

用科学的方法，稳稳守住孩子的减重成果！

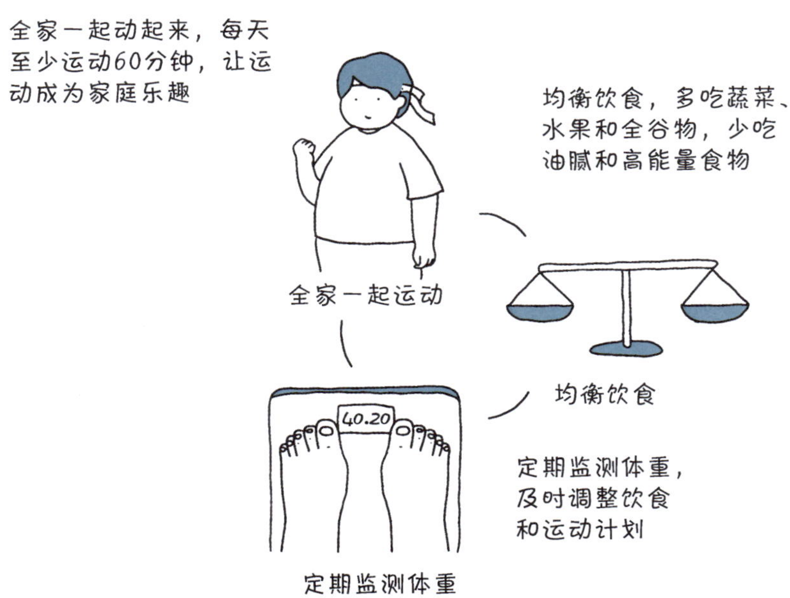

二、妊娠期、产后人群体重管理

1. 为什么备孕期间就要开始管理体重

无论女性还是男性，肥胖都会给生育能力“拖后腿”！对女性来说，肥胖会降低怀孕概率，增加孕早期流产风险，还容易让女性在孕期患糖尿病；对男性而言，肥胖会影响精子质量和勃起功能。这些问题，都可能给备孕和孕期带来麻烦。

不过别担心，孕前减重好处多多！科学控制体重能让备孕和孕期更“平安”：一方面，减重可以改善胰岛素敏感性，帮助卵子和精子发育得更好，提高受孕成功率；另一方面，孕前管好体重能减少准妈妈患妊娠糖尿病以及生出巨大胎儿的风险，从源头降低孩子成年后罹患代谢性疾病的风险。所以，孕前把体重管理好，既是为自己的健康负责，更是给宝宝的未来打基础。

特别是高龄备孕女性，如果体重超标，更要科学减重。减重时，既要考虑减重效果，又要关注卵巢功能，别因为过度节食或过度运动影响卵巢功能。最好和临床营养科医生一起制定安全有效的减重计划，稳稳当当地迎接健康宝宝！

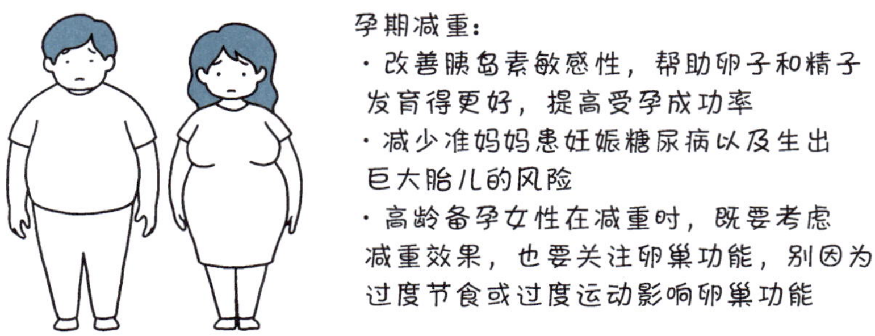

2. 超重 / 肥胖孕妇如何设置体重增长目标

怀孕后体重增长多少合适？根据孕前体质指数（BMI），孕期体重增长有明确标准。

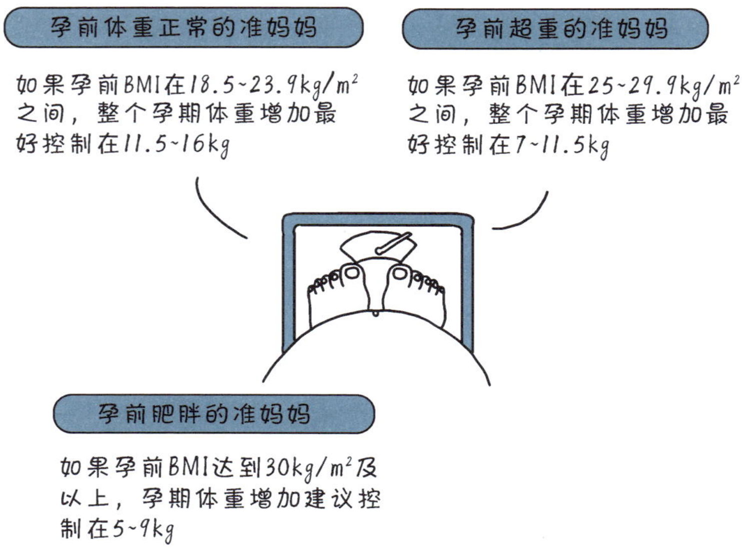

除了孕期体重增长的总量，孕中期和孕晚期体重增长速度也有讲究。

- 孕前体重正常的准妈妈：每周体重增加最好不超过 0.45kg。
- 孕前超重的准妈妈：每周体重增加最好不超过 0.28kg。
- 孕前肥胖的准妈妈：每周体重增加不超过 0.22kg。

同时，每天要保证蛋白质、碳水化合物、脂类等七大营养素均衡摄入，既要控制体重，又不能牺牲妈妈和胎儿的营养。建议超重 / 肥胖孕妇一定要找医生或临床营养师，制定专属的孕期营养计划！

3. 超重/肥胖孕妇如何进行体重管理

超重/肥胖的准妈妈，本身就比普通孕妇更容易遭遇妊娠糖尿病、生出巨大胎儿的风险。如果还盲目信奉“一人吃、两人补”导致体重增长超标，不仅会让孕期健康状况雪上加霜，还可能影响胎儿正常发育。所以，控制好孕期体重增长总量和速度格外关键。

孕期控制体重，关键是“吃得聪明”。

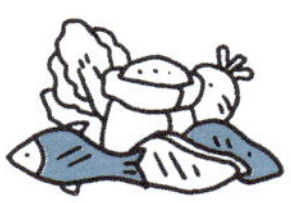
热量要适量

（1）热量要适量：中等身高的超重/肥胖女性，孕早期每天摄入1 500～1 600kcal，孕中晚期每天摄入1 800kcal左右的能量。

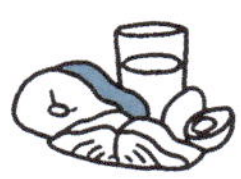
蛋白质要充足

（2）蛋白质要充足：孕早期每天摄入70g左右蛋白质，孕中期每天摄入85g左右蛋白质，孕晚期每天摄入95g左右蛋白质。为了预防孕晚期贫血，优先选择增加适量含铁的瘦肉。

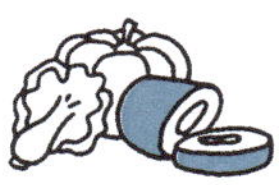
营养更全面均衡

（3）营养更全面均衡：膳食纤维、优质的n-3多不饱和脂肪酸、维生素和矿物质（尤其是维生素D和叶酸），都是超重/肥胖孕妇要重视的营养素。

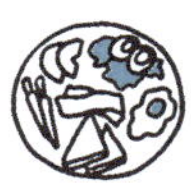
分餐更科学

（4）分餐更科学：把一日三餐拆成5～6餐次，少食多餐，更有利于控制孕期体重增长。

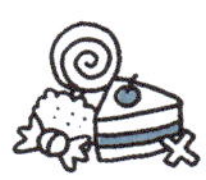
远离“甜蜜陷阱”

（5）远离“甜蜜陷阱”：对奶茶、蛋糕、油炸食品统统“say no”！

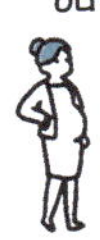
增加运动量

超重/肥胖孕妇在没有运动禁忌的情况下，应每日运动，建议选择走路、水中漫步、孕妇瑜伽等温和运动，避免跳跃、扭腰、举重物等危险动作。

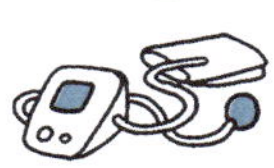
监测血糖、血压

超重/肥胖孕妇需严格监测血糖、血压，每周监测体重增长速度，每月进行超声检查监测胎儿发育情况，如有任何异常，及时咨询医生，进行干预和治疗。

4. 超重 / 肥胖孕妇可以适当吃一些零食吗

超重或肥胖孕妇适当吃一些零食没问题。

选零食要避开高糖、高脂的诱惑。参考下面四个小妙招，科学饮食，让饥饿感远离你的孕期。

（1）让自己的口味淡一些，再淡一些。

（2）多用粗杂粮代替细粮，饱腹感更强。

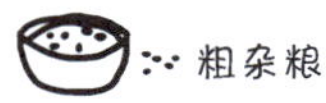

（3）在上午 10 点、下午 4 点和晚上可以加餐，稍微增加一些高膳食纤维、低能量的主食，以及蔬菜、水果、奶类等耐嚼食品。

例如，

上午加 100mL 无糖酸奶，

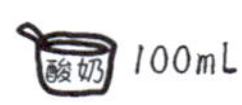

下午加一个桃子或一个苹果，

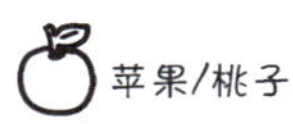

晚上加低脂牛奶 200mL。

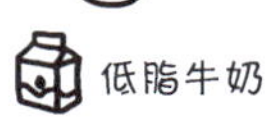

（4）细嚼慢咽，增加饱腹感。

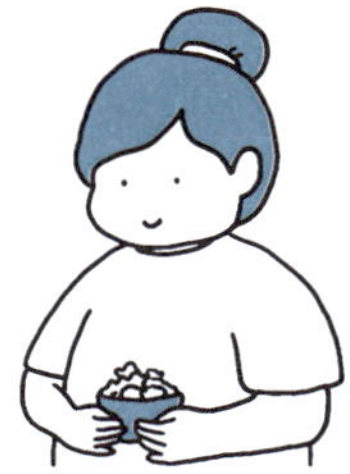

5. 妊娠糖尿病妇女的体重增长标准是多少

国家卫健委发布了一项行业标准，《妊娠期糖尿病妇女体重增长推荐值标准》（WS/T 828—2023），按“糖妈妈”怀孕前的体型（BMI），列出了孕期体重增长目标。

为啥“糖妈妈”要盯着体重？因为控制好孕期体重增长速度，才能更好地管理好血糖；甚至有85%的“糖妈妈”单纯通过饮食和运动，就能控制好孕期血糖，对妈妈和宝宝都更安全。

妊娠期糖尿病（GDM）妇女体重增长推荐值			
妊娠前体质指数分类	妊娠早起体重增长值范围（kg）	GDM诊断前妊娠中期每周体重增长值几范围（kg/week）	GDM诊断后妊娠中期和妊娠晚期每周体重增长值几范围（kg/week）
低体重（BMI<18.5kg/m^2）	0～2.0	0.46（0.37～0.56）	0.46（0.37～0.56）
正常体重（18.5kg/m^2<BMI<24.0kg/m^2）	0～2.0	0.37（0.26～0.48）	0.37（0.26～0.48）
超重（24.0kg/m^2<BMI<28.0kg/m^2）	0～2.0	0.30（0.22～0.37）	0.26（0.19～0.32）
肥胖（BMI大于28.0kg/m^2）	0～2.0	0.22（0.15～0.30）	0.18（0.12～0.23）

6. 妊娠糖尿病，如何搭配食谱

妊娠糖尿病的食谱个体差异大，建议在医生或临床营养师的指导下个体化制定专属方案！不少准妈妈希望初步认识控糖饮食的营养搭配原则，以下整理了一份 1 800kcal 孕中晚期参考食谱供参考。

	菜名	食物及重量
早餐	紫米馒头	紫米面 + 白面 25g
	煮鸡蛋	鸡蛋 50g
	牛奶	牛奶 200mL
	青菜	青菜 100g
加餐	粗粮切片面包	切片面包 35g
	水果	水果 100g
午餐	花卷	小麦面粉 25g
	玉米馒头	玉米面 + 面粉 25g
	银耳芹菜	水发银耳 30g，芹菜 50g
	黄瓜虾仁	黄瓜 100g，虾仁 75g
	豆干炒时蔬	叶类蔬菜 100g，豆干 50g
加餐	水果	水果 100g
	酸奶	酸奶 80g
晚餐	杂豆饭	粳米 25g，红豆 25g
	冬瓜鸡翅	冬瓜 100g，鸡翅 100g
	香菇油菜	油菜 150g，水发香菇 30g
	西红柿炒鸡蛋	西红柿 100g，鸡蛋 10g
加餐	牛奶	牛奶 200mL

注：全日用油 25～35g。

上述食谱共计能量 1 794kcal，其中碳水化合物 178g，蛋白质 112g，脂肪 70g。

7. 抓住黄金时期，产后瘦身事半功倍

生完宝宝想快速恢复身材？产后 6 个月内是瘦身的“黄金窗口期”！因为在这段时间里，身体的脂肪处于活跃状态，代谢速度快。尤其是产后 42 天至产后 6 个月，激素水平逐渐稳定，此时通过科学饮食和运动，能让减重效果更明显！

产后半年的瘦身计划要分阶段进行。

（1）产后 42 天内（产褥期）：别着急减肥！这时候身体需要恢复，重点做些温和的盆底肌训练（如凯格尔运动）和腹式呼吸，帮助修复盆底和腹部肌肉，此时体重下降不明显。

（2）产后 1～2 个月：顺产 1 个月后、剖宫产 2 个月后，慢慢增加运动强度。从散步、瑜伽开始，慢慢动起来；同时调整饮食，此时体重开始轻微下降，大约每周减 0.5 斤。

（3）产后 3～6 个月：进入产后减重“冲刺期”，可爱的小宝宝可以秒变新手妈妈们的健身“器材”！试试“抱娃快走”，来几组“举娃训练”，还有“抱娃深蹲”，妈妈们可以一边运动，一边和宝宝互动，增加亲子感情，还能训练孩子的感统能力，可谓一举多得！有条件时，也可以增加有氧运动（如快走、游泳）和抗阻训练（如深蹲、平板支撑）；再加上母乳喂养，每天可以自动消耗 500kcal 能量，坚持下来，每周就能瘦 1 斤，不知不觉找回轻盈好身材！

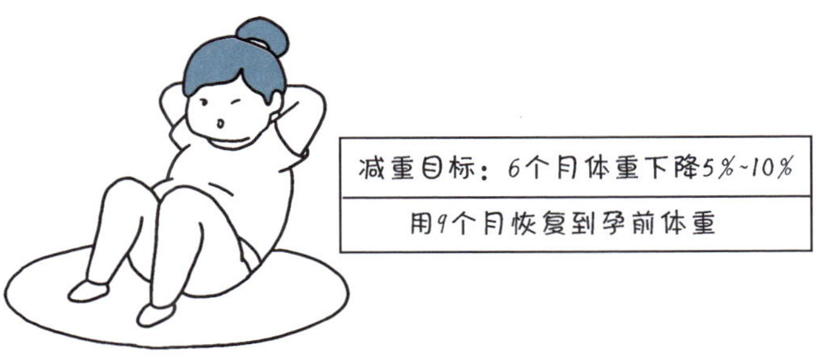
减重目标：6个月体重下降5%~10%
用9个月恢复到孕前体重

减重是个持久战，健康的膳食结构+坚持适当锻炼，减重速度不宜过快

8. 产后瘦身，切勿过度节食

产后减重千万别盲目节食！不少新手妈妈为了快速恢复身材而盲目节食，这样做既伤了自己，又断了宝宝的“天然口粮”。

母乳是宝宝最理想的营养来源，产后妈妈分泌乳汁每天需要额外消耗 300～500kcal 热量。一旦过度节食，身体能量不足，就会被迫“拆东墙补西墙”——分解体内蛋白质来维持身体代谢。这样不仅会让奶水越来越少，乳汁中的营养成分也会下降，直接影响宝宝的生长发育。

刚生完宝宝的几个月里，妈妈的身体本就需要充足的营养来恢复。这时如果盲目节食，无异于“雪上加霜”，低血糖、电解质紊乱、营养不良都会找上门，导致头晕、乏力、心慌、手抖、伤口难以愈合、感染等各种问题。

所以记住，产后哺乳期每天摄入 1 800～2 200kcal 热量是“安全底线”。只有吃够、吃对，才能既让宝宝“口粮”充足，又让妈妈美丽健康！

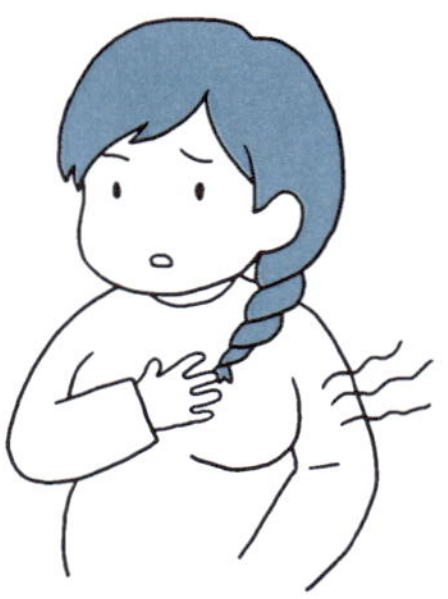

产后过度节食，会导致：
奶水越来越少，乳汁营养成分下降，直接影响宝宝的成长发育
容易引发低血糖、电解质紊乱、营养不良等问题
只有吃够、吃对，才能让宝宝“口粮”充足

9. 产后瘦身，可以采用哪些营养方案

产后健康瘦身，均衡营养是关键！对于哺乳期妈妈，建议遵循高蛋白、低脂肪、适量碳水化合物和丰富膳食纤维的饮食原则。切记，产后瘦身不能急于求成，应循序渐进地调整饮食和运动计划。以下为大家整理了一份 2 100kcal 的限能量营养方案，供参考借鉴。

早餐（约 657kcal）

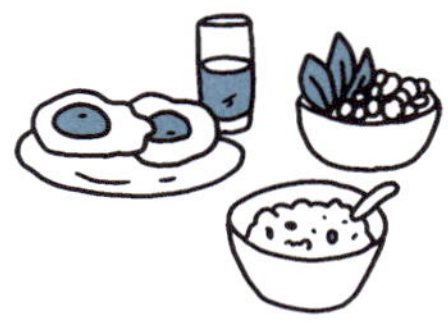

燕麦米饭：燕麦 50g，白米 50g，约 343kcal
鸡蛋 1 个：约 60g，约 86kcal
牛奶：250mL，约 153kcal
新鲜蔬菜（如拌三丝）：100g，约 30kcal
植物油：5g，约 45kcal

加餐（约 177kcal）

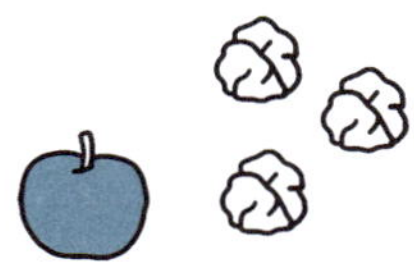

核桃 3 个：约 15g，约 100kcal
新鲜水果（如苹果）：150g，约 77kcal

午餐（约 582kcal）

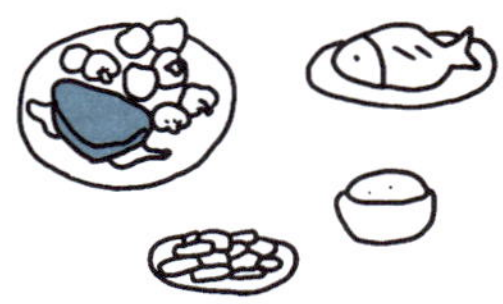

米饭：250g，约 240kcal
清蒸鱼：100g，约 110kcal
西蓝花炒肉片：西蓝花 100g，瘦肉 50g，约 126kcal
凉拌黄瓜：100g，约 16kcal
植物油：10g，约 90kcal。

加餐（约 147kcal）

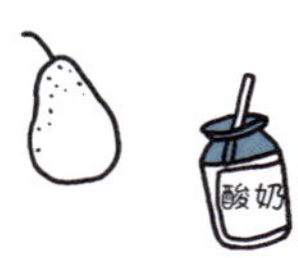

新鲜水果（如梨）：150g，约 75kcal
低脂酸奶：100g，约 72kcal

晚餐(约589kcal)

紫薯1个:约100g,约88kcal

全麦馒头:50g,约125kcal

炒鸡胸肉:鸡胸肉100g,青椒50g,红椒50g,约216kcal

凉拌木耳:100g,约20kcal

蔬菜汤(如西红柿蛋汤):200mL,约50kcal

植物油:10g,约90kcal

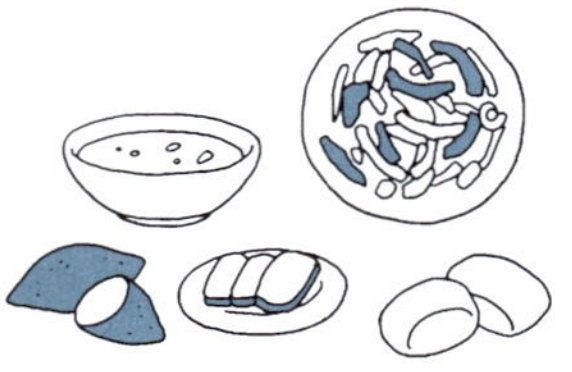

10. 产后瘦身，需要避开的八大误区

产后想快速恢复身材，先避开这八个误区，它们不仅损害产妇身体健康，还可能影响母乳和宝宝健康！

饮食误区

（1）极端节食：每天能量摄入低于 1 800kcal，不仅会让乳汁减少40%，还可能掉头发、免疫力下降！

（2）重口味饮食：高盐食物（如腌菜、酱油拌饭）会让身体水肿，每天盐摄入量别超过 5g！

（3）不吃加餐：哺乳期空腹时间过长（超过 3 小时）会影响乳汁分泌！

（4）狂吃猛补：别以为母乳喂养就能随便吃！猪蹄、浓肉汤、奶茶、蛋糕等高糖、高脂食物吃太多会影响产后瘦身。

运动误区

（5）过早剧烈运动：产后过早运动，可能引起子宫出血或伤口撕裂。

（6）瞎练腹肌：产后直接做卷腹、仰卧起坐等增加腹压的动作，可能加重腹直肌分离。可以先从核心肌群激活训练开始，如腹式呼吸、死虫式训练、靠墙静蹲。存在腹直肌严重分离或盆底肌松弛的妈妈，一定要找专业医生进行物理康复治疗。

（7）只做高强度运动：过高强度运动不仅损伤妈妈的免疫力，影响身体恢复，还会影响乳汁的分泌。

其他误区

（8）产后按摩：产后按摩在无禁忌证的情况下，可作为促进恶露及积液排出的有效手段，但对降低体脂肪没有效果。

11. 肥胖纹和妊娠纹能通过营养补充消除吗

肥胖纹和妊娠纹本质是真皮层胶原纤维断裂的物理性损伤，无法通过单纯营养补充完全消除，但科学营养可改善其外观，如确保摄入足够的维生素 C、维生素 E 和 n-3 多不饱和脂肪酸，能帮助皮肤恢复健康。

消除纹路更多依赖于皮肤护理和身体锻炼。保持皮肤滋润，使用专业祛纹产品，结合医学美容手段和适度运动，能更好地改善纹路。

对于肥胖纹和妊娠纹，其实预防远胜于治疗！控制好孕期体重增长，可以很好地预防妊娠纹发生。

记住：营养补充是辅助手段，早期预防与皮肤护理是关键！

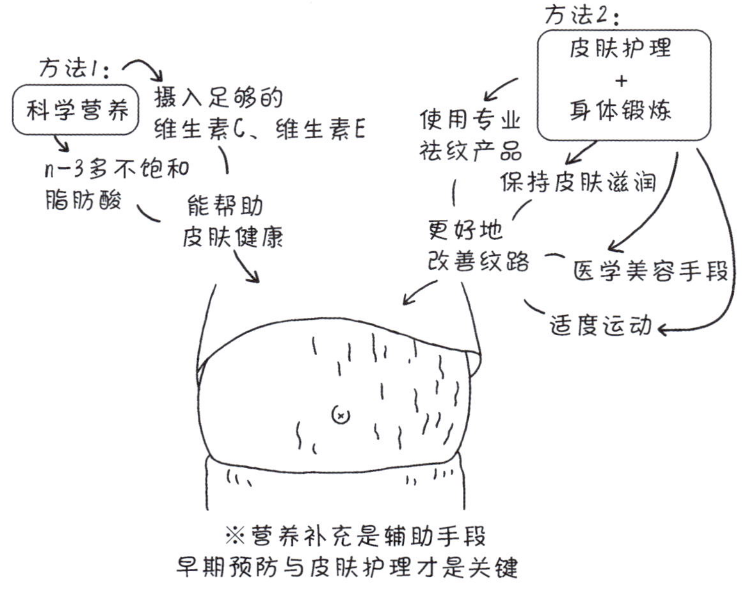

12. 哺乳期妈妈减重，可以补充一些营养素制剂吗

哺乳期妈妈在减重过程中，可以适量补充一些营养素制剂，以保障自身和宝宝的营养需求。但是，选择补充剂产品时须谨慎，还是要以自然饮食为主，以补充剂为辅。

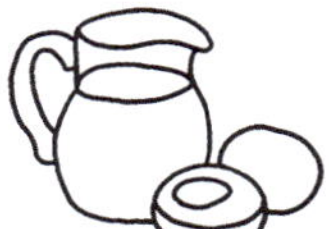

充足的蛋白质摄入

（1）哺乳期妈妈应确保充足的蛋白质摄入，可以适量补充乳清蛋白粉，有助于肌肉修复和增长，同时不会影响哺乳。

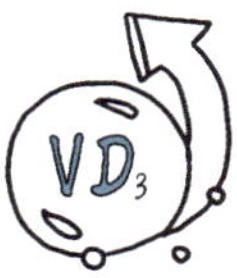

补充维生素D和钙

（2）维生素 D 和钙的补充很重要，可以预防骨质疏松，维持骨骼健康。

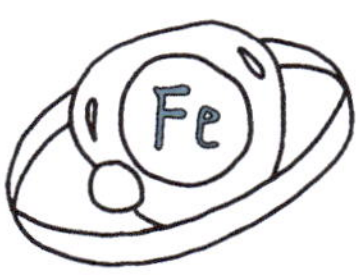

适量补充铁剂

（3）由于哺乳期妈妈对铁的需求增加，可以适量补充铁剂，预防贫血。

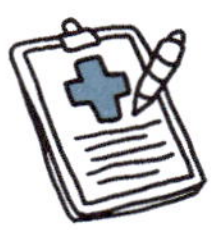

遵循医生建议：
不可过量补充

（4）补充营养素制剂应遵循医生建议，不可过量。过量补充某些营养素，如维生素 A 等，可能对母婴健康产生不利影响。

选择正规厂家

（5）选择营养素制剂时，应选择正规厂家生产的产品，并注意查看成分表，避免添加糖过高或含有不适合哺乳期妇女的成分。

13. 哺乳期减重，如何实现健康、美丽、好奶水

哺乳期既要给宝宝提供充足营养，又想恢复身材，记住这三个关键策略，轻松实现“健康瘦”！

（1）产后饮食，妈妈们恢复元气和哺育宝宝的“黄金燃料”

产后饮食有妙招，能量摄入要记牢，
一千八到两千二，营养充足身体好。
蔬菜谷物唱主角，纤维满满消化畅，
蛋白适量补元气，鱼肉蛋奶不能少。
油腻甜食需克制，煎炸甜点要扔掉，
科学搭配频繁吃，健康轻盈乐陶陶！

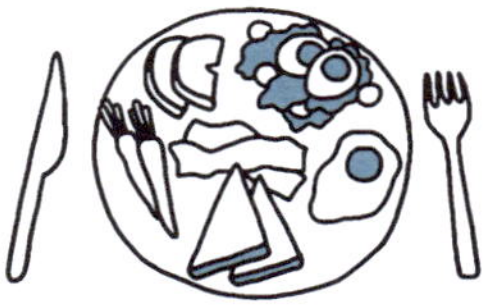

（2）产后带娃运动，增进母子关系最美好的事情

带娃运动有诀窍，亲子健身乐趣高。
抱娃深蹲慢慢起，妈练臀腿娃欢笑，
平板托娃练核心，拉伸动作亲子俏，
推车快走超拉风，燃脂还能晒太阳。
遇上涨奶别烦恼，运动之前先排空，
专业内衣强支撑，透气舒适不紧绷。
路上涨奶莫慌张，母婴室里娃来吸，
科学运动巧应对，轻松带娃身姿妙。

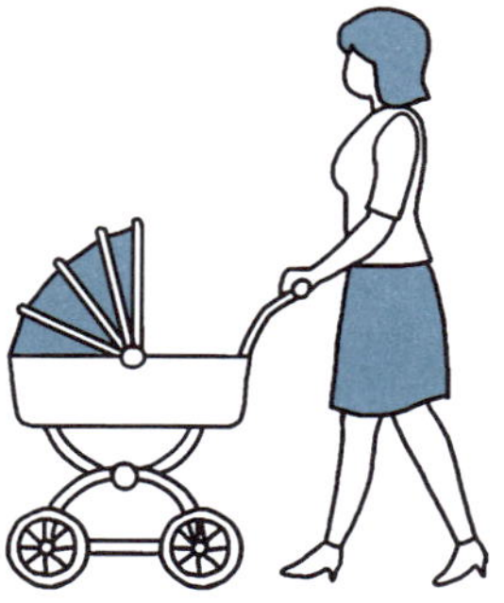

（3）产后减重要循序渐进

每月减重不超过 1～2kg，避免减重速度过快。产后妈妈日夜操劳，喂奶、哄睡、换尿布连轴转，睡眠常常无法保证。充足的睡眠不仅能控制食欲，还能让疲惫的身心重焕活力。所以，产后妈妈即使再忙再累，也要给自己留休息的时间，爸爸也要多承担一些带娃的责任！

14. 哺乳期减重，要保证哪些营养摄入

哺乳期又想减重，又担心影响宝宝营养？记住这五个核心营养素，掌握哺乳期的“保奶瘦身”密码！

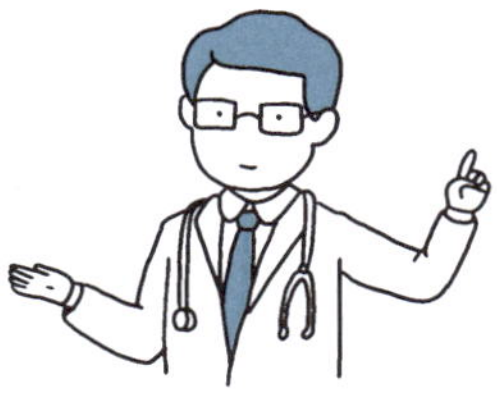

哺乳期五大核心营养素：

（1）优质蛋白质：产后恢复和乳汁分泌的“黄金原料”！每天摄入1个鸡蛋、300～500mL牛奶、100g豆腐、100～150g瘦肉或鱼虾，不仅能修复产后虚弱的身体，还能为宝宝提供丰富的优质乳汁，助力宝宝茁壮成长。

（2）复合碳水化合物：减少白米饭、稀粥，换成燕麦、糙米、薏仁、红豆等粗粮，可以为泌乳持续供应能量，而且饱腹感更持久。

（3）健康脂肪酸：鱼虾、坚果中的n-3多不饱和脂肪酸（DHA/EPA）是宝宝大脑发育的重要营养素。

（4）维生素与矿物质：每天户外晒太阳补充维生素D，喝充足的牛奶、豆浆补钙，吃点红肉补铁，这些微量营养素既能预防产后贫血，又能守护妈妈和宝宝的骨骼健康。

（5）水：产后妈妈每天要喝够2 500mL水（低脂肪的汤、奶、豆浆也算在内），哺乳前后各喝一杯温水，既能帮助泌乳，又能帮助控制食欲。

三、中年男性和更年期女性体重管理

1. 中年男性发福和“代谢慢”有关吗

很多中年男性一到 40 岁，就会出现“将军肚”“啤酒肚”，这其实和代谢变慢、不良生活方式以及激素变化都有关系。

（1）40 岁以后，身体的“省电模式”逐渐启动：25 岁以后，身体基础代谢率每年都下降一点点，40 岁后下降得更快。所以，年轻时，我们的身体像台“高性能发动机”，能轻松消耗热量；但中年后，身体却逐渐进入“省电模式”，消耗能力变差，稍微吃多一点、动少一点，就容易长胖。

（2）不良生活方式让中年男性越来越胖：很多中年男性，每天坐着开会、加班，回家就想躺着和享受一顿美食。更要命的是，很多男性每天应酬、外卖、快餐不断，运动消耗少、能量摄入多，多余的热量全堆成了“将军肚”。

（3）性激素捣乱，食欲和脂肪“失控”：中年男性睾酮逐渐下降，这会让肌肉逐渐减少，脂肪分解也更困难。同时，工作的压力会促使身体分泌皮质醇，刺激食欲，让人忍不住想喝酒、吃火锅、撸串，结果越吃越胖。

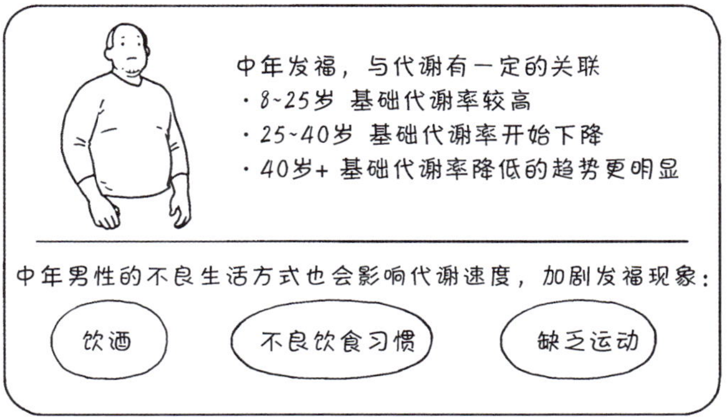

别担心，中年发福不全是“命中注定”！只要每天坚持 40～60 分钟运动，多吃蔬菜和粗粮，控制饮酒，早睡早起，就能把“将军肚”慢慢减掉，找回年轻时的清爽活力！

2. 中年男性体重维持在多少更健康

最常用的参考标准是体质指数（BMI）。一般来说，中年男性的BMI在18.5～23.9kg/m^2之间为健康。举个例子，如果一位男士身高175cm，则体重控制在56.7～72.8kg之间比较合适（计算公式：$18.5 \times 1.75^2 \approx 56.7$，$23.9 \times 1.75^2 \approx 72.8$）。

但是，仅看BMI还不够！很多中年男性虽然体重正常，但肚子上赘肉多，这同样不健康。除了BMI，还要关注腰围和体脂率。腰围最好别超过90cm（即两尺七），体脂率控制在15%～20%。一旦腰围超标、肚子变大、体脂率超标，患心脏病、糖尿病的风险会显著增高！

希望大家保持健康体重，把腰围和体脂率降下来，整个人的精气神都会不一样，让身体年轻好几岁！

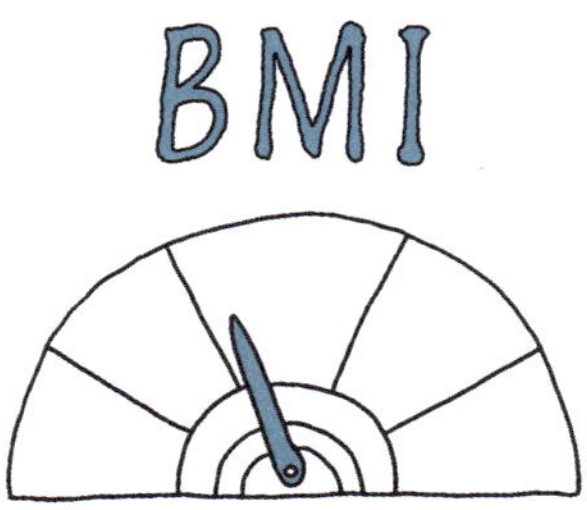

分类	BMI（kg/m²）
肥胖	BMI≥28
超重	24≤BMI<28
正常体重	18.5≤BMI<24
体重过低	BMI<18.5

腰围	90cm以下
体脂率	15%~20%之间

3. 为什么"将军肚"伤健康

中年男性的"将军肚""啤酒肚",看似只是身材走样,实则暗藏健康危机!

"将军肚"带来的健康威胁

(1)代谢紊乱:内脏脂肪会释放促炎因子,干扰胰岛素正常工作,增加2型糖尿病风险;脂肪堆积在肝脏,还会引发脂肪肝,严重时发展成肝硬化。

(2)心血管隐患:内脏脂肪分解产生的游离脂肪酸,会加速"坏胆固醇"(LDL-C)氧化,在血管壁形成斑块,导致动脉粥样硬化;久而久之,还会引发高血压,威胁心血管健康。

(3)全身健康警报:内脏脂肪会挤压胸腔,睡觉时容易出现打鼾、睡眠呼吸暂停等问题;内脏脂肪过多还与结直肠癌等10多种癌症风险升高有关。

"将军肚"科学减重的核心注意事项

(1)饮食:除了限制能量饮食,戒酒控糖是关键。

- 戒酒:酒精会直接加重肝脏合成脂肪,让"将军肚"越来越大。
- 控糖:奶茶、果汁中的添加果糖,会直接转化为甘油三酯,囤积成内脏脂肪。

(2)运动:迈开腿,循序渐进保安全。

腹型肥胖人群,千万不要突然尝试高强度运动,容易引发心血管意外!建议从低强度运动开始,每周逐渐增加运动量。最好做运动心肺功能检查,运动时佩戴心率监测设备,随时掌握身体状态。

坚持戒酒控糖,搭配均衡饮食和科学运动,才能慢慢甩掉内脏脂肪,找回健康!

4. 更年期发胖是雌激素惹的祸吗

更年期，也叫围绝经期，是每个女性都会经历的特殊阶段。从卵巢功能慢慢变差、雌激素减少开始，到最后一次月经结束后的1年，这段时间里，身体会发生一连串变化。

（1）更年期，身体发出的“警报信号”：随着卵巢功能逐渐衰退，雌激素水平越来越低，不少女性会发现月经变得不规律，有时提前，有时推迟；经常突然一阵潮热出汗，哪怕大冬天也会热得脱外套；夜里翻来覆去睡不着，情绪还容易大起大落。更让人担心的是，体检时血压、血糖、血脂可能开始超标，骨密度也在悄悄下降。

（2）为什么更年期更容易长胖：雌激素降低不仅影响情绪、睡眠、代谢，还会改变身体的能量代谢。更年期基础代谢率开始降低，就像手机从“高性能模式”逐渐切换到“省电模式”，身体消耗的热量变少了，但胃口却没随之变小，一不小心就容易吃多。再加上很多女性平时缺乏运动，肌肉量随年龄增长慢慢流失，体重和体脂也随着往上涨。

更年期是身体的一次“大调整”，虽然会带来不少困扰，但只要科学应对，依然能平稳度过！

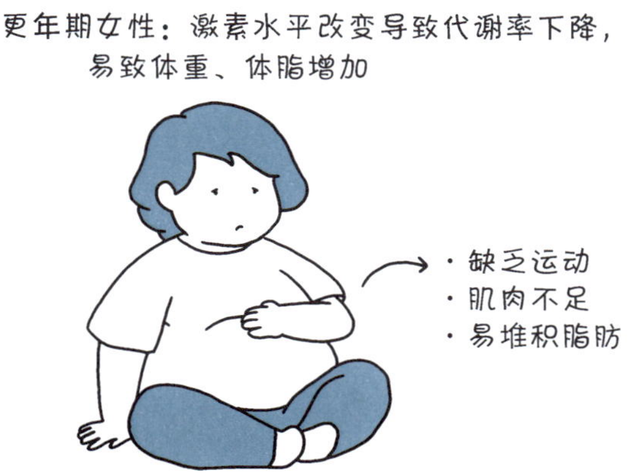

5. 更年期女性减重不只是“变瘦”，更是全身健康保卫战

更年期体重管理不是单纯地看 BMI 是否正常，更应该调整生活方式和体成分，帮女性的全身健康打好一场“保卫战”。因为即使 BMI 正常，但体脂率和内脏脂肪超标、肌肉量不足，同样会引发更年期的各种疾病。

更年期女性应重视的指标

体成分

包括肌肉量、体脂率和内脏脂肪面积。更年期女性骨骼肌指数（skeletal muscle index，SMI）不应低于 5.7kg/m^2，每年流失不超过 1%；体脂率控制在 20%～30%，内脏脂肪面积不超过 100cm^2，否则糖尿病、脂肪肝风险增加。

内分泌和心血管指标

- 血糖：更年期女性空腹血糖应保持在 4.4～5.6mmol/L，餐后不超过 7.8mmol/L。
- 血脂：更年期女性低密度脂蛋白胆固醇（LDL-C，也就是“坏胆固醇”）应低于 2.6mmol/L，甘油三酯不超过 1.7mmol/L。
- 血压：更年期女性 24 小时平均血压 <130/80mmHg，夜间血压下降率≥10%。
- 动脉硬化风险：超声检测颈动脉内膜中层厚度 <0.9mm，斑块面积 <0.2cm^2。

骨骼健康

- DXA 检测：更年期女性腰椎 T 值 >-1.0，髋部骨密度年下降率≤2%。
- 骨胶原代谢：血清Ⅰ型胶原羧基端肽（CTX）<0.573ng/mL，骨钙素（osteocalcin，OCN）在 15～46ng/mL 之间。
- 维生素 D 水平：更年期女性血清 25（OH）D≥75nmol/L（30ng/mL），不足者每日补充 800～2 000IU 维生素 D_3。

更年期是身体代谢的“转型期”，应科学管理体重和体成分，远离慢性病！

6. 更年期女性的营养减重方案如何制定

很多更年期女性发现，明明吃得不多，体重却蹭蹭上涨，肚子上的赘肉也越来越顽固。和年轻女性相比，更年期减重更要讲究方法，才能健康瘦下来！

吃对三餐，营养减重两不误

（1）控制热量，多吃青菜：更年期基础代谢变慢，每天需少吃 500kcal。每顿饭至少搭配一小盘青菜，不能只用粥、面条、包子等作为主食，避免热量超标。

（2）蛋白质吃够，但别过量：蛋类、鱼、瘦肉、奶制品、豆腐等优质蛋白质每天要吃够，保住肌肉不流失。

（3）粗粮蔬菜，饱腹感拉满：芹菜、燕麦等高膳食纤维食物能让你吃饱又不容易胖，还能缓解更年期便秘的烦恼。

（4）补好关键营养素：重点补充钙和维生素 D。

（5）规律三餐，定时定量：即使退休在家，也不能一天只吃 1～2 顿。三餐定时吃，避免过度饥饿导致下一餐暴饮暴食。

科学运动，保护关节又燃脂

不能只靠快走“刷步数”！建议每周至少进行 150 分钟中等强度有氧运动（如游泳、骑自行车），搭配 2～3 次力量训练，如举小哑铃、靠墙静蹲。

调整生活，身心状态双改善

（1）每天保证 7～8 小时睡眠，缓解焦虑情绪，压力大时试试瑜伽、冥想，或约朋友聊天散步。

（2）如果潮热、失眠、情绪波动等更年期症状严重，应及时就医，在医生指导下补充雌激素或通过中医调理，安全度过特殊时期。

7. 更年期女性减重时，如何避免“溜溜球效应”

很多中老年女性、更年期女性都有这样的烦恼：好不容易瘦下来几斤，一松懈体重立马反弹，像溜溜球一样忽上忽下。其实，这不是因为你意志力不够，而是中年以后身体变化大，减重方法需要调整！

吃对三餐，别靠饿肚子减肥

别再天天啃菜叶挨饿了！更年期女性每天应均衡饮食，吃够1 200kcal，保证身体基本运转，重点要保证蛋白质和维生素D的充足摄入。另外，每天少吃500kcal就行，千万不能过度节食！一味节食只会让代谢越来越慢，以后更难瘦。

运动选对，减肥事半功倍

中年和老年女性光靠跑步、跳操可不行，要“有氧+力量”搭配练，才能更好地防止反弹。

（1）每周进行3次力量训练：肌肉多了，躺着都能多消耗热量。

（2）低冲击有氧运动：游泳、椭圆机、快走都是适合中老年女性的“友好型”有氧运动，每次坚持40～60分钟。

减肥别心急，慢慢减才稳当

中老年女性别追求一个月瘦10斤，每周减0.5～1斤最靠谱。体重降下来后，应继续保持健康饮食和运动，才能彻底告别反弹！

四、加班、出差人群营养管理

1. 天天加班的人如何正确安排饮食

很多“加班族”总是不停地“饥饿赶工”和“外卖续命”，但千万别让忙碌毁掉健康！

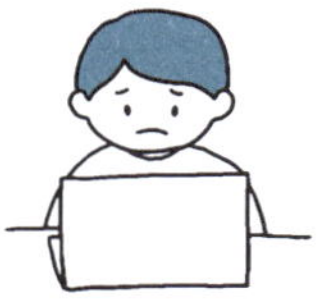

加班族的饮食攻略看这里，健康身体最重要！

（1）早餐不能少，选择全谷物、蛋白质和蔬果，让忙碌的一天也能“精神抖擞”。

（2）午餐要丰盛，富含优质蛋白质和膳食纤维食物“双管齐下”，下午活力满满。

（3）晚餐要在六点前后吃完，别太油腻，尽量清淡，减轻胃肠道负担。

（4）加餐要“聪明”，选择水果、坚果、酸奶等健康小零食。

（5）最后，记得水分要充足，每小时都来一杯。

加班到深夜，疲惫又难熬，但再忙也要记得给自己按下“暂停键”！好好吃饭、抽空运动、保证睡眠，这些看似普通的小事，却是守护健康的关键。只有照顾好自己的身体，才能在高强度的工作中游刃有余。记住，健康才是持续奋斗的底气！

2. 加班后经常吃夜宵，怎么控制好体重

加班到深夜，肚子咕咕叫，吃夜宵怕长胖，不吃又撑不住？别慌！掌握吃夜宵的科学方法，既能满足口腹之欲，又能轻松控制体重！

健康夜宵怎么选？

（1）营养美味公式：

选夜宵认准"膳食纤维 + 维生素 / 矿物质 + 优质蛋白质"！例如，一份清爽的油醋汁蔬菜沙拉（包括生菜、小番茄）搭配 50g 即食鸡胸肉；或者 1 个苹果 +1 杯无糖酸奶；或者 15～20 颗开心果 +200mL 低脂牛奶。这样的搭配，既能吃饱，又不会造成过多能量负担。

（2）能量精准把控：

夜宵热量需严格控制在 200kcal 以内，才不会让脂肪悄悄堆积。

（3）避开夜宵"雷区"：

烧烤、小龙虾、炸鸡、奶茶、啤酒……这些看似诱人的美食，实则是"长胖炸弹"！单份烧烤热量轻松超过 600kcal，奶茶含糖量堪比 14 块方糖，深夜里能躲就躲！

吃完夜宵别急着"躺平"！试试靠墙静蹲、散步或睡前瑜伽！

只要学会科学吃夜宵、巧妙动起来，每一口美食都能成为治愈疲惫的能量补给，让你在辛苦工作的夜晚，吃得开心、瘦得安心、睡得放心！

3. 当“加班”遇到“减重”，晚餐该如何解决

加班族的晚餐应该什么时间吃？怎么吃？

把握最佳用餐时间，避免深夜暴食

加班时，晚餐也要尽量在 18 点前解决，给肠胃留出足够的消化时间，千万别饿到深夜才狼吞虎咽，一不小心就吃多了。如果加班到 22 点以后，可以把晚上的食物分两顿吃，即 18 点前先吃七八分饱，能量控制在 400kcal；22 点左右，再补充一份 200kcal 的健康夜宵，如前面提到的一小份蔬菜沙拉配鸡胸肉，既能防止饥饿，又不会给身体增添负担。

加班晚餐公式，营养抗饿两不误

18 点的晚餐记住“膳食纤维 + 优质蛋白质 + 低 GI 碳水”的黄金搭配，好吃不胖，还能帮你撑住整晚的工作！

（1）膳食纤维：多吃蒜蓉西蓝花、凉拌木耳、清炒菠菜这类蔬菜，膳食纤维丰富，晚上不容易饿。

（2）优质蛋白质：选清蒸鲈鱼、去皮鸡腿肉、卤牛肉、炒豆腐这些低脂肪、高蛋白的食物，吃起来又香、饱腹感又强。

（3）低 GI 碳水：别总吃米饭、面条！换成糙米、黑米、魔芋面、蒸南瓜、玉米，这类主食能在漫长的夜里慢慢为你提供能量。

晚餐外卖“雷区”，能躲就躲

高油、高糖的重口味外卖，如宫保鸡丁盖浇饭、回锅肉盖浇饭，虽然吃着香，但吃多了容易犯困、长胖，还会加重胃肠道负担。

遵循科学饮食方法，用美味又健康的食物填满你的胃，不仅能让你活力满满地应对加班，还能在不知不觉中收获好身材。

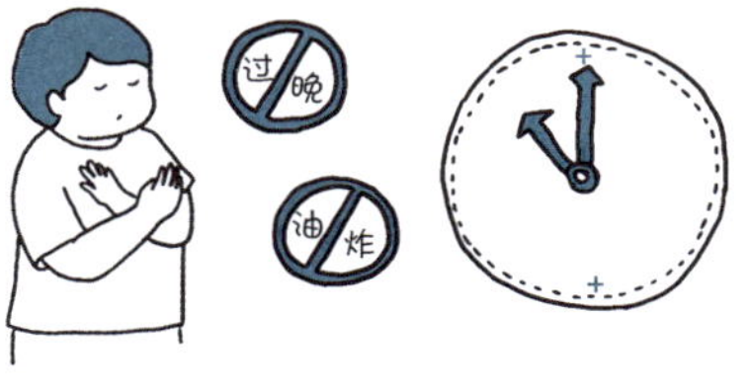

4. 晚上加班时饿得难受怎么办

晚上加班饿得慌？大概率还是“加班晚餐”没吃对！前面已经分享了如何吃健康的加班晚餐和夜宵，但是如果你实在没时间准备，也可以用代餐粉和代餐棒临时救急，怎么选、怎么吃很有讲究！

科学代餐：记住“两高一低”，避开踩雷区

挑代餐就看三个关键词：高蛋白、高纤维、低添加。

- 高蛋白：优先选乳清蛋白、大豆蛋白为原料的代餐产品，每份至少含15g蛋白质。
- 高纤维：膳食纤维≥5g/份。
- 低添加：配料表有植脂末、白砂糖、香精的代餐粉直接pass！

晚餐代餐的同时要多喝水

代餐粉和代餐棒含水量较低，吃完之后要注意多饮水。而且，很多时候的“饿”，其实只是口渴！加班时，备个500～1 000mL的大水杯放桌上，感到饿的时候，先灌200～300mL温水，等10分钟再决定要不要吃，说不定喝完水“饥饿感”就消失了！

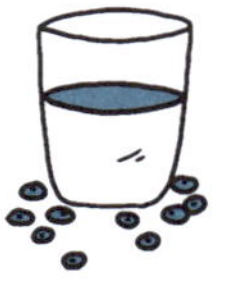

5. 减重期间不得已熬夜加班，如何避开“压力肥”

熬夜加班之后身体会发生什么变化？通常“压力激素”——皮质醇升高，“饱腹激素”——瘦素分泌减少，“饥饿激素”——胃饥饿素分泌增加，容易让人不由自主地想吃高糖、高脂食物来安慰自己，也就是“安慰性进食”。可是吃完之后，压力的根源还在，依然会觉得又焦虑又想吃东西，循环往复，就容易造成“压力肥”。

如果遇到下面 5 个预警信号，可能你只是希望“安慰性进食”，而不是真的饿！

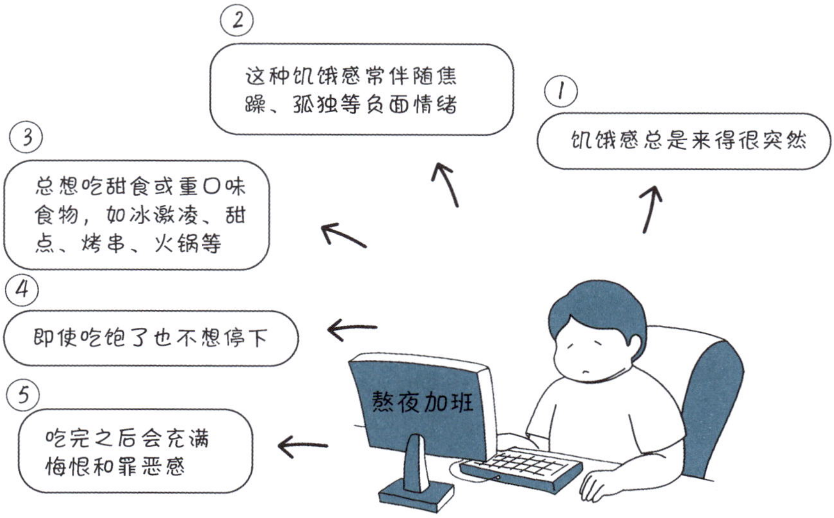

①饥饿感总是来得很突然
②这种饥饿感常伴随焦躁、孤独等负面情绪
③总想吃甜食或重口味食物，如冰激凌、甜点、烤串、火锅等
④即使吃饱了也不想停下
⑤吃完之后会充满悔恨和罪恶感
熬夜加班

如果出现上述情况中的一种，那可能就是“安慰性进食”。

识别这些信号，有助于理性控制进食量，减少不必要的能量摄入；同时，听音乐、运动、倾诉、芳香疗法等可以缓解压力，替代安慰性进食，避免“压力肥”。

6. 熬夜加班后如何做，更有利于减重大计

熬夜会通过三重机制刺激食欲：一是睡眠不足导致瘦素水平下降、胃饥饿素升高，进而引发饥饿感；二是大脑奖赏系统对高能量食物的反应增强，让人不知不觉就想吃炸鸡、甜品等高热量食物；三是皮质醇水平升高使血糖波动，产生“虚假饥饿感”，导致“安慰性进食”。

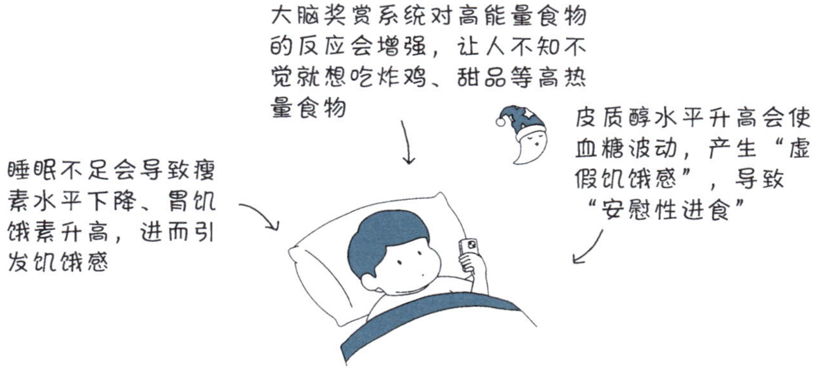

为了推进减重大计，即便熬夜，第二天也要维持规律的三餐，避免连续多日“饥一顿、饱一顿”触发暴食。要严格避免摄入奶茶、炸鸡等高糖、高脂食物，防止能量超标。

在熬夜加班后的几天内，饮食应遵循清淡易消化、营养均衡的原则。优先选择高蛋白食物和低 GI 主食，同时搭配深色蔬菜及水果。此外，要重视食物中 n-3 多不饱和脂肪酸、维生素、矿物质、膳食纤维和植物化学物的充足摄入，这些营养成分有助于缓解精神压力、调整胃肠道功能、改善免疫功能，也不会造成过多的能量负担。

7. 减重期间突然要出差，减重计划如何继续

很多人出差时，生活规律可能会被打乱，在外就餐增多，乘车久坐也增多。所以，要提前做好准备，即使出差也不影响减重计划。

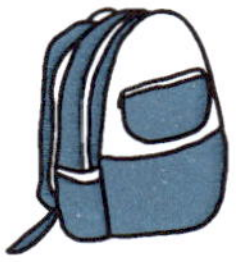

首先，整理“减重小书包”，将运动鞋、摇摇杯、蛋白粉、维生素、膳食纤维粉等必备品收入背包，避免因缺少减重工具导致减重计划的中断。

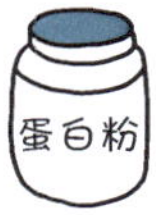

其次，按出行时长分装好蛋白粉、膳食纤维粉，随身携带，防止减重计划被打乱。

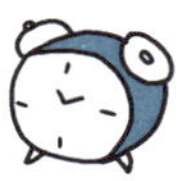

再次，利用手机或手表设置闹钟，提醒自己按时进食、饮水、运动。

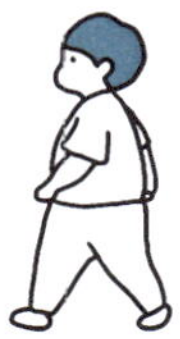

最后，利用任何可以活动的时间去运动。例如，提前 1～2 站下车，多步行和骑行，少乘车；乘车时放弃座位，多站立，双脚打开与肩同宽，膝盖微屈，收紧核心（类似“微蹲”）；开会时每小时起来站立 10～15 分钟，或在走廊来回快走，这些碎片式运动，可以随时随地帮你消耗热量。

8. 出差期间有不得已的应酬，如何保证饮食

出差期间应酬多，总担心吃多长胖？掌握这几个实用技巧，轻松吃够七分饱，兼顾健康与社交。

第一步：提前“垫肚子”。赴宴前半小时，先吃点低热量的食物，如水果、低脂酸奶，这样能减少饥饿感，避免一看到美食就狼吞虎咽。

第二步：“聪明”点菜、“慢慢吃”。聚餐时，优先选清蒸鱼、白灼菜心等清淡菜肴，少吃红烧肉、糖醋排骨等高油、高糖的“硬菜”。吃饭时放慢速度，每口食物咀嚼20次，给大脑留出感受到“吃饱了”的时间。

第三步：以茶会友。应酬难免碰杯，但是能不喝就不喝，尽量用茶水、苏打水代替酒精；就餐时多喝热茶或温水，既能解腻，又能补充水分。如果实在推脱不了，就选择酒精含量较低的饮品，因为高度烈酒容易诱发心血管疾病。

第四步：转移注意力。多和席间的人聊天，聊聊工作、生活趣事，别总盯着满桌美食和美酒。把吃饭当成社交的一部分，而不是单纯“干饭”和“拼酒量”，自然就不容易吃多。

第五步：次日轻断食。若应酬当天确实摄入过多，可在次日采用“轻断食”方法，将能量摄入控制在500～600kcal，并适当保持运动。但需注意，不要频繁依赖轻断食来弥补应酬后的“罪恶感”，避免打乱减重的节奏。

记住这五招，希望下次出差应酬的你，也能吃得健康、美好。

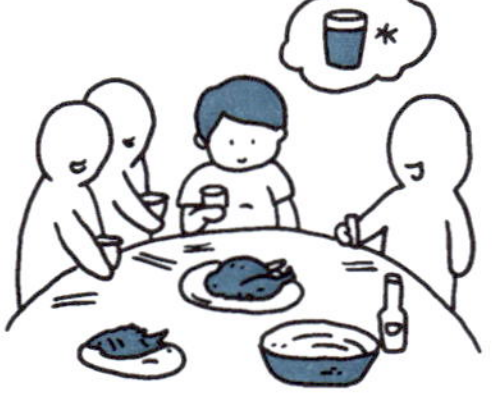

出差应酬七分饱！尽快回归减重生活，力保”城门不失”

9. 差旅途中如何正确饮食

出差途中常面临饮食不规律、选择有限的问题，如何能既保证营养、又能避免肥胖呢？

（1）飞机上：飞机餐通常高油、高盐且缺乏蔬菜，可通过手机 App 提前 24 小时预订特殊餐食，如清淡餐、低糖餐、低卡路里餐等。减重期间，飞机餐的主食只吃一半就可以了，如果配菜中蔬菜能多一些是最好的，如果蔬菜不够就自己带小番茄、黄瓜；飞机餐的原味坚果也不错，但注意减重期间不要吃水果干。飞机上注意保证充足饮水，优先选择白开水或淡茶书，避免饮用果汁、饮料、三合一咖啡。

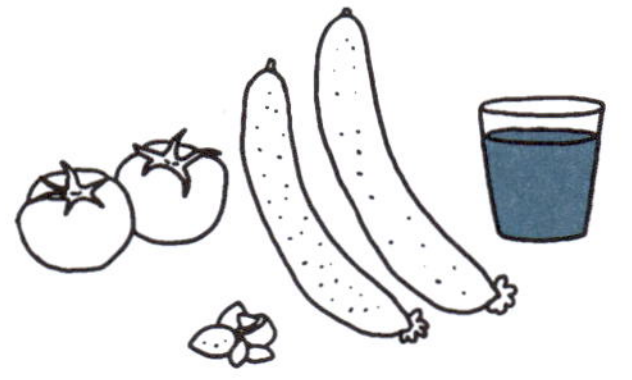

（2）高铁上：高铁餐车常见番茄鸡蛋面、香菇鸡肉饭，营养搭配还是比较全面的，但减重期间，高铁餐的主食只吃一半就可以了。如果方便，可以自己带点蔬菜、水果和酸奶，补充维生素、矿物质、膳食纤维和优质蛋白质。

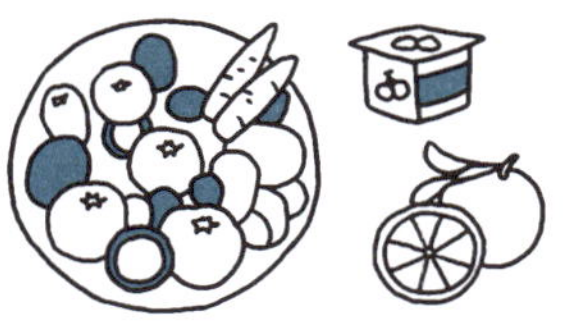

此外，飞机上、高铁上也要注意保证充足的饮水，尿色浅黄才说明喝够了。经常出差的人，一定要警惕饮水不足造成的“假性饥饿”、便秘、泌尿系统结石。

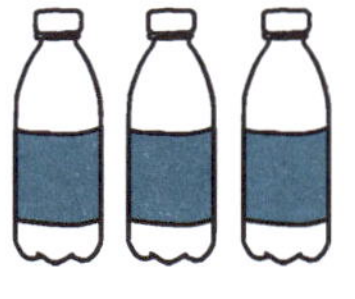

减重期间，无论在什么地方，都要规律进餐，每餐按“0.5～1 拳主食＋0.5～1 拳蛋白质＋2 拳蔬菜”选择食物，避免能量超标。

10. 出差期间是否需要每天称体重

出差期间尽量每天称体重，时刻提醒自己关注减重计划，这对体重控制非常重要。但需注意的是，差旅中的短期（3 天内）体重波动未必完全反映脂肪变化，可能由以下因素导致。

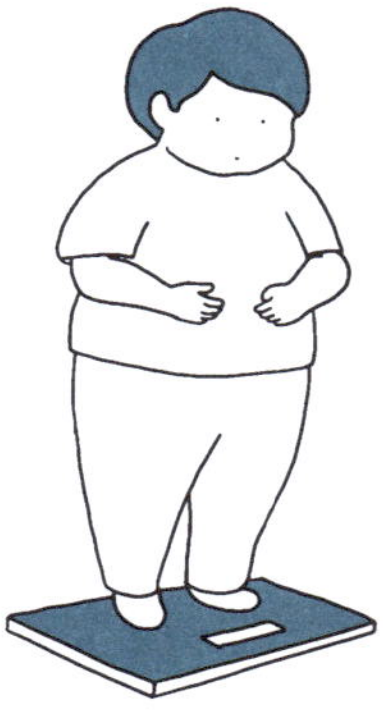

（1）**测量误差**：不同酒店的体重秤精度不同，而且非同一时间测量（如早上和睡前）也会干扰数据。建议固定使用同一体重秤，每天清晨排空后称量体重。

（2）**水分潴留**：高盐饮食（如飞机餐、外卖、应酬餐）会导致身体储水，体重可能暂时上升 0.5～1kg，并非真的“变胖”。

（3）**肌肉反应**：若差旅中运动量突然增加（如长时间步行、爬楼梯），肌肉轻微充血水肿，也会引起短期体重波动。

（4）**排便影响**：膳食纤维摄入不足或作息紊乱可能导致便秘，肠道内滞留的粪便会使体重短期虚高。

因此，出差期间每天称体重是非常自律的行为，但也要客观看待体重的变化。短期内（1～3 天）体重波动无须焦虑，但如果连续 3 天体重都持续上升，则说明需要注意饮食和运动了。

11. 减重人群出差经常三餐不定时，如何安排饮食计划

（1）提前储备低能量的便携食物，应对突发的不规律饮食

出差前，在包里提前准备好低能量的便携食品，如无糖酸奶、即食鸡胸肉、黄瓜 / 苹果 / 香蕉等耐储存的蔬菜水果、独立包装的原味坚果，或能量和营养成分更加精准的代餐粉或代餐棒。到饭点就及时进食，避免因为漏餐引起饥饿和暴饮暴食。

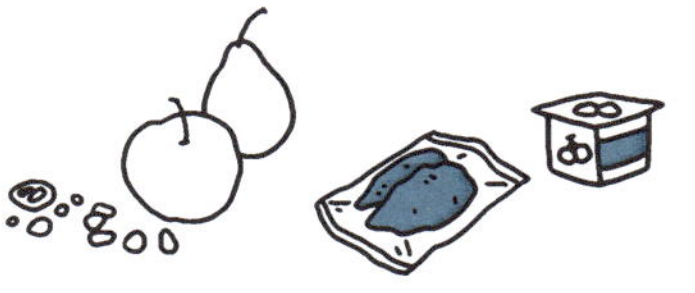

（2）优先选择含早餐的酒店，奠定全天营养基础

为了防止午餐和晚餐不规律，出差期间一定要坚持每天按时吃早餐，早餐重点吃够以下 4 类食物，保证全面营养同时也兼顾能量摄入。

- 先吃蔬菜：各种凉拌菜（避开沙拉酱）、清炒时蔬。
- 再吃蛋白质：水煮蛋、低脂奶、无糖豆浆、豆腐脑（减少调味品）。
- 再来点健康脂肪酸：1 小勺花生或其他坚果。
- 最后吃低 GI 主食：玉米、红薯、杂粮馒头。

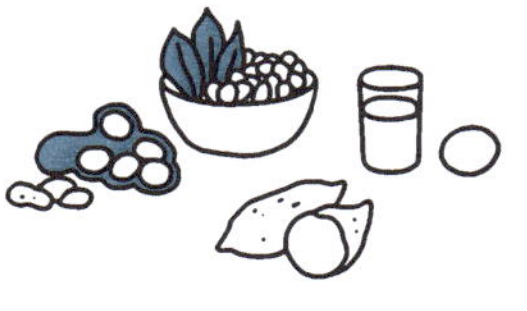

（3）午晚餐拒绝盲目将就，低热量的便携食品派上用场

出差时，如果遇到下面这些高能量的午晚餐，一定要注意：炸鸡汉堡配可乐、盖浇饭（如鱼香肉丝饭）、糖油勾芡类菜品（如糖醋里脊），这类食物往往油盐超标，单份热量就能轻轻松松超过 800kcal。此时，包里准备好的“低能量的健康食品”就能派上用场了！

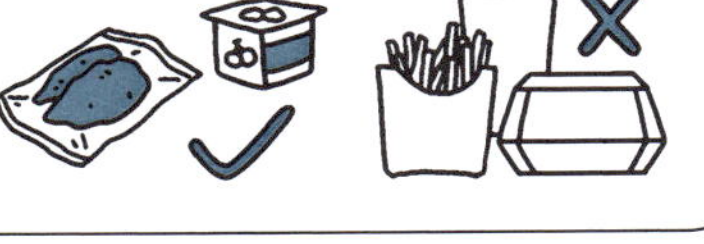

五、少肌型肥胖的老年朋友：享受健康、快乐的长寿生活

1. 少肌型肥胖的老年朋友，如何制定体重管理目标

少肌型肥胖的老年人有以下外在特征：

- 肌肉量减少、肌肉力量（如握力、步行速度）下降。
- 体脂率超标（男性 > 25%，女性 > 30%）或腰围异常（男性≥90cm，女性≥85cm）。
- 体重可能超重或肥胖，也可能正常甚至偏轻。

这类人群往往看起来“不是特别胖”，但身体成分失衡，因此可能伴随肌肉力量下降、行动变慢、代谢率降低等问题，也增加了老年人跌倒、糖尿病、心血管疾病等风险。

对于这类老年人，体重管理的目标不仅要关注体重，更要重视“优先保肌，其次减脂”。

（1）增加肌肉的数量和功能：提升肌肉力量、耐力和协调性，延缓肌少症（sarcopenia），维持独立生活能力。肌肉的改善也可以提高基础代谢率，促进脂肪燃烧。若老年人肌肉量偏低，即使 BMI 正常，也需通过饮食和运动改善肌肉状况，提升健康水平（注意兼顾肾功能）。

（2）降低体脂率：尤其是减少内脏脂肪，改善代谢健康。

（3）优化体质指数（BMI）：在肌肉量尽可能充足的前提下，老年人 BMI 建议维持在 20～26.9kg/m^2，避免过度消瘦。

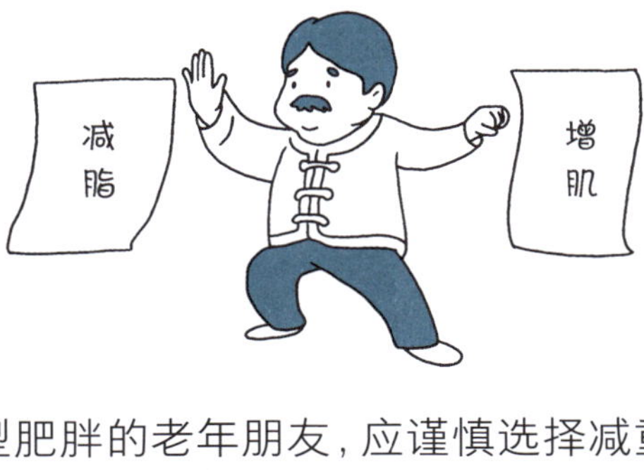

所以，少肌型肥胖的老年朋友，应谨慎选择减重方案，在保证肌肉量的前提下减重。饮食上，要控制能量并且保证蛋白质的摄入；运动方面，不要每天只遛弯，应循序渐进地增加抗阻训练，如靠墙蹲、哑铃、弹力带，增强肌肉。

2. 少肌型肥胖的老年朋友，可以采用限能量代餐饮食方案减重吗

限能量代餐是通过食用能量配方食品（如代餐粉、代餐棒）来替代部分正餐，以快速帮助肥胖者制造能量缺口的一种减重方法。

限能量代餐对少肌型肥胖的老年朋友有哪些利和弊？

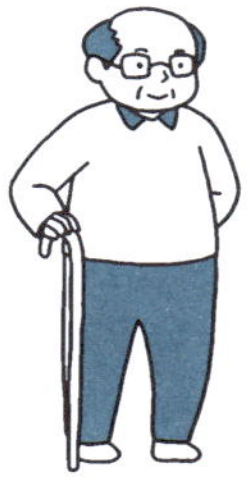

优点

（1）精准控能：适合需要短期尽快减重来改善代谢指标（如高血脂、高血糖、近期行腹部手术）的老年人。

（2）方便执行：无须复杂烹饪，适合独居、行动不便、饮食依从性欠佳的老年人。

（3）营养全面：优质的代餐产品，不仅能量低，还可以提供充足的蛋白质、维生素、矿物质和膳食纤维，对于咀嚼功能和胃肠道功能欠佳的老年人，能更轻松地兼顾减重和营养补充。

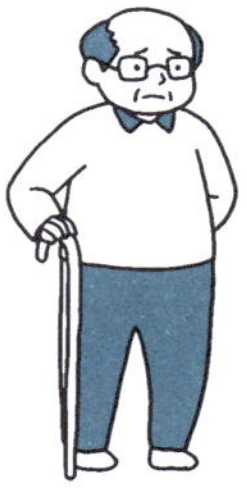

缺点

（1）市面上的代餐产品质量良莠不齐：老年人需要精心挑选代餐产品，擦亮眼睛，不要轻易被广告忽悠。

（2）只靠代餐来减重，并不长久：代餐可以减重，但也需要配合科学的饮食，因为正餐中食物的搭配会在更大程度上影响全天的能量摄入。如果不重视科学饮食，停止代餐后很容易反弹。

（3）合并肾脏疾病的老年人，需要在医生指导下科学使用代餐，防止加重肾脏负担。

此外，老年人使用代餐减重期间，一定要监测血糖、尿酮体和肌肉量的变化，当出现低血糖、尿酮体升高（ > 1.5mmol/L ）时，应适当增加主食摄入。

3. 少肌型肥胖的老年朋友，可以采用限能量高蛋白饮食方案减重吗

对于少肌型肥胖的老年朋友，限能量高蛋白饮食是个有效的减重方案，但需要满足一定条件并科学执行。首先，肾功能正常（肾小球滤过率≥60mL/min，尿微量白蛋白 / 肌酐比值 < 30mg/g）；其次，未合并痛风。满足以上两个条件时，可以采用限能量高蛋白饮食方案。

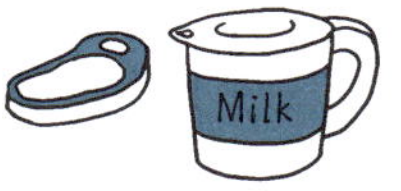

具体可以每天减少 300～500kcal 能量（每日摄入 1 200～1 600kcal），蛋白质摄入量按每公斤体重 1.2～1.5g 计算（如体重 70kg 的老年人，每天需要摄入 84～105g 蛋白质），而且最好一半以上是优质蛋白质，如鸡蛋、牛奶、豆腐、鱼肉、瘦肉等。

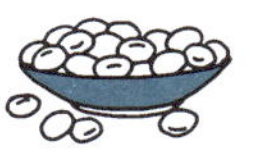

另外，加餐时可以补充乳清蛋白或大豆蛋白，帮助改善肌肉状况，提升减重效果。同时，老年人要每天补充维生素 D 和钙，每周至少吃 3 次深海鱼。

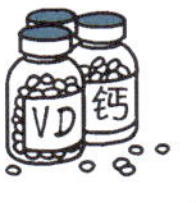

少肌型肥胖的老年朋友在限能量高蛋白饮食方案减重期间，运动也不能少，每天应做弹力带、靠墙蹲等抗阻训练，可以更好地配合高蛋白饮食，帮助老年人更加有效地减脂增肌。

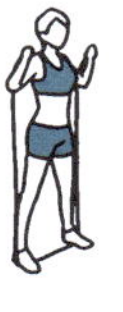

少肌型肥胖的老年朋友在限能量高蛋白饮食方案减重期间，还应定期监测身体指标，每 1～3 个月检查肾功能和生化全项指标、人体成分分析，必要时调整方案。

4. 少肌型肥胖的老年朋友，减重期间需要补充 HMB（β- 甲基 -β- 羟基丁酸）吗

对于少肌型肥胖的老年朋友，减重期间可以考虑补充 HMB。但是，如果老年人的肾功能已经出现异常，一定要在医生指导下使用。

HMB 是亮氨酸的代谢产物，能抑制蛋白质分解，促进肌肉合成，特别适合肌肉减少又肥胖的老年人。研究发现，减重期间每天补充 3g HMB，可以降低肌肉流失的风险。而且，如果搭配抗阻训练，HMB 可增强肌肉力量与功能恢复，让老年人运动起来更轻松。

补充 HMB 也有讲究。建议选择钙盐形式的 HMB（CaHMB），每天最多吃 3g。同时，搭配足量的优质蛋白质（每天每千克体重 1.2～1.5g，如 60kg 老年人每天需要 72～90g 蛋白质）和 n-3 多不饱和脂肪酸（每天补充含 EPA 和 DHA 总量≥1g 的深海鱼油等），它们联手能让减脂增肌的效果更好。

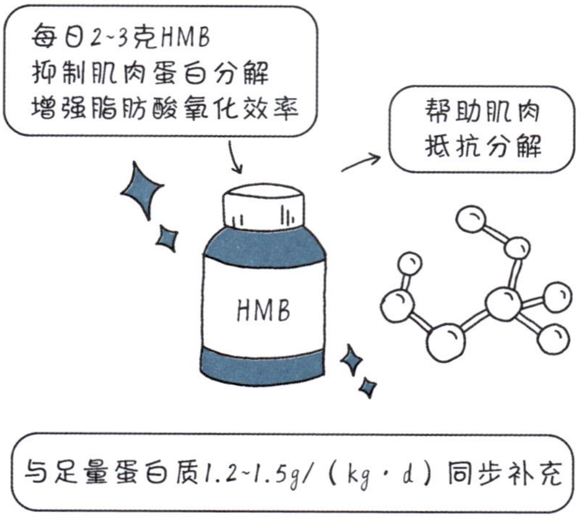

5. 少肌型肥胖的老年朋友，减重期间还需要补充哪些营养素

少肌型肥胖的老年朋友减重过程中，科学补充关键营养素，能助力“减脂不减肌”！

（1）优质蛋白质：是守护肌肉的“主力军”，每天每公斤体重需要摄入 1.2～1.5g（如 60kg 者每天摄入 72～90g），牛奶、鸡蛋、大豆制品、鱼肉、瘦肉等都是“优质选手”，建议每餐至少摄入 20～30g 蛋白质，如早餐喝一杯牛奶、吃一个鸡蛋，就能轻松完成“蛋白质任务”。

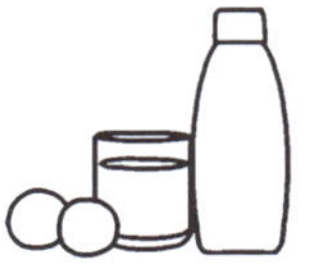

（2）维生素 D 和钙：是保护骨骼和肌肉的“黄金搭档”，维生素 D 能帮身体吸收钙，每天至少需要 800～1 000IU，户外运动较少、已经存在骨量下降的老年人更要注意补充；钙每天摄入 1 000～1 200mg，牛奶、奶酪、大豆制品都是补钙的好选择。

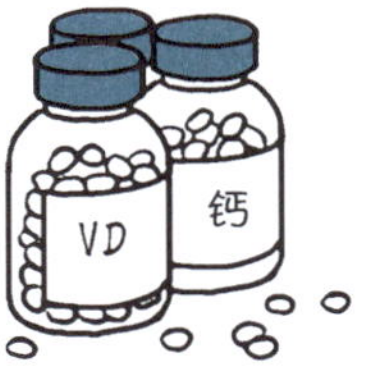

（3）n-3 多不饱和脂肪酸：能帮助身体抗炎、保护肌肉，每天至少摄入 1g EPA＋DHA。可以每周吃 2～3 次深海鱼，或选择鱼油胶囊也很方便。

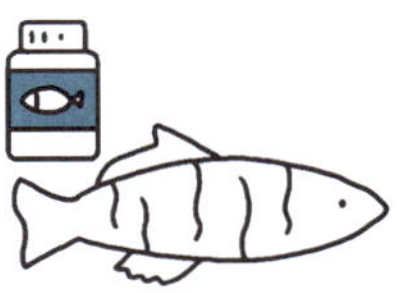

（4）膳食纤维：它像肠道的“清洁工”，能帮助促进肠道蠕动、调节肠道菌群、控制血糖、增加饱腹感。燕麦、糙米等全谷物，香菇、木耳等菌菇，苹果、蓝莓等水果，以及海藻和魔芋制品，都是膳食纤维的优质来源。

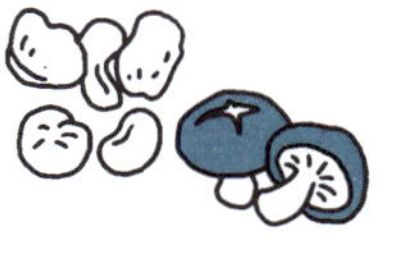

六、肥胖症合并其他疾病人群的营养干预

1. 肥胖症合并高血压人群，减重期间怎么吃

肥胖合并高血压人群，想减重和控制血压，得先从“少吃盐”开始。吃盐太多会让血压升高，加上平时生活节奏快、压力大，血管容易一直处于收缩状态，让高血压更严重。所以建议这类人群每天盐摄入量不超过 5g，如果还合并肾脏疾病，最好控制在 3g 以内。

生活中如何科学减盐？试试这 3 个简单方法，既保留了味道又少摄入盐分。

（1）起锅前再放盐：

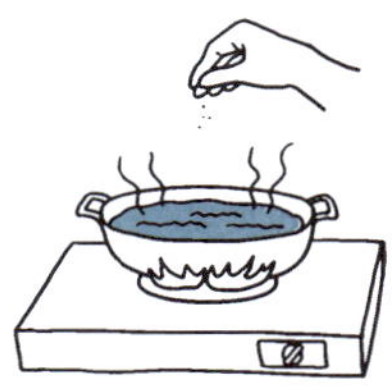

炒菜别一开始就放盐，等菜快熟时（关火前 30 秒左右）再撒盐。这时候盐只附在菜表面，吃起来够咸，但实际用盐量能少很多。

（2）用香料提香代替盐：

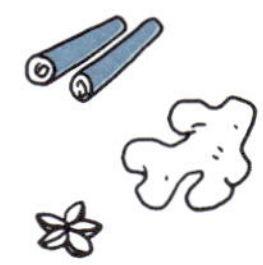

葱、姜、蒜、花椒、八角这些香料，用油炒后特别香，能让菜更好吃，减少对盐的依赖。例如，炖红烧肉时，加片桂皮、两颗八角，香味浓了，盐就能少放；炒土豆丝时多放些蒜末爆香，又好吃又开胃。

（3）加点酸味更提味：

酸味能让味蕾得到一定的满足感，减少食盐用量。

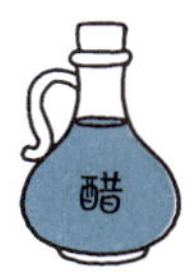

- 凉拌菜：拍黄瓜时加勺醋，酸甜清爽，盐可以少放一半。
- 炖菜：萝卜炖牛肉时放两片番茄，酸酸甜甜，减少放盐量。
- 清蒸菜：蒸鱼最后淋点柠檬汁，去腥又提鲜，酱油自然就能少放。

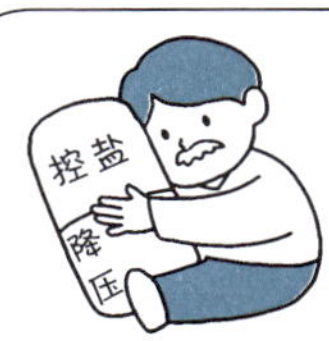

小提醒：减盐是慢慢习惯的过程，一开始可能觉得菜没味道，坚持 1～2 周，味蕾适应后，就会发现清淡的菜也很香！

2. 肥胖症合并痛风人群，减重期间怎么吃

肥胖合并痛风人群，减重可不像普通人群那么简单，需同时“减脂”和“控尿酸”，以下 4 个关键细节一定要记牢。

（1）减肥别太急，慢就是快：

每天少摄入 300～500kcal 就行，每周减 0.5～1 斤最安全。如果突然饿肚子节食减肥，身体分解脂肪会产生“酮体”，就像给尿酸排泄通道上设了“路障”，特别容易诱发痛风。

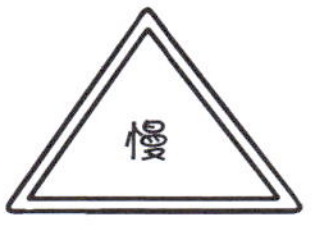

每周减0.5~1斤最安全

（2）嘌呤摄入量要“分阶段严控”

- 痛风发作时（急性期）：每天摄入的嘌呤不能超过 100～150mg，差不多就是 1 个鸡蛋 +250mL 牛奶的量，肉暂时先别碰！
- 痛风缓解时（缓解期）：每天嘌呤摄入量可以放宽到 150～200mg，如 1 个鸡蛋 +250mL 牛奶 +1 两瘦肉（如猪瘦肉、牛肉），千万别贪多。

嘌呤

分阶段严控

（3）每天喝水要足够，除非医生说不行：

每天至少喝 2 000mL 水（差不多 4 瓶 500mL 矿泉水），多排尿就能把尿酸代谢出去。但是，如果有心脏病、肾病，饮水量需遵医嘱，个体化调整！

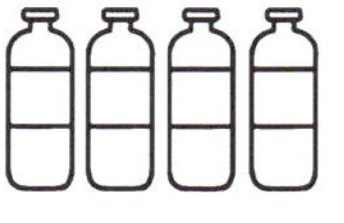

每天至少喝2 000mL水

（4）光吃素、猛吃主食可不行：

长期只吃素会让肌肉悄悄流失，代谢变慢反而更难瘦。而且如果只吃米饭、面条这类主食，很容易吃多，让血糖飙升，造成胰岛素抵抗，影响尿酸排泄。

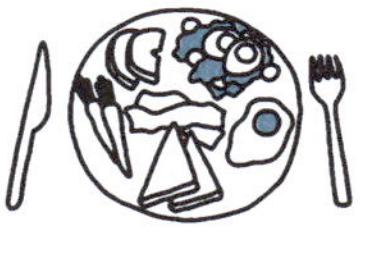

荤素搭配，均衡饮食

肥胖合并痛风人群，减重就得“慢慢减、控嘌呤、多喝水、吃对蛋白和主食”，这样才能既瘦下来又不让痛风再来找麻烦。

3. 肥胖症合并痛风人群，哪些食物一定不能吃

肥胖合并痛风人群，饮食上有 5 种“雷区食物”一定要避开，否则容易让尿酸“飙升”，诱发痛风！

（1）高嘌呤海鲜：

如沙丁鱼、鲱鱼、鳕鱼、鲭鱼这些深海鱼，还有鲤鱼、鳟鱼等淡水鱼，每 100g 嘌呤含量高达 150～800mg！但也不是所有海鲜都不能吃，海蜇、海参嘌呤含量很低，金枪鱼、银鱼、鳜鱼、鲈鱼属于中等嘌呤含量的鱼类，痛风缓解期可以少量吃（每次不超过 50g），但一定要记得焯水去除嘌呤。

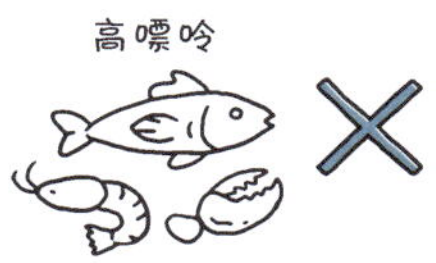

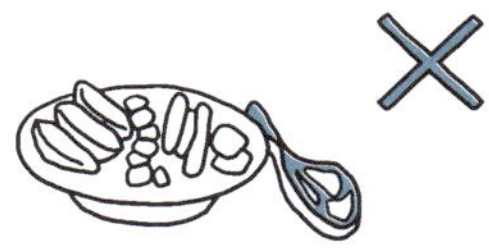

（2）红肉和动物内脏：

猪肉、牛肉、羊肉这些红肉，还有肝、肾、脑等动物内脏，嘌呤含量高得吓人！例如，100g 牛肝嘌呤含量高达 650mg。

（3）高糖食品：

碳酸饮料、果汁等含糖饮料或甜点，都含有大量添加果糖（如高果葡糖浆、结晶果糖）。添加果糖会让身体合成更多尿酸，还会抑制尿酸排泄，引起血尿酸升高。

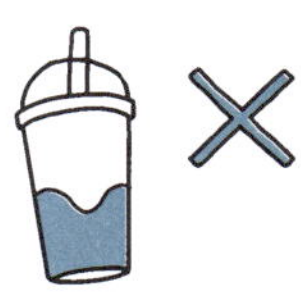

（4）酒精饮品：

啤酒、红酒、白酒、黄酒中的酒精会让肾脏排泄尿酸的能力下降，引起血尿酸升高。

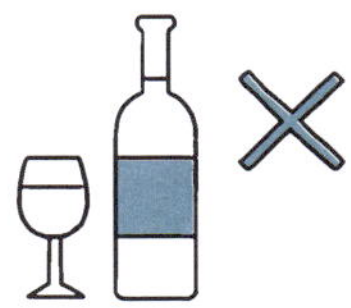

（5）高脂肪食物：

炸鸡、油条、黄油、五花肉中的脂肪，都会干扰尿酸代谢，引起血尿酸升高。

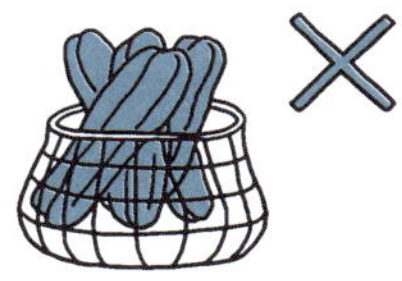

4. 哪些低嘌呤食物，可以帮助肥胖症合并痛风人群减脂

肥胖合并痛风人群，选择低嘌呤食物既能控制尿酸，又能辅助减脂。低嘌呤食物是指每 100g 中嘌呤含量小于 25mg 的食物。以下食物可以常吃，但要注意营养均衡、蛋白质充足，不能为了控制嘌呤而引起营养不良，丢了肌肉！

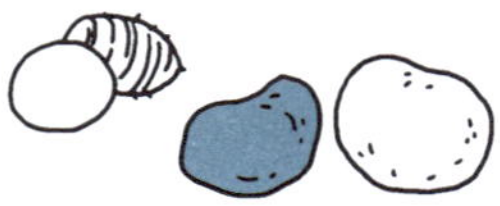

（1）谷薯类：大米、小米、小麦、玉米等谷物，土豆、芋头、红薯等薯类，都属于低嘌呤主食。

（2）蔬菜类：大部分绿叶菜和瓜茄类蔬菜都是低嘌呤食物，如白菜、芹菜、黄瓜、冬瓜、茄子、番茄等，嘌呤含量几乎可以忽略不计。

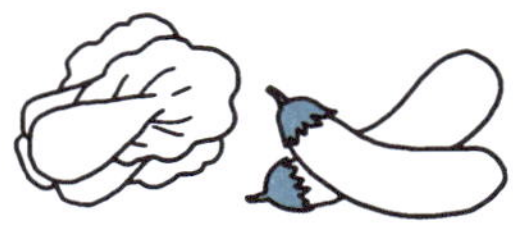

注意，芦笋、香菇属于中高嘌呤食物，痛风急性期尽量别吃，缓解期可以少量吃（每次≤50g）。

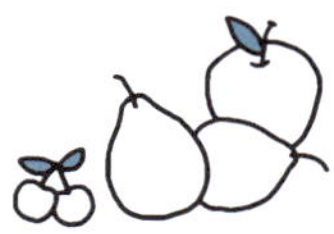

（3）水果类：梨、苹果、橙子、樱桃、柠檬等水果都属于低嘌呤。但要注意水果的果糖含量，避免一次性吃过多水果，也要避免把水果榨汁，否则大量果糖摄入容易升高尿酸。

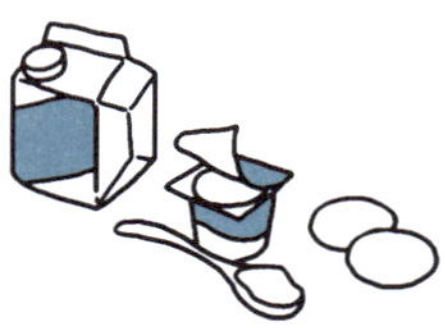

（4）蛋奶类：鸡蛋、鸭蛋、牛奶、酸奶都是低嘌呤的优质蛋白质来源，痛风急性期和缓解期都可以吃，可以很好地预防蛋白质缺乏和肌肉减少。

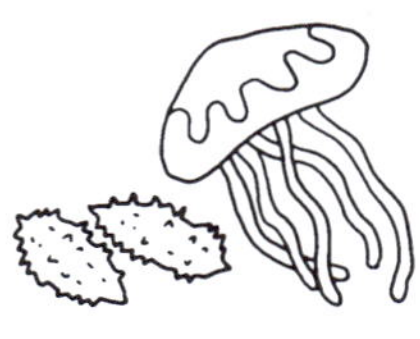

（5）水产类：海参、海蜇嘌呤含量极低，每 100g 嘌呤含量 < 10mg，痛风人群可以适量吃。其他水产品如鲈鱼、鳜鱼属于中等嘌呤，痛风缓解期可以少量吃（每次≤50g，且须焯水去除嘌呤），但急性期应严格避免食用。

5. 多喝水能促进尿酸排泄吗

痛风患者多喝水，能帮身体排出尿酸，还能降低尿酸性肾结石的发生风险。最推荐饮用的是白开水，平时也可以喝些淡茶水（如绿茶、淡红茶），但不能喝浓茶和含糖饮料。

（1）每天应该喝多少水

- 一般情况：每天至少喝 2 000mL（差不多 4 瓶 500mL 矿泉水），保证尿量充足（每天尿量最好 >1 500mL）。

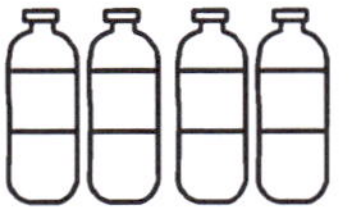

- 急性发作期或有肾结石：每天可以增加到 3 000mL，让尿酸随尿液排泄出去。

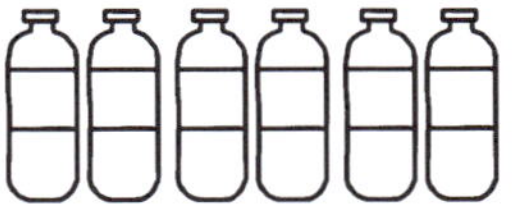

（2）除了多喝水，痛风患者还可以通过摄入含镁和钾的食物辅助调节尿酸代谢

- 补镁：黑米、玉米、荞麦等粗粮。
- 补钾：绿叶菜（如菠菜、油麦菜）、木耳。

小提醒：肥胖合并痛风以及心肾功能下降人群，饮水量需遵医嘱，个体化调整。

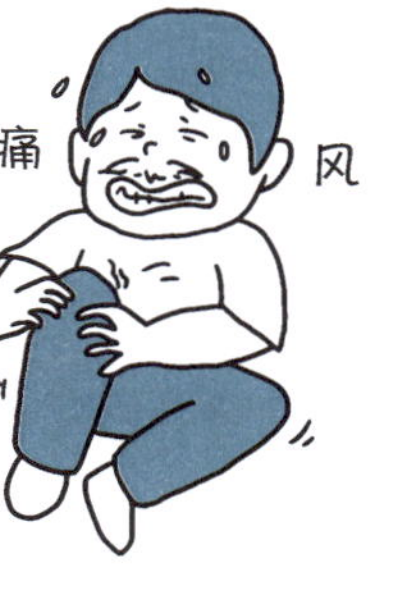

6. 肥胖症合并糖尿病人群，如何兼顾体重控制与降糖

糖尿病患者减重绝非“少吃多动”那么简单，需要在“稳血糖、减脂肪、保营养”之间精准平衡。

饮食搭配：吃对顺序和种类，控糖又减脂

（1）餐盘搭配原则：营养全面不缺项，每餐必须包含以下三类食物。

- 高膳食纤维蔬菜（如绿叶菜、西蓝花、菌菇）：占餐盘一半，提供维生素、矿物质和膳食纤维，延缓血糖上升。
- 优质蛋白质（如奶类、鸡蛋、豆腐、鱼虾、瘦肉）：占餐盘四分之一，增强饱腹感，保护肌肉。
- 健康脂肪（如橄榄油、坚果、牛油果）：少量摄入，优选植物来源。

（2）进食顺序：蔬菜→蛋白质→主食，血糖更平稳。例如，饭前先喝一碗蔬菜蛋花汤，吃些清炒芥蓝，再吃清蒸鱼，最后吃半碗糙米饭。

（3）主食选择：低 GI 食物替代精制碳水化合物。

用燕麦、糙米、藜麦、荞麦等低 GI 主食替代白米饭、面条，避免血糖像“过山车”一样波动。

（4）控糖限油：避开隐形热量陷阱

- 禁吃：糖果、奶茶、蜂蜜、油炸食品、肥肉等，这些食物会让血糖飙升，加重胰岛素抵抗。
- 烹饪：多用蒸、煮、凉拌，少用红烧、油炸；用植物油替代动物油，每日油脂不超过 2～3 汤匙（20～30g）。

（5）定时定量进餐：防止血糖波动。

使用降糖药的患者尤其要每天固定用餐时间（如早餐 7:30、午餐 12:00、晚餐 18:30），每餐七八分饱。避免空腹时间过长导致低血糖，或饥饿后暴食引发血糖骤升。

运动管理：安全第一，避免低血糖

（1）运动时机：建议糖尿病患者避免清晨空腹运动（如晨跑），以防血糖过低。最好餐后 1～2 小时运动，此时血糖较高，不易发生低血糖。

（2）运动前后监测血糖：糖尿病患者应经常在运动前测血糖，若血糖 < 5.6mmol/L（偏低）或 > 16.7mmol/L（偏高），要暂停运动。运动中如果出现心慌、手抖等低血糖症状，应立即停止运动，并且吃 1 颗糖果或喝半杯果汁。

（3）糖尿病患者的运动强度最好以中等强度为主，兼顾抗阻力肌肉训练。如果合并心功能不全或眼底病变，应降低运动强度。

减重速度：温和减重，动态调药

（1）减重速度：糖尿病患者每周减 0.5～1kg 是非常适宜的减重速度。如果快速减重（每周 > 1.5kg）可能导致肌肉流失、酮症酸中毒。

（2）动态调药：糖尿病患者减重期间应重视自我监测空腹及餐后 2 小时血糖值，每 2～3 个月复查糖化血红蛋白（HbA1c）。因为随着体重下降和血糖改善，患者需在医生指导下调整降糖药或胰岛素剂量，避免低血糖。

（3）糖尿病合并肥胖患者使用 GLP-1 受体激动剂时，需同时在临床营养科医生指导下制定饮食方案，避免能量摄入过低。

执行流程图：科学减重的“导航路线”

初始评估
（医生+营养师全面体检：心电图、血糖、肝功能、肾功能等）

⇩

定制方案
（个体化饮食计划+运动强度+药物调整方案）

⇩

每日执行
（记录饮食日记，监测空腹+餐后血糖）

⇩

每1~4周复盘
（对比体重、血糖变化，微调饮食和运动细节）

⇩

每1~3个月复诊
（医生根据体重、血糖变化，优化药物剂量和方案）

关键提醒：糖尿病患者减重需多学科协作（饮食+运动+药物），尤其是合并其他并发症者，切勿忽视饮食的重要性。科学减重的核心是“可持续”——吃好、动对、勤监测，才能让血糖稳、体重降、身体棒！

附：国家卫生健康委员会《成人糖尿病食养指南（2023 年版）》中各类食物的血糖指数（GI）分类。

食物分类		食物名称	GI 分类
谷类及制品	整谷粒	小麦、大麦、黑麦、荞麦、莜麦、燕麦、青稞、玉米	低
	谷麸	稻麸、燕麦麸、青稞麸	低
	米饭	糙米饭	中
		大米饭、糯米饭、速食米饭	高
	粥	玉米粒粥、燕麦片粥	低
		小米粥	中
		即食大米粥	高
	馒头	白面馒头	高
	面（粉）条	强化蛋白面条、加鸡蛋面条、硬质小麦面条、通心面、意大利面、乌冬面	低
		全麦面、黄豆桂面、荞麦面条、玉米面粗粉	中
	饼	玉米饼、薄煎饼	低
		印度卷饼、比萨饼（含乳酪）	中
		烙饼、米饼	高
方便食品	面包	黑麦粒面包、大麦粒面包、小麦粒面包	低
		全麦面包、大麦面包、燕麦面包、高纤面包	中
		白面包	高
	饼干	燕麦粗粉饼干、牛奶香脆饼干	低
		小麦饼干、油酥脆饼干	中
		苏打饼干、华夫饼干、膨化薄脆饼干	高
薯类、淀粉及制品		山药、雪魔芋、芋头（蒸）、山芋、土豆粉条、藕粉、苕粉、豌豆粉丝	低
		土豆（煮、蒸、烤）、土豆片（油炸）	中
		土豆泥、红薯（煮）	高
豆类及制品		黄豆、黑豆、青豆、绿豆、蚕豆、鹰嘴豆、芸豆	低
		豆腐、豆腐干	低
蔬菜		芦笋、菜花、西蓝花、芹菜、黄瓜、茄子、莴笋、生菜、青椒、西红柿、菠菜	低
		甜菜	中
		南瓜	高
水果及制品		苹果、梨、桃、李子、樱桃、葡萄、猕猴桃、柑橘、杧果、芭蕉、香蕉、草莓	低
		菠萝、哈密瓜、水果罐头（如桃、杏）、葡萄干	中
		西瓜	高
乳及乳制品		牛奶、奶粉、酸奶、酸乳酪	低
坚果、种子		花生、腰果	低
糖果类		巧克力、乳糖	低
		葡萄糖、麦芽糖、白糖、蜂蜜、脚趾软糖	高

7. 肥胖症合并血脂异常人群，减重怎么吃

肥胖合并血脂异常人群，要“减脂”，同时还要“调血脂”，避免不科学减重造成血脂紊乱。

饮食调整：“吃对脂肪”比“少吃脂肪”更重要

肥胖合并血脂异常者，减重时必须既控制脂肪摄入总量，又精准调配脂肪种类。

（1）优选不饱和脂肪酸，替代坏脂肪酸

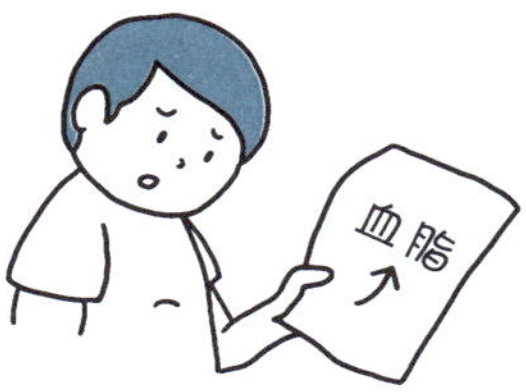

- 不饱和脂肪酸：用富含单不饱和脂肪酸、n-3 多不饱和脂肪酸的优质植物油炒菜，每天不超过 20～25g；每周吃 2～3 次深海鱼，每次 100～150g；每天吃 15g 坚果（如杏仁、核桃），但避免盐焗、油炸款。
- 坏脂肪酸：严格限制饱和脂肪酸（占总热量 < 7%），减少红肉（如猪、牛、羊肉）摄入，每周不超过 3 次，每次不超过 50g（约 1 两）；避免吃肥肉、鸡皮、奶油蛋糕。

（2）优先选择低 GI 食物，拒绝糖和精米白面。血脂异常者需严格控奶茶、果汁、糖果等含糖食品，这些食物会让甘油三酯（TG）升高。

（3）优先选择高膳食纤维食物，如魔芋制品、蔬菜、全谷物等。

运动管理：中等强度更持久，避免猛练

（1）肥胖合并血脂异常患者，运动时既要注意有效运动，又要注意运动的安全性，运动时保持“能说话但不能唱歌”的强度（心率≈110～120 次 /min）。

（2）避免短期高强度运动（如高强度间歇训练、冲刺跑、爬山），这可能导致游离脂肪酸升高加重血脂波动，甚至引起心血管疾病。

酒精会让肝脏合成更多甘油三酯，因此血脂异常者减重期间建议戒酒。

8. 吃出来的脂肪肝，可以通过吃来解决吗

科学饮食、控制体重的确是改善脂肪肝的关键方法！但很多人以为脂肪肝就是尽量少吃肉、多吃素，结果脂肪肝非但没减轻，代谢紊乱反而找上门。

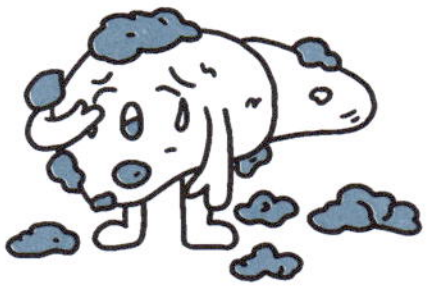

饮食过素为何会加重脂肪肝？

（1）载脂蛋白“罢工”，脂肪“运输”障碍。

鱼类、鸡蛋、瘦肉中的优质蛋白质是合成载脂蛋白的原料。长期吃素会导致必需氨基酸不足，肝脏无法合成足够的载脂蛋白（“脂肪运输车”），脂肪无法正常运转，只能堆积在肝内，加重脂肪肝。

（2）碳水吃太多：糖变脂肪，肝忙不过来！

许多脂肪肝患者（尤其是老年人）误以为只能吃白米饭、粥、面条等精制主食和甜水果，却不知这些高糖食物会让血糖飙升。肝脏为处理过剩糖分，会将其转化为甘油三酯囤积在肝内；长期高碳水化合物饮食还会引发胰岛素抵抗，使肝脏更疯狂地合成脂肪，形成“越吃越胖”的恶性循环。

（3）优质脂肪没吃够：该补的脂肪酸没补！

脂肪代谢需要优质脂肪酸（如 n-3 多不饱和脂肪酸、单不饱和脂肪酸），长期吃素会导致此类脂肪酸缺乏，脂肪代谢效率下降，最终堆积在肝脏。

（4）营养素缺乏：身体开启“省电模式”！

完全吃素会导致肌肉流失、基础代谢率下降，脂肪消耗能力减弱；同时，肉类中富含的维生素 B_{12}（仅存在于动物性食物）、胆碱等营养素是肝脏代谢脂肪的“小助手”，缺乏时会直接降低肝脏的脂肪代谢效率。

综上所述，极端素食会从多方面破坏肝脏代谢功能，盲目素食对改善脂肪肝无益。此外，脂肪肝患者应避免盲目尝试“断碳水”“生酮”“只吃水果”等极端减重方法，以免加重脂肪肝或引发代谢紊乱。

建议

脂肪肝患者应参考“限能量平衡膳食”“限能量高蛋白饮食”“轻断食”等科学减重方法，并严格避免以下三类食物。

- 高糖食品：奶茶、果汁、糖果、蜂蜜、甜面包等（刺激肝脏合成脂肪）。
- 高脂肪加工食品：炸鸡、油条、肥肉、奶油蛋糕等（含饱和脂肪酸与反式脂肪酸）。
- 酒精：直接损伤肝细胞，抑制脂肪代谢（必须戒酒）。

9. 超重及肥胖的多囊卵巢综合征(PCOS)青年女性，营养减重目标是什么

多囊卵巢综合征(polycystic ovary syndrome，PCOS)是一种以排卵障碍、高雄激素血症和卵巢多囊样改变为特征的内分泌代谢疾病，全球育龄女性患病率约15%。

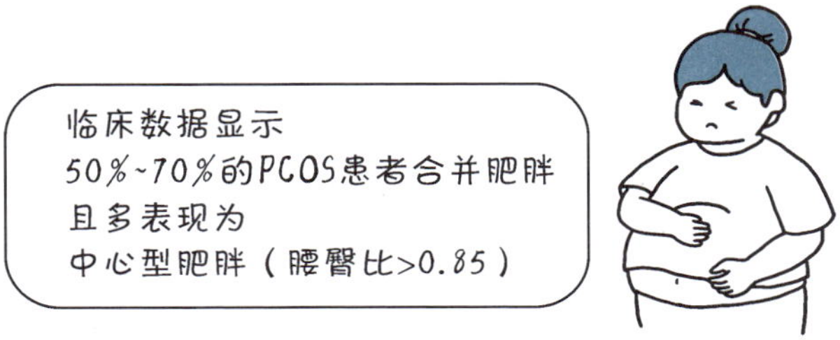

饮食控制加适量运动的生活方式干预是多囊卵巢综合征患者首选的基础治疗方式。即使轻度的减重(体重减少5%~10%)也有助于降低肥胖型PCOS的代谢风险，恢复排卵性月经周期，改善临床症状。

肥胖型PCOS女性的减重方法类似于其他肥胖患者，可以根据不同的近期需求调整减重方案，同时根据个体需求适量补充维生素D和叶酸。

PCOS减重常见误区

(1)PCOS女性可以通过快速节食减重和极低碳水饮食减重：错！ ✕
这种极端的方法会抑制下丘脑－垂体－卵巢轴功能，加剧月经紊乱。

(2)PCOS女性只要控制能量就可以了，可以随意吃甜点：错！ ✕
所有PCOS女性都应进行低GI饮食，以改善胰岛素抵抗。

10. 超重及肥胖的多囊卵巢综合征（PCOS）青年女性，减重饮食模式是什么

超重及肥胖的多囊卵巢综合征（PCOS）青年女性，每日饮食摄入总能量减少 500～1 000kcal，可在 6 个月左右减少体重的 7%～10%。在此基础上，可以采用限能量平衡膳食、限能量高蛋白饮食、轻断食等的饮食模式。

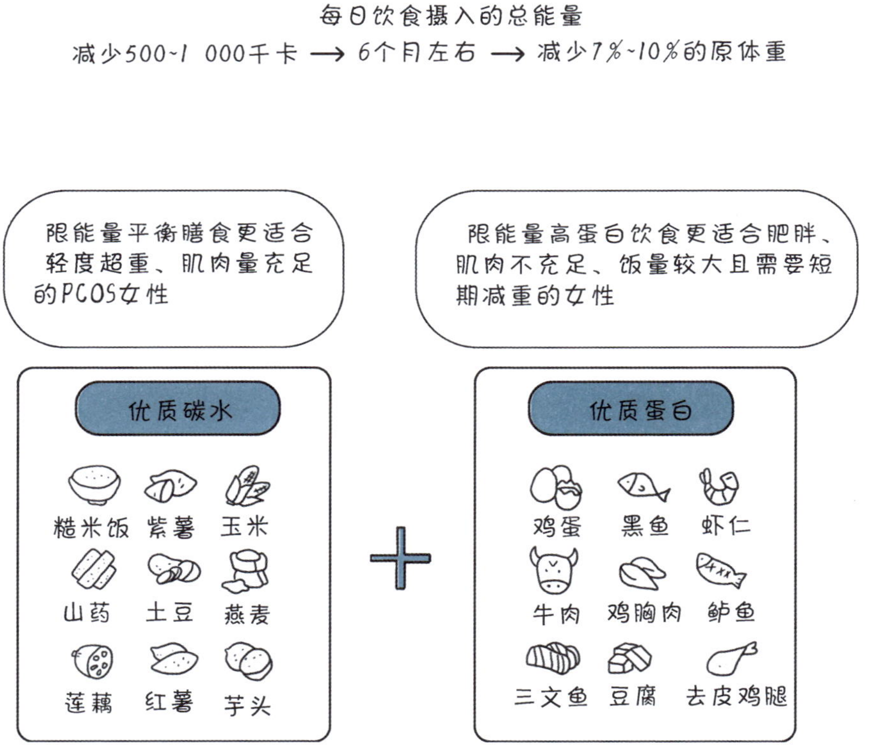

要注意，PCOS 女性减重可不是简单“减脂”，而是需要兼顾改善代谢紊乱、调节内分泌的“系统项目”，因此需要建立多维度的长期监测体系。

（1）体成分监测：减重期间每月检测 1 次，以监测脂肪率和肌肉量。PCOS 女性减重以“减脂肪”为主，而非肌肉，因此要确保内脏脂肪面积逐步下降至 80～100cm^2，体脂率逐步降至 20%～30%（女性标准）。如果发现肌肉量下降，需立即调整饮食（增加蛋白质）或加强抗阻训练，避免代谢率下降和代谢紊乱。

（2）内分泌代谢指标监测（每 1～3 个月复查）

- 空腹血糖：目标＜5.6mmol/L，高于此值需警惕胰岛素抵抗。
- 血脂：重点关注甘油三酯（目标＜1.7mmol/L）和 HDL-C（目标＞1.3mmol/L）。
- 空腹胰岛素：目标＜15mIU/L，若升高提示身体对胰岛素不敏感，需调整饮食结构（如增加低 GI 食物）。
- HOMA-IR 指数：目标＜2.5，计算公式为空腹胰岛素 × 空腹血糖 /22.5，HOMA-IR 指数≥2.5 时需干预。
- 糖化血红蛋白：合并糖尿病的 PCOS 患者应每 2～3 个月监测糖化血红蛋白变化，及时复诊调整方案。

（3）性激素代谢指标（每 3 个月复查）

- 总睾酮（TT）：目标＜50ng/dL，过高会导致多毛、痤疮等高雄症状。
- 性激素结合球蛋白（SHBG）：目标＞30nmol/L，低 SHBG 水平可能加剧游离雄激素活性，加重胰岛素抵抗及高雄激素血症。
- 游离睾酮（FT）：需结合 SHBG 计算，目标控制在≤2.1nmol/L，游离睾酮过高会加剧高雄症状。
- LH/FSH 比值：正常女性 LH/FSH 比值≈1，但 PCOS 患者常＞2。
- 雌二醇（E2）：PCOS 患者可能因无排卵导致 E2 水平波动或偏低（正常卵泡期为 20～150pg/mL），持续性低 E2 水平需关注子宫内膜保护。

- 催乳素（PRL）：目标 <25ng/mL，部分 PCOS 患者合并轻度高催乳素血症（需排除垂体瘤），过高 PRL 会抑制排卵。

（4）临床症状跟踪：关注月经和身体信号

- 记录月经周期：目标 21～35 天，若周期过长（如 >40 天）或闭经，需结合超声监测排卵情况，必要时进行妇科治疗。
- 观察高雄激素血症的外周症状：如痤疮、体毛、黑棘皮症和脱发是否缓解，判断减重对高雄激素血症的改善效果，必要时可进一步到皮肤科治疗。

一些重点营养素补充对改善 PCOS 女性的代谢有一定帮助，建议在医生指导下使用

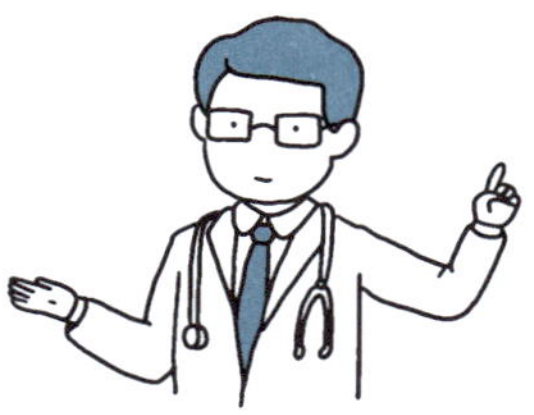

（1）维生素 D：改善胰岛素抵抗的“明星营养素”。

（2）肌醇：40∶1 的肌醇（MI）和 D- 手性肌醇（DCI）（每日 2～4g）可辅助改善胰岛素抵抗和卵母细胞质量，尤其适合有生育需求的患者。

（3）n-3 多不饱和脂肪酸：抗炎、调脂双作用。

（4）B 族维生素：调节能量代谢的“小助手”，尤其是叶酸和维生素 B_{12}，可以改善同型半胱氨酸代谢，减少 PCOS 的心血管疾病风险。

总之，PCOS 女性减重是个“系统工程”，每个人 BMI、体成分、代谢状态（如是否为糖尿病前期）和生育需求差异较大，建议一定要个体化制定减重营养方案并定期监测。

提醒：千万避免盲目节食和极端的减重方法，可能造成肌肉不足、体脂肪过低以及卵巢功能下降，影响女性的生殖内分泌功能！

11. 肥胖症合并乙肝人群，减重需要注意什么

乙肝感染者应合理控制体重，内脏脂肪过高会加速肝脏纤维化并降低抗病毒治疗效果。乙肝患者减重需在“减脂”与“护肝”之间精准平衡，避免因减重不当加重肝脏负担。

减重原则：缓慢、温和

（1）减重速度要缓慢、温和：3～6个月内减少当前体重5%～10%，每周不超过0.5kg是比较安全有效的减重速度。快速减重会导致脂肪分解加速，血液中游离脂肪酸增多，加重肝脏代谢负担。

（2）能量缺口：每日减少300～500kcal，避免饥饿、断食、极低热量饮食（每日＜800kcal）、生酮饮食等极端减重方法，可能导致肝脏代谢紊乱，甚至诱发肝性脑病。

饮食管理

（1）蛋白质：是保护肝脏的关键营养素，摄入应充足但不过量，推荐每日摄入量1.2～1.5g/kg（bw），优选优质蛋白质；过量摄入[＞2g/kg（bw）]反而会增加肝脏代谢负担。

- 低脂乳制品：脱脂牛奶、无糖酸奶（每日200～300mL）。
- 豆制品：豆腐、豆浆。
- 蛋类：水煮蛋（每日1个）。
- 鱼类/禽肉/瘦肉：清蒸鲈鱼（避免油炸鱼）、去皮鸡肉、瘦里脊肉。

（2）脂肪：严格限制饱和脂肪酸和反式脂肪酸，减少油炸食品、加工零食、动物油、奶油摄入。但是，也需避免极端低脂饮食，应注意摄入充足的单不饱和脂肪酸和n-3多不饱和脂肪酸来保护肝脏代谢。

（3）碳水化合物：以低GI主食为主，防止血糖波动加重肝脏细胞损害。

（4）维生素与矿物质：尤其要重视抗氧化营养素，如维生素 E、维生素 C、锌、硒等，帮助肝脏抵抗损伤。

（5）重视膳食纤维摄入：建议每日摄入≥25g，可促进肠道蠕动、帮助排泄代谢废物，减少氨等毒素对肝脏的损伤。

（6）烹饪时多用蒸、煮、炖的方式控油限盐，减少煎炸导致的过多油脂和晚期糖基化终产物（AGEs）对肝脏的损害。

运动管理：温和的有氧运动 + 舒缓的肌肉训练

- 有氧运动：快走、游泳等（每日 40～60 分钟，心率控制在 100～110 次 /min）。
- 力量训练：器械训练、弹力带拉伸（每周 2～3 次）。
- 避免高强度间歇训练（HIIT）、长时间耐力运动（如长跑）：高强度运动可能激活体内应激反应，释放炎症因子，加重乙肝患者的肝内炎症和损伤。
- 乙肝肝硬化患者需避免腹部挤压动作（如仰卧起坐），防止门静脉高压破裂出血。

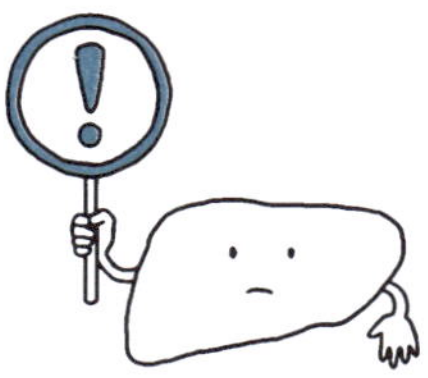

乙肝患者减重的特殊注意事项

（1）严格禁酒，酒精会使乙肝病毒复制活跃性增加。

（2）避免自行使用成分不明的“减脂药”“排毒产品”“保肝偏方”“保肝茶”“排毒汤”，其中可能含有肝毒性成分。

（3）每 3～6 个月检测乙肝病毒载量（HBV-DNA）、肝功能和转氨酶（ALT/AST）、腹部超声，每年检测肝脏瞬时弹性成像（Fibro Scan）评估纤维化程度。若病毒活跃，需及时进行抗病毒治疗，之后再启动减重计划。

12. 甲状腺功能减退（甲减）人群如何营养减重

甲状腺功能减退（简称“甲减”）人群，甲状腺激素（T3/T4）分泌不足，导致全身代谢“减速”，很多人因此陷入“喝水都胖”的减重困境。

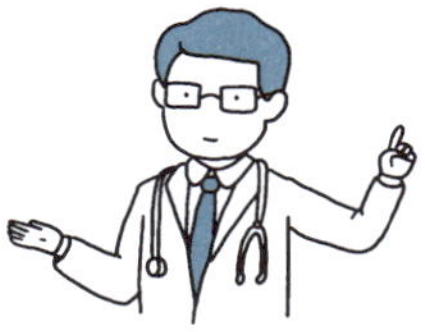

为什么会发生甲减

（1）自身免疫攻击：免疫系统误把甲状腺当“敌人”攻击（如桥本甲状腺炎），占甲减病因的 80% 以上。

（2）甲状腺损伤：甲状腺手术或放射性碘治疗时，破坏甲状腺组织，导致甲状腺激素分泌不足。

（3）药物或碘失衡：长期吃含锂药物（如抗抑郁药）、胺碘酮（心脏病药物），或碘摄入过多 / 过少（如长期大量吃海产品或极低碘饮食）。

（4）垂体或下丘脑问题：大脑调控甲状腺的“司令部”（垂体、下丘脑）如果出现故障，如垂体瘤，会导致促甲状腺激素（TSH）分泌异常。

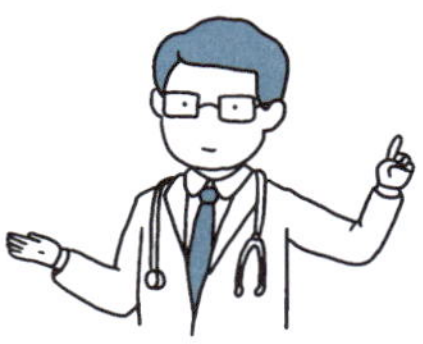

甲减为什么难减重

（1）代谢速率下降：甲状腺激素不足导致基础代谢率降低，能量消耗显著减少。

（2）脂肪与水分潴留：甲减患者皮下黏多糖沉积容易引发黏液性水肿，同时脂肪分解酶活性下降，引起脂肪囤积。

（3）多种激素紊乱：甲减患者容易合并胰岛素抵抗和瘦素抵抗，引起肥胖。

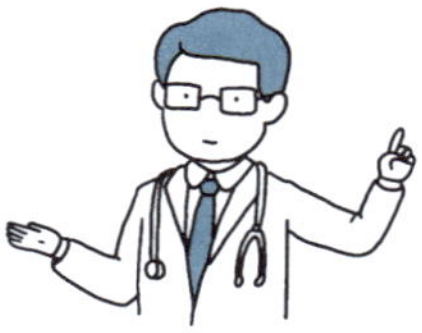

甲减患者如何逐步找回代谢活力，实现健康减重
甲减患者减重的 3 个关键认知

- 药物是基础：甲减患者减重不能急功近利，必须先通过药物把甲状腺功能调整到正常，再结合饮食和运动慢慢调整，否则任何减重方法都难显著见效。擅自停药或过度节食会让代谢更乱，甚至引发心包积液、心力衰竭等严重并发症！
- 慢即是快：以每周减重 0.5～1 斤为宜，快速减重会消耗肌肉，加重代谢紊乱。
- 长期主义：甲减需要终身管理，减重成功后仍需监测甲状腺功能、定期调整药物，禁止擅自停药；也要长期坚持健康饮食和运动，防止体重反弹。

（1）药物治疗

甲减的核心问题是甲状腺激素不足，必须通过药物补充，先给代谢“加加油”

- 首选药物：左甲状腺素钠片（如优甲乐），每天早餐前空腹吃（服药后 1 小时再吃饭和其他药物，服药后 4 小时再喝豆浆、牛奶）。
- 定期复查：每 4～8 周复查 TSH（促甲状腺激素），目标是把 TSH 控制在 0.5～2.5mIU/L 范围内。只有激素水平正常了，代谢率才会回升，减重才有效。

（2）饮食管理

吃对食物，告别水肿和脂肪囤积。

- 多吃 3 类“代谢友好型”食物：低 GI 类主食；高膳食纤维食物；优质蛋白质。
- 少吃 2 类“致胖陷阱”食物：高盐食物，加重水肿。生食十字花科蔬菜，紫甘蓝、西蓝花、羽衣甘蓝等含硫代葡萄糖苷，长期大量生食可能抑制甲状腺激素合成，建议充分煮熟后食用。
- 拒绝极端节食：过度节食会让代谢率进一步下降。
- 根据不同的病因摄入碘：桥本甲状腺炎患者，适当限制海带、紫菜等高碘食物，防止免疫反应加重，必要时监测尿碘指导碘摄入；非桥本甲状腺炎患者：可适量选择碘盐或含碘食物（如每周吃 1～2 次深海鱼）。
- 甲减合并贫血：甲状腺激素不足容易导致促红细胞生成素（erythropoietin，EPO）减少，铁和维生素 B_{12} 代谢异常。此时应重视蛋白质、血红素铁、叶酸和维生素 B_{12} 的补充。

（3）运动管理

提升代谢、增加肌肉，唤醒“懒洋洋”的身体。

- 中等强度有氧运动（每天 40～60 分钟），促进脂肪燃烧，改善胰岛素抵抗，帮助减重和减轻水肿，如快走、游泳、骑自行车、跳广场舞等。
- 抗阻训练（每周 2～3 次），促进肌肉合成，提升代谢率。例如，针对全身大肌群（如腿、背、胸），进行哑铃、深蹲、俯卧撑、弹力带等训练。
- 注意运动安全，甲减患者容易发生空腹低血糖，应避免清晨空腹运动。

13. 甲状腺功能亢进(甲亢)人群如何营养减重

甲状腺功能亢进(简称“甲亢”)简单说就是甲状腺“太活跃”，分泌过多甲状腺激素，让全身代谢像开了“加速键”。

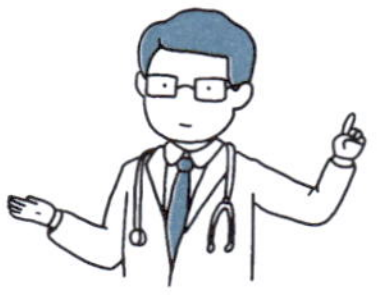

为什么会发生甲亢

(1)遗传因素：如果某个体的父母或兄弟姐妹患甲状腺疾病，那么其患病风险比普通人高15%左右。

(2)自身免疫出错：约80%的甲亢由Graves病引起，免疫系统误把甲状腺当成“敌人”，产生TRAb刺激甲状腺疯狂分泌甲状腺激素，导致心慌、手抖、突眼等症状。

(3)碘摄入过多：海带、紫菜、海鱼等含碘量高，长期大量食用也可能诱发甲亢。

(4)压力与生活习惯是导火索：长期压力大、熬夜、精神紧张、过度劳累，也可能诱发甲状腺“失控”。

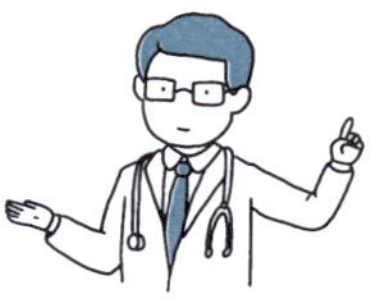

甲亢如何治疗

(1)药物治疗：最常用，需耐心坚持

- 抗甲状腺药物：甲巯咪唑(如赛治)或丙硫氧嘧啶，能抑制激素合成，不能擅自停药，否则易复发。
- 辅助药物：心慌、手抖明显者，可短期服用普萘洛尔对症治疗。

(2)放射性碘治疗：对于药物无效或复发者，可以通过口服放射性碘(如碘131)破坏甲状腺组织，让其“安静”下来。治疗后可能出现甲减，需终身补充甲状腺激素。

(3)手术治疗：对于甲状腺明显肿大、压迫气管或怀疑恶性肿瘤时，可手术切除，术后多数患者会出现甲减，需长期药物治疗。

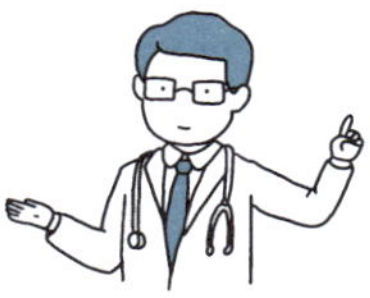

甲亢患者的饮食与运动：吃对、动对才安全

（1）饮食原则

低碘、高蛋白、防刺激

- 严格低碘：甲亢患者应避免食用海带、紫菜、海鱼、虾皮等，食盐应选择无碘盐。注意，某些中药（如海藻、昆布）也含有碘，需尽量避免。
- 高热量、高蛋白：甲亢患者代谢比常人高，因此减重期间应该个体化调整能量摄入，并且重视蛋白质类食物的摄入，防止肌肉分解。
- 避开刺激性食物：咖啡、浓茶、辣椒等会加重心慌、手抖，最好减少食用。

（2）运动建议

温和为主，别让心脏“超负荷”

- 甲亢患者病情平稳时，建议进行中等强度有氧运动，可从每日 15 分钟起步，逐渐延长至每次 40 分钟，避免骤然增加运动量。
- 如果合并心律失常或心血管疾病，需通过心肺运动试验（cardiopulmonary exercise testing，CPET）评估心脏耐受力和最大摄氧量，制定个体化的运动强度与时长，规避运动风险。
- 禁忌运动：篮球、足球、长跑等剧烈运动，可能诱发甲亢危象（如高热、心慌、昏迷），尤其病情未控制时应避免。

关键提醒：甲亢患者若想减重，必须先控制病情！只有甲状腺激素水平恢复正常，才能在医生指导下进行减重。若出现甲减（如乏力、水肿、体重上升），需进行规范治疗。

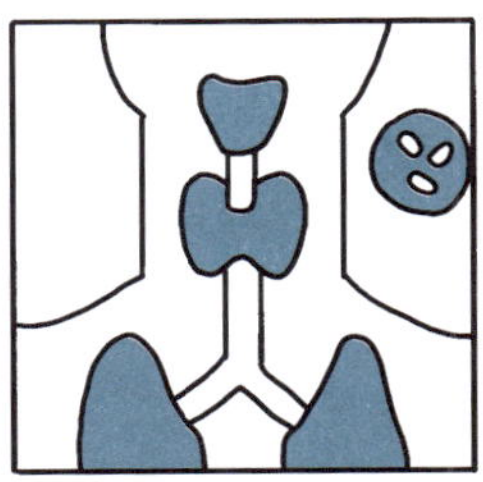

14. 贫血患者如何既补血又减重

贫血患者减重又补血？记住以下实用建议！

（1）红肉血肝补铁强，推荐每天适量摄入。

- 红肉（猪肉、牛肉、羊肉，100g 牛肉≈3.3mg 铁）。
- 动物血/肝脏（鸭血、猪肝，每周 1～2 次，每次 50～100g）。

（2）维生素 C 来帮忙：促进铁吸收的“最佳搭档”。

（3）叶酸、维生素 B_{12} 促合成：叶酸和维生素 B_{12} 可以促进红细胞的合成。

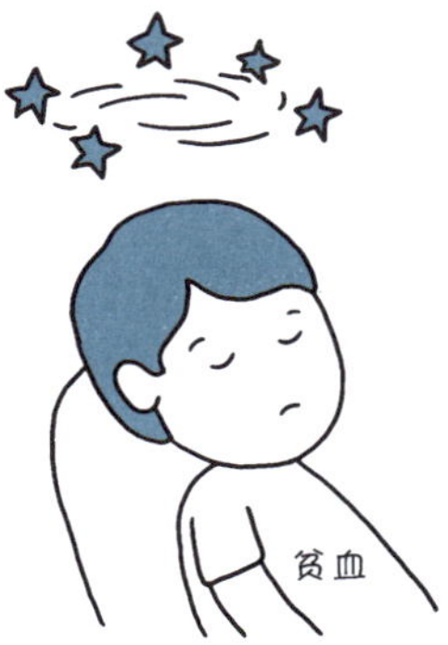

（4）“温和”限能减脂肪：女性每天摄入 1 200～1 400kcal，男性 1 400～1 800kcal。

（5）每月 2kg 更安全：贫血者本就容易发生乏力、头晕等症状，减重速度太快会加重贫血症状，甚至诱发贫血！

（6）少食多餐防低糖：源源不断的能量摄入，可以防止贫血者发生低血糖。

（7）均衡三餐营养足：三餐都要按照“蔬菜＋蛋白质＋主食”结构，最大限度保证各类营养素的充足。

（8）避开补铁“绊脚石”：避免大量饮用咖啡、浓茶，影响铁吸收。

（9）身体预警速寻医：如果出现以下情况，马上寻求医生的帮助：越来越乏力、头晕；月经量变少；心慌；手脚发麻。

（10）根治原病是良方：如果贫血是由各种疾病（如女性月经过多、甲减、肾病、肿瘤等）引起，一定要积极治疗原发病，只有查明贫血原因，解决根本问题，再搭配科学营养，才能真正改善贫血。

常见误区辟谣

误区：吃红枣、红豆就能补铁。

真相：红枣、红豆含铁量低，而且是非血红素铁，吸收率差。所以，补铁还是要靠红肉、动物血/肝脏。

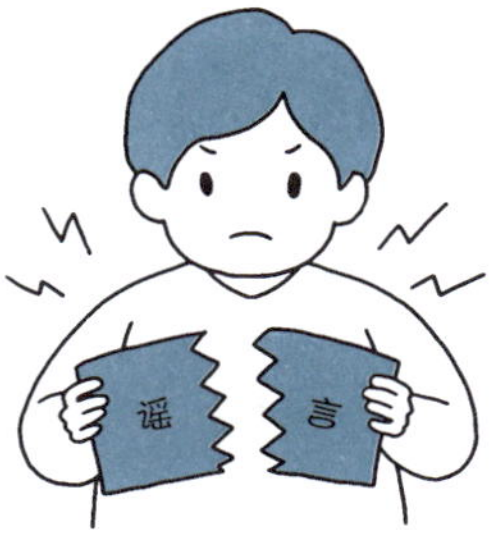

15. 遗传性肥胖患者如何营养减重

很多人会疑惑："父母都是胖子，我是不是注定瘦不下来？"其实，遗传确实会影响体重，如可能天生代谢率低、食欲更旺盛，但绝非命中注定一辈子都瘦不下来。即使父母肥胖，只要后天肯下功夫，通过科学饮食、运动和生活习惯调整，一样能健康减重！

减重最难的不是方法，而是环境影响。如果全家人都爱吃高油、高糖食物，习惯久坐和熬夜，那你也很难独善其身。所以，不如带上父母、孩子，把家庭打造成"健康减重营"！

从今天开始，全家一起行动，从饮食、运动到生活习惯全面升级，让健康成为日常。一起告别高油、高糖的外卖，一起采买新鲜食材做出美味低脂餐；把薯片、蛋糕换成新鲜水果、无糖酸奶，全家共享健康美食；每晚 10 点准时洗漱，早睡早起，养足精神；周末不再宅家追剧，一起骑车出游、爬山健身，把运动变成欢乐的亲子互动。

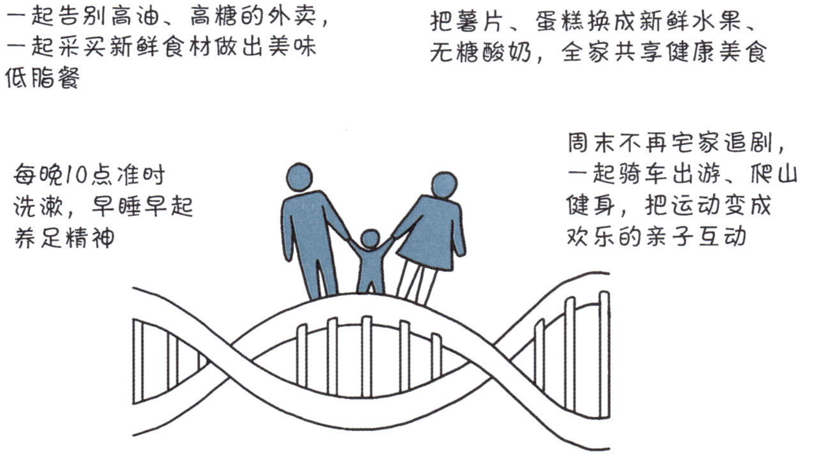

别让"基因"成为偷懒的借口，遗传只是"起跑线"，但跑道的方向由你决定！

16. 重度肥胖人群进行减重手术前，每天应该摄入多少能量

重度肥胖患者减重手术前，必须进行限能量饮食！每日摄入800～1 200kcal，也可采用代餐食品替代正常餐食。

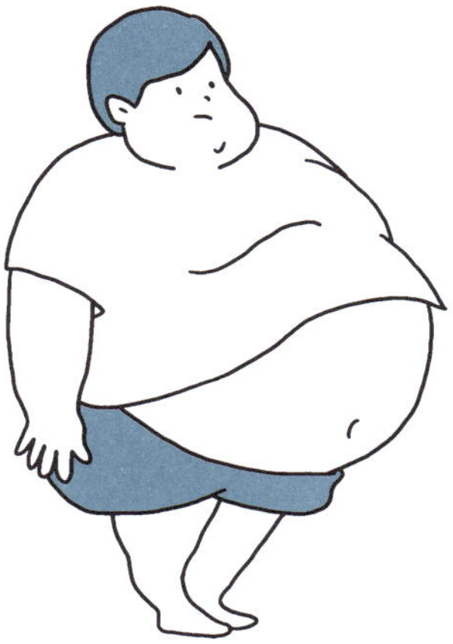

（1）给肚子提前“清场”，手术更好操作：很多肥胖患者肚子里的脂肪又厚又多，给手术增加难度。术前限能量饮食能快速减少腹腔内脂肪，就像“打扫干净房间再做事”，医生操作空间更大，手术时间缩短，手术的心血管意外风险也更低。

（2）提前调理身体，降低术后风险：重度肥胖者常伴随高血糖、高血脂、胰岛素抵抗等问题。术前限能量饮食，短期内能让血糖、血脂、胰岛素明显下降，术后伤口不容易感染，伤口愈合更快。

（3）提前适应“小鸟胃”，避免术后受罪：减重手术（如胃旁路术、袖状胃切除术）会显著限制胃容量，术后须严格遵循限能量高蛋白饮食。术前采用代餐或限能量饮食，可让胃肠道提前适应“小份量进食”模式，减少术后因饮食过渡不当引发的恶心、呕吐、胃食管反流、倾倒综合征（进食后心悸、腹泻）。

重度肥胖者减重手术前限能量饮食，是为手术上了一道“安全锁”，让手术减重效果更安全、更长久。

17. 重度肥胖人群减重手术前后，是否可以采用极低能量代餐食品减重

重度肥胖人群减重手术前后，可以在医生指导下尝试极低能量代餐食品进行减重。这种代餐能严格控制能量摄入、缩小胃容积、减少内脏脂肪，降低手术操作难度；并且可以帮助患者提前适应“小份量进食”，防止术后并发症。

但要注意，极低能量饮食可能导致营养不良，必须在医生指导下进行，配合使用复合微量营养素补充剂，确保营养得到全面补充。极低能量饮食连续使用时间不宜超过 3 个月，长期应用需转化为限能量平衡膳食（每日 1 200～1 400kcal）。

每日 3～4 餐的术前极低能量代餐方案如下。

- 7:30 营养代餐 1 袋（能量 200kcal，高蛋白质、高维生素和矿物质、高膳食纤维），复合微量营养素 1 粒。
- 11:30 营养代餐 1 袋（能量 200kcal），慢嚼蔬菜 200g。
- 16:30 营养代餐 1 袋（能量 200kcal）。
- 19:30 营养代餐 1 袋（能量 200kcal），慢嚼蔬菜 200g。
- 22:00 睡觉，如果饥饿感明显，可慢嚼 1 个水果。

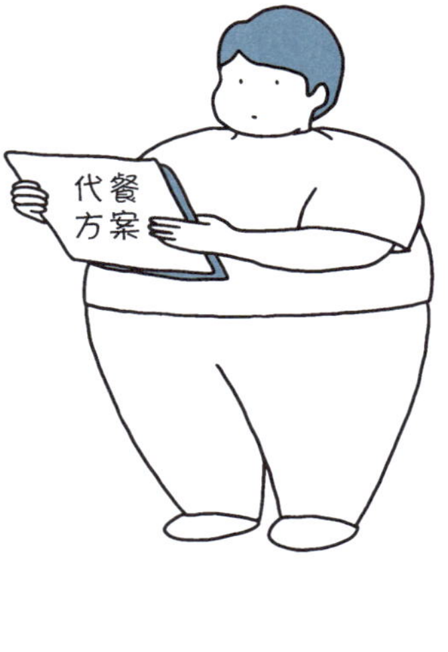

18. 糖皮质激素药物导致的向心性肥胖人群，如何进行营养减重

长期服用糖皮质激素（如泼尼松、地塞米松）人群，可能发现体重像坐火箭一样飙升，特别是肚子、脸和后背越来越圆。这背后有 5 个关键原因。

（1）激素会刺激下丘脑食欲中枢，原本饭量小的人，可能突然一顿能吃两碗饭，甚至半夜起来找零食！

（2）激素会改变脂肪代谢路径，把本该均匀分布的脂肪“赶”到腹部、脸部和背部。

（3）激素会让身体水肿，造成体重增加。

（4）激素会加快肌肉分解，导致肌肉量减少、代谢率降低，使人更容易变胖。

（5）激素会干扰胰岛素作用，造成胰岛素抵抗，身体更容易把多余的糖转化成内脏脂肪。长期服用激素药的朋友，别怕！记住这“三多三少”，帮你控制体重。

- ✓ 多吃蛋白质：保住肌肉不流失。
- ✓ 多吃粗粮：把白米饭换成燕麦 / 糙米 / 藜麦，这些低 GI 主食能稳住血糖、控制食欲。
- ✓ 多吃绿叶菜：每天至少吃 1 斤蔬菜，膳食纤维可以促进脂肪代谢。

- ✗ 少吃糖：尤其是精制糖、添加糖，会让肚子越来越胖。
- ✗ 少吃油：每天不超过 3 汤匙植物油，远离炸鸡和薯条。
- ✗ 少喝酒：酒精会让肝脏变成“脂肪仓库”。

19. 精神或神经类药物相关性肥胖人群，如何进行营养减重

长期服用抗精神病药（如奥氮平、氯丙嗪）或抗抑郁药（如米氮平、帕罗西汀）人群，可能发现体重不知不觉飙升，别慌！这在一定程度上和药物有关，通过科学饮食和生活调整，完全能“对抗”药物带来的增重。

这些药物为什么容易让人长胖

（1）药物会刺激大脑饥饿中枢，让人食欲暴增。

（2）药物会干扰胰岛素敏感性，让身体更容易把能量转化为脂肪。

（3）部分药物会降低基础代谢率，让身体开启“省电模式”。

（4）某些药物会导致水肿。

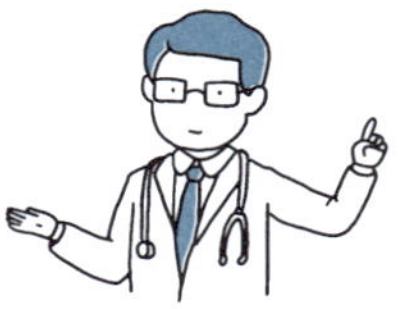

三招科学应对，边吃药、边控重

（1）吃对三餐，把热量“精打细算”：可使用限能量平衡膳食、限能量高蛋白饮食、轻断食。另外，严格避免酒精、奶茶、可乐等含糖饮料，它们会加重代谢负担和我们的焦虑感！

（2）动起来，赶走坏情绪，加速燃脂：坚持有氧运动和抗阻运动，运动还能促进大脑分泌“快乐激素”，缓解情绪低落，可谓一举两得！

（3）药物辅助，遵循医生建议调整方案：如果出现胰岛素抵抗，应及时在医生指导下进行药物治疗。

关键提醒

千万别因为体重改变而擅自停药，这会导致病情反复！药物副作用带来的肥胖虽然棘手，但只要掌握科学方法，完全能一边稳定病情，一边找回轻盈体态！如果遇到困难，记得找营养医生制定专属营养减重方案，别一个人硬扛！

结语

亲爱的朋友：

当你读到这里，或许已经释怀：减重路上并不是要把“食物”当作危险的“敌人”，“谈吃色变”，而是要和健康的食物做朋友，和正确的饮食方法相伴朝夕。通过科学、正确的营养减重方式，配合健康的生活、运动或医学方案，实现健康的目标体重，获得更好的生活。

在本书中，我们带你走进医学营养减重的世界，帮助你掌握减重必备的饮食营养常识，理解“吃什么、怎么吃、吃多少”背后的科学逻辑。我们强调了三大核心原则：能量平衡、营养均衡、长期坚持。这些知识不仅能帮你减掉多余的体重，更能让你学会如何吃得健康、活得轻盈。

更重要的是，我们希望你能树立正确的减重目标：不是为了迎合别人的审美，而是为了自己的健康；不是追求短期效果，而是建立终身受益的生活习惯。医学营养减重的目标是实现个性、安全、可持续的体重管理，这不仅是一种科学的态度，也是对自己负责的选择。

愿你在未来的日子里，用理性的态度面对体重，用科学的知识加强自己，用健康的习惯拥抱生活。从今天起，做出每一个微小但坚定的选择——你的身体值得被善待，你的健康值得被珍惜。

愿你轻盈如风，生活中健康与美食伴你左右！

体重管好　健康更好

国人体重管理百科

主　　编　陈　伟
本册主编　赖建强　房中则

管

人民卫生出版社
·北　京·

图书在版编目（**CIP**）数据

体重管好　健康更好 ：国人体重管理百科 / 陈伟主编. -- 北京 ：人民卫生出版社，2025. 11. -- ISBN 978-7-117-38903-7

Ⅰ. R161

中国国家版本馆 CIP 数据核字第 2025JH3323 号

人卫智网	**www.ipmph.com**	**医学教育、学术、考试、健康，购书智慧智能综合服务平台**
人卫官网	**www.pmph.com**	**人卫官方资讯发布平台**

体重管好　健康更好——国人体重管理百科

Tizhong Guanhao Jiankang Genghao: Guoren Tizhong Guanli Baike

主　　编：陈　伟
本册主编：赖建强　房中则
出版发行：人民卫生出版社（中继线 010-59780011）
地　　址：北京市朝阳区潘家园南里 19 号
邮　　编：100021
E - mail：pmph @ pmph.com
购书热线：010-59787592　010-59787584　010-65264830
印　　刷：天津市光明印务有限公司
经　　销：新华书店
开　　本：710 × 1000　1/16　　**总印张**：77
总 字 数：1036 千字
版　　次：2025 年 11 月第 1 版
印　　次：2025 年 12 月第 1 次印刷
标准书号：ISBN 978-7-117-38903-7
总 定 价：199.00 元

医学专家指导委员会

（按姓氏笔画排序）

于健春	王友发	王存川	王华丽	王耀献
曲　伸	纪立农	李　铎	李小英	李兆萍
杨月欣	吴　敬	张宇清	张忠涛	赵文华
赵家军	姜长涛	郭立新	郭树彬	常翠青
曾　强				

本册编委会

序言

健康是民族昌盛与国家富强的基石，亦是人民幸福生活的根本保障。党的十八大以来，“健康中国”战略全面实施，国民健康素养显著提升。然而，随着经济快速发展与生活方式剧变，超重与肥胖已成为威胁全民健康的“无声海啸”。2024 年，国家卫生健康委员会等 16 个部门联合启动“体重管理年”活动，重点从肥胖防控转变为体重管理，既是对“健康中国”战略的精准践行，亦是对国民健康需求的深切回应。

体重管理行动能否取得成功，关键在于全社会对体重管理的科学认识。在此背景下，《体重管好 健康更好——国人体重管理百科》犹如“及时雨”，这部由北京协和医院陈伟教授领衔、180 余位跨领域专家历时一年编纂的著作，以“医、食、管”三维体系为核心，构建了覆盖全生命周期的科学体重管理框架。作为响应国家号召的全民体重管理百科丛书，不仅是医学与科学智慧的集成，更是健康科普传播的利器。其三大核心价值尤为瞩目：**科学性**——基于循证医学最新证据与国际国内前沿研究；**普惠性**——1 000 余个图文问答覆盖从儿童到老年人生命全周期人群；**文化性**——将健康理念根植于中华文化与生活方式之中。

第一册“医”以临床医学管理为锚点，依据最新国际诊断标准，将肥胖置于“慢性代谢性疾病”大背景下，深入浅出地揭示遗传、环境与行为多因素交织的复杂本质。创新性提出“三级干预”理念，从生活方式重塑到精准医疗干预，从代谢手术到终身管理，为肥胖防

治提供了闭环解决方案。尤其针对儿童肥胖这一公共卫生难题，书中构建了“家庭－学校－社区－医疗”四级联动模式，为阻断代际传递的肥胖危机注入科学动能。

第二册“食”彰显了东方饮食智慧与现代营养学的深度融合，立足我国膳食结构，首创“能量平衡阶梯模型”。通过挖掘八大菜系的健康密码，将传统文化与现代科学无缝衔接。更值得称道的是“场景化饮食管理”设计：职场人群的“智慧餐盒”、银发族的“适老化食谱”、学生群体的“营养课间餐”，无不体现“因人、因时、因地”的科学理念，让减重实践扎根于生活沃土。

第三册“管”构建了“认知－行动－维持”的行为管理闭环。针对国人“反弹式减肥”的普遍困境，引入神经网络行为学理论，设计“21 天习惯养成量表”等工具，将抽象理论转化为可操作路径。在运动领域，突破传统健身房局限，开发“地铁微运动”“工位拉伸术”等场景化方案，让科学锻炼触手可及。尤为暖心的是“心理能量加油站”章节，运用认知行为疗法破解情绪性进食、体像焦虑等心理障碍，真正实现身心共治。

我十分赞赏本书的两大突破：**一是学科融合创新**——将临床医学、营养学、运动科学、心理学等 17 个科学领域的知识熔铸一炉，构建“大健康”理论体系；**二是问题导向实践**——直击代餐乱象、药物滥用、久坐职业病等社会痛点，提供“从诊断到长期维持管理”的全周期方案。

当前，“体重管理年”活动正掀起全民健康热潮。本书的出版，为这场变革提供了理论武器与实践指南。医疗机构可将其作为标准化诊疗参考，教育部门可依托其构建校园健康课程，社区可运用“工具包”开展健康促进。更重要的是，每个家庭和个人都能从中找到适配方案，实现“知信行效”的统一。

展望未来，本书的普及将推动三大变革：从“以治病为中心”转向“以健康为中心”的观念革新；从“个体减重”转向“全民共治”的治理升级；从“短期干预”迈向“终身管理”的行为进化。这既是“健康中国”战略的必由之路，更是民族复兴征程中不可或缺的健康基石。

谨以此序，致敬所有参编专家的智慧与心血，致敬每一位追求健康的国人。愿这部百科丛书，成为国人迈向“健康体重”、构建“健康中国”的启明星！

陈君石

2025 年 6 月

前言

近年来，肥胖及相关慢性疾病已从个体健康问题逐步演变为威胁国民健康的重大公共卫生问题。2024 年 6 月，国家卫生健康委员会等 16 个部门联合印发《“体重管理年”活动实施方案》，启动为期三年的全民科学体重管理行动。这一政策既是“健康中国”战略的深化实践，亦是应对慢性病负担、提升全民健康素养的关键性举措。然而，当前公众对体重管理的认知存在诸多误区：一方面，盲目节食、迷信偏方、药物滥用等现象屡见不鲜；另一方面，对不良生活习惯的忽视、对体重管理复杂性的估计不足，导致“溜溜球式减肥”成为常态。体重管理绝非简单的体重数字增减，而是与心脑血管疾病、糖尿病、肿瘤等重大慢性病防控紧密相连，更关乎个人生命质量与社会可持续发展。

为响应新时代的迫切需求，受中国医疗保健国际交流促进会、中国肥胖联盟的委托，我非常荣幸联合全国 180 余位临床医学、营养学、运动科学、心理学等多学科领域的权威专家，历时一年完成了这一跨学科的百科丛书。本书以“医、食、管”三维健康体系为核心框架，系统构建了覆盖全人群、全生命周期的体重管理解决方案，为国人提供科学、实用、可持续的健康转型指南，希望本书能够成为广大医务人员对“体重管理年”献上的礼物。

本书的三个分册内容既独立成章，又环环相扣。

第一册“医”：以医学视角重塑公众对肥胖的认知。将肥胖定义为“慢性代谢性疾病”，深入剖析遗传易感性、环境致胖因素与行为

模式的交互作用，并创新性地提出以医疗机构为核心的“三级干预”策略，即从生活方式重塑、精准药物干预到代谢手术实施及并发症处理，乃至终身体重管理，形成闭环解决方案。

第二册“食”：聚焦营养科学，构建从理论到实践的食管体重系统。解析能量平衡原理、个体化饮食模式选择及食疗新技术追寻，帮助读者规避减重误区，实现安全高效的健康饮食转型。针对外卖一族、熬夜一党、出差人群的现实场景进行剖析，提供实用的解决方案。

第三册“管”：以行为科学为基石，构建“认知－行动－维持”的终身管理闭环。针对国人“知易行难”的痛点，引入神经网络行为学理论，设计“21 天习惯养成量表”“运动达人塑形方案”等工具，将抽象理论转化为可执行、爱坚持的生活路径。特设“心理能量加油站”，运用认知行为疗法破解情绪性进食、体像焦虑等心理障碍，实现身心共治。

作为长期致力于健康体重管理的临床工作者，我深知体重管理的艰难之处。其不仅是生理问题，更涉及心理、社会等多重维度的困扰。为此，全书谨以《肥胖症诊疗指南（2024 年版）》《中国超重 / 肥胖医学营养治疗指南（2021）》等最新循证医学证据为基石，确保内容的科学严谨。同时，从国人最常提出的体重困扰中提取 1 000 个高频真实痛点，以“问题导向”的编排方式，图文并茂地给出关键知识信息，让读者快速定位需求，获取个性化建议，让科学管理方案触手可及。

本书的诞生，凝聚了社会各界的智慧与心血，在此，我谨代表编委会向中国肥胖联盟的主审专家及所有参编专家致以最深切的敬意，是你们的专业精神与无私投入，才让这套健康体重管理的跨学科丛书成功面世；感谢国家卫生健康委员会等部门的健康政策引

领，为健康科普注入了时代动能；感谢广大关注健康体重的读者的信任，你们的健康需求始终是我们前行之动力。

健康体重，绝非一蹴而就的数字游戏，而是需要终身践行的生活方式。希望本书能成为每位读者的“健康伙伴”，助力减重路上少走弯路，在科学管理中重获身心自由。让我们携手翻开体重管理百科，共同翻新国民轻盈生活，为“健康中国，健康体重”写下生动注脚！

陈　伟

2025 年 6 月

目录

减重与运动——从点滴开始，比你想象的更简单

第一章
运动减重，从了解你的身体开始

1. 身体活动有哪些基本要素 003
2. 什么是有氧运动 004
3. 什么是无氧运动 005
4. 什么是柔韧性运动 006
5. 什么是肌肉力量锻炼 007
6. 什么是平衡和协调性练习 008
7. 什么是骨骼强化活动 009
8. 瑜伽也是身心活动吗 010
9. 什么是职业性身体活动 011
10. 什么是交通性身体活动 012
11. 什么是家务性身体活动 013
12. 休闲时间身体活动，需要先评估吗 014
13. 谁是高效能量传递者 015
14. 谁是肌肉活动的即刻能源 016
15. 谁是肌肉中的无氧能源 017
16. 谁是肌肉中的有氧能源 018

17. 反映身体活动强度的指标有哪些？ 019
18. 如何衡量身体活动量 020
19. 如何估算身体活动量和能量消耗 021
20. 维持健康体重，需要达到多少身体活动量 022
21. 常见身体活动的能量消耗量是多少 023
22. 如何合理安排每天的身体活动量 024
23. 如何根据能量消耗计算一日活动量 025

第二章
健康减重，你需要了解这些运动知识

1. 运动训练前的常规体格检查有哪些 027
2. 运动前的健康筛查与评估有哪些 028
3. 运动前需要进行哪些运动测试 029
4. 肌肉适能评估有哪些 030
5. 有氧适能评估有哪些 031
6. 训练技巧有哪些 032
7. 如何判定个体化的训练方向 033
8. 如何制定个体化训练强度 034
9. 如何准备训练装备 035
10. 如何快走 036
11. 如何游泳 037
12. 如何跑步 038
13. 如何做体操 039
14. 如何打乒乓球 040

15. 如何打排球 041
16. 如何打网球 042
17. 如何打篮球 043
18. 如何踢足球 044
19. 如何打羽毛球 045
20. 如何骑动感单车 046
21. 如何练习跆拳道 047
22. 如何做瑜伽 048

第三章

减重，需要循序渐进地“动起来”

一、减重运动的制定和执行

1. 如何制定一个可实施的个体化运动目标和计划 051
2. 如何为自己制定一套低强度有氧训练计划 052
3. 减重进阶者，如何制定运动计划 053
4. 如何制定一套减脂增肌训练计划 054
5. 运动注意事项有哪些 055
6. 减重时适合做哪些身体活动 056
7. 为什么有氧运动如此重要 057
8. 抗阻运动能提高脂肪代谢率吗 058
9. 如何判断身体活动量是否达标 059
10. 减重运动应如何掌握“量”与“度” 060
11. 减重运动中应如何测定运动强度 061

12. 采用哪种类型的运动方式减重效果最好 062
13. 运动安排在哪个时间段最好 063
14. 运动减重效果不佳的常见原因有哪些 064
15. 常见活动的能量消耗有多少 065
16. 高强度间歇训练(HIIT)可以高效减脂吗 066

二、培养健康习惯，拥有并保持动力

1. 减重运动，对着装有何要求 068
2. 少吃点、不运动，还能减重吗 069
3. 秋冬季，如何运动更减重 070
4. 减重时，家务活动能代替运动锻炼吗 071
5. 游泳是最好的减重运动吗 072
6. 走路、快走与跑步，哪个减重效果更好 073
7. 跳绳对减重有效吗 074
8. 单纯走路也能减重吗 075
9. 靠墙站立法能帮助减重吗 076
10. 平板支撑，对减重有帮助吗 077
11. 晨跑与夜跑，哪个更减脂 078
12. 波比跳是有效的减重运动吗 079
13. 爬楼梯有利于减重吗 080
14. Tabata 训练法，真的可以高效减脂吗 081
15. 在运动计划中如何设计间歇训练，使训练多样化 082
16. 哪些运动最能燃烧脂肪 083
17. 运动时，腹式呼吸能瘦腹部吗 084
18. 风靡健身房的动感单车，真的能帮助减重吗 085

19. 练瑜伽，真的可以瘦身吗 086
20. 什么是正确的跑步方式 087
21. 突然中断运动锻炼，肌肉会“变成”脂肪吗 088
22. 大量运动后，为何会引起月经失调 089
23. 减重与坐立姿势有关系吗 090
24. 运动一定要 30 分钟以上才能减重，29 分钟不行吗 091
25. 每天走 10 000 步能减重吗 092
26. 跳绳 20 分钟和跑步 1 小时，减重效果差距有多大 093
27. 空腹运动可以多消耗 20% 的脂肪吗 094
28. 长期不运动，身体会发生哪些变化 095
29. 剧烈运动，减重效果更好吗 096
30. 减脂和增肌可以同时进行吗 097
31. 越胖的人运动减重越困难 098
32. 跑步会导致小腿变粗吗 099
33. 减重遇到生理期，可以照常运动吗 100
34. 跑步会导致关节炎吗 101
35. 在健身中心，什么样的循环训练才是最佳安排 102
36. 不去健身中心也能提高肌肉适能吗 103
37. 运动后的疲劳会影响睡眠吗 104
38. 为什么运动后，体重反而增加了 105
39. 如何更好地坚持运动 106

三、动哪里就能瘦哪里，是真的吗

1. 肩部训练，能让肩部线条更流畅吗 108
2. 手臂训练，能搞定“摆摆肉”吗 109

3. 胸部训练，能减掉副乳吗 110
4. 腹肌训练，能减少腹部脂肪吗 111
5. 背部训练，能让背部变薄吗 112
6. 腿部训练，能瘦大腿和小腿吗 113
7. 转呼啦圈，能瘦出“小蛮腰”吗 114
8. 深蹲，可以轻松“瘦腿翘臀”吗 115

四、特殊人群的运动与体重管理

1. 青少年如何做到从小运动，受益一生 117
2. 少年儿童应如何进行运动减重 118
3. 适合儿童和青少年的有氧运动有哪些 119
4. 儿童和青少年想要强壮骨骼和肌肉，哪些运动适合 120
5. 什么年龄的儿童可以开展抗阻训练 121
6. 适合孕妇的运动有哪些 122
7. 肥胖孕妇如何锻炼 123
8. 哪些运动方法可以帮助产后恢复体重 124
9. 如何练习产后减重操 125
10. 适合更年期女性的减重运动有哪些 126
11. 中年人运动减重时应注意什么 127
12. 腹型肥胖人群，如何运动减重 128
13. 久坐人群应该如何消耗能量 129
14. 平时工作忙，实在没时间运动，怎么办 130
15. 适合碎片化运动的工具有哪些 131
16. 懒人瘦身，如何将运动“化整为零” 132
17. 老年人减重应坚持哪些运动原则 133

18. 如何对肌少症性肥胖者进行运动减重指导 134
19. 老年人减重，运动锻炼应注意什么 135
20. 重度肥胖人群，也能跑步吗 136
21. 重度肥胖人群，适合哪些运动形式 137
22. 重度肥胖人群，运动减重应注意哪些事项 138
23. 糖尿病合并肥胖人群，运动减重应注意哪些事项 139
24. 哪些情况下，糖尿病合并肥胖人群不能或不宜进行减重锻炼 140
25. 高血压合并肥胖人群，如何进行身体活动 141
26. 高血脂或高血压人群，锻炼时有什么特殊注意事项 142
27. 高血压合并肥胖人群，能跳绳减重吗 143

第四章
做好运动前后的整理运动，避免运动损伤

1. 运动前热身，为什么是减重的必修课 145
2. 运动前后应进行静态拉伸还是动态拉伸 146
3. 拉伸运动有哪些注意事项 147
4. 运动后柔韧性拉伸，为什么能保持肌肉增长不流失 148
5. 运动后，如何进行柔韧性训练 149
6. 如何找到适宜的强度运动，避免运动损伤 150
7. 避免跑步伤膝盖，该如何做 151
8. 常见的运动损伤有哪些 152
9. 防止运动损伤的措施有哪些 153
10. 拉伸可以预防和减少肌肉酸痛吗 154

第五章
关于减重运动的误区

1. 运动强度越大，减重效果越好吗 156
2. 出汗越多，消耗的能量就越多吗 157
3. 运动越久，越容易减重吗 158
4. 吃多了，多跑一会儿能抵消能量吗 159
5. 瘦腿袜可以瘦腿吗 160
6. 裹保鲜膜运动减重的方式可取吗 161
7. 震动甩脂机真的能甩掉脂肪吗 162
8. 多借助器械更有助于肌肉增长 163
9. 力量训练和灵活度训练是冤家吗 164

生活行为管理——识别减重陷阱，轻盈之路更轻松

第六章
纠正不良行为，建立健康生活方式

一、行为改变，在减重中的作用

1. 什么是行为辅导 168
2. 如何进行行为辅导 169
3. 每天记录饮食和运动日记，就能告别不良习惯吗 170
4. 生活中的仪式感：每天称体重对减重有什么帮助 171
5. 成功减重，如何把烹饪方法改变一点点 172

6. 烹制减重膳食时，应注意什么 173
7. 哪些“无痛苦减重”小技巧，能帮你“管住嘴” 174
8. 如何应用“君臣佐使”科学减重四件套 175
9. 减重，为什么还要减盐 176
10. 减少食盐摄入，如何做 177
11. 换成小号餐具对减重有帮助吗 178
12. 细嚼慢咽有利于减重吗 179
13. 减重期间一定要少食多餐吗 180
14. 每日进餐次数对减重有何影响 181
15. “先汤再饭”更有利于减重吗 182
16. 如何培养良好的进餐习惯 183
17. 控制进食量的方法，真的这么简单吗 184
18. 每天吃半饱真的有利于减重吗 185
19. 每天刷舌苔能降低食欲吗 186
20. 减重期间，为什么不能边吃饭边看手机 187
21. 边走边吃，更容易胖吗 188
22. 一顿饭不小心吃多了，应该如何调整 189
23. 减重期间，晚上饿得睡不着，如何有效缓解 190
24. 睡前玩手机，会影响减重大计吗 191
25. 一日三餐最佳用餐时间是几点 192
26. 不忌烟酒会不利于减重吗 193
27. 每天清晨喝一杯水，有助于减重吗 194
28. 饭后可以立即吃水果吗 195
29. 两餐之间特别饿，如何解决 196
30. 夜班族，如何养成一个相对健康的生活方式 197
31. 如何避免“每逢佳节胖三斤” 198

32. 如何度过减重平台期 199
33. 经期还能像平时一样减重吗 200
34. 当戒烟遇上减重，会越减越重吗 201
35. 饭后就躺下，更容易导致体重增加吗 202
36. SPA 按摩对减重有帮助吗 203
37. 中医拔罐可以帮助减重吗 204
38. 减重后出现皮肤松弛怎么办 205
39. 减重期间，如何防止口腔异味 206
40. 减重期间，总有聚餐该怎么办 207
41. 减糖减盐，是行为改变的第一步吗 208
42. 吃饭时对着镜子，有利于减重吗 209

二、外卖族、出差族如何管理生活行为

1. 天天吃外卖，如何减重 211
2. 天天加班，为什么更容易发胖 212
3. 不得已熬夜加班，有哪些注意事项 213
4. 熬夜加班后，如何做更有利于减重大计 214
5. 减少久坐行为，能变瘦吗 215
6. 减重期间突然要出差，如何继续减重计划 216
7. 减重期间，出差之前需要准备什么 217
8. 出差族经常三餐不定时，怎么办 218
9. 出差期间去饭店吃饭，如何点菜更有利于减重 219
10. 出差回来后如何快速回归原来的减重计划 220
11. 调整生活方式，减轻压力，对减重有帮助吗 221

三、如何营造良好的减重环境

1. 给自己找个伴，一起减重会更高效吗 223
2. 减重期间，周围人不支持该怎么办 224
3. 跟瘦的人在一起更容易减重吗 225
4. 减重期间购物，如何抑制食物诱惑 226
5. 学会看食品标签上的营养信息，能帮助减重吗 227
6. 如何为自己营造良好的减重环境 228

四、特殊人群如何做好生活行为管理

1. 如何帮助肥胖儿童和青少年缓解心理压力 230
2. 如何帮助肥胖儿童和青少年正确看待零食 231
3. 如何引导儿童青少年建立健康的生活方式 232
4. 家长的哪些生活方式容易导致孩子肥胖 233
5. 儿童可以通过按摩减重吗 234
6. 儿童睡眠时间延长有助于减少脂肪囤积吗 235
7. 如何纠正肥胖孕妇的不良生活方式 236
8. 肥胖纹和妊娠纹通过减重可以消除吗 237
9. 母乳喂养能促进母亲和婴儿健康吗 238
10. 如何调整孕期和产后的心情 239
11. 产妇便秘，除了用药，还有别的解决方式吗 240
12. 更年期肥胖女性，如何做好生活行为管理 241
13. 大腹便便的中年男性，如何做好生活行为管理 242
14. 肌少症性肥胖人群，如何做好生活行为管理 243
15. 减重术后人群，如何做好生活行为管理 244

16. 减重术后人群，如何控制酒精及饮料依赖 245
17. 减重术后人群，寻求同伴支持减重效果更好吗 246
18. 应用药物减重联合生活方式改变，是成功减重的途径吗 247
19. 高血压合并肥胖人群，如何做好生活行为管理 248
20. 血脂异常合并肥胖人群，如何做好生活行为管理 249
21. 2 型糖尿病合并肥胖人群，如何做好生活行为管理 250
22. 高尿酸血症合并肥胖人群，如何做好生活行为管理 251
23. 多种慢性疾病合并肥胖人群，可以适量饮酒吗 252
24. 多囊卵巢综合征并发肥胖人群，如何做好生活行为管理 253
25. 脂肪肝合并肥胖人群，如何做好生活行为管理 254

第七章
减重期间的那些烦恼，如何通关

1. 减重期间总是排便不畅，怎么办 256
2. 减重期间出现便秘，可以用药吗 257
3. 用开塞露多排便，可以减重吗 258
4. 膳食纤维吃多了会胀气吗 259
5. 如何调整生物钟，让减重更有序 260
6. 减重期间，如何做能减少掉头发 261
7. 减重期间，皮肤粗糙怎么办 262
8. 减重期间月经不来了，怎么办 263

第八章

减重，你的睡眠合格吗

1. 如何使用睡眠状况自评量表给自己的睡眠打分 265
2. 减重期间入睡难，如何避免 266
3. “晚睡晚起”算熬夜吗，一定要睡够8小时吗 267
4. 褪黑素对睡眠有帮助吗 268
5. 熬夜能帮助减重吗 269
6. 睡得多和睡得少，哪个更利于减重 270
7. 停止熬夜，能提高基础代谢率吗 271
8. 睡眠时间一再被剥夺的当代人，如何才能抵抗肥胖 272

第九章

坚定减重信念，放松而不放纵

1. 减重，不是从明天开始，而要即刻开始 274
2. 医学减重第一步：任务分解与奖励设计 275
3. 饿与馋：如何战胜减重路上这两大难关 276
4. 情绪化饮食：减重“破功”的诱因，如何识别并击破 277
5. 为什么少吃多动还瘦不下来 278
6. 一年瘦100斤，真的可能吗 279
7. “胖”就代表“自制力”差吗 280
8. 减重失败，如何预防抑郁 281
9. 减重期间抑郁了，怎么办 282
10. 减重期间自卑了，怎么办 283
11. 减重期间社会适应能力下降，怎么办 284

12. 减重期间感到孤独，怎么办 285
13. 减重期间发生进食障碍，怎么办 286
14. 如何巧妙应对减重过程中的心理困境 287
15. 减重期间，为什么一到晚上就容易“崩溃” 288
16. 减重期间可以服用抗抑郁药吗 289
17. 稳定的内心和情绪，有助于减重吗 290
18. 减重遇到瓶颈期，如何将压力变成动力 291
19. 减重期间，如何从心理上获得家人的支持 292
20. 常闻油烟会发胖，只是心理作用吗 293
21. 减重期间，控制“想吃”的冲动有哪些妙招 294

第十章

减重成功后如何维持体重

1. 持续减重半年以上，更容易保持吗 297
2. 遵循“健康饮食五项原则”，更有助于维持健康体重吗 298
3. 减得越快反弹越快吗 299
4. 减重成功后，如何从生活行为上防止体重反弹 300
5. 反复减重反复反弹，会对身体造成严重伤害吗 301
6. 节日期间，如何防止体重反弹 302
7. 防止体重反弹，有哪些小妙招 303
8. 坚持记录减重日记，能防止体重反弹吗 304
9. 抗炎和预防体重反弹有关系吗 305
10. 减重小有成效后，可以放纵一下吗 306
11. 减重到什么程度就是成功了 307

12. 减重术后人群，如何维持减重效果 308
13. 不断控制自己的食欲，是反弹的根源吗 309

第十一章

识别生活行为管理中的误区

1. 睡前饮酒可以助眠吗 311
2. 失眠就代表神经衰弱吗 312
3. 多蒸桑拿可以帮助减重吗 313
4. 睡觉做梦会影响睡眠质量吗 314
5. 每天多睡 1 小时，等于少吃 3 碗饭吗 315
6. 肚子饿就是身体在燃烧脂肪吗 316
7. 哪些减重行为反而会导致增重 317
8. “清宿便、排肠毒”，可以帮助减重吗 318

结语 319

减重与运动——从点滴开始，比你想象的更简单

第一章

运动减重，从了解你的身体开始

1. 身体活动有哪些基本要素

身体活动的基本要素即“FITT”原则，是制定身体活动计划的“神器”，包含四个基本要素：频率（frequency）、强度（intensity）、时间（time）和类型（type）。

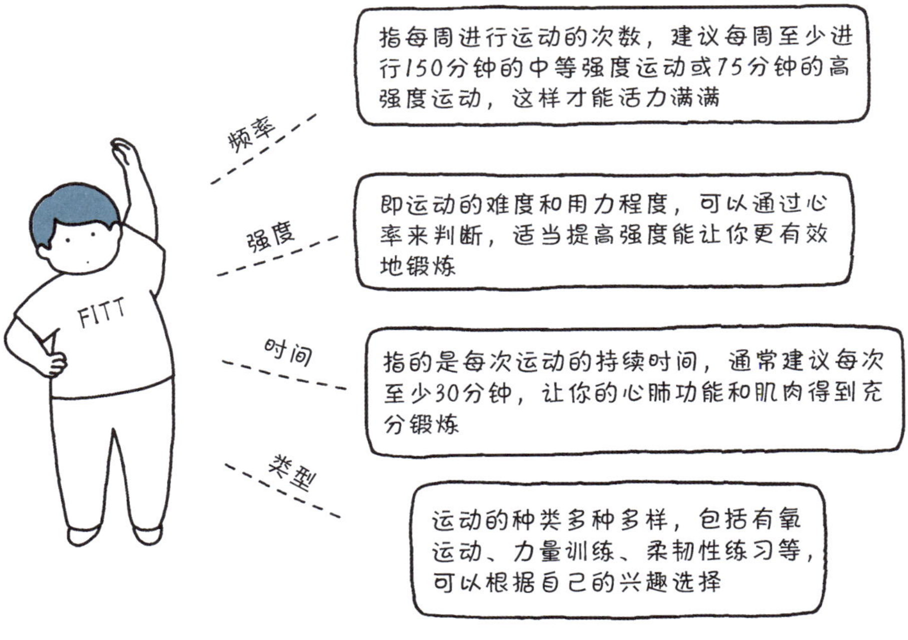

结合“FITT”原则，可以制定个性化的运动计划，既能享受运动的乐趣，又能收获健康的身体。

2. 什么是有氧运动

有氧运动是通过大肌肉群长时间的节律性运动，来提高心肺功能和运动耐力的锻炼方式。“有氧”意味着在运动过程中，身体主要通过有氧代谢来提供能量。常见的有氧运动包括跑步、游泳、骑自行车、跳绳和舞蹈等。

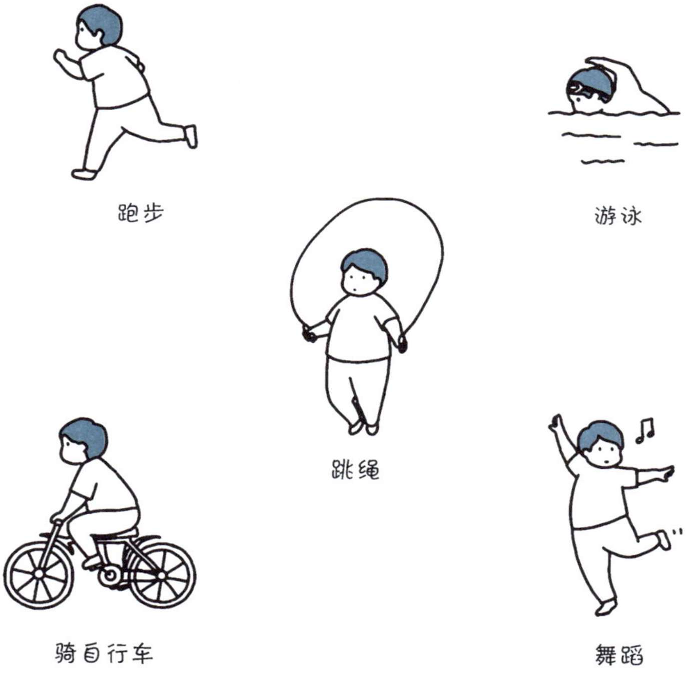

在进行有氧运动时，心跳加速，呼吸加深，身体开始燃烧脂肪和糖分，释放能量，这不仅能帮助我们保持健康体重，还能增强心肺功能，提高免疫力，减轻压力，改善心情！而且，有氧运动还有助于你成为“社牛”，和朋友一起锻炼更能增添乐趣。

3. 什么是无氧运动

无氧运动是一种高强度、短时间的锻炼方式，主要依靠体内储存的能量，而不是通过有氧代谢来产生能量，通常包括举重、平板支撑、短跑、跳高等活动。在进行无氧运动时，肌肉会快速收缩，产生大量能量，但持续时间较短，通常在几秒到几分钟之间。

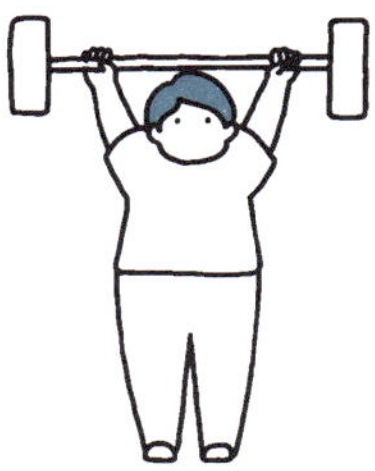

举重

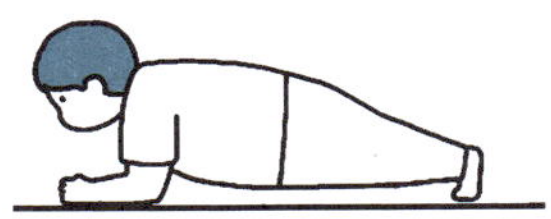

平板支撑

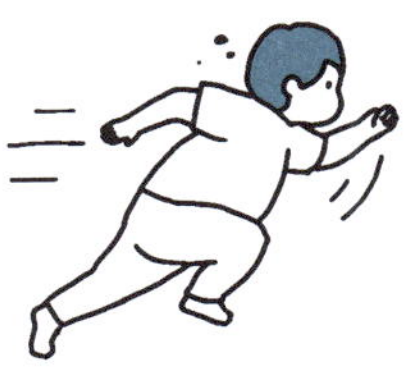

短跑

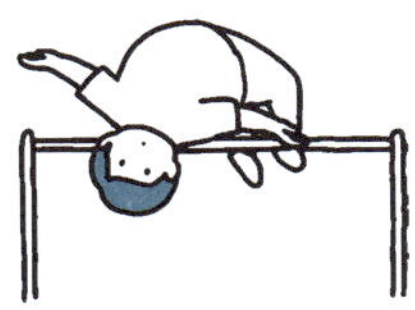

跳高

无氧运动让人感觉“酸爽”，能有效增强肌肉力量和耐力，帮助塑造体型，让你看起来更加健美；还能提高基础代谢率，因此也被称为“燃脂小能手”，甚至在运动后还能继续消耗能量。此外，无氧运动还有助于提高骨密度，预防骨质疏松。在进行无氧运动时，要注意做好热身和拉伸，避免受伤。

4. 什么是柔韧性运动

柔韧性运动，就是让身体像“橡皮筋”一样，拉得开又弹得回，通过一系列轻松愉快的动作，如拉伸、扭转，帮助肌肉和关节更润滑，活动更自如。

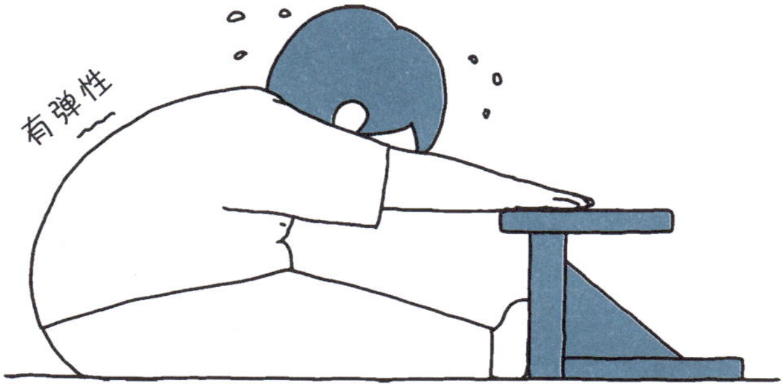

柔韧性运动就是给身体做“SPA”，
让僵硬变成过去式，让灵活成为你的新标签！

柔韧性运动不仅让你做起瑜伽动作来更优雅，舞蹈动作更流畅，还能减少运动伤害，在日常活动中避免扭伤。柔韧性运动就像给身体做“SPA”，给身体来一场“放松之旅”，让僵硬变成过去式，让灵活成为你的新标签。

5. 什么是肌肉力量锻炼

肌肉力量锻炼，是通过举哑铃、引体向上、深蹲这些“超能训练”，让肌肉从“普通模式”切换为“强力模式”，就像给肌肉来一场“超级变身”大挑战。让肌肉“颜值暴增”的同时，还能让身体更加强壮，做起事来就像有了“加速器”，无论是提重物还是跑步都能轻松应对。

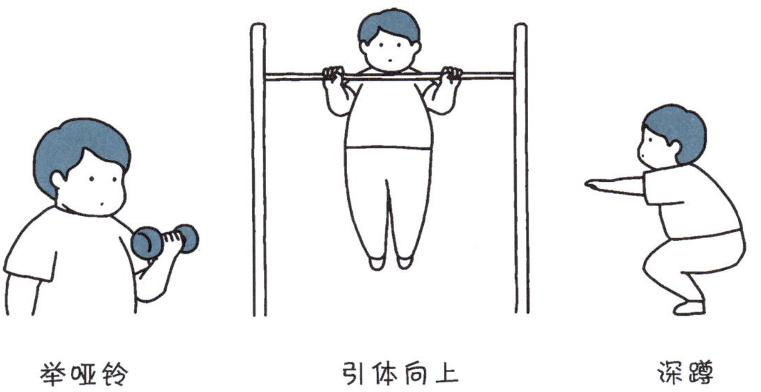

所以，肌肉力量锻炼就像是给身体加了一套“强化装备”，让我们在生活的战场上所向披靡、活力四射。

6. 什么是平衡和协调性练习

平衡和协调性练习，就像给身体装上了“超级稳定器”和“精准协调器”。想象自己在玩一个平衡游戏，通过单脚站立、瑜伽动作或走直线，训练肌肉和大脑的协作能力。

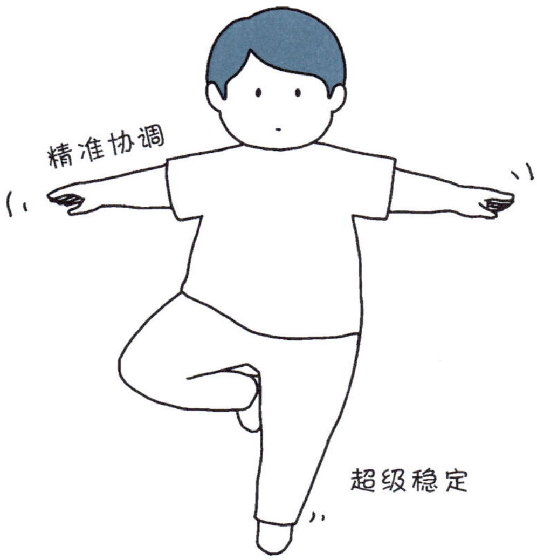

这就像在升级自己的“人体操作系统”，让我们在滑雪、跳绳，甚至走过湿滑地面时，都能稳如泰山、优雅自如。通过平衡和协调性练习，能够使我们在生活的舞台上舞动得更精彩。

7. 什么是骨骼强化活动

骨骼强化活动，就像给骨头来一场“超级加固大作战”。

跳绳、跑步、举重等活动，像小小的建筑工人，帮助骨骼变得更坚固。每次跳跃就像是在进行一场无形的“骨骼健身”，通过对抗地心引力，刺激骨骼生长，让我们拥有一副“钢筋铁骨”，远离骨质疏松。

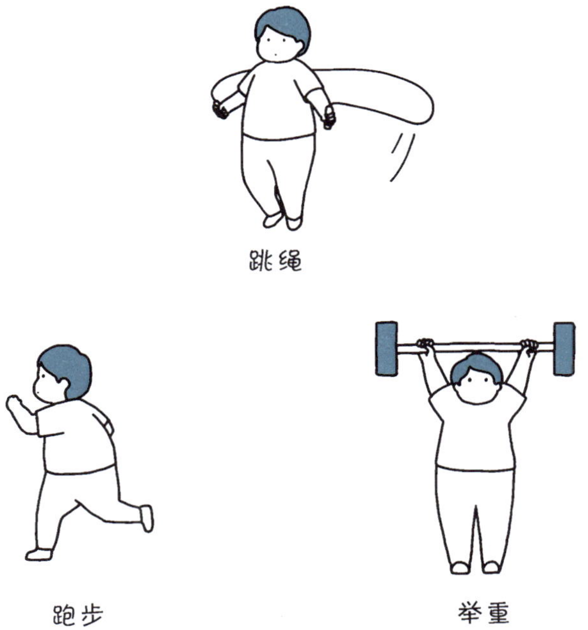

骨骼强化活动
拥有一副“钢筋铁骨”，远离骨质疏松

8. 瑜伽也是身心活动吗

瑜伽等于一场身心活动，为身体和心灵带来一场深度的“和谐对话”。

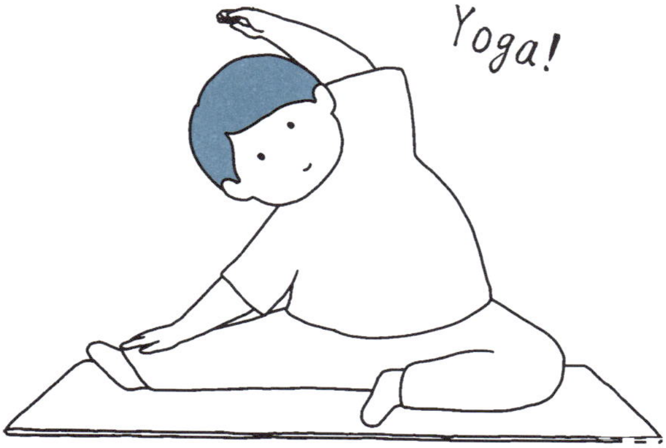

让身体和心灵来一场深度的“和谐对话”！

瑜伽像一位温柔的引导者，帮助身体变得柔韧，心灵得到放松。在这个过程中，每一个呼吸和动作，都是对身体的一次温柔呵护，对心灵的一次深层抚慰。选择适合自己的瑜伽方式，就像和自己的身体、心灵签订了一份和平共处的协议，让身体更健康、心灵更平静。

9. 什么是职业性身体活动

职业性身体活动包括各种工作场合中的动作，如长时间站立、重复性操作或负重搬运。了解自己的身体活动范畴，可以帮助我们判断是否需要调整工作方式或进行特定训练，以预防职业病并提升工作效率。记住，合理评估和适当调整，是保障身体健康和工作安全的关键。

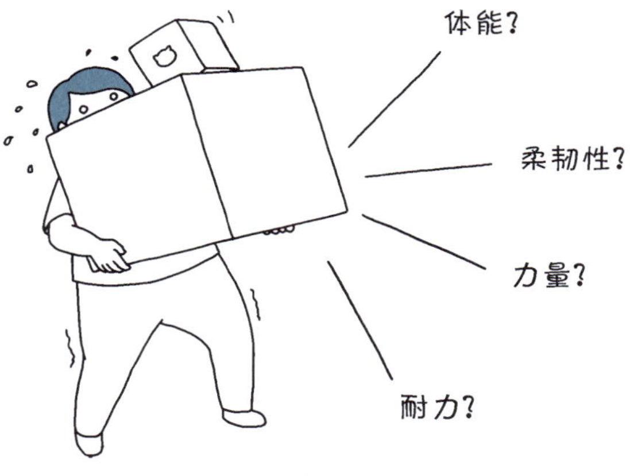

运动前，请先评估自己的体能、柔韧性、力量和耐力是否满足工作需求

运动前，不妨做个“身体侦探”，评估自己的体能、柔韧性、力量和耐力是否满足工作需求。

10. 什么是交通性身体活动

交通性身体活动指日常出行时进行的运动，如骑自行车、步行、跑步等。在开始此类活动前，先给身体来个“适应性体测”，了解自己的体能、平衡能力以及是否有任何运动限制。了解这些，可以帮助自己选择合适的交通方式，如是否适合长时间骑行或快步走。确保身体条件与交通活动相匹配，可以有效预防运动伤害，保障出行安全。

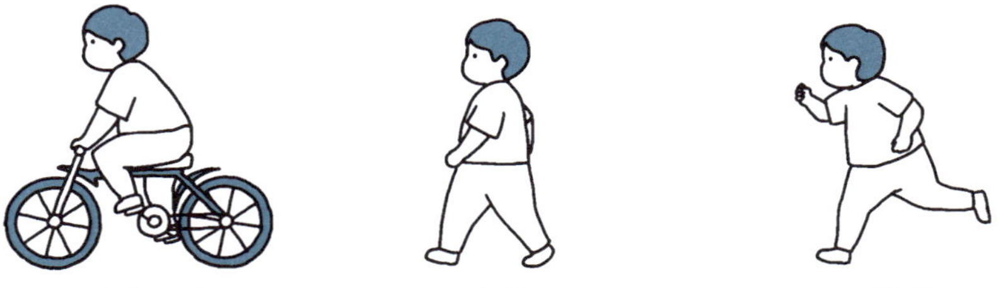

运动前，请先给身体来个“适应性体测”，
了解自己的体能、平衡能力以及是否有任何运动限制

11. 什么是家务性身体活动

家务性身体活动包括打扫、洗衣、烹饪等日常家务。在开始之前，先了解一下自己的身体是否适合家务性身体活动，要考虑体力、关节灵活性和是否有慢性疾病。了解这些，可以帮助自己调整家务的强度和频率，避免过度劳累或受伤。例如，若关节不适，可以选择使用省力的工具。确保家务活动适合自己身体状况，这不仅能保持家庭清洁，还能促进身体健康。

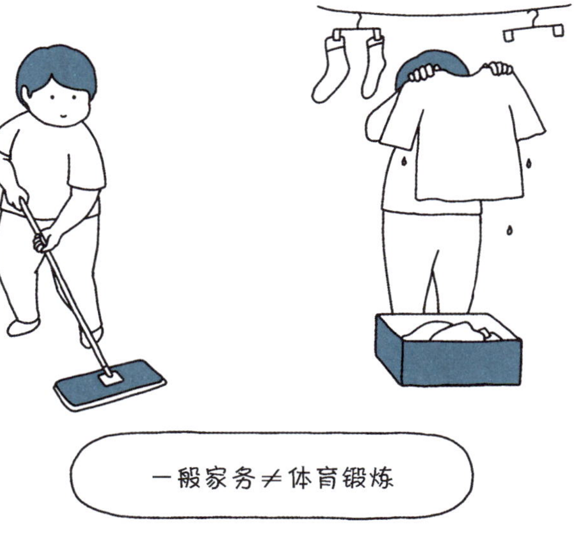

需要注意的是，减重期间，家务不能代替运动锻炼，二者不是一回事。家务繁忙的肥胖者，不妨将锻炼加入家务活动中。例如，步行到较远的超市去买菜等，这样既达到了锻炼的目的，又完成了家务，一举两得。

12. 休闲时间身体活动，需要先评估吗

休闲时间身体活动包括散步、慢跑、瑜伽或骑健身车等。在参与之前，要先评估自己的健康状况、运动能力以及是否有任何限制性的健康问题。例如，如果有心脏病史，可能需要避免高强度活动。同时，考虑年龄、体重和体能水平，选择适合自己的运动类型和强度及频率。

合理规划休闲活动，不仅能享受运动的乐趣，还能有效预防运动伤害，保持健康。

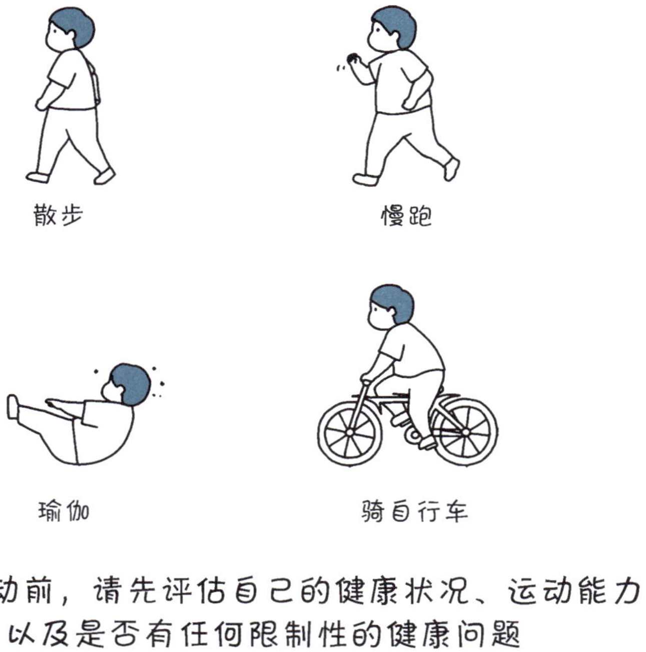

13. 谁是高效能量传递者

三磷酸腺苷（adenosine triphosphate，ATP）是细胞中的“超级快递员”，专门负责运送能量。它像一个小电池，储存着细胞需要的能量。当细胞需要“充电”时，三磷酸腺苷（ATP）就会释放出一个小磷酸团，变成二磷酸腺苷（adenosine diphosphate，ADP），同时释放出能量，让细胞能够完成各种工作，如肌肉收缩、合成物质等。

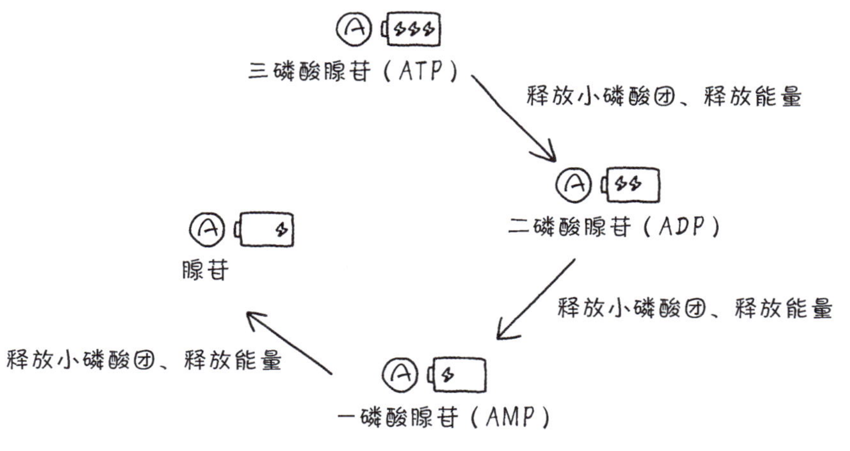

这个过程就像使用电池，三磷酸腺苷（ATP）不断地“放电”和“充电”，确保细胞活动不断电。没有三磷酸腺苷（ATP），细胞就会像没电的手机一样，什么也干不了。

14. 谁是肌肉活动的即刻能源

肌肉活动需要快速能量，这就靠三磷酸腺苷（ATP）、磷酸肌酸（creatine phosphate，CP）和肌酸激酶（creatine kinase，CK）这个“能量梦之队”。

三磷酸腺苷（ATP）是即时的能量货币，但存货不多，所以需要磷酸肌酸（CP）这个“能量仓库”来帮忙，它能快速转变成三磷酸腺苷（ATP）。

肌酸激酶（CK）是“能量转换器”，能把磷酸肌酸（CP）中的磷酸团转移到二磷酸腺苷（ADP）上，快速合成三磷酸腺苷（ATP）。这样一来，肌肉就能持续发力。

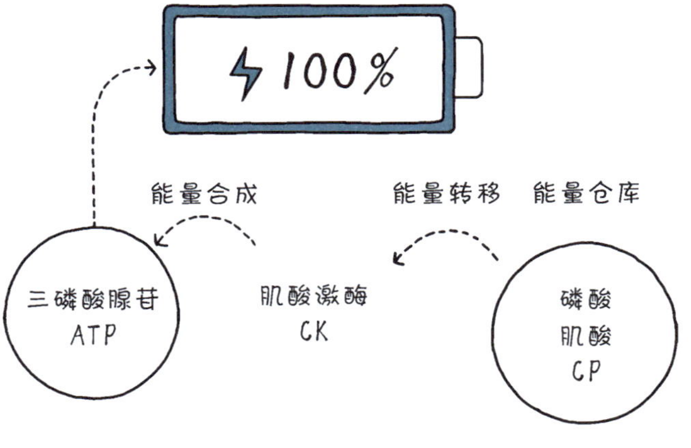

这三者的配合，就像是手机里的快充技术，随时都能“满血复活”。

15. 谁是肌肉中的无氧能源

无氧糖酵解是肌肉在没有氧气的情况下，自己动手“酿能量”的过程。

想象一下，肌肉细胞中的小工厂，把储存的糖原拆开，通过一系列化学反应，制造能量和乳酸。这个过程就像在紧急情况下，肌肉成为自给自足的“小作坊”，虽然效率不高，但能快速提供能量，特别适合短时间的高强度运动，如百米冲刺或举重。

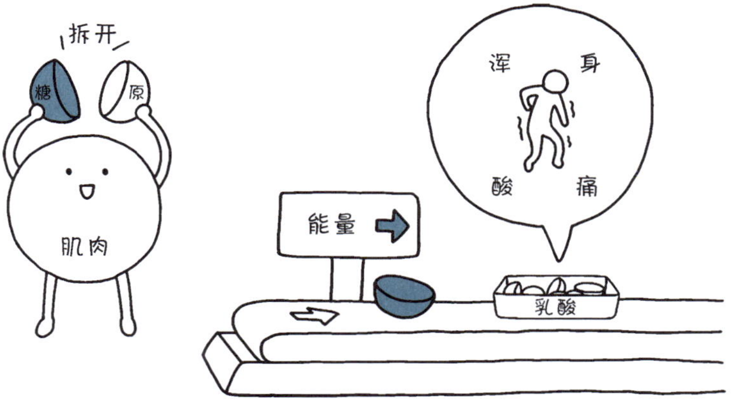

“无氧糖酵解”是肌肉在没有氧气的情况下，自己动手“酿能量”的过程

然而，这个过程会产生乳酸，让肌肉感觉酸痛，就像一次能量“快闪”后的副作用。

16. 谁是肌肉中的有氧能源

有氧能源是肌肉在氧气充足的情况下，通过“慢炖”的方式来制造能量的过程。

想象一下，肌肉细胞中的能量工厂，在氧气的帮助下，将食物中的糖、脂肪和蛋白质彻底燃烧，释放出能量，持续不断地供应能量，非常适合长时间的运动，如跑马拉松或骑自行车。

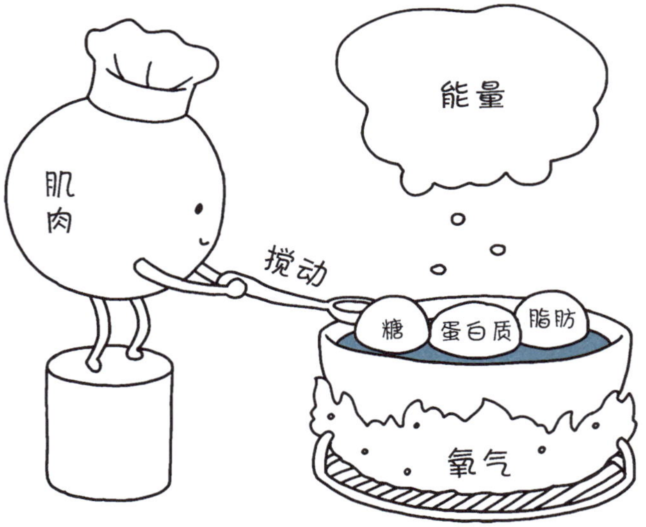

“有氧能源”是肌肉在氧气充足的情况下，
通过“慢炖”的方式来制造能量的过程

有氧能源不仅能量输出稳定，而且产生的废物少，不容易让肌肉感到疲劳，是耐力运动的最佳能量来源。

17. 反映身体活动强度的指标有哪些？

反映身体活动强度的指标主要有两个：心率和工作量。

心率是心脏跳动的频率，简单来说，心跳越快，运动强度越大。而工作量则考虑了运动的持续时间、强度和频率。例如，慢跑时心率可能比走路时高，说明慢跑的工作量更大。

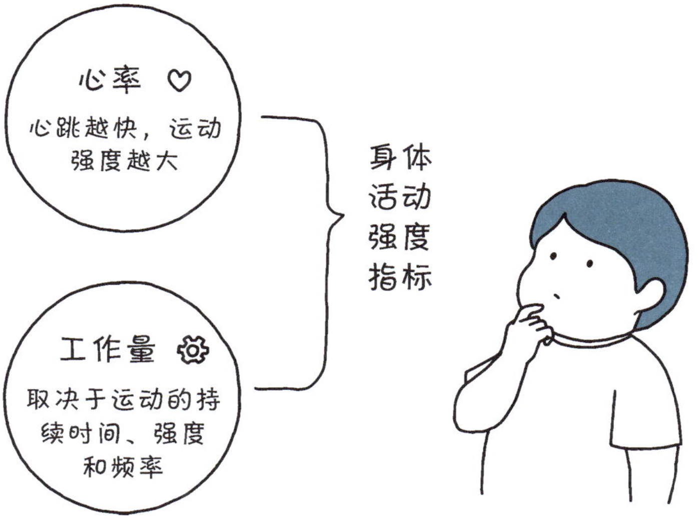

这些指标能够帮助我们了解自己的运动是否足够“给力”，确保既不会运动不足，又不会过度劳累，找到适合自己的运动强度。

18. 如何衡量身体活动量

衡量身体活动量，就是给日常活动和运动打个“分数”。

身体活动量主要通过代谢当量（metabolic equivalent，METs）来计算，METs 反映的是活动时能量消耗与安静状态下能量消耗的比值。简单来说，走路可能是 3～4METs，跑步可能是 6～10METs。

此外，还有步数、活动时间等指标。例如，每天走 10 000 步可能是一个健康目标。

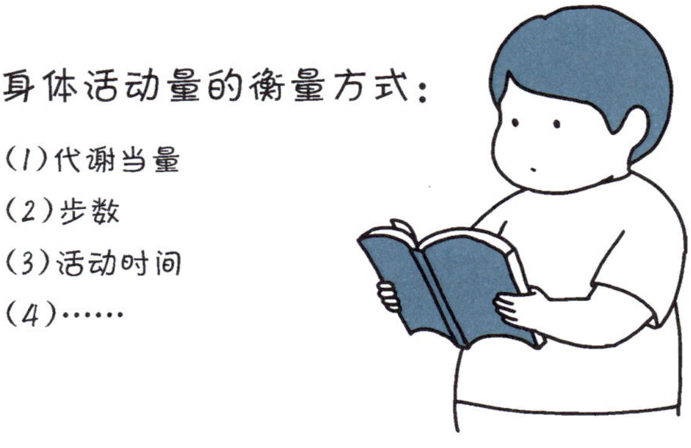
身体活动量的衡量方式：
（1）代谢当量
（2）步数
（3）活动时间
（4）……

这些衡量方式能够帮助我们了解自己一天中“动”了多少，以及是否达到了推荐的活动量，从而保证身体健康，预防疾病。

19. 如何估算身体活动量和能量消耗

估算身体活动量和能量消耗，就是估算日常活动消耗了多少能量，一般通过计算活动强度（如走路、跑步的 METs 值）和活动时间来实现。

例如，一个 70kg 的人慢跑 30 分钟，估算公式为：体重（kg）× METs 值 × 时间（h）= 能量消耗（kcal）

慢跑的 METs 值约为 8，计算结果为：70（kg）× 8METs × 0.5（h）= 280kcal，一个 70kg 的人慢跑 30 分钟大约消耗 280kcal 能量。还可以通过估算工具，如计步器、活动追踪器或手机应用，了解自己的活动量和能量消耗，从而更好地规划健康生活方式。

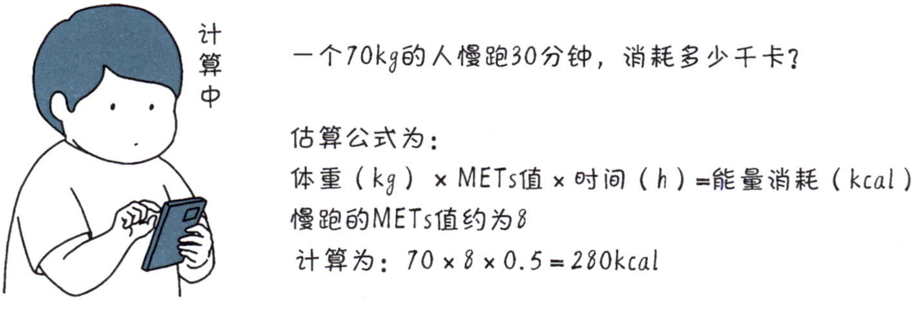

20. 维持健康体重，需要达到多少身体活动量

建议成年人每周至少进行 150 分钟中等强度有氧运动（每次 30 分钟），或 75 分钟高强度有氧运动（每次 15 分钟），再加上两天肌肉力量训练（每次 20 分钟）。中等强度活动如快走，高强度活动如跑步。肌肉力量训练可以是举重、俯卧撑或使用阻力带等。

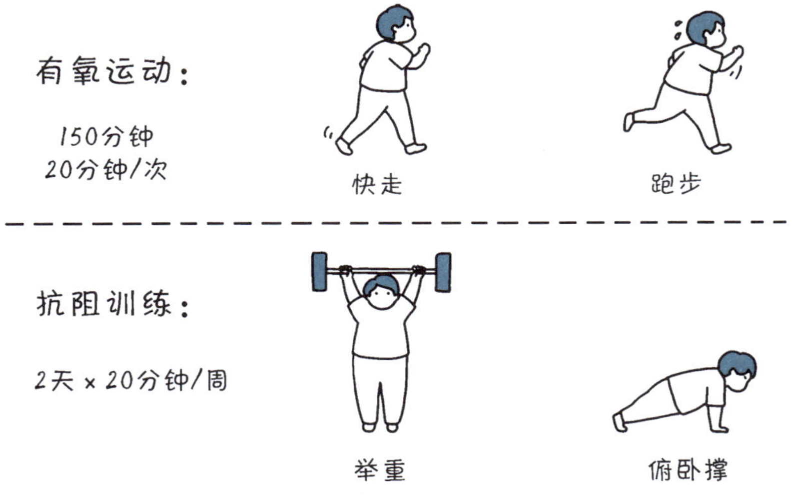

此外，别再“躺平”，减少久坐时间，增加日常活动量，如走楼梯代替坐电梯，也能帮助维持健康体重。平衡能量摄入与消耗，确保饮食健康，结合规律的身体活动，是保持理想体重的关键。

21. 常见身体活动的能量消耗量是多少

常见身体活动的能量消耗量，即代谢当量（METs），不同活动差异显著。

例如，安静坐着消耗量约为 1METs，轻松散步（3km/h）约为 2.5METs，快走（5km/h）约为 4METs，慢跑（8km/h）约为 8METs，快速游泳（自由泳）约为 10METs。重体力劳动，如搬举重物可达 6~8METs，甚至更高。

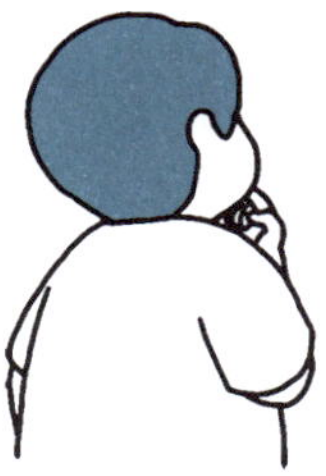

静坐	1 METs
散步	2.5 METs
快走	4 METs
慢跑	8 METs
快速游泳	10 METs
重体力劳动	6~8 METs

这些数据能够帮助我们理解不同活动对能量的需求，对健康饮食和运动计划的制定有重要指导意义。

22. 如何合理安排每天的身体活动量

缺乏身体活动是导致超重（肥胖）的重要因素之一，运动的作用就是通过增加能量消耗达到能量负平衡，但需要循序渐进。

科学研究证明，运动减重存在显著的剂量－效应关系。超重和肥胖个体每周需要进行至少 150 分钟中等强度运动，才能达到适度减重的效果；如果想要减去超过 5% 体重的重量，则每周运动时间应达到 300 分钟，运动强度应为中高强度运动或运动量消耗达 2 000kcal 以上。

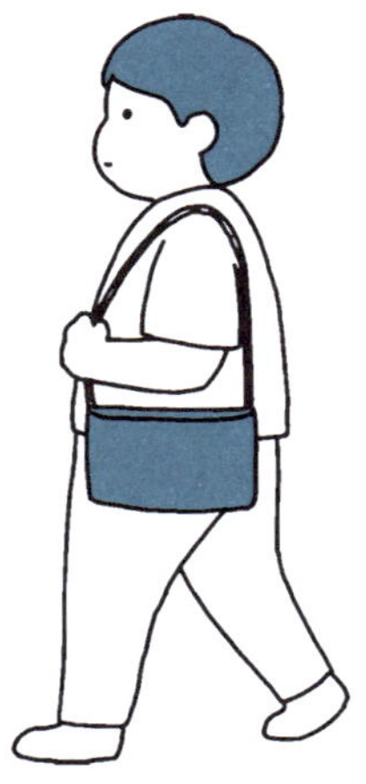

超重和肥胖个体每周需要进行至少150分钟中等强度运动，才能达到适度减重的效果

没有运动习惯的人群，可以先利用零碎时间积累多次短时间运动，以达到相同的运动量。

23. 如何根据能量消耗计算一日活动量

一个健康成年人每天的身体活动耗能应占总能量摄入的 15% 以上。成年人能量摄入量为 1 600～2 400kcal 时，15% 是 240～360kcal，这些能量将用于日常所有的活动消耗。

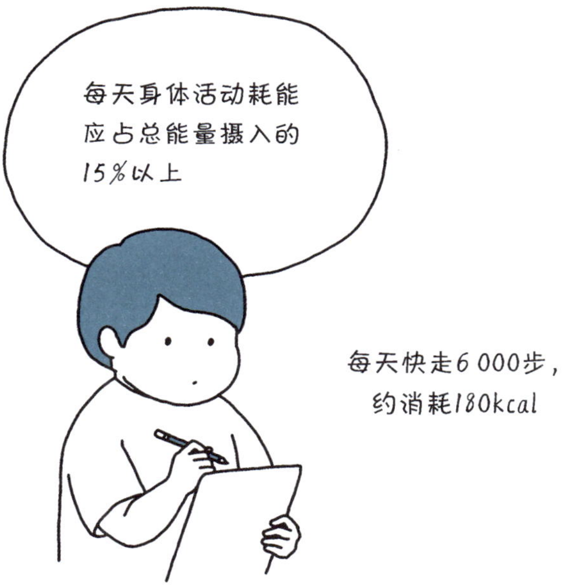

一般来说，每天的日常活动大多是低强度的自理活动、日常家务或办公等，平均每天约消耗能量 80kcal。若积极进行中等强度以上身体活动，则每天总计的身体活动耗能可达到 200～320kcal。若以时速 4 千米步行 10 分钟（健康成人约走 1 000 步，耗能约 30kcal）为单位估算，则每天应完成约 6 000 步的活动量，消耗 180kcal。

第二章

健康减重，你需要了解这些运动知识

1. 运动训练前的常规体格检查有哪些

运动训练前的常规体格检查是为了确保运动安全，“排雷”运动中的健康风险。通常包括测量血压、心率、呼吸频率等生命体征，检查心肺功能，评估关节活动范围和肌肉力量。

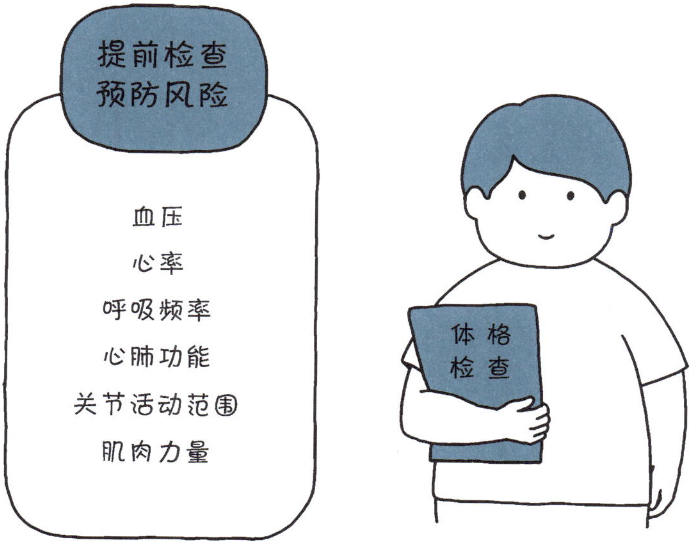

医生或专业人员通过检查判断个体是否适合进行特定类型的运动训练，是否存在潜在的健康问题，以及是否需要调整运动计划。这是保障运动健康的重要步骤，尤其对于慢性疾病患者、孕妇、老年人或长期不运动者来说尤为重要。

2. 运动前的健康筛查与评估有哪些

运动前的健康筛查与评估是开始新的运动计划前，对个人健康状况进行的一系列检查和评估。包括了解生活习惯、是否有慢性疾病、家族史等，并进行血压、心率、体重等基本体检。目的在于发现潜在的健康风险，确保运动安全。对于有特殊需要者，如老年人、孕妇或慢性病患者，可能还需进行更详细的医学检查。

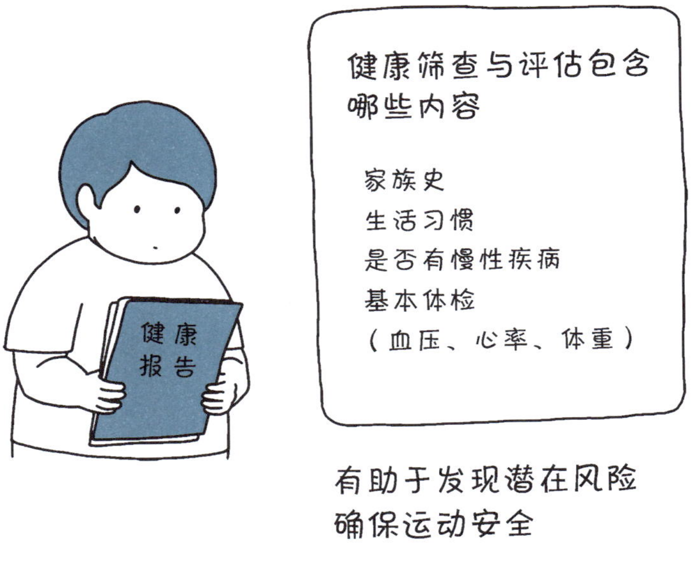

健康筛查与评估包含哪些内容
家族史
生活习惯
是否有慢性疾病
基本体检
（血压、心率、体重）
健康报告
有助于发现潜在风险
确保运动安全

通过健康“地毯式摸底调查”，可以制定出更适合个人的运动计划，避免运动过程中可能出现的健康问题。

3. 运动前需要进行哪些运动测试

运动测试是一种评估个人在运动时心脏和呼吸功能的方法。通过让受试者在跑步机或自行车上进行逐渐增加强度的运动，同时监测心率、血压和氧气消耗等指标，评估身体对运动的反应。

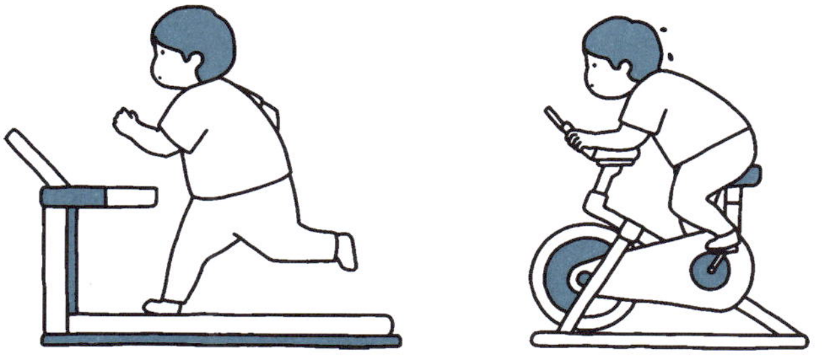

运动测试：运动时监测心率等指标，以了解运动能力和心肺健康水平

运动测试可以帮助医生或健身教练了解个人的运动能力和心肺健康水平，发现潜在的健康问题，为制定个性化的运动处方提供科学依据。

运动测试对于有心脏病风险的人群来说是“必修课”，有助于确保运动安全。

4. 肌肉适能评估有哪些

肌肉适能评估是衡量肌肉力量、耐力和灵活性的过程。

随着年龄增长，肌肉质量和代谢率下降，导致力量减弱、反应变慢和恢复能力降低。评估通过简单的测试，如坐立测试、握力测试和步速检测等，评估肌肉功能和衰老对代谢的影响。这些信息有助于制定预防肌肉减少和维持身体功能的锻炼计划，从而提高生活质量和独立性。

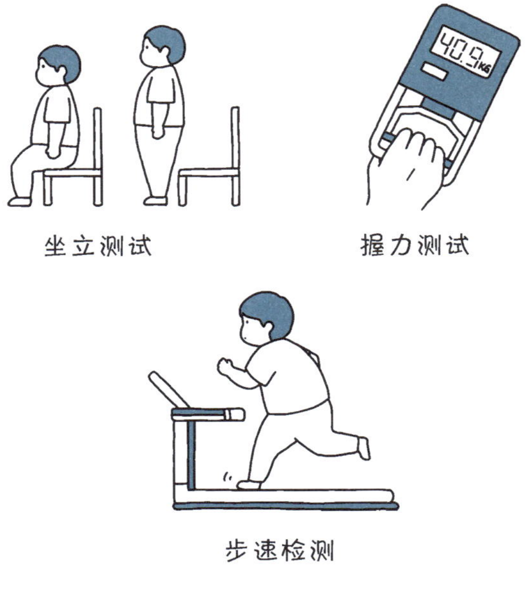

肌肉适能评估：衡量肌肉力量、耐力和灵活性

5. 有氧适能评估有哪些

有氧适能评估通常是采用 6 分钟快走测试来衡量心肺功能，以此判断身体对有氧运动的适应能力。

该项测试中，受试者在 6 分钟内尽可能快地走，以行走距离来评估有氧适能。成年人的静息心率通常在 60～100 次 /min，良好的有氧适能通常与较低的静息心率相关。

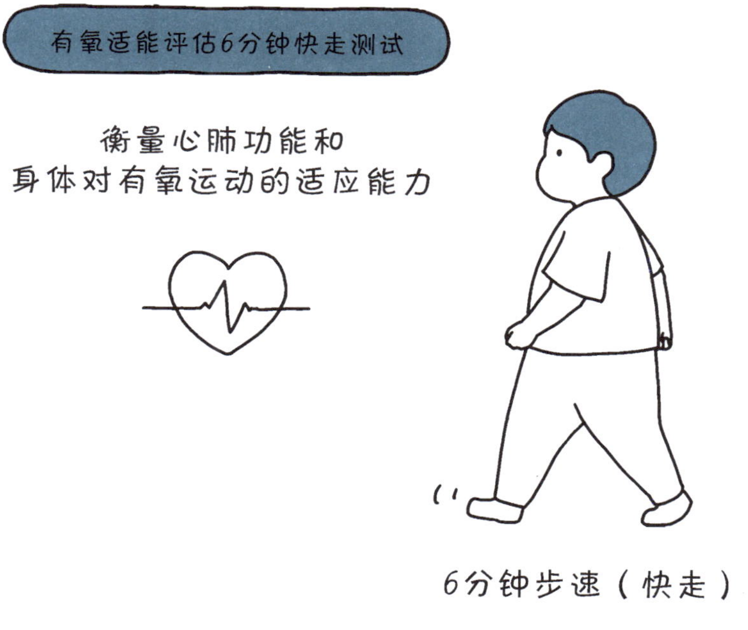

6 分钟快走测试结果就像一面镜子，可以反映个人的整体健康状况和日常活动能力，是评估心血管健康和制定运动计划的重要工具。

6. 训练技巧有哪些

训练技巧是指在进行体育活动或锻炼时采用的方法和策略，旨在提高运动表现、预防伤害并促进身体适应。这些“兵法”包括但不限于正确的姿势、合理的呼吸方式、有效的休息与恢复以及循序渐进的训练计划。

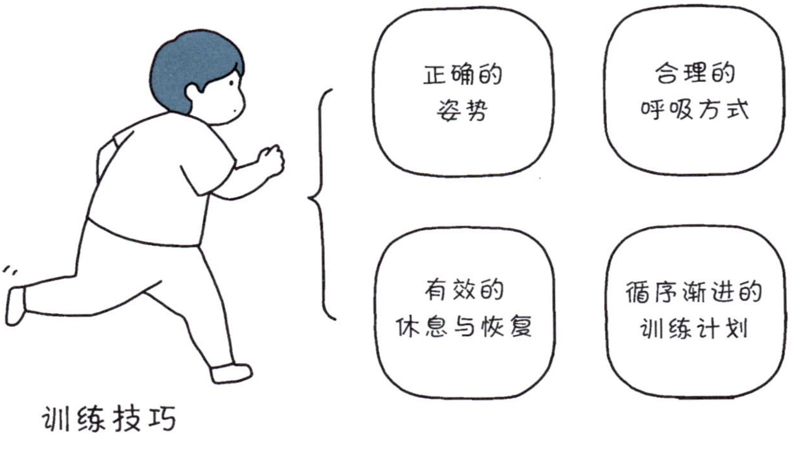

7. 如何判定个体化的训练方向

训练方向是根据个人目标所确定的具体锻炼路径或类型，包括选择特定的运动模式、训练方法和运动项目，以满足不同的增肌、减脂、提高耐力、增强力量或提升灵活性等目标。

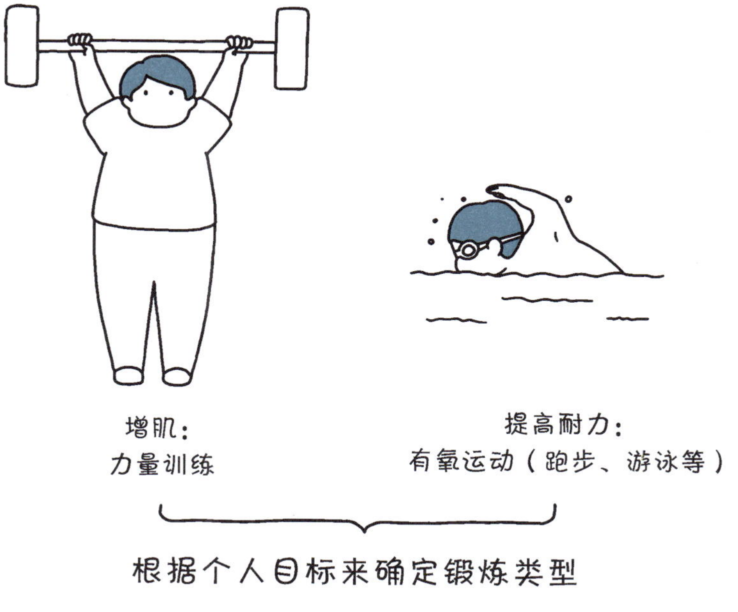
增肌：
力量训练
提高耐力：
有氧运动（跑步、游泳等）
根据个人目标来确定锻炼类型

例如，如果想增肌，训练方向可能侧重于力量训练；若想提高耐力，则可选择有氧运动，如跑步或游泳。

确定训练方向有助于制定有效的健身“蓝图”，确保训练活动与期望的健康或体能成果相一致。

8. 如何制定个体化训练强度

训练强度指运动时施加在身体上的负荷大小，通常反映为用力程度或运动所产生的生理反应。可以通过多种方式衡量，如重量、速度、心率、摄氧量等。

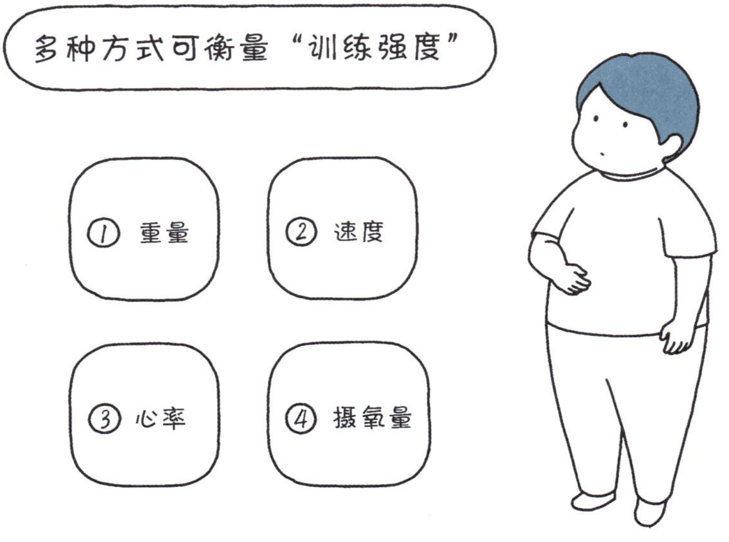

高强度的训练意味着更大的力量输出或更快的工作速率，而低强度训练则相对轻松。适当的训练强度对于达到健身目标至关重要，过低的强度可能不足以刺激身体改善，而过高则可能导致过度训练或受伤。

健康的强度“配方”可以帮助身体适应，促进健康和体能的提升。

9. 如何准备训练装备

训练装备是进行体育活动或锻炼时使用的各种工具和设备，旨在提高运动效果、增加安全性或提供必要的支持。例如，举重时用的哑铃、跑步时的跑鞋、瑜伽垫、健身手套、护膝等。

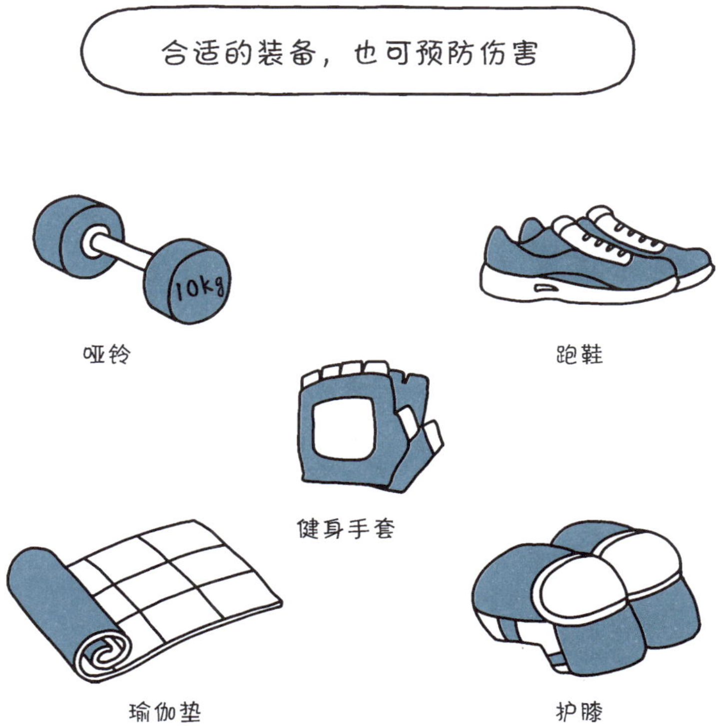

不同类型的训练有不同的装备需求，合适的装备可以帮助运动员更好地完成动作，预防伤害，同时也能提升运动的乐趣和效率。选择训练装备时，应考虑个人的运动类型、身体条件以及装备的功能性和舒适度。

10. 如何快走

快走是一种中低强度的有氧运动，对身体冲击小，易于坚持。快走能提高心肺功能，增强下肢肌肉，促进新陈代谢，有助于减重和改善心血管健康。快走时，应保持背部挺直，步伐快速而稳定，手臂自然摆动。

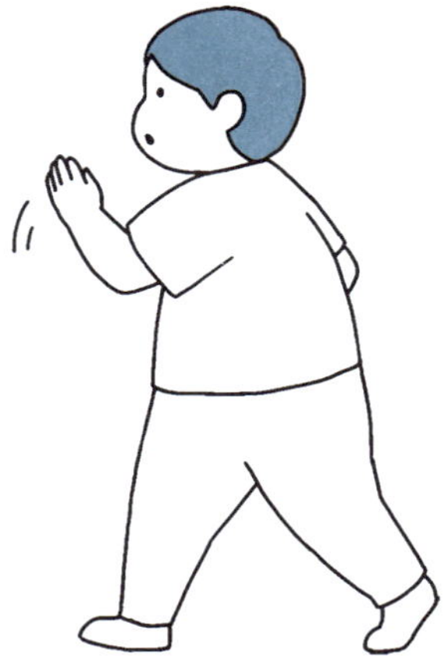

快走前后，做好热身和拉伸
每天身体活动耗能应占总能量
摄入的15%以上，约6 000步

不同的快走速度消耗的能量不同，以 60kg 体重者快走 10 分钟计算，速度为 4km/h，消耗能量 30kcal；速度为 5.6km/h，消耗能量 40kcal；速度为 6.4km/h，消耗能量 50kcal。

11. 如何游泳

游泳是一项全身性运动，特点是对关节友好，可有效锻炼全身肌肉，增强心肺功能，提高身体协调性。在水中，浮力减轻了体重压力，适合不同年龄和体能的人群。游泳时，应注意正确呼吸，避免呼吸急促，保持流畅的泳姿。

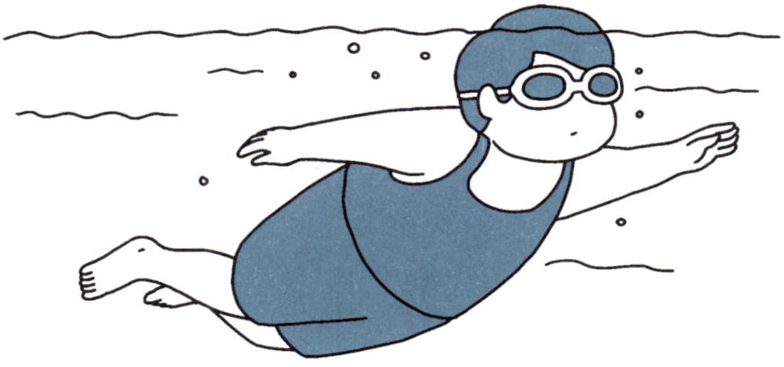

游泳，能有效锻炼全身肌肉
以60kg体重者游泳10分钟计算，
速度为8km/h，消耗能量80kcal

注意选择安全的水域和合适的装备，学习基本的水上救生技能，不在饱食后游泳，防止抽筋。游泳前后应做好热身和拉伸，注意保暖，防止感冒。初学者最好在教练的指导下进行。

12. 如何跑步

跑步是一种简单易行的有氧运动，特点是可以快速提高心率，增强心肺功能，促进新陈代谢，有助于减重和塑形。跑步时，全身肌肉参与运动，尤其是下肢肌肉能够得到有效锻炼。

注意事项

- 选择合适的跑鞋和场地，以减少对膝盖和脚踝的冲击。
- 保持正确姿势，避免过度前倾或后仰。
- 逐渐增加跑步强度和距离，防止运动损伤。
- 热身和拉伸必不可少。
- 注意呼吸节奏，避免呼吸过于急促。
- 过度训练不可取，对于初跑者，建议从缓慢的慢跑开始，逐步提高。

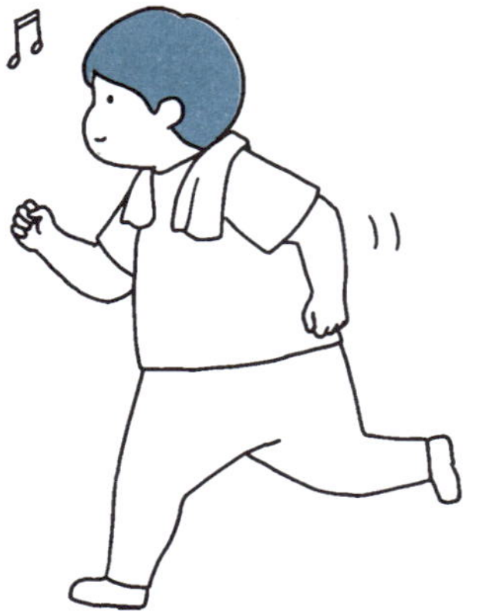

跑步，可以快速提高心率，增强心肺功能，
促进新陈代谢，有助于减重和塑形

13. 如何做体操

体操集力量、柔韧性、协调性、平衡性于一体，可以提高身体控制力，塑造优雅体态，增强肌肉力量，兼具多样性和艺术性，适合不同年龄人群。以 60kg 体重者，练习体操 10 分钟计算，约消耗能量 45kcal。如果每天摄入能量 2 000kcal，以运动消耗 15% 能量计算，建议体操运动每天训练 60 分钟，可达到良好的运动减重效果。

注意事项

- 热身充分，预防肌肉拉伤。
- 动作准确，避免姿势不当导致的伤害。
- 逐渐增加训练难度，不可急于求成。
- 在专业指导下进行，确保安全。
- 穿着合适的服装，便于活动。
- 保持良好的饮食习惯，补充必要的营养。
- 体操训练需持之以恒，才能达到理想的运动效果。

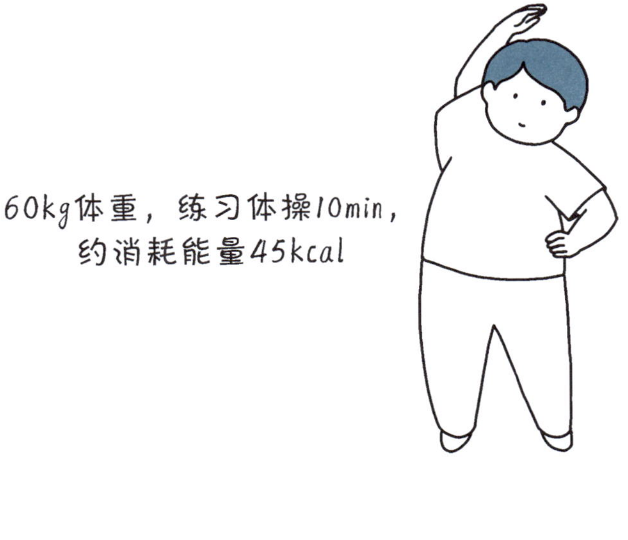

14. 如何打乒乓球

乒乓球是一种快速、灵活的隔网对抗运动，它“快得飞起”、变化多、技巧性强，有助于提高反应速度、协调性和视力。以 60kg 体重者，练习乒乓球 30 分钟计算，约消耗能量 120kcal。

注意事项

- 选择合适的球拍和球，保证运动质量。
- 热身充分，预防运动损伤。
- 掌握正确握拍和击球姿势，形成良好技术动作。
- 注意步伐移动，保持身体平衡。
- 合理安排训练强度，避免过度疲劳。
- 佩戴护具如护膝等，减少运动伤害。
- 保持良好的饮食习惯，补充能量和电解质。

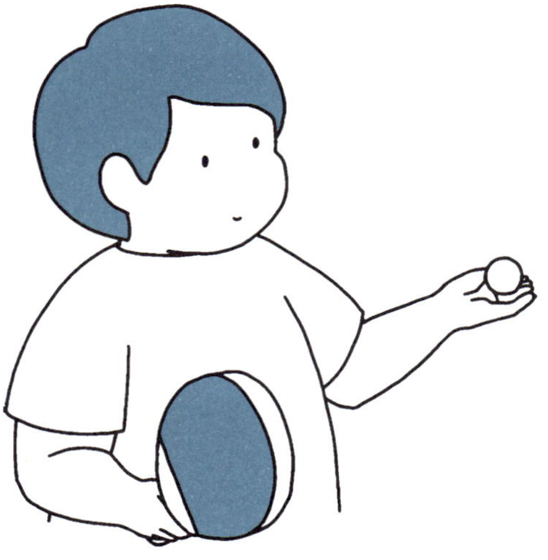

60kg体重，练习乒乓球30min，
约消耗能量120kcal

15. 如何打排球

排球是一项集体性、对抗性的球类运动，特点包括团队合作紧密、技术动作多样、攻防转换迅速。排球能锻炼人的身体素质和协调能力，提高团队的“团魂”。以 60kg 体重者，练习排球 30 分钟计算，约消耗能量 190kcal。

注意事项

- 掌握正确的发球、垫球、扣球技术。
- 热身充分，预防运动损伤。
- 穿着合适的运动装备，如排球鞋。
- 保持良好的视线交流，提高团队配合。
- 保持正确的跳跃和落地姿势，减少膝盖损伤。
- 适当休息，避免过度训练。

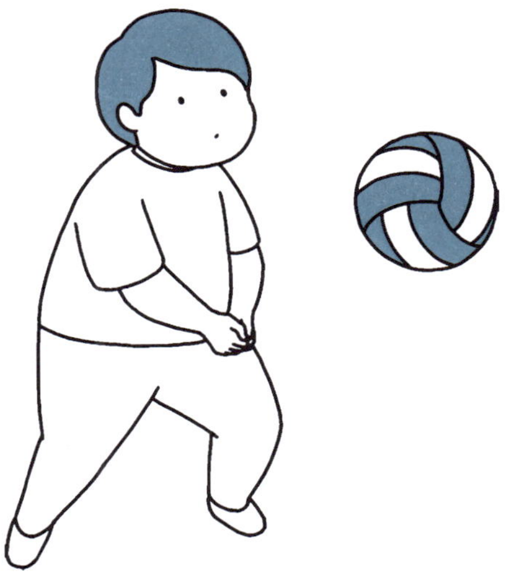

60kg体重，练习排球30min，
约消耗能量190kcal

16. 如何打网球

网球是隔网对抗运动中的“优雅贵族”，技术性强、策略多变，对速度和力量有较高要求，能提升个人综合素质，锻炼判断和反应能力。以 60kg 体重者，练习网球 30 分钟计算，约消耗能量 150kcal。

注意事项

- 学习正确的握拍和击球姿势。
- 热身充分，预防肌肉拉伤。
- 穿着合适的网球装备，如球拍和网球鞋。
- 掌握发球、接球、底线对攻等基本技术。
- 保持良好的体能，避免长时间高强度运动导致的疲劳。
- 在户外打球时，做好防晒措施。

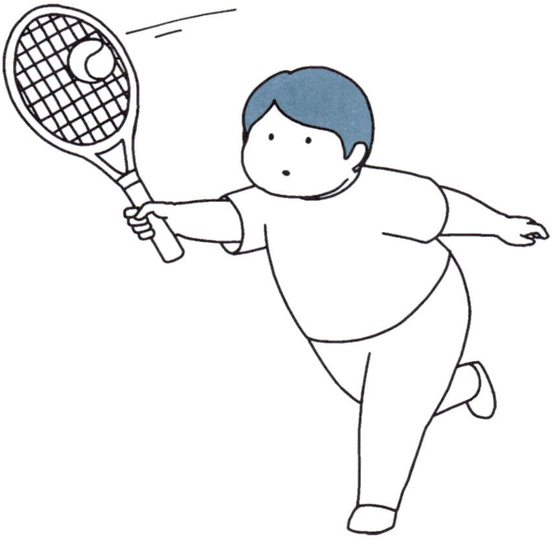

60kg体重，练习网球30分钟，
约消耗能量150kcal

17. 如何打篮球

篮球是一项团队合作的对抗性运动，特点包括快速移动、频繁的身体接触和高强度的竞技对抗。篮球可以提高身体素质、协调性和团队合作能力。以 60kg 体重者，练习篮球 30 分钟计算，约消耗能量 180kcal。

注意事项

- 掌握基本的运球、传球、投篮技巧。
- 热身充分，预防运动损伤。
- 穿着合适的装备，如篮球鞋和保护装备。
- 保持良好的体能，注意补水。
- 在激烈比赛中保持冷静，合理分配体力。

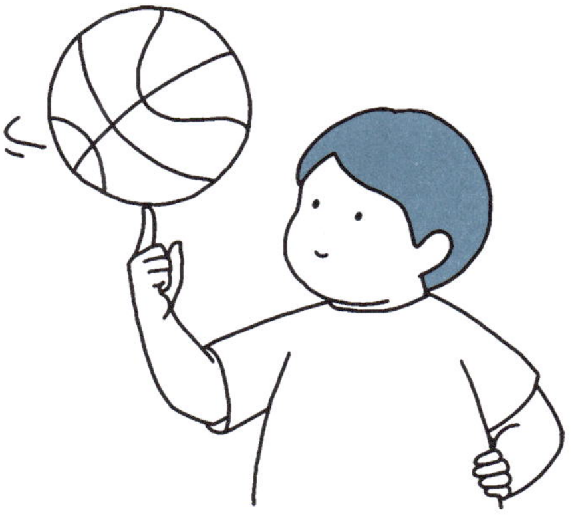

60kg体重，练习篮球30分钟，
约消耗能量180kcal

18. 如何踢足球

足球是一项全球“顶流”的团队运动，特点包括广阔的场地、持续奔跑、战术多变和团队协作。足球能增强心肺功能、协调性和战略思维。以 60kg 体重者，练习足球 30 分钟计算，约消耗能量 210kcal。

注意事项

- 掌握基础技术，如传球、射门、控球。
- 热身充分，预防受伤。
- 穿专业足球鞋和适宜装备。
- 保持体能，适时补水。

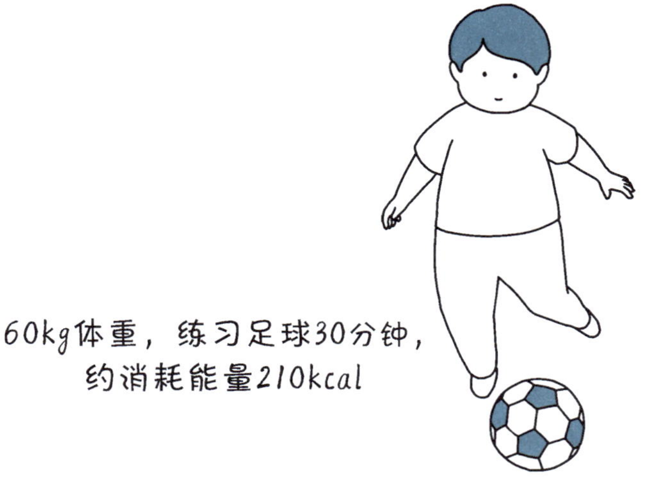

19. 如何打羽毛球

羽毛球是一项讲究速度与技巧的隔网对抗运动，特点包括场地小、节奏快、球速迅猛，可以锻炼反应速度、协调性和灵活性。以60kg 体重者，练习羽毛球 30 分钟计算，约消耗能量 120kcal。

注意事项

- 选择合适的球拍和羽毛球。
- 热身充分，预防肌肉拉伤。
- 掌握基本技巧，如发球、接球、扣杀。
- 注意脚步移动，保持身体平衡。
- 着装要舒适，便于挥拍。
- 运动后适当拉伸，帮助肌肉恢复。

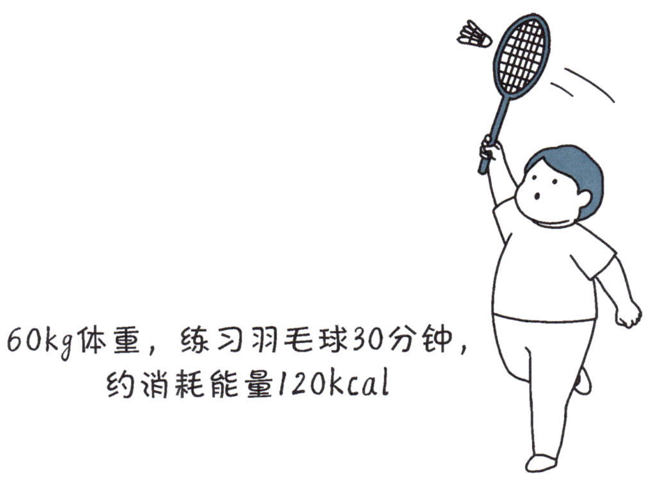

20. 如何骑动感单车

动感单车是一种室内固定的自行车运动，特点包括音乐节奏引导、强度可调节、模拟户外骑行体验，可以有效锻炼心肺功能、下肢力量和耐力。以 60kg 体重者，练习动感单车 30 分钟计算，约消耗能量 120kcal。

注意事项

- 调整合适的座椅和车把位置。
- 穿着舒适，鞋子要固定。
- 热身充分，预防运动损伤。
- 遵循教练指导，调整阻力与节奏。
- 保持正确姿势，避免腰部压力过大。
- 注意呼吸均匀，不要憋气。
- 适量补水，防止脱水。
- 若有心脏问题，咨询医生后再练习。
- 动感单车是高效的有氧运动，适合想要减脂和提高体能的人群。

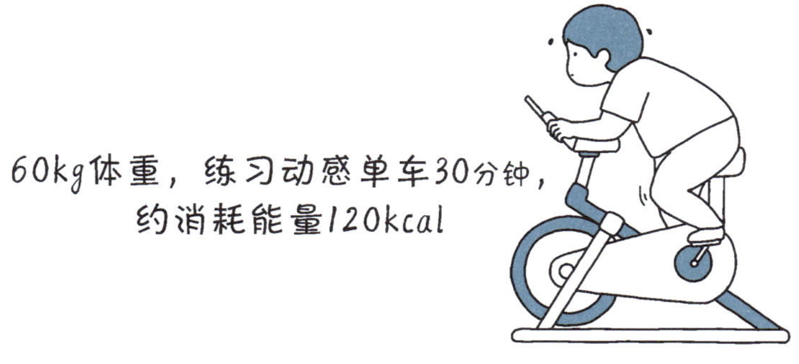

21. 如何练习跆拳道

跆拳道是一种搏击术，以腿法为主，动作迅速、力量强劲，讲究礼仪和精神的修养，能提高身体素质、协调性、反应速度和自卫能力。以 60kg 体重者，练习跆拳道 30 分钟计算，约消耗能量 165kcal。

注意事项

- 穿着专业道服，系好腰带。
- 热身充分，预防肌肉拉伤。
- 练习时注意动作准确，避免用力过猛。
- 保护装备齐全，降低受伤风险。
- 保持正确的呼吸技巧，避免空腹或饱腹练习。
- 若有身体不适，应立即停止练习。

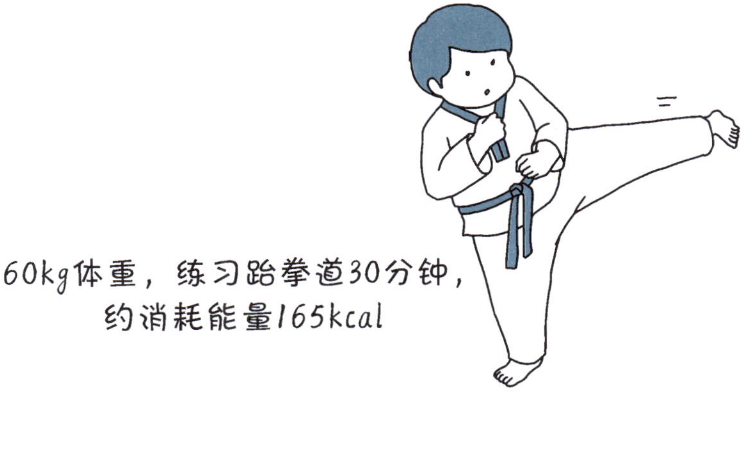

22. 如何做瑜伽

瑜伽结合了传统瑜伽和动态运动，特点是在静态瑜伽体式的基础上增加流畅的动作和呼吸配合，提高身体柔韧性、力量和平衡性，可以促进血液循环，缓解压力，提升集中力。以 60kg 体重者，练习瑜伽 30 分钟计算，约消耗能量 120kcal。

注意事项

- 穿着舒适，便于活动。
- 练习前做好热身，避免肌肉拉伤。
- 根据自身条件调整动作难度，避免过度拉伸。
- 保持空腹或饭后 2～3 小时再练习。
- 注意呼吸与动作同步。
- 若有特殊健康状况，如高血压或怀孕，应咨询医生后练习。
- 瑜伽适合寻求身心和谐的人群。

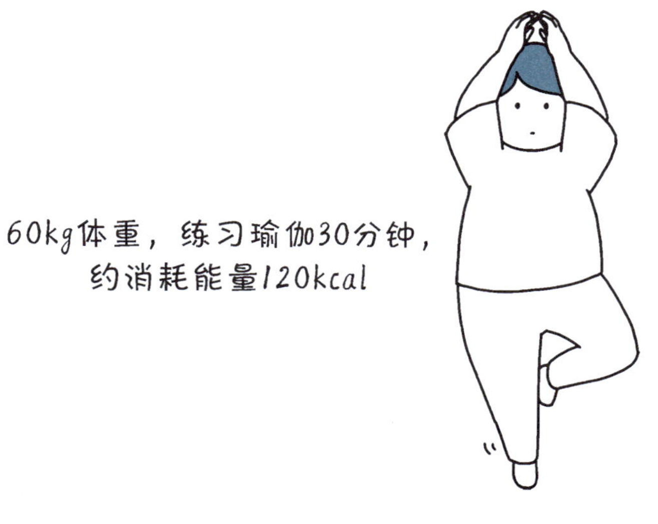

第三章

减重，需要循序渐进地“动起来”

一、减重运动的制定和执行

1. 如何制定一个可实施的个体化运动目标和计划

制定个体化减重运动目标和计划，应评估自身健康状况和运动能力，设定具体、可测量的目标，如每周进行中等强度运动 150 分钟。

- 最好来个运动类型“大杂烩”，如有氧运动、力量训练和柔韧性训练，以全面提高身体素质。
- 注意循序渐进增加运动强度和运动量，避免受伤。
- 安排固定的运动时间和地点，增加执行的便利性。
- 记录运动情况和体重变化，适时调整计划。
- 最重要的是选择自己喜欢的运动方式，保持动力和持续性。

举例，以下是一个针对中等体能水平、以减重为目标的示例计划（假设体重为 60kg），一周运动 4.5 小时，总能量消耗约 1 272kcal。

日期	运动	强度	时间	能量消耗
周一	快走	中等强度	40min	200kcal
周二	力量训练	全身	30min	120kcal
周三	游泳	中等强度	45min	270kcal
周四	瑜伽	低强度	30min	75kcal
周五	骑自行车	中等强度	50min	340kcal
周六	慢跑	高强度	30min	210kcal
周日	休息或轻松散步	—	20min	57kcal

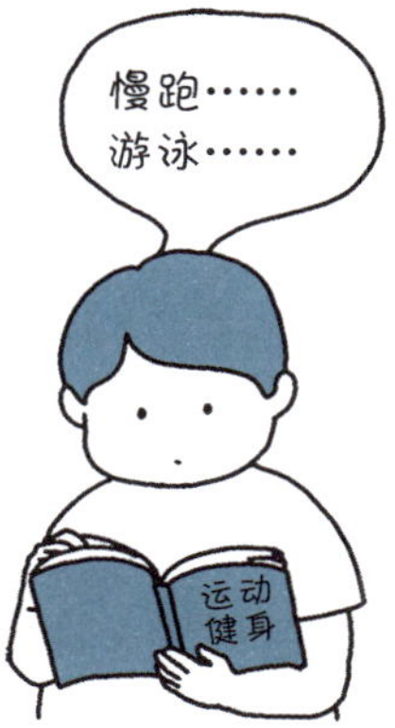

根据自己的工作、学习情况，每天或隔天的具体时间，记录运动类型、运动时长、消耗了多少卡路里。

2. 如何为自己制定一套低强度有氧训练计划

先确定低强度有氧运动的类型，如快走、慢跑、游泳或骑自行车。保证每周至少 150 分钟，每次 20～60 分钟，保持中低强度，心率在最大心率的 60%～70%。别忘了 5～10 分钟热身和 5～10 分钟拉伸放松。逐渐增加运动时间和强度，注意身体信号，避免过度训练。

选择适合的场地和时间，确保运动习惯的持续性。公园、健身房等环境换着来，增加乐趣。同时结合健康饮食，达到减重目标。

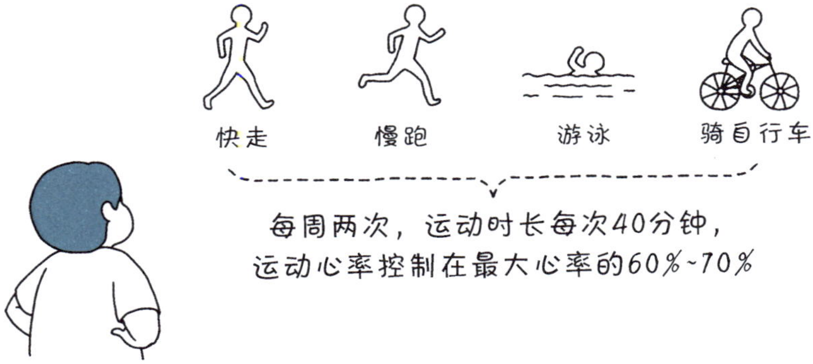

举例

快走：一周 2 次，每次 40 分钟，消耗能量 280kcal，运动心率控制在最大心率的 60%～70%。

慢跑：一周 2 次，每次 30 分钟，消耗能量 420kcal，运动心率控制在最大心率的 60%～70%。

游泳：一周 2 次，每次 30 分钟，消耗能量 300kcal，运动心率控制在最大心率的 60%～70%。

骑自行车：一周 2 次，每次 40 分钟，消耗能量 340kcal，运动心率控制在最大心率的 60%～70%。

3. 减重进阶者，如何制定运动计划

减重进阶者的运动计划应“多点花样”，增加运动频率和强度。

每周至少进行 300 分钟中高强度有氧运动，如跑步、游泳或高强度间歇训练（HIIT）；还需要调动大肌肉群，加入 2～3 天力量训练。确保每次训练前后有热身和拉伸。逐步提高运动难度，如增加重量、速度或阻力。

注意运动后的身体恢复，避免过度训练。结合均衡饮食，监控进度，适时调整计划。保持动力和持之以恒是关键。

举例

跑步

一周 3 次，每次 30 分钟 5 公里快跑，运动心率控制在最大心率的 70%～90%，总消耗能量 900kcal。

游泳

一周 2 次，高强度自由泳 30 分钟，运动心率控制在最大心率的 70%～90%，总消耗能量 480kcal。

高强度间歇训练（HIIT）

一周 1 次，每次 20 分钟（20 秒高强度冲刺 +40 秒低强度恢复，重复 8～10 组），运动心率控制在最大心率的 70%～90%，总消耗能量 200kcal。

运动计划建议

	时长	频率	心率
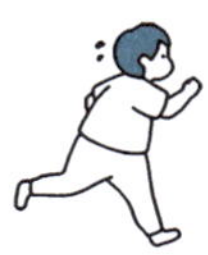 跑步	每次30分钟	每周3次	控制在最大心率的70%~90%
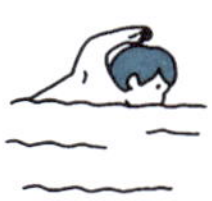 游泳	高强度自由泳30分钟	每周2次	控制在最大心率的70%~90%
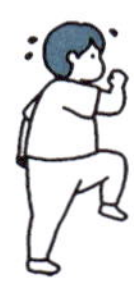 HIIT	每次20分钟	每周1次	控制在最大心率的70%~90%

4. 如何制定一套减脂增肌训练计划

制定减脂增肌训练计划，首先要确定训练频率，通常每周 3～5 次。

训练计划应包含全身力量训练，如深蹲、卧推、引体向上，以促进肌肉生长。同时，加入有氧运动，如跑步或游泳，以燃烧脂肪。训练强度应适中，让肌肉在每次训练后都有恢复时间。

饮食上，保证蛋白质充足以支持肌肉修复，控制总能量摄入以实现能量赤字。训练计划应循序渐进，定期调整训练量和强度，避免平台期。保持充足睡眠和水分摄入，以助身体“回血”。

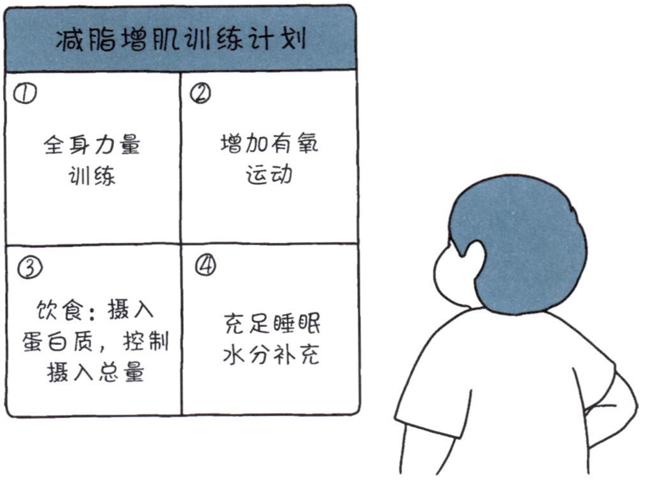

5. 运动注意事项有哪些

在减重运动计划制定和执行中，应注意以下事项。

1. 根据自身情况制定个性化的运动计划
2. 循序渐进，避免突然大幅增加运动量
3. 充分热身和拉伸，预防运动损伤
4. 保持适当水分摄入，别让身体“干巴巴”
5. 穿着合适的运动装备，提高舒适性和安全性
6. 注意呼吸，避免屏气
7. 注意身体信号，如出现疼痛或过度疲劳，应适当休息
8. 睡得饱饱的，利于身体恢复
9. 结合饮食，营养均衡支持运动表现
10. 保持一致性，规律运动比强度更重要

6. 减重时适合做哪些身体活动

减重时适合进行的身体活动如下。

（1）有氧运动，如快走、慢跑、游泳、骑自行车，提高心率，促进脂肪燃烧。

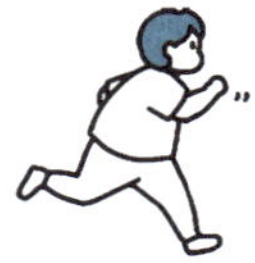

有氧运动

（2）力量训练，如举重、卷腹、深蹲，增加肌肉量，提高基础代谢率。

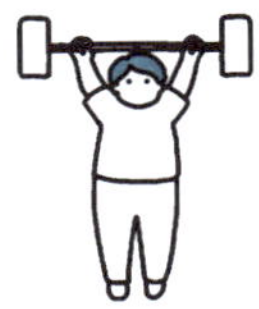

力量训练

（3）柔韧性训练，如瑜伽、普拉提，增强关节灵活性，减少受伤风险。

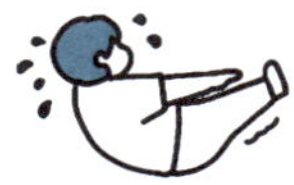

柔韧性训练

（4）高强度间歇训练（HIIT），通过短时间高强度运动与短暂休息交替，有效燃烧脂肪。

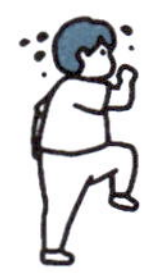

高强度间歇训练

（5）日常活动，如步行、爬楼梯，增加日常能量消耗。

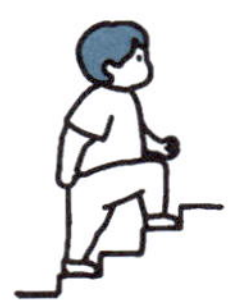

日常活动

上述都是减重期间适合进行的身体活动，多种类型组合，既能避免单调，又能全面提高身体健康。

7. 为什么有氧运动如此重要

有氧运动对减重至关重要，因为它能提高心率，加速新陈代谢，促进脂肪燃烧。在运动过程中，储存的脂肪和糖分被转化为能量，从而减少体脂肪。

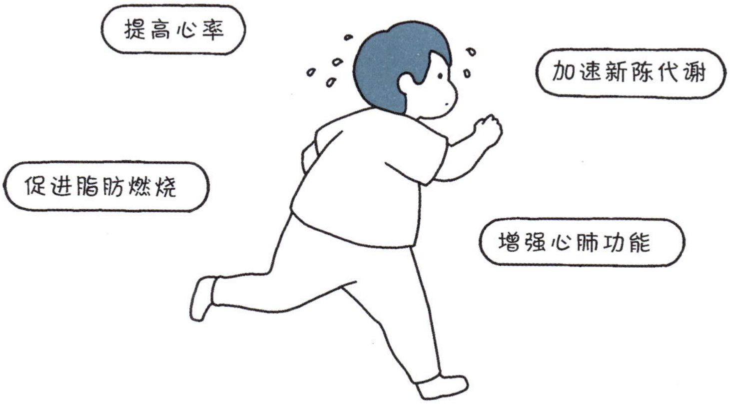

有氧运动，有效减重

常见的有氧运动包括快走、慢跑、游泳、骑自行车、跳绳和有氧操等。这些活动能长时间维持较高的能量消耗，有助于形成能量赤字，是实现减重目标的“高能外挂”。有氧运动还能增强心肺功能，提高整体健康水平。

8. 抗阻运动能提高脂肪代谢率吗

静息状态下，肌肉组织比脂肪组织消耗更多的能量。抗阻运动，如举重和俯卧撑，本身不直接燃烧大量脂肪，但能通过促进肌肉生长，间接提高基础代谢率。肌肉量的增加意味着即使在休息时，身体也能更有效地燃烧脂肪。

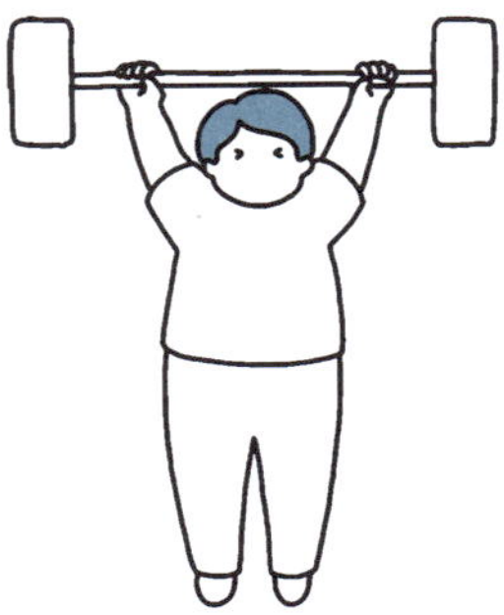

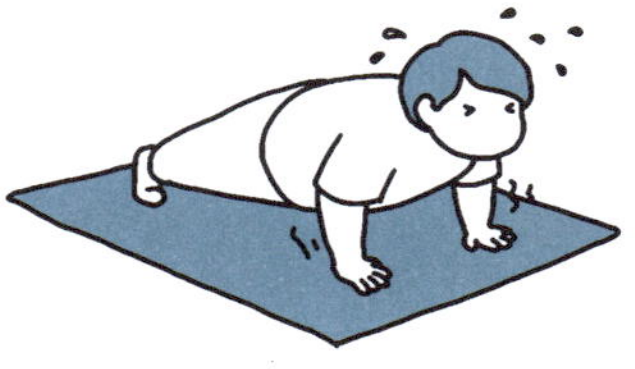

抗阻运动：
增加肌肉量，提高基础代谢率

因此，有氧运动结合抗阻运动的减重计划，可以更有效地促进脂肪减少和体重管理。

9. 如何判断身体活动量是否达标

判断身体活动量是否达标，可以参考如下标准。

中等强度活动

包括快走、游泳或骑自行车，每周累计达到150分钟，心率应达到最大心率的60%~70%

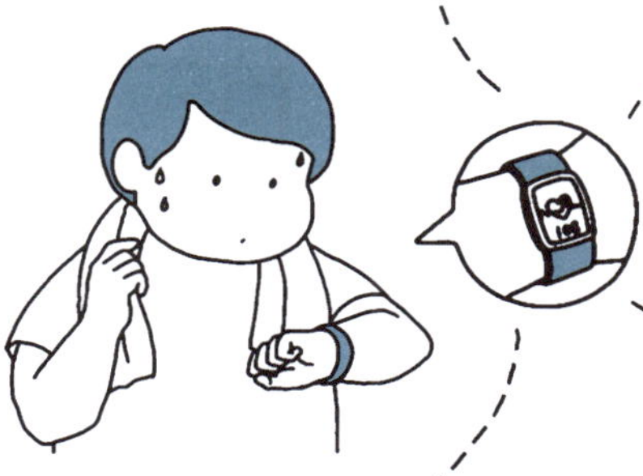

高强度活动

每周累计达到75分钟

混合强度活动

每周至少1次，30分钟高强度+60分钟中等强度

力量训练

推荐量为每周至少2次主要肌群的力量训练（如举重、俯卧撑）

10. 减重运动应如何掌握“量”与“度”

减重运动应遵循“量”与“度”原则。“量”指的是运动频率和持续时间，建议每周至少 5 天，每次 30～60 分钟中等强度运动，如快走、慢跑。“度”则指运动强度，应达到最大心率的 60%～70%。

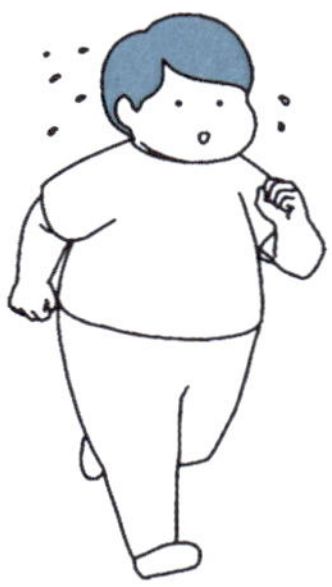

RPE量表
1~3：基本算不上训练
4：训练非常轻松，毫无压力
5：没有任何难度，你用通常这样的动作难度或者重量进行热身
6：你能够完全控制这个动作的速度、节奏、幅度
7：你能够用比较快的速度完成这个动作
8：你很难完全控制这个动作，但可以在保证动作不变形的情况下，完成2~3个
9：在动作不变形的情况下，勉强可以完成1次动作
10：达到你的极限状态，无法再多完成1次动作

量：建议每周至少5天

度：应达到最大心率的60%~70%

如果使用感知运动强度（rated perceived exertion，RPE）量表来评估运动时的感觉和强度时，RPE 从 6（轻松）到 20（极度困难）不等，减重运动通常建议在 11～14 范围内。

11. 减重运动中应如何测定运动强度

可以通过“讲话测试”和心率监测测定运动强度。

- 讲话测试：在运动中，能顺畅讲话但不能唱歌，说明运动强度适中；如果连讲话都困难，则强度过高。

- 心率监测：计算最大心率（用 220 减去年龄），运动时心率应保持在最大心率的 60%～70%。

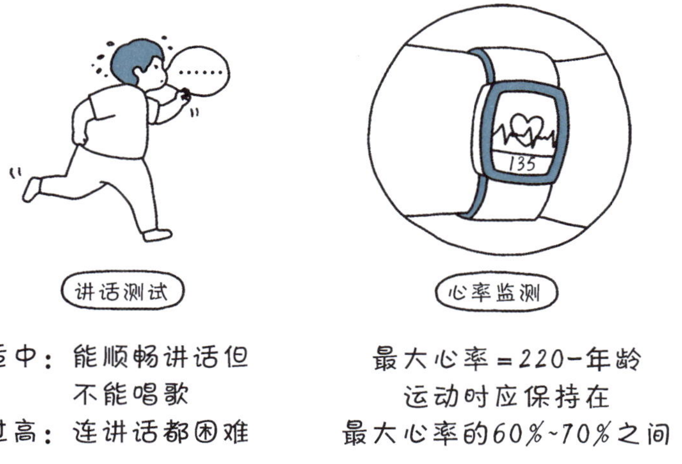

例如，30 岁成年人最大心率为 190 次 /min，运动时心率应在 114～152 次 /min 之间。

使用心率手表或手环可以更精确地监测。保持适当的运动强度有助于高效减重，避免过度疲劳或损伤。

12. 采用哪种类型的运动方式减重效果最好

有氧运动 + 力量训练这对“最佳搭档”，是减重效果最好的运动方式。

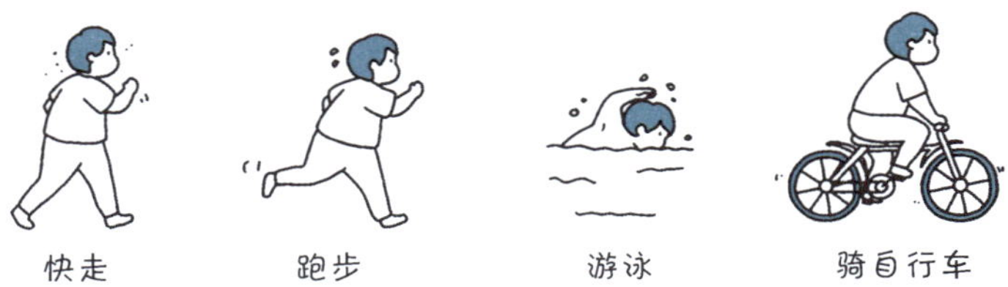

有氧运动：40min/d

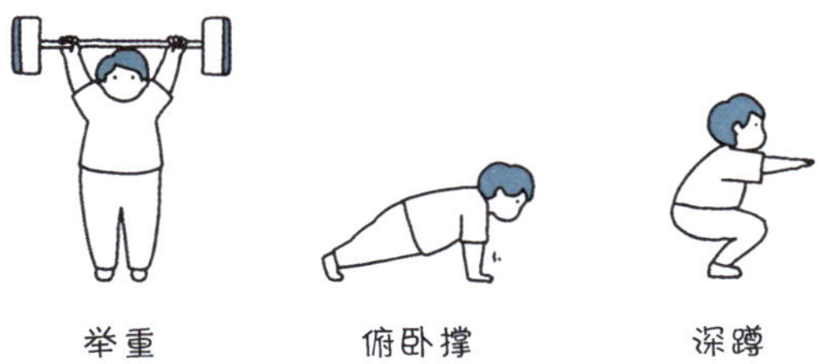

力量训练：20min/d

有氧运动，如快走、跑步、游泳和骑自行车，能提高心率，开启燃脂模式。力量训练，如举重、俯卧撑和深蹲，能增加肌肉量，提高基础代谢率，帮你“燃烧能量”。

建议每周至少进行 150 分钟中等强度有氧运动（每次 40 分钟），或 75 分钟高强度有氧运动（每次 15 分钟），以及两天力量训练（每次 20 分钟），以达到最佳减重效果。

13. 运动安排在哪个时间段最好

运动的最佳时间段因人而异，一般推荐在下午或傍晚进行。此时人体温度较高，肌肉更温暖、弹性好，关节活动范围更大，有利于提高运动表现，减少受伤风险，还可以促进晚餐后的脂肪燃烧。

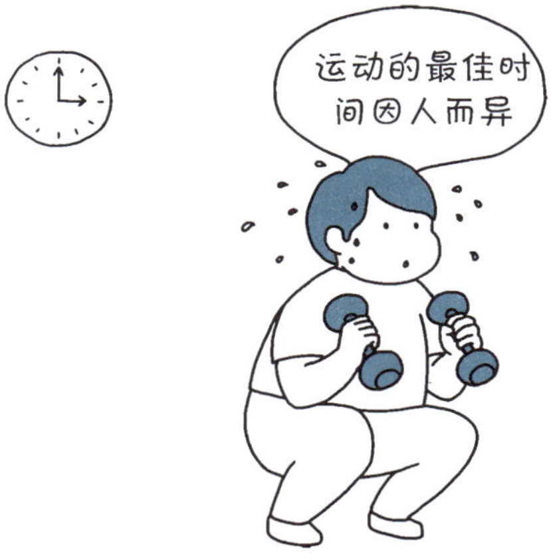

减重更多依赖于整体能量赤字，而非运动的具体时间

更重要的是，选择一个能够长期坚持的时间，并保持运动的一致性和强度，以达到持续燃烧脂肪的效果。

请记住，减重更多依赖于整体能量赤字，而非运动的具体时间。

14. 运动减重效果不佳的常见原因有哪些

运动减重效果不佳的常见原因包括以下几项。

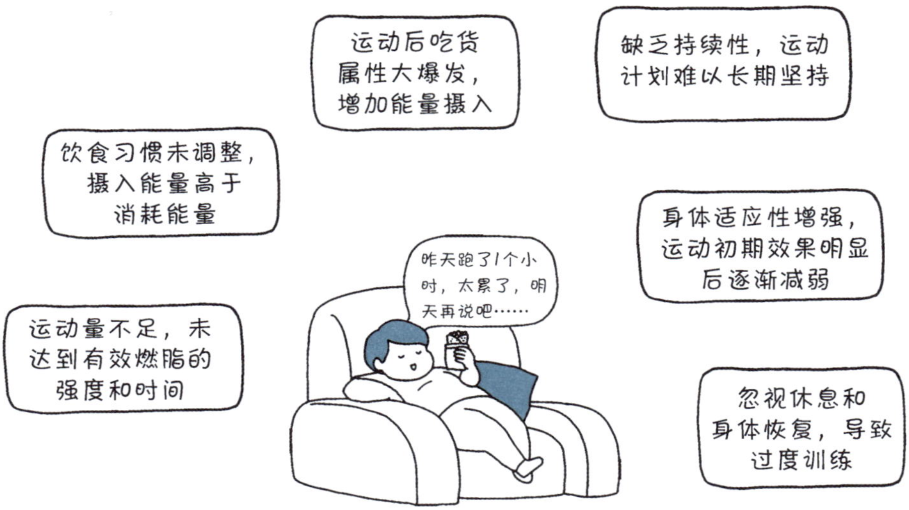

运动后吃货属性大爆发，增加能量摄入
缺乏持续性，运动计划难以长期坚持
饮食习惯未调整，摄入能量高于消耗能量
身体适应性增强，运动初期效果明显后逐渐减弱
昨天跑了1个小时，太累了，明天再说吧……
运动量不足，未达到有效燃脂的强度和时间
忽视休息和身体恢复，导致过度训练

要改善运动效果，需要注意均衡饮食，保持规律运动的同时，适当增加运动强度和时间，变换运动类型，并确保充足的休息。

15. 常见活动的能量消耗有多少

日常生活中，不同活动的能量消耗差异较大。以下是一些常见活动的能量消耗估算。

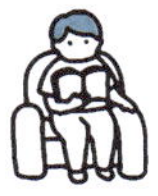

60~80kcal/h

静坐或阅读时，每小时消耗60～80kcal。

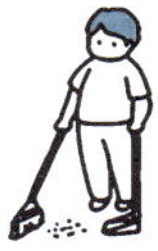

100~200kcal/h

站立工作或做家务，每小时消耗100～200kcal。

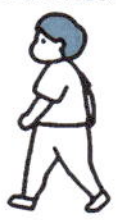

200~300kcal/h

散步（4km/h），每小时消耗200～300kcal。

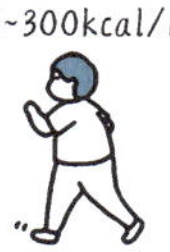

300~400kcal/h

快走（6km/h），每小时消耗300～400kcal。

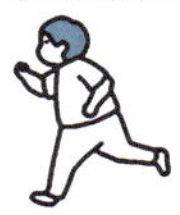

400~600kcal/h

慢跑（8km/h），每小时消耗400～600kcal。

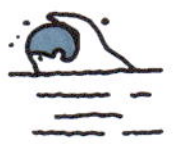

400~700kcal/h

游泳（自由泳），每小时消耗400～700kcal。

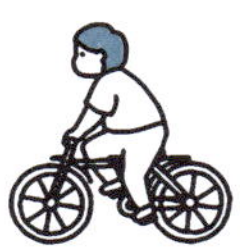

300~600kcal/h

骑自行车（中等速度），每小时消耗300～600kcal。

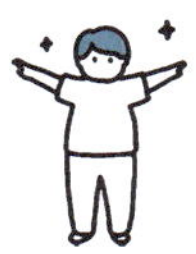

200~400kcal/h

做力量训练或健身操，每小时消耗200～400kcal。

需要注意的是，这些数值受个人体重、运动强度、运动技巧和代谢率等因素影响，因此实际能量消耗可能会有所不同。

16. 高强度间歇训练（HIIT）可以高效减脂吗

高强度间歇训练（HIIT）是一种高效的减脂运动方式，指交替进行短时间的高强度活动和较低强度活动。HIIT 能够在短时间内燃烧大量能量，并在运动后产生“后燃效应”，即运动后过量氧耗（excess post-exercise oxygen consumption，EPOC），让身体在运动后仍持续消耗氧气和能量，从而进一步促进脂肪消耗。

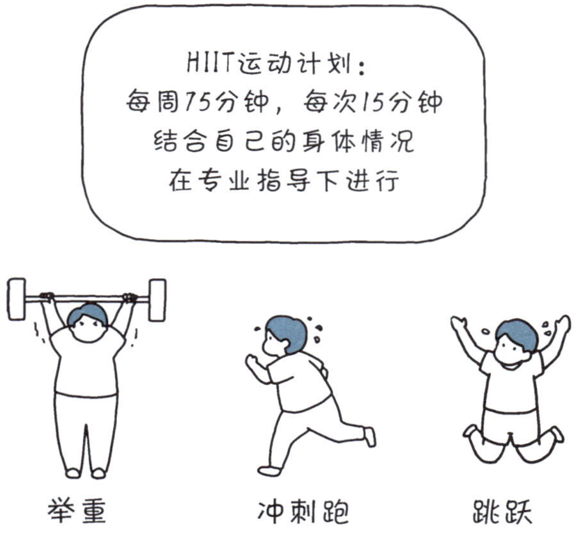

HIIT 通常包括 30 秒～1 分钟的高强度运动，如冲刺跑、跳跃、举重等，随后是 1～2 分钟的较低强度活动或休息。

由于 HIIT 时间短、强度大，故适用于忙碌人群，能够在有限的时间内提高代谢率、增加肌肉量，并改善心肺功能。

然而，HIIT 并不适合所有人，特别是有心血管疾病或运动经验不足的人，应在医生指导下练习。

二、培养健康习惯，拥有并保持动力

1. 减重运动，对着装有何要求

合适的运动服装不仅有助于提高运动表现，还能减少运动伤害，提升舒适度。

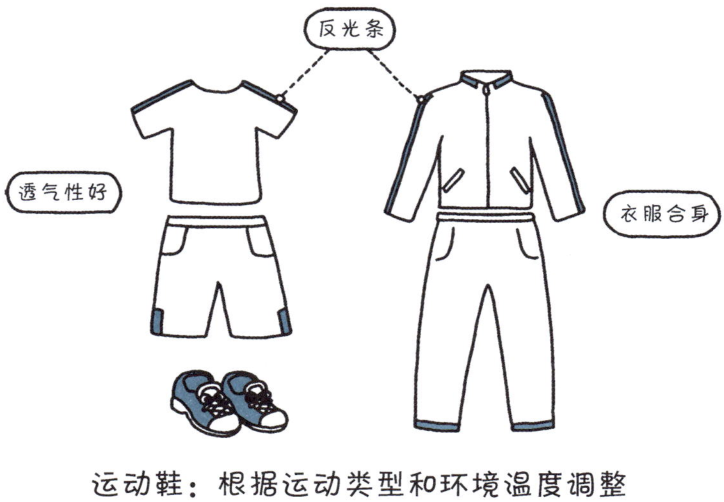

（1）应选择透气性好的面料，如聚酯纤维或尼龙混合材质，能帮助汗液蒸发，保持身体干爽。

（2）服装应合身，不宜过紧也不宜过松，以免影响运动幅度或造成摩擦不适。运动内衣应提供足够的支撑，特别是对于女性，以减少运动时的震动。

（3）可以根据运动类型和环境温度来决定衣裤的长短，以及合适的运动鞋，确保足够的缓冲和支撑。

（4）可以选择亮色或带有反光条的服装，提高夜间运动的安全性。

2. 少吃点、不运动，还能减重吗

可以执行但并不建议。减少食物摄入量（少吃点）可以导致能量摄入减少，从而有助于减重。这是因为体重变化取决于能量平衡，即摄入的能量与消耗的能量之差。如果摄入的能量少于消耗的能量，即使不运动，身体也会动用储存的脂肪来补充能量，进而导致体重下降。

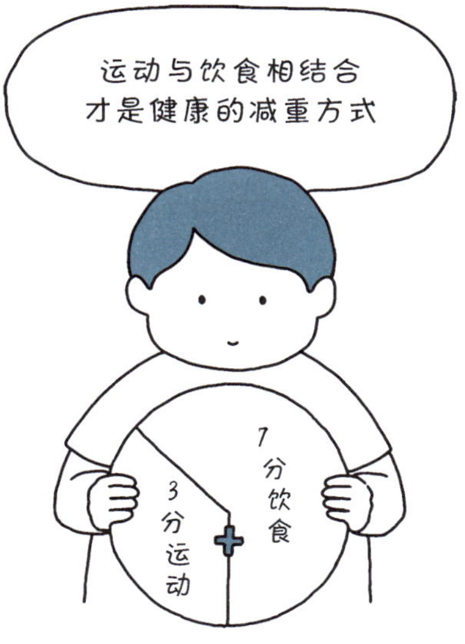
运动与饮食相结合
才是健康的减重方式
7分饮食
3分运动

然而，不运动可能导致肌肉量减少，降低基础代谢率，长期来看可能影响减重效果和身体健康。因此，适量运动加健康饮食是更推荐的减重方式。

3. 秋冬季，如何运动更减重

秋冬季节的减重运动，应该给运动强度和时间来个升级。

气温越“冻人”，就越要当个“动人”，因为身体需要更多能量来维持体温。

北方的秋冬较为寒冷，可以选择进行室内有氧运动，如健身操、动感单车、椭圆机、划船机等；南方可以选择跑步、游泳或室内健身操等，加速能量消耗。同时，加入力量训练以增加肌肉量，有助于提高基础代谢率，让身体即使在休息时也能燃烧更多脂肪。

注意穿着合适的衣物保持体温，避免因寒冷而减少运动量。秋冬季节食物诱惑多，也要提醒自己运动后管住嘴。

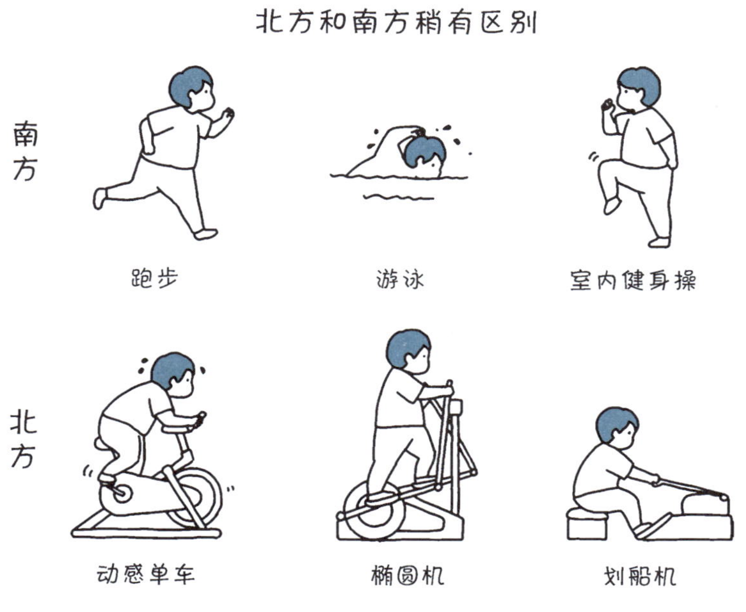

4. 减重时，家务活动能代替运动锻炼吗

家务活动虽然能增加日常能量消耗，但通常强度较低，不能完全代替专门的运动锻炼。减重时，身体需要一定强度的运动来促进脂肪燃烧和肌肉增长，专门的运动锻炼能提供系统性、持续性和针对性的训练，有助于提高心肺功能、增强肌肉和改善身体成分。

因此，减重时应结合家务活动和专业运动锻炼，以达到更好的减重效果。例如，可以选择快走去超市或菜场买菜，遛狗的同时慢跑，在完成家务的同时也达到了锻炼的目的。

家务活动和运动锻炼相结合

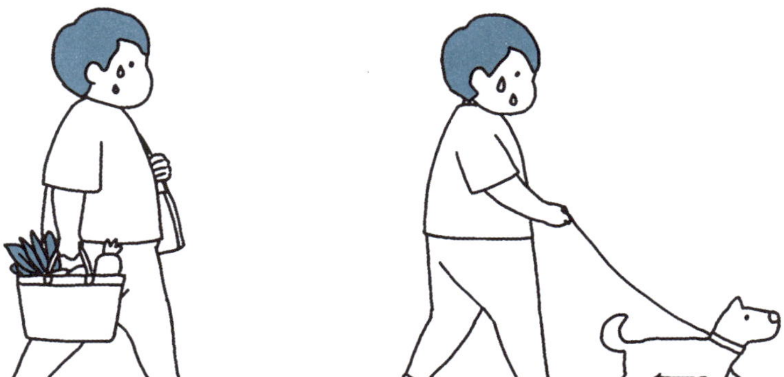

5. 游泳是最好的减重运动吗

游泳是一项全身性运动，能“打包”锻炼多个肌肉群，提高心肺功能。

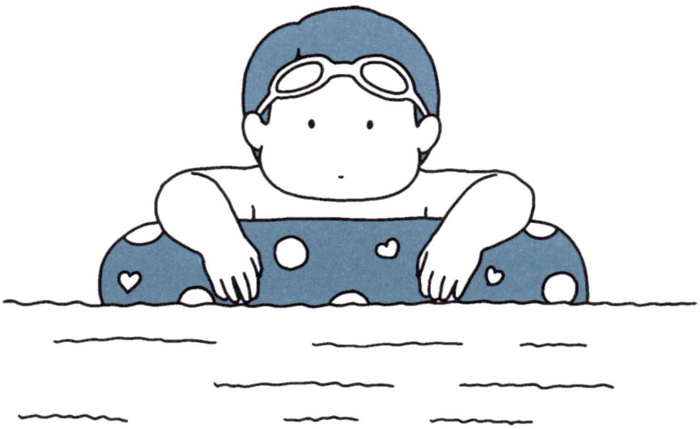

游泳，适合各种体重人群
还可减少关节损伤

水的浮力减少了运动对关节的冲击，适合各种体重人群。而且，水的阻力比空气大，使得游泳时的能量消耗更多。另外，游泳时体温调节需求增加，也能促进新陈代谢率的提升。选择室内游泳馆，一年四季都可以坚持进行。

上述特点使得游泳成为减重时的理想选择，既有效又低风险。

6. 走路、快走与跑步，哪个减重效果更好

跑步的减重效果通常优于单纯的走路。

跑步是高强度有氧运动，单位时间内消耗的能量更多。跑步时，身体需要更多的能量来维持运动，从而加速新陈代谢，增加能量消耗。快走，是中等强度有氧运动。而走路属于低强度有氧运动，虽然有助于维持健康，但能量消耗相对较少。

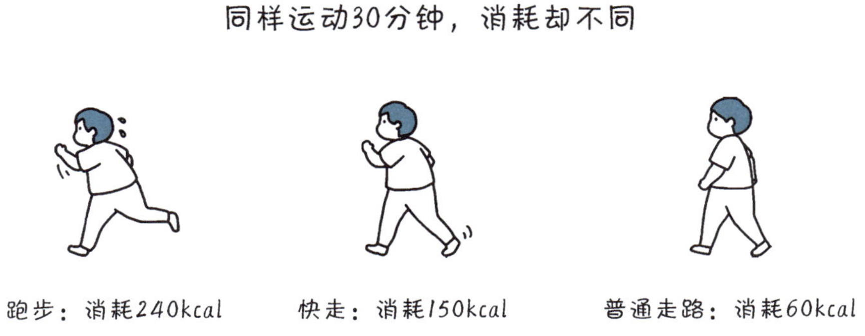

例如，同样运动 30 分钟，跑步消耗 240kcal 能量，快走消耗 150kcal 能量，普通走路消耗 60kcal 能量。

然而，跑步对关节的冲击较大，可能不适合所有人。走路则更安全，易于坚持。因此，选择跑步还是走路减重，需根据个人体能、健康状况和减重目标来决定。

7. 跳绳对减重有效吗

跳绳是一种高效的有氧运动，对减重非常有效，能够在短时间内提高心率，增加能量消耗，促进脂肪燃烧。跳绳 10 分钟相当于慢跑 30 分钟的能量消耗。此外，跳绳还能锻炼身体的协调性、耐力和肌肉力量。

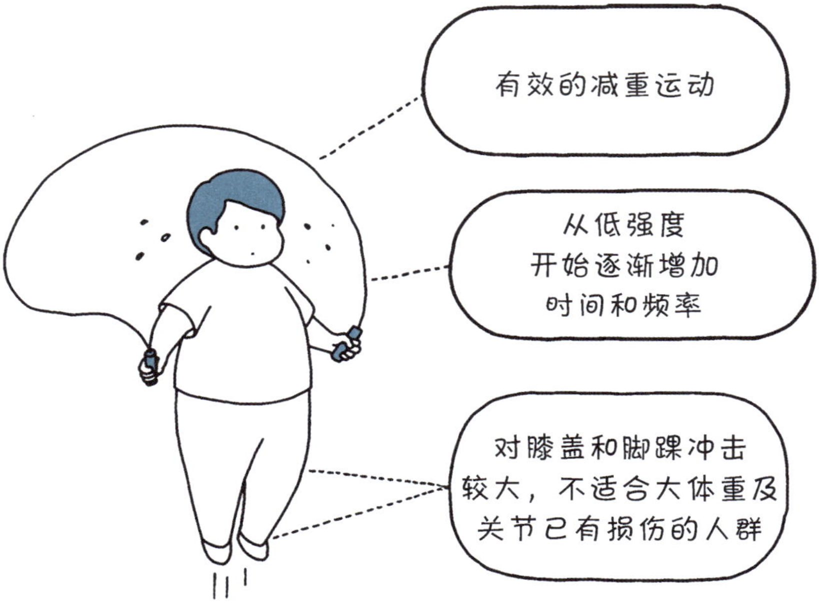

然而，跳绳对膝盖和脚踝的冲击较大，不适合大体重或已经有关节损伤的人群。为了安全和有效减重，建议从低强度开始，逐渐增加跳绳时间和频率，同时结合饮食控制和其他运动形式。

8. 单纯走路也能减重吗

能够提高心率、增加能量消耗的活动就是有效运动。走路确实能帮助减重，它是一种低强度、低风险的有氧运动。

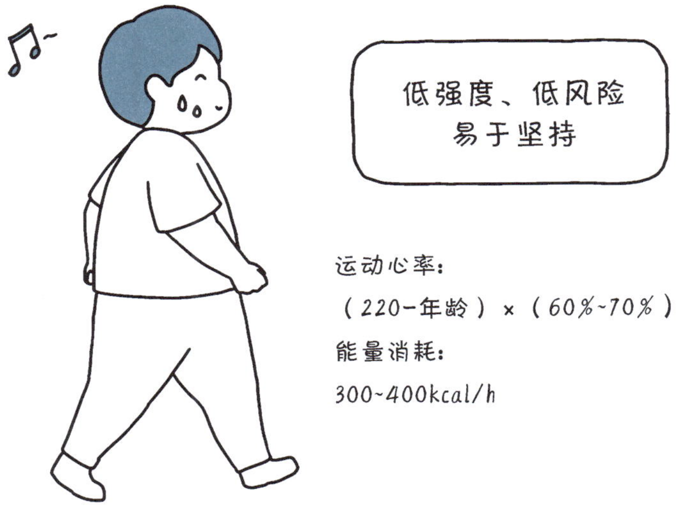

快走每小时可消耗300～400kcal，运动心率为最大心率的60%～70%，虽然比跑步低，但长期坚持可以积累显著的能量赤字，促进体重下降。此外，走路比较“佛系”，大多数人群易于坚持，有助于改善心肺功能，增强肌肉和骨骼。

为了提高减重效果，建议增加走路速度、时长或增加步行坡度，并结合健康饮食。

9. 靠墙站立法能帮助减重吗

靠墙站立法，即站立时背靠墙，脚后跟离墙约一脚掌距离，全身肌肉紧张以达到一定程度的锻炼，有助于改善体态、增强核心肌群稳定性，但对减重的直接效果有限，因为其消耗的能量较少，不足以造成显著的能量赤字。

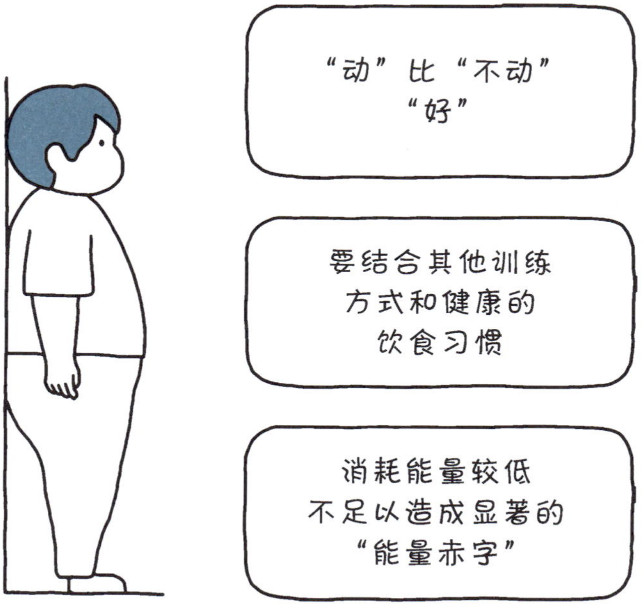

“动”比“不动”
“好”
要结合其他训练
方式和健康的
饮食习惯
消耗能量较低
不足以造成显著的
“能量赤字”

然而，作为一种日常习惯，它可以帮助我们减少久坐时间，间接增加日常能量消耗。要想通过靠墙站立法达到减重目的，还需结合其他有氧运动和力量训练，以及健康的饮食习惯。

10. 平板支撑，对减重有帮助吗

平板支撑是一种静力性核心训练动作，通过保持俯卧撑的起始姿势，依靠手臂和脚趾支撑身体，训练腹部、背部和臀部肌肉。平板支撑本身消耗的能量有限，但它有助于增强核心稳定性，提高新陈代谢率。强化的核心肌肉可以改善其他有氧运动和力量训练的表现，从而在整体锻炼计划中促进能量消耗和脂肪减少。

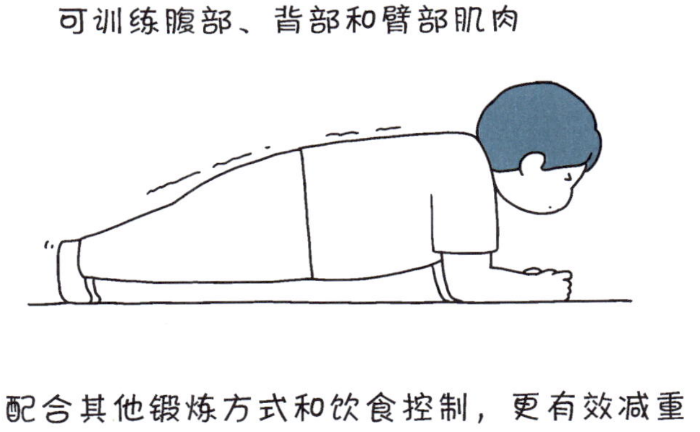

因此，虽然平板支撑减重效果有限，但可以作为减重计划中力量训练的一部分。

11. 晨跑与夜跑，哪个更减脂

晨跑和夜跑在减脂效果上并没有绝对的好坏之分。

晨跑可以在一天开始时提高新陈代谢率，有助于全天能量消耗。而由于运动后过量氧耗（EPOC）效应，夜跑也可以让身体在运动后继续消耗能量。

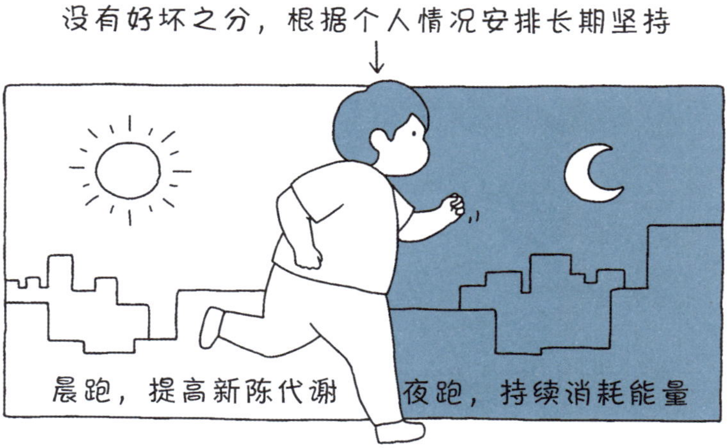
没有好坏之分，根据个人情况安排长期坚持
晨跑，提高新陈代谢
夜跑，持续消耗能量

脂肪的燃烧受多种因素影响，包括运动强度、持续时间、个人生物钟和饮食习惯。关键在于保持规律性和持续性，以及确保整体能量摄入小于消耗。选择晨跑或夜跑应根据个人的日程安排和偏好，这样才能长期坚持。

12. 波比跳是有效的减重运动吗

波比跳是一种高效的全身性复合运动，结合了深蹲、俯卧撑和跳跃动作，能够在短时间内提高心率，消耗大量能量。波比跳可以促进肌肉生长，提高新陈代谢率，有助于减重。

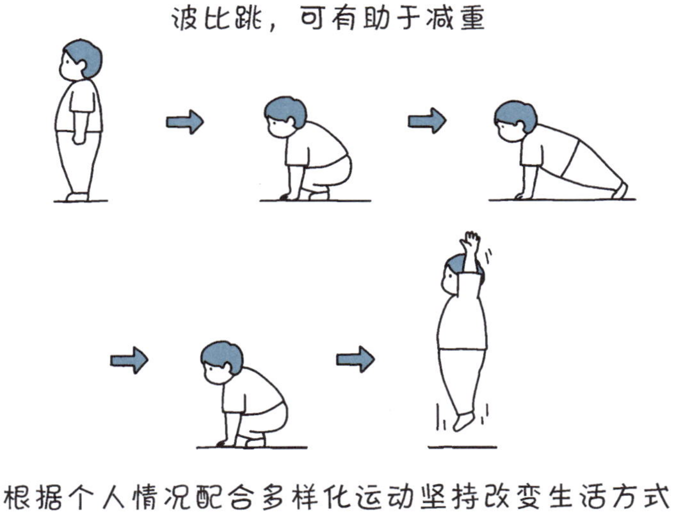

然而，波比跳是否“有效”取决于个人情况、运动能力和持续性。对于大多数人来说，有效的减重计划应包括有氧运动、力量训练和良好的饮食习惯。单一运动很难达到最佳减重效果，多样化运动和持续的生活方式改变才是关键。

13. 爬楼梯有利于减重吗

爬楼梯是一种有益于减重的有氧运动，能有效提高心率，增强心肺功能，同时还能锻炼腿部和臀部肌肉。爬楼梯时，身体需要克服重力，从而消耗更多能量。因此，定期进行爬楼梯运动有助于增加能量消耗，促进脂肪燃烧，从而有助于减重。

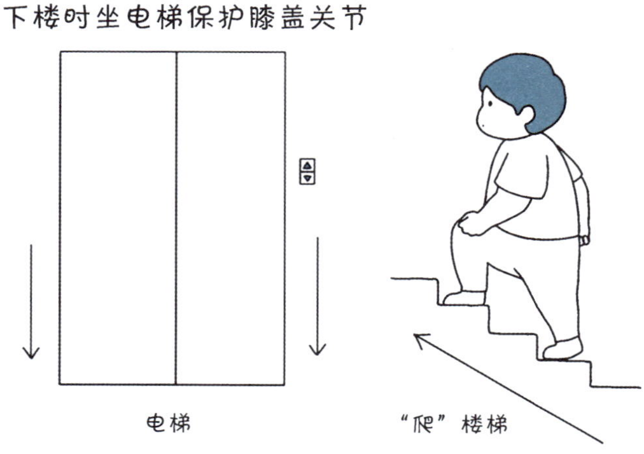

定期爬楼梯有助于增加能量消耗，促进脂肪燃烧，从而有助于减重

然而，减重效果还取决于爬楼梯的频率、速度、时间以及个人的整体饮食习惯。建议上楼的时候“爬”楼梯，下楼的时候坐电梯，以更好地保护关节。也更建议大家将爬楼梯融入日常生活中，以此建立健康的生活方式。

14. Tabata 训练法，真的可以高效减脂吗

Tabata 训练法是一种高效减脂的间歇训练方法，由短时间的高强度运动和更短暂的休息组成，通常为 20 秒全力运动后休息 10 秒，并以此循环的模式，持续 4 分钟。

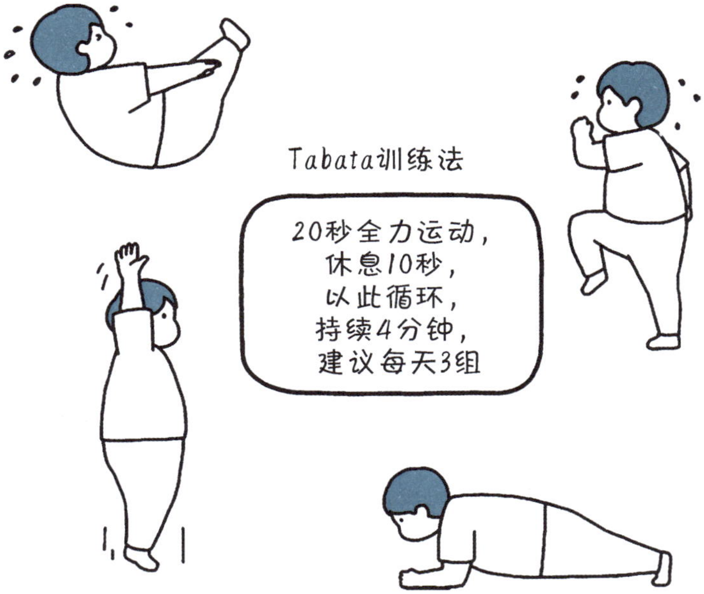

这种训练会如闪电般提高心率，促进肌肉中的糖原和脂肪氧化，从而在训练后产生过量氧耗效应，使身体在运动后继续燃烧脂肪。

Tabata 训练法因其时间短、效率高而受到欢迎。想达到减脂效果，建议每天三组，再结合其他类型运动一起锻炼。

15. 在运动计划中如何设计间歇训练，使训练多样化

设计多样化的间歇训练，可以遵循“变化”四原则。

- 改变运动类型，如跑步、游泳、骑自行车。
- 调整运动强度，高低强度交替。
- 变化休息时间，长短休息结合。
- 引入不同时间周期，如 30 秒冲刺、1 分钟恢复。

例如，一周内可以分别安排 2 次有氧运动日，也就是短距离冲刺和间歇循环；以及无氧运动日，也就是力量训练和间歇循环。

通过这些变化，不仅能避免训练枯燥，还能全面提高心肺功能、肌肉力量和耐力，从而获得良好的锻炼效果。

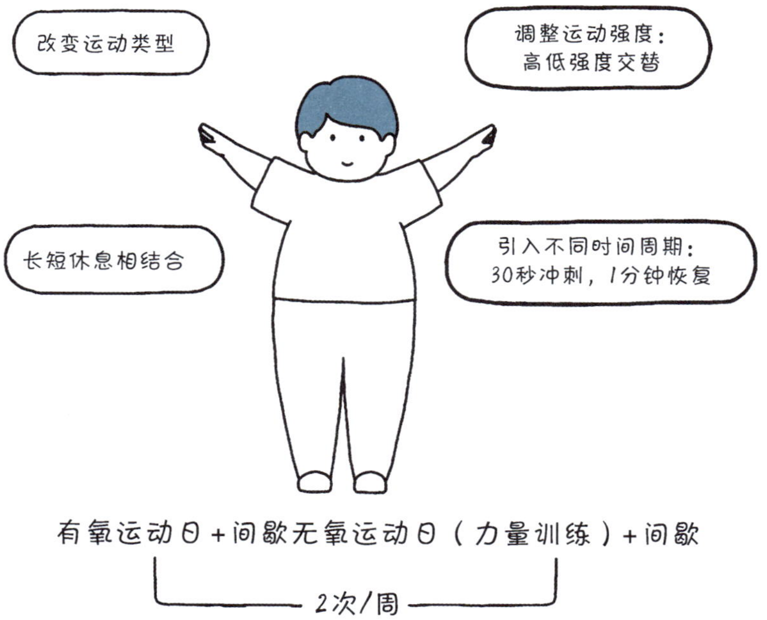

16. 哪些运动最能燃烧脂肪

燃烧脂肪最有效的运动是能够提高心率并维持一段时间的有氧运动。例如，跳绳、慢跑、游泳、骑自行车和跳有氧操，通常在运动强度达到最大心率的 60%～70% 时，这些活动能帮身体开启燃脂模式。

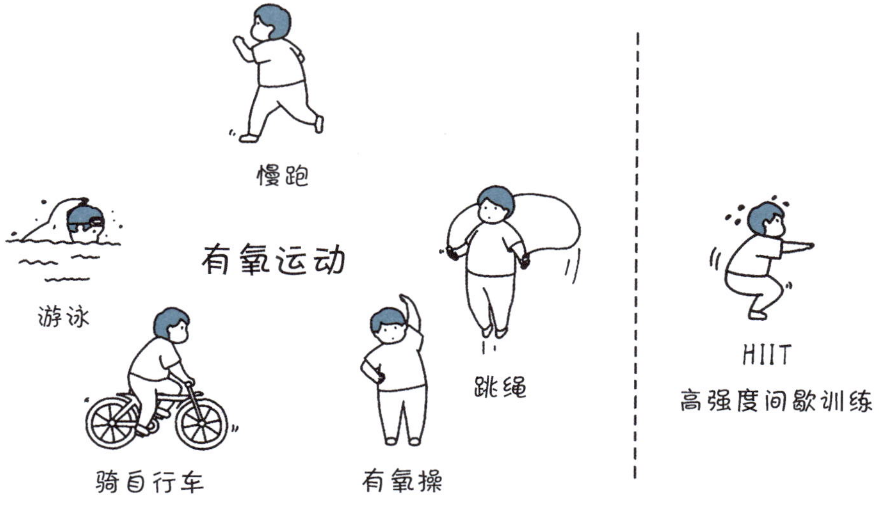

高强度间歇训练（HIIT）也能在短时间内大量燃烧脂肪，因为它能在运动后产生“后燃效应”，即在运动后身体仍持续燃烧脂肪。

17. 运动时，腹式呼吸能瘦腹部吗

腹式呼吸并不能直接导致腹部脂肪减少，但它是一种有益的呼吸技巧，可以提高运动效率。

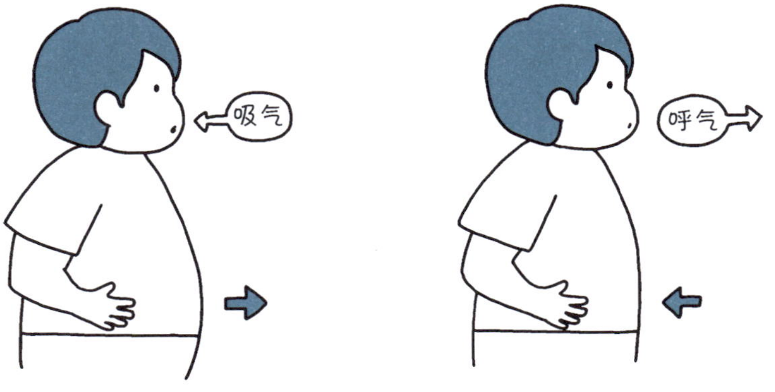

腹式呼吸可以强化腹部肌肉
但不能单独瘦腹

腹式呼吸涉及腹部肌肉的更深层次活动，有助于强化核心肌群，包括腹部肌肉。长期练习腹式呼吸，结合适当的饮食以及有氧运动和力量训练，可以增强腹部肌肉，使腹部更紧致。

减少腹部脂肪，需要通过全身性的减脂运动和饮食控制来减少体脂百分比。因此，腹式呼吸可以作为整体健身计划的一部分，而不是单独的瘦腹方法。

18. 风靡健身房的动感单车，真的能帮助减重吗

动感单车是一种高效的有氧运动，能够帮助减重。

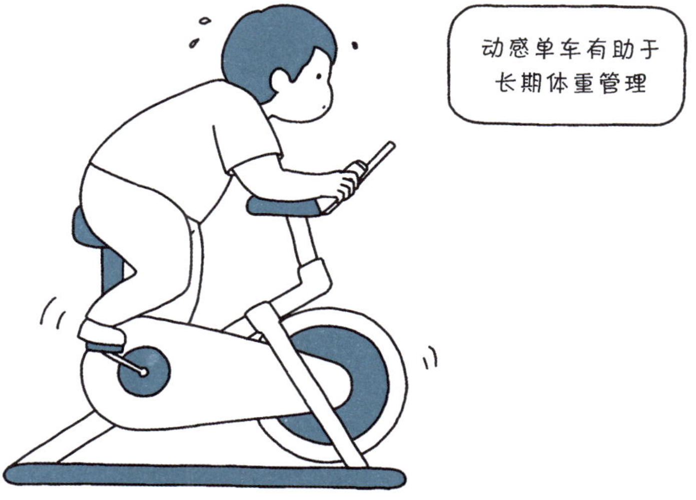

动感单车通过模拟户外骑行的体验，增加心率，促进能量消耗，从而燃烧脂肪。规律地进行动感单车训练可以提高新陈代谢率，增加肌肉量，让你拥有“蜜大腿”和“蜜桃臀”，肌肉比脂肪能量消耗率高，有助于长期减重。此外，动感单车对心肺功能有积极影响，有利于整体健康。

19. 练瑜伽，真的可以瘦身吗

瑜伽是一种结合体位、呼吸和冥想的综合锻炼方式，有助于瘦身。

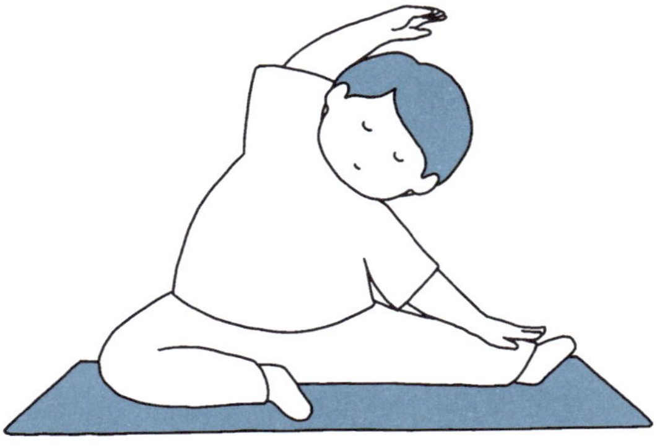

瑜伽：增强肌肉力量和柔韧性，促进新陈代谢

瑜伽的各种体位可以增强肌肉力量和柔韧性，促进新陈代谢，增加能量消耗。长期练习瑜伽，尤其是瑜伽的动态风格，能够帮助减少体内脂肪。此外，瑜伽还能改善消化系统功能，减少压力相关的肥胖。

然而，瑜伽打不了瘦身“闪电战”，单纯依靠瑜伽不足以达到快速瘦身的效果，需要持之以恒并结合健康饮食。

20. 什么是正确的跑步方式

正确的跑步方式如下。

- 保持上身直立，微微前倾；慢跑时注意用全脚掌着地；步幅自然，不宜过大；手臂弯曲约 90 度，自然摆动；呼吸均匀，可用鼻吸口呼或两步一吸、两步一呼。
- 选择合适的跑鞋和地面，避免过硬或坡度过大的场地。
- 跑步前后别忘记热身和拉伸，注意预防运动损伤。
- 跑步速度应根据个人体能逐步提升，避免一开始就过快，以免造成身体负担。
- 适量跑步，注意休息，避免过度训练。

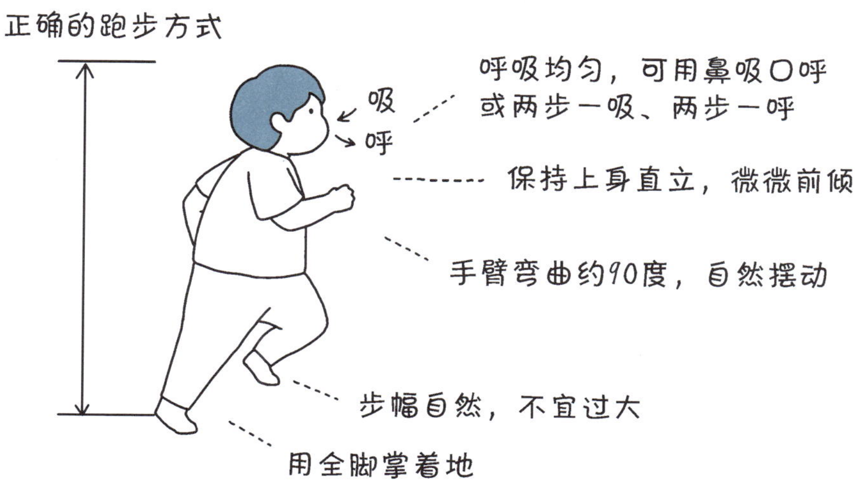

21. 突然中断运动锻炼，肌肉会“变成”脂肪吗

肌肉和脂肪是两种不同的组织，它们不能直接相互转换。

中断运动锻炼，肌肉不会摇身一变成为脂肪，但会因为缺乏锻炼而逐渐萎缩，使肌肉线条变得不明显。同时，如果摄入的能量超过消耗，体内多余的能量就会以脂肪的形式储存起来，导致体脂增加。因此，看起来肌肉好像“变成了”脂肪，实际上是肌肉量减少和脂肪量增加的共同结果。

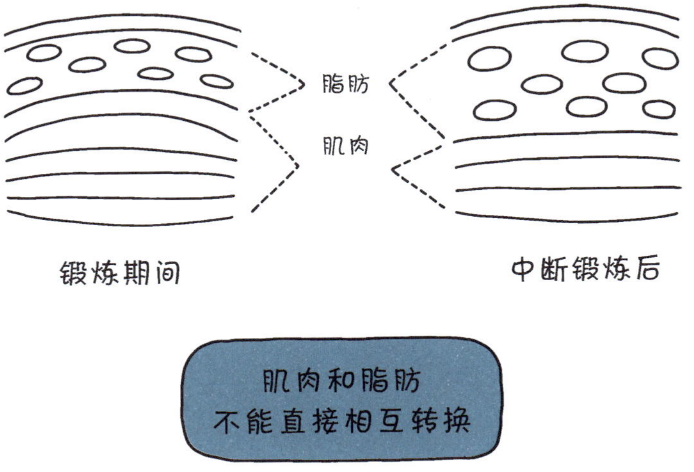

恢复并保持适量运动和合理饮食，可以防止这种情况发生。

22. 大量运动后，为何会引起月经失调

大量运动可能导致月经失调，这是因为剧烈运动会影响下丘脑－垂体－卵巢轴的正常功能。

下丘脑是调节月经周期的“总指挥”，而大量运动会造成身体应激，使下丘脑分泌的促性腺激素释放激素（gonadotropin-releasing hormone，GnRH）减少，进而影响垂体分泌的促卵泡激素（follicle-stimulating hormone，FSH）和黄体生成素（luteinizing hormone，LH），最终导致卵巢功能紊乱，排卵异常，引起月经周期延长、经量减少，甚至“罢工”。此外，剧烈运动还可能引起体内能量“告急”和脂肪减少，进一步干扰月经正常调节。

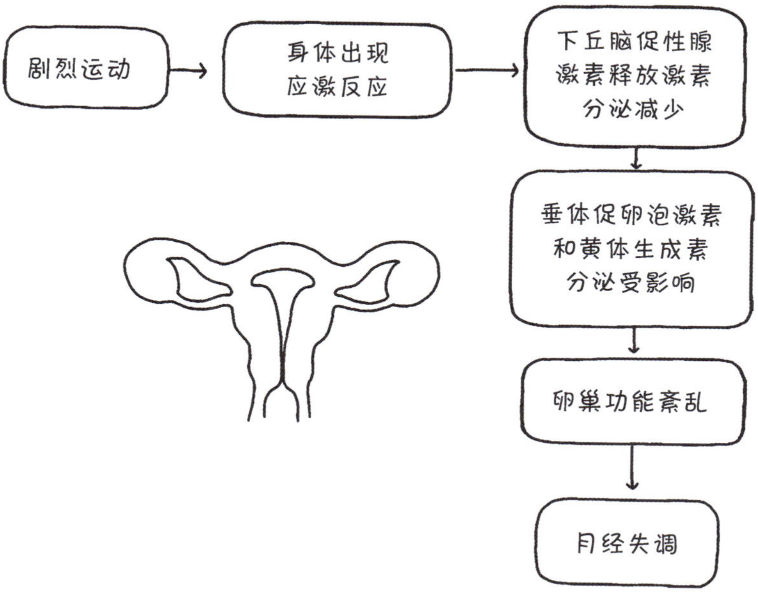

23. 减重与坐立姿势有关系吗

正确的坐姿和站姿能帮助肌肉正确发力，提高基础代谢率，有助于消耗更多能量。而长时间不良姿势如弯腰驼背，会导致肌肉活动减少，基础代谢率下降，不利于能量消耗。此外，不良姿势可能影响消化系统，导致消化不良和便秘，这些都与体重管理有关。

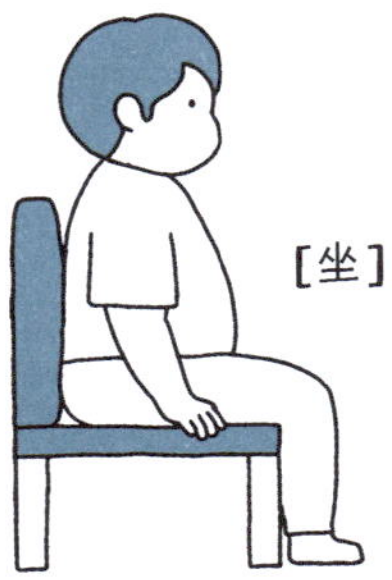

正确的坐姿

- 双脚平放在地面，膝盖呈 90 度。
- 背部挺直，肩膀放松，头部与脊柱保持一条直线。
- 使用腰垫支撑下背部。

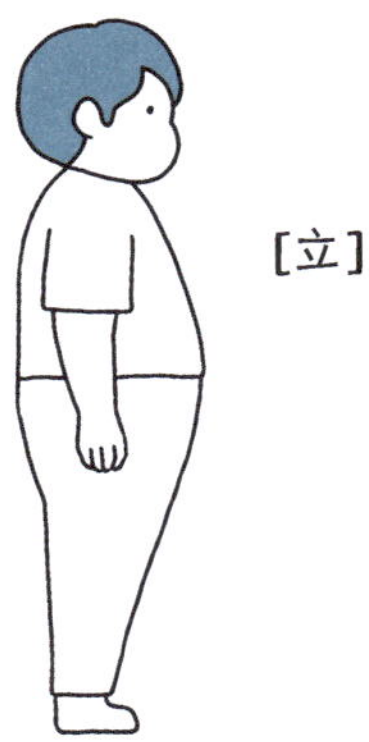

正确的站姿

- 双脚与肩同宽，重心均匀分布。
- 收腹挺胸，肩膀放松，头部保持中立。
- 避免长时间单腿站立或重心偏移。

24. 运动一定要 30 分钟以上才能减重，29 分钟不行吗

减重期间，运动不一定要 30 分钟以上，29 分钟的运动也同样有效，关键是能量消耗与摄入的平衡。即使短时间的高强度运动，也能在运动后产生“后燃效应”，增加能量消耗。

运动时间和强度应根据个人体能和目标制定，任何形式的有氧运动或无氧运动，只要能持续并达到一定强度，都能促进脂肪燃烧和肌肉增长，有助于减重。

重要的是养成规律运动的习惯，快速减重期，建议运动心率达到最大心率的 60%～70%。

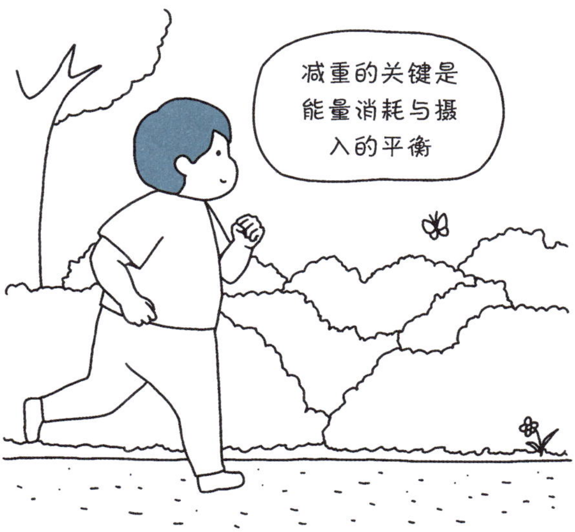

25. 每天走 10 000 步能减重吗

每天走 10 000 步有助于减重，但效果取决于多种因素。

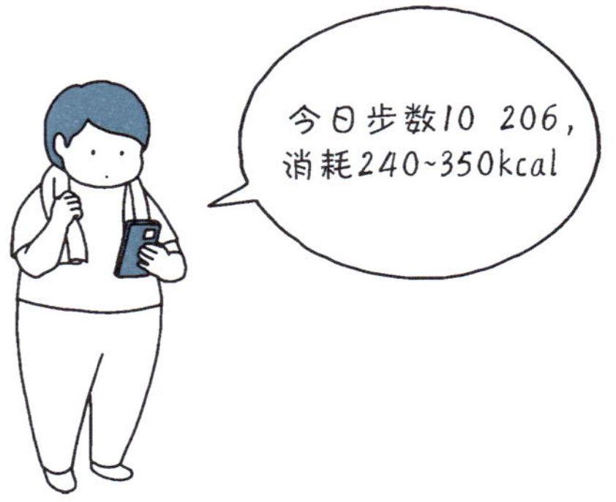

长期坚持每天走10 000步
可以增强心肺功能，提高基础代谢率，帮助减重

首先，步数并不能和能量消耗画等号，步速、个人体重和代谢率都会影响能量消耗。

其次，减重还依赖于能量摄入与消耗的差值，走得多但吃得也多，摄入能量超过了消耗能量，那就是“增重”了。

如果能长期坚持每天走 10 000 步，不仅可以增强心肺功能，提高基础代谢率，还能帮助减重。

26. 跳绳 20 分钟和跑步 1 小时，减重效果差距有多大

跳绳 20 分钟和跑步 1 小时在减重效果上的差距取决于多种因素，包括运动强度、个人体重、代谢率等。

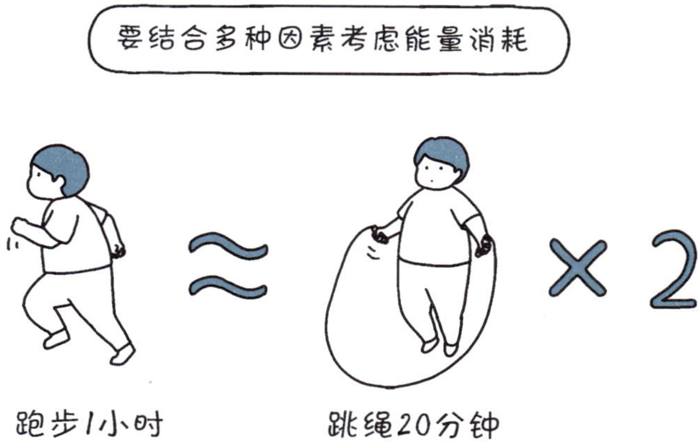

一般来说，跳绳是高强度间歇训练，可以在短时间内消耗较多能量，而较慢速度的跑步是中等强度持续训练，长时间内消耗的能量更多。一个 70kg 的人可能通过跳绳 20 分钟消耗 200～300kcal，而跑步 1 小时可能消耗 600～800kcal。

因此，从能量消耗角度来看，跑步 1 小时的能量消耗大约是跳绳 20 分钟的两倍多。但减重效果还需考虑个人运动后的代谢率和饮食习惯。

27. 空腹运动可以多消耗 20% 的脂肪吗

空腹运动确实有可能增加脂肪消耗的比例。这是因为早上空腹时，体内的糖原水平较低，身体更倾向于“啃老本”，将脂肪作为能量来源。研究显示，在空腹状态下进行有氧运动，可能比饭后运动多消耗约 20% 的脂肪。

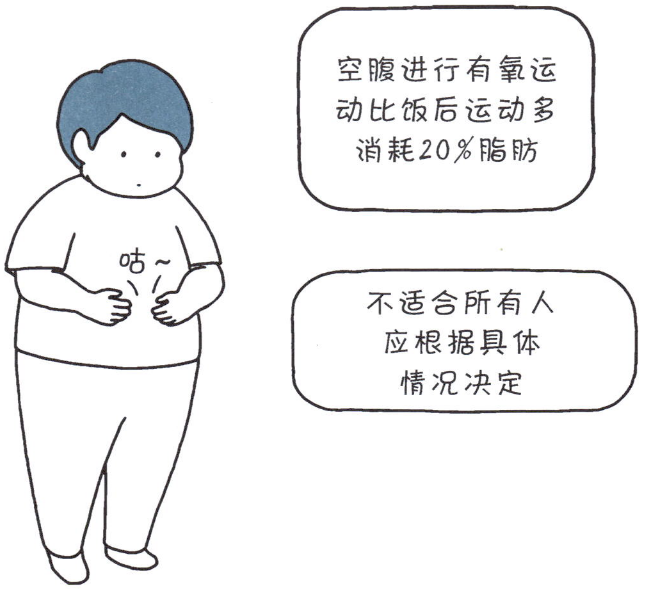
空腹进行有氧运
动比饭后运动多
消耗20%脂肪
咕~
不适合所有人
应根据具体
情况决定

然而，这并不意味着空腹运动一定能带来更好的减重效果，运动的总能量消耗和运动后的饮食摄入同样重要。

此外，空腹运动可能不适合所有人，特别是有低血糖风险或需要能量来维持运动强度的人。

28. 长期不运动，身体会发生哪些变化

适量运动对维持身心健康至关重要。长期不运动，小心身体健康“亮红灯”！

（1）肌肉量减少，导致基础代谢率“跳水”，身体变得更容易储存脂肪。

（2）心肺功能下降，耐力和力量减弱，日常活动变得吃力。关节灵活性和骨密度也会降低，增加受伤风险。

（3）不运动会影响内分泌系统，可能导致血糖控制能力下降和胰岛素敏感性降低，增加糖尿病等疾病的患病风险。

（4）心理层面，缺乏运动会引起情绪低落、焦虑和抑郁等心理问题。

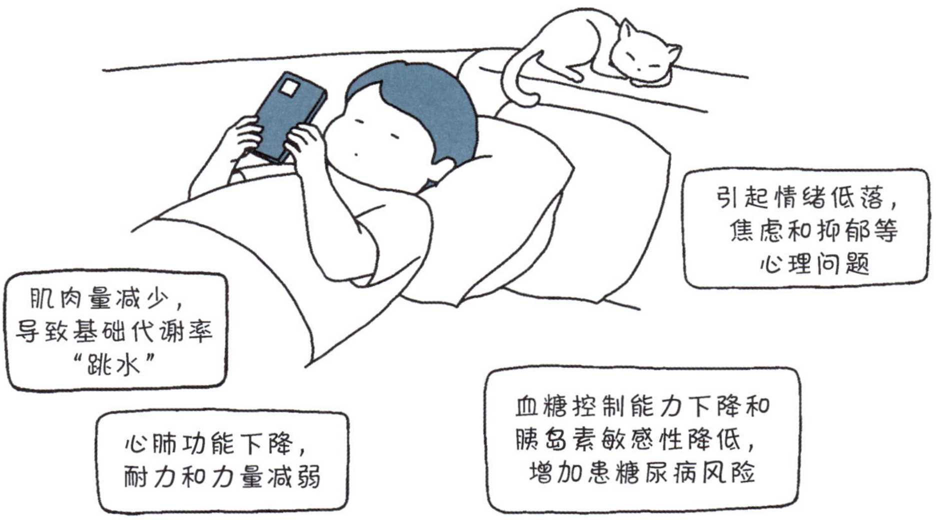

29. 剧烈运动，减重效果更好吗

剧烈运动并不一定带来更好的减重效果。

虽然高强度运动能爆发式地消耗能量，但过度依赖剧烈运动可能导致肌肉损伤、恢复时间长，甚至运动伤害，影响持续运动。此外，剧烈运动后可能引发补偿性进食。

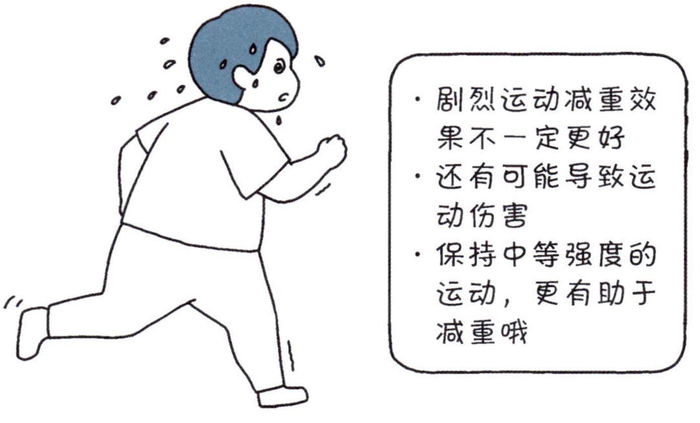
· 剧烈运动减重效果不一定更好
· 还有可能导致运动伤害
· 保持中等强度的运动，更有助于减重哦

相比之下，中等强度的持续运动，如快走、慢跑等，更容易坚持，长期更有利于燃烧脂肪和控制体重。

30. 减脂和增肌可以同时进行吗

减脂和增肌同时进行是有可能的，但相对困难。

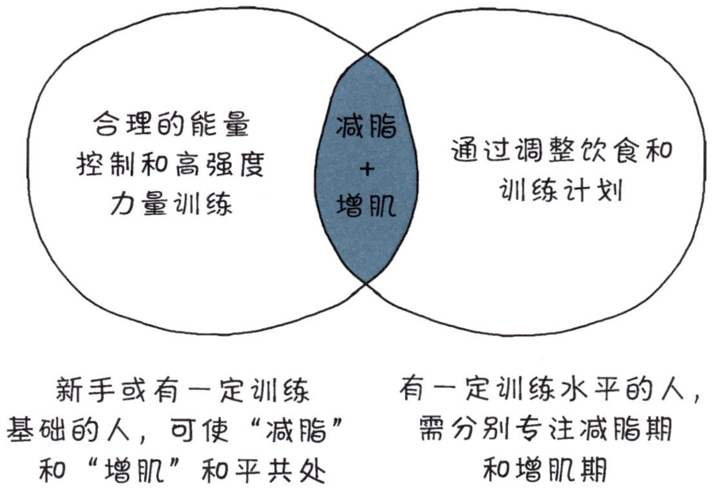

增肌需要充足的能量和营养以支持肌肉生长，而减脂则需要能量赤字以消耗脂肪。新手或有一定训练基础者可以在合理的能量控制和高强度力量训练下使二者“和平共处”。

然而，对于已经有一定训练水平者，通常需要分别专注减脂期和增肌期。通过调整饮食和训练计划，可以在减脂的同时尽量保持肌肉量，或在增肌的同时尽量减少脂肪增加。

31. 越胖的人运动减重越困难

越胖的人运动减重可能相对越困难，因为体重较大意味着运动时需要移动更多的质量，相当于“负重训练”，这可能导致运动能力受限，运动强度和持续时间不足。此外，肥胖者体内脂肪较多，脂肪组织的代谢活性较低，燃烧脂肪的效率不如肌肉组织。

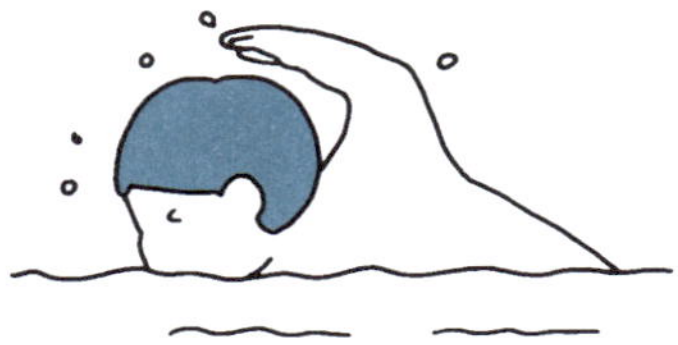

体重较大的人消耗的能量也相对较多，只要能坚持适量的运动并结合合理饮食，仍然可以有效地减重

然而，体重较大者在运动时消耗的能量也相对较多，只要能坚持适量的运动（如游泳等）并结合合理饮食，仍然可以有效减重。

重要的是选择适合自己体能水平的运动，并逐渐增加运动量。

32. 跑步会导致小腿变粗吗

跑步通常不会导致小腿变粗，反而是“肌肉线条塑造机”。

小腿变粗的错觉可能来源于肌肉暂时性肿胀或肌肉发展的初期阶段。跑步时，小腿肌肉会因充血而暂时膨胀，但这会随着恢复而消失。长期跑步，若配合适当拉伸和低强度运动，小腿肌肉会变得更加紧致，线条更明显。若担心肌肉过度生长，可以选择低强度有氧跑步，并注意恢复和饮食。

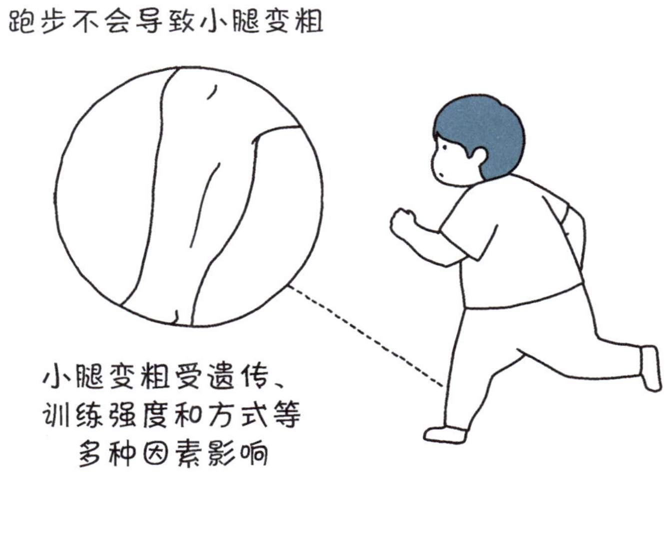

小腿变粗更多受遗传、训练强度和方式，以及肌肉发展潜力等多种因素影响。

33. 减重遇到生理期，可以照常运动吗

生理期可以适当继续运动，但应根据个人舒适度调整。

轻度活动如散步或瑜伽，有助于缓解症状，而高强度运动可能加重不适。减重期间，生理期可能会出现体重波动，这是正常的生理现象。如果感到疲劳或疼痛，应适当减少运动量。

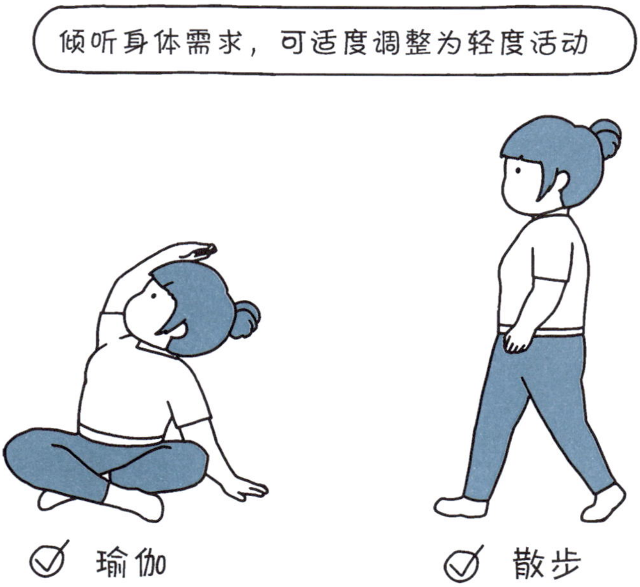

保持适量的运动有助于维持减重进度，但务必倾听身体需求，避免过度劳累。若出现严重不适，应暂时休息，并在经期结束后逐渐恢复运动计划。

34. 跑步会导致关节炎吗

跑步并不会直接导致关节炎。相反，适量的跑步可以增强关节周围的肌肉，提高关节的稳定性。然而，如果跑步姿势不当、过度训练或在不平坦的地面上跑步，可能增加关节受伤的风险，长期可能加速关节的自然磨损，从而增加患关节炎的可能性。

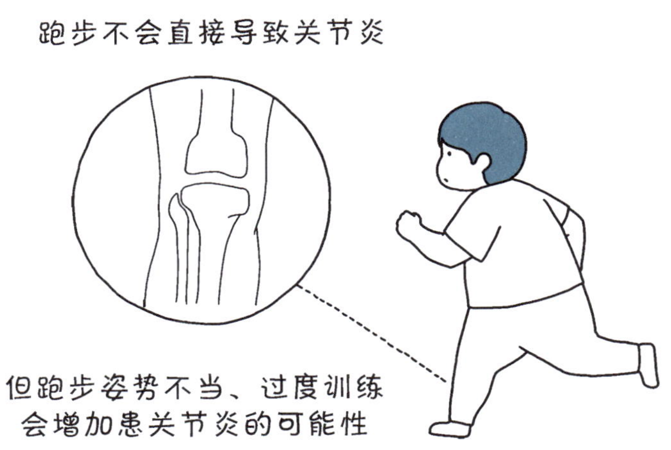

为了避免跑步带来的关节问题，建议选择合适的跑鞋，保持正确的跑步姿势，控制跑步的频率和强度，并注意逐渐增加运动量。如果跑步后出现关节疼痛，应适当休息并咨询医生。

35. 在健身中心，什么样的循环训练才是最佳安排

在健身中心进行循环训练时，应遵循全身性、平衡性和逐渐增加强度的原则。

（1）确保训练涵盖全身主要肌群，包括推、拉、蹲、转等动作，当“全能选手”。

（2）每个循环中的动作应“雨露均沾”，既有动力性练习（如深蹲跳），又有静力性练习（如平板支撑）。

（3）动作顺序也很重要，建议先练大肌群，再练小肌群。通常每组动作重复 8～12 次，休息 30～60 秒，具体重复次数和休息时间根据个人体能调整。

（4）训练难度应逐渐增加，可以通过增加重量、减少休息时间或增加动作复杂性来实现。

（5）始终注意正确的姿势和呼吸，避免受伤并提高训练效果。

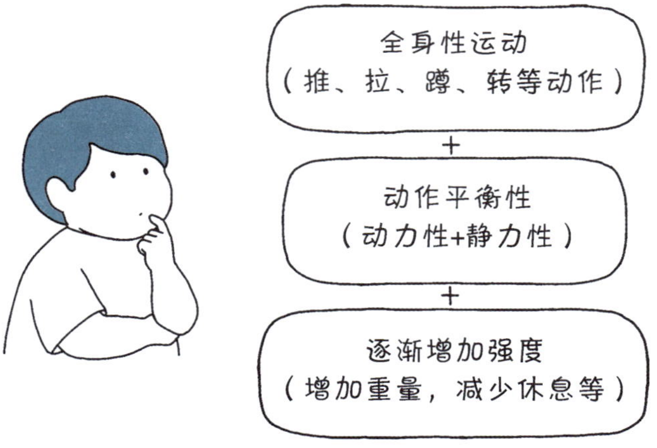

36. 不去健身中心也能提高肌肉适能吗

当然可以！在家或户外，利用自身体重进行俯卧撑、引体向上、深蹲、卷腹等练习，也可以有效提升肌肉力量和耐力。

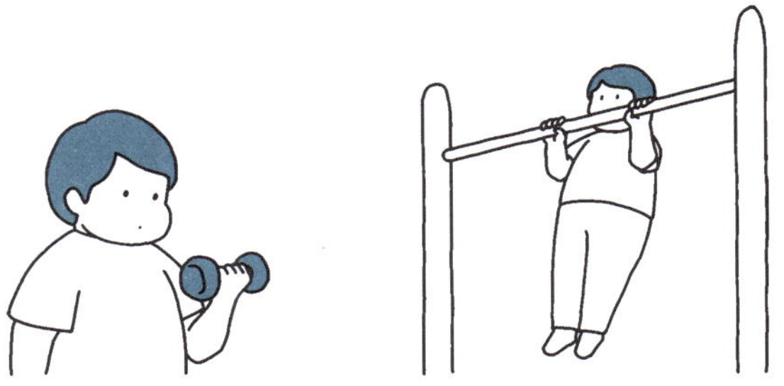

在家锻炼　　在户外锻炼

即使不去健身房，坚持科学训练同样能提高肌肉适能

还可以使用弹力带、哑铃等便携器材进行多样化训练。关键在于保持规律性，逐渐增加训练强度，并确保动作标准，避免受伤。

结合合理饮食，保证蛋白质摄入，能帮助肌肉恢复和增长。因此，即使不去健身中心，坚持科学训练同样能提高肌肉适能。

37. 运动后的疲劳会影响睡眠吗

运动后产生的疲劳感与睡眠密切相关。

运动时，身体会消耗能量并产生代谢废物，导致肌肉疲劳。适当的运动能促进身体分泌内啡肽，有助于改善睡眠质量。运动引起的体温升高，在运动后逐渐下降，有助于入睡。

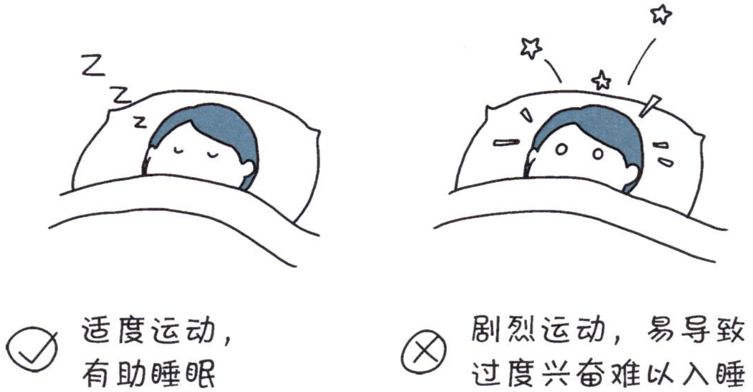

然而，过度或剧烈运动可能导致身体过度兴奋，反而不易入睡。因此，适量的运动有助于提高睡眠质量，应遵循运动计划合理安排运动时间和强度，以免影响正常的睡眠周期。

38. 为什么运动后，体重反而增加了

运动后体重增加有以下可能的原因。

（1）运动时肌肉充血，储存更多的水分和糖原，导致暂时性体重增加。

（2）运动后如果摄入的能量超过消耗的能量，多余的能量会转化为脂肪储存，导致体重上升。

（3）运动可能增加肌肉量，而肌肉比脂肪密度大，因此体重也会增加。

（4）运动后的肌肉酸痛和水肿也可能导致体重短暂上升。

体重不是衡量运动效果的唯一标准，应结合体脂率、肌肉量等指标综合评估。

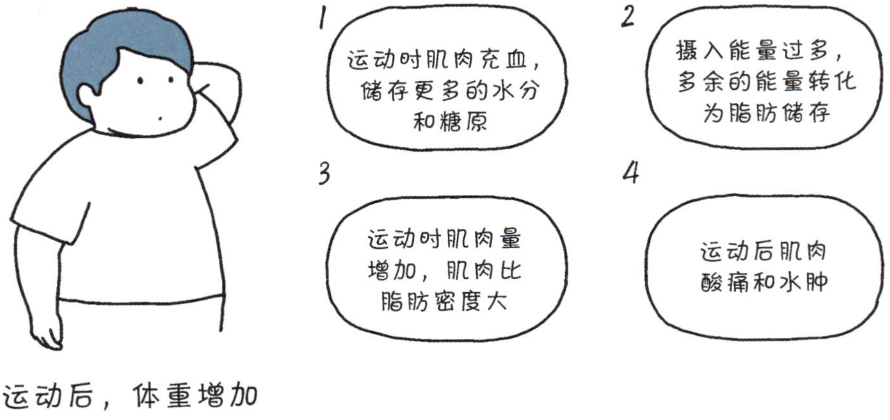

39. 如何更好地坚持运动

坚持运动的关键在于制定合理的目标、养成习惯和保持动力。

（1）设定具体、可实现的短期和长期目标，让运动有方向。

（2）将运动时间固定在每天的同一时段，形成习惯。

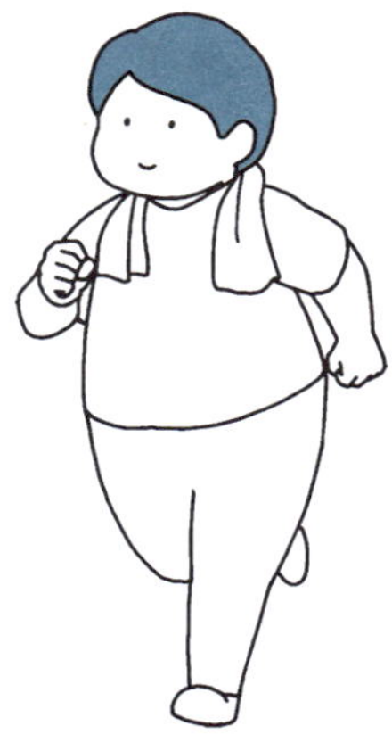

（3）选择自己喜欢的运动方式，增加运动乐趣。

（4）找到运动伙伴，相互激励。

（5）记录运动进度，看到“打怪升级”会增加成就感。

（6）不要因为偶尔的间断而气馁，保持积极的心态，让运动成为生活的一部分 。

三、动哪里就能瘦哪里，是真的吗

1. 肩部训练，能让肩部线条更流畅吗

肩部训练可以增强肩部肌肉，使其线条更流畅。可以参考以下动作。

（1）哑铃侧平举，锻炼三角肌中束，塑造肩部宽度。

（2）前平举，针对三角肌前束，提升肩部前侧线条。

（3）直立划船，锻炼三角肌后束，使肩部线条更立体。

（4）俯身飞鸟，雕塑肩部后侧。

训练时，注意控制动作幅度，避免用过大重量，以免造成肌肉损伤。

保持每周 2～3 次的训练频率，每次运动 30 分钟，结合适当的休息和营养，逐渐打造流畅的肩部线条。

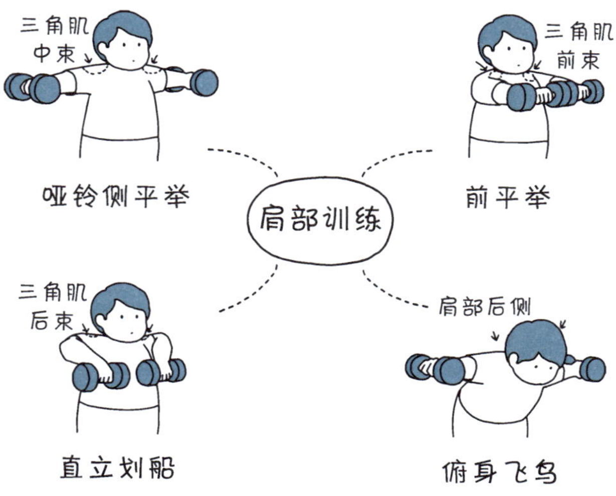

2. 手臂训练，能搞定“摆摆肉”吗

手臂训练可以有效减少手臂松弛的脂肪，也就是常说的“摆摆肉”。可以参考以下动作。

（1）俯卧撑，锻炼三头肌，提升手臂后侧线条，建议每天做 3 组，每组 12～15 次。

（2）哑铃弯举，针对二头肌，减少前臂赘肉，建议每天做 3 组，每组 8～10 次。

（3）杠铃推举，综合锻炼手臂肌肉，建议每天做 3 组，每组 12～15 次。

（4）三头肌伸展，雕塑手臂上侧，建议每天做 3 组，每组 12～15 次。

训练时应结合有氧运动燃烧脂肪，控制饮食减少脂肪摄入。持之以恒，手臂“摆摆肉”将逐渐减少，肌肉线条更加紧致。

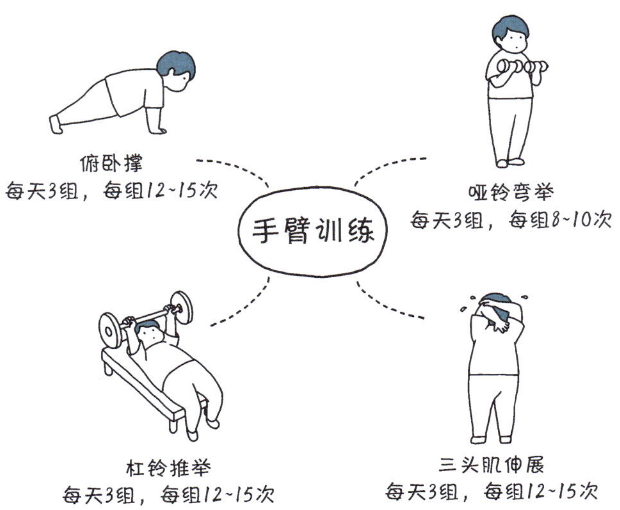

3. 胸部训练，能减掉副乳吗

胸部训练可以改善胸部线条，但不能“减掉”副乳。

副乳是因脂肪堆积或乳腺组织发育异常所导致的，常位于腋下。通过哑铃飞鸟、俯卧撑等胸部锻炼，可以增强胸大肌和周围肌肉，使胸部更挺拔，间接改善副乳外观。

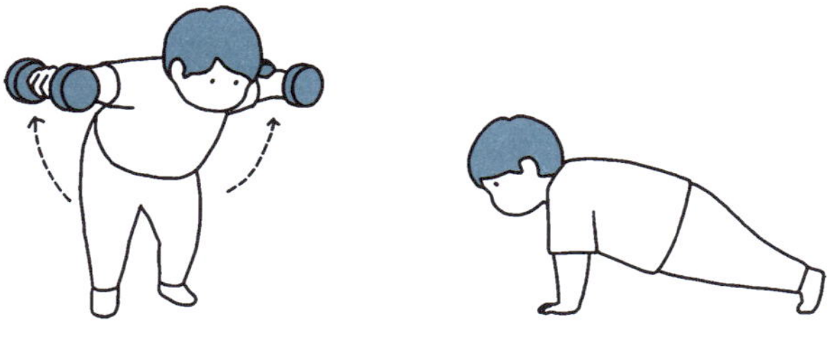

能增强胸大肌及周围肌肉，但改善副乳效果有限

但要减掉副乳中的脂肪，还需全身减脂，并结合有氧运动和饮食控制。胸部训练是辅助手段，而非直接解决方案。若副乳由乳腺组织引起，可能需医疗手段解决。

4. 腹肌训练，能减少腹部脂肪吗

腹肌养成主要是通过腹肌锻炼强化腹部肌肉的线条和力量，可以在一定程度上减少腹部脂肪。卷腹、平板支撑等运动可以锻炼腹肌，还可以提高肌肉量和基础代谢率，有助于脂肪燃烧。

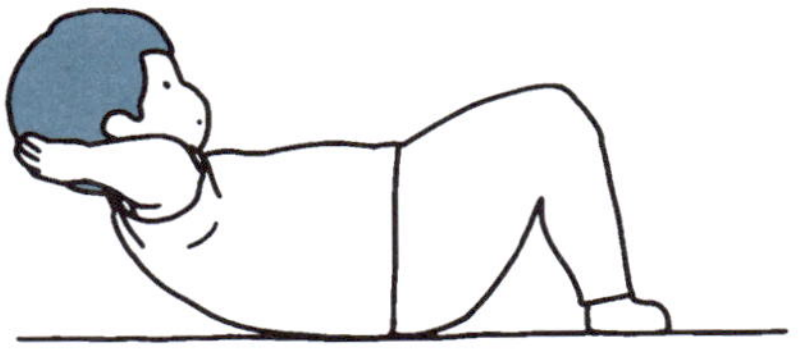

卷腹

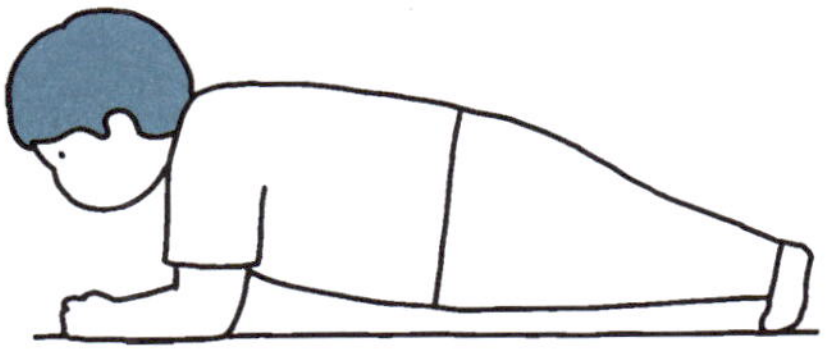

平板支撑

要显著减少腹部脂肪，还需结合有氧运动和饮食控制，创造能量赤字。单独腹肌锻炼不足以全面减少腹部脂肪，因为脂肪减少是全身性的，不能选择局部减少。

因此，腹肌养成是腹部塑形的一部分，而非减脂的全部。

5. 背部训练，能让背部变薄吗

背部训练，如引体向上、划船等，可以增强背部肌肉，改善体态，使背部线条更加紧致。肌肉的增加可以提高新陈代谢，有助于脂肪的消耗。

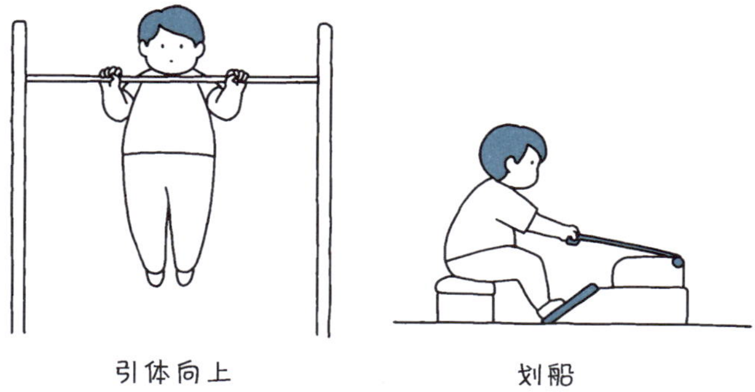

可增强背部肌肉，使背部更加紧致

但是，背部训练并不能直接使背部“一键变薄”，因为减少背部脂肪需要全身性减脂。背部训练是塑形的一部分，而减脂则需要整体的能量管理和全身性运动。

6. 腿部训练，能瘦大腿和小腿吗

腿部训练，如深蹲、腿举和跑步，可以增强腿部肌肉，改善腿部线条。肌肉的增长可以提高基础代谢率，有助于能量消耗。

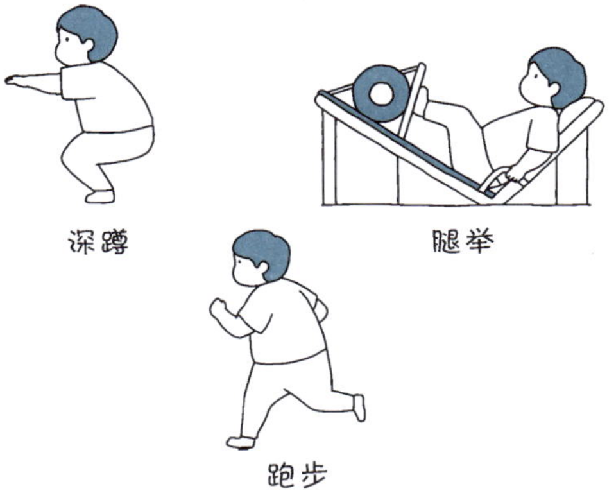

增强腿部肌肉，改善腿部线条，可以让腿看起来更“瘦”

然而，局部减脂是个“美丽的误会”，腿部训练并不能直接导致大腿和小腿的脂肪减少。要真正减少大腿和小腿的脂肪，还是需要通过减少整体能量摄入并增加能量消耗来实现。

7. 转呼啦圈，能瘦出“小蛮腰”吗

转呼啦圈可以锻炼腹部肌肉，增强核心稳定性，但对减脂效果有限。减脂是全身性的过程，需要综合施策。结合有氧运动和力量训练，控制饮食以创造能量赤字，才能真正减脂。

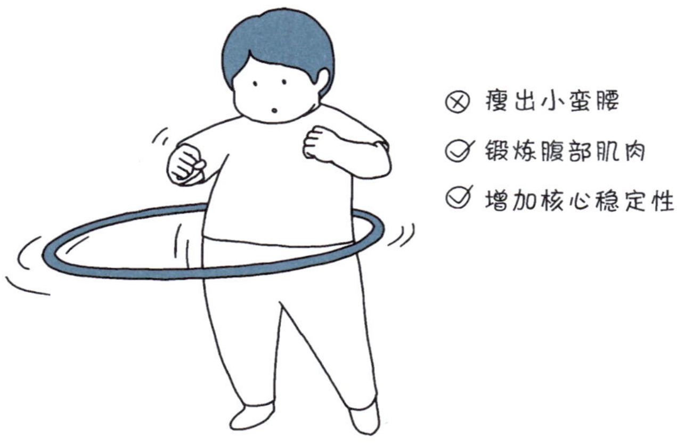

此外，腰围减少也受基因和体脂分布影响。转呼啦圈只能作为减脂塑形的辅助手段，但要达到明显效果，需要综合运动和饮食管理。

8. 深蹲，可以轻松“瘦腿翘臀”吗

深蹲是一种有效的力量训练动作，可以锻炼大腿、臀部和核心肌群，有助于提升臀部肌肉，使臀部更加紧实。

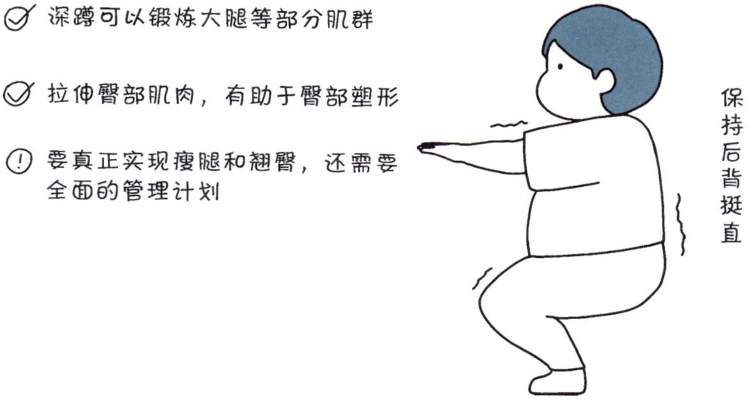

深蹲可以锻炼大腿等部分肌群
拉伸臀部肌肉，有助于臀部塑形
要真正实现瘦腿和翘臀，还需要全面的管理计划
保持后背挺直

深蹲姿势要正确：双脚间距比臀稍宽

但“轻松瘦腿”这一说法需要打个问号。因为深蹲可以增加肌肉量，而肌肉比脂肪密度大，可能短时间内反而会导致腿围增加。要想瘦腿，需结合有氧运动和饮食控制以减少整体体脂。

四、特殊人群的运动与体重管理

1. 青少年如何做到从小运动，受益一生

青少年时期是身体发育的关键阶段，从小参与体育运动，能够促进骨骼、肌肉的健康成长，提高心肺功能。运动还能增强免疫系统功能，减少疾病发生风险。此外，运动有助于培养良好的生活习惯，提高学习效率，增强自信心和团队合作能力。

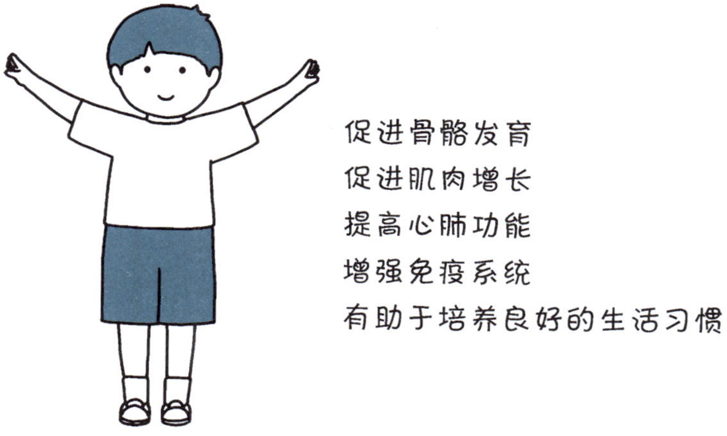

从小养成运动习惯，能让孩子受益终身，身体素质杠杠的，心理健康和社会适应能力也棒棒的。因此，鼓励青少年积极参与体育运动，是促进其全面发展的有效途径。

2. 少年儿童应如何进行运动减重

少年儿童进行运动减重，需要注意以下几点。

（1）选择适合年龄和体力的有氧运动，如跑步、游泳、跳绳等，每周至少进行 5 天，每次 30~60 分钟。

（2）运动要多样化，以增加兴趣并全面锻炼身体。

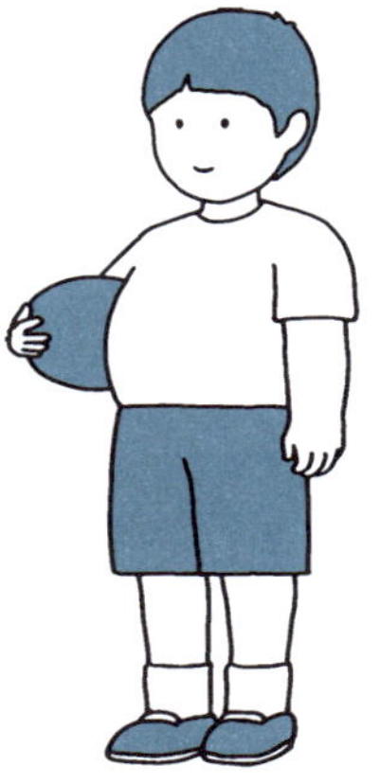

（3）注意运动强度，不宜过大，以免损伤正在发育的骨骼和肌肉。

（4）保持良好的饮食习惯，减少高能量、高脂肪食物摄入，增加蔬菜和水果摄入。

（5）家长和老师要多陪伴、多鼓励，让减重成为孩子的“快乐成长伙伴”。

3. 适合儿童和青少年的有氧运动有哪些

适合儿童和青少年的有氧运动包括：跑步、跳绳、游泳、骑自行车、篮球、足球、排球、羽毛球、乒乓球等。这些运动能有效提高心肺功能，促进骨骼生长，增强肌肉力量，同时还能帮助控制体重。

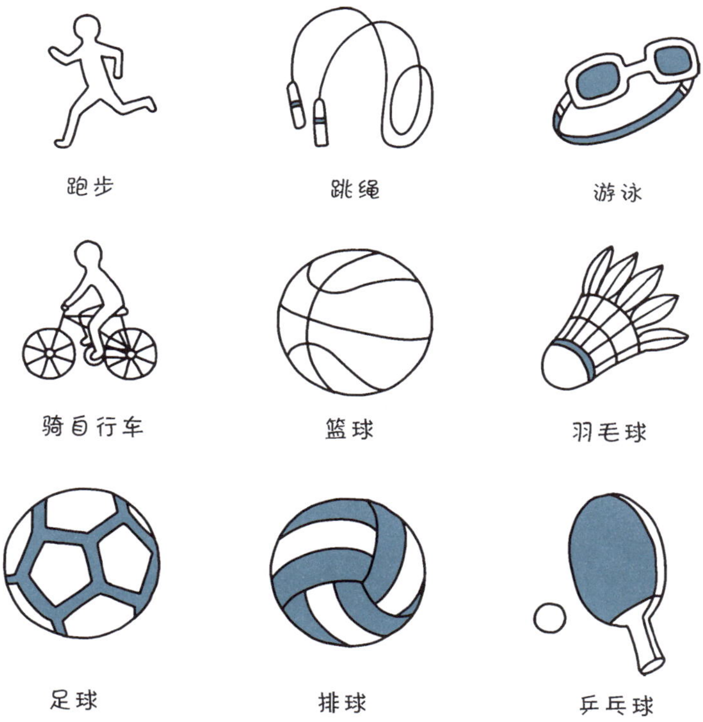

以上有氧运动，建议每天至少运动60分钟

选择时应考虑个人兴趣和体能，确保运动安全，避免过度训练。建议每天至少进行 60 分钟中等强度至高强度有氧运动，也可以分次进行。家长和老师也需要鼓励孩子积极参与集体运动，培养团队精神，享受运动的乐趣。

4. 儿童和青少年想要强壮骨骼和肌肉，哪些运动适合

跳绳、跑步、篮球、足球、游泳和体操都可以帮助强化骨骼及肌肉。儿童和青少年适度进行，都有助于健康。这些运动可以促进骨骼生长和矿物质沉积，同时增强肌肉力量。跳绳能帮助提升骨密度，篮球和足球能锻炼全身肌肉，游泳则是一种低冲击力的全身运动。

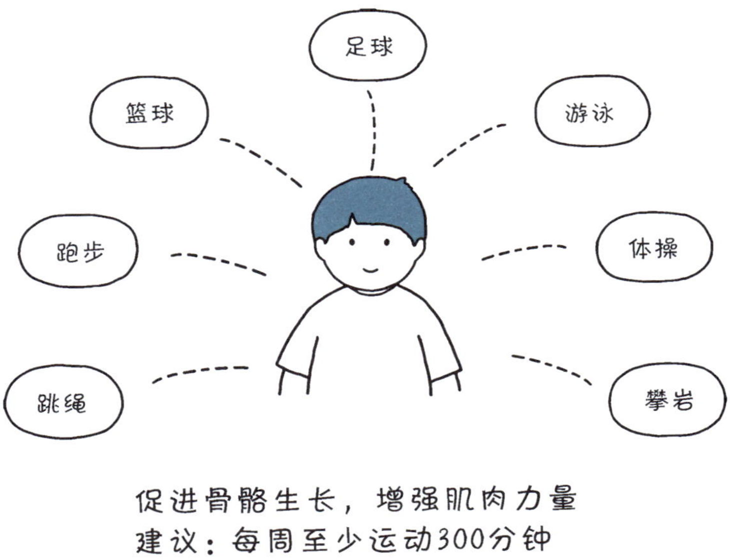

建议儿童和青少年每周至少进行 300 分钟中等强度至高强度运动，以促进健康骨骼和肌肉的发展。家长应鼓励孩子多样化运动，注意安全，避免过度训练。

5. 什么年龄的儿童可以开展抗阻训练

儿童生理和心理成熟到一定程度后，可以开始进行轻量级的抗阻训练，通常建议年龄在 8 岁以上。这个年龄段的儿童通常能够理解并遵循安全指导，且骨骼、肌肉和结缔组织的发育已较为适宜进行抗阻训练。

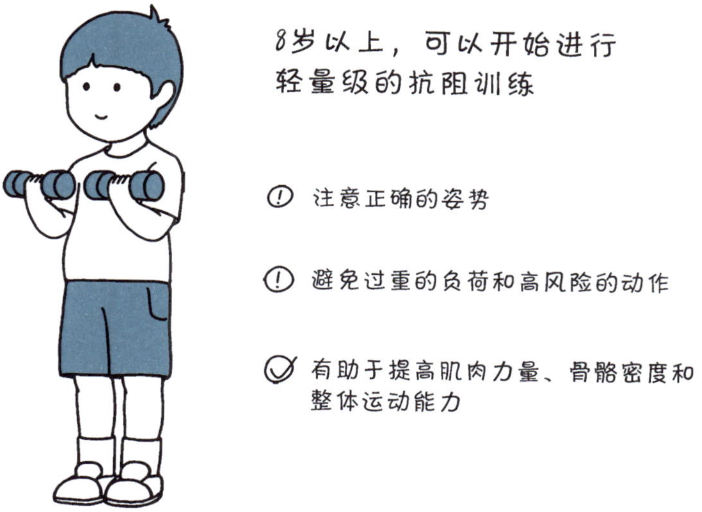

抗阻训练应从轻量级开始，注重正确的技巧和姿势，避免过重的负荷和高风险动作。家长和专业教练的监督非常重要，要确保训练的安全性和有效性。抗阻训练有助于提高肌肉力量、骨骼密度和整体运动能力。

6. 适合孕妇的运动有哪些

适合孕妇的运动项目包括散步、孕妇瑜伽、水中运动和低强度有氧运动，如跳舞或慢跑。这些运动有助于保持体力、减轻孕期不适、增强肌肉张力和促进血液循环。但要注意，高风险运动，如剧烈跳跃、接触性运动和高强度重量训练，都是孕期运动的“黑名单”。

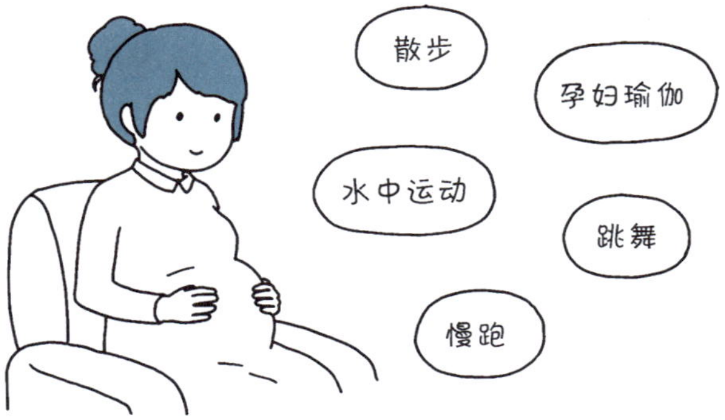

适度运动：有助于增强肌肉张力，减轻孕期不适

运动时，应保持适度，避免过热和脱水，且最好在专业指导下进行。始终倾听身体信号，如有任何不适，应立即停止运动并咨询医生。

适量的运动对孕妇和胎儿都是有益的，但每个人的情况不同，鉴于孕妇属于特殊人群，如“前置胎盘”等情况，在开始任何运动前都应先咨询医生。

7. 肥胖孕妇如何锻炼

肥胖孕妇进行锻炼前应咨询医生，制定个性化的运动计划。

锻炼时，应选择低冲击力的活动，如游泳、水中健身或散步，以减少对关节的压力。建议每次锻炼持续 20～30 分钟，每周至少 3～5 次。保持适当的强度，避免过度劳累，保持身体水分，避免高温环境。

注意，锻炼时应有家人或专业人士陪伴，确保安全。此外，饮食应均衡，避免摄入高能量食物，有助于控制体重，减少妊娠并发症风险。

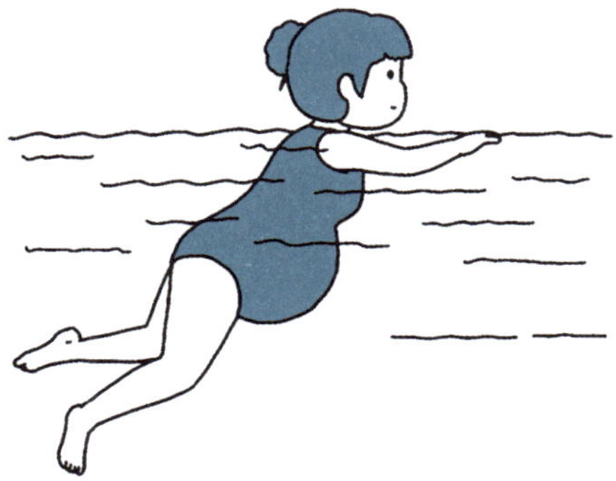

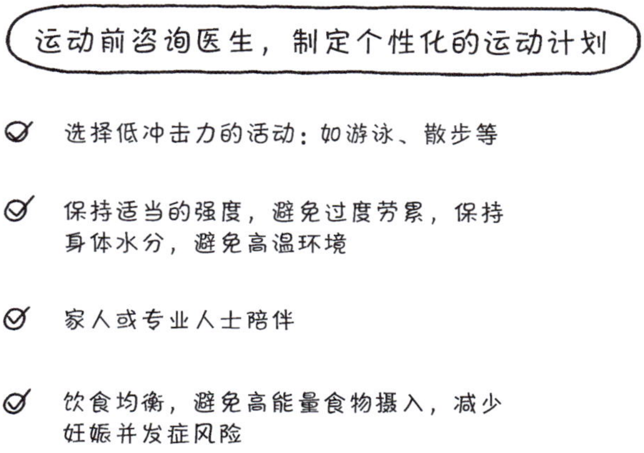

8. 哪些运动方法可以帮助产后恢复体重

坚持运动和健康饮食，是恢复体重的关键。产后推荐进行中等强度有氧运动，如快走、慢跑、瑜伽和产后恢复操，能帮助燃烧脂肪，提高新陈代谢。

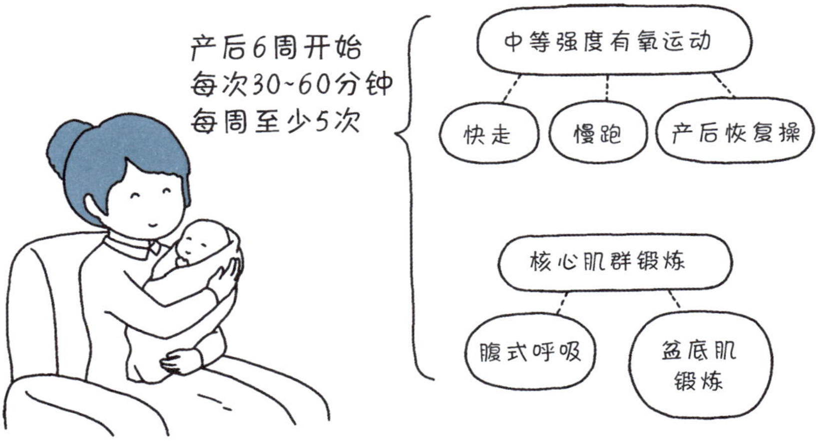

产后运动建议从产后 6 周开始，在医生指导下逐渐增加运动量。每次运动时长 30～60 分钟，每周至少 5 次。同时，加入核心肌群训练，如腹式呼吸和盆底肌锻炼，有助于身体形态恢复。

9. 如何练习产后减重操

产后练习减重操应循序渐进、由易到难。

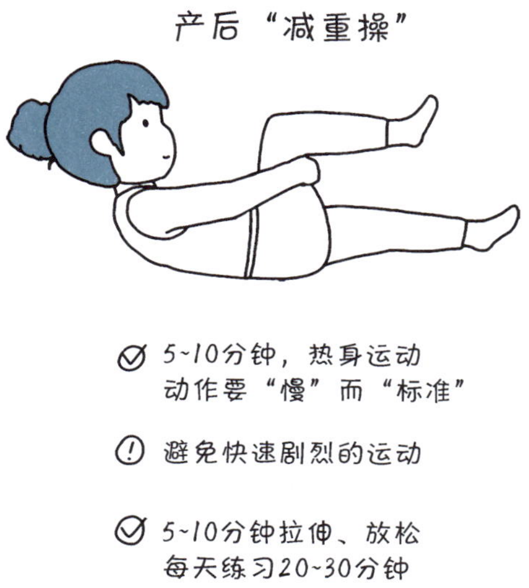

首先，可以进行腹式呼吸和盆底肌锻炼，以增强核心力量。随后，加入深蹲、俯卧撑（膝盖着地）、仰卧起坐等动作。练习时，注意动作要慢而标准，避免快速剧烈运动。

建议每天练习 20～30 分钟，每周至少 5 天。开始前，做 5～10 分钟热身运动，如关节旋转和轻微有氧运动。练习过程中，保持呼吸均匀，避免屏气。结束后，进行 5～10 分钟拉伸放松。

注意，请在专业人士指导下进行，确保安全有效。

10. 适合更年期女性的减重运动有哪些

更年期女性进行减重运动时，应选择低冲击、有助于增强骨密度和改善心血管健康的活动。

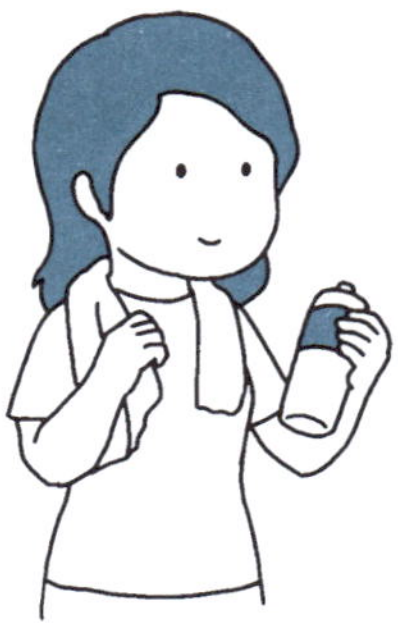

散步	慢跑	游泳
瑜伽	太极	骑自行车

更年期女性减重建议：

- 每周至少150分钟中等强度运动
- 适度的力量训练
- 运动时保持正确姿势，运动前后做好热身和拉伸

推荐的运动：散步、慢跑、游泳、瑜伽、太极和骑自行车。这些运动不仅燃脂，还能帮助延缓更年期症状。

建议每周至少进行 150 分钟中等强度运动，或 75 分钟高强度运动。同时，加入适度的力量训练，如哑铃举重、阻力带练习，以增强肌肉，提高新陈代谢。

运动时注意保持正确的姿势，避免受伤，并在运动前后分别做好热身和拉伸。

11. 中年人运动减重时应注意什么

中年人运动减重时应注意以下几点。

(1)	选择适合自己的“温柔”运动，如游泳、散步或瑜伽，以减少关节压力。
(2)	重视运动前的热身和运动后的拉伸，预防受伤。
(3)	保持规律的运动习惯，每周至少进行150分钟中等强度运动。
(4)	结合力量训练以维持肌肉量，提高新陈代谢。
(5)	注意饮食平衡，减少高能量食物摄入。
(6)	定期监测体重和健康状况，防止反弹。

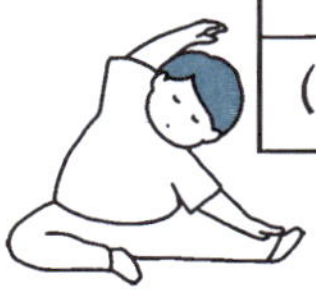

12. 腹型肥胖人群，如何运动减重

腹型肥胖人群运动减重应注重有氧训练和核心训练。

推荐规律进行快走、慢跑、游泳等有氧运动，每次 30～60 分钟，每周至少 5 天。同时，增加核心肌群锻炼，如平板支撑、卷腹等，每周至少 5 天，每次 20～30 分钟，以强化腹部肌肉。

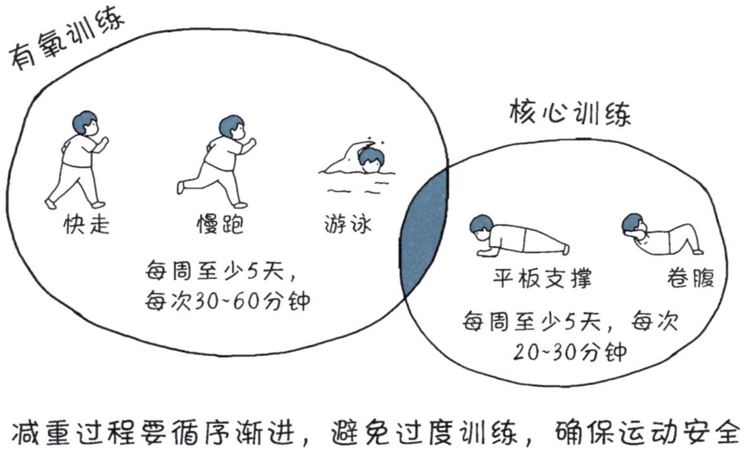

饮食上，减少糖分和精制碳水化合物摄入，增加膳食纤维摄入。保持充足睡眠，减少压力，因为它们可能影响激素水平，导致腹部脂肪积累。

减重过程要循序渐进，避免过度训练，确保运动安全。

13. 久坐人群应该如何消耗能量

久坐人群日常活动量少，能量消耗低，任何增加身体活动的行为都能促进能量消耗。即使是简单的站立、走动或做家务，也能提高心率，促进血液循环，从而消耗能量。

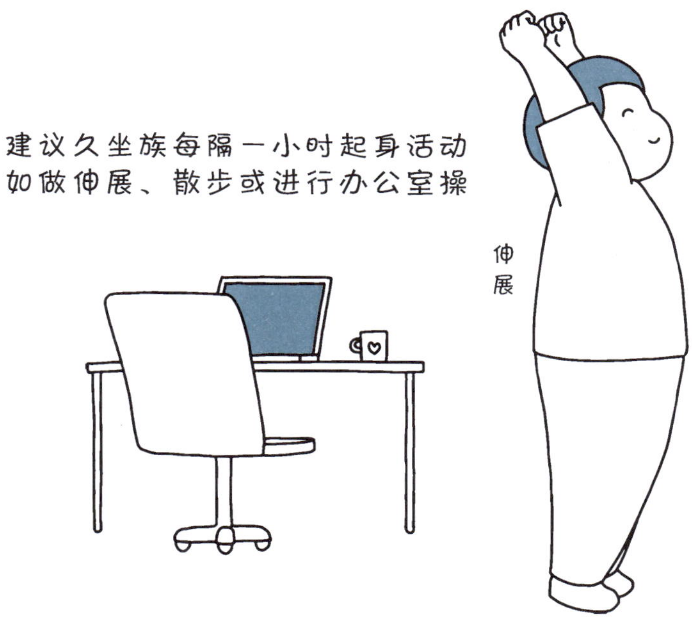

别嫌活动幅度小，“动”比“不动”好

建议久坐族每隔一小时起身活动，如伸展、散步或做办公室操。这些小动作虽不起眼，但长期坚持能有效增加日常能量消耗，有助于控制体重，改善身体健康。

别嫌活动幅度小，“动”比“不动”好！

14. 平时工作忙，实在没时间运动，怎么办

对于工作忙碌、没有连续运动时间的人来说，碎片化运动是理想选择。

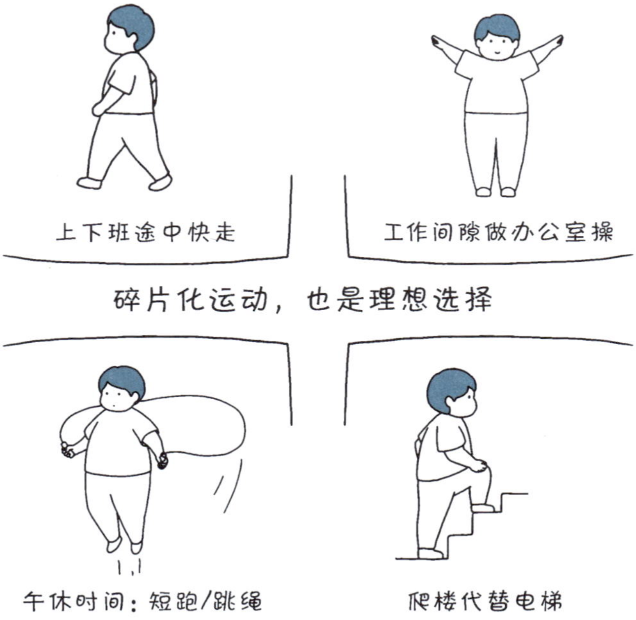

上下班途中快走、爬楼梯代替坐电梯、工作间隙做办公室操、午休时间短跑或跳绳，这些短时、高强度的活动能有效提高心率，促进脂肪燃烧，且易于融入日常生活。

建议每次运动至少 10 分钟，每天累计达到 30 分钟以上。

15. 适合碎片化运动的工具有哪些

适合碎片化运动的工具有很多，包括弹力带、哑铃、跳绳、瑜伽垫和小型健身球。

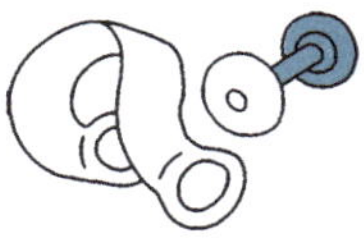

弹力带和哑铃

可用于力量训练，增强肌肉

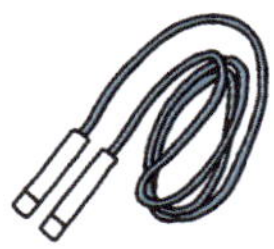

跳绳

是一种高效的有氧运动工具，能快速提升心率

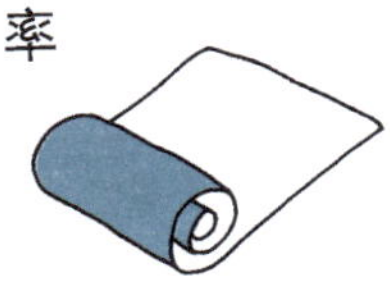

瑜伽垫

适合进行瑜伽或平板支撑等核心训练

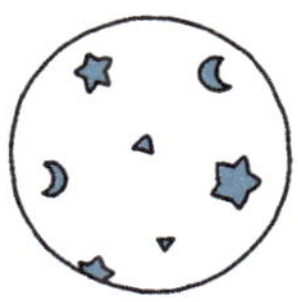

小型健身球

可以用来做平衡和稳定性练习

这些工具小巧便携，不占空间，随时都能拿出来练习，有助于实现碎片化运动目标。

16. 懒人瘦身，如何将运动“化整为零”

懒人瘦身可以采取“化整为零”的运动策略，即利用零碎时间进行短时高效锻炼。

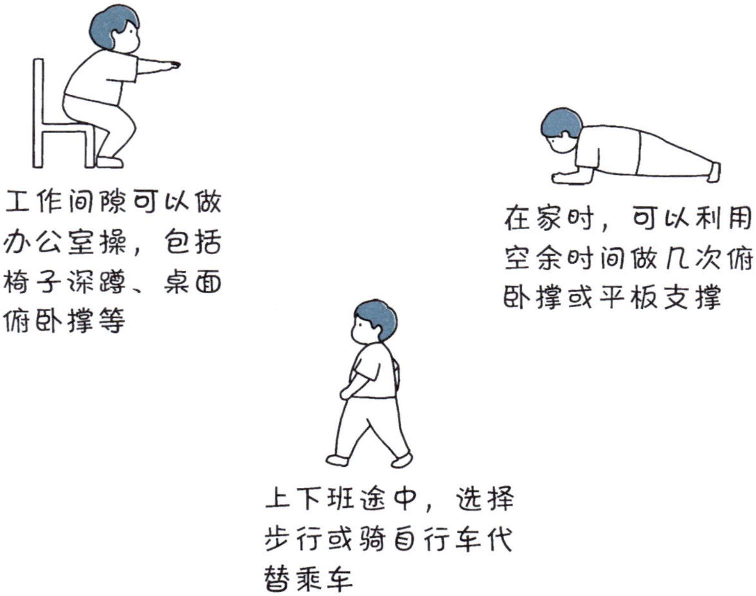

这种碎片化运动方式无须特意安排时间，易于坚持，能有效提高新陈代谢，促进脂肪燃烧，从而高效“变瘦”。

17. 老年人减重应坚持哪些运动原则

老年人运动应适度、安全、多样和持之以恒。

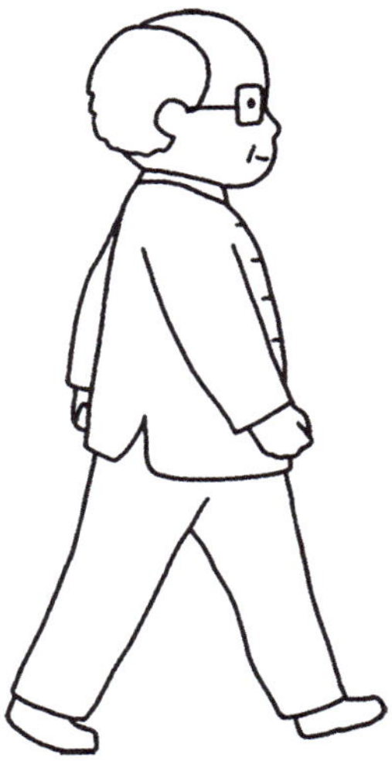

每周3~5次运动
每次锻炼20~30分钟

运动强度要适中，避免剧烈运动，以防受伤。

↓

选择安全的环境和适合老年人的运动项目，如散步、太极、瑜伽等。

↓

运动方式多样化，增强不同身体部位的功能。

↓

保持规律性，每周至少进行3~5次运动，每次持续20~30分钟。

上述运动原则有助于老年人保持体能，预防疾病，提高生活质量。

18. 如何对肌少症性肥胖者进行运动减重指导

肌少症性肥胖者想要享受健康、快乐的长寿生活，运动指导如下。

（1）多进行抗阻训练，如举重、使用弹力带，每周 2～3 次，以增强肌肉力量。

（2）每天进行适量有氧运动，如快走、太极，提高心肺功能，每次 20～30 分钟。

（3）增加日常活动量，如家务、园艺，保持活跃。

（4）注意运动前后热身和拉伸，预防受伤。

（5）保持均衡饮食，补充优质蛋白质和维生素 D，支持肌肉健康。

遵循上述指导，有助于提升生活质量，延缓衰老。

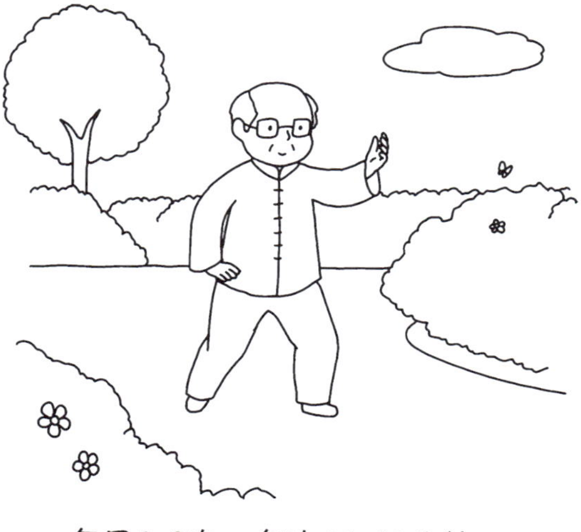

每周2~3次，每次20~30分钟

19. 老年人减重，运动锻炼应注意什么

老年人减重，运动锻炼时应注意以下几点。

(1)	开始运动前，先评估健康状况，如有慢性疾病，需医生指导。
(2)	选择低冲击力运动，如游泳、慢跑、骑自行车，避免关节损伤。
(3)	逐渐增加运动强度和时间，切忌运动“猛如虎”。
(4)	注意饮食平衡，蛋白质和营养素要充足。
(5)	保持适当水分摄入，避免脱水。
(6)	监测体重和身体状况，调整运动计划。

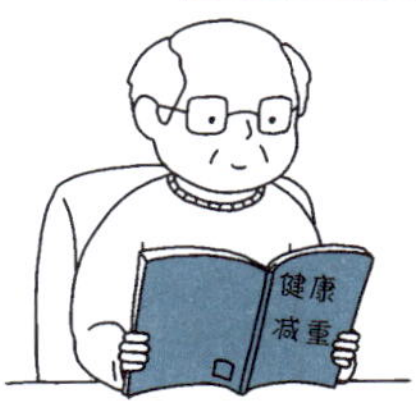

20. 重度肥胖人群，也能跑步吗

跑步可能不是重度肥胖者的最佳选择。

（1）跑步对关节压力较大，可能导致关节损伤。

（2）剧烈运动可能加重心肺负担，对心血管健康不利。

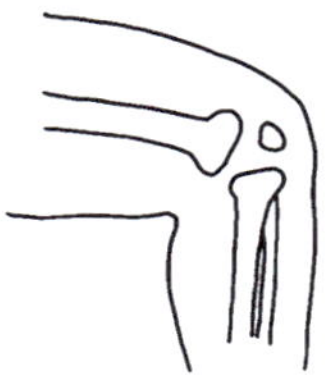

增加关节压力

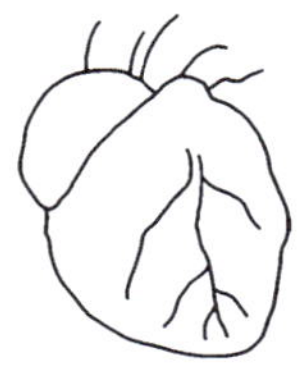

加重心肺负担

建议在医生指导下进行低冲击力运动，如游泳、水中有氧操或快走。开始任何运动计划前，应进行健康评估，根据自身情况逐步增加运动强度和时间。

重要的是选择适合自己的运动方式，以确保安全并达到减重和改善健康的目的。

21. 重度肥胖人群，适合哪些运动形式

重度肥胖常常合并其他疾病，这类人群应选择低强度、低冲击力的运动，避免让关节和心肺“压力山大”。

推荐的运动

（1）水中运动，如游泳和水中健身，能有效减轻体重对关节的压力。

（2）快走，易于执行且风险较低。

（3）瑜伽或太极，有助于提高柔韧性和平衡性，同时放松心情。

开始运动前应咨询医生，根据健康状况制定个性化运动计划，并逐渐增加运动量。运动时要注意身体反应，避免过度劳累。

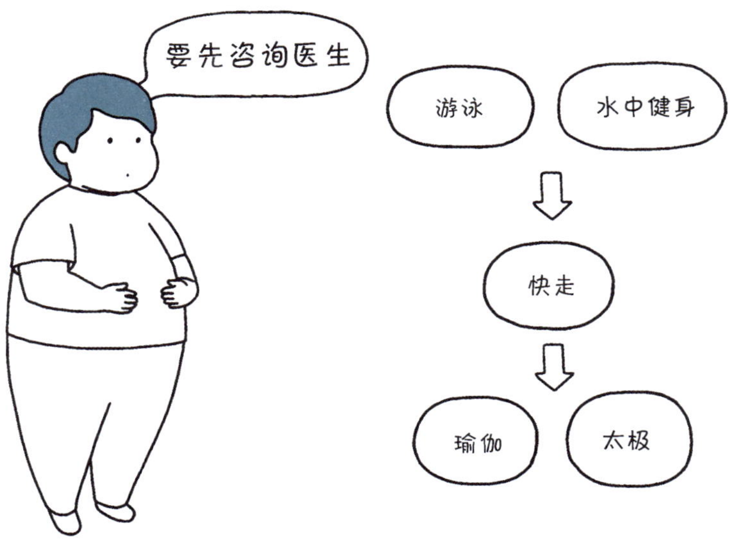

22. 重度肥胖人群，运动减重应注意哪些事项

重度肥胖人群运动时需注意以下几点。

（1）	选择合适的运动时间和环境，别和极端天气“硬刚”，减少能量消耗过快导致的风险。
（2）	穿着合适的运动装备，特别是支撑性好的运动鞋，以减少关节压力。
（3）	运动前做好热身，运动后进行拉伸，防止肌肉损伤。
（4）	运动要循序渐进，避免剧烈运动，以免增加心肺负担。
（5）	适当补充水分，避免脱水。

如有不适，应立即停止运动并寻求医生帮助

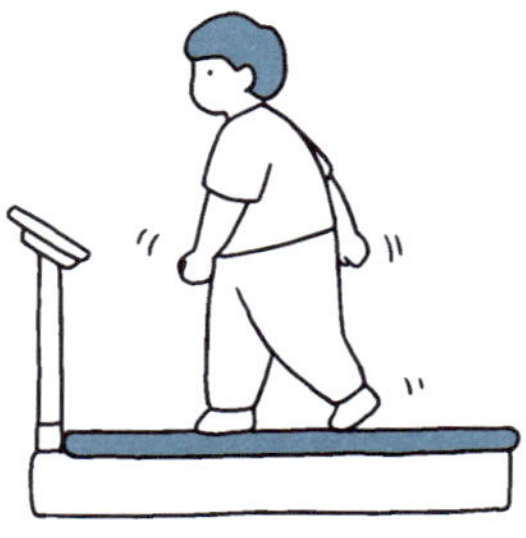

23. 糖尿病合并肥胖人群，运动减重应注意哪些事项

糖尿病合并肥胖人群，运动时要特别注意以下几点。

（1）	选择低至中等强度有氧运动，如快走、游泳或骑自行车，避免盲目“上强度”引发低血糖。
（2）	避免空腹运动，运动前后监测血糖，必要时调整饮食或胰岛素剂量。
（3）	保持运动规律，每周至少150分钟，分次进行。
（4）	穿着合适的运动鞋和运动袜，预防足部损伤。
（5）	运动时携带糖果或含糖饮料，以防低血糖发生。
（6）	遵循医生建议，根据个人健康状况调整运动计划。

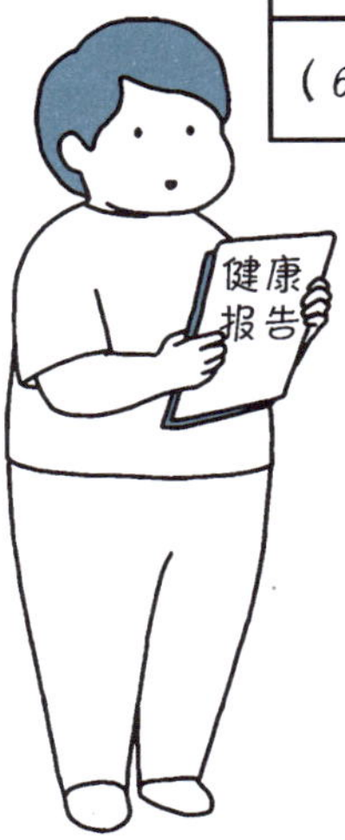

24. 哪些情况下，糖尿病合并肥胖人群不能或不宜进行减重锻炼

糖尿病合并肥胖人群处于以下情况时，不宜进行减重锻炼。

（1）血糖控制极不稳定时，应先稳定血糖。

（2）出现糖尿病急性并发症，如酮症酸中毒或高渗性昏迷。

（3）患有严重慢性并发症，如心脏病、视网膜病变或肾病。

（4）运动中出现胸痛、头晕或视力模糊等症状时，应立即停止并寻求医疗帮助。

此外，若运动后血糖低于正常范围，需调整治疗方案。

总之，糖尿病患者在锻炼前应咨询医生，做到安全第一。

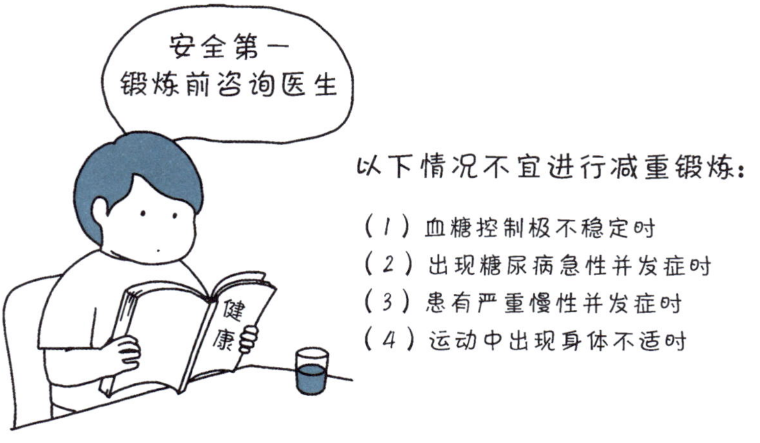

25. 高血压合并肥胖人群，如何进行身体活动

高血压合并肥胖人群进行身体活动时，建议选择中等强度有氧运动，如快走、游泳或骑自行车，每周至少 5 天，每次 30 分钟。

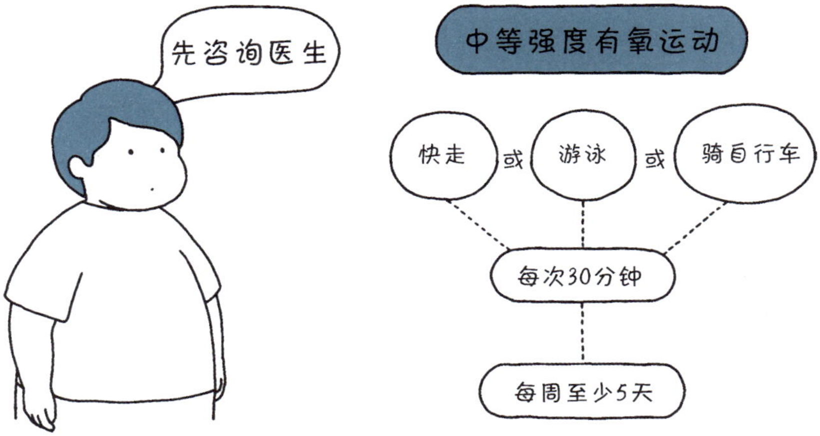

运动前后要做好热身和拉伸，避免突然剧烈运动。注意监测血压，避免在血压高峰期运动。保持运动规律，避免长时间静坐。若运动中出现头晕、胸痛或呼吸困难，应立即停止并咨询医生。

26. 高血脂或高血压人群，锻炼时有什么特殊注意事项

根据健康状况定制个性计划

高血脂或高血压人群锻炼时，应选择适合自己的低强度至中等强度运动，如散步、慢跑或太极。避免过度用力或屏气，以免血压"坐火箭"。

运动前后要做好热身和拉伸，保持呼吸均匀。

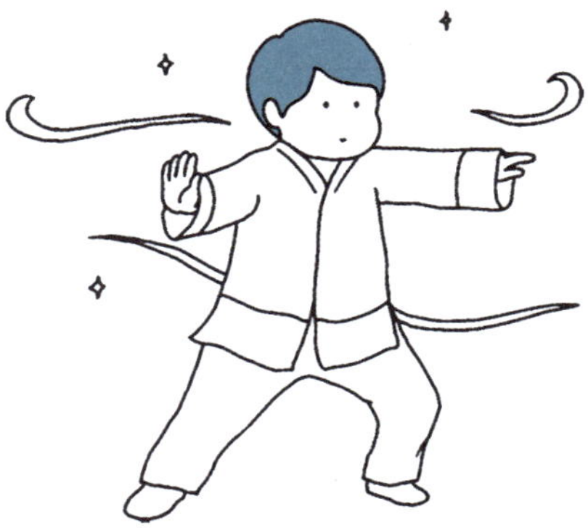

监测血压和心率，避免在血压高峰期锻炼。

保持规律，避免突然停止运动。

如有头晕、胸痛等症状，应立即停止运动并咨询医生。

27. 高血压合并肥胖人群，能跳绳减重吗

高血压合并肥胖人群在开始运动前，应咨询医生进行风险评估。可以考虑将跳绳作为减重方式，但须谨慎。

跳绳属于中等至高强度有氧运动，可能引起血压飙升。因此，在跳绳时应保持轻松节奏，避免连续长时间跳跃，可间歇性跳绳，将心率控制在安全范围内。

注意穿着舒适的运动鞋，选择柔软地面，减少关节冲击。若出现不适，应立即停止并寻求医生帮助。

此外，还要结合饮食调整，以达到减重和血压控制的目的。

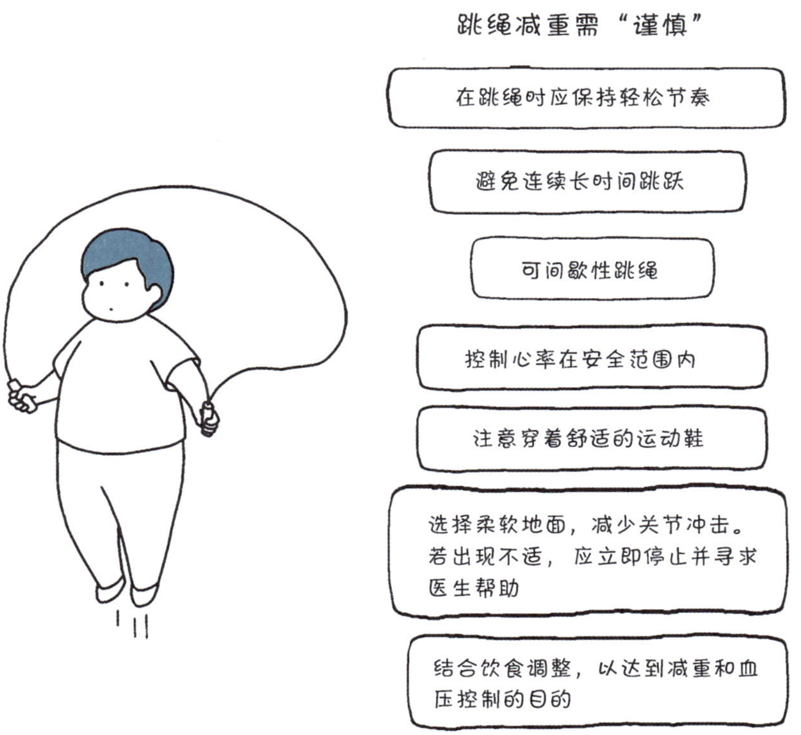

第四章

做好运动前后的整理运动，避免运动损伤

1. 运动前热身，为什么是减重的必修课

热身是运动前的必修课，能唤醒身体，帮助身体从静态过渡到动态，预防运动伤害。

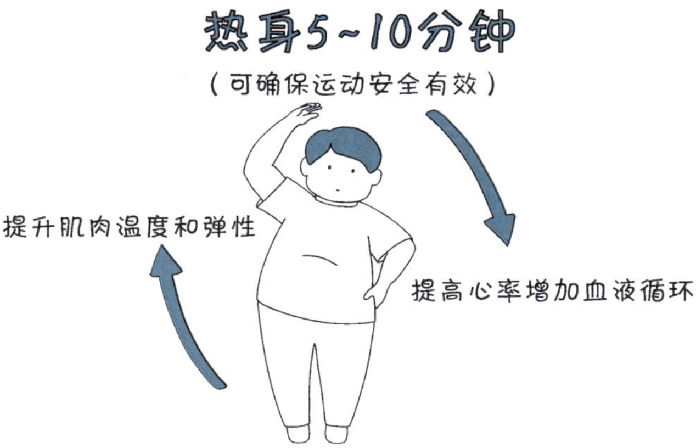

热身包括轻松的有氧活动和肌肉拉伸，可以提高心率，增加血液循环，提升肌肉温度和弹性。这样，肌肉和关节就能更好地适应接下来的运动强度，减少拉伤和撕裂的风险。热身还能提高身体的协调性和反应速度，让运动表现更佳。

每次运动前都应花 5～10 分钟进行充分热身，可以确保运动安全有效。

2. 运动前后应进行静态拉伸还是动态拉伸

运动前后应选择不同的拉伸方式，运动前宜进行“动态拉伸”，这种拉伸是对即将进行的运动的“模仿游戏”，能提高肌肉温度和弹性，增强运动表现，减少受伤风险。动态拉伸包括摆动、跳跃等动作。

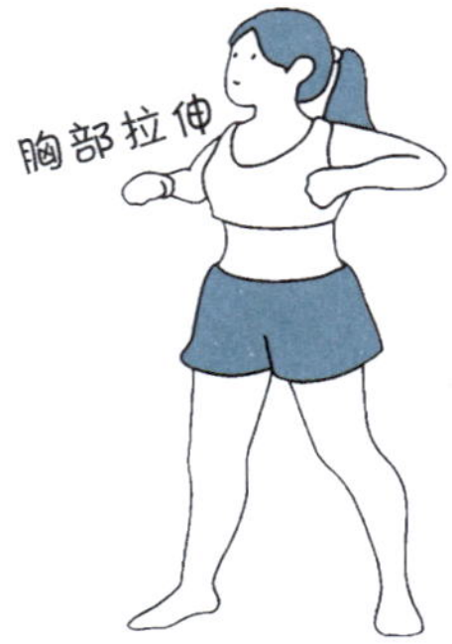

运动前：
“动态拉伸”提高肌肉温度和弹性，减少受伤风险

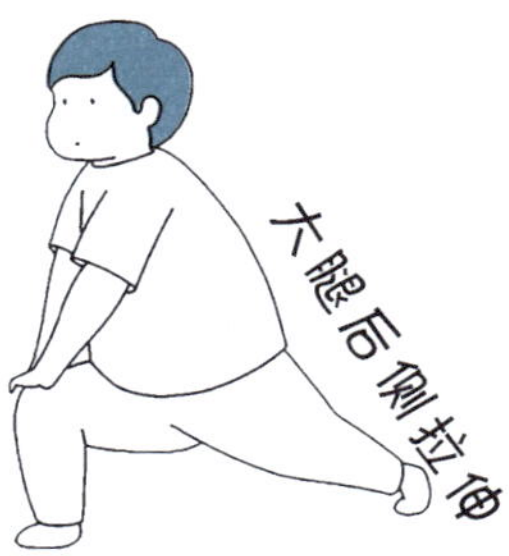

运动后：
“静态拉伸”保持肌肉持续紧张状态约15~30秒，促进恢复

运动后则更适合静态拉伸，这种拉伸保持肌肉持续紧张状态 15～30 秒，有助于放松肌肉，减少肌肉酸痛，促进恢复。静态拉伸包括拉伸大腿、小腿、背部等主要肌肉群。

3. 拉伸运动有哪些注意事项

运动前后拉伸时，注意不要发生弹跳，以免受伤。拉伸至肌肉感到轻微紧张即可，避免疼痛。保持呼吸均匀，不要憋气。

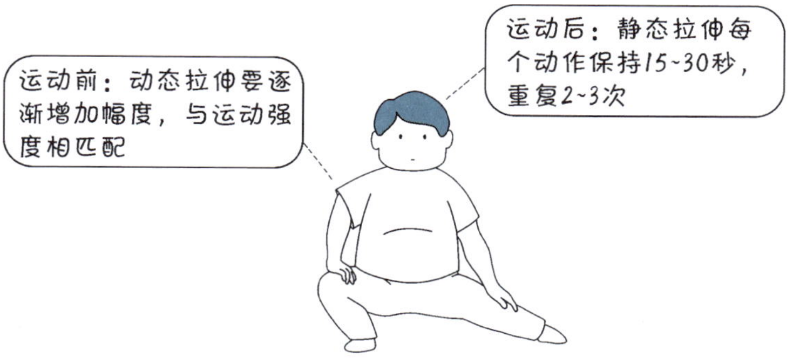

运动前动态拉伸要逐渐增加幅度，与运动强度相匹配。运动后静态拉伸每个动作保持15～30秒，重复2～3次。

注意全身“雨露均沾”，不要忽略任何肌肉群。初学者可在专业指导下进行，确保动作正确。

4. 运动后柔韧性拉伸，为什么能保持肌肉增长不流失

运动后进行柔韧性拉伸，相当于给肌肉来一次“SPA”，促进血液循环，减少肌肉酸痛和僵硬。

适当的拉伸不会导致肌肉流失，反而有助于肌肉恢复和增长。拉伸可以改善肌肉的弹性和长度，为肌肉增长创造更好的条件。长期坚持拉伸，还能提高关节的活动范围，使肌肉在增长过程中保持良好的柔韧性，避免因肌肉紧张而导致运动损伤。

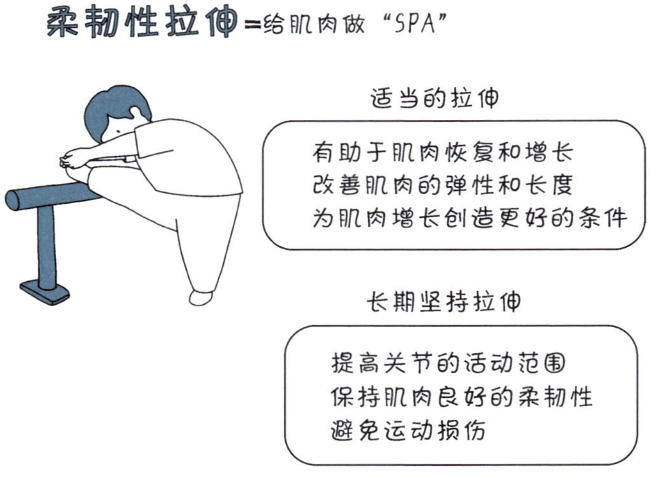

因此，运动后不要忽略拉伸，它是保持肌肉质量和形态的重要环节。

5. 运动后，如何进行柔韧性训练

运动后进行柔韧性训练，应遵循以下步骤。

缓慢预热肌肉，避免拉伤。

每个主要肌肉群“一对一”静态拉伸，即保持某一拉伸姿势15~30秒，不要弹跳。

注意呼吸均匀，不要憋气。

可以尝试动态拉伸，即通过连续的动作来增加肌肉的活动范围。

以轻松的活动结束，如慢跑或散步，帮助肌肉恢复正常状态。

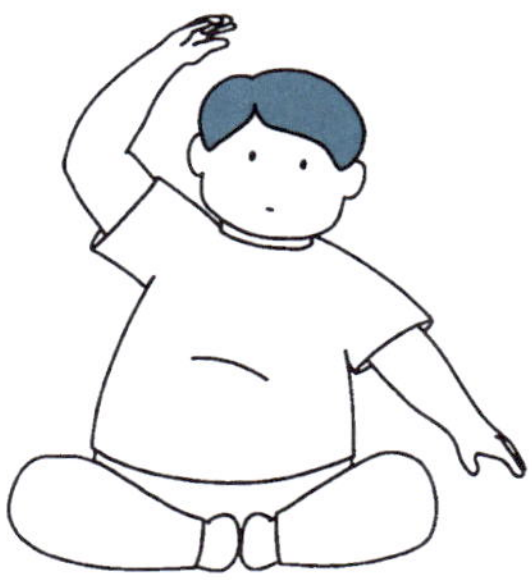

整个拉伸过程应感觉舒适，避免疼痛，以促进肌肉的恢复和柔韧性的提升

6. 如何找到适宜的强度运动，避免运动损伤

预防运动损伤，选对运动强度是王道。

（1）了解自己的身体状况和运动能力，开始时选择低至中等强度的运动。

（2）遵循“循序渐进”原则，逐渐增加运动强度和时间。

（3）观察自身反应，如心率、呼吸和肌肉疲劳程度，以判断运动强度是否适宜。若运动后轻微疲劳，但能快速恢复，说明强度适中；若出现过度疲劳、持续疼痛或呼吸困难，则可能强度过大。

（4）定期调整运动计划，保持运动与休息的平衡，避免运动过量导致运动损伤。

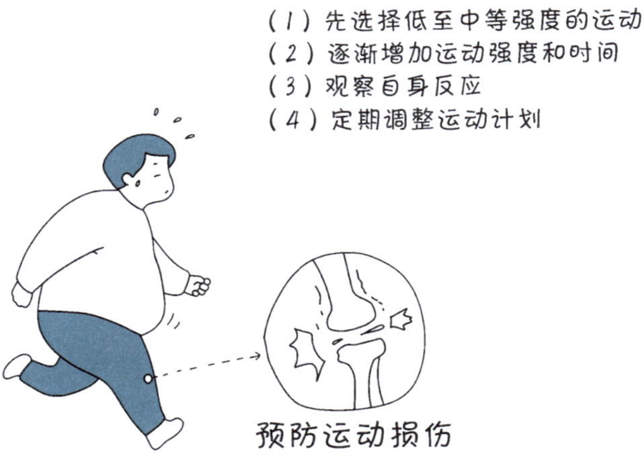

7. 避免跑步伤膝盖，该如何做

要想跑步不伤膝盖，关键在于采取正确的跑步姿势和技巧，以及适当的训练和恢复措施。

（1）保持身体微微前倾，用前脚掌着地，步幅不要过大，避免膝盖过度受力。

（2）选择柔软的地面，如草地或跑道，减少对膝盖的冲击。

（3）穿着合脚的跑鞋，增加缓冲，保护膝盖。

（4）跑步前后要做好热身和拉伸，增强肌肉力量和柔韧性。

（5）控制跑步速度和距离，避免突然增加训练量。

（6）适量休息，让膝盖有时间恢复。

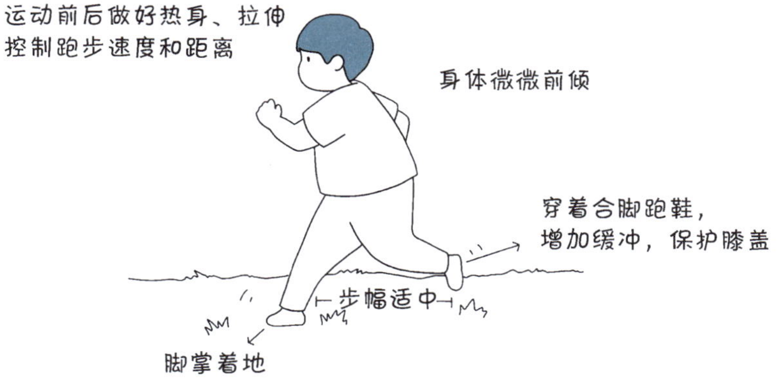

选择相对柔软地面（草地或跑道）

8. 常见的运动损伤有哪些

常见运动损伤包括以下几种。

（1）肌肉拉伤，因过度拉伸或突然用力导致肌纤维撕裂。

（2）关节扭伤，不当运动或摔倒造成关节韧带损伤。

（3）骨折，外力作用下骨骼断裂。

（4）腱鞘炎，重复运动导致腱和腱鞘摩擦发炎。

（5）滑囊炎，滑囊部位因摩擦或撞击而发炎。

（6）跟腱炎，跟腱部位因过度使用而发炎。

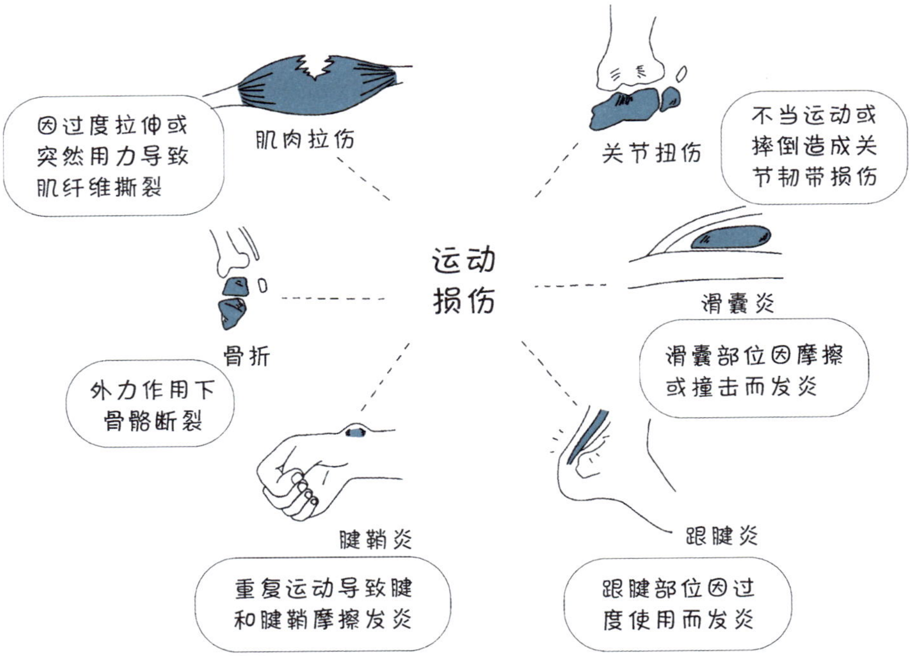

预防措施包括充分热身、正确姿势、适当休息、使用护具和避免过度训练。发生损伤时应立即停止运动，及时处理。

9. 防止运动损伤的措施有哪些

防止运动损伤的措施包括以下几种。

(1)	合理热身，提高肌肉温度和弹性，减少受伤风险；学习正确技巧，避免错误运动姿势导致的损伤。
(2)	逐渐增加运动强度，避免训练量突增造成身体负担。
(3)	使用适当的运动装备，减少冲击和摩擦。
(4)	保持合理的运动频率，避免过度训练。
(5)	加强肌肉力量和柔韧性训练，提高身体抗损伤能力。
(6)	注意营养和水分补充，保持身体活力。
(7)	了解自身极限，避免在疲劳或不适时强行运动。

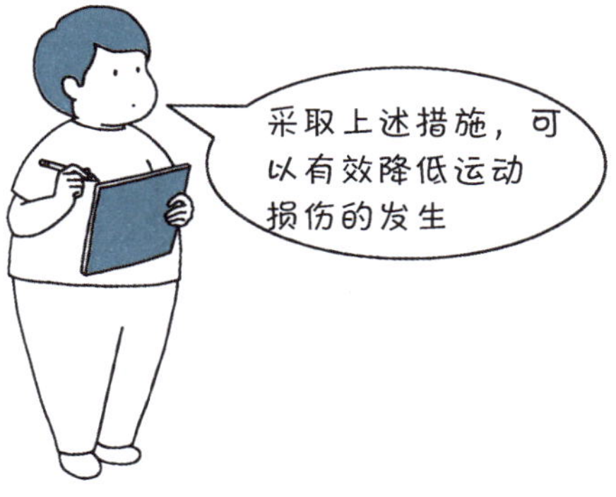

10. 拉伸可以预防和减少肌肉酸痛吗

拉伸确实可以预防和减少肌肉酸痛。

运动前进行动态拉伸，可以帮助肌肉逐渐适应即将到来的运动负荷，增加肌肉的柔韧性，减少运动中的肌肉拉伤风险。运动后进行静态拉伸，可以放松肌肉，促进血液循环，开启乳酸清除模式，减少乳酸积累导致的酸痛。

定期进行拉伸训练，还能提高肌肉的柔韧性，使肌肉在运动中更不易受伤。

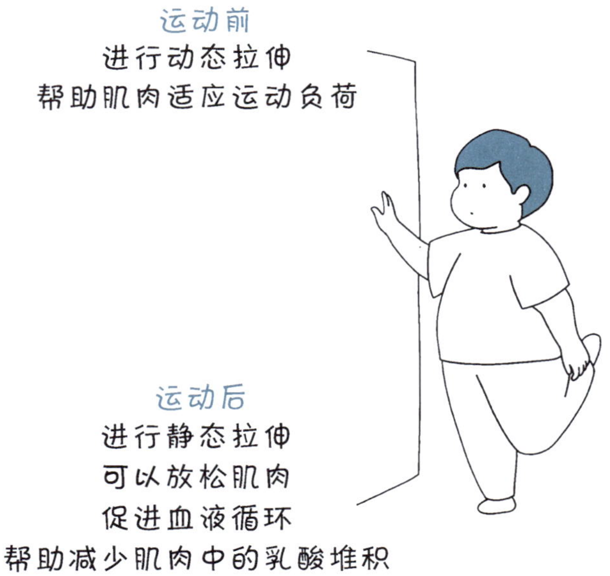

第五章

关于减重运动的误区

1. 运动强度越大，减重效果越好吗

研究表明，减重效果并非与运动强度成正比。

高强度运动虽然能在短时间内消耗更多能量，但运动太猛可能使身体受伤，或让人食欲大增，甚至因恢复困难而影响长期持续性。

中等强度的有氧运动，如快走、慢跑，易于坚持，长期更有助于减重。结合饮食控制和合理的运动计划，才能实现健康有效的减重。

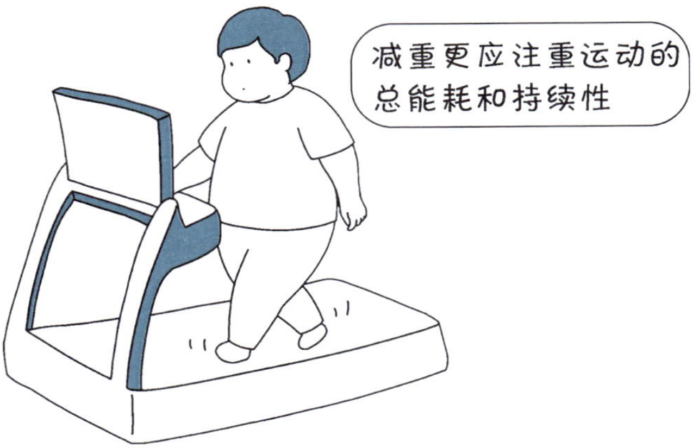

高强度运动并非适合所有人，应根据个人体能和健康状况选择合适的运动强度。

2. 出汗越多，消耗的能量就越多吗

出汗多少并不直接等同于消耗的能量多少。

出汗是身体调节体温的一种方式，受多种因素影响，如环境温度、湿度、个人汗腺活跃度等。高强度的运动确实可能使人大量出汗，但这并不意味着消耗了更多的能量。能量消耗主要取决于运动的类型、持续时间、运动强度和个人的代谢率。

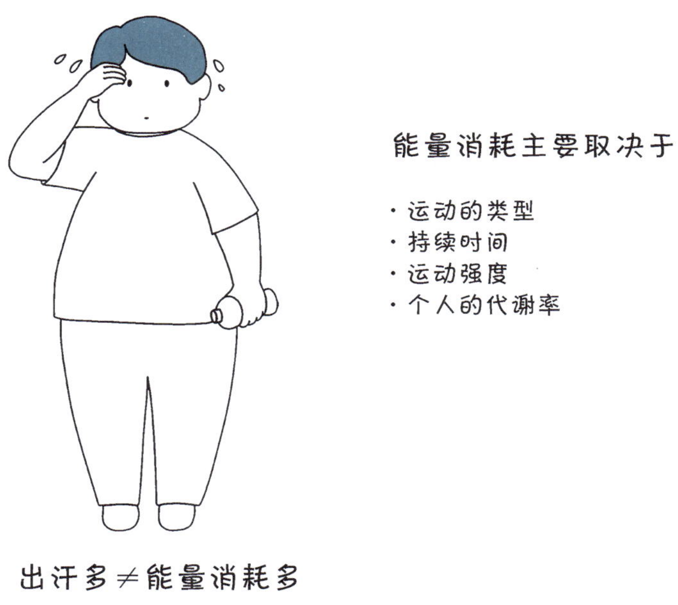

因此，要关注运动的质量和规律性，而不是出汗量。出汗多可能导致脱水，适量补充水分是保持健康运动的关键。

3. 运动越久，越容易减重吗

运动时间长短不能直接决定减重效果，减重关键在于能量消耗与摄入的平衡。

长时间低强度运动虽能持续消耗能量，但总量可能不高。

高强度短时间运动能提高代谢率，产生“后燃效应”，持续消耗能量。

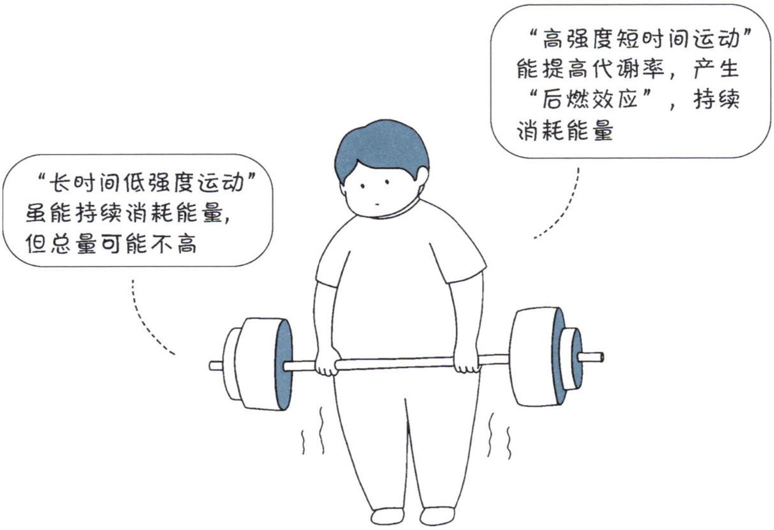

4. 吃多了，多跑一会儿能抵消能量吗

运动消耗能量的效率远低于食物摄入。吃多了想通过增加运动来完全抵消能量，往往需要长时间的高强度运动。例如，一个汉堡的能量可能需要跑步一个小时才能消耗。

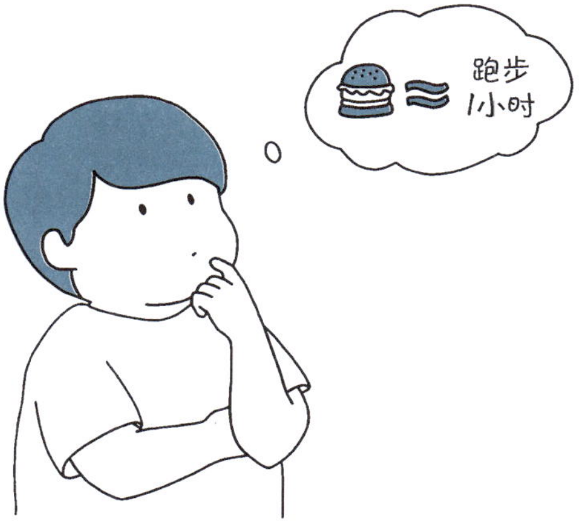

此外，过度运动可能导致身体疲劳，增加受伤风险，长期还可能影响食欲调节，导致摄入更多的能量。

因此，控制饮食是减重的基础，运动应作为健康生活方式的一部分，而不是简单的能量抵消手段。

5. 瘦腿袜可以瘦腿吗

瘦腿袜，即压缩袜，是通过施加压力来促进血液循环，减少腿部水肿，让腿看起来更细。但是，它们并不能分解或减少腿部脂肪，不是真的帮腿“瘦身”，脱下后效果即消失，长期穿着可能有助于缓解腿部疲劳，但过度依赖可能不利于血液循环。

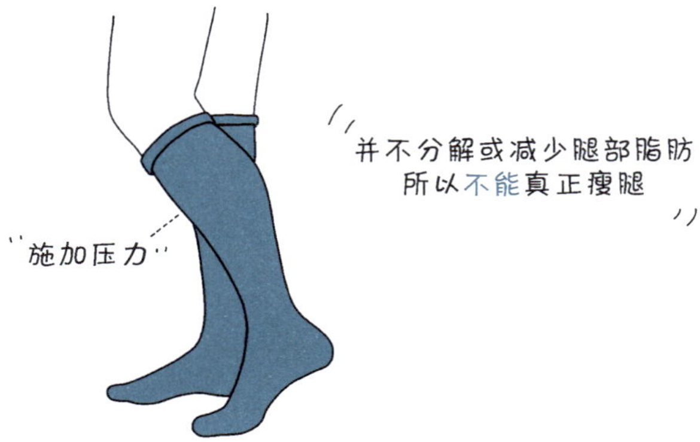

6. 裹保鲜膜运动减重的方式可取吗

裹保鲜膜运动减重的方式不可取。

这种做法并不会帮助我们变得更瘦，反而可能会阻碍身体散热，导致体温过高，增加中暑和脱水的风险。运动时，保鲜膜还可能影响汗液的正常排出，从而引起毛囊炎、皮肤瘙痒等问题。

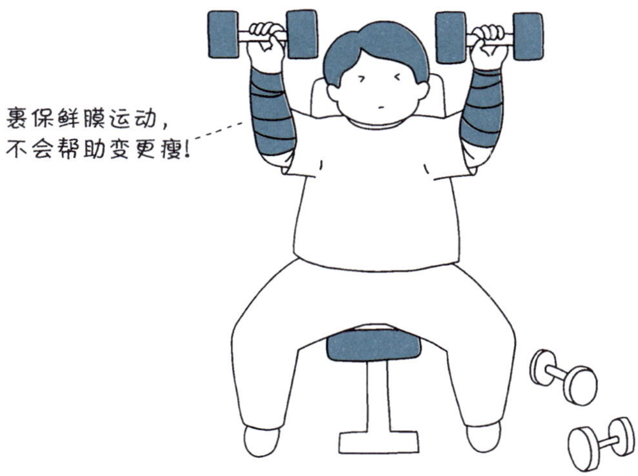

减重不是“塑料活儿”，应该遵循科学原则，通过均衡饮食和规律的有氧运动来燃烧脂肪，提高新陈代谢率。

7. 震动甩脂机真的能甩掉脂肪吗

震动甩脂机声称能够通过振动甩掉脂肪，但实际上并不能有效减脂。它可能让肌肉产生轻微的活动，但这种活动不足以达到有效燃烧脂肪的程度，长期使用还可能对关节和肌肉造成不良影响。

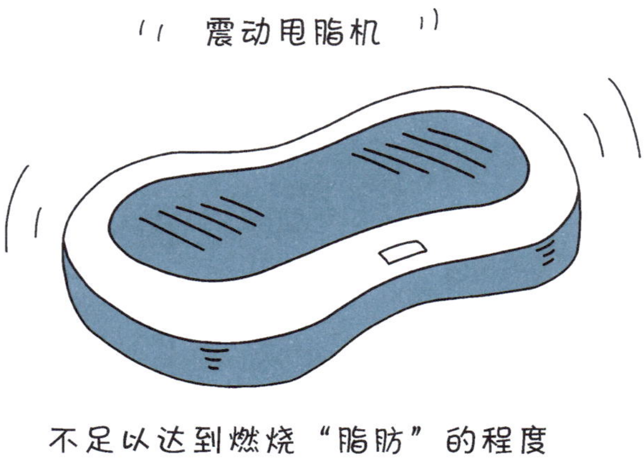

“甩掉脂肪”需要通过全身性的能量消耗，即饮食控制和有氧运动来促进脂肪分解。

8. 多借助器械更有助于肌肉增长

借助器械训练确实有助于肌肉增长，因为它可以提供稳定的阻力，使肌肉在可控范围内收缩，从而促进肌纤维的损伤和修复过程，这是肌肉生长的关键。器械的重量可以调整，使训练者能够逐步增加负荷，刺激肌肉增长。

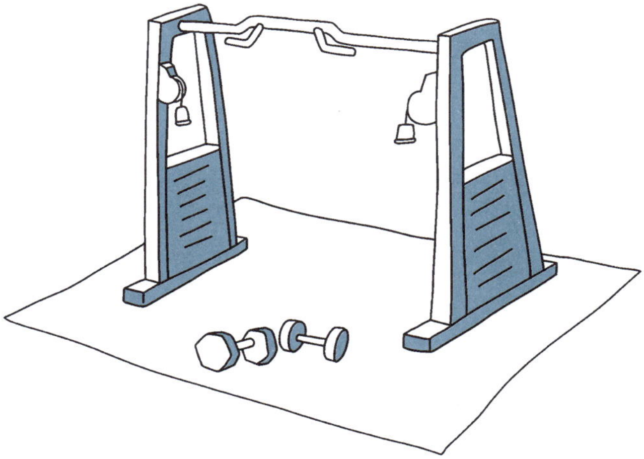

借助器械训练，有助于肌肉增长

除了“器械训练”外，自重训练如引体向上、俯卧撑等训练方式也能有效促进肌肉增长。例如，假设一个人体重为 60kg，中等强度举哑铃训练（能说话但不能唱歌）10 分钟，消耗 40kcal 能量，等于引体向上训练 5 分钟所消耗的能量。因此，重要的是训练的强度、频率和渐进性，以及营养和恢复的合理安排。

9. 力量训练和灵活度训练是冤家吗

力量训练和灵活度训练并非冤家，而是最佳搭档。

力量训练的主要目的是增强肌肉力量和体积，而灵活度训练则关注关节的活动范围和肌肉的伸展能力。适当的力量训练可以提高肌肉的柔韧性，反之，增加灵活度可以改善运动范围，减少受伤风险，提高力量训练的表现。

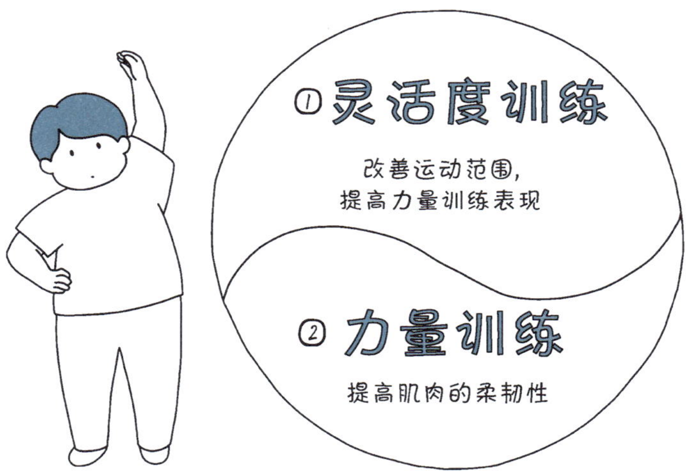

因此，一个全面的训练计划应该包括力量和灵活度两方面训练，以确保身体均衡发展，提升整体运动能力。

生活行为管理——识别减重陷阱，轻盈之路更轻松

第六章

纠正不良行为，建立健康生活方式

一、行为改变，在减重中的作用

1. 什么是行为辅导

行为辅导是一种运用心理学原理，帮助集体或个体塑造良好行为、矫正不良行为的教学方法，是减重的关键一环。在专业人士指导下，科学识别并改变导致体重增加的不良行为模式，建立健康的饮食习惯、规律的运动计划，以及改善生活习惯，如饮食习惯和睡眠模式。通过行为辅导，人们学习如何持之以恒地实施这些改变，在“健康体重管理”的路上走得更稳、更远。

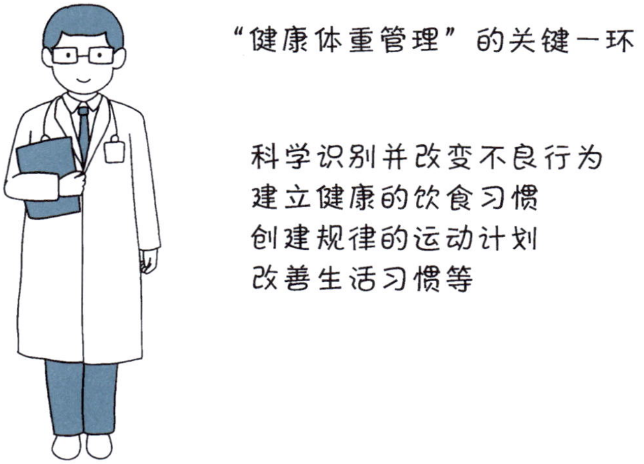

2. 如何进行行为辅导

通过一对一咨询，专业人士帮助我们设定实际可行的减重目标。

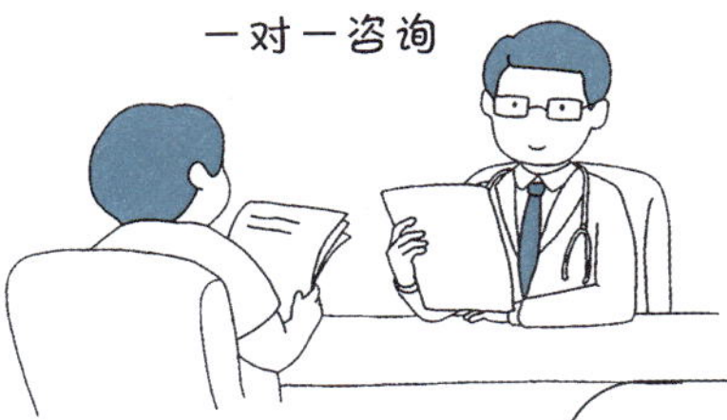

辅导者会指导我们记录饮食和运动，找出不健康的习惯。

一起制定个性化的饮食和运动计划，并提供实用的技巧来应对诱惑。此外，行为辅导还会教授压力管理和情绪调节方法，防止情绪性饮食。

通过定期跟进和支持，为健康减重“上保险”，确保我们能够持续地坚持这些健康行为。

3. 每天记录饮食和运动日记，就能告别不良习惯吗

减重，坚持记录饮食和运动日记是个好方法，可以帮助我们注意到自己的不良饮食习惯和运动量。通过清楚地记录自己吃了什么、什么时候吃、吃了多少，以及每天的活动量，可以发现并戒掉那些无意识的零食和高能量食物摄入。同时，记录运动情况也能激励我们增加日常活动量。

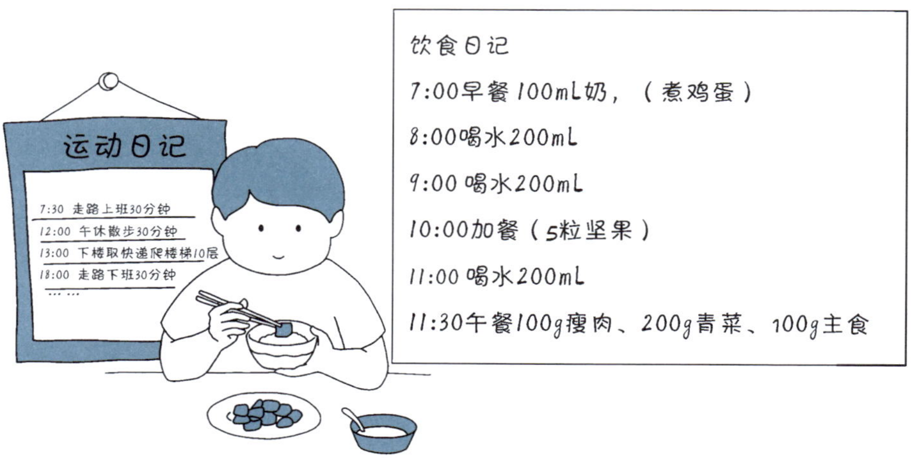
运动日记
7:30 走路上班30分钟
12:00 午休散步30分钟
13:00 下楼取快递爬楼梯10层
18:00 走路下班30分钟
饮食日记
7:00早餐100mL奶，（煮鸡蛋）
8:00喝水200mL
9:00 喝水200mL
10:00加餐（5粒坚果）
11:00 喝水200mL
11:30午餐100g瘦肉、200g青菜、100g主食

4. 生活中的仪式感：每天称体重对减重有什么帮助

每天称重，不仅是减重过程中必不可少的仪式感，还可以帮助我们更好地监测体重变化，增强对减重过程的意识。研究表明，规律监测体重者更可能保持减重成果。

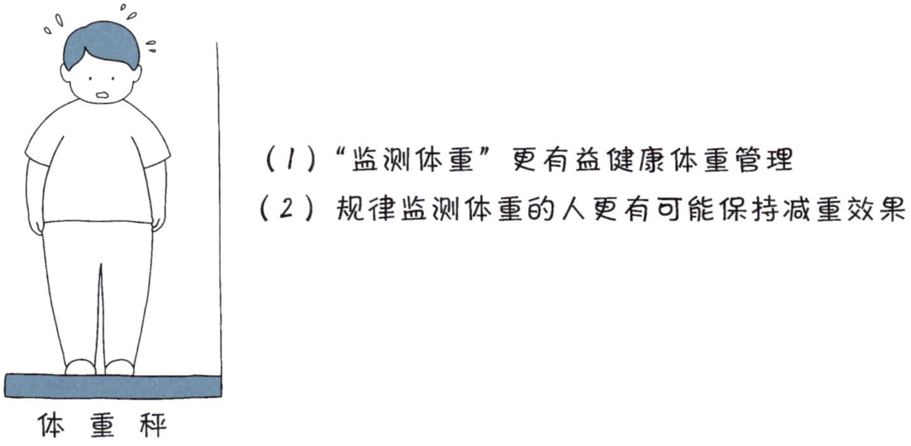

每天称体重，就像给减重旅程增添了一份仪式感，让我们更有信心和决心走向健康。

5. 成功减重，如何把烹饪方法改变一点点

瘦身，从厨房开始。试着用蒸、煮、烤代替油炸，这样可以减少食物中的油脂摄入。同时，增加蔬菜的比例，减少肉类，并且使用低脂酱料。例如，可以用柠檬汁代替沙拉酱、用醋和香草代替糖来调味。

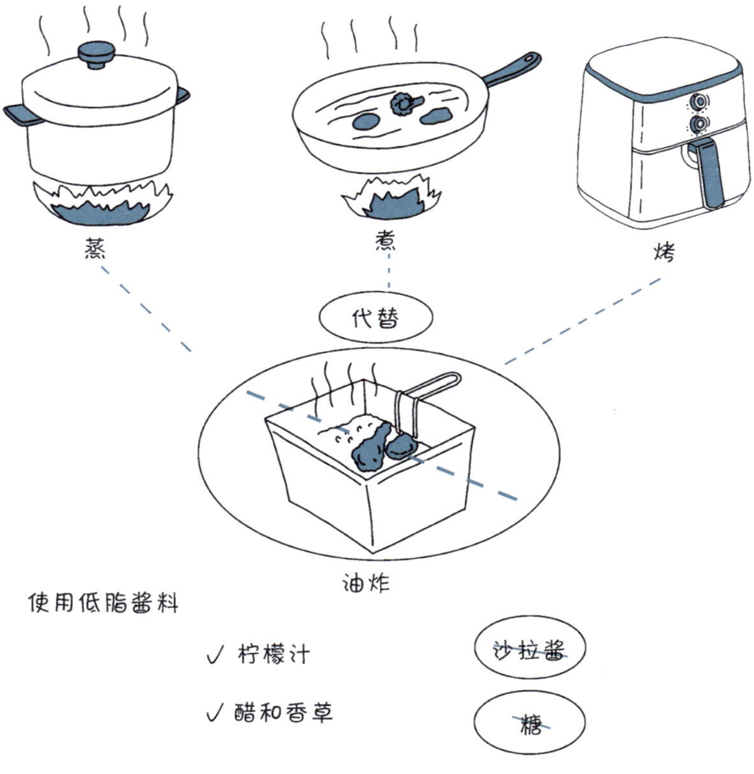

这些小小的改变不仅能降低能量，还能让食物更健康。

6. 烹制减重膳食时，应注意什么

减重时，膳食制备要注意以下几点。

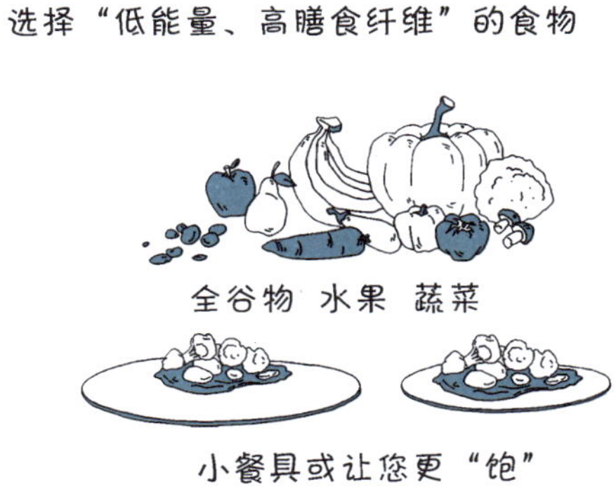

选择“低能量、高膳食纤维”的食物
全谷物 水果 蔬菜
小餐具或让您更“饱”

选择低能量、高膳食纤维的食物，如蔬菜、水果和全谷物。

使用小容量的迷你版餐具可以帮助控制食量。

油脂降级，健康升级，尽量采用蒸、煮、烤等健康烹饪方式。

避免高糖、高盐食物，尽量不加工，保持食物原味。

合理搭配蛋白质，如瘦肉、鱼、豆制品等，帮助增加饱腹感。这样制备膳食，有助于减重的同时，也能保证营养均衡。

7. 哪些“无痛苦减重”小技巧，能帮你“管住嘴”

在减重路上，总有不少因素影响着我们，例如，因为减少进食量导致的饥饿感等。来试试以下这些小技巧，或许可以帮助我们增加饱腹感，更好地“管住嘴”。

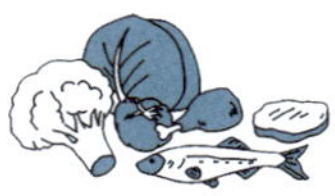

食物混在一起吃

第一，把食物混在一起吃，如蔬菜和蛋白质，这样可以让餐点更丰富，减少总摄入量。

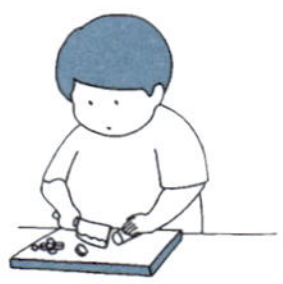

能切块的食物多切块，让食物看起来“更多”

第二，能切块的食物多切块，小块食物看起来显得更多，吃的时候也能让你吃得慢一些，增加饱腹感。

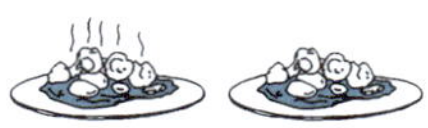

少吃热的，多吃温凉的

第三，少吃热的，多吃温凉的，这样的主食更易产生饱腹感。

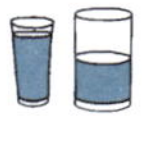

使用细杯子，看起来“更多”

第四，使用细长杯子，视觉上饮料看起来更多，实际上你喝的却少了。

这些小技巧，帮你轻松“管住嘴”，实现“无痛苦减重”！

8. 如何应用“君臣佐使”科学减重四件套

“君臣佐使”是来自中医的概念，以君主、臣僚、僚佐、使者四种角色代表中药方剂中不同药物成分的互相配合，发挥各种不同的作用。在科学减重中，指的是蛋白质、膳食纤维、维生素/矿物质、n-3多不饱和脂肪酸这四大类关键营养元素。

“君”：
蛋白质作为减重中的核心营养成分，不仅为身体提供重要的“原料”，增加肌肉，促进脂肪代谢，还可以有效增加饱腹感，减重路上更能扛得住饿。确保每餐都含有适量的优质蛋白质，例如，早餐可以是一杯牛奶加鸡蛋，午餐和晚餐可以有鸡胸肉或豆腐。

“臣”：
膳食纤维不仅可以帮助增加饱腹感，还可以降血脂、调节血糖。建议每天摄入25~35g膳食纤维，如食用燕麦、糙米、绿叶蔬菜等。

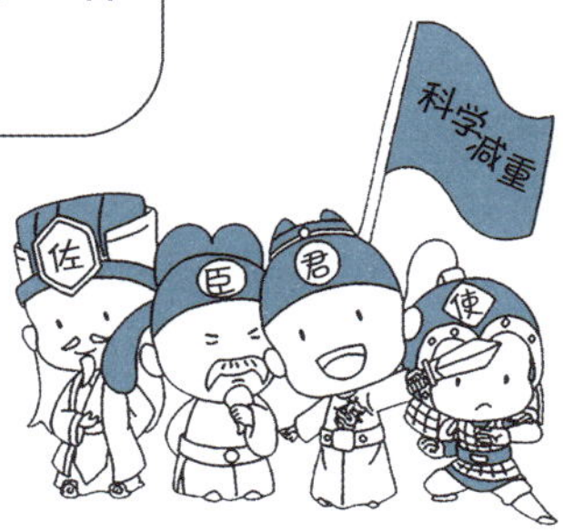

维生素 膳食纤维 蛋白质 n-3不饱和脂肪酸

“佐”：
维生素和矿物质在身体代谢中起重要作用，不仅有助于增强免疫力，对骨骼、皮肤等健康都有帮助。在减重期间尤其要关注钙、B族维生素等关键营养素的摄入，每日安排适量的新鲜水果、蔬菜、坚果、种子等食物。

“使”：
n-3多不饱和脂肪酸作为“好脂肪”，在减重过程中调节身体代谢，保护关节健康，对健康也大有益处。可以每日适量摄入深海鱼类，如三文鱼、沙丁鱼，以及亚麻籽油、核桃等。

9. 减重，为什么还要减盐

盐中的钠元素会影响身体的水分平衡，摄入过多会导致水钠潴留，导致组织水肿，看起来体重增加。钠还会增加食欲，让人不自觉吃得更多。而且，高盐饮食会升高血压，增加心脏病和糖尿病患病风险。

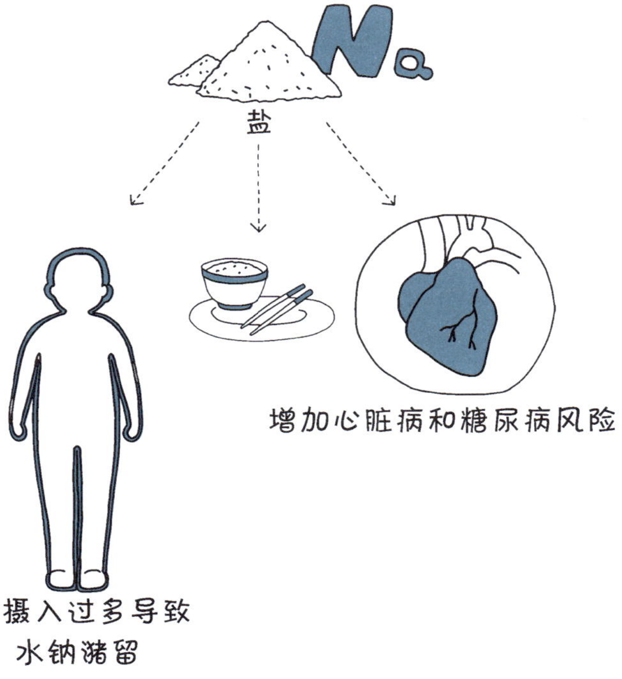

日常饮食中，钠无处不在，所以要警惕隐形盐的摄入，减少盐的使用并选择低钠食品，有助于更有效地减重和保持健康。

10. 减少食盐摄入，如何做

健康控盐并非完全不吃盐，而是在合理的范围内控制盐分的摄入。

（1）烹饪时少放盐，可以用醋、香料代替调味。

（2）购买食品时，尽量多选择低钠或无盐食品。

（3）减少外出就餐。选择在家吃饭，便于控制盐的摄入量，也尽量不吃加工食品，它们通常含有大量的隐形盐。

（4）购买商品时养成阅读食品标签的习惯，了解钠含量，做出明智的选择。

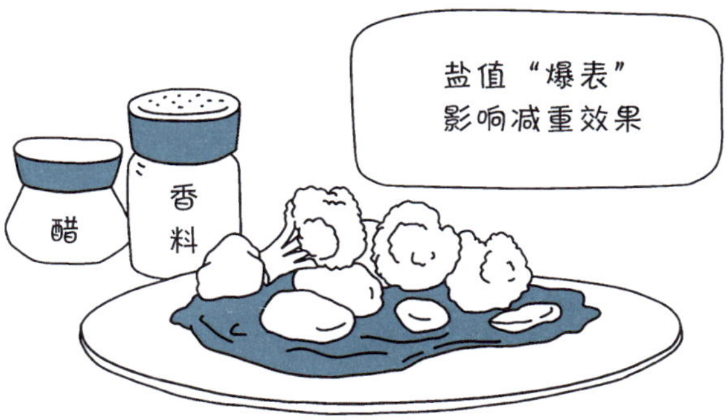

√ 醋、香料替换盐

√ 尽量选择低钠、无盐产品

√ 尽量在家吃饭

√ 读懂“食品标签”了解“钠”含量

11. 换成小号餐具对减重有帮助吗

使用小号餐具对减重确实有帮助，这是因为小号餐具会让食物看起来更多，从而潜移默化地减少食物摄入量。我们的脑部对视觉信号很敏感，食物放在小盘子中可以“欺骗”眼睛，使食物看起来量更多，容易产生饱腹感。这种方法简单易行，有助于控制食量，长期坚持，对减重有一定的促进作用。

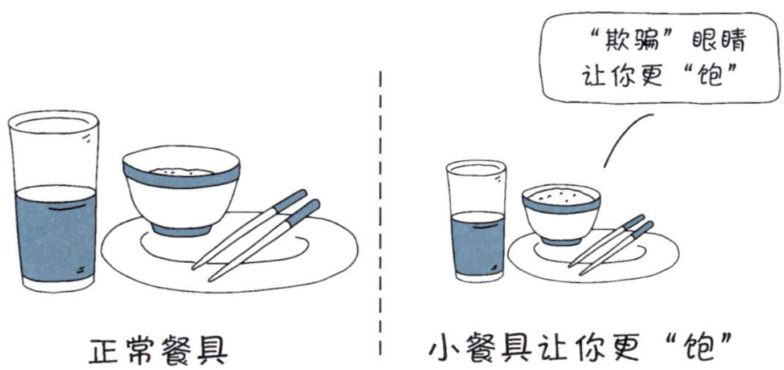

12. 细嚼慢咽有利于减重吗

细嚼慢咽确实有利于减重，因为细嚼慢咽可以增加食物与唾液的混合时间，有助于消化，同时也能让大脑有更多时间接收到饱腹信号，从而减少食物摄入。研究表明，每口食物咀嚼 20 次以上，有助于控制体重。

最佳吃饭时长，建议每餐至少用时 20～30 分钟。这样不仅能享受食物，还能帮助减重，一举两得。

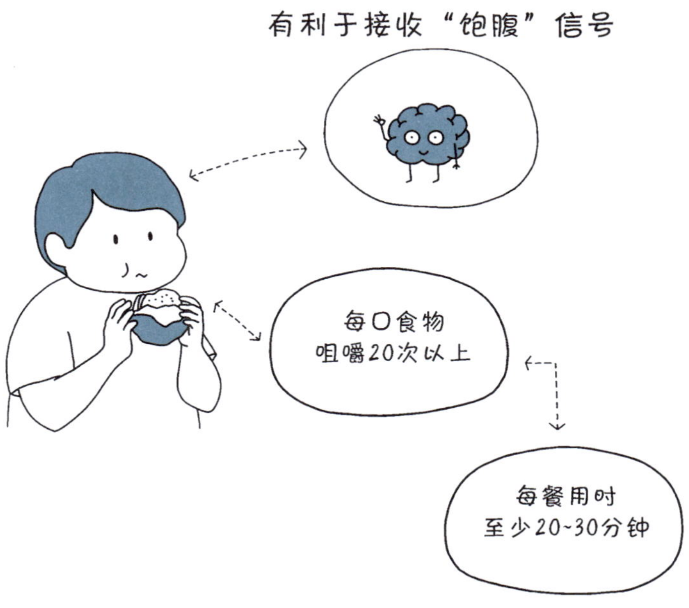

细嚼慢咽，有利于体重管理

13. 减重期间一定要少食多餐吗

减重期间并不一定非要少食多餐。

少食多餐的目的是维持血糖相对稳定，减少饥饿感，但并不是每个人都适合这种饮食习惯，对于有些人来说，定时定量的三餐可能更有助于控制食欲和减重。

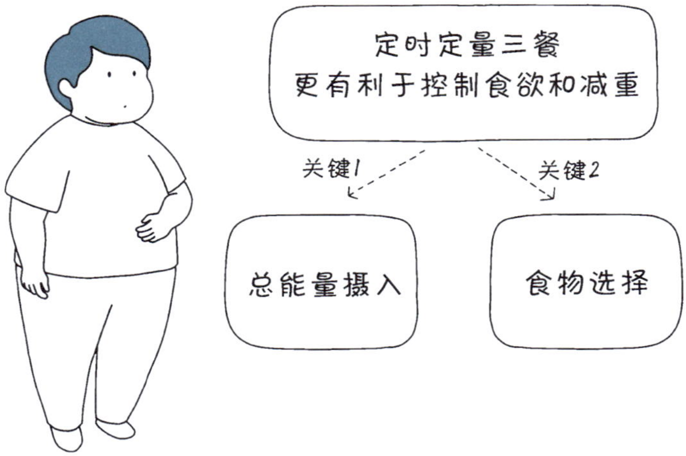

总能量摄入和食物选择是关键。如果你尝试少食多餐后，反而饿得更快，吃得更多，那就赶紧换回规律的三餐吧。适合自己的才是最好的！

14. 每日进餐次数对减重有何影响

一般来说，在总能量不变的情况下，增加进餐次数可以帮助提高新陈代谢，减少每餐的食量，从而有助于控制总能量摄入。

但是，这并不意味着进餐次数越多，减重效果越好。有些人可能会因为频繁进食而导致摄入过多能量。

关键在于保持能量平衡，合理安排每日的饮食次数和内容，找到适合自己的饮食节奏，这样才能更有效地促进减重。

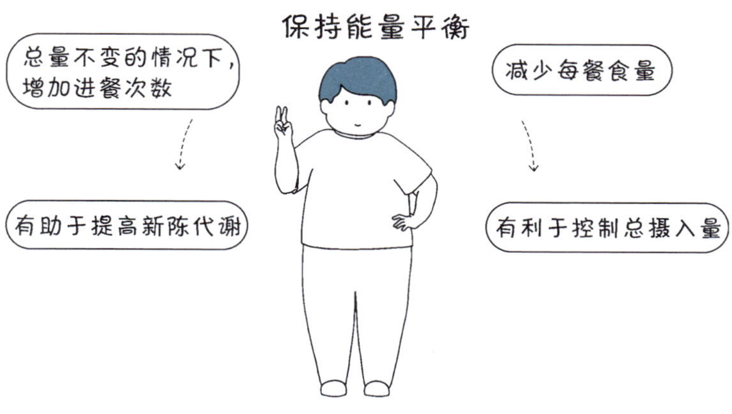
保持能量平衡
总量不变的情况下，
增加进餐次数
有助于提高新陈代谢
减少每餐食量
有利于控制总摄入量

15. “先汤再饭”更有利于减重吗

研究表明，先喝汤再吃饭可能更有利于减重。因为汤可以增加饱腹感，这样在正式吃饭时，可能会吃得更少。

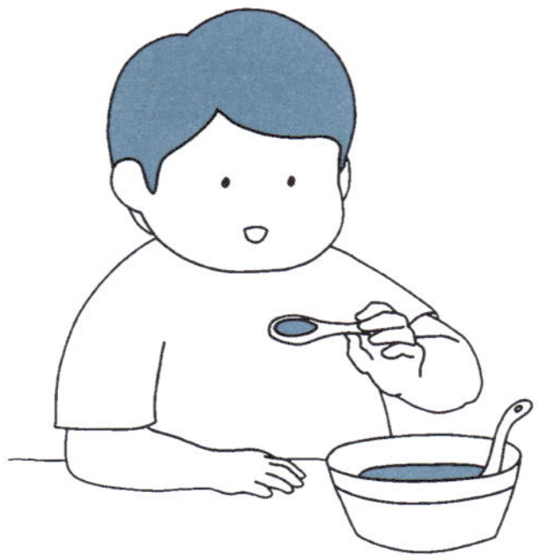

先喝：菜汤
再吃：蔬菜
再吃：蛋白质
最后吃：碳水化合物

科学的就餐顺序应该是先吃蔬菜，再吃蛋白质，最后吃碳水化合物。这样的顺序有助于控制血糖水平，减少胰岛素分泌，从而有助于减重。蔬菜的高膳食纤维可以让你感到更饱，蛋白质的消化速度慢，也能增加饱腹感，而碳水化合物最后出场，可以减少总能量摄入。

16. 如何培养良好的进餐习惯

培养良好的进餐习惯帮助减重，可以尝试以下方法。

（1）定时定量，每天按时吃饭，控制每餐的分量。

（2）细嚼慢咽可以增加饱腹感，减少过量进食。

（3）专注吃饭，避免边吃边做其他事情，这样可以减少无意识的过量进食。

（4）均衡饮食，确保每餐都有蛋白质、蔬菜和适量碳水化合物。

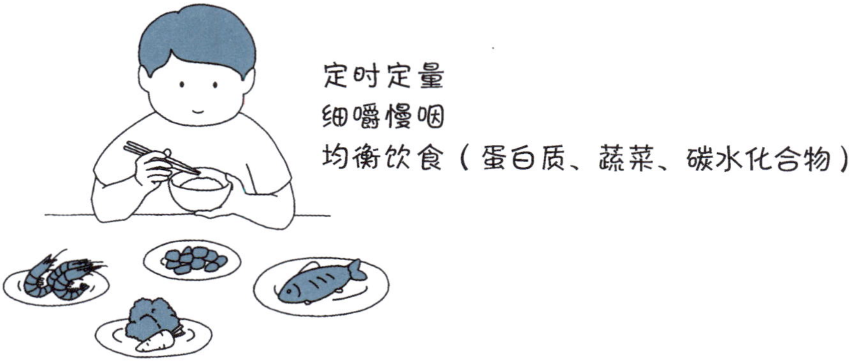

17. 控制进食量的方法，真的这么简单吗

控制食量，直接上手，便捷简单！

可以用拳头、手掌和手指来衡量主食、肉类和蔬菜份量。

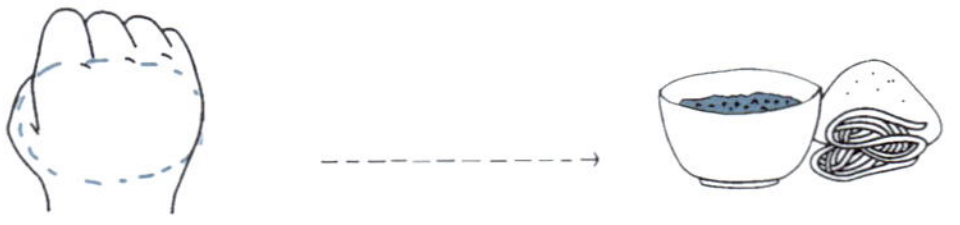

1餐的主食，约100g

主食的量，如米饭、面条或馒头，可以用一个拳头大小来衡量，大概是100g。

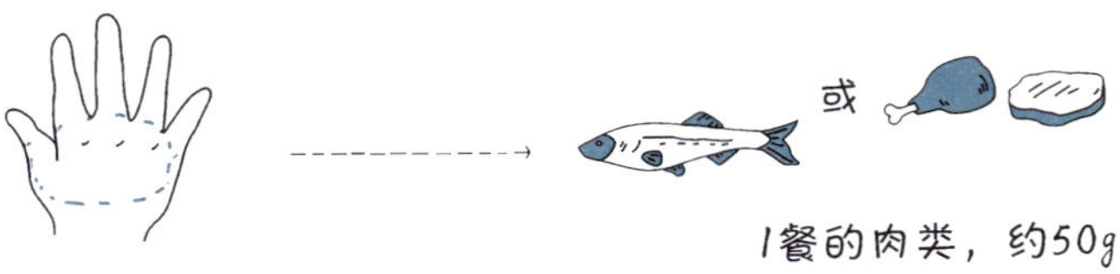

1餐的肉类，约50g

肉类的量，可以用手掌大小（不包括手指）来估算，大约是一份50g。

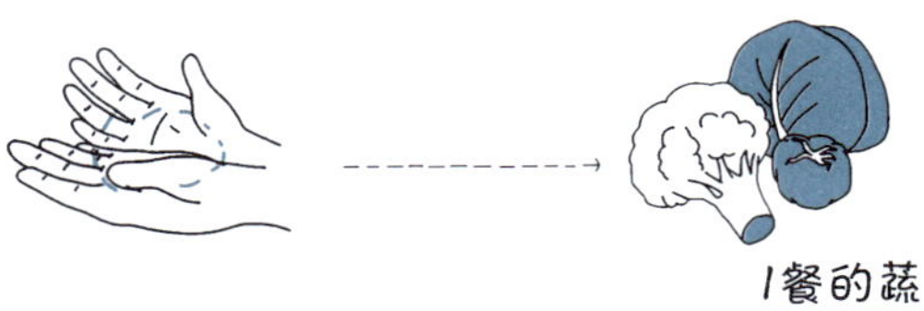

1餐的蔬菜量，约250g

双手捧起来的量，差不多是250g蔬菜量。

18. 每天吃半饱真的有利于减重吗

减重需要完全挨饿吗？其实减重时，不必完全挨饿，吃个半饱刚刚好。

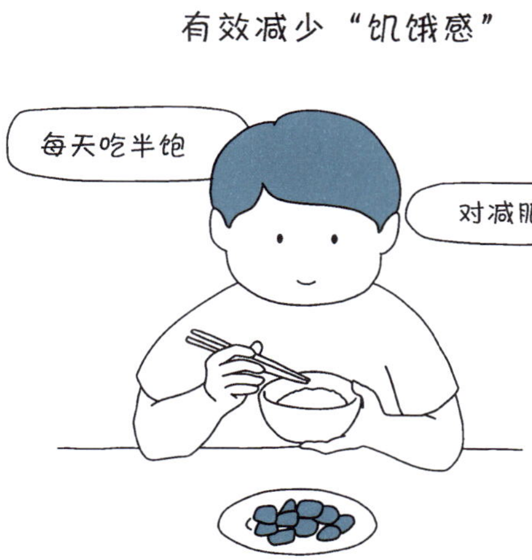
有效减少“饥饿感”
每天吃半饱
对减肥有积极作用

研究发现，每天吃个半饱，可以减少饥饿感，同时还能让身体更有效地利用储存的能量，对减重有积极作用。当然，这并不意味着要千方百计地饿着，而是要注意食物的选择，保证营养均衡。

19. 每天刷舌苔能降低食欲吗

研究表明，刷舌苔有助于降低食欲。

舌苔上可能积累了食物残渣和细菌，可能影响味觉敏感度，导致食欲增加。通过轻轻刷舌苔，可以清除这些物质，提高味觉感知，从而有助于减少食物摄入量。不过，这并不意味着刷舌苔就能直接减重，减重还需结合合理饮食和适量运动。

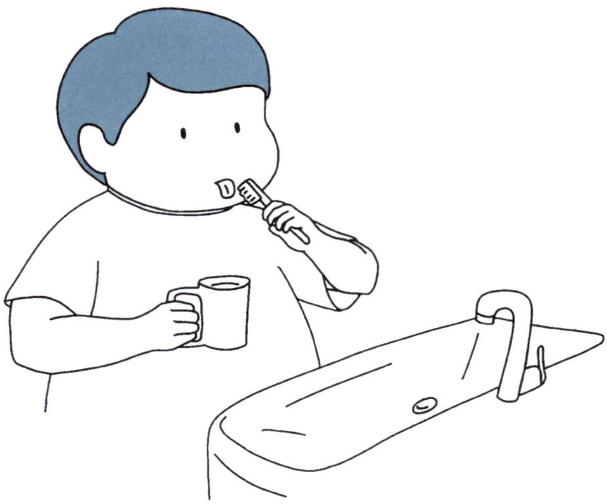

“轻轻”刷舌苔，有助于降低食欲

20. 减重期间，为什么不能边吃饭边看手机

减重期间，别拿手机当“饭搭子”。看手机会分散你的注意力，导致无法充分感受食物的味道和饱腹感。当不专注于吃饭时，容易吃得过快，错过大脑接收“饱腹感”信号的机会，从而摄入过多能量。此外，分心吃饭还可能增加无意识的零食摄入。

因此，为了更好地控制食量和享受饮食，要“好好吃饭”，专注于每一口食物，这样有助于减重成功。

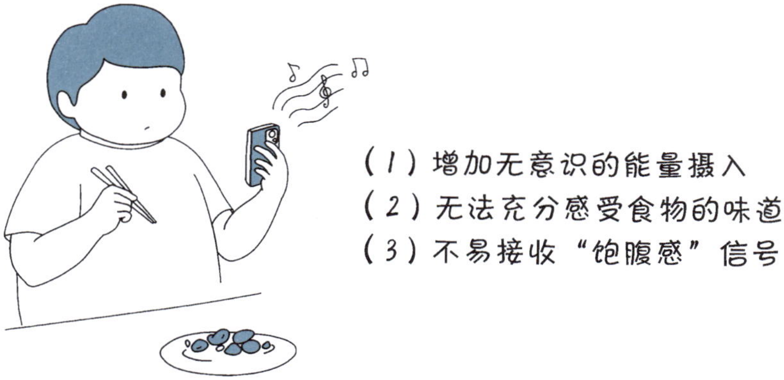
（1）增加无意识的能量摄入
（2）无法充分感受食物的味道
（3）不易接收“饱腹感”信号

21. 边走边吃，更容易胖吗

研究表明，边走边吃时，你的注意力会分散，不容易感受到“饱腹感”，可能会导致过量进食。此外，身体在行走时可能会将更多的能量用于活动而非消化食物，这可能会影响食物的正常消化和营养吸收。

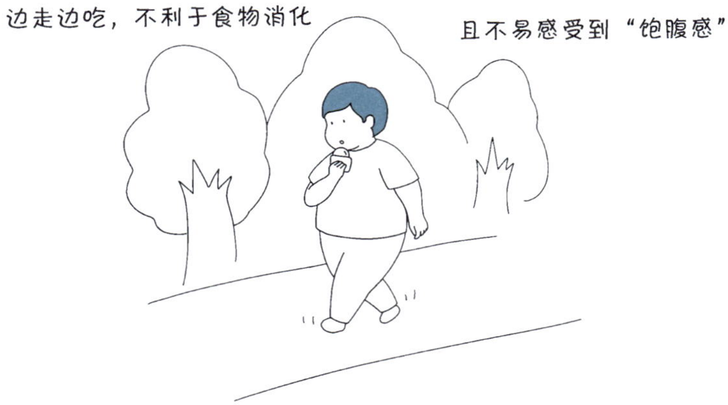
边走边吃，不利于食物消化
且不易感受到“饱腹感”

为了健康减重，建议大家在安静的环境中专心吃饭，细嚼慢咽，有助于更好地控制食量和促进消化。

22. 一顿饭不小心吃多了，应该如何调整

如果偶尔一顿不小心吃多了，别担心，及时调整可以帮助你恢复减重计划。

首先，不要因此就放弃，接下来的几餐可“轻装上阵”，增加蔬菜比例，减少高能量食物。同时，增加适量运动，如快走或做家务，帮助消耗多余的能量。记得保持良好的饮水习惯，避免因吃多而导致的身体水分不足。

最重要的是，不要让过量进食成为常态，保持良好的饮食习惯和心态，继续减重旅程。

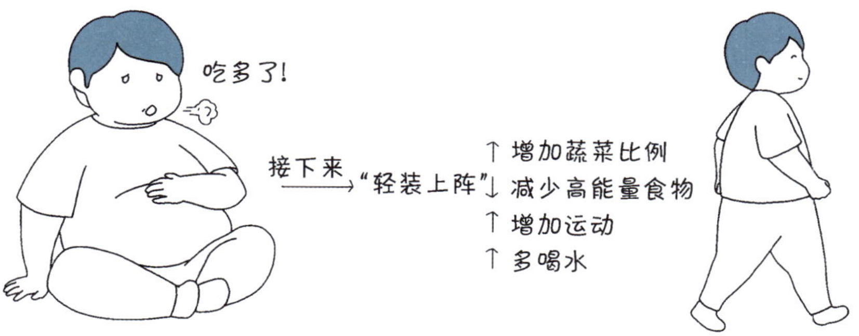

23. 减重期间，晚上饿得睡不着，如何有效缓解

减重期间，晚上饿得睡不着，试试以下“扛饿秘籍”。

（1）最重要的一点是早睡，10 点前睡觉，最能帮助减重。

（2）晚餐可以适量增加蛋白质和膳食纤维的摄入，有助于增加饱腹感。如果真的很饿，可以选择低能量的小零食，如一小把坚果或一些蔬菜慢慢咀嚼。此外，喝一杯温水或无糖的温牛奶，也能帮助缓解饥饿感。

（3）避免晚上过度运动，以免刺激食欲。保持良好的作息，避免睡前看手机，这些都有助于减轻饥饿感，帮助更好地入睡。

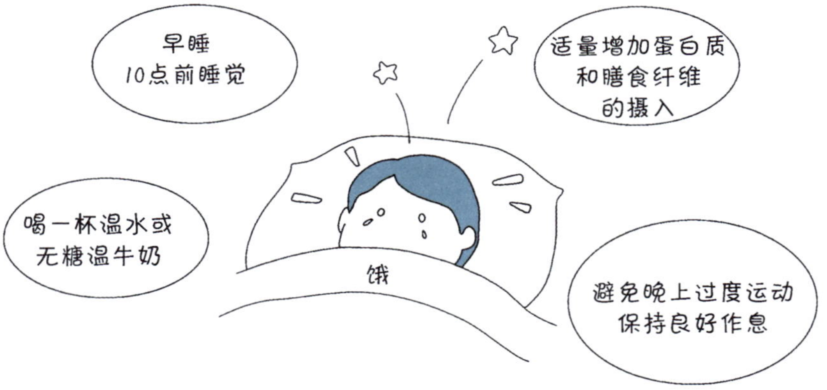

24. 睡前玩手机，会影响减重大计吗

这是有可能的！手机屏幕发出的蓝光会抑制褪黑素的分泌，影响睡眠质量。睡眠不足不仅会导致食欲增加，还可能降低代谢率，这两者都不利于减重。此外，玩手机容易让人忘记时间，延迟睡眠，减少深度睡眠时间，进而影响体重管理。

所以，为了减重成功，建议睡前远离手机，保证充足的睡眠。

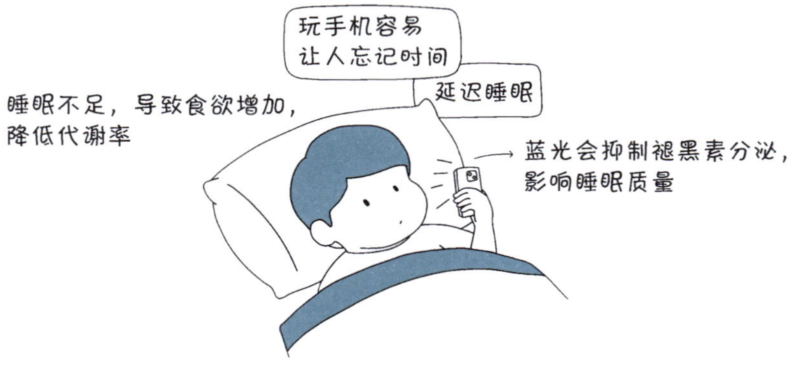

25. 一日三餐最佳用餐时间是几点

一日三餐的正确用餐时间，虽然没有绝对的标准，但以下建议有助于减重和健康。

规律的用餐时间，
有助于维持血糖稳定

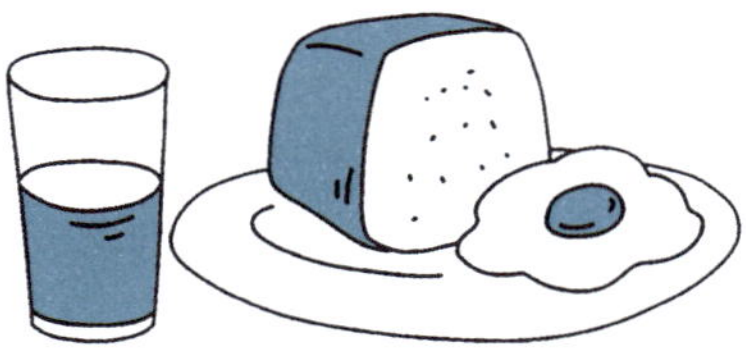

早餐：7—8点

- 早餐宜在 7—8 点，这样可以为一天的活动提供能量。

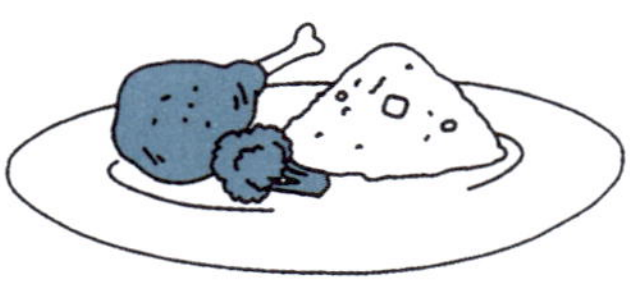

午餐：12—13点

- 午餐最好在 12—13 点，帮助补充上午消耗的能量。

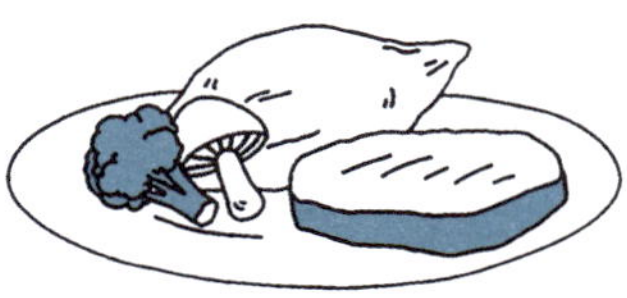

晚餐：18—19点

- 晚餐建议在 18—19 点，这样可以在睡前给食物足够的消化时间，避免影响睡眠。

保持规律的用餐时间，有助于维持稳定的血糖水平，避免暴饮暴食，对减重非常有益。

26. 不忌烟酒会不利于减重吗

不忌烟酒确实不利于减重。

烟草中的尼古丁可能会提高代谢率，但同时也会抑制食欲，导致营养摄入不足，影响身体健康。

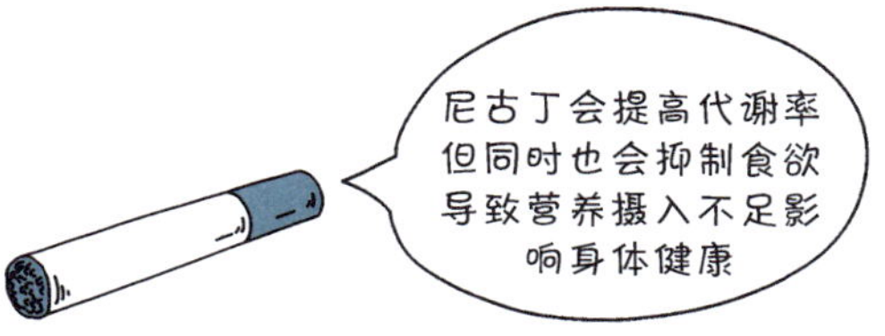

酒精则是高能量饮品，过量饮酒会增加额外的能量摄入，同时降低身体燃烧脂肪的效率。此外，酒精还会刺激食欲，使人更容易摄入高能量食物。

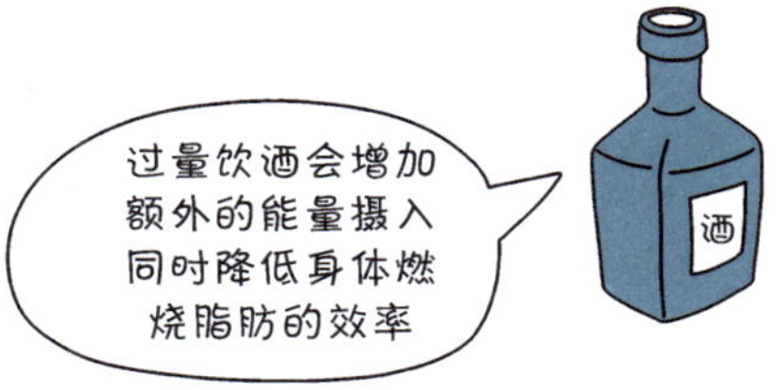

因此，想要有效减重，减少烟酒摄入，改善生活习惯是非常重要的。

27. 每天清晨喝一杯水，有助于减重吗

养成每天清晨喝一杯水的好习惯，不仅对减重有帮助，对健康也是大有裨益！

早晨喝水可以唤醒新陈代谢，帮助身体排出夜间积累的毒素。同时，一杯水能提供一定的饱腹感，减少早餐的食物摄入量。此外，水是身体的重要组成部分，适量饮水有助于维持正常的生理功能，提高脂肪燃烧效率。

因此，清晨一杯水，不仅能促进消化，还能帮助控制体重，是减重过程中简单而有效的小妙招。

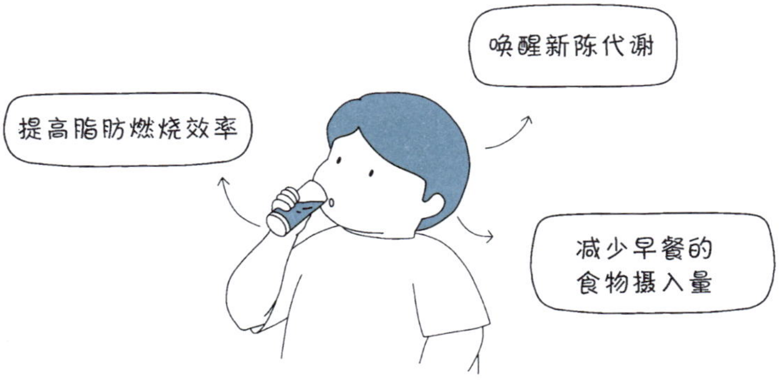

每天清晨一杯水，简单而有效的减重小妙招

28. 饭后可以立即吃水果吗

不推荐饭后立即吃水果。

这是因为饭后胃部正忙于消化食物，此时吃水果可能会增加肠胃负担，影响食物的正常消化。水果中的果糖需要在胃中停留一段时间才能被吸收，如果饭后马上吃，可能导致消化不良。

建议饭后至少半小时再吃水果，这样既能避免影响消化，又能让身体充分吸收水果中的营养。

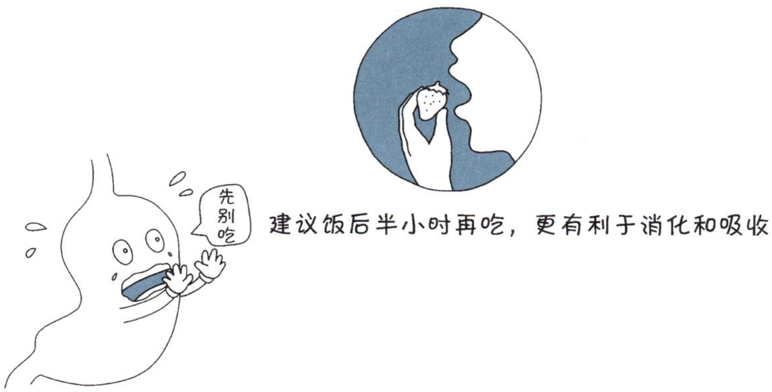
先别吃
建议饭后半小时再吃，更有利于消化和吸收

29. 两餐之间特别饿，如何解决

在减重过程中，如果两餐之间感到特别饿，可以采取以下策略。

（1）可以选择一些低能量、高膳食纤维的健康小零食，如一小把坚果（10 颗左右）、1 小杯酸奶或一两片全麦饼干。这些食物能提供一定的饱腹感，又不会摄入过多能量。

（2）有时候口渴也会被误认为是饥饿，所以可以试试适量饮水。

（3）调整饮食结构，确保正餐中包含足够的蛋白质和健康脂肪，这些营养素能帮助延长饱腹感。合理安排饮食，是行为改变中帮助减重的重要步骤。

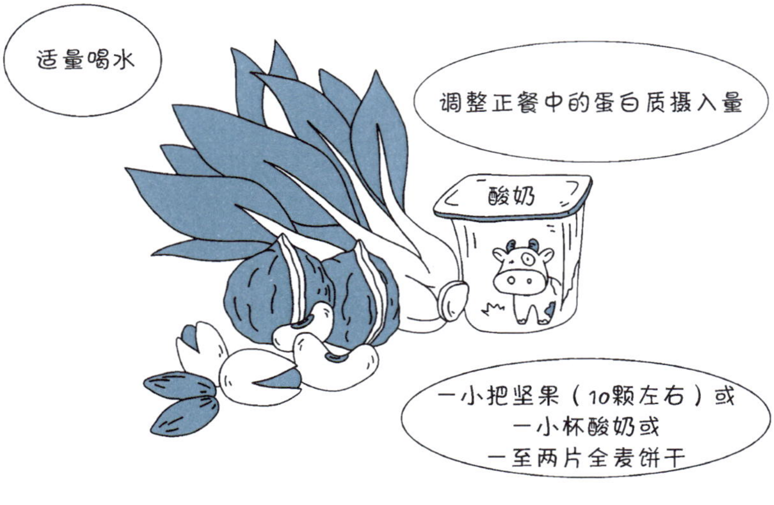
适量喝水
调整正餐中的蛋白质摄入量
酸奶
一小把坚果（10颗左右）或
一小杯酸奶或
一至两片全麦饼干

30. 夜班族，如何养成一个相对健康的生活方式

夜班族想要打造健康生活方式，可以遵循以下几点。

（1）保持规律作息，尽量固定睡眠时间。

（2）避免高能量、高脂肪食物，选择营养均衡的餐食，并适当补充富含维生素和矿物质的食物。

（3）利用休息时间进行轻度运动，如散步或拉伸。

（4）做“光照管理大师”，夜班工作时使用柔和的灯光，白天睡眠时使用遮光窗帘。

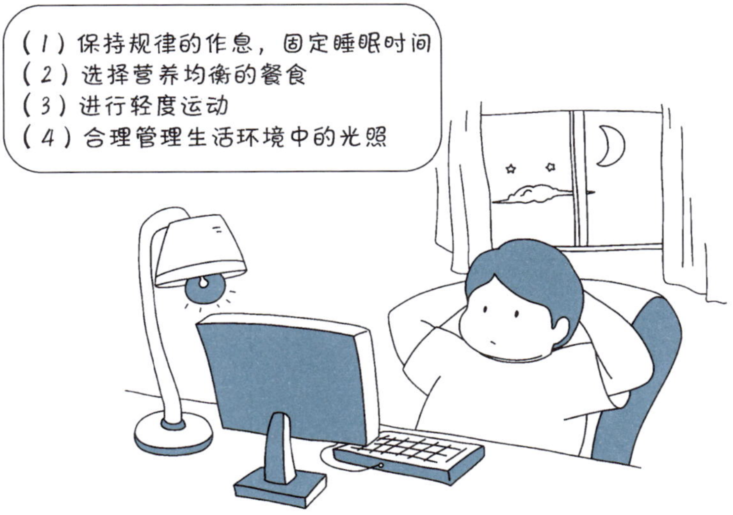

31. 如何避免“每逢佳节胖三斤”

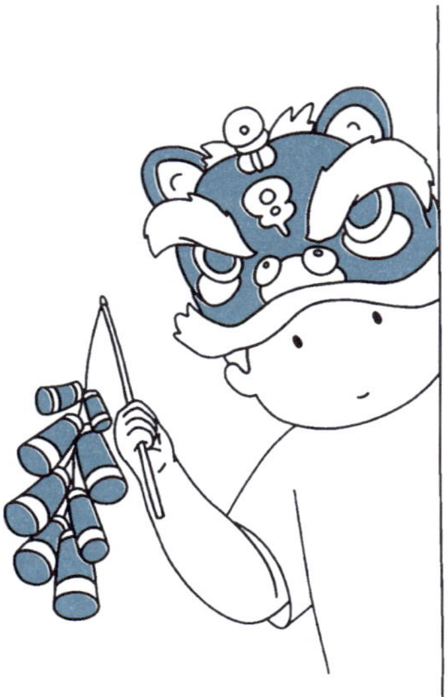

（1）不做“大胃王”，少吃油腻和高能量食物，多吃蔬菜和水果。

（2）合理安排餐量，少食多餐，避免暴饮暴食，但要注意总摄入量。

（3）保持活动，利用走亲访友的机会多走路，或在家进行简单的运动。

（4）减少零食摄入，尤其是高糖、高脂肪零食。

（5）保持良好作息，避免熬夜，因为熬夜可能导致食欲增加。

32. 如何度过减重平台期

当减重进入平台期，体重不再下降时，可以采取以下策略。

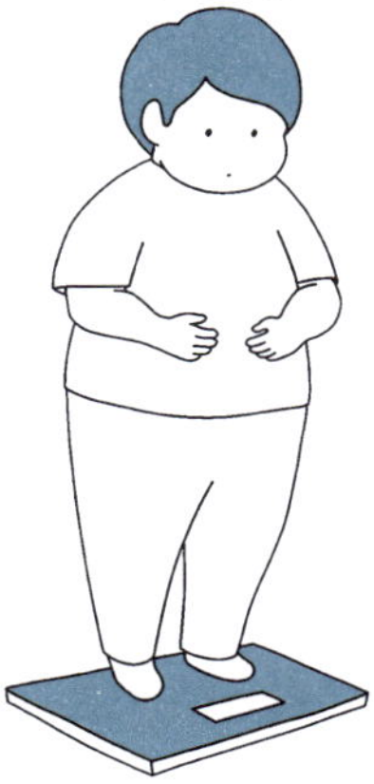

（1）调整饮食结构，适当增加蛋白质，严格控制饱和脂肪酸的摄入量，避免身体适应现有饮食模式。

（2）增加运动量或改变运动方式，如增加力量训练来提高基础代谢率。

（3）保证睡饱，睡眠不足会影响代谢。

（4）多喝水，有时候脱水会伪装成平台期。

（5）不要忘记心理因素，保持积极的心态，适当放松，避免压力导致的体重停滞。

33. 经期还能像平时一样减重吗

经期遇上减重，应对方式有很多。经期前由于水分滞留，体重可能会有所增加，这是正常的生理现象。此时，应保持均衡饮食，小心高盐、高糖食物，以免加重水潴留。运动方面，可以选择轻量级的有氧运动，如散步或瑜伽，减少剧烈运动，以免身体不适。

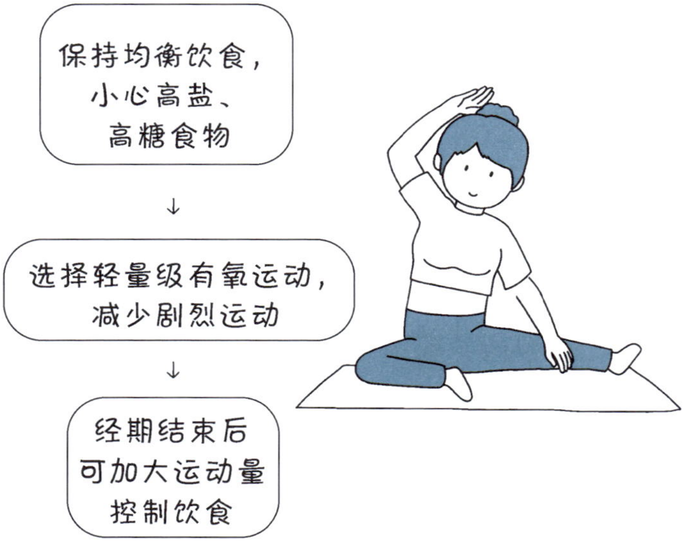

经期结束后，代谢率可能会提升，这时加大运动量和控制饮食，更有助于减重。记住，经期减重要更加关注身体感受，适当调整，不要给自己太大压力。

34. 当戒烟遇上减重，会越减越重吗

戒烟又减重，双赢不是梦。

戒烟初期，由于代谢率下降和食欲增加，一些人可能会出现体重增加。但这只是暂时的，合理安排饮食和增加运动，可以帮助控制体重。

实际上，戒烟后，身体功能改善，运动耐力提升，更有利于减重。关键是坚持健康的生活习惯，合理搭配饮食，适度锻炼，这样戒烟和减重可以相辅相成，实现双赢。

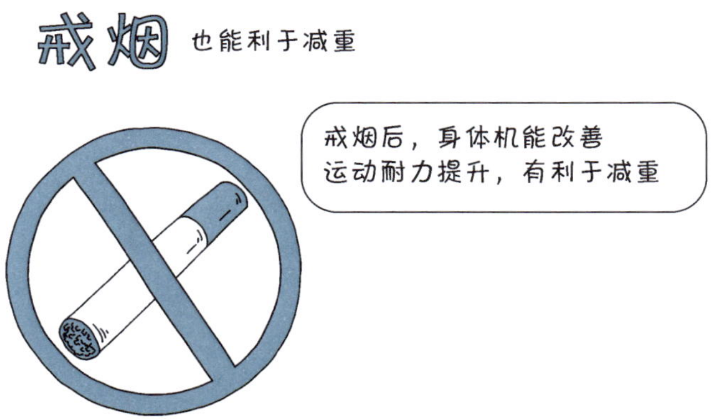

35. 饭后就躺下，更容易导致体重增加吗

饭后立即躺，肠胃受影响！

身体消化食物时，适量的活动有助于促进胃肠道蠕动。长期“饭后躺”，可能导致能量消耗减少，进而增加体重。为了避免这种情况，建议饭后适当站立或散步 15～30 分钟，帮助食物消化，促进能量消耗。

注意，饭后不宜进行剧烈运动，以免影响消化吸收。

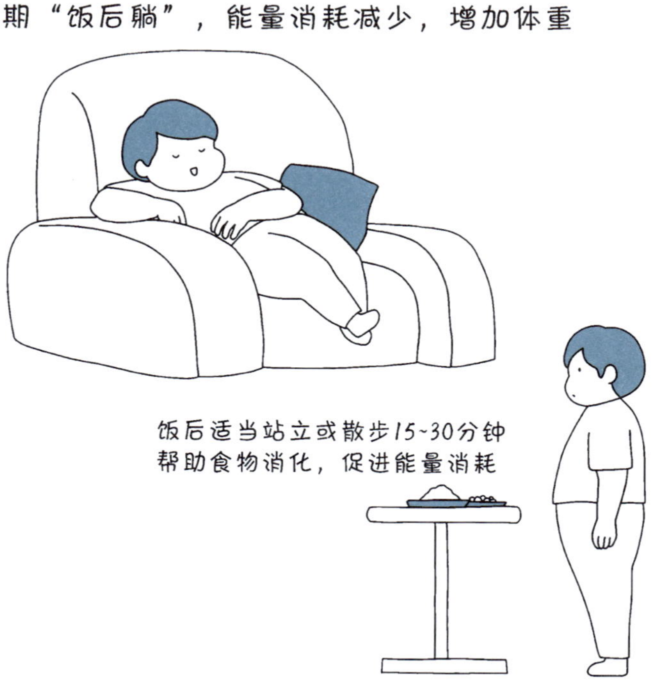

36. SPA 按摩对减重有帮助吗

SPA 按摩并不能直接燃烧大量脂肪，但对减重有一定的辅助作用，它可以促进血液循环和新陈代谢，帮助身体放松，缓解肌肉紧张，有助于消除体内多余的水分和代谢废物，从而减轻水肿现象，让人看起来更苗条。

SPA 按摩并不是减重的直接手段，更多的是作为一种放松和保健方式。科学减重，还需结合均衡饮食和适量运动。

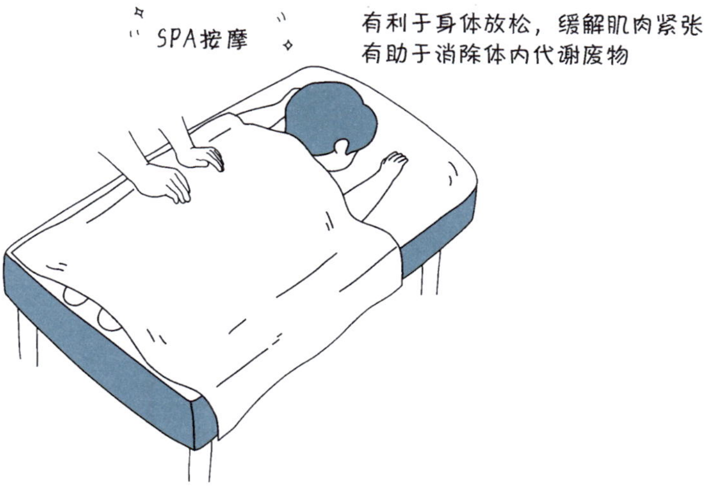

37. 中医拔罐可以帮助减重吗

中医拔罐被认为可以通过刺激特定穴位来调节体内气血，改善新陈代谢，从而辅助减重。它可能有助于缓解水肿和促进局部脂肪分解，但拔罐后的局部皮肤瘀血并不意味着直接减少了脂肪。

拔罐并不是直接的减重方式，而是一种促进身体健康的手段。

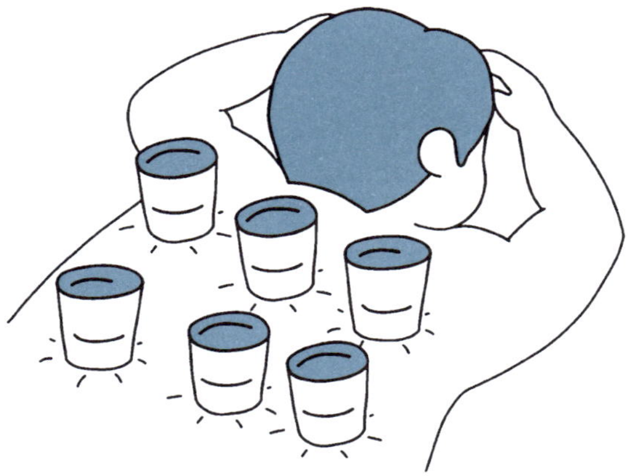

拔罐并不是直接的减重方式
而是一种促进身体健康的手段

38. 减重后出现皮肤松弛怎么办

减重后皮肤松弛，可以通过以下方法改善。

（1）保持充足的水分摄入，帮助皮肤恢复弹性。

（2）均衡饮食，确保摄入足够的蛋白质和维生素，特别是维生素C和维生素E，可以促进皮肤健康。

（3）定期进行有氧运动和力量训练，尤其是体态训练，增加肌肉量，紧实皮肤。

（4）还可以考虑专业医美手段，如紧肤治疗。

皮肤健康，预防胜于治疗，减重时应缓慢进行，给皮肤适应新尺寸的时间。

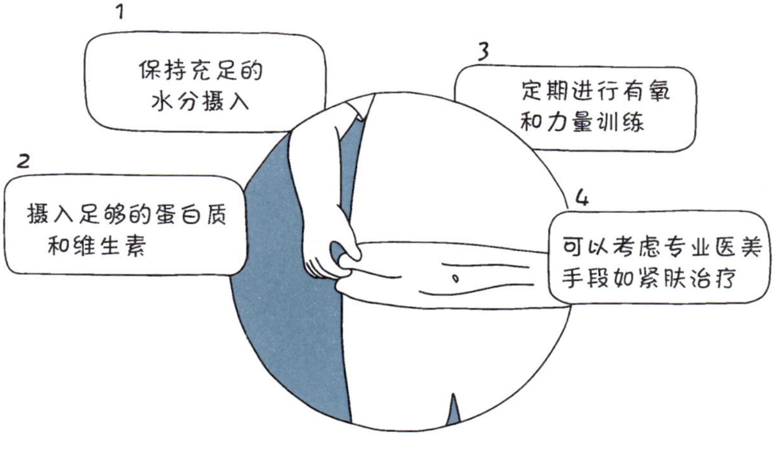

39. 减重期间，如何防止口腔异味

（1）保持良好的口腔卫生，定期刷牙和使用牙线。

（2）增加水分摄入，多喝水可以帮助清洁口腔。

（3）饮食上，避免“口气刺客”，如韭菜、大蒜、洋葱等。保持饮食均衡，摄入足够的维生素和矿物质，特别是维生素 C 和锌，有助于减少口腔异味。

（4）可以咀嚼无糖口香糖或使用含锌的口腔喷雾来清新口气。

（5）定期检查口腔健康状况，防止牙周病等口腔问题导致的异味。

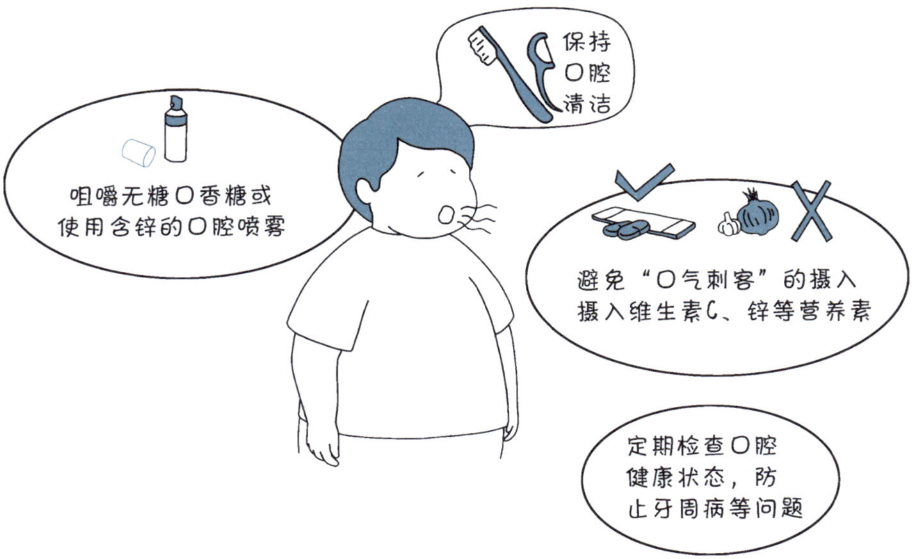

40. 减重期间，总有聚餐该怎么办

减重期间要尽量减少聚餐，如果实在需要参与，可以采取以下策略。

（1）尽量按照减重方案执行，提前规划好要吃什么，冲动进食不可取。

（2）聚餐前可以先吃一些低能量食物，减少饥饿感。在餐桌上，选择清淡蔬菜和瘦肉，控制高能量食物的摄入。当想吃东西时，就小口喝水。适量进食，可以用小碗分餐来控制食量。学会拒绝，不要因为社交压力而吃太多。

（3）享受社交乐趣，将注意力从食物转移到交流上，这样有助于控制饮食，同时维持社交活动。

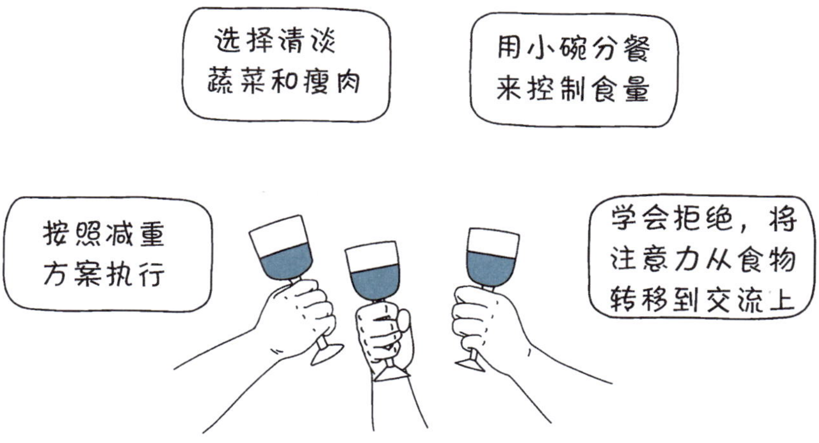

41. 减糖减盐，是行为改变的第一步吗

是的，减糖减盐是减重中行为改变的重要第一步。

（1）减少糖盐摄入有助于控制食欲，因为高糖、高盐食物会刺激食欲，让人吃得更多。

（2）减糖减盐能改善口味，让味蕾逐渐适应清淡食物，减少对重口味食物的依赖。

开始时，可以逐步减少糖盐用量，注意查看食物标签，尽量选择低糖、低盐产品。这样做，有助于降低慢性疾病患病风险，让我们成为健康的“瘦”星。

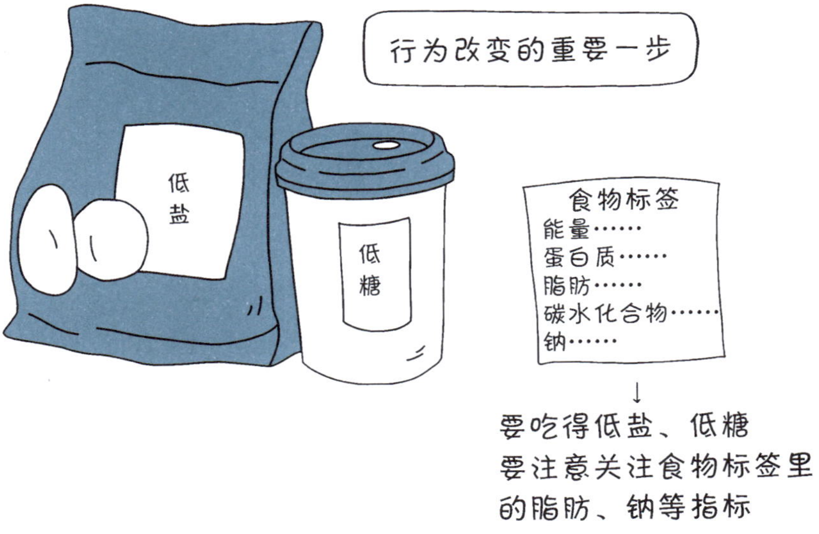

42. 吃饭时对着镜子，有利于减重吗

对着镜子吃饭是一种行为改变策略，可能帮助我们减重。

当你看着自己吃饭时，会增加对进食行为的意识，有助于控制食量，减少无意识的过量进食。此外，面对镜子可能会让你更加关注自己的体态，从而提醒自己坚持减重目标。

然而，这种方法并不适合所有人，因为这可能引起不适或焦虑。如果尝试后感觉不好，不妨尝试其他行为改变策略，如定时定量、慢慢咀嚼等。重要的是找到适合自己的方法，持续进行健康饮食。

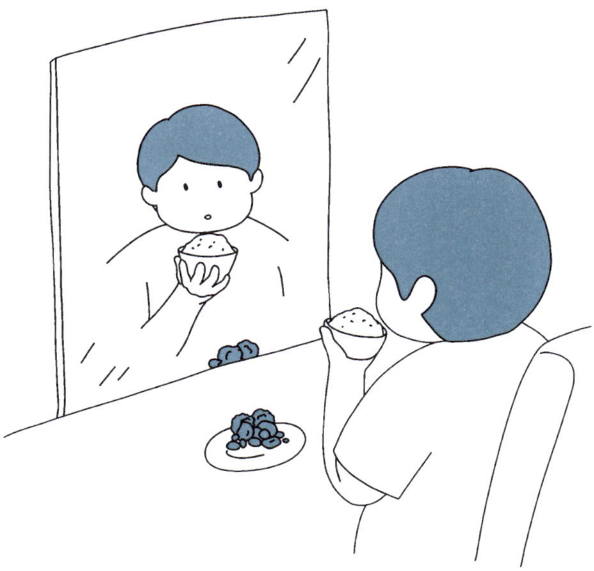

对着镜子吃饭，可能也有助于减肥

二、外卖族、出差族如何管理生活行为

1. 天天吃外卖，如何减重

无法避免吃外卖，那就尽量吃得健康一些，也有助于减重。

（1）选择低能量、高蛋白、高膳食纤维的外卖选项，如蔬菜沙拉、烤鸡胸肉等。

（2）减少外卖中的调料和高脂肪配菜，如酱料、油炸食品。

（3）控制分量，避免过量进食，可以要求减少米饭或面食分量。

（4）增加日常活动量，如走路、做家务，以增加能量消耗。记住，减重是整体生活方式的改变，在家做饭也是生活的“仪式感”！

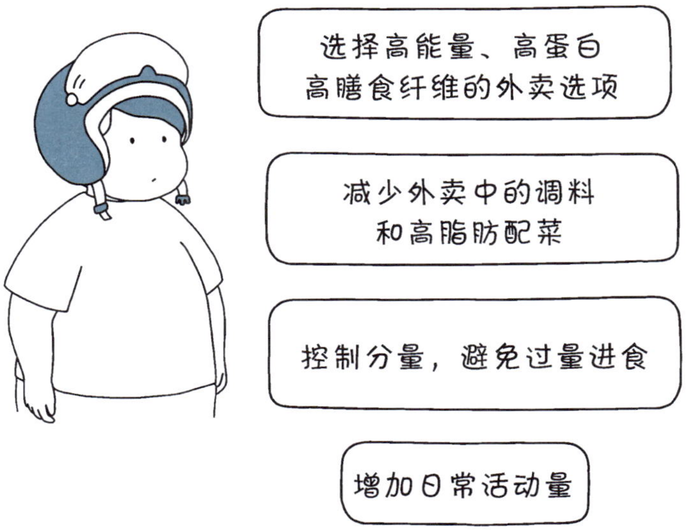

2. 天天加班，为什么更容易发胖

加班后容易发胖，主要是因为加班影响了饮食习惯和身体代谢。

（1）加班可能导致晚餐推迟或选择高能量快餐，增加能量摄入。

（2）加班后的疲劳可能让人更倾向于久坐不动，减少日常活动量。

（3）长期压力会导致皮质醇水平升高，促进脂肪储存。

（4）加班可能影响睡眠质量，而睡眠不足会影响代谢，增加食欲，进而导致体重增加。

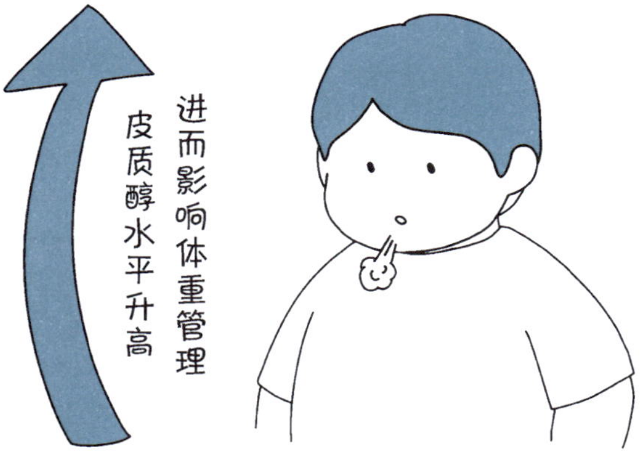

加班影响饮食习惯和身体代谢

3. 不得已熬夜加班，有哪些注意事项

熬夜加班，要注意以下几点，以减少对体重的影响。

（1）避免高糖、高脂肪食物，用低能量、高蛋白的零食当“熬夜伴侣”。

（2）每隔一小时走动几分钟，身体动起来，跟脂肪说拜拜。

（3）保持水分摄入，喝白开水而非含糖饮料。此外，适当补充 B 族维生素和维生素 C，帮助缓解疲劳。

（4）尽量保证熬夜后的睡眠质量，利用碎片时间小憩，以恢复身体代谢。

请记住，长期熬夜不利于健康，应尽量减少熬夜频率。

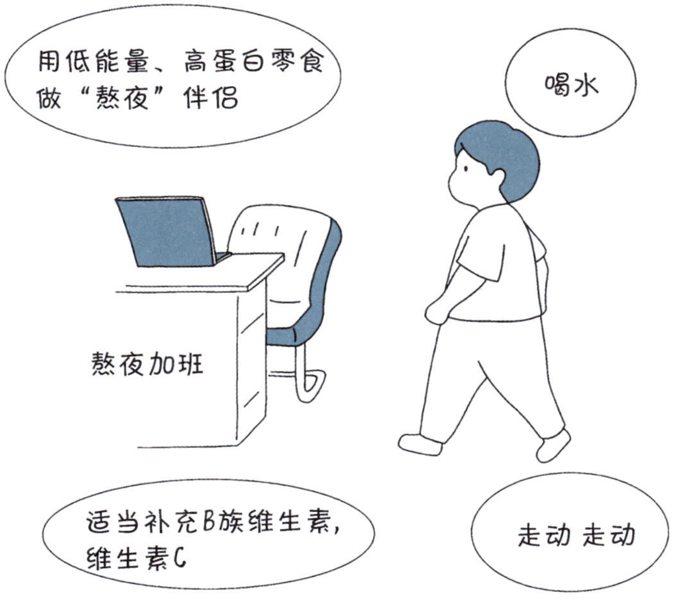

4. 熬夜加班后，如何做更有利于减重大计

熬夜加班后，想要挽回减重效果，可以采取以下措施。

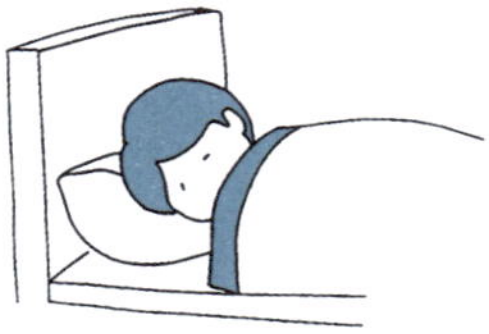

觉要睡够

（1）觉要睡够，以恢复正常的代谢。

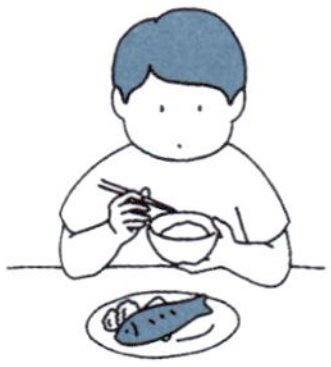

恢复正常减重饮食计划

（2）第二天尽量恢复减重饮食计划。选择高蛋白、低糖、低脂食物，有助于维持饱腹感和提高代谢。同时，增加日常活动量，如步行或做家务，以补偿熬夜期间的久坐。

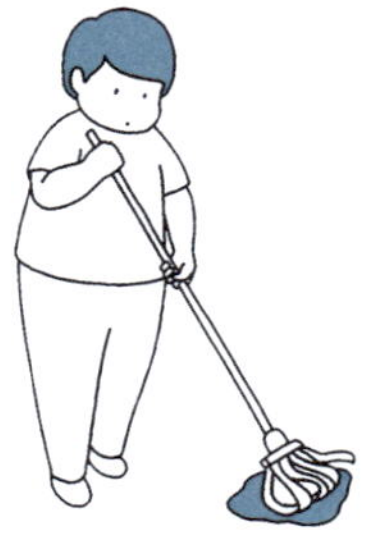

做家务

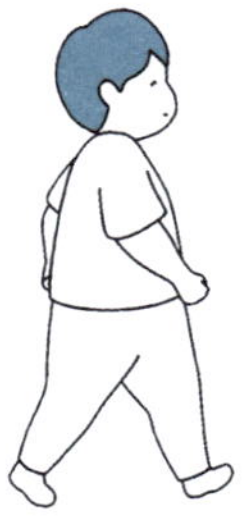

增加活动量：步行

（3）心态别崩，避免因压力导致的情绪性进食。这样可以帮助身体尽快恢复平衡，继续减重大计。

5. 减少久坐行为，能变瘦吗

减少久坐行为，增加日常的能量消耗，可以帮助减重，这是一种行为意识上的改变。

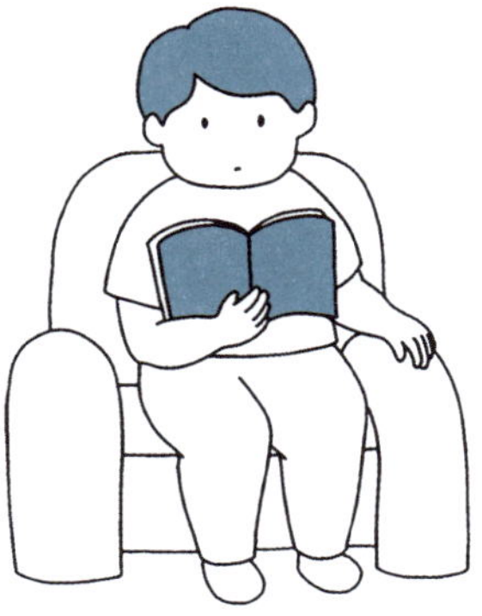

久坐

久坐会导致新陈代谢减慢，减少脂肪燃烧。增加站立和活动的时间，如贴墙站，可以提高心率，促进血液循环，从而帮助身体消耗更多能量。

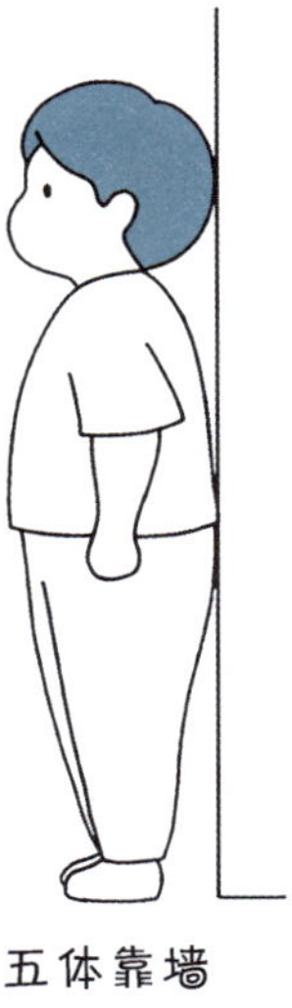

五体靠墙

但要注意，单纯减少久坐并不能保证变瘦，还需配合健康饮食和规律运动。

6. 减重期间突然要出差，如何继续减重计划

出差期间，减重计划可以这样调整。

（1）准备好“减重小书包”，包含运动鞋、蛋白粉、体重秤等减重必备用品。

（2）尽量选择健康的餐饮，如蔬菜、瘦肉和全谷物。

（3）利用碎片时间运动，身材管理不掉线，如快走、酒店健身房锻炼或房间内做瑜伽。

（4）保持充足睡眠，避免因疲劳导致的暴饮暴食。

（5）注意充足饮水，避免含糖饮料和高能量零食。

虽然环境变化，但坚持上述原则，减重计划依然可以持续进行。

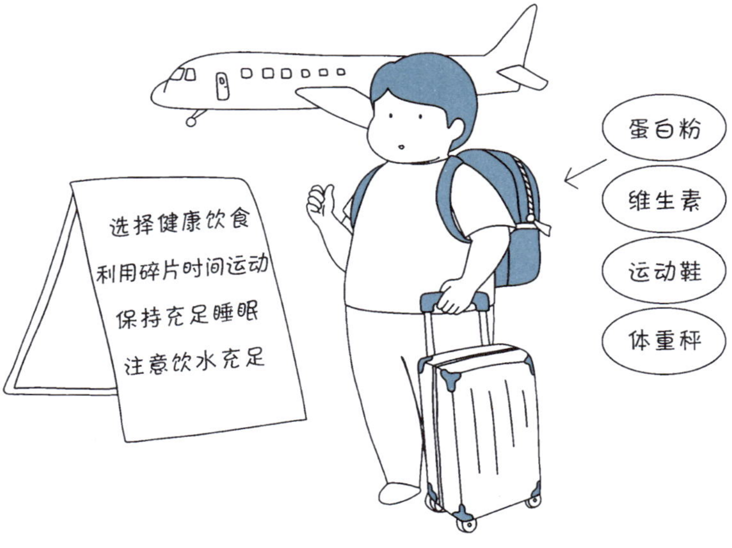

7. 减重期间，出差之前需要准备什么

在减重期间应对出差，可以提前做好以下准备。

（1）出差期间的饮食计划不能少，包括可选择的健康餐厅和便携的健康零食。

（2）小型健身器材随身带，如跳绳或弹力带，以便在酒店使用。

（3）提前了解出差地的步行或跑步路线，确保可以继续锻炼。

（4）设置提醒，保持规律的作息和饮食习惯。

这样，即使在出差期间，也能保证减重行为不被打断，维持减重计划。

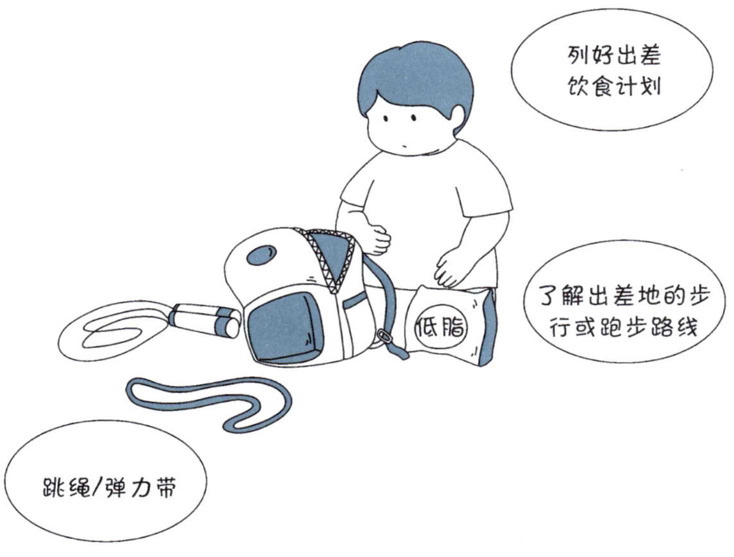

8. 出差族经常三餐不定时，怎么办

出差时，由于三餐不定时，可能会影响减重效果，不妨试试以下策略。

（1）进食时间尽量规律，如果无法按时吃饭，可以准备一些健康的小零食，如坚果或水果，以备不时之需。

（2）选择高蛋白、低脂食物“炫”起来，这些食物能提供较长时间的饱腹感。

（3）注意不要因为错过正餐而暴饮暴食，尽量控制食物分量。

（4）利用手机应用或提醒功能，帮助自己准时吃饭、喝水等，逐步调整生物钟，以适应出差中的饮食节奏。

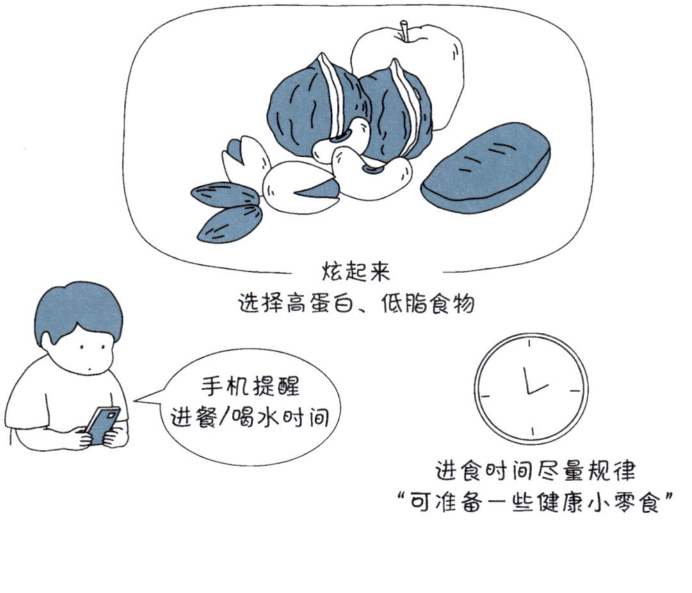

9. 出差期间去饭店吃饭，如何点菜更有利于减重

出差在外点菜时，要想更有利于减重，可以尝试以下小技巧。

（1）选择清蒸、炖煮、烤制的菜品，避免油炸和高能量食物。

（2）尽量选择蔬菜、瘦肉类菜品，淀粉食物少量点或不点，米饭面食可用粗粮代替，身材管理不掉线。

（3）要求服务员“少油、少盐”，以降低额外的能量摄入。

（4）尽量不选含糖饮料，可以选择白水或泡茶，以减少能量摄入。

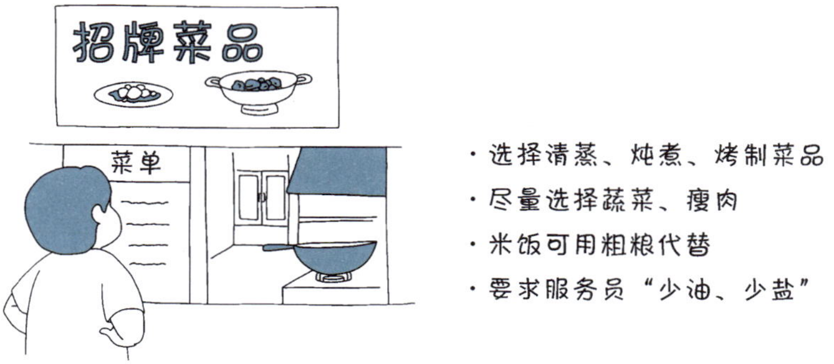

10. 出差回来后如何快速回归原来的减重计划

（1）出差回来如果发现体重有小幅波动也没关系，尽快恢复减重饮食计划，减少外出就餐，自己烹饪低脂、高蛋白食物。

（2）逐步恢复运动，从轻松活动开始，逐步增加强度。

（3）生物钟倒回来，睡眠要充足。

当然，最重要的是保持积极心态，不要因短期的波动而气馁，坚持记录饮食和运动，持续监控体重变化。

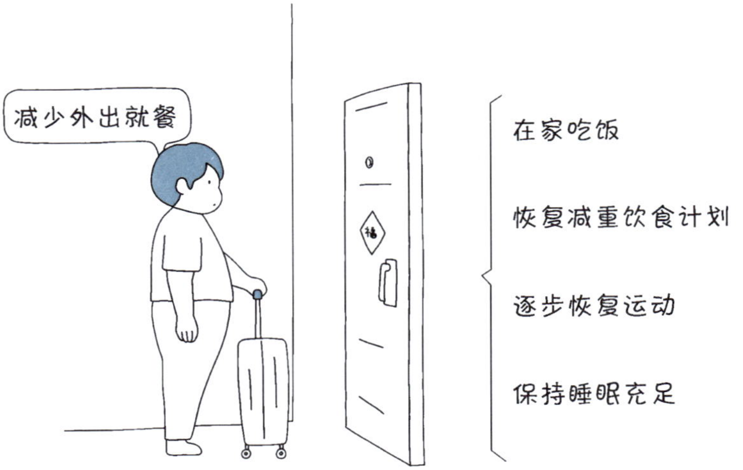

11. 调整生活方式，减轻压力，对减重有帮助吗

当工作或生活压力大时，调整生活方式，减轻压力，确实有助于减重。

“压力大”会导致身体分泌更多的皮质醇，这种激素会增加食欲，尤其是对高能量食物的渴望。通过冥想、深呼吸、瑜伽等方式减压，可以帮助减少情绪性进食。同时，保持规律的作息和充足的睡眠也能降低压力水平，有助于维持健康的体重。

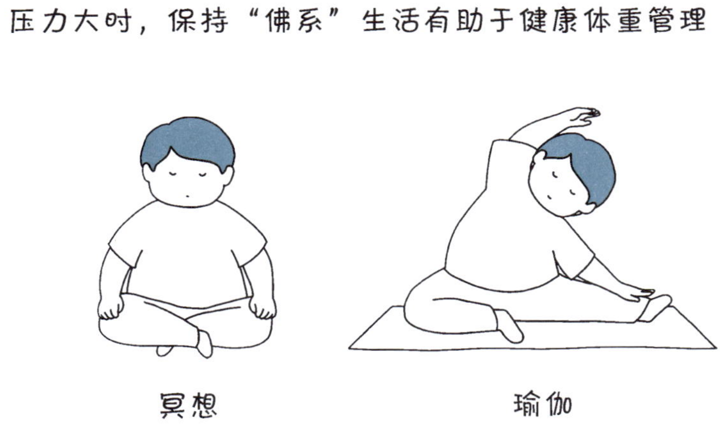

因此，学会放松，保持“佛系”的生活节奏，是减重过程中不可忽视的一部分。

三、如何营造良好的减重环境

1. 给自己找个伴，一起减重会更高效吗

找到志同道合的伙伴，减重路上不孤单。

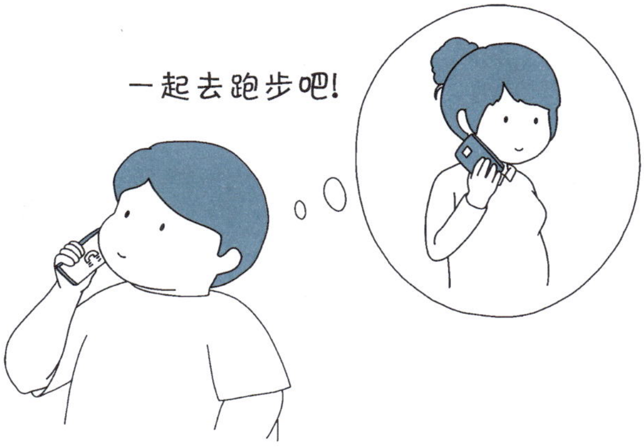

有研究表明，与他人共同追求减重目标可以增加动力和责任感。伙伴之间的支持和鼓励能够帮助克服困难，降低放弃的概率。

同时，同伴之间的良性竞争可以激发减重的积极性，让运动和健康饮食变得更有趣。

此外，一起制定计划和分享经验，可以相互学习，提高减重策略的有效性。

2. 减重期间，周围人不支持该怎么办

减重期间，遇到不支持自己的亲友，个人的决心不要变。

（1）一定要端正自己的人生态度，意志力很重要，要给自己设立人生目标，减重能够获得什么样的好处，对自己的健康和身体负责任。

（2）和别人交流先要学会示弱，让大家帮我群策群力，做好我的监督员，把敌人变成朋友。

（3）对每天该吃的东西要有预案，特别是在食堂或零食时间，要知道哪些不该吃。在别人吃零食的固定时间，可以选择出去跑步，远离这些不该有的烦恼。

（4）通过每天体重下降的快乐来提升自己的成就感和幸福感，用更多身体的奖励来维持自己的减重动力，能更好地坚持下去。

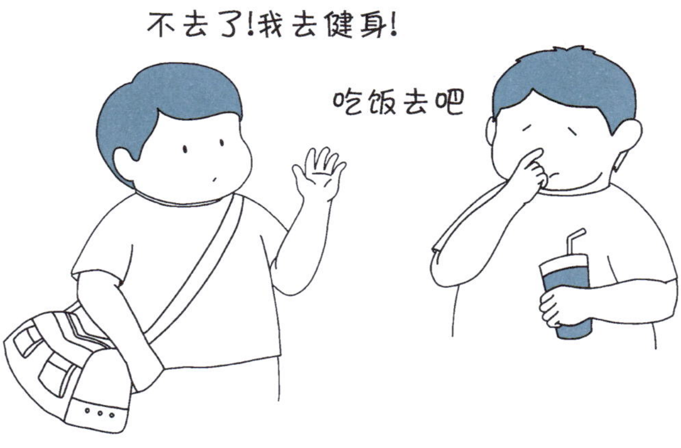

3. 跟瘦的人在一起更容易减重吗

研究表明，跟瘦的人在一起可能更利于减重。

这是因为，瘦人通常有更健康的饮食习惯和生活方式，能够潜移默化地带着你瘦。他们的习惯可能会促使你选择更健康的食物并增加活动量。相反，如果经常和胖人在一起，可能会受到他们不良饮食习惯的影响，从而导致减重效果不佳。

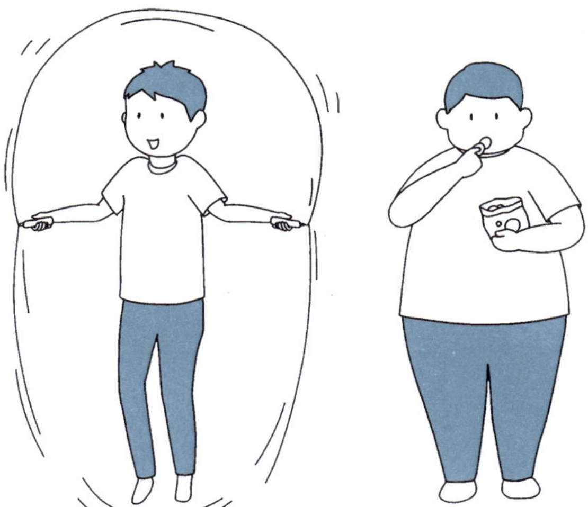

瘦人通常有更健康的饮食习惯和生活方式，
可以促使身边的人选择更健康的食物和增加运动量

因此，想要营造良好的减重环境，不妨多向那些拥有健康生活方式的人学习，让他们的习惯成为你减重路上的助力。

4. 减重期间购物，如何抑制食物诱惑

（1）购物前吃点健康的小零食，避免饥饿感导致的冲动购物。

（2）购物清单列起来，严格遵守不偏离。

（3）尽量走直线路径，避开零食区。此外，选择全麦、低糖、低脂的健康食品，减少购买高能量密度食物。

（4）利用心理技巧，想象吃下这些食物的后果，或思考自己的减重目标，以增强自控力。

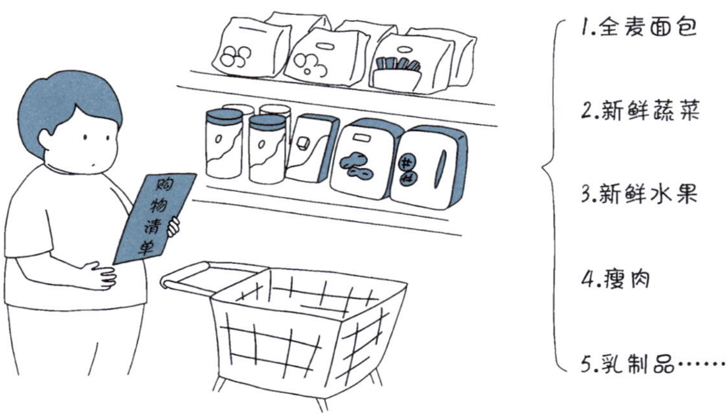
购物清单
1.全麦面包
2.新鲜蔬菜
3.新鲜水果
4.瘦肉
5.乳制品……

5. 学会看食品标签上的营养信息，能帮助减重吗

在选购食品时，要仔细查看食品标签上的营养信息。注意每份食品中的能量、脂肪、糖分和钠含量。选择低能量、低脂肪、低糖和高膳食纤维食品。小心“分量陷阱”，因为有时候“低能量”可能是因为分量小。

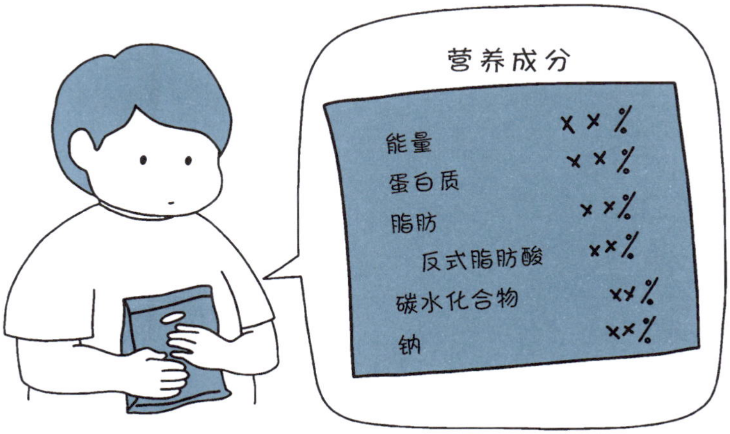

此外，检查营养成分表中的配料列表，排在前面的是主要成分，如果糖或脂肪排在前面，要慎重考虑。

通过了解食品标签知识，可以帮助我们做出更明智的食品选择。

6. 如何为自己营造良好的减重环境

营造良好的减重环境，要给生活加点“仪式感”。

（1）保持厨房整洁，储存健康的食材，蔬果全谷物吃起来，和高能量零食说拜拜。

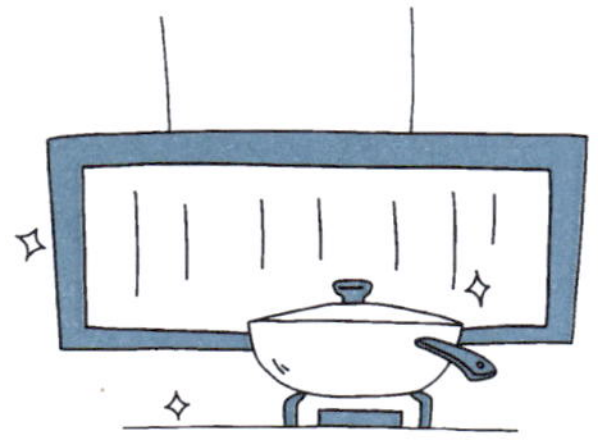

保持厨房整洁

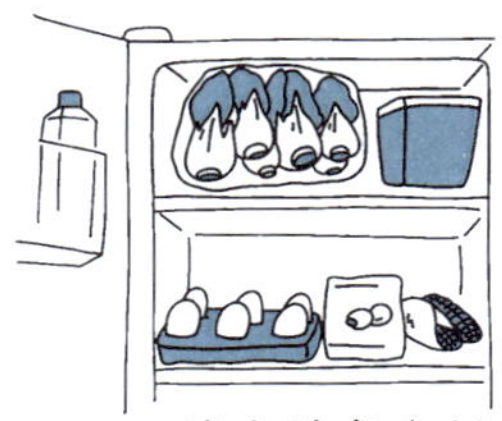

储存健康食材

（2）制定合理的饮食计划，控制餐盘大小，使用精致的小餐具，避免过量进食。

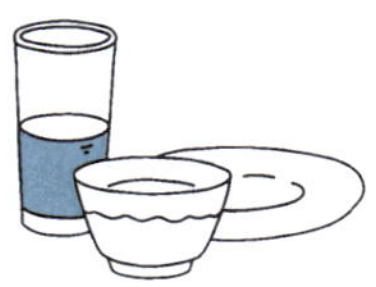

使用精致的小餐具

（3）增加家中的运动器材，如哑铃或瑜伽垫，方便随时锻炼。还可以与家人或朋友分享减重目标，寻求支持，共同营造积极的生活氛围。

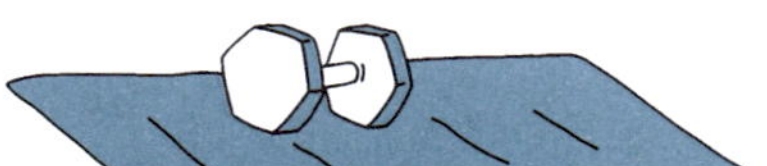

带家人一起“动”

四、特殊人群如何做好生活行为管理

1. 如何帮助肥胖儿童和青少年缓解心理压力

帮助肥胖儿童和青少年缓解心理压力很重要。

首先应营造一个支持和鼓励的环境，避免体重歧视。家长和老师应采用积极的沟通方式，表扬孩子的努力而非外貌。鼓励孩子参与团体运动和活动，提高自信心和社交技能。同时，帮助孩子找到健康的压力释放方式，如绘画、音乐或写日记。此外，建议寻求专业心理咨询，帮助孩子学习应对策略和情绪管理。

上述方法有助于肥胖儿童和青少年在减重过程中保持良好的心理状态。

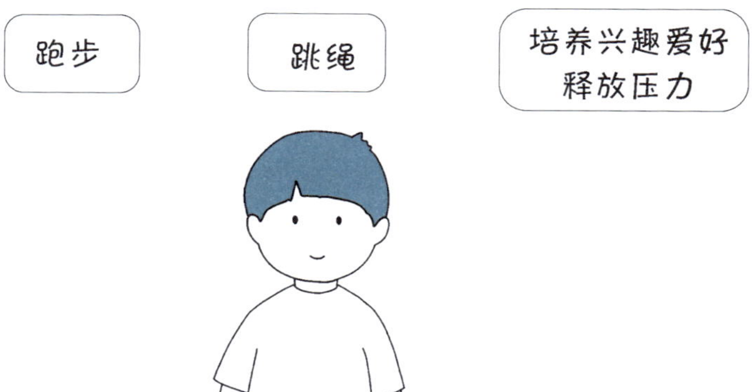

鼓励孩子参加运动，培养兴趣活动爱好

2. 如何帮助肥胖儿童和青少年正确看待零食

帮助肥胖儿童和青少年正确看待零食，首先要教育他们理解零食并非“坏食物”，而是可以按时按量食用。家长可以引导孩子选择健康的零食，如新鲜水果、低脂酸奶和坚果。同时，食品标签要会看，对糖脂能量做到心中有数，做个“明智的小吃货”。

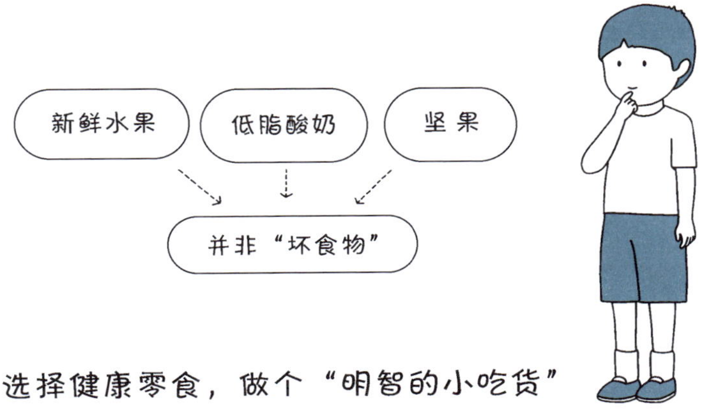

重要的是，不要将零食作为奖励或安慰，而应将其融入均衡饮食中。通过合理安排正餐和 2 次零食加餐，让孩子们逐渐学会控制食欲，享受健康的生活方式。

3. 如何引导儿童青少年建立健康的生活方式

引导儿童和青少年建立健康的生活方式，家长和老师应齐上阵。

（1）鼓励每日规律的运动，如步行、骑自行车或参加体育活动。

（2）倡导均衡饮食，多吃蔬菜、水果和全谷物，限制高糖、高脂肪食品。

（3）保证充足睡眠，建立固定的作息时间。此外，减少视屏时间，鼓励阅读和户外活动。

（4）教授压力管理和情绪调节方法，培养积极的生活态度。

通过上述措施，孩子们可以逐步形成有益于终身的健康习惯。

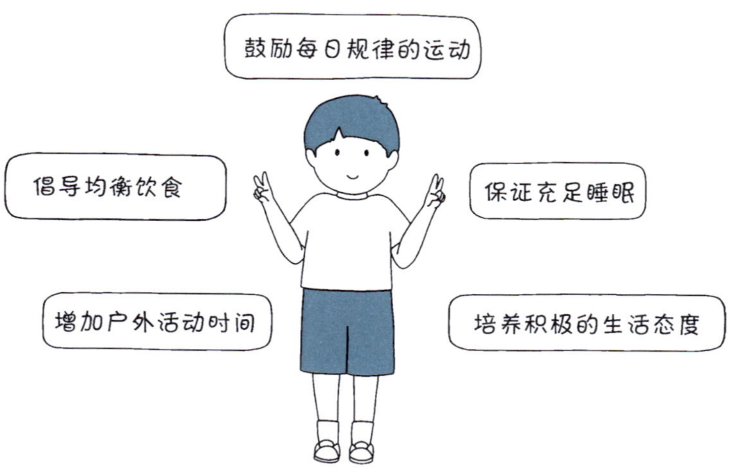

4. 家长的哪些生活方式容易导致孩子肥胖

家长的生活方式对孩子的肥胖有显著影响。以下几种家长行为容易导致孩子肥胖，需要注意避免。

（1）家长经常购买和准备高热量、高脂肪的快餐和零食，经常喝饮料。

（2）家长不爱运动，也不鼓励孩子参与体育活动。

（3）家长吃饭不规律，如常吃外卖、不吃早餐。

（4）家长过度依赖电子屏幕娱乐，减少了家庭户外活动。

（5）家长忽视孩子的饮食和运动习惯，缺乏有效的监督和指导。

这些生活方式会潜移默化地影响孩子，增加他们肥胖的风险。

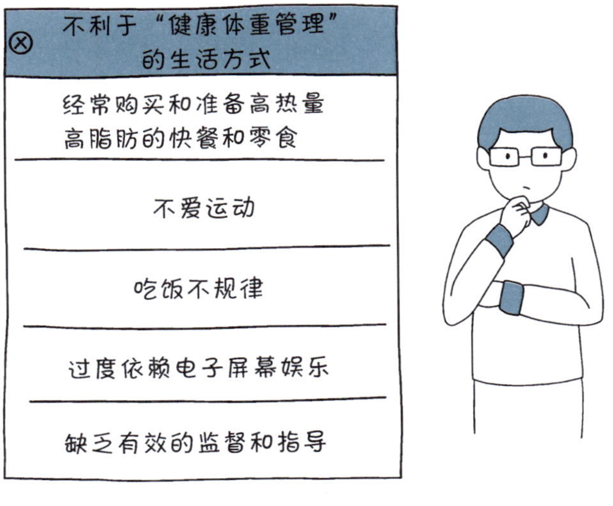

5. 儿童可以通过按摩减重吗

儿童通过按摩并不能直接减重。

按摩可以促进血液循环，缓解肌肉紧张，但对减少体脂或控制体重的效果有限。

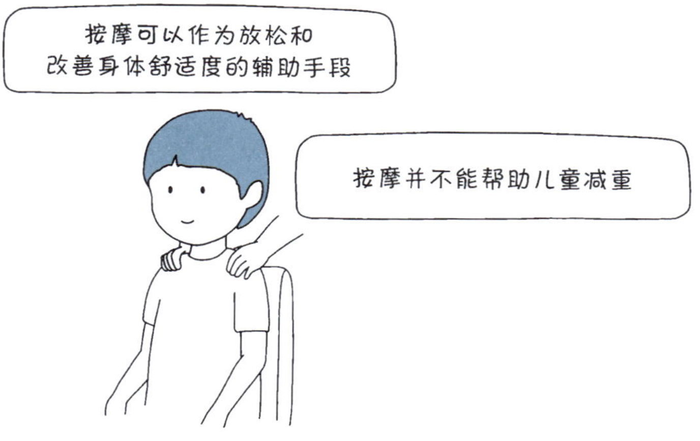

按摩

儿童减重应更侧重于健康饮食和适量运动。按摩只能作为放松和改善身体舒适度的辅助手段，适当控制食欲，但不应视为减重的主要方法。

6. 儿童睡眠时间延长有助于减少脂肪囤积吗

儿童“越睡越瘦”是可能的。

研究表明，良好的睡眠能够调节激素水平，如降低饥饿感激素，增加饱腹感激素，从而有助于控制食欲，减少过量进食。此外，充足的睡眠还能提高身体的新陈代谢，有助于脂肪消耗。

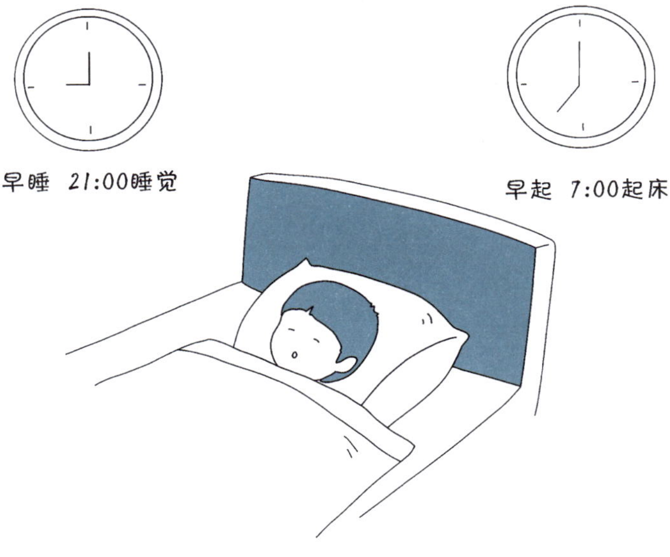

因此，确保儿童规律的睡眠习惯，早睡早起，每天保证 8～10 小时睡眠，可以间接帮助减少脂肪积累，促进健康体重管理。

7. 如何纠正肥胖孕妇的不良生活方式

首先应均衡饮食，不要因为怀孕而摄入超高量的食物，减少高糖、高脂等高能量密度食物的摄入，增加蔬菜和全谷物。其次，适量运动是关键，如每天餐后散步或做孕妇操，但要避免剧烈活动。保持良好的作息，保证充足睡眠。此外，务必避免烟酒和有害物质，定期产检，监测体重和胎儿发育，不喝任何饮料。

最重要的是，寻求医生的指导，制定个性化的饮食和运动计划，确保母婴安全。

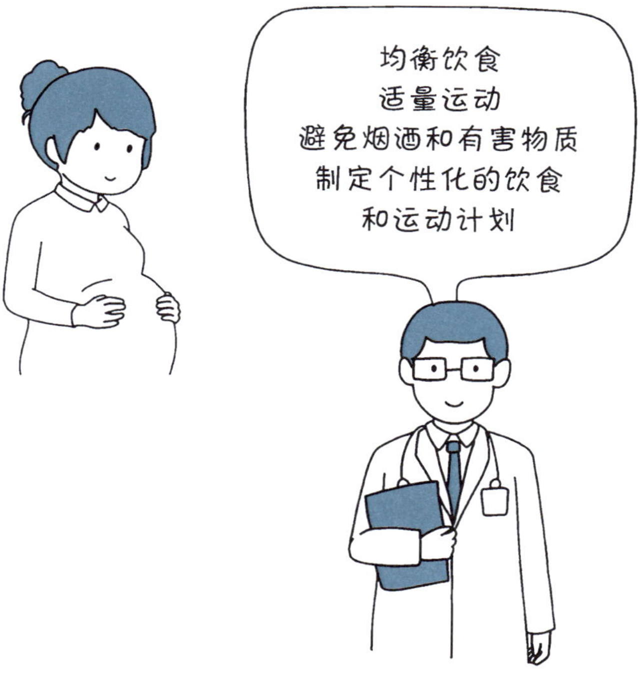

8. 肥胖纹和妊娠纹通过减重可以消除吗

肥胖纹和妊娠纹都是皮肤的“变形计”——快速扩张和收缩导致的胶原蛋白和弹性纤维损伤。减重可以帮助减少新纹路的出现，但对于已经形成的纹路，减重并不能完全消除它们，可能需要通过激光治疗、皮肤护理产品或医疗美容手段来淡化。

保持健康的体重和良好的皮肤护理习惯，有助于预防和降低纹路的严重程度。

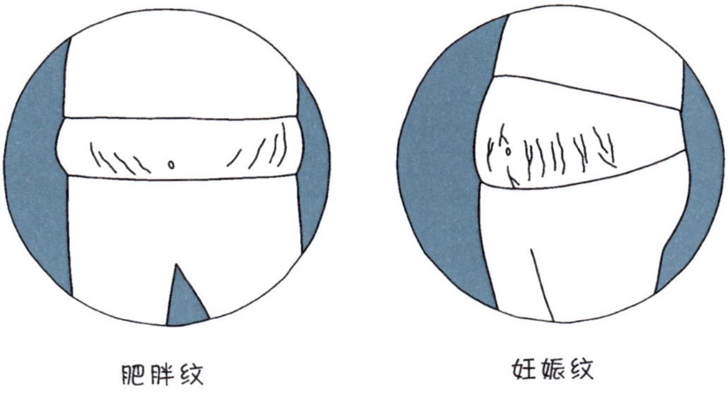

可通过激光治疗、皮肤护理产品或医美手段来淡化

9. 母乳喂养能促进母亲和婴儿健康吗

是的，母乳喂养确实是一种促进母亲和婴儿健康的生活方式。

母乳喂养为婴儿提供理想的营养，增强免疫力，减少婴儿感染、肥胖和慢性疾病患病风险；同时对母亲也有益，可以帮助子宫恢复元气，减少产后出血，降低乳腺癌和卵巢癌患病风险。此外，母乳喂养还能增进母婴情感联系，有助于母亲的心理健康。

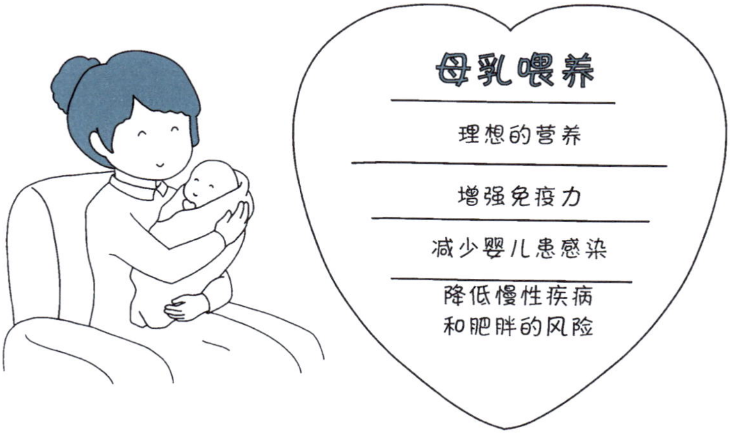

因此，鼓励和支持“新晋妈妈”进行母乳喂养，是促进母婴健康的首要生活行为管理策略。

10. 如何调整孕期和产后的心情

拥有好心情，就有好身体。

（1）保持规律作息，确保充足的睡眠。

（2）合理饮食，摄入富含 n-3 多不饱和脂肪酸和维生素 D 的食物，有助于改善情绪。

（3）适量运动，如散步、孕妇瑜伽，可以缓解压力。

（4）与家人、朋友交流，分享感受，不要独自承担。

最重要的是，学习放松技巧，如深呼吸、冥想，帮助身心放松。如果情绪波动较大，及时寻求专业心理咨询。保持乐观心态，关爱自己，是特殊人群生活行为管理的关键。

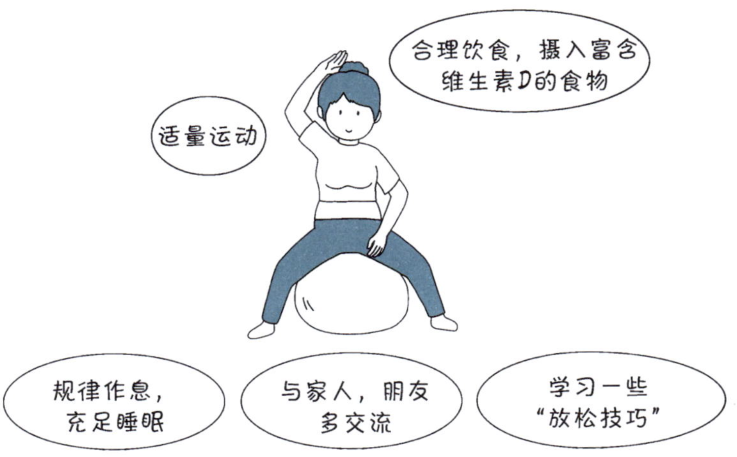

11. 产妇便秘，除了用药，还有别的解决方式吗

产妇遇到便秘，除了适当用药，还可以采取以下措施。

（1）补充膳食纤维，多吃新鲜水果、蔬菜和全谷类食物。

（2）保证充足水分，每天喝足够的水（超过 2 000mL）。

（3）适量运动，如散步或轻柔的产后恢复操，促进肠道蠕动。

（4）养成定时排便的习惯，不要忽视便意。

（5）可以尝试腹部按摩，顺时针方向从上缓慢向下轻轻按摩，帮助缓解便秘。

上述方法安全且自然，有助于改善产妇便秘情况。

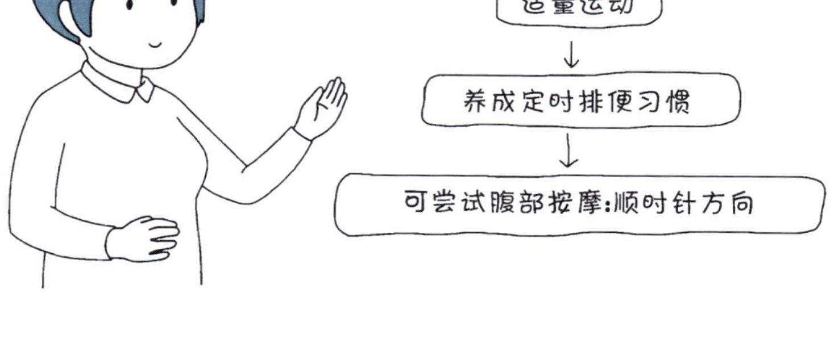

12. 更年期肥胖女性，如何做好生活行为管理

更年期肥胖女性要控制体重，缓解更年期症状，更需要保持良好生活行为。

（1）告别高糖、高脂，拥抱蔬果粗粮，让身体轻盈起来。

（2）定期进行中等强度运动，如快走、游泳或瑜伽，每周至少150分钟。

（3）保持规律作息，拒绝熬夜。

（4）管理压力，可以通过冥想、深呼吸等方式放松情绪。

（5）注意营养补充，适当增加钙和维生素D的摄入，以支持骨骼健康。

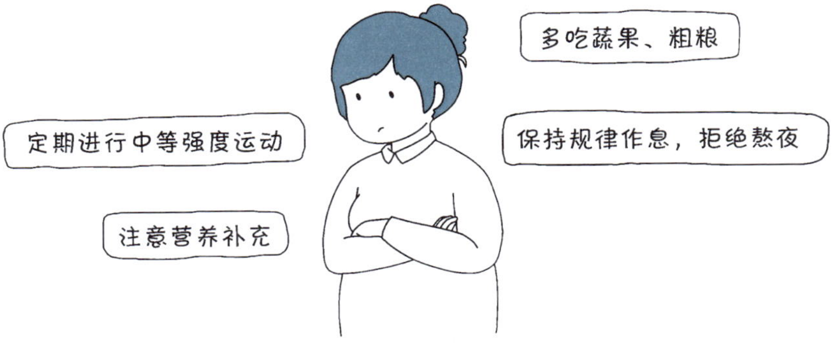

做好生活行为管理，有助于体重管理

13. 大腹便便的中年男性，如何做好生活行为管理

大腹便便的中年男性应重视生活行为管理。

（1）调整饮食结构，减少油腻和高能量食物，增加蔬菜和全谷物摄入。

（2）坚持规律运动，如慢跑、游泳或健身房锻炼，每周至少 150 分钟。

（3）减少应酬，尤其是控制饮酒量，避免过量饮酒。此外，保证充足睡眠，避免熬夜。

（4）减少久坐时间，每隔一小时起身活动。

上述措施有助于告别“啤酒肚”，预防慢性疾病，提升整体健康水平。

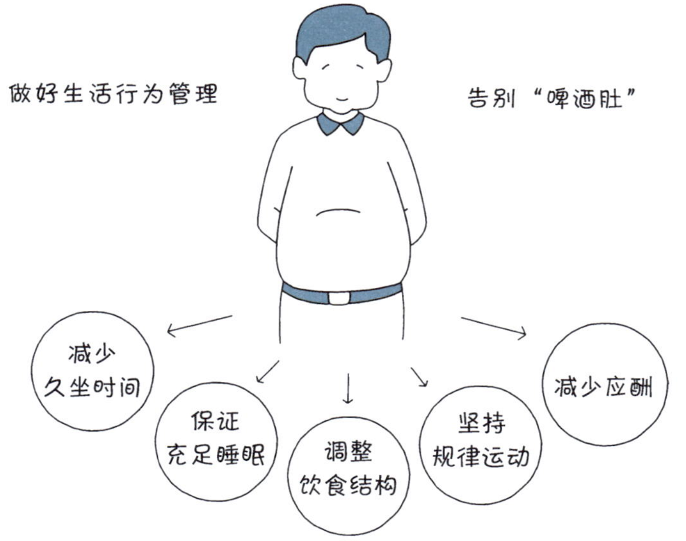

14. 肌少症性肥胖人群，如何做好生活行为管理

肌少症性肥胖者，属于腿细肚圆者，更应该注意生活行为管理。

（1）增加蛋白质摄入，如瘦肉、鱼、蛋和豆制品，以帮助维持肌肉量。

（2）进行适量的抗阻训练，如举重、使用弹力带，每周 2～3 次。

（3）保证充足的营养摄入，同时控制总能量，避免过多脂肪堆积。

（4）保持适量有氧运动，如快走、太极，增强心肺功能。

（5）注意平衡训练，预防跌倒。

上述措施有助于减少肥胖，增强肌肉，提升生活质量。

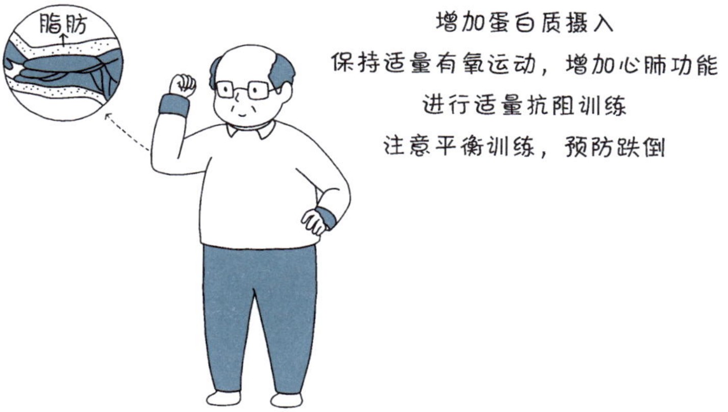

15. 减重术后人群，如何做好生活行为管理

减重术后人群生活行为管理至关重要。

（1）遵循医生指导，逐步调整饮食，从小份量、高蛋白食物开始，告别糖分和油脂。

（2）定期进行营养补充，确保维生素和矿物质摄入。

（3）坚持适量运动，如散步、游泳，帮助维持体重和肌肉量。

（4）建立规律作息，保证充足睡眠。

（5）加入减重手术专业支持群，分享经验，应对心理挑战。

正确的生活行为管理有助于减重术后恢复和长期健康。

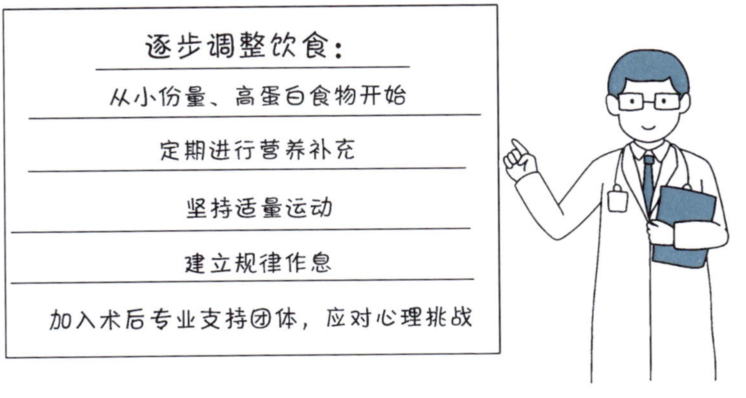

16. 减重术后人群，如何控制酒精及饮料依赖

减重术后人群控制酒精及饮料依赖非常关键。

（1）认识酒精及饮料对术后恢复的极大负面影响，可能干扰营养吸收并增加手术风险。

（2）设定目标，逐步减少酒精及饮料摄入，直至完全戒除。

（3）避免诱惑，远离饮酒场合，清除家中所有的酒精及饮料。

（4）寻求专业帮助，可咨询心理医生。

（5）培养“替代”习惯，如运动、阅读，转移对酒精及饮料的依赖。

上述方法有助于减重术后人群走向健康生活。

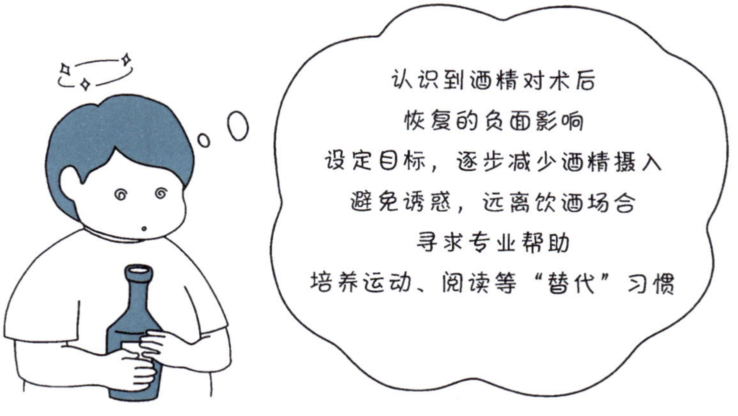

17. 减重术后人群，寻求同伴支持减重效果更好吗

孤军奋战太丧气，快找同伴来帮你。

减重手术后的小伙伴们可以互相提供情感鼓励、分享经验和实用建议。加入减重小组或找到志同道合的朋友，可以在遇到挑战时互相支持，并共同庆祝减重成果。这种社交支持有助于增强自信，提高坚持健康生活方式的动力，从而更有效地维持减重效果。

同伴支持，能有效地维持减重效果

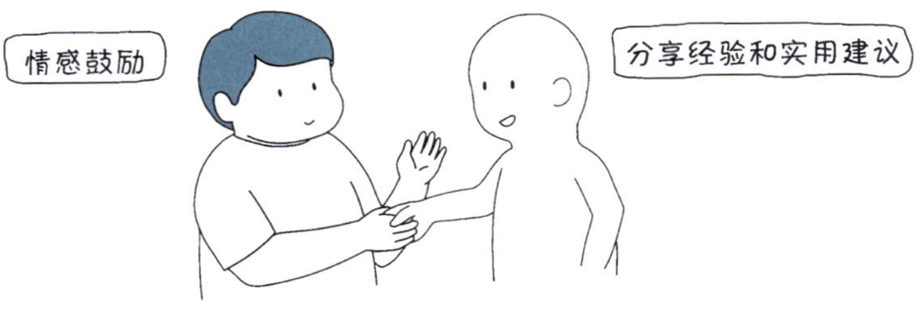

18. 应用药物减重联合生活方式改变，是成功减重的途径吗

药物减重配合生活方式改变，是特殊人群成功减重的“法宝”。

单纯依赖药物可能短期内有效，但长期来看，改变饮食习惯和增加运动才是维持减重的根本。药物可以帮助控制食欲或提高代谢，但健康的饮食和规律的运动才能形成持久的减重效果。药物治疗结合生活方式调整，才能实现健康、稳定的减重目标。

记住，药物是辅助，生活方式的改变才是减重的核心。

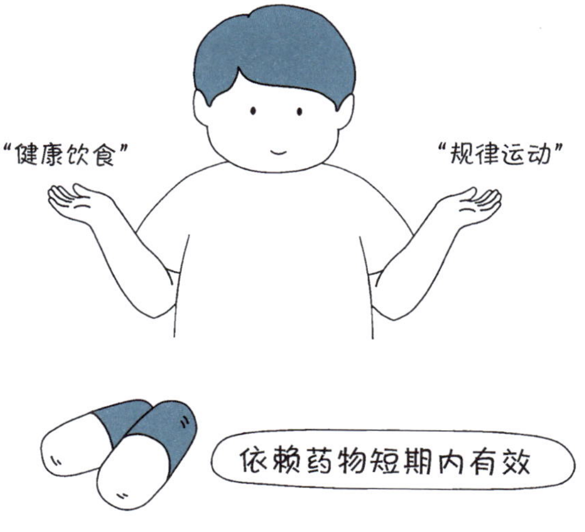

19. 高血压合并肥胖人群，如何做好生活行为管理

高血压合并肥胖人群减重，关键在于生活行为管理。

（1）遵循低盐、低脂饮食，减少加工食品摄入，增加新鲜蔬果。

（2）规律运动，如快走、游泳，每周至少 150 分钟，但注意头低于腰的憋气运动带来的不适感，应及时调整。暴饮暴食不可取，饭量控制别忘记。

（3）戒烟限酒，保持良好睡眠，管理压力。

上述措施有助于降低血压，同时促进体重下降，改善健康状况。

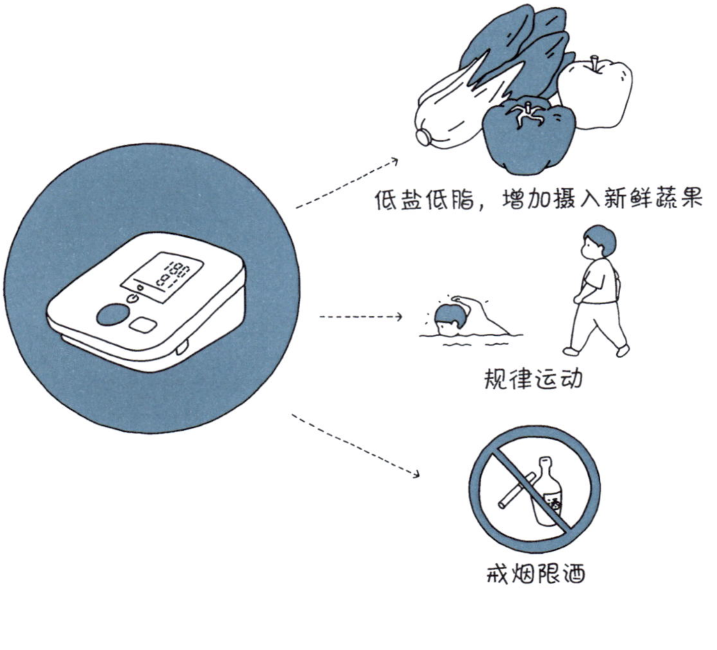

20. 血脂异常合并肥胖人群，如何做好生活行为管理

血脂异常合并肥胖人群减重，需要重视生活行为管理。

（1）采取低脂、高膳食纤维饮食，减少饱和脂肪酸高的油腻食物摄入，多吃蔬果和全谷物。

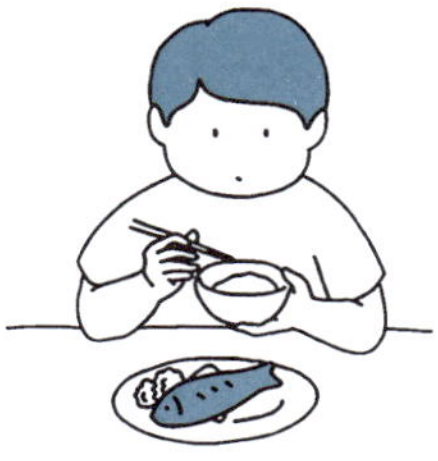

控制总能量摄入

（2）坚持规律运动，如慢跑、游泳，每周至少150分钟。

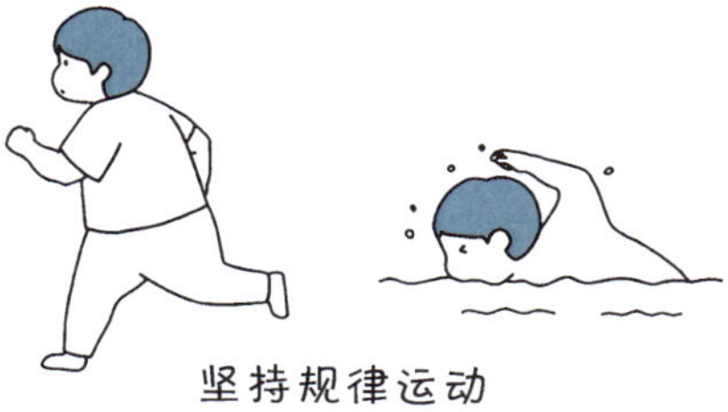

坚持规律运动

（3）控制总能量摄入，避免过量饮食。保持良好的作息，充足睡眠。同时，戒烟限酒，减少对血脂的不良影响。

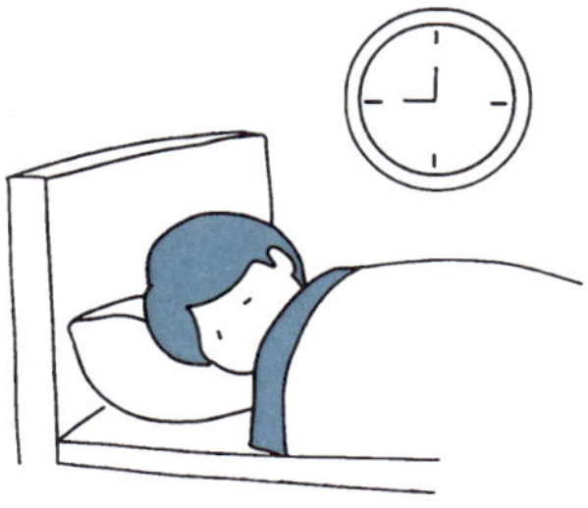

保持良好的作息

戒烟限酒

上述生活方式的改变有助于降低血脂，减轻体重，预防心血管疾病。

21. 2 型糖尿病合并肥胖人群，如何做好生活行为管理

2 型糖尿病合并肥胖人群，生活行为管理可遵循以下建议。

（1）遵循低糖、低脂、高膳食纤维的饮食原则，提高主食、全谷物和杂豆的摄入，优先选择复合碳水化合物，定时定量进餐。

（2）增加日常活动量，如快走、家务，每周至少进行 150 分钟中等强度运动。

（3）控制零食，减少外出就餐，注意食物的血糖指数。

（4）保持良好作息，充足睡眠。同时，监测血糖，调整饮食和运动。

上述措施有助于控制血糖和体重，改善糖尿病病情。

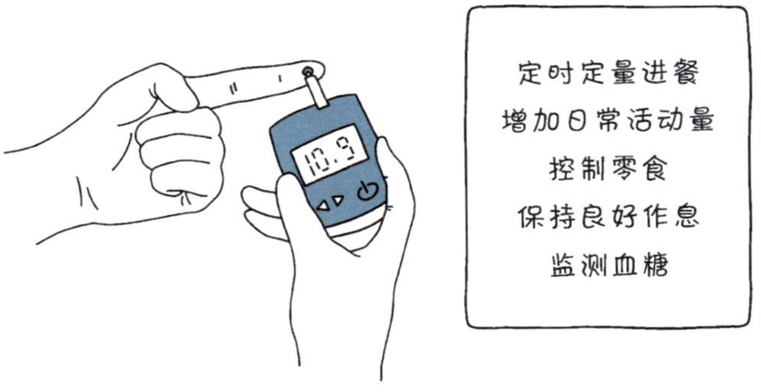

22. 高尿酸血症合并肥胖人群，如何做好生活行为管理

高尿酸血症合并肥胖人群，生活行为管理可以遵循以下建议。

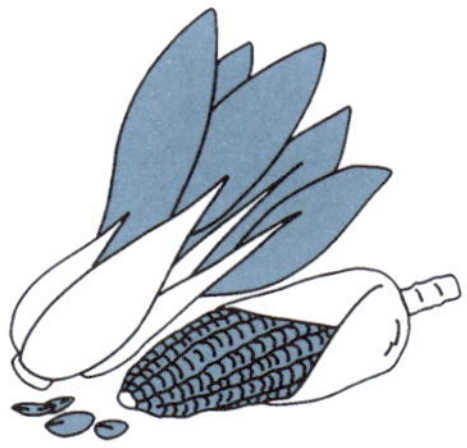

多吃蔬菜和全谷物

（1）低嘌呤饮食“走起来”，肉类和海鲜“靠边站”，多吃蔬菜和全谷物。

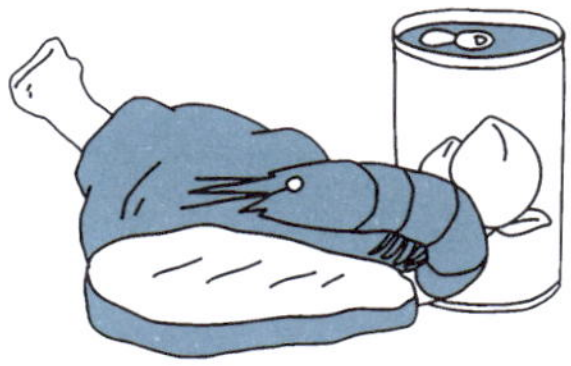

控制总能量摄入

（2）控制总能量摄入，避免高糖饮料和高脂肪食物。

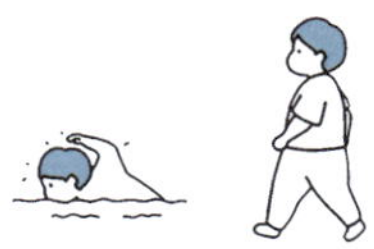

增加日常运动

（3）增加日常运动，如散步、游泳，每周至少 150 分钟。

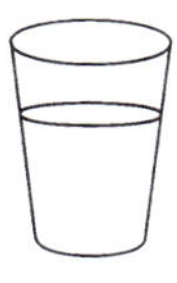

足量饮水

（4）保持足量饮水，每日饮水 2 000～3 000mL，促进尿酸排泄。

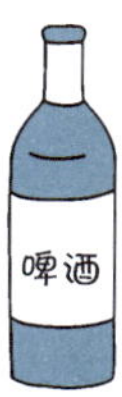

限制饮酒

（5）限制饮酒，尤其是白酒、啤酒。

上述措施有助于降低尿酸水平，减轻体重，改善健康状况。

23. 多种慢性疾病合并肥胖人群，可以适量饮酒吗

多种慢性疾病合并肥胖人群应尽量避免饮酒，因为酒精可能对病情“捣乱”，影响药物治疗效果。如果必须饮酒，应严格控制量，建议选择低度酒，如啤酒或葡萄酒，且每日总摄入量不超过一份（约140mL 葡萄酒或 350mL 啤酒）。

但要注意，即使适量饮酒也可能对血糖、尿酸等产生影响，因此最佳选择是完全戒酒，以保障健康和减重效果。在饮酒前，应咨询医生，根据个人健康状况作出决定。

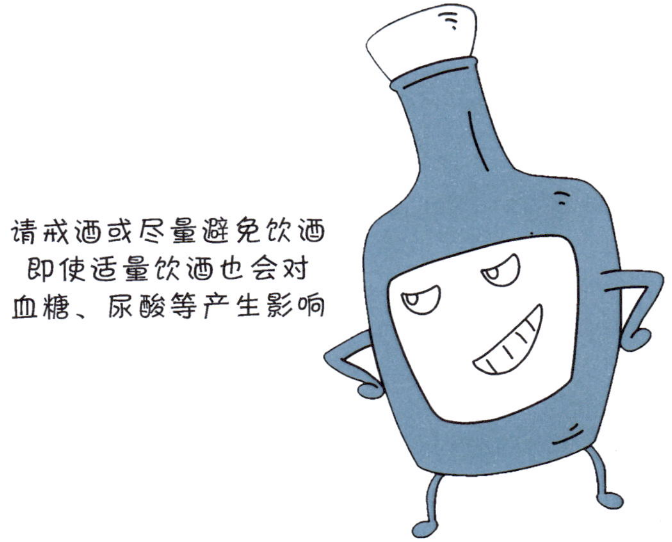

24. 多囊卵巢综合征并发肥胖人群，如何做好生活行为管理

多囊卵巢综合征并发肥胖人群，应注重饮食调整，选择低糖、高膳食纤维食物，远离加工食品。增加规律运动，如每周至少进行150分钟中等强度运动。保证充足睡眠，避免“压力山大”。定期监测体重，让“减重日记”助力持续减重。

同时，建议咨询医生或营养师，制定个性化的减重计划。记住，减重是渐进的过程，持之以恒才是关键。

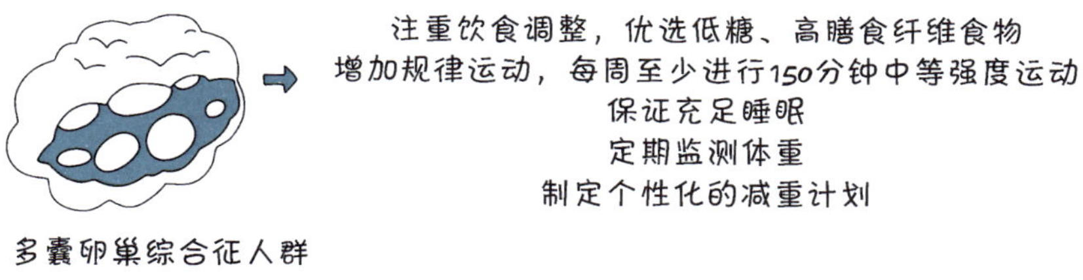

25. 脂肪肝合并肥胖人群，如何做好生活行为管理

脂肪肝合并肥胖人群，生活行为管理可以遵循以下建议。

（1）要在嘴上下点功夫，少吃高糖、高脂肪食物，多吃蔬菜和全谷物。

（2）每周至少进行 150 分钟中等强度运动，如快走、游泳或骑自行车。

（3）建立健康饮食习惯，如定时定量用餐，减少外出就餐，与酒精、含糖饮料“分手”。

（4）保证充足睡眠，减轻压力。

（5）定期监测体重和肝功能，必要时寻求专业指导。

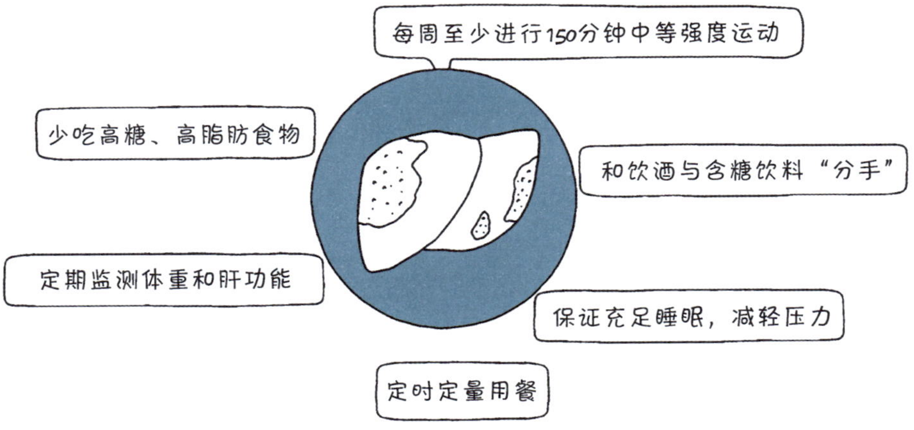

第七章

减重期间的那些烦恼，如何通关

1. 减重期间总是排便不畅，怎么办

减重期间“便便堵车”，可以采取以下措施。

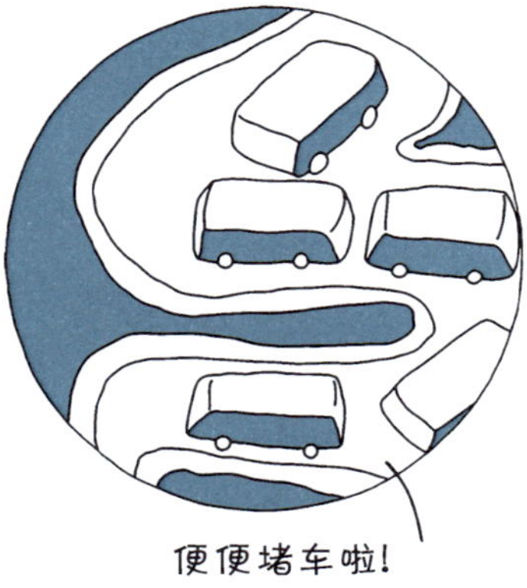

（1）增加膳食纤维摄入，如全谷物、豆类、蔬菜和水果。

（2）保证充足水分，每天至少喝 2 000mL 水。

（3）适量摄入益生菌，如酸奶、发酵食品，帮助调节肠道菌群。

（4）减少高脂肪、高糖食物，避免过度摄入加工食品。

此外，定时排便，增加腹部按摩和适量运动，如散步，也能促进肠道蠕动。必要时也可以用药，大便通畅最重要。

2. 减重期间出现便秘，可以用药吗

减重期间如果出现便秘，可以考虑短期内使用一些药物辅助。可以选择温和的泻药，如乳果糖、膳食纤维补充剂，或渗透性泻剂，如聚乙二醇。

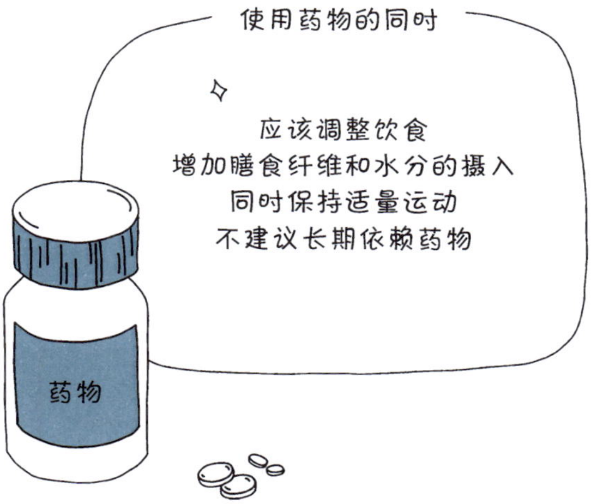

如：乳果糖、膳食纤维补充剂、聚乙二醇等

但是不建议长期依赖药物，尤其是腹泻剂，有可能导致肠道功能依赖，破坏肠道健康平衡。在使用药物的同时，应调整饮食，增加膳食纤维和水分摄入，同时保持适量运动。如果便秘情况严重或持续不改善，请咨询医生，以排除可能的疾病因素，并获取更合适的治疗方案。

治疗便秘，药物是辅助，改善生活习惯才是解决问题的根本。

3. 用开塞露多排便，可以减重吗

开塞露通过刺激肠道来帮助排便，但这绝不是减重的合适方法。依赖开塞露增加排便次数，小心肠道功能紊乱找上门，长期使用甚至可能导致便秘加重！

减重应通过均衡饮食和适量运动来实现，而不是依赖排便。开塞露只是应急通便措施，不适合作为减重手段。

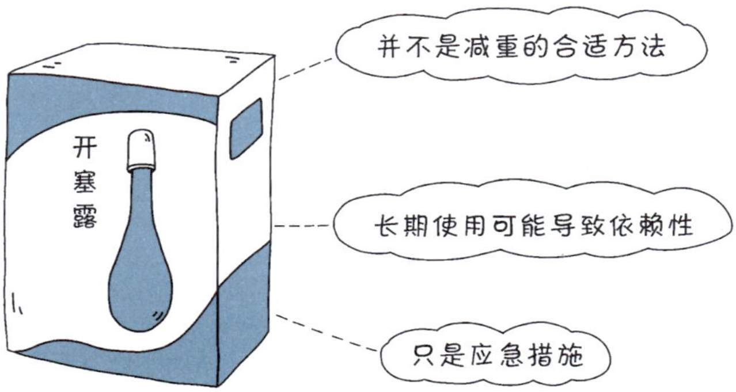

4. 膳食纤维吃多了会胀气吗

减重期间摄入过多的膳食纤维，可能导致胀气。膳食纤维在肠道内被细菌分解时会产生气体，过量摄入会使气体产生过多，引起腹胀和不适。

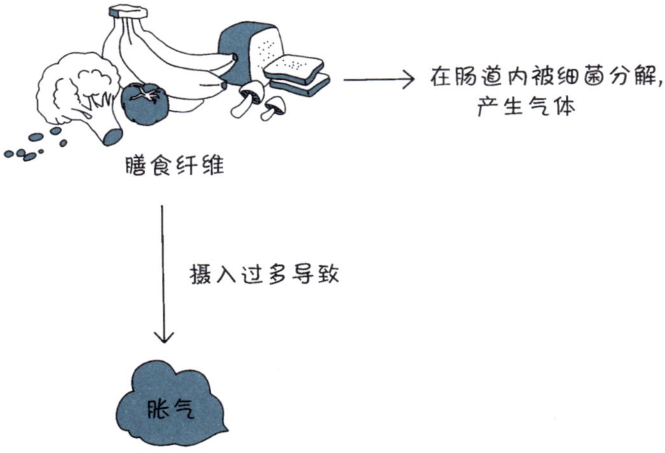

摄入膳食纤维时，应逐渐增加，并确保适量饮水，帮助膳食纤维更好地消化。如果出现胀气，可以适当减少膳食纤维摄入量，或尝试更换不同类型的膳食纤维来源，以减轻不适。健康减重，膳食纤维的摄入也要讲究适量。

5. 如何调整生物钟，让减重更有序

减重期间，调整生物钟的关键在于规律作息。

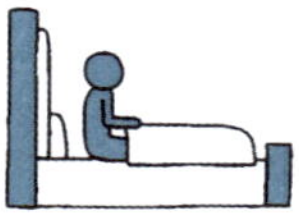

规律作息

（1）每天尽量在同一时间上床睡觉和起床，周末也不例外。

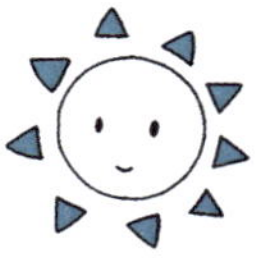

白天适当晒晒太阳

（2）白天适当晒太阳，尤其是在早晨，有助于调节体内褪黑素的分泌，改善睡眠质量。

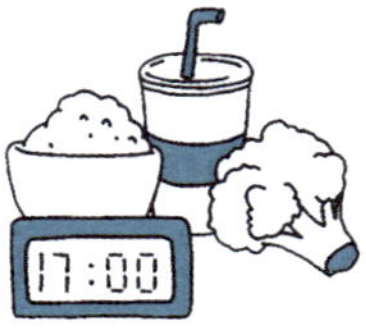

晚餐吃得不要过晚

（3）晚餐不要吃得过晚，睡前避免使用电子设备，减少蓝光屏对生物钟的干扰。

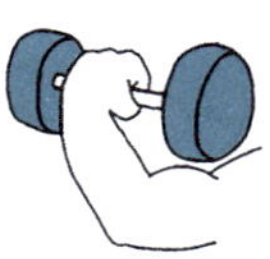

避免在睡前进行剧烈运动

（4）保持适量运动，但避免在睡前进行剧烈运动。

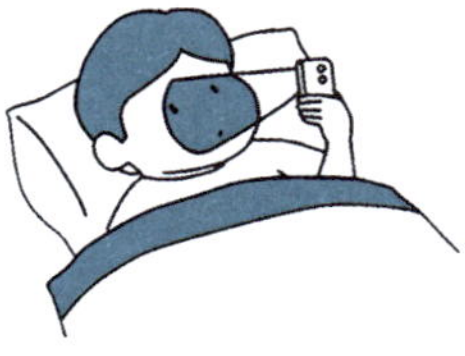

睡前避免使用电子设备

逐渐将自己的生物钟调整到最佳状态，让减重过程更加有序高效。

6. 减重期间，如何做能减少掉头发

（1）确保营养均衡，多吃富含蛋白质和微量元素的食物，如瘦肉、豆类和坚果。必要时，补充铁、锌和维生素 A、生物素等微量元素。

（2）避免极端节食，保证身体获得必需的营养。

（3）保持头皮卫生，定期洗头，避免油脂堵塞毛囊。

（4）保持心情舒畅，适当减压，因为情绪波动也会影响头发的生长。

（5）适当减少使用吹风机的热风，以及烫发、染发等化学处理。

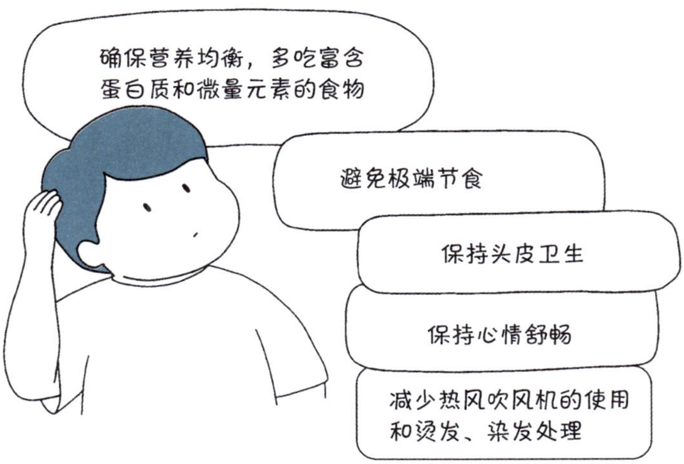

7. 减重期间，皮肤粗糙怎么办

减重期间皮肤粗糙，可以采取以下措施来改善。

（1）保持充足的水分摄入，每天至少喝八杯水，帮助皮肤保持水润。

（2）增加富含 n-3 多不饱和脂肪酸的食物摄入，如鱼类、亚麻籽等，有助于改善皮肤状况。

（3）定期去角质，促进皮肤更新，但不要过度，以免损伤皮肤屏障。温柔护肤别忘记，避免刺激性成分。

（4）保证充足睡眠，促进皮肤自我修复。同时，适量运动，提高血液循环，有助于改善皮肤粗糙。

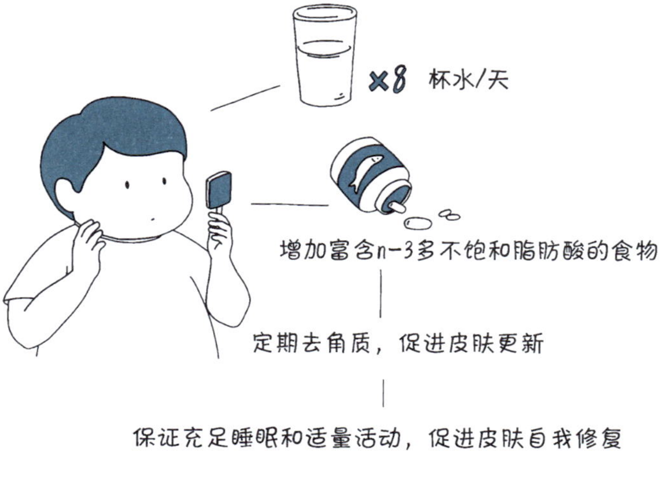

8. 减重期间月经不来了，怎么办

减重期间如果出现月经不调或停经，首先要检查自己的饮食和运动是否过度。能量摄入不足或压力过大、减重过快都有可能让月经“离家出走”。

这个时候，应适当增加营养摄入，尤其是碳水化合物摄入，确保蛋白质、脂肪和碳水化合物的均衡。减少剧烈运动，增加温和的运动方式。同时注意保持良好的心态，减少压力。

如果调整生活方式后仍无改善，应及时就医，因为月经不调可能是内分泌问题的信号，需要专业医生的诊断和治疗。

记住，健康减重是关键，不要为了减重牺牲身体的正常功能。

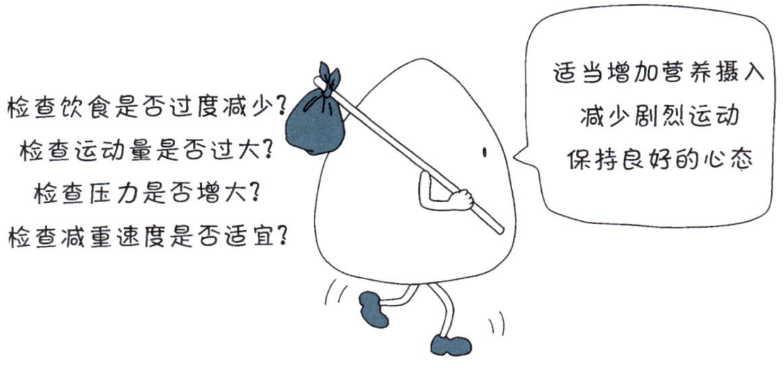

第八章

减重，你的睡眠合格吗

1. 如何使用睡眠状况自评量表给自己的睡眠打分

减重期间，可以使用以下简化的睡眠状况自评量表进行评估。

自评表 满分：12分		
睡眠时间	0~7小时=1分	
	8~9小时=2分	
	10小时及以上=3分	
入睡时间	超过30分钟=1分	
	15~30分钟=2分	
	15分钟以内=3分	
白天疲劳程度	非常疲劳=1分	
	有点疲劳=2分	
	不疲劳=3分	
夜间醒来次数	3次及以上=1分	
	1~2次=2分	
	无=3分	

满分 12 分，8 分以下可能需要改善睡眠质量。总分越低，睡眠状况越差。

2. 减重期间入睡难，如何避免

减重期间避免入睡困难，记住以下五点。

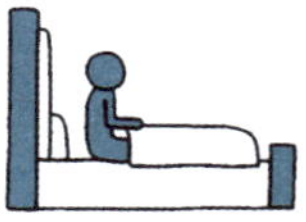

规律作息

（1）保持规律的作息时间，每天同一时间上床睡觉和起床；

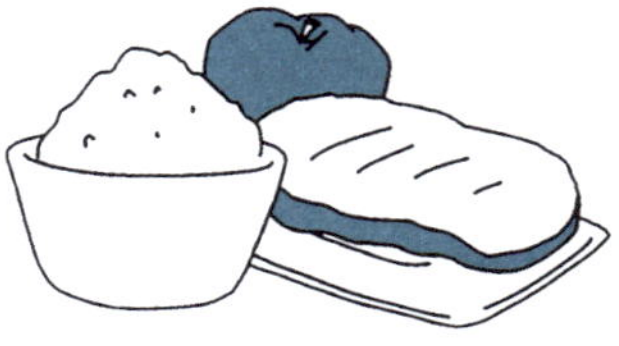

合理安排晚餐时间

（2）合理安排晚餐时间，过晚不食，给肠胃“减负”，晚餐避免过量饮水和摄入咖啡因。

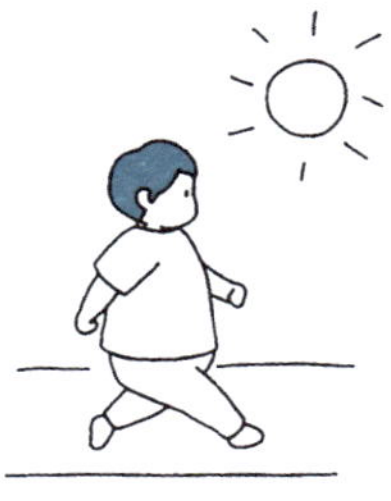

增加适量的日间运动

（3）增加适量的日间运动，如散步或轻度有氧运动，有助于晚间放松，但要避免睡前剧烈运动。

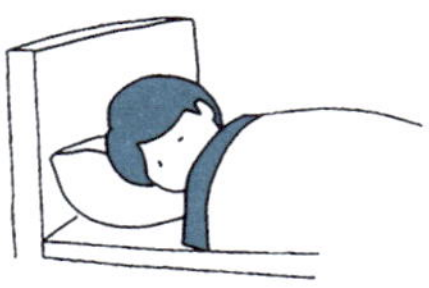

确保睡眠环境舒适

（4）确保睡眠环境舒适，保持卧室安静、黑暗和适宜的温度。

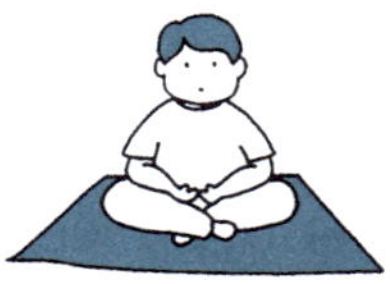

建立睡前放松仪式

（5）建立睡前放松仪式，如热水泡脚、深呼吸或冥想、戴眼罩等，都能帮助身心平静，促进睡眠。

3. “晚睡晚起”算熬夜吗，一定要睡够 8 小时吗

“晚睡晚起”，看起来似乎也获得了足够的睡眠时长，但其实这种睡眠方式打破了人体生物钟的特性，相比“早睡早起”也算是熬夜。

每个人的睡眠需求不同，减重者也不一定非要睡够 8 小时。但充足而良好的睡眠有助于控制食欲和代谢。建议减重者保持规律的睡眠和良好的睡眠质量，这对于减重和健康都有益。

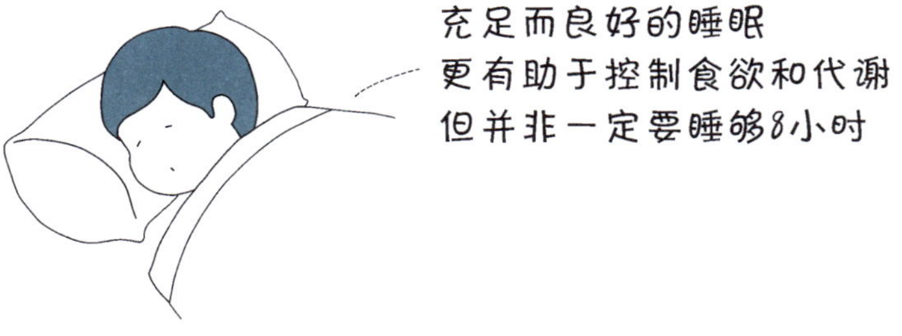

4. 褪黑素对睡眠有帮助吗

褪黑素是一种人体大脑中自然分泌的激素，其分泌具有明显的昼夜节律，是保护睡眠周期稳定的“小卫士”。它可以帮助我们更快入睡，同时提高睡眠质量。当遇到倒时差或夜班工作导致的睡眠问题时，补充褪黑素可以起到改善睡眠的作用。

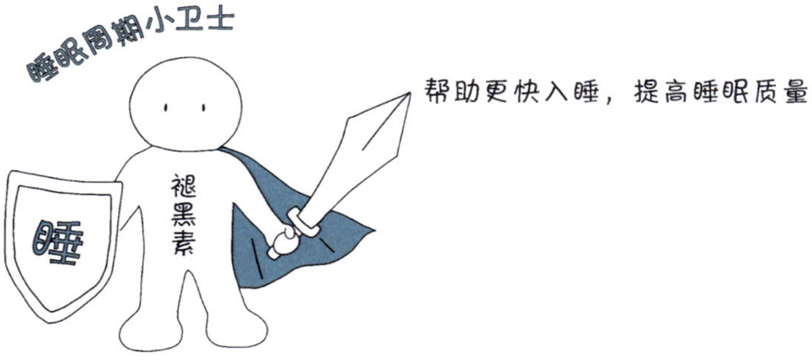
睡眠周期小卫士
帮助更快入睡，提高睡眠质量
褪黑素
睡

然而，并非所有人都适合服用褪黑素，其效果也因人而异。建议在专业医生指导下使用，且注意不要过量，以免产生副作用。

5. 熬夜能帮助减重吗

熬夜并不能有效帮助减重！

虽然熬夜可能会增加能量消耗，但同时也会导致身体激素失衡，如胰岛素和皮质醇水平升高，可能增加食欲，尤其是对高能量食物的渴望。

长期熬夜还可能导致代谢率下降，反而使体重增加。此外，熬夜会影响睡眠质量，进而影响身体恢复和新陈代谢，也不利于减重。

均衡饮食、适量运动、充足睡眠是减重路上的“铁三角”。

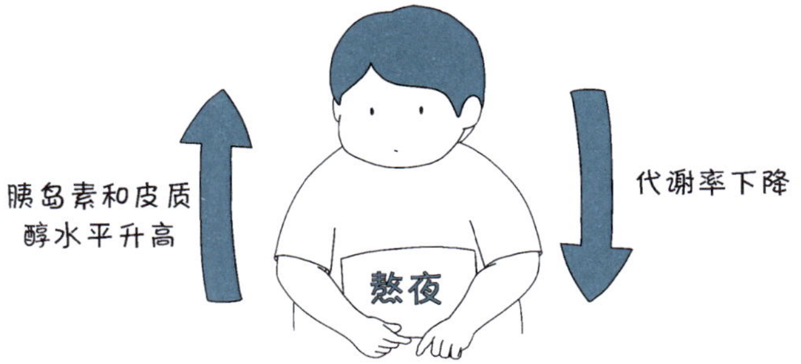

6. 睡得多和睡得少，哪个更利于减重

睡得太多和睡得太少都不是减重的理想选择。睡得过多（超过10个小时）可能导致活动量减少，能量消耗降低，从而不利于减重。而熬夜“修仙”，越“修”越圆。睡得太少，激素水平失衡会导致食欲增加和食物选择偏向高热量食物，这同样不利于减重。

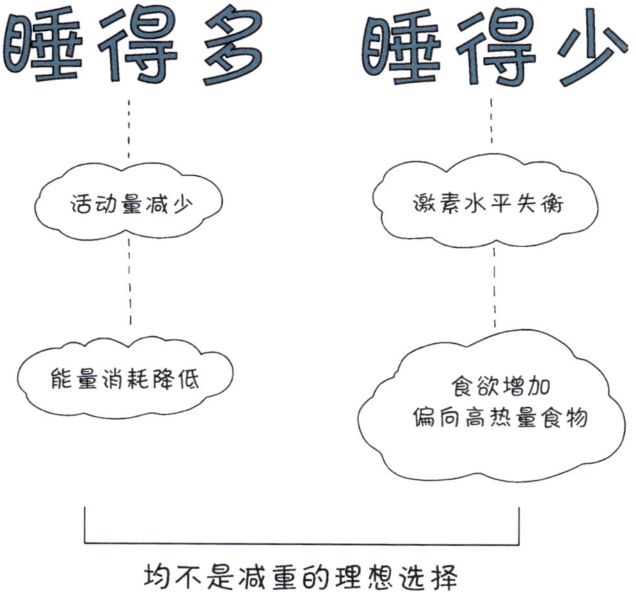

维持适当的睡眠，每晚7～9小时，有助于维持正常的代谢率和激素平衡，对减重和控制体重更有利。

7. 停止熬夜，能提高基础代谢率吗

不当“夜猫子”确实可能有助于提高基础代谢率。

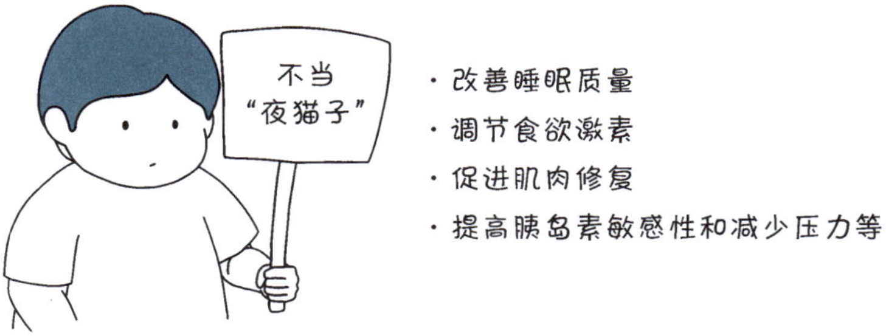

停止熬夜，可以改善睡眠质量，从而调节食欲激素，促进肌肉修复，还能提高胰岛素敏感性，缓解压力等。最终通过多种机制，间接帮助提高基础代谢率。

规律作息，避免熬夜，有助于维持和提高基础代谢率。虽然效果不是立竿见影，但长期而言对身体代谢健康和减重至关重要。

8. 睡眠时间一再被剥夺的当代人，如何才能抵抗肥胖

当代人想要抵抗肥胖，首先要保证充足的睡眠。睡眠不足会影响激素分泌，增加饥饿感和食欲，容易导致过量进食。建议成年人每晚保证 7～9 小时睡眠，青少年每晚 8～10 小时睡眠，老年人每晚 7～8 小时睡眠。当代人的工作和学习繁忙，可以尽可能地通过小憩来补充睡眠。

其次，注意合理安排饮食，选择低糖、高蛋白食物，减少高能量零食摄入。

记得保证日常活动量，如步行、做家务，让燃脂无压力，定期进行有氧运动和力量训练，有助于提高代谢率，抵御肥胖。

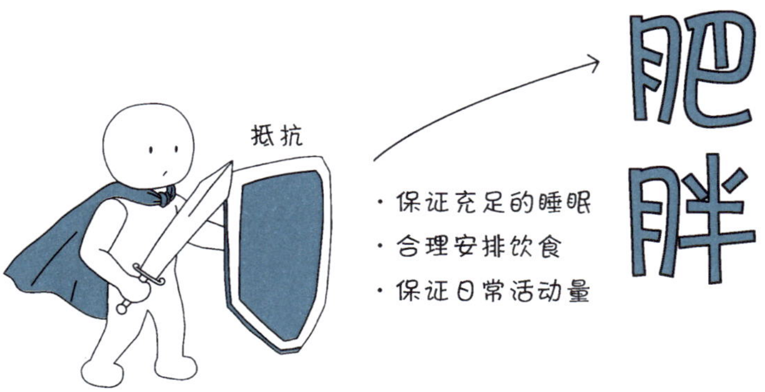

第九章

坚定减重信念，放松而不放纵

1. 减重，不是从明天开始，而要即刻开始

减重不是停留在心里的计划，也不是“明天我要开始减重”的口号，而是从现在做起，改变饮食习惯，减少高糖、高脂食物摄入，增加蔬菜和粗粮；调整生活节奏，减少久坐，增加步行或其他轻量运动。

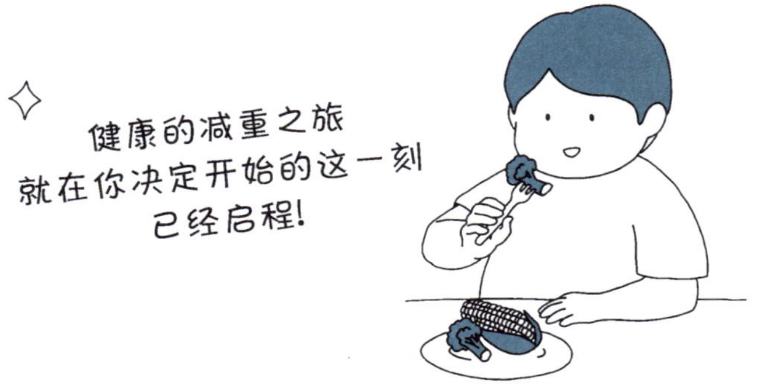

记住，每一个小改变都是向健康体重迈进的一步。因为健康的减重之旅，就在你决定开始的这一刻，已经启程。

立即行动，让每分每秒都成为你减重旅程的一部分吧！

2. 医学减重第一步：任务分解与奖励设计

医学减重第一步，是将减重目标分解为小目标，学会奖励自己。

首先设定一个合理的总体减重目标，然后将其细分为每周或每天的小目标，比如每天减少 500kcal 摄入或每天步行 30 分钟。每完成一个小任务，就奖励自己看一集喜欢的电视剧或一篇小说。这样的分解和奖励设计，可以让减重过程变得更有趣，同时增强你的动力和耐力。用每天一小步，实现大改变！

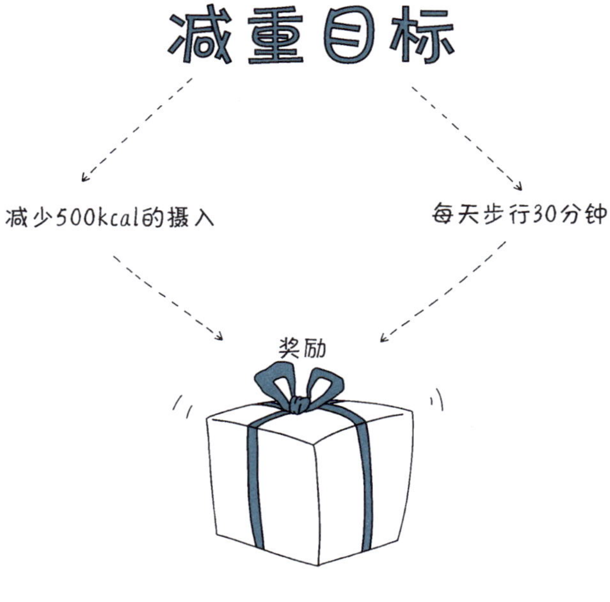

3. 饿与馋：如何战胜减重路上这两大难关

面对减重期间的“饥饿”与“嘴馋”，分而治之更容易解决！

对于饥饿，可以通过增加蛋白质和膳食纤维的摄入来增加饱腹感，定时定量吃饭，避免肚子“空城计”唱太久。同时，多喝水并适当吃一点低能量零食，如蔬菜棒，慢慢咀嚼以缓解饥饿感。

对于嘴馋，要识别情绪性进食，找到健康替代品，如用低糖的果蔬代替甜食。此外，分散注意力，如运动或投身于兴趣爱好，减少对食物的过度关注。

可以多多尝试，找到适合自己战胜“饿与馋”的小技巧。

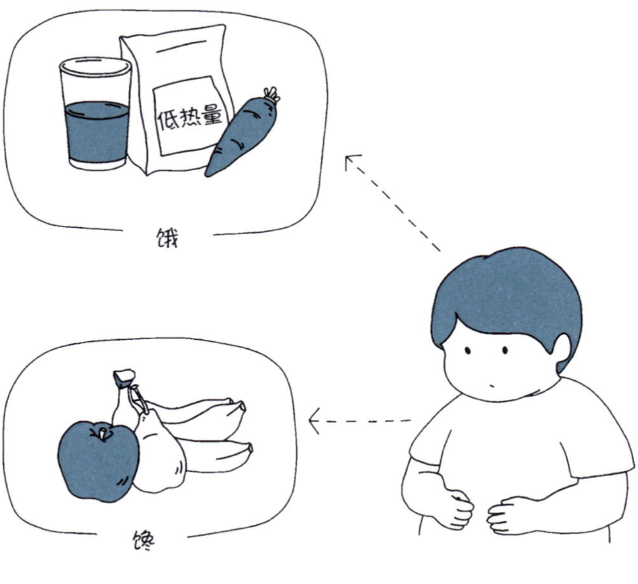

4. 情绪化饮食：减重“破功”的诱因，如何识别并击破

减重期间容易遭遇情绪化饮食从而“破功”，往往有以下诱因。

（1）压力过大，用食物来寻求安慰。

（2）情绪波动，食物成为情绪调节的工具。

（3）社交影响，聚餐或节庆时难以抗拒诱惑。

（4）习惯性进食，无聊或习惯使然，不由自主地吃零食。

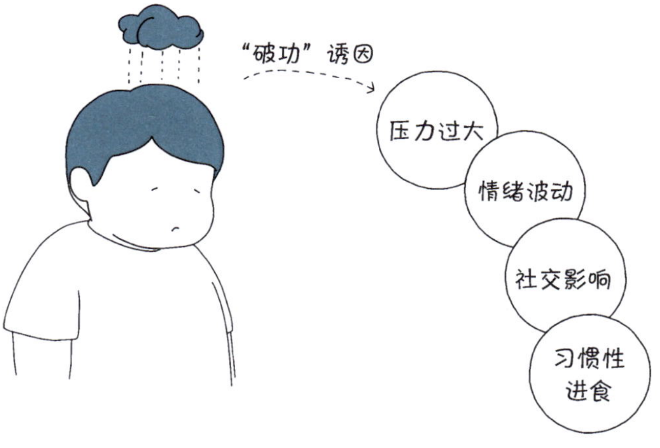

识别这些诱因，并学会用健康的方式应对情绪，是克服情绪化饮食的关键。面对诱惑，保持自我觉察，选择更积极的应对策略。

5. 为什么少吃多动还瘦不下来

减重时，如果少吃多动却依然瘦不下来，可能是心态和方法出了问题。与其“一顿操作猛如虎”，不如“耐心慢慢瘦”。

（1）明确减重是个长期过程，不要期望速成。

（2）过度节食或过度运动都可能导致身体抵抗力下降，反而让代谢减慢。保持平和的心态，适量饮食，合理运动，保证睡眠充足和适当放松。

记住，减重不只是为了让体重回归正常，更是为了养成健康生活方式。耐心和坚持，才能收获体型改善和持久健康。

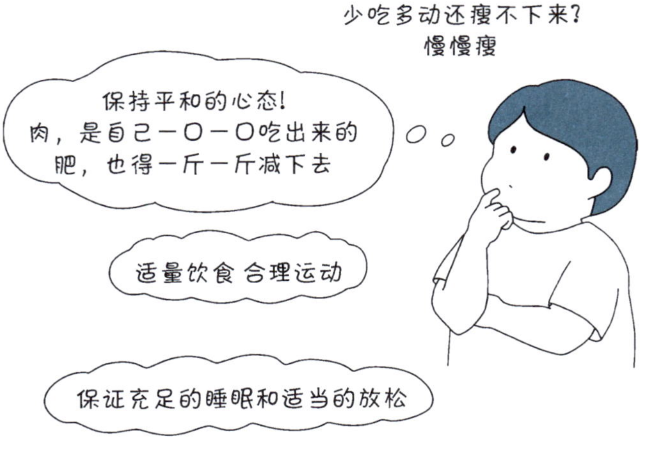

6. 一年瘦 100 斤，真的可能吗

一年瘦 100 斤真不一定是电视剧才有的情节，关键在于持续的健康生活方式和坚定的意志力。这意味着每天需要创造大约 1 000kcal 的能量赤字，通过合理饮食和适量运动来实现。

然而，这样的减重速度过快，可能对身体健康造成损害。还是建议慢慢来，平均每周减重 1～2 斤，更利于健康。坚持均衡饮食，规律运动，保持良好的睡眠和压力管理。

减重是马拉松，不是短跑，健康和安全永远是第一位的。

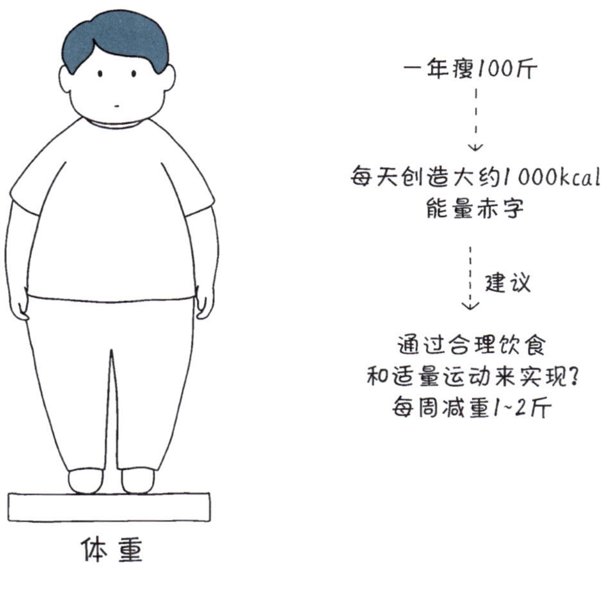

7. “胖”就代表“自制力”差吗

胖和自制力不能直接画等号。

体重增加是一个复杂的过程，受遗传、代谢、激素、生活方式、心理因素和社会环境等多方面影响。有些人胖，可能是遗传因素影响或受到疾病的困扰。此外，现代生活中不健康的食物环境也可能导致体重增加。

因此，体重不应作为判断个人自制力的唯一标准。

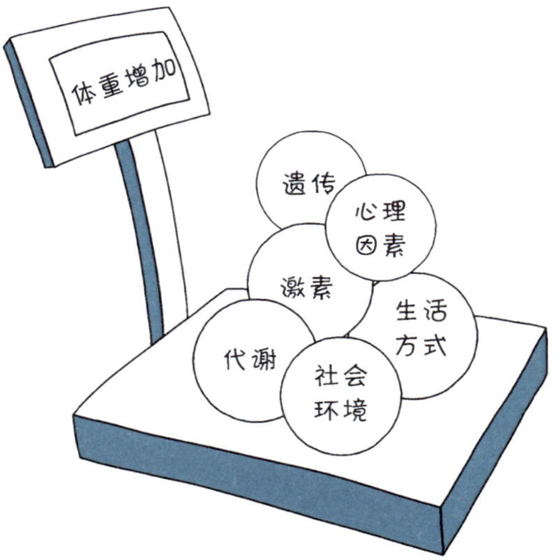

8. 减重失败，如何预防抑郁

减重失败有可能导致抑郁情绪，可以采用一定的方法预防。

（1）设定合理的目标，避免期望过高导致的挫败感。

（2）采用健康可持续的减重方法，而不是极端节食。

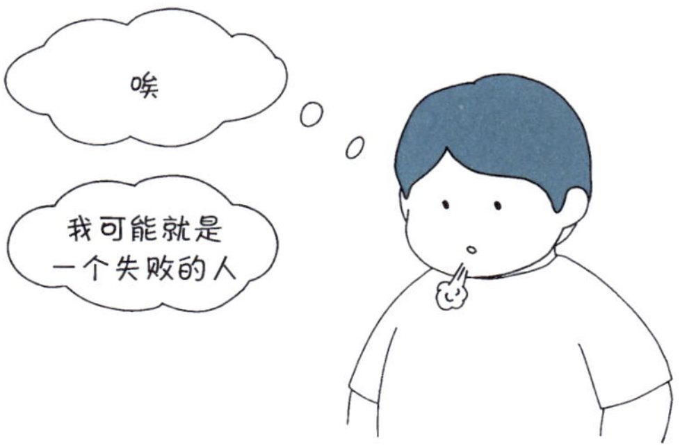

减重保持乐观心态至关重要

（3）培养积极的自我肯定习惯，庆祝每一个小成就，不因体重波动而自我否定。

（4）寻求社会支持，与朋友或家人分享感受，减轻压力。

（5）如果感到情绪困扰，应及时寻求专业心理咨询，学习应对策略，保持心理健康。

减重是过程，不是结果，保持乐观心态至关重要。

9. 减重期间抑郁了，怎么办

减重者有可能会遇到抑郁的困扰。

抑郁可能源于减重压力、身材焦虑或饮食失调。症状包括持续的悲伤情绪、兴趣丧失、食欲和睡眠问题。

应对抑郁情绪：认识到减重不是唯一目标，重视身心健康；保持积极的生活态度；寻求专业帮助，如心理咨询；培养健康的生活习惯，如规律运动和均衡饮食。

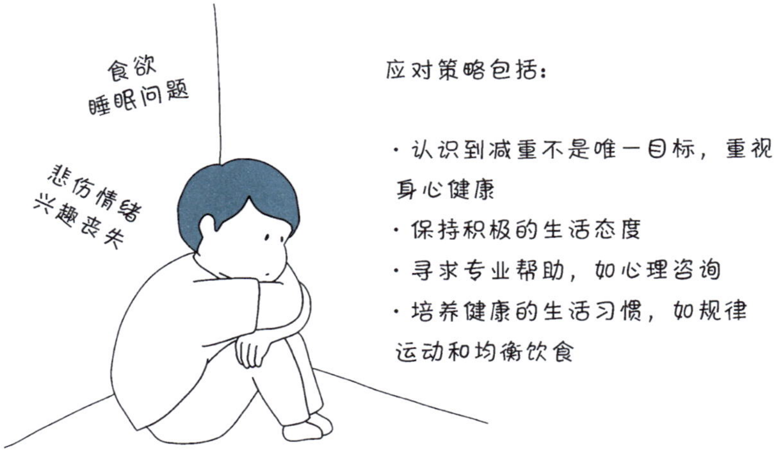

身心健康缺一不可，切勿独自承受心理压力。

10. 减重期间自卑了，怎么办

减重者在追求理想体重的过程中，有可能会遭遇自卑的困扰。

自卑感可能来源于对自身外貌的不满，或与他人比较时的自我否定。这种情绪会导致社交回避、自我价值感降低。

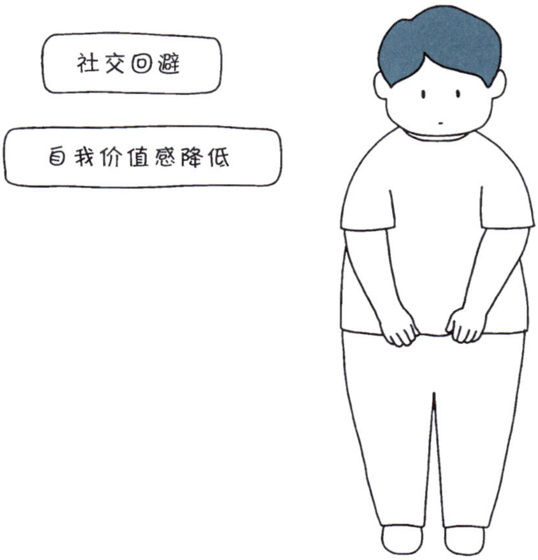

应对自卑情绪，注意以下三点。

（1）认识到体重或外表不是衡量自我价值的唯一标准，毕竟“好看的皮囊千篇一律，有趣的灵魂万里挑一”。

（2）学会自我接纳，关注个人成长和健康而不是外表。

（3）可以通过正面肯定、社交支持和专业心理咨询来提升自信。

记住，每个人都值得尊重和爱护。

11. 减重期间社会适应能力下降，怎么办

努力减重的过程中，可能会遇到社会适应能力下降的心理困扰。可能是因为对饮食和体重过度关注，造成了一定的社交尴尬，或是担心他人评价，从而畏惧社交活动。这种适应能力下降会影响人际关系和工作效率。

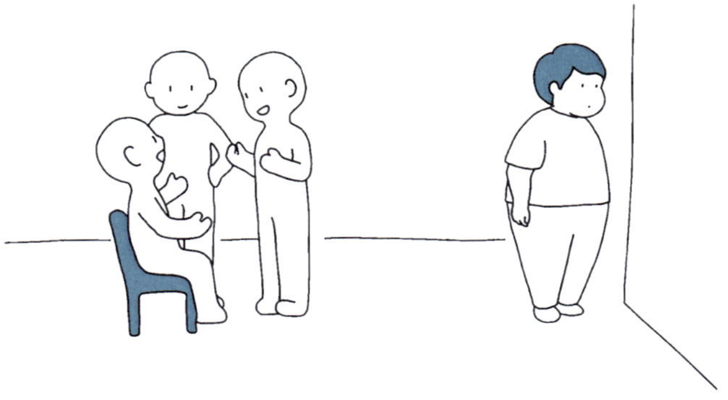

可以试着平衡饮食与社交生活，保持适度的社交活动，让自己逐步适应不同的环境。同时培养自信心，减重是个人的选择，不必因此感到羞愧或不适。此外，还可以寻求家人和朋友的支持，让身边人一起帮助增加适应力。

12. 减重期间感到孤独，怎么办

减重过程中，有些人可能会感到孤独。

饮食习惯和生活方式的改变，可能导致与朋友或家人的共同活动减少，还有他人的不理解，都可能诱发孤独感。孤独感不仅影响情绪，还可能削弱减重的动力。

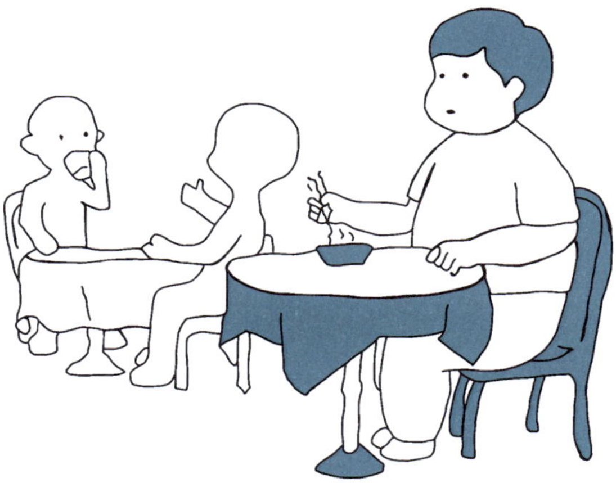

应对孤独，可以尝试分享自己的感受，寻找志同道合的伙伴，参加集体健身活动，或是加入减重支持小组。这样既能够获得情感支持，又能够增强坚持减重的动力。

13. 减重期间发生进食障碍，怎么办

减重期间有可能遇到进食障碍。进食障碍包括厌食症、暴食症和强迫性进食行为，可能源于过度追求“瘦成闪电”的压力。

减重者可能会严格限制食物摄入，过度锻炼，或无法控制地暴饮暴食后感到内疚。这些行为不仅损害身体健康，还影响心理健康。

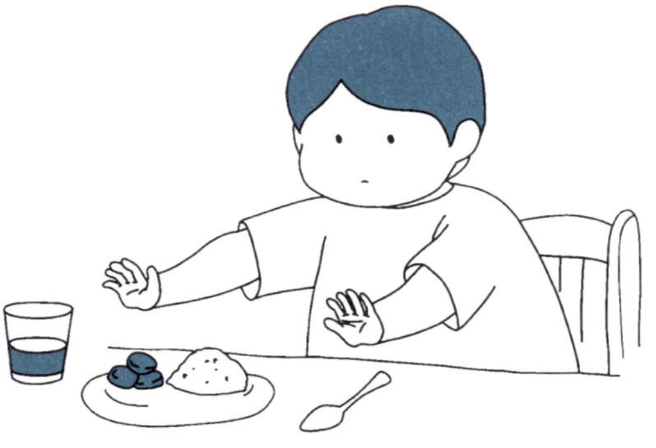

应对进食障碍，减重者可以寻求专业帮助，学习健康饮食观念，建立合理的减重目标，并学会以健康的方式处理情绪。减重不应牺牲心理和身体的健康。

14. 如何巧妙应对减重过程中的心理困境

应对减重过程中的心理障碍，可以尝试正念治疗和同伴教育。

正念治疗通过冥想和觉知练习，帮助减重者关注当下，减少对食物的过度关注和情绪性进食。同伴教育则是在减重群体中分享经验，相互支持和鼓励，减少孤独感和挫败感。

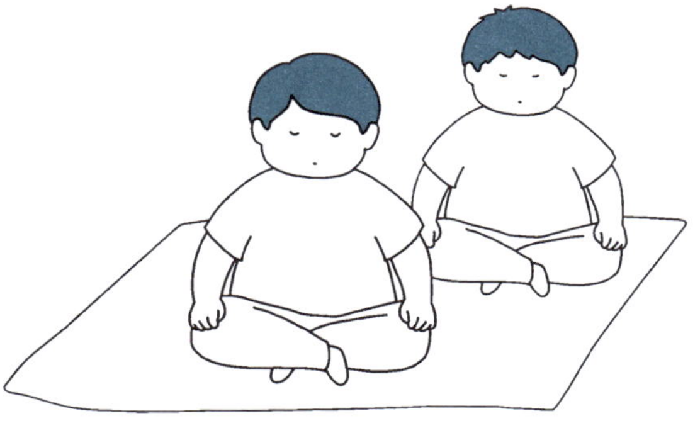

寻求正念治疗和同伴的帮助

通过正念练习，学会接纳自己的身体和情绪；而同伴的支持则提供了动力和实用建议，共同克服减重中的心理挑战。这两种方法都能有效提升心理韧性，帮助自己更好地减重。

15. 减重期间，为什么一到晚上就容易“崩溃”

减重容易在晚上崩溃，通常有以下三个原因：白天压力积累，晚上易情绪化进食；白天饮食控制过度，夜间饥饿难耐；生物钟影响，夜间食欲激素分泌增加。

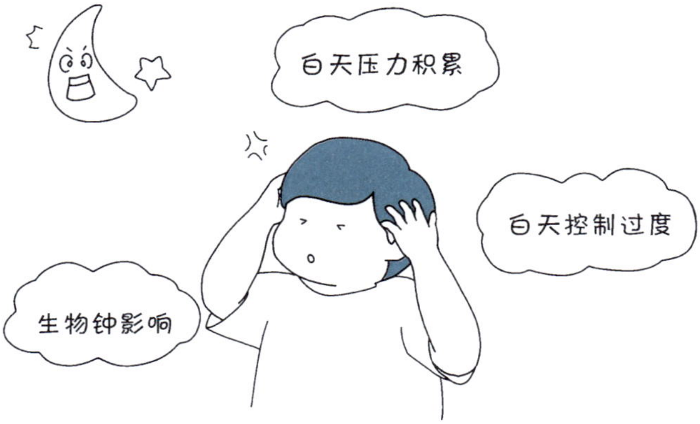

应对“崩溃”情绪

（1）保持白天饮食均衡，避免过度饥饿。

（2）晚上安排健康晚餐，提前吃些低糖水果或蔬菜来缓解饥饿。

（3）找其他娱乐活动缓解压力，如散步、阅读或冥想。

（4）确保充足睡眠，避免夜间翻冰箱。

理解原因，科学应对，减重不再晚上“崩溃”。

16. 减重期间可以服用抗抑郁药吗

服用氟西汀等抗抑郁药物会影响食欲和代谢，有可能影响减重。

一方面，它可能降低食欲，帮助减重；另一方面，可能引起副作用，如失眠、焦虑等症状，而这些症状可能导致情绪性进食，进一步影响减重。此外，停药时可能会出现体重反弹。

抗抑郁药物应咨询专业医生

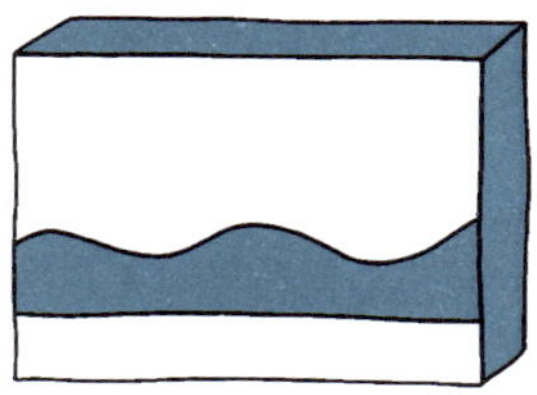

安全起见，不要自行用药或停药!

减重期间，是否服用抗抑郁药物应咨询专业医生，根据个人健康状况和药物副作用来决定。不要自行用药或停药!

17. 稳定的内心和情绪，有助于减重吗

减重不仅是个“体力活”，更是“心理战”。

稳定的内心和情绪有助于维持减重的动力和毅力，减少因情绪波动而导致的暴饮暴食。当心情平稳时，人们更容易坚持健康的饮食习惯和规律的运动计划。此外，良好的情绪有助于缓解压力，降低压力激素皮质醇的水平，从而减少因压力引起的体重增加。

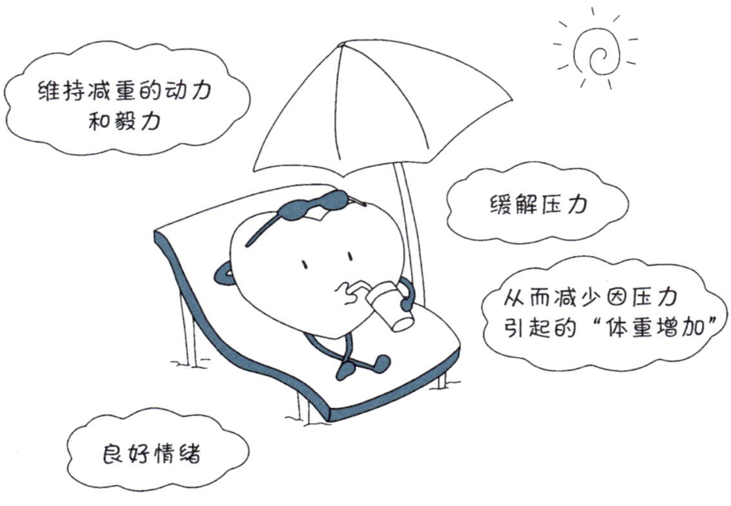

因此，保持心理健康是减重成功的关键因素之一，有助于实现健康、持久的体重管理。

18. 减重遇到瓶颈期，如何将压力变成动力

（1）调整好心态，接受瓶颈期是正常现象，不必过度焦虑。

（2）设定新的小目标，如增加运动种类或提高运动强度，这样可以激发挑战欲。

（3）寻找支持系统，与朋友或家人分享你的挑战，他们的鼓励就是你的动力。

（4）自我激励，想想自己已经达成的进步，可以帮你重新找回减重的动力，把“绊脚石”变为“垫脚石”。

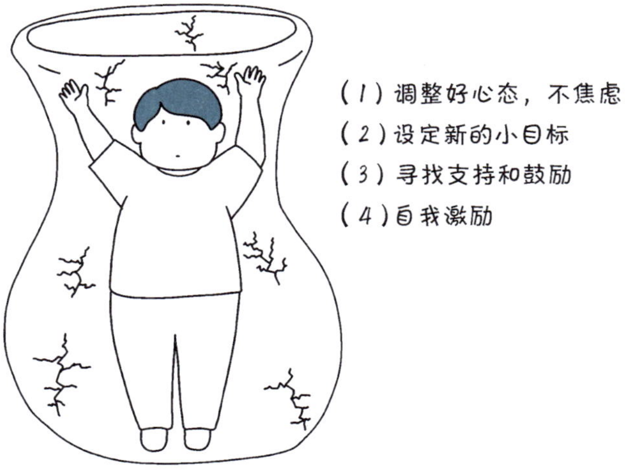

突破减重瓶颈期

19. 减重期间，如何从心理上获得家人的支持

获得家人的支持，更有利于减重的进行，可以尝试以下方法。

（1）与家人说真心话，分享自己减重的初衷和目标，让他们理解减重的决定。

（2）邀请家人一起参与健康饮食和锻炼活动，增加共同体验，促进理解和支持。

（3）定期向家人展示你的“战果”，让他们看到自己的努力和进步，增强信心。

（4）表达对家人支持的感激之情，让他们感受到自己的重要性。

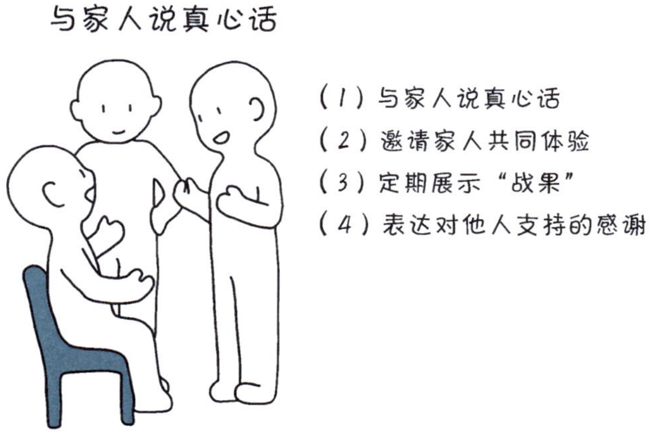

20. 常闻油烟会发胖，只是心理作用吗

油烟中含有的油脂和有害物质可能影响体重，这并非纯粹的心理作用。

油脂摄入过多会增加能量摄入，而不易察觉的油脂吸入也可能使体重逐渐上升。更主要的是，油烟中的某些化学物质可能会干扰机体代谢，影响体重控制。

因此，烹饪时应打开抽油烟机，做好防护，减少油烟暴露。

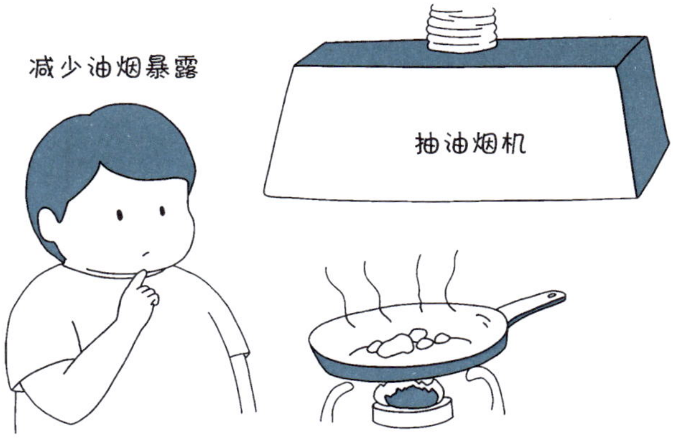

油脂吸入也可能会使体重逐渐上升

21. 减重期间，控制“想吃”的冲动有哪些妙招

控制“想吃”的冲动，可以尝试如下方法。

（1）识别自己是哪种“想吃”

- 生理饥饿：胃部空虚，伴随轻微头晕或乏力，进食后满足感强。
- 情绪饥饿：突然产生，通常由压力、无聊或情绪波动引发，渴望高热量食物。
- 习惯性饥饿：固定时间或环境（如看电视时）产生的进食欲望。

应对方法：进食前，先问自己是否真的饿了，还是因为情绪或习惯想吃。

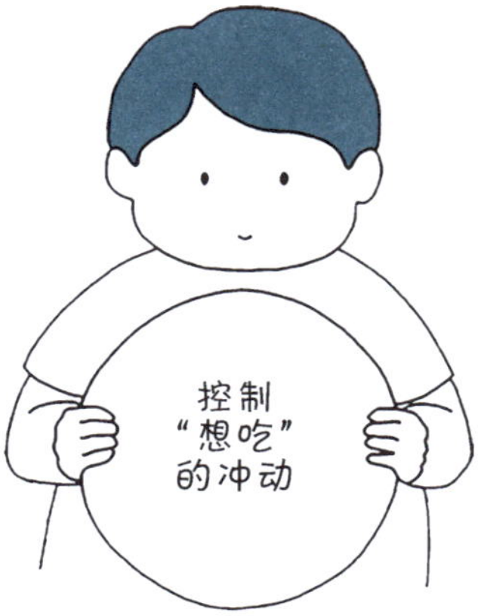

（2）调整三餐的饮食结构

- 增加蛋白质摄入：蛋白质能增加饱腹感，降低食欲。每餐摄入优质蛋白质，如鸡蛋、瘦肉、豆类。
- 多吃高膳食纤维食物：蔬菜、水果、全谷物等高膳食纤维食物能延缓胃排空，增加饱腹感。
- 健康脂肪：适量摄入健康脂肪（如坚果、牛油果、橄榄油），有助于控制食欲。

（3）规律进餐

- 定时定量：每天固定时间进食，避免长时间空腹导致的暴饮暴食。
- 少量多餐：将一日 3 餐改为 4～5 餐，每餐少量，避免过度饥饿。

（4）多喝水

- 饭前喝水：饭前喝一杯水可以增加饱腹感，减少进食量。
- 区分饥饿与口渴：有时身体会将口渴误认为饥饿，尝试先喝水再决定是否进食。

（5）避免诱惑

- 清理环境：将高热量零食移出视线，换成健康食品（如水果、坚果）。

（6）缓慢进食

- 细嚼慢咽：每口食物咀嚼 20～30 次，给大脑足够的时间接收饱腹信号。
- 专注进食：避免边吃边看电视或玩手机，专注于食物本身。

（7）记录饮食

- 饮食日记：记录每天的饮食内容、时间和情绪状态，帮助识别不健康的进食模式。

第十章

减重成功后如何维持体重

1. 持续减重半年以上，更容易保持吗

减重并非一蹴而就，建议持续减重半年以上，这样可以让细胞记住“瘦下来”的状态。

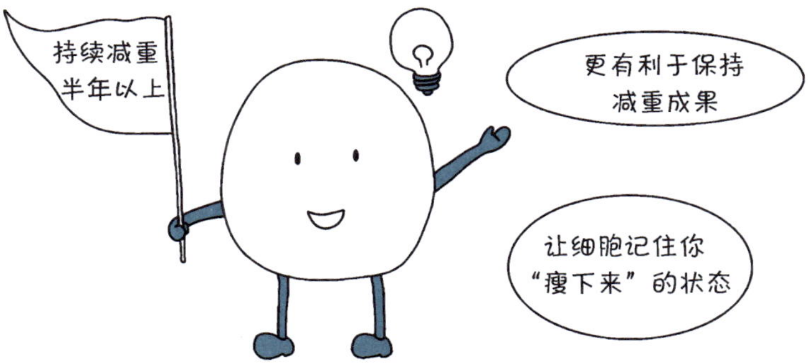

细胞具有记忆功能，长期维持稳定的体重，可以使细胞适应新的能量代谢水平。半年以上的减重过程，有助于调整身体的新陈代谢，使身体逐渐适应较低的能量摄入和消耗。这样，细胞形成的记忆有助于保持减重成果，减少体重反弹的可能性。

2. 遵循“健康饮食五项原则”，更有助于维持健康体重吗

维持健康体重期间，遵循“健康饮食五项原则”更有助于体重健康。

健康饮食五项原则

- 一是五大营养素，一个不能少
- 二是别做“大胃王”，避免过量摄入能量
- 三是定时定量，养成良好的饮食习惯
- 四是少油少盐，降低肥胖和慢性病风险
- 五是多吃蔬菜水果，增加膳食纤维摄入

3. 减得越快反弹越快吗

是的，减重过快往往会导致体重反弹！

快速减重往往是通过极端饮食或过度运动实现的，不仅难以持续，还可能导致肌肉和水分的大量流失。一旦恢复正常饮食，体重就会迅速回升，甚至可能超过原来的体重。

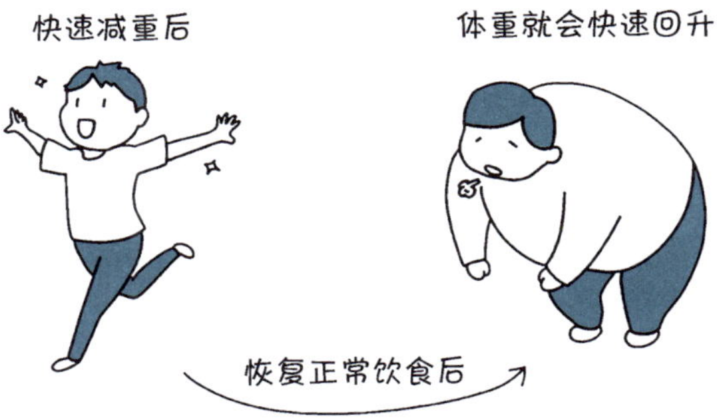

因此，减重应循序渐进，通过合理饮食和适量运动，慢慢减少脂肪，这样减重效果更稳定，反弹的可能性也较小。

记住，健康减重是“持久战”，不是“闪电战”。

4. 减重成功后，如何从生活行为上防止体重反弹

减重成功后，要想防止体重反弹，需要从生活行为上作出调整。

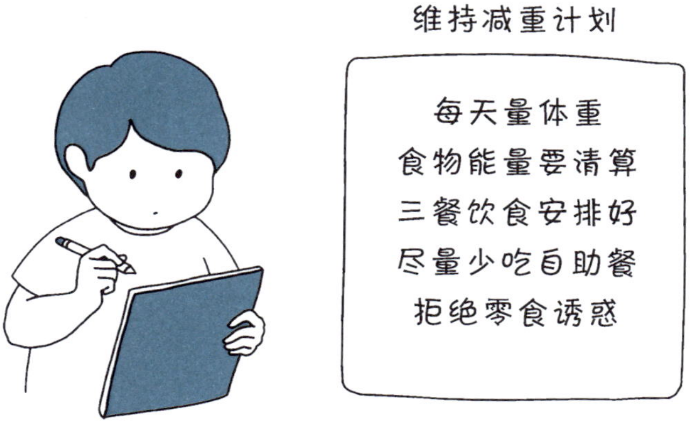

（1）建议每天称体重以监控变化，食物能量要算清，分量也得心中明。

（2）三餐饮食安排好，随意进食不可取。尽量少吃自助餐，过量摄入很危险。

（3）拒绝零食诱惑，选择营养丰富的食物，多吃高膳食纤维、低能量食物，以增加饱腹感。

建立健康的生活方式，维持健康饮食，才能有效保持理想体重。

5. 反复减重反复反弹，会对身体造成严重伤害吗

减重又反弹，反反复复，不仅打击信心，还可能对身体造成严重伤害。这种现象称为“溜溜球效应”，体重反复波动会增加心脏病、糖尿病等疾病的发生风险。

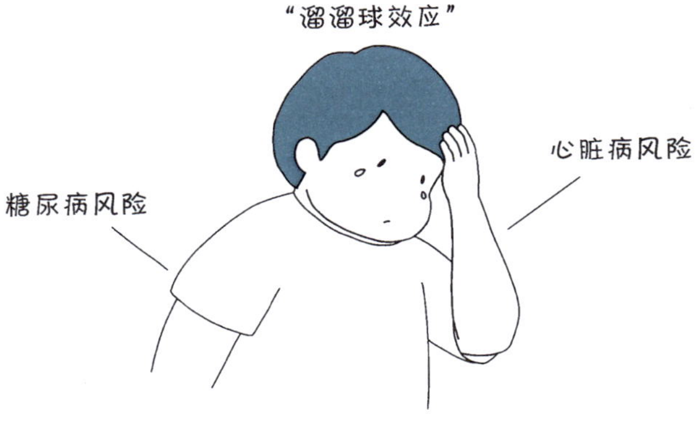

反复减反复弹

为了避免“溜溜球效应”，请不要“过山车式”突击减重，而要采取健康饮食和规律运动。学会压力管理和情绪调节，避免暴饮暴食。持之以恒的健康生活方式，才是稳住体重的关键。

6. 节日期间，如何防止体重反弹

为了守住战果，节日期间也建议按照减重饮食计划来执行，如选择低能量、高蛋白食物，警惕高糖、高脂食物。合理安排餐前小吃、正餐、喝水，减少空腹时间，防止暴饮暴食。尽量不饮酒，避免酒精引起的额外能量摄入。

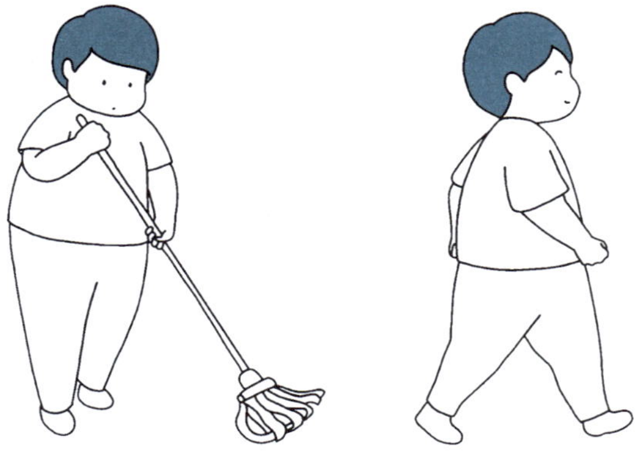

做家务　　散步

（1）选择低能量、高蛋白食物，多喝水，减少空腹时间
（2）增加身体活动，消耗多余能量

另外，也可以增加身体活动，如散步、做家务等，帮助消耗多余的能量。坚持写饮食日记，监控自己的食物摄入。保持良好作息，充足睡眠有助于控制食欲和体重管理。

7. 防止体重反弹，有哪些小妙招

避免体重“溜溜球”式反弹，记住下面十个小妙招。

（1）健康饮食不能停，均衡膳食是王道。

（2）定期称重不偷懒，体重变化有把握。

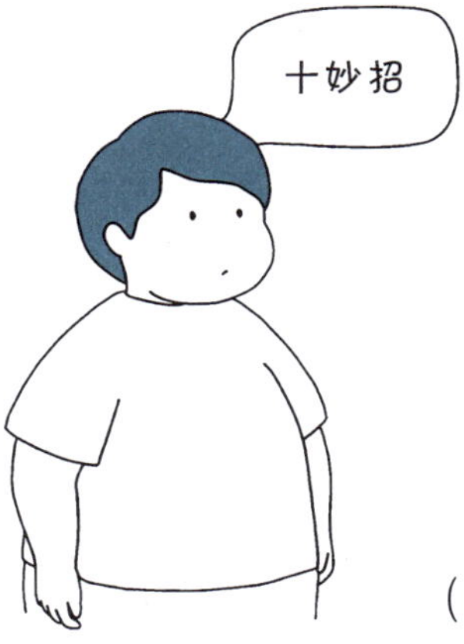

（3）保持适量运动，每周至少150分钟。

（4）避免久坐，增加日常活动量。

（5）规律作息很重要，充足睡眠是保障。

（6）管理情绪，避免情绪性进食。

（7）合理分配餐量，不暴饮暴食。

（8）喝水充足，避免饮料。

（9）与家人朋友分享健康生活，互相监督。

（10）持之以恒，将健康习惯融入日常生活。

8. 坚持记录减重日记，能防止体重反弹吗

减重成功后，也要坚持记录减重日记，可以帮助你做到以下几点。

（1）监控饮食，摄入能量尽在掌握。

（2）观察生活习惯，及时调整不良行为。

（3）追踪体重变化，反弹迹象无处遁形。

（4）反思情绪波动，避免情绪性进食。

（5）增强自律，提高坚持健康生活方式的动力。

通过持续记录，能够更好地了解自己，保持健康的饮食习惯和生活方式，有效预防体重反弹。

时间	每日减重饮食记录							
		1	2	3	4	5	6	7
7:30	称体重	√						
	喝水	√						
	维生素	√						
	鱼油	√						
8:00	早餐	√						
10:00	喝水	√						
12:00	午餐	√						
14:00	喝水	√						
16:00	加餐	√						
18:30	晚餐	√						
18:30后	水果（可不吃）	√						
	喝水	√						
19:30-20:30	有氧	√						
	抗阻	√						
	喝水	√						
22:00-23:00	睡觉	√						

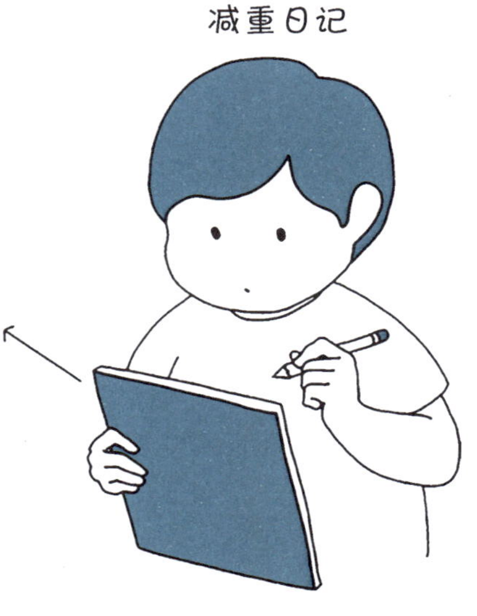

9. 抗炎和预防体重反弹有关系吗

身体炎症水平高也可能导致体重增加。减重成功后，还要注意采用抗炎饮食和生活方式，降低炎症，从生理上预防体重反弹。

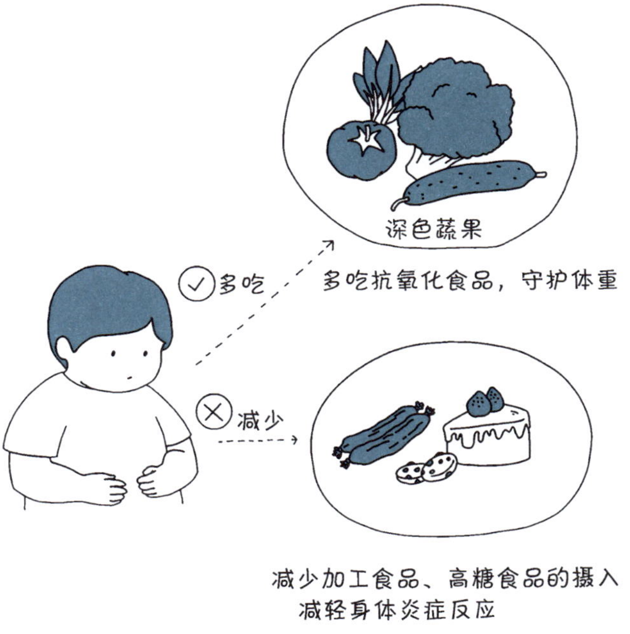

适量多吃富含抗氧化剂的食物，如深色蔬菜和水果，同时减少加工食品和高糖食品的摄入。这样既能减轻身体的炎症反应，又能帮助维持健康的代谢水平，从而有效抵抗体重反弹。

10. 减重小有成效后，可以放纵一下吗

减重小有成效，别急着“放飞自我”。体重下降可能导致代谢率降低，一旦放纵，摄入过多能量更容易导致体重迅速反弹。所以，并不存在真正的“放纵餐”。

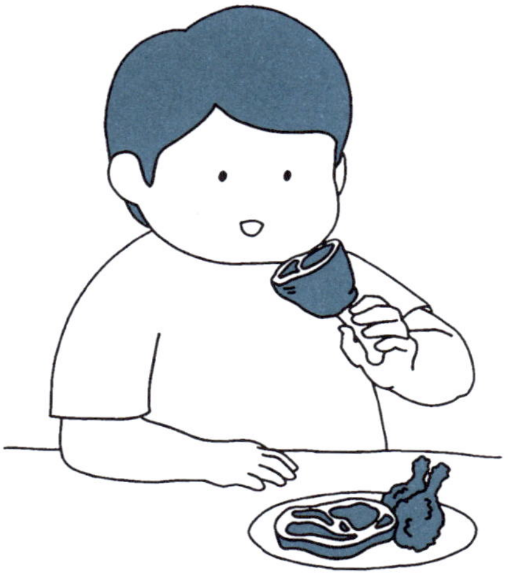

减重是一个持续的过程，保持健康的饮食习惯至关重要。偶尔的小奖励可以，但要控制分量，避免高能量、高糖、高脂食物。保持警惕，继续坚持健康生活方式，才能巩固减重成果，避免前功尽弃。

11. 减重到什么程度就是成功了

减重成功的标志不仅是体重的下降，更重要的是达到健康体重范围，改善身体成分，增加肌肉量、减少体脂，以及形成长期的健康饮食习惯。当你的体重稳定、体能提升，并且能持续健康的生活方式，就算减重成功了。

即使如此，也不建议放纵生活，要时刻警惕体重反弹，破坏已建立的健康习惯。适度奖励自己可以，但要控制，继续坚持健康饮食和运动。

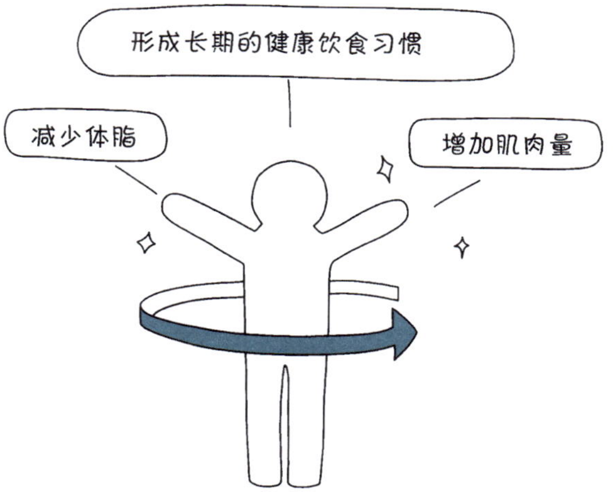

体重维持稳定，且能持续维持健康的生活方式

12. 减重术后人群，如何维持减重效果

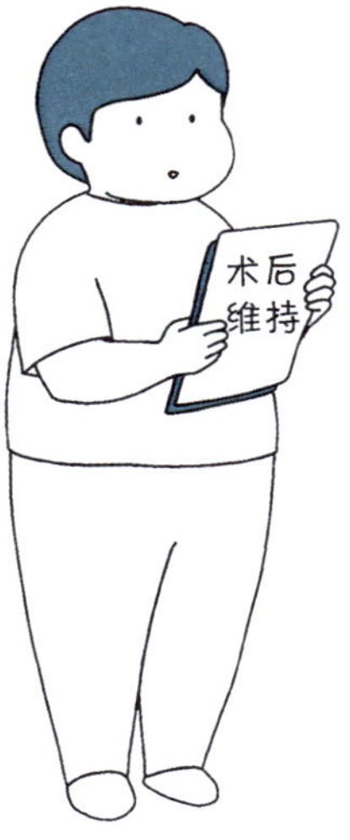

（1）遵循医生指导，逐步恢复饮食和运动。

（2）保持均衡饮食，避免高糖、高脂食物，多吃蔬菜、蛋白质。

（3）定期监测体重，防止反弹。

（4）逐渐增加适宜的运动，如散步、游泳，增强肌肉，提高新陈代谢。

（5）保持良好的生活习惯，规律作息，充足睡眠。

最重要的是，要有持续的自我监控和积极的心态，面对体重波动时，及时调整策略，坚持不懈。

13. 不断控制自己的食欲，是反弹的根源吗

不断控制自己的食欲并不是反弹的根源，但过度控制可能导致心理“崩溃”、身体“抗议”。一旦心态“决堤”，可能反而会过度进食，引发体重反弹。

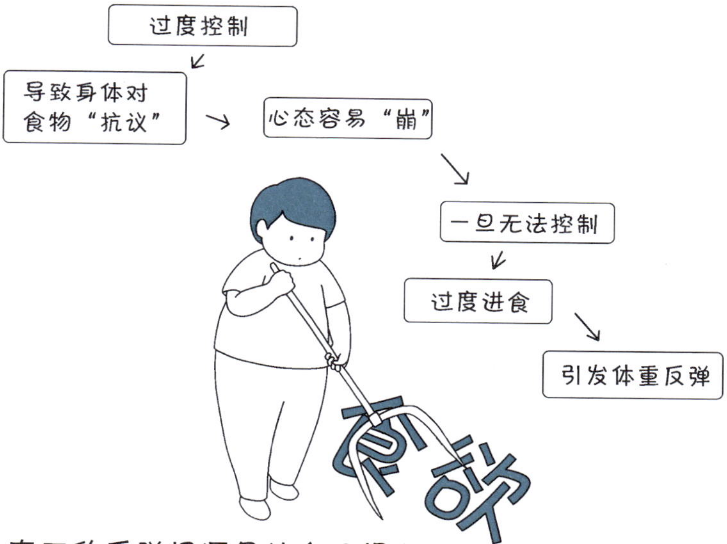
过度控制
导致身体对食物“抗议”
心态容易“崩”
一旦无法控制
过度进食
引发体重反弹
食欲

真正的反弹根源是饮食习惯和生活方式的突然改变

真正的反弹根源是饮食习惯和生活方式的突然改变。长期抑制食欲，忽视了营养均衡和健康的饮食习惯，一旦放松控制，体重就容易回升。因此，维持减重要注重培养健康的饮食模式，而不仅仅是控制食欲。

第十一章

识别生活行为管理中的误区

1. 睡前饮酒可以助眠吗

睡前饮酒并不能真正助眠。

虽然酒精可能会让你更快入睡，但它会干扰睡眠周期，缩短深度睡眠和快速眼动睡眠阶段，导致睡眠质量下降。而且，酒精代谢过程中，你可能还会经历夜间觉醒、盗汗、心跳加速等问题。长期如此，反而可能引起慢性失眠。

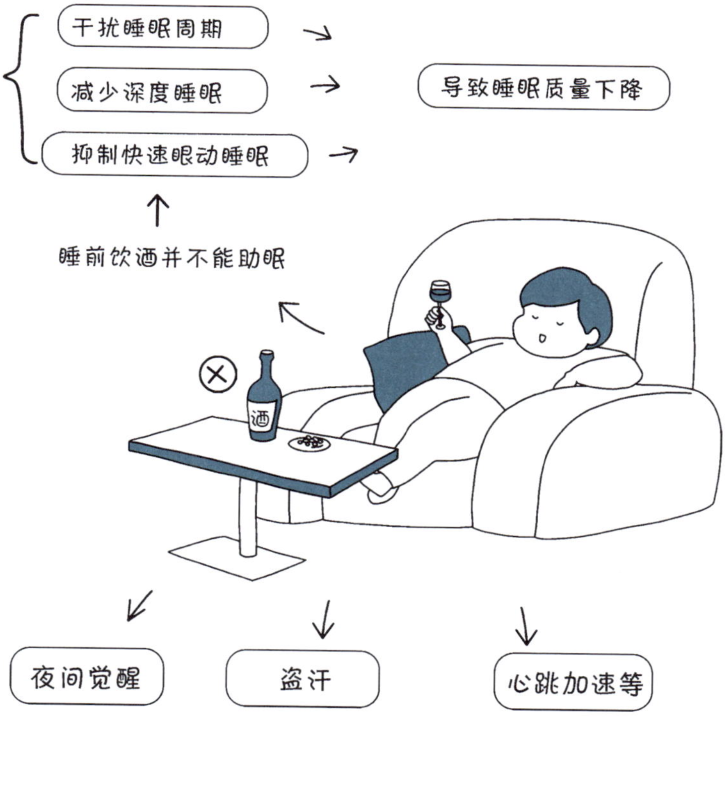

因此，想要改善睡眠，应避免睡前饮酒，建立良好的睡眠习惯，保持舒适的睡眠环境，掌握适当的放松技巧，帮助自然睡眠。

2. 失眠就代表神经衰弱吗

失眠并不一定代表神经衰弱。

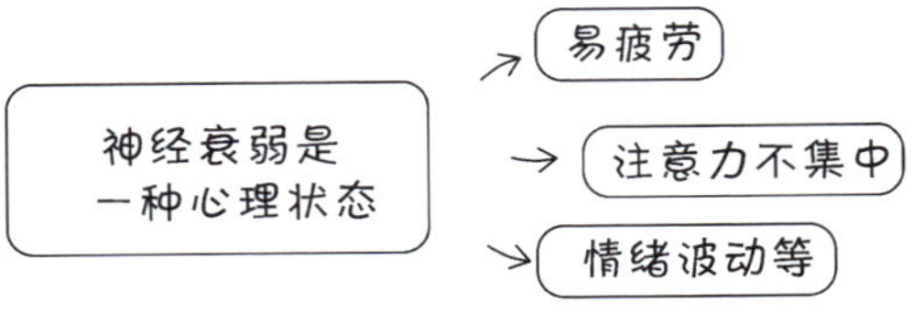

神经衰弱是一种心理状态，表现为易疲劳、注意力不集中、情绪波动等症状。而失眠可能是多种因素引起的，如压力、焦虑、不良生活习惯或身体健康问题。有时，失眠只是偶尔的睡眠障碍，不一定与神经系统的功能减弱直接相关。

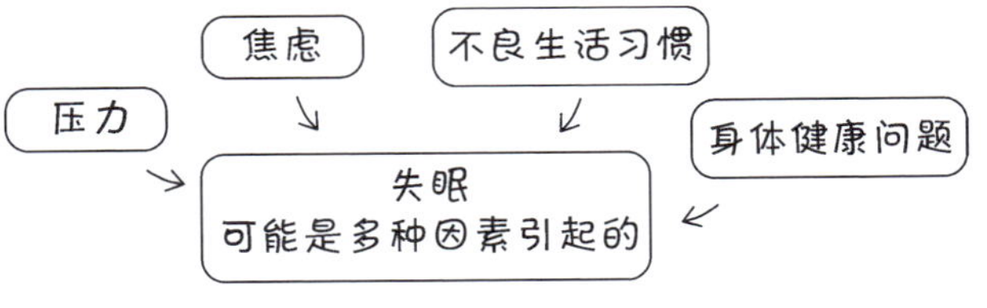

因此，如果出现失眠，应寻找具体原因，并通过改善生活习惯、缓解压力或咨询专业医生来解决问题，而不是简单地归咎于神经衰弱。

3. 多蒸桑拿可以帮助减重吗

蒸桑拿确实可以在短期内帮助体重减轻，但这并不是真正的减重。

蒸桑拿过程中，高温会使人体大量出汗，使水分“离家出走”，造成体重下降。一旦补充水分，体重就会回升。真正的减重是指减少体内脂肪，而蒸桑拿并不能直接燃烧脂肪。

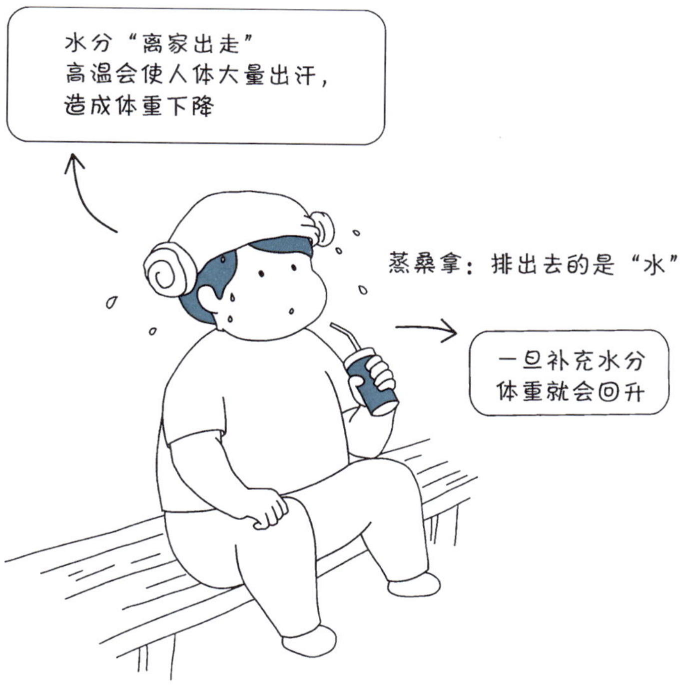

因此，虽然蒸桑拿有助于放松和排出毒素，但它并不是减重的有效方法。

4. 睡觉做梦会影响睡眠质量吗

做梦是正常睡眠的一部分，通常发生在快速眼动睡眠（rapid eye movement sleep，REM）阶段。做梦并不会降低睡眠质量，相反，做梦有助于记忆巩固和情绪调节。只有在做梦导致频繁醒来或影响深睡眠时，才可能导致睡眠质量不佳。

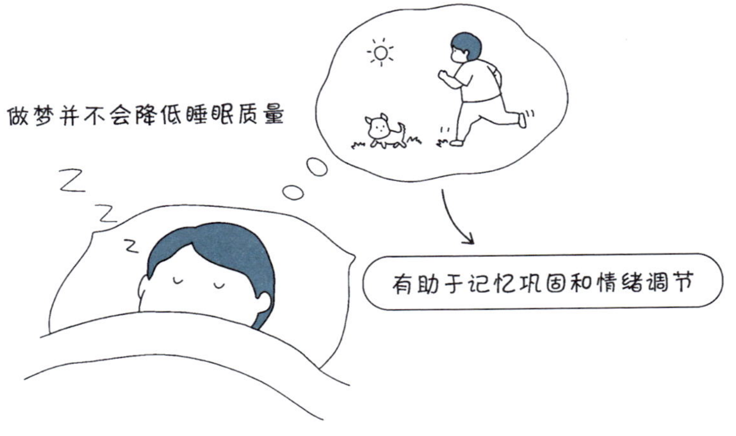

大多数情况下，即使记得做梦，也不意味着你没有得到充分休息。因此，做梦是正常现象，不必过分担心它会影响睡眠质量。

5. 每天多睡 1 小时，等于少吃 3 碗饭吗

这个说法并不准确。睡眠和饮食对健康的影响是不同的，多睡 1 小时不能与减少食物摄入画等号。

睡眠可以帮助身体恢复、巩固记忆、调节情绪，确实会影响食欲和代谢。充足的睡眠有助于控制食欲，从而间接减少能量摄入。但睡眠和饮食的关系是复杂的，不能简单等同，“多睡 1 小时等于少吃 3 碗饭”只是种夸张的说法。

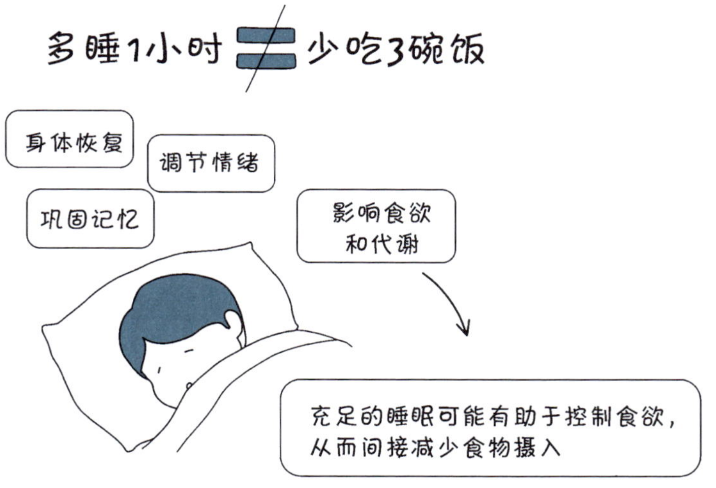

6. 肚子饿就是身体在燃烧脂肪吗

肚子咕咕叫，不代表脂肪在燃烧。

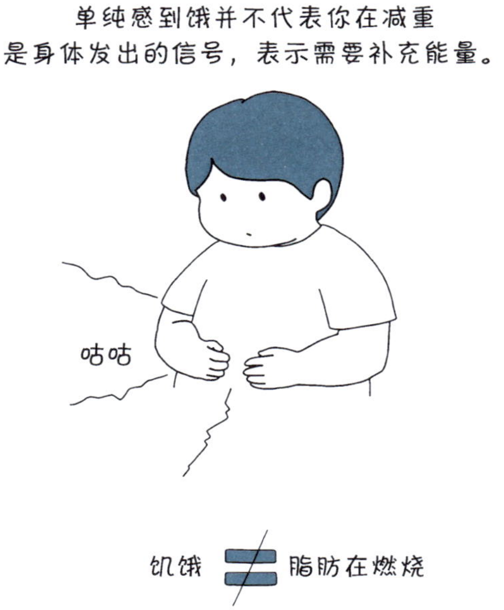

饥饿感是身体发出的信号，表示需要补充能量。当你感到饿时，身体可能正在消耗储存的糖原，只有当糖原储备不足时，身体才会开始大量燃烧脂肪。此外，饥饿也可能是因为身体需要水分或营养素导致的。

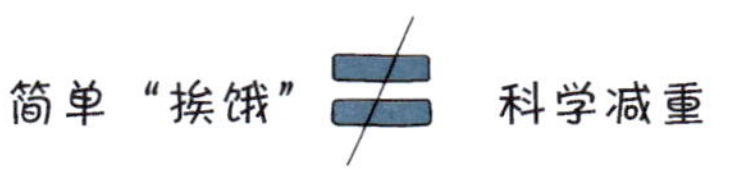

因此，单纯感到饿并不代表身体在燃烧脂肪。健康减重应通过合理饮食和适量运动，而不是简单地“挨饿”。

7. 哪些减重行为反而会导致增重

行为不当，小心越减越重！

- 过度节食。当你吃得过少，身体会降低代谢来保存能量，一旦恢复正常饮食，体重可能会迅速反弹。

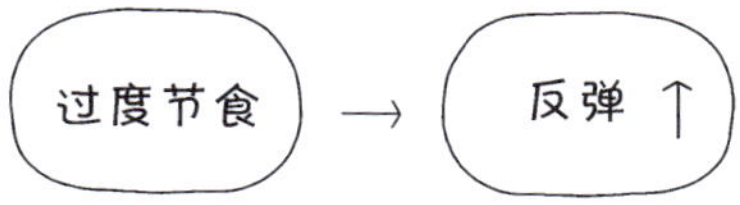

- 过度依赖减重药物也可能导致增重，停药后体重有可能会回升。

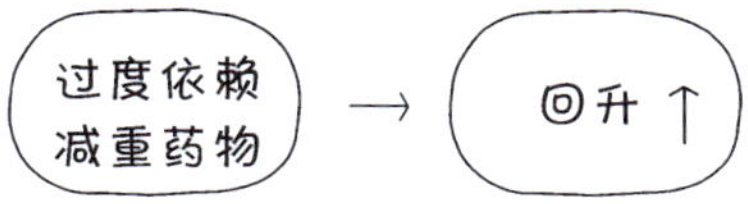

- 错误的运动方式，如只做有氧运动而忽略力量训练，可能减少肌肉量，降低基础代谢率，从而增重。

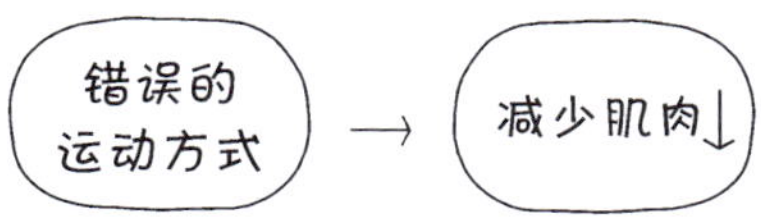

- 忽视饮食平衡，摄入过多高糖、高脂食物，也会导致体重增加。

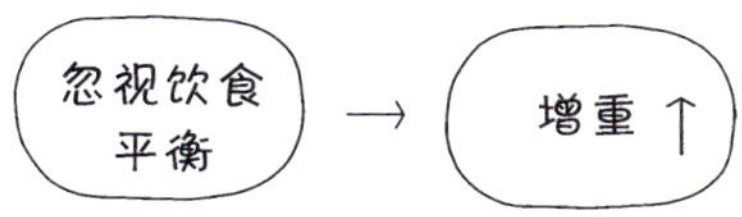

8. “清宿便、排肠毒”，可以帮助减重吗

“清宿便、排肠毒”这一说法在网络上流行，但科学上并没有这样的说法。

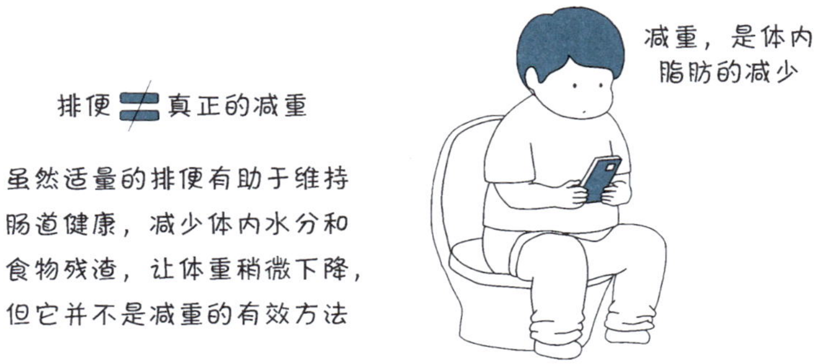

所谓的宿便和肠毒，通常指的是肠道内的“存货”排泄物。虽然适量的排便有助于维持肠道健康，减少体内水分和食物残渣，让体重稍微下降，但这并不是真正的减重。

减重需要减少体内脂肪的占比，并增加肌肉。因此，想要减重，还应专注于健康饮食和规律运动。

结语

千里之行始于足下，轻盈之路即刻启程

亲爱的读者朋友：

当你轻轻合上这本书，或许对“减重”这件事，已经有了全新的认识。它不再是往日那种痛苦的节食、对自己极端的限制，而是一场从生活点滴出发的健康选择，是踏上一段邂逅更好的自己的奇妙旅程。

减重与运动，其实比你想象的更简单

我们常常以为必须去健身房流汗如雨才能算锻炼，但事实上，哪怕从每天多走几步、少坐一会儿开始，都是朝着健康迈出的坚实一步。在这本书中，为大家介绍了多种多样的运动方式，无论你是不是初学者，无论你身处何种环境，都能找到属于自己的节奏。要知道，减重运动的重点不在于强度有多大，而在于坚持有多久。只要动起来，就已经打开了通往健康体重的大门。

生活行为的管理，是持续减重的关键

减重可不只是简单的“少吃点，多动动”，它更像是一场对生活习惯的重新塑造。在这段旅程中，你会遇到情绪性进食、社交诱惑、平台期等种种挑战。书中为你一一拆解了这些“减重陷阱”，并提供了实用的方法和策略，帮助你在复杂多变的生活环境中保持清醒和自律。记住，改变不是一蹴而就的，而是日积月累的结果。

别忘了，减重是为了你自己

每一次忍住大餐的诱惑，每一滴在运动中挥洒的汗水，每一个拒绝懒惰、积极行动的早晨，都是在为自己的健康保驾护航，为自己的自信添砖加瓦，为自己书写更美好的人生。减重的意义，不只是体重秤上数字的减少，更重要的是在这个过程中，我们重新找回了对生活的掌控感，拥有了更强的体魄、更乐观的精神状态、更充实的

幸福感，还有更加积极向上的人生态度。

人生道路漫漫，但每一步都得从脚下开始。愿你带着这本书带给你的知识、勇气和力量，迈出今天的第一步。从此刻起，“轻盈”减重观念，也“轻盈”人生。未来的你，一定会感谢现在勇敢开始的自己。

千里之行，始于足下；轻盈之路，即刻启程。

祝你一路顺利，从今天起越来越好！

86检